ANATOMIE

DESCRIPTIVE

ET DISSECTION

PAR

LE DOCTEUR J. A. FORT

Ancien interne des hôpitaux
Professeur particulier d'anatomie

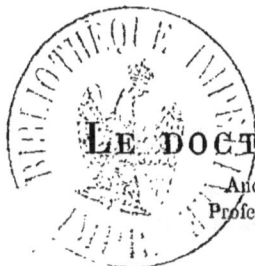

TROISIÈME FASCICULE

ARTHROLOGIE

PARIS

ADRIEN DELAHAYE, LIBRAIRE-ÉDITEUR

PLACE DE L'ÉCOLE-DE-MÉDECINE

1864

OUVRAGE DU MÊME AUTEUR.

———

TRAITÉ ÉLÉMENTAIRE D'HISTOLOGIE

1863, 1 vol. in-8. Prix : 5 fr. 50.

Paris. — Imprimerie de E. MARTINET, rue Mignon, 2.

ARTHROLOGIE.

On a pu s'étonner de voir paraître la myologie avant l'arthrologie. Bien que les anatomistes ne procèdent pas ordinairement de la sorte, nous avons cru avoir de bonnes raisons pour suivre cet ordre. Nous avons remarqué que cette partie de l'anatomie est négligée de la plupart des élèves : d'un autre côté, s'il en est quelques-uns qui se donnent la peine de l'étudier avec soin, ils ne parviennent à en avoir une connaissance à peu près exacte que par un travail assidu, pénible, et qui exige d'eux une ferme volonté. Et pourtant, qui oserait méconnaître l'importance de son étude, en songeant aux nombreuses affections qui peuvent atteindre les articulations et aux opérations que le chirurgien est appelé à y pratiquer ? Nous croyons que si l'arthrologie est mal connue des élèves, cela tient à deux causes.

D'abord, est-il bien rationnel de faire suivre l'étude des os de celle des articulations ? A quoi servira à un élève l'étude d'une articulation dont il n'étudiera pas les mouvements ? et comment les étudierait-il, s'il ne connaît pas les puissances musculaires qui les déterminent ? Ce défaut de connaissance des muscles ne contribue pas peu à rendre cette étude aride. Du reste, il est bien préférable de disséquer les articulations après les muscles, le même sujet pouvant servir pour ces deux parties de l'anatomie et les ligaments présentant des connexions très-nombreuses avec les tendons.

En second lieu, l'ordre dans lequel on décrit habituellement les articulations est plein d'aridité, et il n'est rien de plus ennuyeux pour l'élève qui débute que d'étudier les articulations de haut en bas, sans aucune méthode, sans suivre aucune classification, quand il est si simple de procéder méthodiquement.

L'arthrologie, telle que nous la décrivons, diffère donc de ce qu'elle est en général dans les traités d'anatomie ; nous espérons cependant qu'elle sera accueillie aussi favorablement que l'ont été l'ostéologie et la myologie.

Dans la description des articulations, nous commencerons par indiquer la classification, nous donnerons ensuite quelques généralités et nous dirons un mot des tissus qui entrent dans leur constitution.

Nous ne les suivrons pas de haut en bas, une à une ; mais, après les avoir divisées en familles, genres et espèces, nous décrirons, comme on le fait en botanique, les caractères de la famille, du genre, de l'espèce. Avec une telle manière de procéder, nous espérons en rendre l'étude plus facile et moins ennuyeuse. Nous avons adopté, dans l'étude de chaque articulation, la méthode de M. Cruveilhier, qui décrit successivement les surfaces articulaires, les moyens d'union, les moyens de glissement et les mouvements.

Nous avons indiqué les vaisseaux et les nerfs des articulations, ce qui n'est pas fait ordinairement dans les livres.

Les rapports articulaires, en général négligés, ont attiré notre attention.

Enfin, et c'est suivant nous une des parties les plus importantes, nous avons insisté non-seulement sur les mouvements de telle ou telle articulation, mais encore sur les muscles qui les déterminent ; car, nous le répétons, les articulations intéressent surtout au point de vue des mouvements et des puissances qui les produisent.

CHAPITRE V.

DESCRIPTION DES ARTICULATIONS.

L'*arthrologie* est la partie de l'anatomie qui s'occupe de l'étude des articulations.

Classification des articulations.

Depuis longtemps on a divisé les articulations en trois classes d'après l'étude des mouvements.

1° Les *synarthroses* ou *sutures*. Ce sont des articulations immobiles.

2° Les *diarthroses* ou articulations mobiles.

3° Les *amphiarthroses* ou *symphyses*, articulations tenant le milieu entre les deux autres.

1re Classe. — SYNARTHROSES OU SUTURES.

L'étude de ces articulations ne présente aucune difficulté ; je me bornerai à une description rapide.

Elles siègent toutes à la tête, et d'après l'aspect des surfaces qui se touchent, on les a divisées en trois genres, qui sont :

1° La *suture dentelée ;*
2° La *suture écailleuse ;*
3° La *suture harmonique.*

Dans ces articulations, il n'existe aucun mouvement ; elles sont dépourvues par conséquent de synoviale et de ligaments ; elles présentent à étudier seulement les surfaces articulaires et une substance interposée entre elles, le *cartilage sutural*. Ce cartilage interposé aux sutures adhère très-intimement, d'une part au périoste, d'autre part à la dure-mère.

1er Genre. — SUTURES DENTELÉES.

Elles siègent toutes à la voûte du crâne ; elles sont constituées par des dentelures ordinairement profondes, réunies par le cartilage sutural. La suture frontale, la suture bipariétale ou sagittale, la suture fronto-pariétale et la suture lambdoïde appartiennent à ce genre. Elles sont parfaitement distinctes chez l'adolescent, mais vers l'âge de trente à quarante ans, l'ossification envahit le cartilage sutural et tous les os de la voûte se réunissent pour n'en former qu'un seul. En même temps, la circulation qui était indépendante dans chaque os, devient générale, c'est-à-dire que les *canaux veineux* s'anastomosent entre eux à travers les sutures ossifiées.

2e Genre. — SUTURES ÉCAILLEUSES.

Elles siègent toutes sur les parties latérales, dans la fosse temporale ; elles sont constituées par des bords osseux, taillés très-obliquement en biseau, en lames minces, ce qui les a fait comparer à des écailles. Les surfaces des bords qui se touchent sont très-légèrement dentelées. Il est à remarquer que l'os qui est au-dessous recouvre toujours celui qui est au-dessus. On trouve là les sutures que nous avons déjà indiquées dans la description du crâne. (Voyez le tableau des sutures, page 34, Ostéologie.)

3e Genre. — SUTURES HARMONIQUES.

Elles siègent toutes à la base du crâne. On les nomme ainsi parce que la plupart des os de la base se mettent en rapport par des surfaces rugueuses, mais sans engrènement. On y trouve aussi un cartilage sutural qui réunit ces os. C'est cette même substance qui ferme le trou déchiré antérieur.

Les os de la face s'articulent aussi entre eux et avec ceux du crâne ; leurs surfaces articulaires, excepté pour le maxillaire inférieur, sont formées par des dentelures qui s'engrènent comme celles des sutures dentelées, mais elles ne sont pas réunies comme elles par un cartilage sutural. Elles ne sont pas comme elles le siége d'ossification chez le vieillard. Pour faire entrer ces sutures dans la classification, qu'il me soit permis de leur donner un nom, et de les appeler *sutures par engrènement*.

2ᵉ Classe. — **DIARTHROSES**.

M. Cruveilhier a divisé cette classe d'articulations en six genres, d'après la configuration des surfaces articulaires. Ces genres sont les suivants :

1° *Énarthroses ;*
2° *Emboîtement réciproque ;*
3° *Condyliennes ;*
4° *Trochléennes ;*
5° *Trochoïdes ;*
6° *Arthrodies.*

CARACTÈRES GÉNÉRAUX DES DIARTHROSES.

Les diarthroses, avons-nous dit, sont des articulations mobiles ; leurs surfaces sont contiguës. Elles présentent à étudier :

1° Les *surfaces articulaires ;*
2° Les *ligaments*, ou moyens d'union ;
3° Les *synoviales*, ou moyens de glissement ;
4° Les *mouvements* et les muscles qui les produisent ;
5° Les *rapports ;*
6° Les *vaisseaux* et les *nerfs.*

Surfaces articulaires. — Les surfaces articulaires des os, très-variées, sont revêtues d'un cartilage dit *cartilage d'encroûtement* ou *articulaire*. Cette substance est déposée sous forme de couche plus épaisse au centre qu'à la circonférence sur les têtes osseuses, plus épaisse au contraire à la circonférence sur les cavités.

La surface libre du cartilage regarde la cavité articulaire qu'il concourt à former. Il est à nu dans l'articulation et baigné par la synovie. Sa surface adhérente est intimement unie à l'os sans intermédiaire d'aucune substance ; elle présente de petits mamelons qui s'enfoncent dans des dépressions de la substance osseuse.

Les cartilages articulaires sont d'un blanc bleuâtre, élastiques, fermes et résistants. L'instrument tranchant qu'on y enfonce est repoussé par leur élasticité.

Lorsqu'on les brise, la surface brisée est striée d'une face vers l'autre, ce qui leur donne une apparence fibreuse, mais ils ne contiennent aucune fibre. Leur substance est une matière amorphe, au sein de laquelle sont creusées de petites cavités, *chondroplastes* (1). Les chondroplastes sont tapissés par une mince membrane et contiennent plusieurs petites cellules appelées *cellules de cartilage*, qu'il ne faut pas confondre avec les chondroplastes.

Aucun vaisseau, aucun nerf n'existe dans les cartilages articulaires.

Les prétendus **fibro-cartilages** des articulations, ceux qui réunissent les corps des vertèbres, les cartilages semi-lunaires du genou, les cartilages interarticulaires des articulations temporo-maxillaire et sterno-claviculaire ne sont formés que par du tissu fibreux à fibres entrecroisées. Leur surface seule est tapissée par une couche très-mince de substance cartilagineuse. (Voyez l'excellente thèse de M. le professeur Gosselin, sur les *Fibro-cartilages*, 1843.) Les bourrelets glénoïdien et cotyloïdien présentent la même structure. On ne peut appeler ces tissus, fibro-cartilagineux. Le vrai tissu fibro-cartilagineux, qui en est bien différent, se rencontre à l'épiglotte, etc.

Ligaments. — Les ligaments dont l'étude constitue la *syndesmologie* sont les moyens d'union des os. Ils se présentent sous des formes différentes, tantôt à l'état de capsule fibreuse, tantôt à l'état de simple bandelette, tantôt à l'état de cordon. Quelle que soit leur forme, les ligaments ont deux extrémités qui s'implantent directement sur les surfaces osseuses sans intermédiaire d'aucune autre substance, une face interne ou articulaire revêtue par la synoviale, et une face externe, en rapport avec les organes du voisinage.

Ils sont résistants, inextensibles, et ne reprennent pas leur forme primitive quand ils ont été allongés sous l'influence des maladies. Leur insertion à l'os est très-solide et il est plus facile de rompre l'os que de détruire l'adhérence du ligament.

Les ligaments sont formés de fibres de tissu fibreux parallèles et entrecroisées, réunies par une substance amorphe intermédiaire, très-tenace, qui donne aux ligaments leur résistance et qui les empêche d'être gonflés par l'eau, au moins pendant longtemps.

Ces ligaments ne contiennent ni artères, ni veines, ni lympha-

(1) Voyez mon *Traité élémentaire d'histologie.*

tiques. Les nerfs qu'on y trouve ne font que les traverser pour se porter aux synoviales.

Synoviales. — Les synoviales sont des membranes séreuses qui tapissent incomplétement les cavités des articulations.

Comme l'ont fait remarquer M. Velpeau et plus tard M. Richet, ces membranes ne sont pas isolables, ce qui veut dire qu'on devrait plutôt les appeler « *surfaces synovia'es* ».

Les synoviales n'existent qu'à la face interne des ligaments ; les surfaces articulaires en sont complétement dépourvues et ne sont recouvertes chez le fœtus que par une couche d'épithélium pavimenteux qui disparaît chez l'adulte.

Ces membranes sont formées de deux couches, l'une profonde, formée de tissu lamineux entrecroisé, adhérente aux ligaments ; l'autre superficielle, qui regarde la cavité de l'articulation, formée d'épithélium pavimenteux. On distingue les synoviales à l'état de membrane au niveau des ouvertures que présentent les capsules fibreuses articulaires. Là, en effet, elles envoient des prolongements qui facilitent le glissement des muscles voisins.

On n'y trouve pas de glandes ; MM. Weber et Gosselin y ont étudié des dépressions sous le nom de *follicules synoviaux*.

Elles sont vasculaires ; elles contiennent quelques filets nerveux.

Un liquide, connu depuis Paracelse, sous le nom de *synovie*, baigne constamment leur surface et facilite le glissement des surfaces articulaires. Il est onctueux et transparent ; il est formé par de l'eau et de l'albumine.

Mouvements. — Les mouvements sont très-étendus dans les diarthroses et ils varient avec chaque genre. On en compte six : 1° flexion ; 2° extension ; 3° adduction ; 4° abduction ; 5° circumduction ; 6° rotation.

On peut y ajouter le mouvement de glissement. Ces mouvements sont placés sous l'influence des muscles fléchisseurs, extenseurs, adducteurs, etc.

Rapports. — Les diarthroses sont entourées, au moins pour les plus complètes, de tendons, d'artères, de veines, de nerfs. Les tendons qui entourent les articulations se réfléchissent sur les extrémités osseuses qui les constituent et s'insèrent sur ces extrémités. Les artères et les veines volumineuses se placent toujours dans le sens de la flexion. Les petites ramifications artérielles qui partent du tronc principal au niveau de la flexion viennent former des anastomoses du côté de l'extension.

Comme il existe autour des principales articulations des saillies osseuses, on trouve là des bourses séreuses sous-cutanées, et des bourses séreuses tendineuses qui facilitent le glissement des tendons sur les saillies.

Vaisseaux et nerfs. — Les articulations reçoivent en général peu de vaisseaux et elles les reçoivent des vaisseaux les plus voisins. Ils se distribuent à la synoviale et aux extrémités des os.

Les nerfs s'y rencontrent en petit nombre et se distribuent à la synoviale.

CARACTÈRES DES GENRES DES DIARTHROSES.

Dans ces genres, on voit constamment la conformation des surfaces articulaires entraîner une conformation des ligaments et des mouvements à peu près invariables pour le même genre.

1er Genre. — ÉNARTHROSES.

Le genre *énarthrose* présente comme caractères :

1° Du côté des *surfaces articulaires*, une tête articulaire et une cavité articulaire sur l'os voisin ;

2° Du côté des *moyens d'union*, une capsule fibreuse, un ligament interarticulaire et un bourrelet fibreux qui borde la cavité articulaire ;

3° Du côté de la *synoviale*, on voit cette membrane envoyer des prolongements à travers les ouvertures de la capsule fibreuse ;

4° Du côté des *mouvements*, on les observe tous : flexion, extension, adduction, abduction, circumduction, rotation.

2e Genre. — EMBOITEMENT RÉCIPROQUE.

1° Du côté des *surfaces articulaires*, concavité et convexité en sens inverse. La concavité de l'un des os correspond à la convexité de l'autre.

2° Du côté des *moyens d'union*, on trouve une capsule fibreuse souvent irrégulière.

3° La *synoviale* ne présente rien de particulier.

4° Du côté des *mouvements*, on y trouve ceux des énarthroses, moins la rotation.

3ᵉ Genre. — CONDYLIENNES.

Les condyliennes sont des articulations qui présentent les caractères suivants :

1° Du côté des *surfaces articulaires*, une tête allongée sur l'un des os, on la nomme *condyle* ; et une cavité allongée sur l'os opposé, c'est la *cavité glénoïde*.

2° Du côté des *moyens d'union*, on trouve quatre ligaments, un antérieur, un postérieur, deux latéraux.

3° La *synoviale* ne présente rien de particulier.

4° Du côté des *mouvements*, on trouve tous les mouvements des énarthroses, moins la rotation.

Dans les condyliennes, il existe quelques articulations qui ont des caractères particuliers : ce sont les doubles condyliennes, articulations formées par deux condyles appartenant au même os. Dans l'articulation temporo-maxillaire, par exemple, on trouve deux condyles appartenant au maxillaire inférieur. Or, les deux articulations étant solidaires l'une de l'autre, les ligaments sont modifiés. Il en est de même pour l'articulation occipito-atloïdienne et pour l'articulation fémoro-tibiale qui représente vraiment une double condylienne et non une trochléenne, comme le disent la plupart des auteurs.

4ᵉ Genre. — TROCHLÉENNES.

(Ginglyme angulaire de quelques auteurs.)

Ce genre renferme beaucoup d'articulations, et les caractères qu'il présente sont très-tranchés.

1° Du côté des *surfaces articulaires*, on trouve sur l'un des os une poulie ou trochlée ; sur l'os opposé, une crête correspondant à la gorge de la poulie et deux facettes correspondant aux parties latérales de la trochlée;

2° Du côté des *moyens d'union*, on trouve constamment quatre ligaments, dont les deux latéraux sont toujours plus forts;

3° Du côté des *moyens de glissement*, une synoviale très-serrée.

4° Du côté des *mouvements*, la flexion et l'extension.

5e Genre. — TROCHOÏDES.

(Ginglyme latéral de quelques auteurs.)

Ces articulations ont les caractères suivants :

1° Du côté des *surfaces articulaires*, un cylindre osseux et un anneau ostéo-fibreux dans lequel le cylindre osseux tourne sur son axe;

2° Du côté des *moyens d'union*, un ligament annulaire qui entoure le cylindre osseux;

3° Du côté des *moyens de glissement*, une synoviale circulaire;

4° Du côté des *mouvements*, la rotation.

6e Genre. — ARTHRODIES.

Dans ce genre dont les espèces sont très-nombreuses, on trouve comme caractères :

1° Des *surfaces articulaires* planes ou presque planes;

2° Des *ligaments* ordinairement irréguliers autour de l'articulation;

3° Une *petite synoviale*;

4° Un seul *mouvement*, le glissement.

TABLEAU DES ARTICULATIONS.

CLASSES.	GENRES.	ESPÈCES.
1re CLASSE. SYNARTHROSES OU SUTURES.	1° Dentelées. . . .	1. Suture frontale. 2. — fronto-pariétale. 3. — sagittale ou bipariétale. 4. — lambdoïde.
	2° Écailleuses. . . .	5. — fronto-pariétale. 6. — sphéno-pariétale. 7. — sphéno-frontale. 8. — sphéno-temporale. 9. — temporo-pariétale. 10. — fronto-jugale. 11. — sphéno-jugale.
	3° Harmoniques. . .	12. — occipito-sphénoïdale. 13. — pétro-occipitale. 14. — pétro-sphénoïdale.
	4° Par engrènement.	15. — de la plupart des os de la face entre eux et avec les os du crâne.
2e CLASSE. DIARTHROSES.	1° Énarthroses . . .	1. Articulation scapulo-humérale. 2. — coxo-fémorale.
	2° Emboîtement réciproque	3. — trapézo-métacarpienne. 4. — sterno-claviculaire. 5. — calcanéo-cuboïdienne. 6. — du corps de l'axis avec celui de la 3e cervicale.
	3° Condyliennes. . .	7. — temporo-maxillaire. 8. — occipito-atloïdienne. 9. — radio-carpienne. 10. — fémoro-tibiale. 11. — métacarpo-phalangiennes. 12. — métatarso-phalangiennes. 13. — astragalo-scaphoïdienne.
	4° Trochléennes ou ginglyme angulaire.	14. — huméro-cubitale. 15. — phalango-phalanginiennes. 16. — phalangino-phalangettiennes. 17. — tibio-tarsienne.
	5° Trochoïdes ou ginglyme latéral . . .	18. — atloïdo-odontoïdienne. 19. — radio-cubitale.
	6° Arthrodies. (Ce genre comprend toutes les articulations mobiles qui ne font pas partie des 5 premiers.) .	20. — des apophyses articulaires des vertèbres entre elles. 21. — costo-vertébrales. 22. — transverso-costales. 23. — acromio-claviculaire. 24. — costo-claviculaire. 25. — coraco-claviculaire. 26. — carpo-métacarpiennes. 27. — de quelques os du carpe entre eux. 28. — de quelques os du tarse entre eux. 29. — tibio-péronière supérieure. 30. — tarso-métatarsiennes. 31. — cunéo-scaphoïdiennes.
3e CLASSE. AMPHIARTHROSES.	. . . .	1. Articulations des corps des vertèbres entre eux. 2. — sacro iliaque. 3. — sacro-vertébrale. 4. — sacro-coccygienne. 5. — du pubis. 6. — tibio-péronière inférieure. 7. — de quelques os du carpe entre eux. 8. — de quelques os du tarse entre eux. 9. — des métacarpiens et des métatarsiens entre eux.

Dans ce chapitre nous étudierons les articulations en particulier dans l'ordre indiqué par le tableau, mais comme quelques-unes sont inséparables des articulations les plus voisines dans certaines régions, comme, par exemple, dans les articulations de la colonne vertébrale avec la tête, dans les articulations des vertèbres entre elles, etc.; nous nous réservons, après avoir décrit les articulations qui se prêtent à la classification méthodique, de dire un mot de quelques régions. Ainsi nous décrirons séparément : 1° les articulations de la colonne vertébrale avec la tête ; 2° celles de la colonne vertébrale ; 3° celles des os du carpe ; 4° celles des os du tarse.

1er Genre. — ÉNARTHROSES.

I. — Articulation scapulo-humérale (1).

Cette articulation est formée par l'humérus et l'omoplate.

Surfaces articulaires. — 1° *Du côté de l'humérus*, il existe une tête articulaire représentant les deux tiers d'une sphère et regardant en haut et en dedans. Elle est trois fois plus large que la cavité glénoïde qui la reçoit.

2° *Du côté de l'omoplate*, on voit la cavité glénoïde, ovale, à grand diamètre vertical, à petite extrémité dirigée en haut. Cette cavité est protégée sur sa circonférence par un bourrelet fibreux, *bourrelet glénoïdien*, qui augmente en même temps sa profondeur et sa surface. Le cartilage articulaire revêt la surface de la cavité et du bourrelet.

La surface articulaire de l'omoplate étant beaucoup trop petite pour recevoir la tête de l'humérus, il existe une *voûte ostéo-fibreuse* qui complète la partie supérieure de cette cavité ; elle est formée par l'apophyse coracoïde, l'acromion et le ligament acromio-coracoïdien, ligament triangulaire très-épais, s'insérant par son sommet au sommet de l'acromion, et par sa base au bord postérieur de l'apophyse coracoïde.

Moyens d'union. — 1° Une *capsule fibreuse* s'insère, d'une part, autour de la cavité glénoïde et du bourrelet glénoïdien ; d'autre part, autour du col anatomique de l'humérus. A la partie inférieure du col, elle empiète sur le corps dans une étendue de 2 centimètres environ.

(1) Voyez au musée Orfila, armoire 34, de nombreuses préparations de cette articulation.

Ce manchon fibreux est beaucoup plus large en dehors où il reçoit la tête de l'humérus qu'en dedans ; il est très-lâche, et permet aux deux surfaces articulaires un écartement de 3 centimètres, pourvu toutefois que l'on permette à l'air de pénétrer dans l'articulation.

Cette capsule présente trois ouvertures dont deux constantes qui sont : En avant, une ouverture ovalaire qui admet l'extrémité du petit doigt et laisse passer une expansion de la synoviale pour faciliter le glissement du tendon du sous-scapulaire sous l'apophyse coracoïde. Une autre ouverture est placée en dehors et donne passage à une expansion de la synoviale dans la coulisse bicipitale pour le tendon de la longue portion du biceps. La troisième, qui manque quelquefois, est située en arrière ; elle est destinée à faciliter le glissement du sous-épineux sous l'épine de l'omoplate.

La capsule fibreuse est formée de fibres entrecroisées dans tous les sens. Quelques-unes cependant affectent une disposition circulaire, d'autres une disposition longitudinale. Elle est plus mince en bas qu'en haut.

2° Il existe dans cette articulation un ligament accessoire qui renforce la capsule, c'est le *ligament coracoïdien* ou petit faisceau fibreux, qui part de la face inférieure de l'apophyse coracoïde et vient se fixer à la partie supérieure et externe de la capsule.

3° Il existe encore un *ligament interarticulaire* qui n'est autre que la longue portion du biceps. Ce tendon s'insère par son extrémité à la partie supérieure de la cavité glénoïde de l'omoplate, où il confond ses fibres avec celles du bourrelet glénoïdien. De là il se porte dans la coulisse bicipitale en traversant la cavité articulaire et contournant la tête de l'humérus. Dans certains cas, on l'a trouvé adhérent au fond de la coulisse bicipitale.

Moyens de glissement. — La *synoviale* de l'articulation tapisse la surface interne de la capsule fibreuse. Nous avons vu qu'elle envoie ordinairement deux prolongements et quelquefois trois pour faciliter le glissement des tendons voisins.

Mouvements et muscles qui les déterminent. — Cette articulation présente les six mouvements des énarthroses ; plusieurs ont reçu ici des noms particuliers. Ainsi l'abduction s'appelle *élévation*, l'adduction *abaissement*, la flexion *projection en avant*, l'extension *projection en arrière*. Dans tous ces mouvements, c'est la tête de l'humérus qui tourne sur la cavité glénoïde ; elle est appliquée contre cette cavité par les muscles qui de l'omoplate se rendent à la tête de l'humérus, et par la pression atmosphérique.

1° L'*élévation* est déterminée par deux muscles : le deltoïde et le sus-épineux ;

2° L'*abaissement*, par le relâchement des deux muscles précédents. Cependant les trois muscles de la coulisse bicipital, la longue portion du triceps et les muscles coraco-brachial et courte portion du biceps déterminent l'*abaissement forcé* ou adduction.

3° La *projection en avant* est déterminée par le grand pectoral et les fibres antérieures du deltoïde ;

4° La *projection en arrière* par le grand dorsal, le grand rond et les fibres postérieures du deltoïde ;

5° La *rotation* en dedans, par le sous-scapulaire et les trois muscles de la coulisse bicipitale ; la rotation en dehors, par le sous-épineux et le petit rond.

6° La *circumduction* est un mouvement produit par la contraction successive de tous ces muscles.

Rapports. — L'articulation est en rapport, en haut, avec l'acromion, l'apophyse coracoïde et l'extrémité externe de la clavicule dont la sépare le ligament acromio-coracoïdien. Elle affecte surtout des rapports avec des muscles. Le sous-scapulaire, le sus-épineux, le sous-épineux et le petit rond la recouvrent en confondant leurs tendons avec l'insertion de la capsule sur l'humérus. Elle est en outre en rapport, *en dehors*, avec le deltoïde et plus immédiatement avec la longue portion du biceps ; *en dedans*, avec le tendon de la longue portion du triceps ; *en avant*, avec le coraco-brachial et la courte portion du biceps. Elle est complétement séparée du creux de l'aisselle par le muscle sous-scapulaire, et c'est par l'intermédiaire de ce muscle qu'elle est en rapport avec les vaisseaux axillaires et les nerfs du plexus brachial.

Vaisseaux et nerfs. — Les artères de l'articulation viennent de la circonflexe antérieure et surtout de la circonflexe postérieure et de l'acromiale, branches de l'axillaire. Les nerfs sont fournis par le nerf circonflexe qui contourne en arrière le col chirurgical de l'humérus.

II. — Articulation coxo-fémorale (1).

Cette articulation est formée par l'os coxal et le fémur.

Surfaces articulaires. — 1° *Du côté de l'os coxal*, la cavité cotyloïde regarde en bas, en avant et en dehors ; elle présente dans

(1) Voyez au musée Orfila, armoire 35 et 35 *bis*, de nombreuses préparations de cette articulation.

sa partie profonde et inférieure une dépression rugueuse, ou *arrière-fond de la cavité cotyloïde*, qui se continue avec l'échancrure inférieure et loge un paquet graisseux.

Le bord de cette cavité, ou *sourcil cotyloïdien*, est pourvu de trois échancrures : une antérieure ou ilio-pubienne, une postérieure ou ilio-ischiatique, et une inférieure ou cotyloïdienne ou ischio-pubienne, beaucoup plus profonde. Cette cavité est augmentée par la présence d'un bourrelet fibreux analogue au bourrelet glénoïdien ; c'est le *bourrelet cotyloïdien*. Il a la forme d'un anneau qui présente un bord interne s'insérant sur le sourcil cotyloïdien, et un bord externe mince et libre qui s'applique sur la tête du fémur pour mieux l'emboîter. Ce bord externe forme une circonférence plus petite que celle du bord interne. Il tend donc à fermer la cavité. La face interne du bourrelet est revêtue de cartilage d'encroûtement comme le fond de la cavité pour s'articuler avec la tête du fémur.

Sa face externe donne en partie insertion à la capsule fibreuse. Ce bourrelet, uniquement formé de tissu fibreux, est beaucoup plus épais sur le bord interne que sur le bord externe, de sorte que sa coupe représente une figure triangulaire dont la base est appliquée sur le sourcil cotyloïdien, et dont le sommet est libre. Le bourrelet cotyloïdien efface complétement les échancrures antérieure et postérieure du sourcil, tandis qu'il passe à la manière d'un pont sur l'échancrure inférieure qu'il convertit en trou. Ce trou est destiné au passage des vaisseaux de la tête du fémur et du tissu graisseux qui remplit l'arrière-fond de la cavité cotyloïde.

2° *Du côté du fémur*, on trouve une tête articulaire qui représente les deux tiers d'une sphère régulière. Elle présente au-dessous du sommet une dépression profonde au fond de laquelle se voient plusieurs petits trous qui laissent passer les vaisseaux de la tête fémorale. La dépression elle-même sert à l'insertion du ligament inter-articulaire.

Moyens d'union. — Une *capsule fibreuse*, analogue à celle de l'articulation scapulo-humérale, s'insère : d'une part, sur le pourtour du sourcil cotyloïdien et sur le bourrelet (à la partie inférieure de ce bourrelet elle ne ferme pas l'échancrure ischio-pubienne), d'autre part, sur le col du fémur, d'une façon différente, en avant et en arrière : 1° en avant, sur la ligne rugueuse qui limite le col et le sépare du corps du fémur, ligne étendue du grand au petit trochanter ; 2° en arrière, sur la face postérieure du col à l'union du tiers externe avec les deux tiers internes. L'insertion de la partie antérieure se fait par des fibres nombreuses dont la plupart se réfléchissent vers la tête du fémur, en tapissant la face antérieure du col et en renforçant son périoste qui, à ce niveau, acquiert une épaisseur considérable.

L'insertion de la capsule à la partie postérieure du col est très-lâche. La capsule à ce niveau entoure le col du fémur à la manière d'une cravate et n'y prend que quelques faibles insertions.

Cette capsule fibreuse maintient les surfaces articulaires parfaitement en contact, car elle est très-serrée. Elle est beaucoup plus épaisse en avant qu'en arrière : 3 à 5 millimètres en avant, 1 millimètre à peine en arrière.

La capsule fibreuse est formée de fibres irrégulièrement entre-croisées, dont la plupart se dirigent longitudinalement. À la partie interne on trouve des fibres circulaires qui partent de l'épine iliaque antérieure et supérieure, et contournent la capsule pour revenir à leur point de départ. Elles ont reçu le nom de *ligament annulaire*.

À la face antérieure de la capsule se trouve un ligament qui la renforce ; c'est le *ligament de Bertin*. Il s'insère, en haut, à l'épine iliaque antérieure et inférieure, et en bas, sur le petit trochanter : il se dirige obliquement en bas, en arrière et en dehors, il a 2 centimètres environ de largeur, et par sa présence il limite le mouvement d'extension de la cuisse. On voit quelquefois sur le bord interne du ligament de Bertin une ouverture allongée qui laisse passer un prolongement de la synoviale.

Entre les deux os, il existe un petit ligament qu'on a nommé *ligament rond* ou *interarticulaire*. Il est variable selon les sujets ; sa longueur est ordinairement de 2 à 3 centimètres.

Il s'insère, d'une part, dans la dépression de la tête du fémur, d'autre part, il se divise en trois faisceaux pour s'implanter, par l'un d'eux à la partie supérieure de l'arrière-fond de la cavité cotyloïde, et par les deux autres aux extrémités de l'échancrure inférieure ou cotyloïdienne. Ces trois faisceaux limitent un espace triangulaire dont la base est l'arrière-fond de la cavité et dans lequel est contenu le paquet graisseux de l'articulation. Ce ligament ne sert pas à maintenir les deux os en contact ; il a pour usage de *porter à la tête du fémur* des vaisseaux qui le traversent dans toute sa longueur.

Moyens de glissement. — La *synoviale* de l'articulation ilio-fémorale tapisse la surface interne de la capsule fibreuse. Du côté de l'os coxal, elle se réfléchit sur le bourrelet cotyloïdien qu'elle tapisse, et sur le ligament rond. Elle passe également sur le paquet graisseux, de sorte que cet amas de graisse est situé en dehors de l'articulation quoiqu'il pénètre dans la cavité cotyloïde.

Du côté du fémur, la synoviale a la même étendue que la capsule fibreuse ; par conséquent elle s'étend plus en avant qu'en arrière, ce qui fait comprendre pourquoi une fracture du col peut être à la fois intra-articulaire en avant, et extra-articulaire en arrière.

La synoviale présente un prolongement destiné à faciliter le glissement du muscle psoas iliaque. Ce prolongement, qui souvent est indépendant de la synoviale, sort de l'articulation par l'ouverture allongée située le long du bord interne du ligament de Bertin.

Le *paquet graisseux* de l'articulation est formé par une graisse rougeâtre et molle qui remplit l'arrière-fond de la cavité cotyloïde qu'elle sépare de la synoviale. Cette graisse communique avec la graisse extérieure par l'échancrure cotyloïdienne. Elle a pour usage 1° de former un coussin au ligament rond et aux vaisseaux qu'il porte, et d'empêcher ainsi leur compression ; 2° de remplir le vide qui tend à se faire dans l'articulation pendant les mouvements.

Mouvements et muscles qui les déterminent. — Cette articulation jouit de tous les mouvements. Dans ces mouvements, le fémur est mobile, l'os coxal est fixe. Dans leur étude il faut se souvenir de la disposition du col implanté presque perpendiculairement sur le corps du fémur.

La *flexion* est déterminée principalement par le psoas iliaque et accessoirement par le couturier et le droit antérieur. Ce mouvement est très-étendu.

L'*extension* est très-peu étendue à cause de la résistance du ligament de Bertin. Elle est déterminée principalement par le biceps, le demi-tendineux et le demi-membraneux et accessoirement par le grand fessier. Dans ces mouvements, le col tourne sur son axe, tandis que l'extrémité inférieure du fémur se porte en avant et en arrière.

L'*adduction*, limitée par la rencontre des deux membres inférieurs, est déterminée par le pectiné, les trois adducteurs et le droit interne. Dans ce mouvement, le corps du fémur est porté en dedans, le col est abaissé.

L'*abduction* est très-étendue, au point que le membre inférieur peut former avec le tronc un angle droit chez certains individus. Dans ce mouvement, le col se porte en haut. Les muscles qui le déterminent sont le petit fessier, le moyen fessier, et le tenseur du fascia lata.

La *rotation en dehors* est très-prononcée. Dans ce mouvement, le grand trochanter est porté en arrière et la pointe du pied en dehors. Les muscles qui la déterminent sont les pelvi-trochantériens, pyramidal, obturateurs, jumeaux et carré crural ; le grand fessier, les fibres postérieures du petit fessier, du moyen fessier et le psoas iliaque, qui en fléchissant la cuisse la porte dans la rotation en dehors.

La *rotation en dedans*, beaucoup moins prononcée que la rotation en dehors, est déterminée par les fibres antérieures du petit fessier et du moyen fessier. Dans ce mouvement, le grand trochanter est porté en avant et la pointe du pied en dedans.

La *circumduction* n'est que la succession de ces divers mouvements.

Rapports. — Cette articulation est en rapport : *en avant*, avec le droit antérieur dont elle est séparée par le psoas iliaque ; *en arrière*, avec le carré crural, les deux jumeaux, l'obturateur interne et le pyramidal ; *en haut*, avec le petit fessier ; *en bas*, avec l'obturateur externe et le pectiné.

L'artère et la veine fémorale, et le nerf crural sont placés en avant et en dedans de cette articulation.

Vaisseaux et nerfs. — Les artères de cette articulation proviennent de plusieurs sources. Les unes passent dans l'échancrure cotyloïdienne, traversent le ligament rond et sont à la tête du fémur : ce sont des branches de l'artère *circonflexe* et de l'*obturatrice*. Les autres naissent des circonflexes et se dirigent vers le col ; elles s'y distribuent, après avoir traversé la couche fibreuse qui revêt la face antérieure ; dans cette couche fibreuse, les veines ont la structure des sinus de la dure-mère.

Les nerfs proviennent du grand sciatique situé à sa partie postérieure.

REMARQUE. — Tous les muscles groupés autour de l'articulation coxo-fémorale appliquent la tête du fémur contre la cavité cotyloïde, mais cette force ne serait pas suffisante, si la pression atmosphérique n'intervenait. Son influence a été démontrée par l'expérience suivante de Weber. Elle consiste à inciser toutes les parties molles situées autour du col du fémur, y compris la capsule. Cette section opérée, on suspend le cadavre par le pied du côté de l'opération ; le sujet ne tombe pas ; mais si du côté du bassin on pratique une petite ouverture qui permette à l'air d'entrer dans la cavité articulaire, immédiatement le cadavre tombe. Et si l'on ferme avec soin le petit trou et qu'on mette de nouveau les deux surfaces articulaires en contact parfait, sans qu'il reste d'air interposé, de nouveau le cadavre reste suspendu.

2e Genre. — EMBOITEMENT RÉCIPROQUE.

III. — ARTICULATION TRAPÉZO - MÉTACARPIENNE.

Cette articulation est formée par le trapèze et par le premier métacarpien.

Surfaces articulaires. — 1° *Du côté du trapèze*, surface convexe d'avant en arrière, concave transversalement.

2° *Du côté du premier métacarpien*, surface présentant une concavité et une convexité en sens inverse.

Moyens d'union. — Une *capsule fibreuse*, plus forte en arrière et en dehors, s'insère en haut et en bas autour des deux surfaces articulaires.

Moyens de glissement. — Une *synoviale* lâche et indépendante des autres synoviales du carpe tapisse la cavité articulaire.

Mouvements. — Tous les mouvements des diarthroses s'y rencontrent, moins la rotation.

Rapports. — Cette articulation est en rapport : *en avant*, avec les muscles de l'éminence thénar : l'opposant la recouvre immédiatement ; *en arrière*, avec le tendon du long extenseur du pouce, l'aponévrose et la peau ; *en dehors*, avec le court extenseur et le long abducteur du pouce qui renforce la capsule ; et *en dedans*, avec l'artère radiale, au moment où elle traverse l'espace interosseux, ce qui doit rendre très-circonspect dans la désarticulation du premier métacarpien.

Vaisseaux et nerfs. — Les artères viennent des branches de la radiale ; les nerfs sont fournis par le *médian*.

IV. — ARTICULATION STERNO-CLAVICULAIRE (1).

Cette articulation est formée par la clavicule et le sternum.

Surfaces articulaires. — 1° *Du côté du sternum*, surface articulaire ovale à grand diamètre oblique de haut en bas, de dedans en dehors, convexe d'avant en arrière, concave transversalement, située de chaque côté de la fourchette sternale.

2° *Du côté de la clavicule*, surface rugueuse plane, beaucoup plus large que la facette du sternum et moins oblique. Il existe en effet un ménisque fibreux interarticulaire qui sépare les deux os. Adhérant très-intimement à la clavicule qu'il accompagne dans ses déplacements, à la capsule fibreuse et au cartilage de la première côte, ce ménisque est aplati du côté de la clavicule à laquelle il est fixé. Il est concave et convexe du côté du sternum. Si cette articulation constitue un emboîtement réciproque, il faut bien reconnaître qu'elle

(1) Voyez au musée Orfila, armoire 34, la préparation de cette articulation.

n'est pas formée par les deux os, mais bien par le sternum et le ménisque. Cette particularité a été indiquée par M. le professeur Gosselin dans sa thèse (1843).

Moyens d'union. — Une *capsule fibreuse* s'insère en dedans autour de la facette articulaire du sternum, et en dehors autour de l'extrémité interne de la clavicule. Elle est plus épaisse en avant, et plus encore en arrière, où elle constitue ce que certains anatomistes appellent *ligament antérieur* et *ligament postérieur*.

Il existe, en outre, le *ligament interclaviculaire*, ligament étendu de la partie supérieure d'une clavicule à l'autre, décrivant une courbe à concavité supérieure. Il adhère à la fourchette du sternum par du tissu cellulaire dense.

Moyens de glissement. — Cette articulation est pourvue de deux *synoviales*, l'une lâche, située entre le sternum et le ménisque, l'autre serrée, entre le ménisque et la clavicule. Dans ces membranes on trouve de petites franges synoviales analogues à celles du genou. Quelquefois les deux synoviales communiquent par un trou placé au centre du ménisque.

Mouvements. — Tous les mouvements se rencontrent ici, moins la rotation.

Ils sont, en général, peu étendus et limités par le ligament costo-claviculaire. Les muscles qui les déterminent agissent, pour la plupart, sur l'humérus, et n'ont qu'une action indirecte sur la clavicule. Tous les mouvements de la clavicule ont pour centre l'articulation sterno-claviculaire.

Cette articulation est le seul point qui réunisse le membre supérieur au tronc, et son extrémité externe étant extrêmement mobile, on conçoit que les mouvements de l'épaule et du bras aient une action sur ceux de la clavicule.

Dans le mouvement d'*élévation*, l'extrémité externe de l'os est élevée par les fibres supérieures du muscle trapèze.

Dans le mouvement d'*abaissement*, l'extrémité externe de l'os est portée en bas par le muscle sous-clavier et principalement par les muscles grand pectoral et grand dorsal qui agissent sur l'humérus. Dans ce mouvement, limité par la rencontre de la clavicule et de la première côte, l'artère sous-clavière peut être comprimée et les pulsations de la radiale suspendues.

Dans le mouvement de *projection en avant*, la même extrémité claviculaire est mise en mouvement par les muscles qui s'étendent de la partie antérieure du thorax à l'omoplate et à l'humérus: grand pectoral, petit pectoral, grand dentelé.

Dans le mouvement de *projection en arrière*, les muscles qui agissent sont ceux qui portent le moignon de l'épaule en arrière, et qui s'insèrent à l'omoplate ou à l'humérus : la partie moyenne du trapèze et le grand dorsal.

Le mouvement de *circumduction* dans lequel tous les mouvements précédents se succèdent est déterminé par tous les muscles dont il vient d'être question.

Nous ferons remarquer, avant de terminer, le rôle du ligament costo-claviculaire qui maintient fixée l'extrémité interne de la clavicule contre le cartilage de la première côte.

Rapports. — En haut, le muscle sterno-cléido-mastoïdien ; en bas, le premier cartilage costal ; en avant, le muscle grand pectoral ; en arrière, le muscle sterno-cléido-hyoïdien, le tronc veineux brachio-céphalique et l'artère mammaire interne qui abandonne quelques filets à l'articulation.

V. — ARTICULATION CALCANÉO-CUBOÏDIENNE.

Voyez *Articulation du tarse.*

VI. — ARTICULATION DE L'AXIS ET DE LA TROISIÈME CERVICALE.

Voyez *Articulation de la colonne vertébrale.*

3ᵉ Genre. — CONDYLIENNES.

VII. — ARTICULATION TEMPORO-MAXILLAIRE (1).

Cette articulation est formée par le temporal et le maxillaire inférieur.

Surfaces articulaires. — 1° *Du côté du temporal*, cavité glénoïde bien plus large que le condyle qu'elle reçoit, divisée en deux par la scissure de Glazer. La partie antérieure, seule articulaire, est revêtue du tissu fibro-cartilagineux et non de cartilage articulaire. Elle est formée par la racine transverse de l'apophyse zygomatique. La partie postérieure, formée par la paroi antérieure du conduit auditif externe, n'est pas articulaire. Cette cavité est bordée par plusieurs saillies qui ne permettent pas le déplacement du condyle en

---

(1) Voyez au musée Orfila, armoire 18, une série de vingt préparations fort belles du docteur P. Denucé.

certains sens. En arrière on trouve l'apophyse styloïde et sa crête vaginale, et en dedans l'épine sphénoïde. Le condyle ne peut sortir de la cavité ni en arrière ni en dedans, à cause de la présence de ces saillies, ni en dehors, car l'épine du sphénoïde du côté opposé empêche ce déplacement. Les deux articulations étant solidaires, le condyle ne peut donc se porter qu'en avant. Et, en effet, ce sont les seules luxations possibles de cette articulation.

2° *Du côté du maxillaire inférieur*, condyle à grand diamètre oblique de dehors en dedans et un peu d'avant en arrière, renversé un peu en avant et en dedans, revêtu de cartilage articulaire dans sa partie antérieure seulement.

Moyens d'union. — 1° Un *ligament interarticulaire* formé exclusivement de tissu fibreux, concave en bas pour se mouler sur le condyle, convexe et concave en haut pour se mouler sur la cavité glénoïde et la racine transverse de l'apophyse zygomatique. Plus mince au centre, où il est quelquefois percé d'un trou qui laisse communiquer les deux synoviales, ce disque fibreux est très-adhérent au condyle, dont il suit les mouvements, et sur lequel il est fixé par quelques insertions du muscle ptérygoïdien externe et du ligament latéral externe.

2° Un *ligament latéral externe*. C'est le principal. Épais, résistant, dirigé obliquement de haut en bas, d'avant en arrière, de dehors en dedans, il s'insère en haut, au tubercule situé à l'union des deux racines zygomatiques, et en bas, au col du condyle et un peu au disque fibreux interarticulaire. De ce ligament part une enveloppe celluleuse dense qui enveloppe l'articulation et que quelques auteurs désignent sous le nom de *capsule fibreuse*.

3° Deux ligaments internes moins importants et ne faisant qu'indirectement partie de l'articulation. L'un, appelé *stylo-maxillaire*, s'étend de l'apophyse styloïde à l'angle du maxillaire inférieur, l'autre, *sphéno-maxillaire*, de l'épine du sphénoïde à l'épine de Spix, qui borde l'orifice du canal dentaire. Ces ligaments concourent à maintenir, appliqués l'un contre l'autre, les deux os, mais le ligament sphéno-maxillaire sert surtout à protéger les vaisseaux et les nerfs qui entrent dans le canal dentaire.

Moyens de glissement. — On trouve ici deux synoviales : l'une, placée entre le condyle et le disque fibreux interarticulaire, est plus serrée ; l'autre, beaucoup plus lâche, est située entre la cavité glénoïde et le disque fibreux. Elles communiquent entre elles lorsque celui-ci est percé d'un trou au centre.

Rapports. — Nombreux et très-importants. Les muscles masticateurs entourent cette articulation ; le tendon du temporal est placé en avant, le masséter en dehors, le ptérygoïdien interne et le ptérygoïdien externe en dedans. La glande parotide est placée immédiatement au-dessous de l'articulation. Des nerfs et des vaisseaux l'avoisinent aussi. Le nerf facial est situé en arrière et au-dessous, le nerf auriculo-temporal contourne la partie postérieure du col du condyle, et remonte ensuite en dehors de l'articulation. L'artère temporale superficielle est placée en arrière et en dehors ; l'artère maxillaire interne en dedans et en bas.

Vaisseaux et nerfs. — Les artères de cette articulation viennent de la temporale superficielle et de la maxillaire interne. Les nerfs sont fournis par le nerf auriculo-temporal et par le nerf massétérin.

Mouvements. — Cette articulation présente des mouvements d'abaissement, d'élévation, de projection en avant, de projection en arrière, et de latéralité ou de diduction. (Voyez la *Description des muscles masticateurs*, MYOLOGIE.)

1° *Abaissement et élévation.* — Ici le centre de mouvement ne se trouve pas, comme cela se voit pour les autres, dans l'articulation même, mais il est représenté par un axe fictif passant par les orifices des canaux dentaires, au centre des branches du maxillaire inférieur. En effet, quand le corps du maxillaire se porte en bas, le condyle se porte en avant et la partie centrale de la branche est immobile. Le contraire a lieu dans l'élévation qui n'est que le retour de l'os dans la cavité glénoïde. Le mouvement d'abaissement est déterminé par les muscles des régions sus-hyoïdienne et sous-hyoïdienne, ainsi que par les muscles ptérygoïdiens externes qui, par leur contraction simultanée, sollicitent le condyle à se porter en avant. Dans ce mouvement, le condyle sort de la cavité glénoïde, glisse au-dessous de la racine transverse de l'apophyse zygomatique qu'il n'abandonne pas. A ce moment, il est facile de s'assurer du déplacement du condyle en appliquant le doigt en avant du conduit auditif externe : si le condyle est porté un peu trop loin, alors, selon l'explication de M. Richet, il rencontre un plan incliné, glisse en haut et en avant le long de la paroi supérieure de la fosse zygomatique et la luxation est produite. Le mouvement d'élévation a lieu par le retour de l'os dans sa cavité, et peut-être par une légère contraction des muscles élévateurs, surtout lorsque le mouvement d'élévation est forcé, comme dans la mastication. Ces muscles sont le temporal, le ptérygoïdien interne et le masséter, qui tous agissent avec force sur le maxillaire inférieur pour l'appliquer contre le supérieur.

2° *Projection en avant et en arrière.* — La projection en avant consiste dans un mouvement du maxillaire qui se porte en avant sans abandonner les dents de la mâchoire supérieure. Dans ce mouvement, qui peut porter les incisives inférieures à un centimètre et demi en avant des supérieures, les condyles sortent de leur cavité, comme dans l'élévation, et glissent au-dessous de la racine transverse où on peut les sentir. Ce mouvement est déterminé par la contraction simultanée des deux ptérygoïdiens externes. Pour qu'il puisse s'effectuer, il faut que la mâchoire inférieure soit maintenue appliquée contre la supérieure par un certain degré de contraction des muscles élévateurs ; car si ces muscles étaient inactifs, le maxillaire serait abaissé. Dans le mouvement de projection en arrière, les muscles cessent de se contracter, et les condyles rentrent dans les cavités glénoïdes par la seule élasticité des parties molles.

3° *Mouvements de latéralité ou de diduction.* — Ce sont les mouvements latéraux de la mâchoire inférieure dans lesquels le menton est porté alternativement à droite et à gauche. Dans ces mouvements, l'un des condyles quitte la cavité glénoïde, glisse au-dessous de la racine transverse de l'apophyse zygomatique et tend à tourner autour de l'autre condyle qui lui sert de pivot et qui reste à peu près immobile au fond de la cavité glénoïde. Dans ce mouvement, le menton se porte du côté du condyle immobile. Deux muscles le déterminent : ce sont les ptérygoïdiens internes et externes ; mais il faut, pour que les mouvements se produisent, que les muscles d'un côté restent immobiles pendant que ceux de l'autre côté fonctionnent. Le ptérygoïdien externe seul suffit à produire ce mouvement lorsqu'il se contracte indépendamment de celui du côté opposé.

VIII. — Articulation occipito-atloïdienne.

Voyez *Articulation de la tête avec la colonne vertébrale.*

IX. — Articulation radio-carpienne ou du poignet.

Cette articulation est formée par les os de l'avant-bras et de la première rangée du carpe.

Surfaces articulaires. — 1° *Du côté de l'avant-bras*, on trouve une surface articulaire concave, une sorte de cavité glénoïde formée par la face articulaire de l'extrémité inférieure du radius et par la face inférieure du ligament triangulaire de l'articulation radio-cubitale inférieure qui sépare la tête du cubitus du pyramidal. On voit aussi le sommet de l'apophyse styloïde du cubitus revêtu de cartilage pour s'articuler avec le pyramidal. Cette cavité glénoïde, oblique de dedans en dehors et de haut en bas, se termine en pointe aux deux extrémités sur les apophyses styloïdes du radius et du cubitus. Elle présente un tiers interne fibreux et deux tiers externes osseux. Sur la partie osseuse, une crête antéro-postérieure sépare deux facettes, l'un externe, triangulaire, qui s'articule avec le scaphoïde, l'autre interne, quadrilatère, qui s'articule avec le semilunaire.

2° *Du côté du carpe*, trois os de la première rangée se réunissent pour former un condyle brisé. Ces os sont : le scaphoïde, le semilunaire et le pyramidal. Ils sont séparés par des interstices qui laissent passer les prolongements de la synoviale. Leur surface articulaire est plus étendue en arrière ; le scaphoïde et le semi-lunaire correspondent au radius, le pyramidal au cubitus, mais il faut bien remarquer que le sommet de l'apophyse est seul articulé avec cet os.

Moyens d'union. — Quatre ligaments : antérieur, postérieur, latéraux.

Ligament antérieur. — Formé de deux faisceaux qui s'étendent de chacun des os de l'avant-bras au carpe : l'un, très-fort, vient du radius, *radio-carpien ;* l'autre, plus petit, vient du cubitus, *cubitocarpien.* Le faisceau radio-carpien s'insère en haut sur le bord antérieur rugueux de la surface articulaire du radius et sur l'apophyse styloïde de cet os. Il se dirige obliquement en bas et en dedans en s'épanouissant sur les os du carpe et s'insère plus particulièrement à l'os crochu et au grand os. Le faisceau *cubito-carpien* s'insère en haut, entre l'apophyse styloïde et la tête du cubitus, dans l'angle rentrant formé par ces deux parties, en arrière du tendon du muscle cubital antérieur. De là ses fibres se dirigent en bas et en dehors, s'entrecroisent avec celles du faisceau radio-carpien et vont s'insérer principalement au pyramidal. Ce faisceau se confond par son bord supérieur avec le ligament antérieur de l'articulation radio-cubitale inférieure.

Ligament postérieur. — Il est formé par quelques fibres qui s'étendent du bord postérieur de la face articulaire du radius à la face postérieure du pyramidal et du semi-lunaire. Il est renforcé par le tissu fibreux abondant qui forme dans cette région des gaînes aux tendons qui vont de l'avant-bras à la main.

Ligament latéral interne. — Simple en haut, bifurqué en bas, il s'insère en haut sur la partie moyenne de l'apophyse styloïde du cubitus qu'il embrasse, et en bas sur le pisiforme par sa branche de bifurcation antérieure, et sur la face postérieure du pyramidal par sa branche de bifurcation postérieure. Le ligament latéral interne a la forme d'une gouttière dont la concavité regarde l'articulation avec laquelle elle communique. Le sommet de l'apophyse styloïde est placé au milieu de cette gouttière.

Ligament latéral externe. — Il s'insère en haut au sommet de l'apophyse styloïde du radius, et en bas sur la rainure qui se trouve en arrière et en dehors du scaphoïde.

Moyens de glissement. — La *synoviale* de cette articulation est un peu lâche en arrière. Elle communique quelquefois avec celle de l'articulation radio-cubitale inférieure à travers un petit trou situé entre le ligament triangulaire et la cavité sigmoïde du radius. Elle envoie des prolongements entre le scaphoïde et le semi-lunaire d'une part, entre celui-ci et le pyramidal d'autre part. Ces prolongements communiquent quelquefois avec les synoviales du milieu du carpe et avec celles des articulations carpo-métacarpiennes.

Vaisseaux et nerfs. — Les artères proviennent de la dorsale du carpe, de l'artère transverse antérieure du carpe et des inter-osseuses de l'avant-bras. — Les nerfs viennent de la terminaison du musculo-cutané et de l'interosseux, rameau du médian.

Rapports. — Les rapports de cette articulation sont nombreux et importants. Elle est entourée de nombreux tendons qui la renforcent, de séreuses tendineuses qui facilitent le glissement de ces tendons, d'artères et de nerfs.

En avant, on y remarque : 1° les tendons des muscles fléchisseurs communs superficiel et profond des doigts et du muscle fléchisseur propre du pouce avec le prolongement supérieur d'une séreuse tendineuse qui facilitent leur glissement au devant du carpe ; 2° le tendon du muscle cubital antérieur qui glisse avec une séreuse dans une gaîne fibreuse située en avant du cubitus ; 3° les tendons des muscles grand palmaire et petit palmaire ; 4° le nerf médian placé en avant et en dehors à 1 centimètre en dedans de l'apophyse du radius. L'artère cubitale et le nerf cubital sont placés en avant et en dedans à 1 centimètre en dehors de l'apophyse du cubitus. En arrière, l'articulation est recouverte par les tendons des muscles qui passent dans les gouttières de l'extrémité inférieure du radius, c'est-à-dire de dehors en dedans, par le long abducteur, le court extenseur du pouce, les deux radiaux externes et les extenseurs communs et propres des doigts. On y trouve aussi les tendons du cubital postérieur derrière l'apophyse styloïde du cubitus. Ces tendons passent dans des gaînes fibreuses et glissent au moyen de séreuses. L'artère radiale est située en arrière et en dehors.

Mouvements. — Ils sont au nombre de cinq comme dans les autres condyliennes. Ces mouvements sont moins prononcés qu'on ne le croirait de prime abord, car ils se passent en partie dans les articulations des os du carpe entre eux.

Les muscles grand palmaire et petit palmaire déterminent directement la *flexion* de la main. D'autres muscles sont fléchisseurs, mais indirectement. Ce sont les muscles fléchisseur du pouce et fléchisseurs communs des doigts qui agissent sur l'articulation du poignet après avoir fléchi les doigts.

L'*extension* est placée sous l'influence des muscles extenseurs des doigts et radiaux externes qui agissent indirectement sur le poignet.

L'*adduction* est déterminée par les muscles cubital antérieur et cubital postérieur.

L'*abduction* est déterminée par le long abducteur du pouce.

La *circumduction* par la contraction successive de ces divers muscles qui fait passer l'articulation par tous les mouvements qui précèdent.

Il faut remarquer, et ceci est important, que tous les muscles, excepté le cubital antérieur, s'insèrent bien au-dessous de l'articulation, et qu'ils agissent sur les articulations phalangiennes, métacarpo-phalangiennes, carpo-métacarpiennes et carpo-carpiennes avant d'agir sur l'articulation du poignet.

X. — Articulation fémoro-tibiale (genou) (1).

Cette articulation, formée par le fémur, le tibia et la rotule, est rangée par la plupart des auteurs parmi les trochléennes. On pourrait la ranger parmi les condyliennes. — En effet, s'il est vrai qu'elle nous représente deux condyles rapprochés se fusionnant vers la partie antérieure, d'un autre côté les ligaments croisés démontrent la double condylienne ; car ils remplissent l'office de ligaments latéraux. Du reste, l'anatomie comparée nous apprend que chez un grand nombre d'animaux, il existe deux synoviales distinctes, disposition qui est indiquée par la présence du ligament adipeux chez l'homme.

Surfaces articulaires. — 1° *Du côté du fémur*, trochlée articulaire plus large du côté externe, condyles revêtus de cartilage jusque sur la face postérieure, et séparés en arrière par l'échancrure intercondylienne.

2° *Du côté de la rotule*, face articulaire plus large en dehors de la

_____

(1) Voyez au musée Orfila, armoire 34, de très-jolies préparations de MM. Dolbeau et L. Labbé ; et armoire 35, les préparations de M. Sucquet.

crête ; présentant à la partie interne une petite facette concave pour l'extrémité antérieure du condyle interne.

3° *Du côté du tibia,* deux cavités glénoïdes séparées par un tubercule, ou épine du tibia, en avant et en arrière duquel il existe une facette rugueuse triangulaire pour des insertions ligamenteuses.

Moyens d'union. — 1° Quatre ligaments principaux extérieurs (antérieur, postérieur, deux latéraux) ; 2° deux ligaments accessoires extérieurs (ligaments de la rotule) ; 3° quatre ligaments intérieurs (ligaments croisés et disques semi-lunaires).

Ligament antérieur. — C'est le tendon rotulien qui fait suite au muscle triceps. De 5 à 6 centimètres de longueur, de 1 centimètre 1/2 de largeur, de 4 à 5 millimètre d'épaisseur, ce tendon s'insère en bas sur la moitié inférieure de la tubérosité antérieure du tibia, l'autre moitié en étant séparée par une bourse séreuse. En haut, il s'insère au sommet de la rotule en se confondant avec le triceps. Il est recouvert par la peau, et recouvre le paquet graisseux de l'articulation du genou.

Ligament postérieur. — Ce ligament, assez mince, s'insère en bas sur le bord postérieur de la surface articulaire du tibia, tandis qu'en haut il s'insère en arrière et au-dessus des deux condyles. Formé de fibres transversales, verticales, obliques, il est renforcé par le faisceau externe du tendon du demi-membraneux qui va s'insérer au condyle externe, et par les capsules fibreuses des jumeaux, qui lui envoient des fibres nombreuses.

Ligament latéral-externe. — Arrondi en forme de cordon, ce ligament s'implante en haut à la tubérosité externe du fémur, et en bas au sommet de la tête du péroné, où il se confond avec le tendon du biceps.

Ligament latéral interne. — Aplati en forme de ruban, ce ligament s'insère en haut à la tubérosité interne du fémur, et en bas, où il est très-large, à la tubérosité interne du tibia, au-dessous de la gouttière qui livre passage au tendon du demi-membraneux, et à l'artère articulaire inférieure et interne. Il confond à ce niveau ses fibres avec celles des tendons de la patte d'oie, qui le recouvrent.

Ligaments de la rotule. — Ce sont deux bandelettes fibreuses, minces, étendues des bords de la rotule aux tubérosités interne et externe du fémur.

Ligaments croisés. — L'un, antérieur, arrondi, s'étend de la partie antérieure de l'épine du tibia au condyle externe du fémur ; l'autre, postérieur, arrondi, s'étend de la partie postérieure de l'épine du tibia au condyle interne du fémur. L'insertion fémorale de ces ligaments se fait aux deux faces de l'échancrure intercondylienne.

Disques semi-lunaires. — Il y a un anneau fibreux, et non fibro-cartilagineux, au-dessus de chaque cavité glénoïde. Il est placé sur la circonférence de la cavité, tandis que le centre est en contact direct avec les condyles. Le disque qui est placé sur la cavité glénoïde externe a la forme d'un O, et il s'insère par ses deux extrémités fort rapprochées l'une de l'autre en avant et en arrière de l'épine du tibia. L'interne a la forme d'un C, dont les extrémités se placent sur la circonférence de l'autre. Ces deux ménisques envoient une expansion aux ligaments croisés. Chacun d'eux présente une face en contact avec le condyle du fémur, et une face en contact avec la cavité glénoïde du tibia. Ces deux faces sont libres. Ils ont une surface externe adhérente aux ligaments ; leur coupe est triangulaire et le sommet du triangle regarde le centre de la cavité glénoïde.

Moyens de glissement. — On trouve dans le genou la plus grande des synoviales. Elle tapisse les ligaments latéraux, se porte ensuite en arrière pour tapisser le ligament postérieur de l'articulation ; mais au niveau des ligaments croisés, elle passe au-devant d'eux, de sorte qu'on peut arriver sur ces ligaments sans intéresser la synoviale, en traversant le ligament postérieur de l'articulation.

Vers la partie antérieure, la synoviale envoie au-dessous du triceps un prolongement, qui est quelquefois séparé de l'articulation. Elle envoie aussi un prolongement en forme de cornet à sommet postérieur, qui traverse l'articulation d'avant en arrière, et vient se fixer au milieu de l'échancrure intercondylienne ; c'est le *ligament adipeux.*

Entre la base de ce ligament, le tendon rotulien et le tibia, il existe le *paquet adipeux* formé d'une graisse molle et rougeâtre qui sert de coussin au ligament rotulien. Cette synoviale présente en outre de petits prolongements intra-articulaires connus sous le nom de *franges synoviales*, et désignés autrefois sous le nom impropre de glandes de Clopton Havers.

Mouvements. — Les mouvements de cette articulation sont au nombre de quatre :

1° La *flexion* est déterminée par les muscles biceps, demi-tendineux, demi-membraneux, poplité, et accessoirement par les jumeaux ;

2° L'*extension*, par le triceps et le tenseur du fascia lata.

3° La rotation en dedans, *quand la jambe est demi-fléchie*, est déterminée par les muscles de la patte d'oie, couturier, droit interne, demi-tendineux ;

4° La rotation en dehors, *quand la jambe est demi-fléchie*, par le biceps.

Rapports. — En avant, et sur les côtés, cette articulation est en rapport uniquement avec les tendons.

En dehors se trouvent le tenseur du fascia lata et le tendon du biceps ; en dedans et un peu en arrière, le couturier, le demi-tendineux, le droit interne et le demi-membraneux. Tous ces tendons glissent autour du genou dans des gaînes fibreuses au niveau desquelles leur mouvement est favorisé par des bourses séreuses. En arrière, elle est recouverte immédiatement par le muscle poplité et médiatement par l'artère poplitée, la veine poplitée, le nerf poplité interne, et par les muscles qui forment les côtés inférieurs du creux poplité (les deux jumeaux, le soléaire, le plantaire grêle).

Par-dessus tous ces tendons, l'articulation est couverte par une sorte de capsule fibreuse qui se continue en haut et en bas avec les aponévroses fémorale et jambière.

Vaisseaux et nerfs. — Les artères de l'articulation du genou proviennent de la poplitée. Ce sont les articulaires moyennes qui perforent le ligament postérieur d'arrière en avant, et se distribuent aux parties molles de l'articulation. De plus, la synoviale reçoit en avant des ramifications considérables du réseau anastomotique formé par les articulaires supérieures et inférieures (branches de la poplitée), la récurrente tibiale antérieure, et la grande anastomotique.

Les nerfs viennent directement du sciatique poplité interne.

XI. — Articulations métacarpo-phalangiennes.

Cette articulation est formée par le métacarpien et la première phalange.

Surfaces articulaires. — 1° *Du côté des métacarpiens*, condyle aplati sur les côtés présentant une face articulaire plus marquée en avant, du côté de la flexion. De chaque côté du condyle, on trouve une dépression et en arrière de cette dépression un tubercule : les ligaments latéraux s'insèrent à la fois sur la dépression et sur le tubercule.

2° *Du côté des premières phalanges*, cavité glénoïde transversale, croisant le grand axe du condyle du métacarpien et présentant de

chaque côté, près de la face antérieure de l'os, un tubercule pour l'insertion des ligaments latéraux.

Moyens d'union. — *Ligament antérieur.* — Appelé aussi glénoïdien, ce ligament est très-épais, presque cartilagineux. Il est concave en arrière et forme une espèce de capsule qui prolonge en
avant la cavité glénoïde et qui concourt à emboîter la tête du métacarpien. Sur sa face antérieure, ce ligament est creusé d'une gouttière verticale dans laquelle glissent les tendons des muscles fléchisseurs des doigts. Les côtés sont confondus avec les ligaments
latéraux. Son bord supérieur embrasse la partie rétrécie des métacarpiens au-dessus de l'extrémité inférieure, et y adhère assez faible-
ment, de sorte que, dans un mouvement exagéré d'extension, les
adhérences peuvent se rompre et le ligament s'interposer entre les
surfaces articulaires de la phalange et du métacarpien. Ce bord se
confond aussi avec l'aponévrose qui recouvre les muscles interosseux.
Le bord inférieur du ligament antérieur se fixe sur le bord antérieur
de la cavité glénoïde des phalanges.

Ligament postérieur. — Ce ligament n'existe pas, même à l'état
rudimentaire. Il est remplacé par le tendon du muscle extenseur qui
adhère de chaque côté aux ligaments latéraux par une expansion
fibreuse.

Ligaments latéraux. — Au nombre de deux, interne et externe,
ces ligaments seraient identiques si l'externe n'était un peu plus fort.
Ils sont triangulaires et s'insèrent par leur sommet sur la dépression
et le tubercule que l'on rencontre de chaque côté du condyle des
métacarpiens. De là, les fibres s'irradient en se portant en bas et en
avant et vont s'insérer, les unes, antérieures, sur les bords latéraux
du ligament antérieur, les autres, postérieures, sur le tubercule situé
de chaque côté de l'extrémité supérieure de la première phalange.

Moyens de glissement. — Une *synoviale* très-lâche du côté
de l'extension favorise les mouvements.

Vaisseaux et nerfs. — Ils proviennent des branches de la
radiale et de la cubitale et des branches nerveuses du radial, du
cubital et du médian qui se terminent à la main.

Rapports. — En avant, cette articulation est en rapport avec
les tendons des muscles fléchisseurs qui sont accolés contre le ligament antérieur au moyen d'une gaîne fibreuse qui se confond avec
lui. En arrière, avec les tendons des muscles extenseurs; sur les

ôtés, avec les tendons des muscles lombricaux et interosseux. La
peau adhère aux ligaments par sa face profonde, selon M. Mas-
leurat-Lagemard.

Mouvements. — Au nombre de cinq :

La *flexion* est produite par la contraction des muscles fléchisseurs des doigts, lombricaux et interosseux ;

L'*extension* par les extenseurs des doigts ;

L'*adduction* vers l'axe de la main par les interosseux palmaires ;

L'*abduction* par les interosseux dorsaux qui écartent les doigts
e l'axe de la main ;

La *circumduction* par la contraction successive de tous ces muscles.

L'*articulation métacarpo-phalangienne* du pouce a des muscles
péciaux : le fléchisseur, en avant ; en arrière, les deux extenseurs ;
i dehors, le court abducteur et le court fléchisseur du pouce ; en
dans, l'adducteur du pouce. La plupart de ces muscles agissent
ssi dans les mouvements de l'articulation trapézo-métacarpienne.

XII. — Articulations métatarso-phalangiennes.

(Métatarsiens et premières phalanges.)

Ces articulations sont identiques avec les articulations métacarpo-
alangiennes. Seulement, il faut se rappeler que le pied est horizon-
ement placé et que les parties antérieures de la main deviennent
érieures au pied. Le condyle des métatarsiens est plus aplati sur
i côtés que celui des métacarpiens. Du reste, même conformation.
s ligaments et leurs rapports sont identiques. Il en est de même
la synoviale et des mouvements.

XIII. — Articulation astragalo-scaphoïdienne.

Voyez *Articulation du tarse.*

4e Genre. — TROCHLÉENNES OU GINGLYME ANGULAIRE.

XIV. — Articulation huméro-cubitale (coude) (1).

Surfaces articulaires. — Du côté de l'humérus il existe :
une poulie articulaire surmontée en avant de la cavité coronoïde

1) Voyez au musée Orfila, armoire 34, une série de sept préparations
cette articulation.

et en arrière de la cavité olécrânienne ; 2° une surface convexe, articulaire, visible en avant, c'est le condyle de l'humérus qui s'articule avec la cupule du radius et qui est séparé de la poulie par un sillon articulaire aussi, dirigé d'avant en arrière.

Du côté de l'avant-bras, on trouve : 1° la grande cavité sigmoïde du cubitus formée par les faces articulaires de l'apophyse coronoïde et de l'olécrâne ; 2° la cupule du radius, cavité peu profonde située à l'extrémité supérieure de l'os et s'articulant avec le condyle de l'humérus.

Moyens d'union. — Quatre ligaments, antérieur, postérieur, latéraux.

Ligament antérieur. — Mince et formé de fibres verticales, transversales et obliques, il s'insère en haut autour de la cavité coronoïde, et en bas au sommet de l'apophyse coronoïde et sur le ligament annulaire du radius.

Ligament postérieur. — Sa place est à peine marquée par la présence de quelques fibres de tissu fibreux qui se portent du pourtour de la face articulaire de l'olécrâne autour de la cavité olécrânienne.

Ligament latéral interne. — Simple en haut, bifurqué en bas, ce ligament prend attache en haut sur l'épitrochlée, où il se confond avec un tendon commun à plusieurs des muscles de la région antérieure de l'avant-bras, et en bas sur le bord interne de l'apophyse coronoïde par son faisceau antérieur, et sur le bord interne de l'olécrâne par son faisceau postérieur. Quelques fibres vont s'insérer aussi en petit nombre entre ces deux points sur le bord interne de la grande cavité sigmoïde.

Ligament latéral externe. — Analogue au précédent, il s'insère en haut à l'épicondyle, en se confondant aussi avec un tendon commun à plusieurs muscles de la région postérieure de l'avant-bras, et en bas, sur le ligament annulaire du radius, par son faisceau antérieur, qui confond ses fibres avec celles de ce ligament, et sur le bord externe de l'olécrâne par son faisceau postérieur. On peut suivre les fibres du faisceau antérieur à travers le ligament annulaire du radius, jusqu'au bord externe de l'apophyse coronoïde.

Moyens de glissement. — La membrane synoviale tapisse la face interne de tous ces ligaments. En avant et en arrière surtout, elle est un peu lâche. C'est là, de chaque côté du tendon du triceps, qu'elle forme une saillie quand on injecte sa cavité ou quand elle devient le siége d'épanchements. La synoviale de l'articulation radio-cubitale supérieure en est une dépendance.

Mouvements. — Deux seulement : flexion, extension.

La *flexion* est placée sous l'influence des muscles biceps et brachial antérieur principalement, et accessoirement sous l'influence de tous les muscles qui s'insèrent à l'épitrochlée et du long supinateur.

L'*extension* est déterminée par la contraction du triceps surtout. Les muscles anconé, court supinateur, radiaux externes, extenseur commun des doigts, extenseur propre du petit doigt, qui s'insèrent sur l'épicondyle, concourent aussi à l'extension, quoiqu'ils agissent plus directement dans les mouvements d'autres articulations.

Rapports. — En avant, l'articulation est en rapport avec le brachial antérieur et le biceps ; en avant et en dedans, avec la masse musculaire qui s'insère à l'épitrochlée ; en arrière, avec le triceps, en dehors duquel se trouve l'anconé ; en dedans, avec le cubital antérieur ; en dehors, avec le court supinateur immédiatement, et par-dessus lui, avec la masse musculaire qui s'insère à l'épicondyle.

Le nerf cubital est placé en dedans de l'articulation, entre l'épitrochlée et l'olécrâne. — Le nerf médian est placé en avant ; il en est séparé par le brachial antérieur. — Le nerf radial se place en dehors, au milieu des muscles épicondyliens. L'artère et la veine humérales sont placées en avant et en dedans ; elles sont séparées de l'articulation par le brachial antérieur.

Vaisseaux et nerfs. — Les artères de cette articulation viennent du réseau anastomotique que forment autour d'elle les collatérales interne et externe et les récurrentes radiales et cubitales.

Le nerf musculo-cutané et le nerf cubital abandonnent quelques filets à la synoviale.

XV. — Articulations phalango-phalanginiennes.

Surfaces articulaires. — 1° *Du côté de la première phalange*, poulie divisée par une gorge en deux parties égales. La surface articulaire est beaucoup plus étendue en avant. De chaque côté de la poulie, on remarque une dépression en arrière de laquelle existe un tubercule qui donne insertion, de même que la dépression, aux ligaments latéraux.

2° *Du côté de la seconde phalange*, une crête antéro-postérieure correspond à la gorge de la poulie et sépare deux cavités semblables destinées à s'articuler avec les parties latérales de la poulie. De chaque côté de l'extrémité supérieure de la seconde phalange on voit un tubercule.

Moyens d'union. — Quatre ligaments, antérieur, postérieur, latéraux.

Ligament antérieur. — Ce ligament s'insère en bas sur le bord antérieur de la facette articulaire de la seconde phalange et en haut sur la première phalange, immédiatement au-dessus de la trochlée. Ce ligament épais est en rapport en avant avec les tendons des fléchisseurs ; il est en partie confondu avec la gaîne fibreuse de ces tendons.

Ligament postérieur. — Il est constitué par quelques fibres celluleuses. C'est surtout le tendon de l'extenseur commun qui en tient lieu.

Ligaments latéraux interne et externe. — Les deux ligaments latéraux, interne et externe, ne diffèrent l'un de l'autre que par le volume un peu plus considérable de l'externe. L'un et l'autre sont triangulaires. Ils s'insèrent par le sommet sur la dépression et sur le tubercule situés de chaque côté de la poulie qui est au-dessus, tandis que la base se divise en deux faisceaux, l'un postérieur, qui s'attache au tubercule situé de chaque côté de l'extrémité supérieure de la phalange qui est au-dessous, l'autre antérieur, qui s'insère sur les bords du ligament antérieur pour former avec lui une capsule fibreuse qui enveloppe l'articulation en avant et sur les côtés.

Moyens de glissement. — Une synoviale tapisse l'articulation.

Mouvements. — Flexion et extension sous l'influence des muscles fléchisseurs des doigts et extenseurs ; *l'extension est déterminée aussi par les lombricaux et par les interosseux.*

XVI. — ARTICULATIONS PHALANGINO-PHALANGETTIENNES.

Même disposition que dans l'articulation précédente.

Les articulations des *phalanges des orteils* présentent aussi la même disposition. Seulement le ligament antérieur du doigt devient inférieur à l'orteil, de même que le ligament externe devient interne.

XVII. — ARTICULATION TIBIO-TARSIENNE (1).

Cette articulation est formée par le tibia, le péroné et l'astragale.

(1) Voyez trois jolies préparations de M. Ch. Perrier, armoires 35 et 42.

Surfaces articulaires. — 1° *Du côté de la jambe*, on trouve une mortaise formée par le tibia et par le péroné. Le tibia correspond aux faces supérieure et interne de l'astragale ; le péroné correspond à la face externe du même os.

2° *Du côté de l'astragale*, on voit une surface articulaire convexe d'avant en arrière et présentant une dépression antéro-postérieure et médiane qui convertit cette face en une poulie. Cette surface articulaire se continue avec les deux faces latérales de l'astragale, qui sont articulaires.

Moyens d'union. — Quatre ligaments, antérieur, postérieur, latéraux.

Ligament antérieur. — C'est une bandelette fibreuse, peu résistante, qui s'insère en haut au bord antérieur de la surface articulaire du tibia, et en bas sur le col de l'astragale.

Ligament postérieur. — Il est formé par une mince couche de tissu cellulaire qui se porte de la partie postérieure de la surface articulaire du tibia à la partie postérieure de l'astragale. Il est à peine marqué. Le tendon fléchisseur propre du gros orteil le renforce.

Ligament latéral interne. — Il s'insère en haut dans l'échancrure située au sommet de la malléole interne et se divise en bas en deux faisceaux, l'un profond, qui se porte à la partie rugueuse et non articulaire de la face interne de l'astragale, l'autre superficiel, qui se porte à la petite apophyse du calcanéum. Les fibres les plus superficielles s'irradient en avant et en arrière et donnent à la surface du ligament une forme triangulaire.

Ligament latéral externe. — Ce ligament est formé par trois faisceaux : un antérieur, *ligament péronéo-astragalien antérieur*, qui s'étend du bord antérieur de la malléole externe à la partie externe du col de l'astragale ; un postérieur, *ligament péronéo-astragalien postérieur*, qui s'insère dans l'échancrure profonde située en dedans de la malléole externe et se porte de là à la partie postérieure de l'astragale et au tibia ; un moyen, *ligament péronéo-calcanéen*, qui se porte du sommet de la malléole externe au tubercule de la face externe du calcanéum.

Moyens de glissement. — Une synoviale plus lâche en avant et en arrière que sur les côtés tapisse l'intérieur de cette articulation.

Mouvements et muscles qui les produisent. — Les mouvements dont jouit l'articulation tibio-tarsienne sont la flexion et l'extension. (M. Malgaigne admet des mouvements de latéralité dus à l'élasticité du péroné.) La *flexion* est déterminée par les muscles extenseurs des orteils et jambier antérieur ; l'*extension*, par les fléchisseurs des orteils, les jumeaux, le soléaire et le plantaire grêle.

Rapports. — En avant, on trouve une couche considérable de tissu fibreux qui renforce le ligament antérieur. Au devant de ce tissu se trouve un gros ligament : c'est le ligament annulaire du tarse. Dans ce tissu se trouvent trois gaînes fibreuses : une interne, superficielle, pour le passage du muscle jambier antérieur ; une moyenne, destinée au passage de l'extenseur propre du gros orteil, des vaisseaux et nerf tibiaux antérieurs ; une externe, pour l'extenseur commun des orteils et le péronier antérieur.

En arrière, immédiatement appliqué contre l'articulation, se trouve le tendon du fléchisseur propre du gros orteil, et plus loin du tissu graisseux qui sépare le tendon d'Achille de l'articulation.

En dehors, l'articulation est en rapport avec les tendons des deux péroniers latéraux qui descendent de la face postérieure de la malléole externe sur la face externe du calcanéum.

En dedans, avec le tendon du jambier postérieur du fléchisseur commun des orteils qui descendent de la face postérieure de la malléole interne sur la face interne de l'astragale.

Tous ces muscles sont maintenus par des gaînes fibreuses et glissent au moyen de séreuses.

Vaisseaux. — Les artères sont très-nombreuses. Elles sont fournies par la péronière antérieure, la péronière postérieure, les malléolaires interne et externe et la dorsale du tarse.

5ᵉ Genre. — TROCHOÏDES.

XVIII. — ARTICULATION ATLOÏDO-ODONTOÏDIENNE.

Voyez les *Articulations de la tête et de la colonne vertébrale.*

XIX. — ARTICULATION RADIO-CUBITALE.

En se réunissant, le radius et le cubitus forment trois articulations : 1° l'articulation radio-cubitale supérieure ; 2° l'articulation radio-cubitale inférieure ; 3° l'articulation du corps des deux os.

1° *Articulation radio-cubitale supérieure.*

Surfaces articulaires. — 1° *Du côté du radius*, la surface articulaire est circulaire ; elle entoure la tête de l'os et se continue avec celle de la cupule qui s'articule avec l'humérus : cette surface est un peu plus étendue à la partie interne; 2° *du côté du cubitus* il existe une petite cavité articulaire, *petite cavité sigmoïde*, ovalaire, à grand diamètre antéro-postérieur.

Moyens d'union. — Un seul ligament existe pour cette articulation, encore ne s'insère-t-il pas au radius. Ce ligament, ou *ligament annulaire*, représente les trois quarts d'un anneau, l'autre quart étant formé par la petite cavité sigmoïde. Il s'insère par ses deux extrémités aux deux extrémités de la petite cavité sigmoïde. Sa face interne, en contact avec le radius, est encroûtée de cartilage. Sa face externe est en contact avec l'anconé et le court supinateur, qui y prennent quelques insertions. Son bord supérieur reçoit l'insertion du ligament externe et du ligament antérieur de l'articulation du coude. Son bord inférieur, beaucoup plus étroit, étrangle pour ainsi dire le col du radius.

Moyens de glissement. — La synoviale du coude envoie autour de la tête du radius un prolongement qui forme entre l'os et le ligament annulaire, une sorte de gouttière circulaire qui descend jusqu'au milieu du col du radius.

Mouvements et muscles qui les produisent. — Il n'y a dans cette articulation qu'un mouvement, la rotation. La rotation en dedans prend le nom de *pronation ;* — la rotation en dehors celui de *supination.*

La pronation est déterminée par le rond pronateur et le carré pronateur. Dans ce mouvement, le radius tourne seul. Le cubitus restant fixe, l'extrémité supérieure du radius tourne sur son axe, et l'extrémité inférieure décrit un arc de cercle autour du cubitus, de dehors en dedans.

La supination, déterminée par le court supinateur et un peu par le long supinateur et le biceps, se fait par un mouvement de rotation en sens inverse du précédent.

Rapports. — Cette articulation est en rapport : *en dehors,* avec le ligament externe de l'articulation du coude et le muscle court supinateur ; *en avant,* avec le brachial antérieur et le biceps ; *en arrière,* avec les muscles épicondyliens.

Vaisseaux et nerfs. — Les artères viennent des récurrentes radiales antérieure et postérieure et de la collatérale externe ou humérale profonde. Les nerfs sont fournis par le radial.

2° *Articulation radio-cubitale inférieure.*

M. Cruveilhier considère cette articulation comme une trochoïde complète.

Surfaces articulaires. — Sur le radius, une petite cavité sigmoïde analogue à celle de l'extrémité supérieure du cubitus ; sur le cubitus, une tête arrondie.

Moyens d'union. — Deux ligaments : un antérieur et un postérieur. Le ligament antérieur s'insère en dehors, sur la partie antérieure de la cavité sigmoïde du radius, et en dedans, sur la partie antérieure de l'apophyse styloïde du cubitus.

Le ligament postérieur, analogue au précédent, s'insère à la partie postérieure de la cavité sigmoïde du radius et à la partie postérieure de l'apophyse styloïde du cubitus ; de sorte que ce ligament représenterait un ligament annulaire interrompu par l'apophyse styloïde du cubitus.

Il y a encore, dans cette articulation, un ligament interarticulaire qui se nomme *ligament triangulaire.*

Ce ligament, situé entre le radius et le cubitus, a la forme d'un triangle. Il a une épaisseur de 2 à 3 millimètres. Il s'insère par son sommet dans la rainure qui existe entre l'apophyse styloïde et la tête du cubitus, et par sa base sur le bord inférieur de la cavité sigmoïde du radius.

Il sépare complétement le cubitus du pyramidal.

Moyens de glissement. — Une synoviale, qui communique quelquefois avec celle du carpe, par une petite perforation qu'on trouve à la base du ligament triangulaire.

Mouvements. — Pronation et supination, comme l'articulation précédente. Les mêmes muscles agissent pour les produire.

Rapports. — En avant, le tendon du cubital antérieur passe dans sa gaîne fibreuse ; en arrière, le tendon du cubital postérieur glisse aussi dans une gaîne fibreuse.

3° *Articulation du corps des deux os.*

Cette articulation est constituée par un *ligament intérosseux* qui remplit l'espace interosseux et qui s'insère aux bords interne du radius et externe du cubitus. Les fibres de ce ligament sont dirigées

de haut en bas, et de dehors en dedans. Quelques-unes, à la partie
supérieure, forment un faisceau séparé et dirigé en bas et en dehors,
c'est-à-dire en sens inverse. Ce faisceau constitue la *corde ligamen-
teuse de Weitchbreicht* qui s'étend du bord externe de l'apophyse
coronoïde du cubitus au bord interne du radius.

6ᵉ Genre. — ARTHRODIES.

XX, XXI, XXII. — Articulation des apophyses articulaires des
vertèbres, articulation costo-vertébrale et transverso-costale.

Voyez *Articulations de la colonne vertébrale*.

XXIII. — Articulation acromio-claviculaire.

Surfaces articulaires. — 1° *Du côté de l'acromion*, facette
elliptique située à la partie antérieure du bord interne de cette apophyse regardant en haut et en dedans.

2° *Du côté de la clavicule*, facette analogue située à l'extrémité
externe de la clavicule et regardant en bas et en dehors.

Moyens d'union. — Deux ligaments; l'un, supérieur, s'étend
de la face supérieure de l'acromion à la face supérieure de la clavicule; l'autre, inférieur, beaucoup plus mince, de la face inférieure de
l'acromion à celle de la clavicule.

Moyens de glissement. — Une synoviale assez serrée facilite les mouvements de cette articulation. On y trouve souvent aussi
dans sa moitié supérieure un ménisque interarticulaire occupant la
moitié supérieure de l'articulation et adhérent intimement au ligament supérieur.

Mouvements. — Cette articulation jouit du mouvement de glissement. Dans ces mouvements, l'omoplate est seul mobile, et ces
déplacements sont soumis à l'action des nombreux muscles qui se
portent du thorax et du cou à cet os. Parmi ces mouvements il y en
a un très-remarquable dans lequel le corps de l'omoplate étant
abaissé, l'angle externe est élevé, et en même temps le moignon de
l'épaule. Ce mouvement est analogue à celui d'un ressort de son-
nette dont l'articulation formerait le pivot.

XXIV. — Articulation costo-claviculaire.

On trouve, *du côté de la clavicule*, au-dessous de l'extrémité
interne, une facette articulaire plus ou moins déprimée; *du côté de*

la première côte, à son extrémité interne, une facette analogue. Quelquefois ces facettes sont remplacées par des rugosités.

Les moyens d'union sont constitués par un ligament épais étendu d'un os à l'autre, irrégulier. C'est le ligament costo-claviculaire.

Il existe là une petite synoviale et des mouvements de glissement.

XXV. — ARTICULATION CORACO-CLAVICULAIRE.

Surfaces articulaires. — 1° *Du côté de l'apophyse coracoïde*, il existe une surface articulaire variable quant à son étendue et même quant à son existence, selon les sujets, située à la face supérieure de l'apophyse ; 2° *du côté de la clavicule*, on voit quelquefois aussi une facette articulaire près de son extrémité externe. Cette articulation diffère des autres en ce que les facettes ne viennent en contact qu'en de certains moments ; elles sont le plus souvent séparées par un intervalle d'un centimètre environ.

Moyens d'union. — Ce sont les ligaments coraco-claviculaires, au nombre de deux : l'un antérieur ou trapézoïde, l'autre postérieur ou conoïde.

Ils s'insèrent tous deux aux rugosités de la face inférieure de l'extrémité externe de la clavicule, et de là se portent sur l'apophyse coracoïde ; l'antérieur, ou trapézoïde s'insère à la partie antérieure de la face supérieure de cette apophyse ; le postérieur s'insère en arrière du précédent par une extrémité mince. On y trouve quelquefois une synoviale qui facilite le seul mouvement qui s'y rencontre, le glissement.

XXVI, XXVII. — ARTICULATION CARPO-MÉTACARPIENNE ET DE QUELQUES OS DU CARPE ENTRE EUX.

Voyez *Articulations des os du carpe.*

XXVIII. — ARTICULATION DE QUELQUES OS DU TARSE ENTRE EUX.

Voyez *Articulations du tarse.*

XXIX. — ARTICULATION TIBIO-PÉRONIÈRE SUPÉRIEURE.

La *surface articulaire* du tibia est une petite facette plane regardant en bas en dehors et en arrière, large d'un centimètre environ.

Celle du péroné est analogue et regarde en sens inverse. Il y a deux *ligaments*, antérieur et postérieur. Le premier s'étend de la partie antérieure du péroné à la tubérosité externe du tibia; le postérieur, de la partie postérieure du péroné à la partie postérieure de la tubérosité externe du tibia. — On y trouve une synoviale tantôt indépendante, tantôt communiquant avec celle du genou. — Cette articulation présente seulement un mouvement de glissement.

XXX, XXXI. — Articulations tarso-métatarsienne et cunéo-scaphoïdienne.

Voyez les *Articulations du tarse.*

3ᵉ Classe. — AMPHIARTHROSES OU SYMPHYSES.

CARACTÈRES GÉNÉRAUX.

Les amphiarthroses sont des articulations dont les surfaces, en partie contiguës et en partie continues, sont unies dans la portion continue par un tissu fibreux interarticulaire. On les appelle aussi *symphyses.*

Les *moyens d'union* sont constitués par des ligaments périphériques variables avec chaque articulation et par un ligament interosseux. Le ligament interosseux est formé de tissu fibreux. Dans certaines articulations il forme un ménisque plus ou moins épais dont les faces adhèrent aux surfaces articulaires, exemple : corps des vertèbres ; dans les autres ce sont des faisceaux fibreux étendus directement entre les deux surfaces articulaires.

La *synoviale* manque dans ces articulations ; dans quelques-unes cependant, dans celle des corps vertébraux entre eux, par exemple, il existe au centre du disque fibreux une substance molle qui représenterait une synoviale, selon M. Cruveilhier.

Les *mouvements* sont ici peu marqués ; tantôt ce sont des mouvements de glissement très-limités, tantôt des mouvements d'inclinaison ; plusieurs sont déterminés par la compression du tissu interarticulaire, comme cela se voit dans les mouvements des corps vertébraux.

I, II. — Articulation des corps des vertèbres entre eux et articulation sacro-vertébrale.

Voyez les *Articulations de la colonne vertébrale.*

III. — Symphyse sacro-iliaque.

Surfaces articulaires. — *Du côté du sacrum et de l'os coxal on* trouve une facette assez étendue en forme de croissant, à laquelle, on a donné le nom de *facette auriculaire*. Elle est rugueuse et encroûtée par places irrégulières de cartilage articulaire.

Moyens d'union. — Quatre ligaments : un antérieur, un posté-rieur, un supérieur, un inférieur.

Le *ligament antérieur*, le plus mince, s'étend du sacrum à l'os coxal en passant devant l'articulation.

Le *ligament postérieur*, connu sous le nom de ligament sacro-ilia-que postérieur, s'insère à la partie postérieure de la base du sacrum, à la crête sacrée, et aux rugosités que l'on voit sur l'os coxal en arrière de la facette auriculaire.

Le *ligament supérieur* est mince et se compose de quelques fibres qui se portent de la base du sacrum à l'os coxal.

Le *ligament inférieur* est formé par le grand ligament sacro-scia-tique.

On trouve quelques fibres d'un *ligament interosseux* éparses entre les surfaces articulaires. Cette articulation est renforcée en arrière par deux ligaments résistants partant de l'épine iliaque postérieure et supérieure et venant s'insérer, l'un au tubercule de l'apophyse épineuse de la troisième vertèbre sacrée, c'est le *sacro-iliaque vertical postérieur ;* l'autre à l'apophyse épineuse de la cinquième lombaire, c'est le ligament *ilio-lombaire.*

IV. — Symphyse sacro-coccygienne.

Dans cette articulation, le sacrum et le coccyx présentent deux surfaces ovalaires souvent soudées. On y trouve toujours deux liga-ments : l'un, *sacro-coccygien antérieur*, mince, descendant de la face antérieure du sacrum sur la face antérieure du coccyx ; l'autre, *sa-cro-coccygien postérieur*, plus fort, s'étendant du sacrum au coccyx et fermant la gouttière sacrée. On le nomme encore *membrane sacro-coccygienne.*

On trouve entre les surfaces articulaires, tantôt un mince disque fibreux, tantôt une synoviale.

Il existe dans cette articulation un mouvement d'inclinaison en avant et en arrière ; la projection en arrière est plus marquée, elle se produit surtout au moment de la sortie du fœtus pendant l'accou-chement.

V. — Articulation tibio-péronière inférieure.

Surfaces articulaires. — 1° *Du côté du tibia*, on voit une surface triangulaire, concave, à sommet supérieur, lisse inférieurement et rugueuse supérieurement pour l'insertion du ligament interosseux ;

2° *Du côté du péroné*, une facette analogue lisse, en bas, rugueuse en haut.

Moyens d'union. — Un ligament interosseux qui tient les deux os serrés l'un contre l'autre, un ligament antérieur et un ligament postérieur constituent les moyens d'union.

L'antérieur se porte de la partie antérieure de la malléole externe au bord antérieur de la surface articulaire du tibia ; le postérieur se porte de la partie postérieure de la malléole externe au bord postérieur de la surface articulaire du tibia.

Le ligament péronéo-astragalien postérieur fait partie de cette articulation.

VI. — Articulation des pubis ou symphyse pubienne.

Surfaces articulaires. — Formées par les pubis, ces surfaces sont verticales et allongées ; en avant, elles sont séparées par un ligament interarticulaire en forme de coin dont le sommet est en arrière, ligament qui a la même structure que les disques intervertébraux.

Moyens d'union. — Il y a dans cette articulation quatre ligaments périphériques. Un *ligament inférieur*, triangulaire, qui ferme en haut l'arcade pubienne et l'arrondit ; ce ligament est très-fort. Un *ligament antérieur* formé par des fibres entrecroisées qui proviennent de la terminaison des piliers de l'anneau inguinal. Un *ligament postérieur* très-mince, étendu horizontalement entre les deux pubis. Un *ligament supérieur* allant d'un pubis à l'autre en passant sur la symphyse.

Rapports. — En avant, avec la peau et le tissu cellulaire sous-cutané ; en arrière, avec la face antérieure de la vessie sans intermédiaire de péritoine.

VII. — Articulation de quelques os du carpe entre eux.

Voyez *Articulations du carpe*.

VIII. — Articulation de quelques os du tarse entre eux.

Voyez *Articulations du tarse*.

IX. — Articulations des métacarpiens et des métatarsiens
ENTRE EUX.

Elles se trouvent aussi au même chapitre.

CHAPITRE VI.

DE QUELQUES ARTICULATIONS CONSIDÉRÉES DANS DIVERSES RÉGIONS.

I. — Articulation de la colonne vertébrale avec la tête (1).

Trois os concourent à cette articulation : l'occipital, l'atlas et
l'axis. Ces trois os forment plusieurs articulations appartenant à des
genres différents de diarthroses. Pour faciliter leur étude, j'examinerai successivement : 1° l'articulation occipito-atloïdienne; 2° l'articulation atloïdo-axoïdienne ; 3° l'articulation occipito-axoïdienne.

Articulation occipito-atloïdienne. — L'occipital s'articule
avec l'atlas par les parties latérales, la partie antérieure et la partie
postérieure.

1° Sur les côtés, l'occipital s'articule avec l'atlas au moyen de
ses condyles et constitue une articulation double condylienne, dont
les surfaces articulaires sont formées par les condyles de l'occipital
et les cavités glénoïdes de l'atlas dirigés de dehors en dedans, d'arrière en avant. Une capsule fibreuse, ou ligament *occipito-atloïdien
latéral*, plus épaisse en avant et en dehors, unit ces deux os. Une
synoviale lâche en dedans et en arrière facilite leur glissement.

2° En avant, l'arc antérieur de l'atlas s'articule avec la partie antérieure du trou occipital au moyen d'un ligament *occipito-atloïdien
antérieur*, formé d'une couche fibreuse profonde régulièrement étendue
du trou occipital à l'arc antérieur, de l'atlas et de faisceaux fibreux
superficiels qui se portent de la partie moyenne et antérieure du trou
occipital au tubercule antérieur de l'atlas.

3° En arrière, l'arc postérieur de l'atlas s'articule avec la partie

(1) Voyez au musée Orfila, armoire 18, une série de sept préparations
de MM. Velpeau et Trélat.

postérieure du trou occipital, au moyen d'un ligament *occipito-atloï-dien postérieur*, mince et assez résistant, étendu de l'un à l'autre de ces points. Il est percé de chaque côté d'un trou à travers lequel l'artère vertébrale pénètre dans le crâne.

Articulation atloïdo-axoïdienne. — L'atlas et l'axis s'arti-culent aussi par les parties latérales, les parties antérieure et posté-rieure ; de plus, l'atlas s'articule avec l'apophyse odontoïde pour former l'articulation *atloïdo-odontoïdienne*.

A. — *Articulation atloïdo-axoïdienne proprement dite.*

Sur les côtés, l'articulation atloïdo-axoïdienne forme une arthrodie dont les surfaces articulaires planes ou presque planes sont consti-tuées par les facettes articulaires inférieures de l'atlas et supérieures de l'axis. Elles sont reliées par le *ligament atloïdo-axoïdien latéral* ou capsule fibreuse plus épaisse en dehors et en avant. Il existe là une synoviale plus lâche en dedans et en arrière.

En avant, l'atlas et l'axis sont unis par le ligament *atloïdo-axoïdien antérieur*, formé de faisceaux ligamenteux assez considérables dont les plus superficiels partent du tubercule antérieur de l'atlas et se continuent avec le ligament vertébral commun antérieur.

En arrière, l'atlas et l'axis s'articulent au moyen d'un ligament étendu de l'arc postérieur de l'atlas aux lames de l'axis. C'est le *ligament atloïdo-axoïdien postérieur*.

B. — *Articulation atloïdo-odontoïdienne.*

L'articulation *atloïdo-odontoïdienne* constitue une trochoïde dont les surfaces articulaires sont formées, du côté de l'atlas, par une facette ovalaire située derrière l'arc antérieur de l'atlas, et du côté de l'apophyse odontoïde, par un cylindre osseux présentant en avant une facette articulaire pour l'atlas, et en arrière une facette articu-laire striée transversalement pour se mettre en rapport avec les fibres du ligament transverse.

Les *moyens d'union* de cette trochoïde sont constitués par un li-gament, *ligament transverse* ou *demi-annulaire*, qui s'insère par ses extrémités sur les inégalités qui se trouvent à la face interne des masses latérales. La face antérieure du ligament est revêtue de car-tilage et supporte l'apophyse odontoïde contre laquelle il glisse pendant la rotation de l'atlas sur l'axis. La face postérieure est re-couverte par le faisceau moyen du ligament occipito-axoïdien et par le ligament vertébral commun postérieur. Le bord supérieur donne

19.

insertion au faisceau profond du ligament occipito-axoïdien moyen. Le bord inférieur donne insertion à un ligament qui se porte sur le corps de l'axis. — La réunion du ligament transverse et du faisceau profond du ligament occipito-axoïdien moyen constitue le *ligament cruciforme*.

Articulation occipito-axoïdienne. — L'occipital s'articule avec l'axis par des ligaments qui se portent à l'apophyse odontoïde et au corps de l'axis.

Les premiers constituent l'articulation *occipito-odontoïdienne*. Dans cette articulation, il n'y a pas de surfaces articulaires, mais seulement trois ligaments. L'un, résistant, se porte du sommet de l'apophyse odontoïde à la partie moyenne et antérieure du bord du trou occipital, c'est le ligament *occipito-odontoïdien médian ;* les deux autres, horizontaux, se portent transversalement du sommet de l'apophyse odontoïde à la face interne des condyles de l'occipital, ce sont les ligaments *occipito-odontoïdiens latéraux*.

Les seconds constituent l'articulation *occipito-axoïdienne* proprement dite.

De même que dans la précédente, il ne peut y avoir de surfaces articulaires puisque l'atlas est interposé. Il n'y a que des ligaments occipito-axoïdiens. Au nombre de trois aussi, l'un, *médian*, s'insère en haut dans la gouttière basilaire à quelques millimètres au-dessus du trou occipital et se divise en trois feuillets qui passent derrière l'apophyse odontoïde. De ces trois feuillets, l'antérieur, plus profond, s'insère au bord supérieur du ligament annulaire. Le moyen passe derrière le ligament annulaire pour s'insérer à la face postérieure du corps de l'axis. Le postérieur se confond avec le ligament vertébral commun postérieur, dont il constitue l'origine. Les deux autres, latéraux, triangulaires, s'insèrent en haut sur le trou occipital en avant de la base du condyle, de chaque côté de la ligne médiane, et en bas sur la face postérieure du corps de l'axis aux parties latérales. Ils sont amincis à leur extrémité supérieure.

Le tableau suivant présente un résumé de ces articulations.

Articulation occipito-atloïdienne.	latérale. . — 1 ligament occipito-atloïdien latéral. antérieure. — 1 ligament occipito-atloïdien antérieur. postérieure. — 1 ligament occipito-atloïdien postérieur.	
Articulation atloïdo-axoïdienne.	atloïdo-axoïdienne proprement dite.	latérale. — Ligament latéral. antérieure. — Ligament antérieur. postérieure. — Ligament postérieur.
	atloïdo-odontoïdienne . .	ligament transverse. ligament cruciforme.
Articulation occipito-axoïdienne.	occipito-odontoïdienne.	1 ligament médian. 2 ligaments latéraux.
	occipito-axoïdienne proprement dite.	1 ligament médian divisé en 3 feuillets. 2 latéraux.

II. — Articulations de la colonne vertébrale.

Ces articulations se divisent naturellement en deux groupes : A. les intrinsèques, B. les extrinsèques.

A. Les articulations intrinsèques comprennent :
    1° Celles des corps des vertèbres ;
    2° Celles des lames ;
    3° Celles des apophyses articulaires ;
    4° Celles des apophyses épineuses ;
    5° Celle de la cinquième vertèbre lombaire avec le sacrum ;
    6° Celle du sacrum avec le coccyx.

B. Les articulations extrinsèques comprennent :
    1° Celles de la colonne vertébrale avec la tête ;
    2° Celles de la colonne avec les côtes;
    3° Celle de la colonne avec l'os coxal.

A. — Articulations intrinsèques.

1° Articulations des corps vertébraux. — Les corps vertébraux présentent des *surfaces articulaires* dont la forme varie pour chaque région. Ils forment des amphiarthroses un peu différentes des amphiarthroses en général, en ce que en aucun point les surfaces articulaires ne sont en contact et que le disque fibreux les sépare complétement en les éloignant les unes des autres.

Les *moyens d'union* consistent en ligaments interosseux et en ligaments périphériques.

A. Les ligaments interosseux, ou *disques intervertébraux* ou *ménisques interarticulaires*, sont des rondelles de tissu fibreux (et non des fibro-cartilages), d'autant plus épaisses qu'on les examine plus bas, et de forme variable suivant les régions, comme la face des vertèbres à laquelle ils s'appliquent. On y trouve au centre une pulpe molle qui, selon M. Cruveilhier, serait un rudiment de synoviale. La partie périphérique du ménisque est formée de tissu fibreux très-serré, dont les fibres sont entrecroisées et s'étendent obliquement d'une vertèbre à la vertèbre la plus voisine.

B. Les ligaments périphériques sont : 1° des fibres étendues du bord inférieur de la vertèbre qui est au-dessus, au bord supérieur de celle qui est au-dessous en s'entrecroisant sur la ligne médiane; 2° deux ligaments communs à tous les corps des vertèbres désignés sous le nom de *ligament vertébral commun antérieur* et *ligament vertébral commun postérieur*.

L'*antérieur* s'étend de l'axis au sacrum. C'est une bandelette qui occupe la face antérieure de la colonne vertébrale et se termine à la base du sacrum ; elle se divise au niveau de la région dorsale, en trois faisceaux, un médian et deux latéraux, et s'insère sur les disques intervertébraux et sur les deux bords du corps de chaque vertèbre.

Le *postérieur* est plus long que l'antérieur. Il s'étend de la gouttière basilaire de l'occipital au coccyx et s'insère comme l'antérieur, aux disques fibreux intervertébraux et aux bords des vertèbres. Il présente sur ses bords des dentelures correspondant chacune à un trou de conjugaison et dans la concavité desquelles sont logés les pédicules des vertèbres.

2° Articulations des lames. — Les lames des vertèbres en s'articulant entre elles forment une variété d'articulation un peu analogue à celle des corps. Elles s'articulent au moyen de bandelettes spéciales appelés *ligaments jaunes*, et formées de tissu élastique.

Les ligaments jaunes sont situés entre les lames des vertèbres, le premier est placé entre l'axis et la troisième vertèbre cervicale, le dernier entre la cinquième vertèbre lombaire et le sacrum. Ils s'insèrent par leur bord inférieur sur le bord supérieur de la lame vertébrale qui est au-dessous, et par leur bord supérieur à la face antérieure de la lame qui est au-dessus et qui la recouvre en partie seulement, de telle sorte qu'ils forment une grande partie de la paroi postérieure du canal rachidien.

Les ligaments jaunes varient de forme dans les différentes régions comme les lames. Ils sont disposés par paires et ils sont en contact sur la ligne médiane par leur bord interne.

3° Articulations des apophyses articulaires. — Ce sont des arthrodies dont les surfaces variables dans chaque région sont revêtues de cartilages.

Des ligaments irréguliers sont placés autour des surfaces articulaires.

Une synoviale facilite leurs mouvements de glissement.

4° Articulations des apophyses épineuses. — Les apophyses épineuses s'articulent à distance au moyen d'un ligament *surépineux* et d'un ligament *interépineux*.

Le premier est étendu de la sixième vertèbre cervicale à la crête sacrée. Il s'insère au sommet des apophyses épineuses et il est formé par l'entre-croisement des fibres tendineuses des muscles du dos qui s'implantent sur ces apophyses. Le raphé médian cervical postérieur qui se porte de la sixième cervicale à la protubérance occipitale externe continue ces ligaments à la région cervicale.

Le deuxième, ou ligament interépineux, est une lame fibreuse placée verticalement entre les apophyses épineuses ; son bord supérieur s'insère à l'apophyse épineuse qui est au-dessus, son bord inférieur à celle qui est au-dessous. Ce ligament sépare les deux gouttières vertébrales.

5° Articulation sacro-vertébrale. — Cette articulation ne diffère des autres que par une épaisseur considérable du disque interarticulaire marqué surtout à la partie antérieure, par l'écartement des apophyses articulaires et par un développement considérable des ligaments jaunes. C'est à son niveau que se termine le ligament vertébral commun antérieur. Un ligament est spécial à cette articulation ; c'est un gros faisceau fibreux qui se porte de l'apophyse transverse de la cinquième vertèbre lombaire à la base du sacrum et entrecroisé avec les fibres du ligament sacro-iliaque. Ce ligament est désigné sous le nom de *sacro-vertébral*.

6° Articulation sacro-coccygienne. Voyez page 312.

B. — *Articulations extrinsèques.*

1° Articulation de la colonne avec la tête. Voyez page 314.

2° Articulations de la colonne avec les côtes. — Les côtes s'articulent avec les vertèbres par la tête, par le col et par la tubérosité.

Pour ces articulations on trouve du côté de la côte trois facettes articulaires, une sur la tubérosité, deux sur la tête, séparées par le sommet anguleux. Du côté de la vertèbre il existe trois facettes correspondantes : une sur l'apophyse transverse, les deux autres sur les bords des vertèbres, en regard de la tête des côtes.

Les moyens d'union sont constitués :

1° *Du côté de la tête*, par deux ligaments : l'un, interosseux, très-court, qui part de l'angle qui sépare les deux facettes articulaires et se confond avec le disque interarticulaire ; l'autre, rayonné, qui s'étend de la face antérieure de la tête de la côte en s'irradiant aux deux vertèbres correspondantes. C'est le ligament vertébro-costal antérieur.

2° *Du côté du col*, par un ligament interosseux très-résistant, étendu du col de la côte à la face antérieure de l'apophyse transverse correspondante.

3° *Du côté de la tubérosité*, par des fibres irrégulièrement disséminées autour de l'articulation et par deux ligaments : un *ligament transverso-costal supérieur* qui s'insère sur la partie interne de la tubérosité et un peu sur le col pour se porter au bord inférieur de l'apophyse transverse qui est au-dessus, et un ligament *transverso-costal postérieur* qui part de la partie externe de la tubérosité et se porte en bas et en dedans au sommet de l'apophyse transverse qui est au-dessous.

Ces articulations sont pourvues de synoviales au nombre de trois : deux pour la tête et une pour la tubérosité.

La première, la onzième et la douzième côte s'articulent différemment. L'articulation de la première diffère des autres en ce qu'elle constitue une espèce d'énarthrose.

Celles de la onzième et de la douzième côte diffèrent aussi par le même caractère, et de plus par l'absence d'articulation *transverso-costale*.

3° Articulations de la colonne avec l'os coxal. — Ces articulations comprennent : la symphyse sacro-iliaque (voy. p. 312) et l'articulation sacro-ischiatique qui se fait au moyen du ligament sacro-sciatique.

De chaque côté du sacrum se trouvent deux ligaments sacro-sciatiques : le *grand ligament sacro-sciatique* s'insère en dedans sur toute l'étendue du bord du sacrum et du coccyx, et en dehors sur la lèvre interne de la tubérosité de l'ischion. Ce ligament, très-épais et très-résistant, fournit par sa face antérieure un faisceau fibreux qui se porte au sommet de l'épine sciatique : c'est le *petit ligament sacro-sciatique*.

Ces ligaments comblent en partie l'échancrure considérable qui sépare le sacrum de l'os coxal et forment avec l'os coxal deux trous correspondant chacun à une échancrure de cet os.

III. — ARTICULATIONS DU CARPE.

Les articulations des os du carpe entre eux et avec les os voisins, solidaires les unes des autres, sont si nombreuses et si variées, qu'il eût été difficile de les décrire séparément. Nous avons fait exception pour l'articulation radio-carpienne qu'on est dans l'habitude d'étudier isolément.

Ici nous avons à étudier les articulations des os du carpe entre eux ou *carpo-carpiennes*, celle des os du carpe avec le métacarpe ou *carpo-métacarpienne*, enfin celles des extrémités supérieures des métacarpiens entre elles.

Surfaces articulaires. — Formées par les os du carpe et du métacarpe, elles ont été décrites avec l'ostéologie. Remarquez seulement, et cette remarque n'a encore été faite à notre connaissance par aucun anatomiste, que les facettes articulaires latérales de ces os sont incomplétement articulaires et présentent en certains points des rugosités, tandis que les facettes supérieures et inférieures des mêmes os sont complétement articulaires. Les premières forment des amphiarthroses, les autres des arthrodies. Les articulations du carpe ont donc un mélange d'amphiarthroses et d'arthrodies. Cette remarque s'applique aussi aux faces supérieures des métacarpiens qui sont complétement articulaires et aux faces latérales de leur extrémité supérieure en partie articulaires et en partie rugueuses. Celles-ci, en s'articulant entre elles, constituent des amphiarthroses, et les premières qui s'articulent avec les os du carpe forment des arthrodies.

Moyens d'union. — Ils sont constitués par des ligaments interosseux et des ligaments périphériques.

Les *ligaments interosseux* sont très-nombreux, ils sont placés dans l'interstice de ces os et surtout entre les métacarpiens. Entre ces derniers os, on les voit surtout du côté de la face palmaire.

Les *ligaments périphériques* sont nombreux et irréguliers : les uns peuvent être décrits en groupe. Ce sont ceux qui se portent de la face dorsale et de la face palmaire de chaque os aux os les plus voisins, ce sont des liens rayonnés. Les autres ont des dispositions spéciales. Parmi ceux-ci on peut décrire un ligament glénoïdien antérieur, un ligament glénoïdien postérieur, et enfin les deux ligaments annulaires du carpe qu'on pourrait aussi bien étudier avec les muscles.

1° Le *ligament glénoïdien antérieur*, épais, est dirigé transversalement et s'insère par ses extrémités au trapèze et à l'os crochu ; bride en avant la tête du grand os.

2° Le *ligament glénoïdien postérieur*, mince, est étendu transversalement à la face postérieure du carpe ; il bride aussi en arrière le grand os, mais il n'est pas assez résistant pour empêcher les luxations de cet os en arrière.

Les ligaments annulaires du carpe sont des moyens d'union supplémentaires de ces os. Ils jouent en même temps le rôle de protecteurs à l'égard des tendons qui passent à la surface du carpe.

Le *ligament annulaire antérieur* présente de 4 à 5 centimètres de longueur, 3 à 4 de largeur et 2 à 3 millimètres d'épaisseur. Il se confond en haut avec l'aponévrose antibrachiale et en bas avec l'aponévrose palmaire. Il s'insère par ses deux extrémités sur les apophyses internes et externes du carpe, c'est-à-dire scaphoïde et

trapèze.en dehors, pisiforme et os crochu en dedans. Il donne insertion par sa face antérieure aux muscles des éminences thénar et
hypothénar et forme avec les os du carpe un canal *radio-carpien*
dans lequel passent les tendons des fléchisseurs communs des doigts,
du fléchisseur propre du pouce et le nerf médian.

Le *ligament annulaire postérieur* est une bandelette fibreuse dirigée obliquement en bas et en dedans. Cette bandelette s'insère en
dehors sur la partie inférieure du bord externe du radius, tandis
qu'en dedans elle s'insère à la tête du cubitus, au pyramidal et au
pisiforme. Elle se confond en haut avec l'aponévrose antibrachiale
et en bas avec l'aponévrose dorsale du métacarpe. Elle est adhérente
aux os de l'avant-bras et du carpe et creusée de canaux destinés au
passage des tendons des muscles de l'avant-bras.

Moyens de glissement. — Il existe dans toutes ces articulations une synoviale commune qui s'insinue dans les diverses articulations des os du carpe entre eux, des os du métacarpe entre eux et
des os du carpe avec ceux du métacarpe. Il faut excepter l'articulation du trapèze avec le premier métacarpien déjà décrite, et celle
des deux derniers métacarpiens avec l'os crochu, articulations qui
sont pourvues de synoviales indépendantes. Quelquefois la synoviale générale des os du carpe communique avec celle de l'articulation radio-carpienne.

Mouvements. — Dans ces articulations on n'observe que des
mouvements de glissement. Exceptons-en cependant l'articulation
du trapèze avec le premier métacarpien dont les mouvements ont
été étudiés, et celle des deux rangées du carpe entre elles. Dans
cette dernière, en effet, il existe un mouvement de flexion et un
mouvement d'extension. Le premier est très-prononcé et peut déterminer, lorsqu'il est forcé, la luxation du grand os en arrière ; ce
mouvement est souvent pris pour la flexion de l'articulation radio-
carpienne, ordinairement très-limitée. Le deuxième est très-peu
étendu.

Vaisseaux et nerfs. — Les artères sont fournies par de petits
rameaux de l'arcade palmaire profonde, de la dorsale du carpe, et
des transverses antérieures du carpe. Les nerfs viennent du musculo-cutané et du médian.

Rapports. — Les articulations du carpe sont en rapport
avec de nombreux tendons qui glissent à ce niveau dans des gaînes
fibreuses. Des séreuses tendineuses facilitent ce glissement. L'artère cubitale passe en dehors du pisiforme. L'artère radiale, en
arrière et en dehors des articulations du carpe, donne naissance à

ce niveau à de nombreuses branches. Enfin des branches nerveuses passent autour de ces articulations pour se porter à la main.

IV. — ARTICULATIONS DU TARSE.

Nous comprendrons dans cette étude les articulations des os du tarse entre eux et celles des os du tarse avec le métatarse.

Surfaces articulaires. — Dans toutes ces articulations, nous ferons remarquer, de même que dans celles du carpe, que toutes les facettes latérales sont incomplétement articulaires et qu'elles sont en contact seulement par leur partie supérieure, tandis que leur partie inférieure donne insertion à des ligaments interosseux. Elles constituent donc des amphiarthroses, tandis que les facettes antérieures et postérieures de ces os étant complétement articulaires, forment des arthrodies. Ajoutons cependant que l'articulation calcanéo-cuboïdienne est une espèce d'emboîtement réciproque ; tandis que l'articulation astragalo-scaphoïdienne est une espèce de condylienne. Nous décrirons ici ces deux articulations à cause des connexions qui existent entre elles et les autres articulations du tarse. Du reste, les facettes articulaires ont été complétement décrites dans l'ostéologie.

Moyens d'union. — Ce sont des ligaments interosseux et périphériques.

Les *ligaments interosseux* sont interposés aux surfaces articulaires. Du côté de la face plantaire, ils occupent l'intervalle des métatarsiens et l'intervalle des divers os du tarse. Il en existe un tout particulier, épais, très-fort, qui remplit complétement la gouttière calcanéo-astragalienne.

Les *ligaments périphériques*, irréguliers et confondus en partie avec les tendons de la plante du pied, sont assez nombreux et s'étendent avec assez d'irrégularité des divers os aux os les plus voisins ; on les distingue en dorsaux et plantaires. Parmi eux, les seuls qui méritent une mention sont ceux qui réunissent les deux rangées du tarse entre elles. Ils sont au nombre de cinq : deux dorsaux, deux plantaires et l'autre interarticulaire.

Le premier de ces cinq ligaments s'étend de l'astragale au scaphoïde. Les quatre autres partent du calcanéum et se portent au cuboïde et au scaphoïde. Tous ces ligaments que j'indique par leur situation portent le nom de leurs insertions.

Ligament dorsal interne. — Il s'insère en arrière sur le col de l'astragale et en avant sur la face dorsale du scaphoïde. Il est peu résistant.

Ligament dorsal externe. — Mince bandelette étendue de la face externe du cuboïde à la face externe du calcanéum.

Ligament plantaire interne. — Très-épais et presque fibro-cartilagineux, ce ligament s'étend de la partie inférieure du calcanéum au tubercule du scaphoïde. C'est sur lui que porte la face inférieure de la tête de l'astragale.

Ligament plantaire externe ou calcanéo-cuboïdien inférieur. — Très-résistant, ce ligament s'insère en arrière à la face inférieure du calcanéum, en avant des deux tubercules ; de là il se porte en avant pour s'insérer au tubercule de la face inférieure du cuboïde. Les fibres les plus superficielles se portent en avant et s'insèrent à l'extrémité postérieure des deux derniers métatarsiens en convertissant en canal la gouttière du cuboïde qui laisse passer le tendon du long péronier latéral.

Ligament interarticulaire ou ligament en Y. — Il s'insère en arrière sur la partie du calcanéum qui forme le creux calcanéo-astragalien, et en avant il se divise en deux faisceaux, dont l'un s'insère à la partie interne du cuboïde, et l'autre à la partie externe du scaphoïde. Les ligaments périphériques des os du tarse sont renforcés par des expansions tendineuses des muscles jambiers et péroniers.

Moyens de glissement. — Une synoviale générale occupe les articulations tarso-métatarsiennes et s'interpose entre les métatarsiens d'une part, et d'autre part elle se prolonge dans les articulations scaphoïdo-cunéennes et des cunéiformes entre eux. On trouve souvent une synoviale indépendante dans l'articulation des deux rangées entre elles et presque constamment dans l'articulation astragalo-calcanéenne.

Mouvements. — Ce sont des mouvements de glissement. Dans ces diverses articulations, les mouvements sont tellement combinés entre eux que le pied se renverse en dehors, et en dedans, que les bords interne et externe du pied peuvent être relevés. Il ne faut pas confondre ces mouvements avec ceux de l'articulation tibio-tarsienne qui n'a que des mouvements de flexion et d'extension.

Vaisseaux et nerfs. — Les artères sont fournies par les branches de la pédieuse et des plantaires interne et externe. Les nerfs viennent du pédieux et des plantaires.

ANGÉIOLOGIE.

Cette partie de l'anatomie comprend l'étude du système vascuaire. Celui-ci se compose :

1° Des organes qui concourent à la circulation sanguine ;

2° De ceux qui déterminent la circulation de la lymphe et du .hyle.

Un organe central, le *cœur*, reçoit le sang de tous les organes de 'économie par un système de canaux désignés sous le nom de *veines*. Du cœur, le sang se rend à ces mêmes organes par un système de .anaux connus sous le nom d'*artères*. Celles-ci sont unies aux veines lans l'épaisseur des tissus au moyen de canaux très-fins, très-déliés, réquemment anastomosés entre eux, les *capillaires*. L'ensemble de .es canaux forme un tout continu, fermé de toutes parts.

Pour compléter le système vasculaire, il faut ajouter que des vaisseaux blanchâtres, contenant la lymphe, se dirigent de toutes les parties du corps vers deux points des canaux sanguins pour y verser eur contenu. Ces vaisseaux portent le nom de *vaisseaux lymphatiques*. 'armi ceux-ci, ceux qui partent de l'intestin grêle pour se réunir ientôt à ceux des autres organes, contiennent le chyle et ont été ésignés, à cause de leur contenu, sous le nom de *vaisseaux chy-*fères.

Nous devons donc étudier, dans un ordre physiologique, le cœur, es artères, les veines et les vaisseaux lymphatiques. L'étude des apillaires est du ressort de l'histologie (1).

CHAPITRE VII.

DU COEUR.

Organe central de la circulation, le cœur est un muscle creux ui, par sa singulière structure, joue le rôle d'une pompe qui pousse ans cesse, par ses contractions, le liquide nourricier dans les dierses parties du corps (2).

(1) Voyez mon *Traité élémentaire d'histologie.*
(2) Voyez au musée Orfila, armoire 80, de belles préparations de IM. Parchappe et Lacroix.

Forme. — Il a la forme d'un cône, dont la base regarde en haut.

Direction. — Il est dirigé de haut en bas, d'arrière en avant et de droite à gauche,

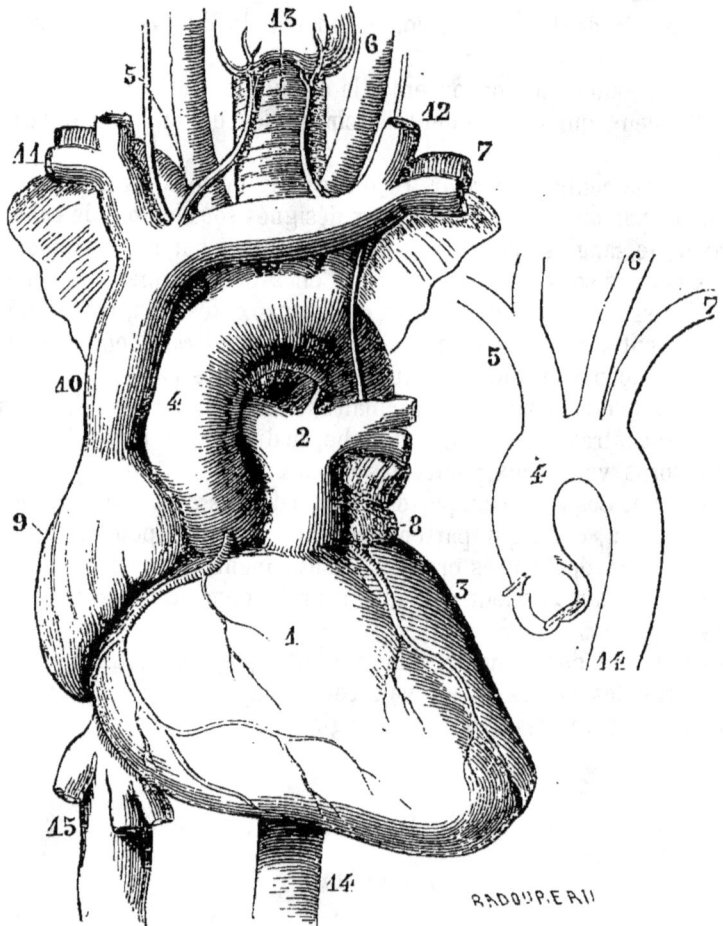

FIG. 1. — Cœur et gros vaisseaux du médiastin. La petite figure représente
une coupe schématique de la crosse de l'aorte et de ses branches.

1. Ventricule droit. — 2. Artère pulmonaire. — 3. Ventricule gauche. — 4. Crosse
de l'aorte. — 5. Tronc artériel brachio-céphalique se divisant en carotide primitive et
sous-clavière droite. — 6. Carotide primitive gauche. — 7. Sous-clavière gauche. —
8. Oreillette gauche. — 9. Oreillette droite. — 10. Veine cave supérieure. — 11, 12. Troncs
veineux brachio-céphaliques, droit et gauche, formés par la réunion de la jugulaire interne
et de la sous-clavière. — 13. Trachée-artère. — 14. Aorte descendante. — 15. Veine
cave inférieure et veines sus-hépatiques.

Volume et dimensions. — D'une manière générale, Laennec le comparait au poing ; mais cette évaluation, par trop approximative, a été modifiée par M. Bouillaud, qui a trouvé au cœur les dimensions suivantes :

La *circonférence*, mesurée à la base des ventricules, est de 26 centimètres.

La *longueur*, mesurée de la base des ventricules au sommet, est de 10 centimètres.

La *largeur*, mesurée du bord droit au bord gauche de l'organe, est de 11 centimètres.

L'*épaisseur*, mesurée de la face antérieure à la face postérieure, est de 5 centimètres.

M. Bouillaud a indiqué ces mesures en millimètres, mais pour la facilité de l'étude, nous les avons convertis en centimètres, ajoutant 2 millimètres pour les trois premières, en les supprimant, au contraire, pour la quatrième.

Poids. — Le poids moyen du cœur est de 200 grammes d'après M. Cruveilhier, et de 265 d'après M. Bouillaud.

Situation. — Il est situé dans le thorax, au-dessus du diaphragme, entre les deux plèvres. Il concourt à former le *médiastin*, cloison qui sépare les deux poumons.

Moyens de fixité. — Il est suspendu par sa base au moyen des gros vaisseaux. Sa partie inférieure libre est sans cesse en mouvement dans un sac membraneux, le *péricarde*.

Pour étudier cet organe compliqué, nous procéderons dans l'ordre suivant :

1° *Conformation intérieure ;*
2° *Conformation extérieure ;*
3° *Structure.*

A. — CONFORMATION INTÉRIEURE DU CŒUR (fig. 2).

L'intérieur du cœur présente à l'étude quatre cavités séparées par des cloisons. L'une de ces cloisons, complète, divise le cœur en deux moitiés, l'une droite, l'autre gauche. Ces deux moitiés sont identiques. Chacune d'elles présente deux cavités : l'une supérieure, qui reçoit des veines, c'est l'*oreillette* ; l'autre inférieure, qui émet une artère, c'est le *ventricule*. L'oreillette et le ventricule du même côté sont en communication par un orifice considérable, *orifice auriculo-ventriculaire.*

En résumé, le cœur présente quatre cavités, deux oreillettes et deux ventricules. Les cloisons qui séparent ces cavités sont : l'une verticale, complète, connue sous le nom de *cloison interauriculaire* au niveau des oreillettes, et de *cloison interventriculaire* au niveau des ventricules ; l'autre horizontale, incomplète, percée des deux orifices auriculo-ventriculaires. (Dans cette étude, nous supposons le cœur placé verticalement.)

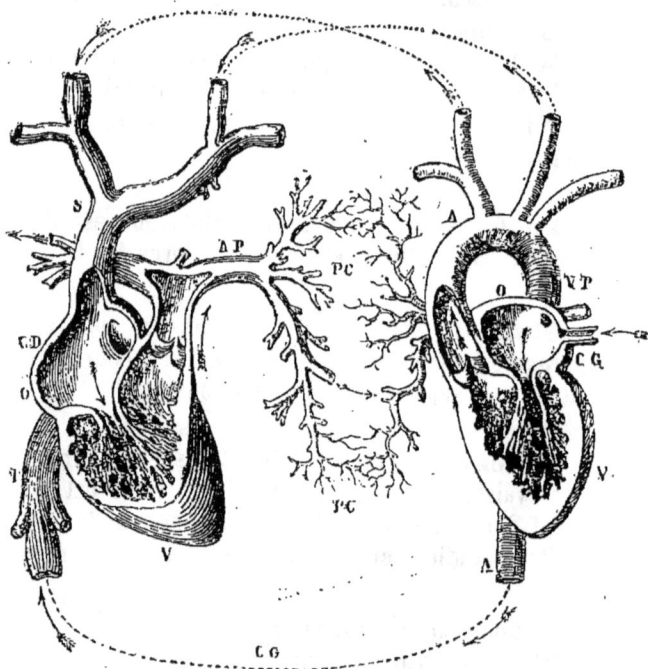

FIG. 2. — Cœur divisé en deux moitiés, montrant la petite circulation dans le poumon gauche, les valvules sigmoïdes, les orifices auriculo-ventriculaires, les gros vaisseaux du cœur et la grande circulation dont le sang revient en partie par la veine cave supérieure et en partie par la veine cave inférieure.

CD. Cœur droit. — CG. Cœur gauche. — PG. Poumon gauche. — O. Oreillettes. — V. Ventricules. — A. Aorte. — AP. Artère pulmonaire gauche. — VP. Veines pulmonaires. — S. Veine cave supérieure. — I. Veine cave inférieure.

1° *Ventricules.*

Les deux ventricules forment la plus grande partie du cœur. Nous y trouvons des caractères communs à ces deux cavités et des caractères particuliers à chacune d'elles.

Caractères communs. — Le ventricule droit et le ventricule gauche présentent une cavité fermée vers la pointe du cœur et pourvue vers la base de deux orifices, l'orifice auriculo-ventriculaire, qui a fait communiquer avec l'oreillette correspondante, et l'orifice artériel qui établit la communication entre le ventricule et l'artère.

Les parois de ces cavités ventriculaires sont recouvertes par une foule de petits prolongements connus sous le nom de *colonnes charnues du cœur*. On en distingue trois espèces :

1° Celles de premier ordre, dont une extrémité est fixée aux parois du ventricule et dont l'autre donne naissance à une foule de cordages tendineux qui se dirigent vers les valvules auriculo-ventriculaires ;

2° Celles de second ordre, dont les deux extrémités sont fixées aux parois des ventricules, et dont la partie moyenne, lisse, est libre de toute adhérence ;

3° Celles de troisième ordre, qui diffèrent des précédentes en ce qu'elles adhèrent dans toute leur longueur aux parois ventriculaires et se dessinent sur ces parois comme si elles y étaient sculptées.

Les orifices de la base sont pourvus de replis membraneux connus sous le nom de *valvules*, dont la disposition, en forme de soupape, détermine la direction du courant sanguin. Les valvules auriculo-ventriculaires sont placées aux orifices de même nom ; les valvules sigmoïdes siégent aux orifices artériels.

Les premières de ces valvules, dites *mitrale* pour l'orifice auriculo-ventriculaire gauche et *tricuspide* ou *triglochine* pour l'orifice droit, sont des membranes fibro-séreuses très-résistantes. Elles présentent un bord adhérent, un bord libre et deux faces. Le bord adhérent s'insère sur le pourtour de l'orifice auriculo-ventriculaire à un anneau fibreux que nous retrouverons en étudiant la structure du cœur. Le bord libre, qui plonge dans la cavité du ventricule, présente des dentelures de différentes dimensions au niveau desquelles s'insèrent une grande quantité de petits cordages tendineux tenus des colonnes charnues de premier ordre, cordages destinés à empêcher le renversement des valvules dans les oreillettes pendant la contraction des ventricules. La face qui regarde l'axe du ventricule, et qu'on appelle auriculaire parce qu'elle se dirige vers les oreillettes pendant le redressement des valvules, est très-lisse et trèspolie. La face opposée, appelée ventriculaire, présente de nombreuses aréoles formées par l'entre-croisement de nombreux filaments tendineux, filaments qui sont l'épanouissement des nombreux cordages venus des colonnes charnues de premier ordre pour se fixer à cette face.

Les autres replis, siégeant aux orifices artériels et connus sous le nom de valvules *sigmoïdes* présentent la disposition suivante. Ce sont trois replis membraneux qu'on a comparés à trois petits nids de pigeons et qui, par leur adossement, ferment complétement la lumière de l'orifice. Chaque repli présente un bord adhérent à l'anneau fibreux situé à l'origine de l'artère, un bord libre dont la partie moyenne est pourvue d'un noyau cartilagineux dit *nodule d'Arantius*, une face artérielle qui reçoit la pression du sang contenu dans les artères, et une face ventriculaire qui regarde la cavité du ventricule.

Les trois valvules sigmoïdes sont appliquées contre la paroi artérielle lorsque le sang passe du ventricule dans l'artère. Elles s'abaissent ensuite et s'adossent pour empêcher le retour du sang dans le ventricule ; et c'est à ce moment qu'elles représentent trois nids de pigeons à concavité dirigée vers l'artère.

Caractères particuliers à chaque ventricule. — Les deux ventricules diffèrent :

1° Par la forme : le ventricule gauche est cylindrique, tandis que le ventricule droit est prismatique et triangulaire.

2° Par les colonnes charnues : celles de second ordre et de troisième ordre présentent la même distribution dans les deux ventricules, mais celles de premier ordre sont inégalement réparties, car le ventricule gauche n'en présente que deux, tandis que le ventricule droit en présente de cinq à huit. Ces dernières sont dispersées dans le ventricule droit, tandis que dans le ventricule gauche l'une des colonnes est droite et l'autre gauche.

3° Par la forme des valvules auriculo-ventriculaires : cette forme ne diffère que par les dentelures du bord libre de ces valvules. En effet, celui de la valvule mitrale ne présente que deux dentelures profondes qui la divisent en deux moitiés, tandis que la valvule tricuspide en présente trois. Ce sont ces dentelures qui déterminent la forme des valvules. Il faut ajouter que le bord libre de la valvule mitrale présente d'une manière générale plus de régularité que celui de la valvule tricuspide.

4° Par l'épaisseur de ces mêmes valvules. En effet, la valvule mitrale est beaucoup plus épaisse que l'autre. Cette épaisseur est en harmonie avec l'épaisseur considérable des parois du ventricule gauche et avec la force de sa contraction.

5° Par le rapport qu'affectent entre eux l'orifice auriculo-ventriculaire et l'orifice artériel du même ventricule. Dans le ventricule gauche, ces deux orifices sont contigus ; ils sont placés sur le même plan horizontal et ne sont séparés que par l'épaisseur des deux anneaux fibreux qui limitent l'orifice auriculo-ventriculaire et l'orifice artériel, origine de l'artère aorte. Dans le ventricule droit, l'orifice artériel d'où naît l'artère pulmonaire est séparé de l'orifice auriculoventriculaire par un faisceau charnu considérable qui a près de 15 millimètres d'épaisseur et par l'origine de l'aorte. De plus, l'orifice de cette artère pulmonaire est situé sur un plan plus élevé que celui des autres orifices. Il se trouve placé un centimètre plus haut que les autres. C'est au prolongement de la cavité ventriculaire précédant cet orifice qu'on a donné le nom d'*infundibulum*.

6° Par l'épaisseur de leur paroi. La paroi du ventricule gauche est de 15 millimètres, tandis que celle du ventricule droit est de 5 millimètres seulement.

7° Une dernière et légère différence consiste dans une épaisseur un peu plus considérable des valvules sigmoïdes du ventricule gauche et dans un développement un peu plus grand des nodules d'Arantius du même côté.

2° *Oreillettes.*

De même que les ventricules, la cavité des oreillettes présente des caractères communs et des caractères propres à chacune d'elles.

Caractères communs. — Les deux oreillettes surmontent la base des deux ventricules. Elles n'occupent pas toute la surface de a base, car les artères pulmonaire et aorte y prennent naissance. Les cavités, assez irrégulières, n'ont pas de forme déterminée. Cependant, pour en faciliter l'étude, il est bon de leur considérer une orme cubique et par conséquent six faces.

Chaque oreillette présente un petit diverticulum qui conduit dans un appendice appelé *auricule*. Dans l'auricule et au voisinage de son orifice, on rencontre un certain nombre de colonnes charnues de roisième ordre.

La cloison interauriculaire diffère selon l'époque à laquelle on 'examine. Chez le fœtus, elle est percée d'un trou, *trou de Botal*, qui conduit dans l'oreillette gauche le sang venant de la veine cave nférieure. Ce trou large est dépourvu de valvule jusqu'au troisième nois de la vie intra-utérine, mais à cette époque on voit naître à la artie inférieure de l'orifice une membrane en forme de croissant à oncavité supérieure. Cette membrane est unie par sa partie postéieure avec la valvule d'Eustachi et forme avec elle une gouttière ui conduit le sang de la veine cave inférieure dans l'oreillette gauche. Au moment de la naissance, ce repli membraneux monte de plus en plus pour fermer complétement le trou de Botal. Cependant il est assez fréquent de trouver un petit trou qui permet l'introduction d'un stylet vers la partie inférieure de cette membrane. Ce petit orifice, qui fait à la rigueur communiquer les deux oreillettes, ne permet pas le mélange du sang contenu dans ces cavités. Quand on regarde la cloison interauriculaire du côté de l'oreillette droite, il est facile de voir que la membrane qui a obturé cet orifice est mince et transparente, et que l'orifice est bordé par un anneau musculeux appelé *anneau de Vieussens*. La dépression qui, chez l'adulte, est entourée par cet anneau, est connue sous le nom de *fosse ovale*.

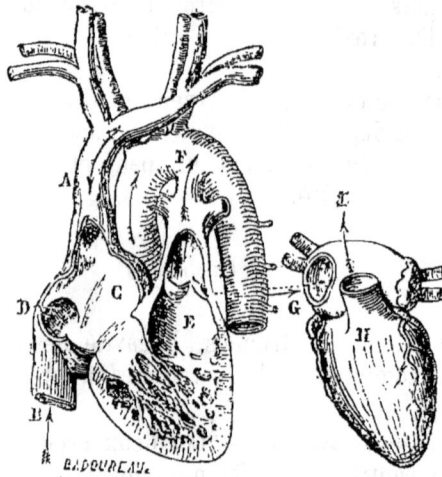

FIG. 3. — Cœur de fœtus divisé en deux moitiés.

A. Veine cave inférieure. — B. Veine cave supérieure. — C. Oreillette droite. — D. Trou de Botal. — E. Ventricule droit. — F. Canal artériel. — G. Ouverture du trou de Botal dans l'oreillette gauche. — H. Ventricule gauche. — 1. Artère aorte.

Caractères particuliers. — Les oreillettes ne diffèrent entre elles que par le nombre des orifices dont les parois sont pourvues.

L'oreillette gauche présente à sa paroi supérieure quatre orifices dépourvus de valvules ; ce sont les orifices des veines pulmonaires, deux de ces orifices sont situés près de la cloison interauriculaire ; l'un antérieur, l'autre postérieur ; les deux autres sont placés près de l'auricule gauche et affectent entre eux les mêmes rapports. En somme, l'oreillette gauche présente : en bas l'orifice auriculo-ventriculaire, en haut les quatre veines pulmonaires, à gauche l'auricule gauche. Les autres parois sont lisses et dépourvues de toute espèce d'orifices.

L'oreillette droite présente, en outre de l'orifice auriculo-ventriculaire, qui est placé sur la paroi inférieure :

1° A sa paroi supérieure, l'embouchure de la veine cave supérieure dépourvue de valvule ;

2° A sa paroi droite ou externe, l'orifice du prolongement qui pénètre dans l'auricule droite ;

3° A sa paroi postérieure, l'orifice de la veine cave inférieure et celui de la veine coronaire.

L'orifice de la veine cave inférieure est pourvu d'une valvule dite *d'Eustachi*, considérable chez le fœtus, moins considérable chez l'adulte. A cet âge, cette valvule a la forme d'un croissant à concavité supérieure et elle occupe le tiers inférieur de l'orifice. L'orifice de la veine coronaire est placé au-dessous et en dedans du précédent près de la cloison interauriculaire. Il est pourvu d'une valvule dite *de Thébésius*, qui occupe les trois quarts de cet orifice. Elle a aussi la forme d'un croissant à concavité supérieure ; son développement est tel qu'elle ferme complétement l'orifice de la veine au moment où l'oreillette se contracte.

. — CONFORMATION EXTÉRIEURE DU CŒUR (fig. 4).

Vu extérieurement, le cône que représente le cœur est aplati l'avant en arrière et présente à étudier une base, un sommet, une face antérieure, une face postérieure, un bord droit et un bord gauche. Cette description s'applique surtout aux ventricules, les oreillettes n'étant apparentes que par leur face postérieure. Nous ne nous appesantirons pas ici sur les rapports qu'affecte le cœur avec les organes environnants, ces rapports étant les mêmes que ceux du péricarde, que nous décrirons plus loin.

Base. — Si l'on enlève à leur origine l'artère aorte et l'artère pulmonaire, on remarque, en supprimant aussi les oreillettes, que la base des ventricules peut être divisée en trois parties : une antérieure, d'où naît l'artère pulmonaire ; une moyenne, d'où naît l'artère aorte, et une postérieure, correspondant à l'insertion des oreillettes. On voit de plus que la base de ces ventricules est dirigée obliquement de haut en bas et d'avant en arrière, obliquité déterminée par la saillie de l'infundibulum.

Sommet. — La pointe du cœur présente une division qui tend à séparer le sommet des deux ventricules. Elle est presque uniquement formée par le ventricule gauche. Ses battements se font sentir dans le cinquième ou sixième espace intercostal, selon les sujets, un peu en dehors du mamelon.

Face antérieure. — (Dans l'étude de la conformation extérieure du cœur, nous ne le considérons plus vertical, mais dans sa
situation normale.) La face antérieure est presque uniquement formée par les ventricules. On voit seulement à sa partie supérieure
l'oreillette droite et l'auricule gauche, dentelée, qui tendent à recouvrir les artères aorte et pulmonaire ; le reste de cette face est formé
par les deux ventricules ; on y voit un sillon vertical étendu de la
base au sommet, contenant du tissu graisseux, des vaisseaux et des
nerfs ; c'est le *sillon interventriculaire antérieur*. A gauche du sillon
se trouve le ventricule gauche, à droite le ventricule droit, l'infundibulum et quelques veines connues sous le nom de *veines de Galien*, qui partent de la paroi antérieure du ventricule droit et qui
vont se jeter dans l'oreillette droite en traversant sa paroi antérieure.

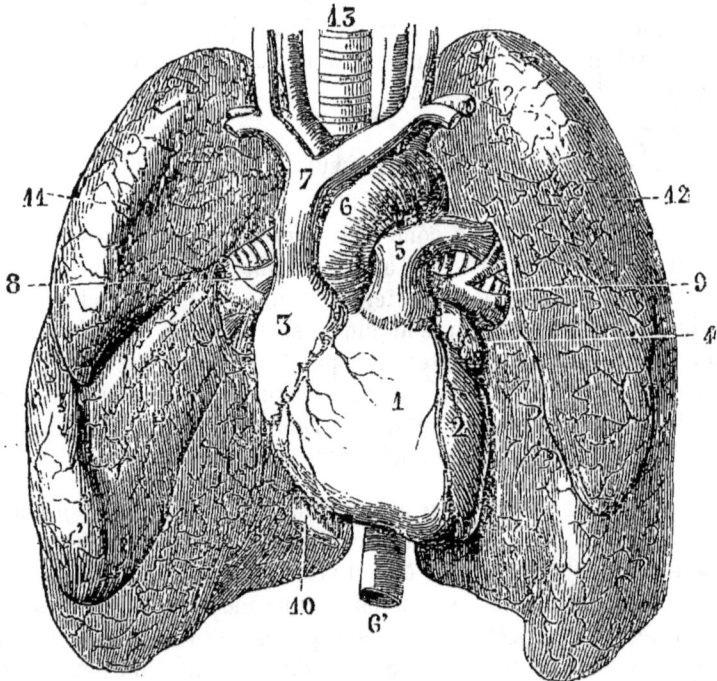

FIG. 4. — Rapports du cœur, des poumons et des gros vaisseaux
du médiastin.

1. Ventricule droit. — 2. Ventricule gauche. — 3. Oreillette droite. — 4. Oreillette
gauche. — 5. Artère pulmonaire. — 6. Artère aorte. — 7. Veine cave supérieure. —
8. Branche droite de l'artère pulmonaire. — 9. Branche gauche. — 10. Veine cave inférieure. — 11, 12. Poumon. — 13. Trachée-artère.

Face postérieure. — Cette face présente un sillon analogue à celui de la face antérieure, c'est le *sillon interventriculaire postérieur*. Ce sillon contient les mêmes éléments, et il divise en deux moitiés égales la face postérieure des ventricules, tandis que le sillon de la face antérieure partage cette face en deux parties inégales, aux dépens du ventricule gauche. Entre les oreillettes et les ventricules on voit un sillon horizontal, sillon auriculo-ventriculaire, qui n'est pas apparent sur la face antérieure à cause de l'absence des oreillettes. La plus grande partie de la face postérieure des ventricules, surtout du ventricule droit, repose sur le diaphragme.

Bord droit. — Le bord droit est mince, presque horizontal, couché sur le diaphragme.

Bord gauche. — Ce bord est très-épais, dirigé presque verticalement et appuyé contre le poumon gauche.

C. — STRUCTURE DU CŒUR.

La structure de cet organe présente à considérer : 1° un squelette fibreux ; 2° des fibres musculaires qui forment la principale partie des parois du cœur ; 3° des vaisseaux ; 4° des nerfs ; 5° deux membranes séreuses, dont l'une tapisse la surface intérieure, c'est l'*endocarde*, dont l'autre tapisse la surface extérieure, c'est le *péricarde*.

Squelette fibreux du cœur. — La partie solide du cœur sur laquelle les fibres musculaires de cet organe prennent insertion se compose de quatre anneaux correspondant aux quatre orifices de la base des ventricules. Ces anneaux sont connus sous le nom de *zones fibreuses* du cœur. De même que ces orifices, les zones fibreuses correspondant aux orifices auriculo-ventriculaires et à l'orifice aortique sont situées sur le même plan. La zone fibreuse de l'orifice de l'artère pulmonaire est portée à un centimètre plus haut par l'infundibulum. Tous ces anneaux fibreux donnent insertion aux fibres musculaires du cœur par leur circonférence externe et envoient par leur circonférence interne des prolongements fibreux qui concourent à la formation des valvules.

Fibres musculaires du cœur. — Ces fibres appartiennent au système musculaire de la vie animale. En effet, elles sont pourvues de ces taches alternativement transparentes et foncées qui ont fait donner à ces fibres le nom de striées. De même que dans les

20.

muscles striés, leur contraction est brusque. Cependant quelques
caractères autorisent à les considérer comme des fibres musculaires
particulières, car elles sont dépourvues de myolemme et elles s'a-
nastomosent fréquemment entre elles. De plus, leur contraction est
involontaire.

1° *Fibres des ventricules.* — Les ventricules, dont la structure
a été fort bien étudiée, présentent deux espèces de fibres : des fibres
propres à chaque ventricule, et des fibres communes. Toutes ces
fibres présentent deux extrémités qui s'insèrent sur les zones fibreuses, et une partie moyenne qui se dirige vers la pointe du cœur.

Dans chaque ventricule, les *fibres propres* forment des anses dont
les deux extrémités sont fixées aux zones fibreuses du même ventricule et dont la partie moyenne concave en haut se rapproche plus ou
moins de la pointe du cœur. Pour comprendre cette disposition,
supposez un cercle ayant la forme des zones fibreuses ; fixez à ce
cercle une foule de petites cordes pendantes, représentant les fibres
propres du ventricule ; relevez les extrémités libres de ces cordes et
fixez-les dans un point quelconque du cercle. Si vous avez eu soin de
ne pas entre-croiser à leur partie inférieure ces cordes qui limitent un
cylindre, vous avez exactement la disposition des fibres des ventricules. L'ensemble des fibres propres des ventricules représente
donc un cylindre ouvert en haut du côté de l'orifice auriculo-ventriculaire, et ouvert en bas du côté de la pointe du cœur pour recevoir
les fibres communes qui pénètrent dans l'intérieur du ventricule.

Les *fibres communes* des ventricules prennent naissance au
niveau du sillon auriculo-ventriculaire, sur la partie extérieure
des zones fibreuses située à la base des ventricules. Parties de ces
points, elles se dirigent toutes vers la pointe du cœur en décrivant des lignes obliques qui convergent vers cette pointe. Pour
suivre leur trajet, il est préférable d'examiner séparément les
fibres de la face antérieure et celles de la face postérieure du cœur.
Celles de la face antérieure se dirigent obliquement en bas et à gauche vers la pointe du ventricule gauche. Arrivées en ce point, elles
forment un gros faisceau, se contournent sur elles-mêmes en tour-
billon, pour pénétrer dans l'intérieur du ventricule gauche, à travers l'orifice que limitent entre elles les fibres propres de ce ventricule. Les fibres communes de la face postérieure se dirigent
obliquement en bas et à droite vers la pointe du ventricule droit.
Arrivées en ce point, une partie de ces fibres seulement se comporte
comme celles de la face antérieure et pénètre par la pointe dans
l'intérieur du ventricule droit, tandis que le reste se porte vers la
partie inférieure du bord droit du ventricule, et le traverse à différentes hauteurs pour pénétrer dans l'intérieur de cette cavité.

Arrivées dans les ventricules, les fibres communes, d'extérieures qu'elles étaient, sont devenues intérieures; celles qui se trouvaient en grande partie sur la face antérieure du ventricule droit se trouvent à l'intérieur du ventricule gauche; celles qui se trouvaient en grande partie sur la face postérieure du ventricule gauche se trouvent à l'intérieur du ventricule droit. Il est difficile de suivre ces fibres dans l'intérieur des ventricules, mais on admet qu'elles constituent les colonnes charnues du cœur. On admet également qu'au moment où elles se renversent à la pointe pour pénétrer dans les ventricules, ces fibres décrivent, tantôt des anses simples, tantôt des anses contournées en huit de chiffre. Les fibres qui forment des anses simples sont celles qui se rendent sur la paroi opposée du cœur; par exemple, une fibre qui partirait de la face antérieure du cœur et qui se porterait dans l'intérieur du ventricule gauche sur sa paroi postérieure. Celles qui forment des huit de chiffre sont celles qui se rendent à la face profonde de la même paroi qu'elles occupent; par exemple, une fibre qui partirait de la face antérieure du cœur et qui se porterait dans l'intérieur du ventricule gauche sur la face profonde de la même paroi.

Winslow exprimait la disposition des fibres des ventricules en disant que le cœur est composé de deux sacs musculeux renfermés dans un troisième également musculeux.

La cloison interventriculaire est formée par l'adossement des fibres propres des deux ventricules, et par quelques-unes des fibres communes qui ont pénétré par la pointe des ventricules.

Les fibres musculaires sont inégalement réparties dans les deux ventricules. Le ventricule gauche en contient une plus grande quantité que le droit. En effet, l'épaisseur de sa paroi est de 15 millimètres, tandis que celle du ventricule droit n'est que de 5 millimètres.

La pointe du cœur est formée presque uniquement par les fibres communes au moment où elles pénètrent dans le ventricule gauche. On voit également au niveau de cette pointe, au centre des fibres qui se renversent dans l'intérieur du ventricule gauche, un petit point transparent. C'est un orifice ménagé entre ces fibres et qui n'est pas visible chez les sujets dont le cœur est chargé de graisse. Il est fermé par le péricarde et l'endocarde adossés à ce niveau.

Remarque. — La direction des fibres communes des ventricules explique pourquoi le cœur décrit un mouvement de rotation sur son axe pendant ses contractions.

L'insertion fixe des extrémités des fibres musculaires aux zones fibreuses, et la situation de la portion mobile de ces fibres vers la pointe du cœur, expliquent pourquoi, pendant leur contraction, les ventricules diminuent de longueur.

La prédominance des fibres de la face antérieure du cœur et le gros faisceau qu'elles forment au devant de la pointe du ventricule gauche, avant d'y pénétrer, expliquent pourquoi, à chaque contraction, la pointe du cœur se redresse en avant.

L'épaisseur trois fois plus considérable du ventricule gauche explique pourquoi, lorsqu'on place le cœur d'un cadavre sur une table, on peut, à distance, distinguer les deux ventricules ; en effet, le droit s'affaisse tandis que l'autre conserve sa forme arrondie. Cette différence d'épaisseur explique aussi celle des artères aorte et pulmonaire, puisque le ventricule gauche lance le liquide sanguin dans toute l'économie, tandis que le droit l'envoie seulement au poumon.

2° *Fibres des oreillettes*. — Ces fibres ont été moins bien étudiées que celles des ventricules.

Les *fibres communes* sont peu nombreuses. Les auteurs décrivent seulement une bande musculaire située sur la face antérieure des oreillettes allant d'une auricule à l'autre et embrassant, par sa face antérieure, les deux grosses artères qui partent des ventricules.

Les *fibres propres* se présentent sous forme de faisceaux apparents seulement en certains points des oreillettes. Dans l'oreillette droite, on trouve un faisceau circulaire autour de l'orifice auriculoventriculaire, un faisceau demi-circulaire autour de l'embouchure de la veine cave supérieure, un autre faisceau analogue, appelé sphincter par quelques auteurs, autour de l'embouchure de la veine cave inférieure. Enfin, dans l'auricule et dans l'épaisseur de l'oreillette, des fibres irrégulièrement distribuées. Dans l'oreillette gauche, on trouve un faisceau circulaire qui entoure l'orifice auriculo-ventriculaire, des faisceaux qui entourent l'embouchure des veines pulmonaires et que certains auteurs ont appelés sphincters ; enfin, des fibres irrégulières dans l'auricule et dans l'épaisseur de l'oreillette.

Ces fibres musculaires donnent aux parois des oreillettes une épaisseur de 4 millimètres environ. L'épaisseur des auricules dépasse à peine 1 millimètre. Pendant la dilatation des oreillettes, leurs parois s'amincissent. Cet amincissement se fait surtout remarquer au niveau des auricules, qui deviennent transparentes et qui laissent apercevoir le sang qu'elles contiennent.

Vaisseaux du cœur. — Les parois du cœur reçoivent des artères et donnent naissance à des vaisseaux veineux et lymphatiques.

Les artères, au nombre de deux, naissent de l'origine de l'aorte et se distribuent aux parois du cœur : ce sont les artères coronaires dont nous avons donné la description plus haut (fig. 1 et 4).

Les veines se réunissent pour former un seul tronc, la *grande veine coronaire*, qui s'ouvre à la paroi postérieure de l'oreillette droite. D'autres veines, petites, naissent de la paroi antérieure du ventricule droit, et s'ouvrent dans la paroi antérieure de l'oreillette droite. Elles sont connues sous le nom de *veines de Galien*.

Les lymphatiques suivent le trajet des vaisseaux sanguins et se jettent dans les ganglions qui avoisinent la bifurcation de l'artère pulmonaire et de la trachée.

Nerfs du cœur. — Fournis par le pneumogastrique et le grand sympathique, ces nerfs forment à la base du cœur le plexus cardiaque dont les filets se portent dans l'épaisseur du cœur en suivant la direction des vaisseaux. On trouve sur leurs trajets de petits renflements nerveux ou ganglions de Remak.

Le tissu du cœur est à peu près dépourvu de tissu cellulaire, si ce n'est autour des vaisseaux principaux, dans les sillons auriculo-ventriculaires et interventriculaires.]

Membranes séreuses du cœur.

1° Endocarde.

La séreuse qui tapisse l'intérieur du cœur a été appelée *endocarde* par M. Bouillaud qui l'a le premier décrite.

Il y a un endocarde droit et un endocarde gauche. Ils communiquent entre eux chez le fœtus au moyen du trou de Botal, mais chez l'adulte ils sont indépendants. Les endocardes ne sont autre chose que la membrane interne modifiée, des veines et des artères, qui se continue à travers le cœur. L'endocarde droit fait suite à la tunique interne des veines caves et de la veine coronaire ; il tapisse l'oreillette droite en se repliant sur lui-même au niveau de l'embouchure de la veine cave inférieure et de la veine coronaire. Ces deux replis représentent deux croissants à concavité supérieure qui constituent les valvules d'Eustachi et de Thébésius. De l'oreillette, l'endocarde passe dans le ventricule droit qu'il tapisse dans toute son étendue pour se continuer ensuite avec la membrane interne de l'artère pulmonaire.

Au moment où l'endocarde pénètre dans le ventricule, il s'adosse à lui-même pour former un repli entre les feuillets duquel s'épanouit une expansion fibreuse de la zone qui borde l'orifice auriculo-ventriculaire. Ce repli constitue la *valvule tricuspide*.

En passant du ventricule dans l'artère pulmonaire, l'endocarde forme trois replis analogues aux précédents, identiques entre eux. Ce sont les trois *valvules sigmoïdes* dans le repli desquelles la zone fibreuse de l'orifice pulmonaire envoie aussi une expansion.

L'endocarde gauche fait suite aux veines pulmonaires, tapisse

l'oreillette gauche, passe dans le ventricule gauche en formant, par
son repli, la *valvule mitrale*. Il tapisse le ventricule gauche, se continue avec la membrane interne de l'aorte, en formant aussi les trois
valvules sigmoïdes. Comme dans le côté droit, les zones fibreuses de
l'orifice auriculo-ventriculaire et de l'orifice aortique envoient un prolongement dans l'épaisseur des valvules.

La *structure* de l'endocarde n'est pas tout à fait identique avec celle
des autres séreuses. Cette membrane est formée de trois couches :
L'externe, la seule vasculaire, adhère aux fibres charnues du cœur.
Elle est formée de fibres élastiques, fines, anastomosées fréquemment
entre elles, et de quelques fibres lamineuses plus abondantes au contact des fibres charnues. La couche moyenne est formée d'une substance amorphe; elle est mince et d'aspect fibroïde. La couche interne,
en contact avec le sang, est formée d'épithélium pavimenteux simple,
formant une couche continue chez le fœtus, manquant par places
chez l'adulte et le vieillard.

2° *Péricarde* (fig. 5).

Le péricarde est la membrane séreuse qui tapisse la face externe
du cœur. Cette membrane séreuse est contenue dans un sac fibreux
désigné à tort, selon nous, par les auteurs, sous le nom de feuillet
fibreux du péricarde. Les auteurs donnent à la portion du péricarde qui recouvre le cœur, le nom de feuillet séreux. Cette manière
de procéder nous paraît illogique, car, en parlant ainsi, on prive la
séreuse péricarde d'un feuillet pariétal qui existe réellement et qui
fait de cette membrane une séreuse analogue à la plèvre, à l'arachnoïde, etc. Pourquoi, alors, ne pas décrire seulement, sous le nom
d'arachnoïde, le feuillet viscéral de cette membrane, et, sous le
nom d'arachnoïde fibreuse, la dure-mère? Pour être conforme aux
idées que nous venons d'exprimer, nous étudierons la partie fibreuse
sous le nom de *sac fibreux du péricarde*, décrivant dans ce sac fibreux
une séreuse possédant un feuillet viscéral et un feuillet pariétal.

Sac fibreux du péricarde. — Ce sac a la forme d'un cône
dont la base repose sur le centre phrénique, et dont le sommet se
continue avec la tunique externe des gros vaisseaux qui partent de
la base du cœur.

La *base*, chez le fœtus, peut être séparée du centre phrénique
auquel elle adhère assez intimement. Chez l'adulte, il y a fusion entre
les fibres du sac du péricarde et celles du centre phrénique, de sorte
que leur séparation est impossible.

Le *sommet* de ce sac se confond insensiblement avec la tunique
externe des artères aorte et pulmonaire, 2 à 3 centimètres au-dessus

de leur origine. Il se confond aussi avec le tissu cellulaire situé autour des nombreux organes qui avoisinent la bifurcation de la trachée.

La *face externe* contracte des adhérences avec les nombreux organes qui l'entourent surtout en arrière et sur les côtés.

Elle est en rapport, au niveau de la base, avec le centre phrénique. En avant, elle est en contact avec le sternum, les quatrième, cinquième, sixième et septième cartilages costaux du côté gauche, le muscle triangulaire du sternum, les vaisseaux mammaires internes et les muscles intercostaux internes. La plèvre et le bord antérieur du poumon la recouvrent légèrement en avant et de chaque côté. De plus, chez le fœtus, elle est en rapport avec le thymus. En arrière, elle est en contact avec les organes situés au devant de la colonne vertébrale, l'œsophage et les deux nerfs pneumogastriques, la grande veine azygos, le canal thoracique et de nombreux ganglions lymphatiques. Elle est, de plus, en rapport avec l'aorte descendante. Sur les côtés, la face externe du sac fibreux du péricarde adhère à la plèvre médiastine, dont elle est séparée par le nerf phrénique et les vaisseaux diaphragmatiques supérieurs qui accompagnent ce nerf. A ce niveau, la plèvre sépare le péricarde du poumon.

La *face interne* du sac fibreux du péricarde est en tout comparable à la face interne de la dure mère. Comme celle-ci, elle est lisse et polie parce qu'elle est tapissée par le feuillet pariétal de la séreuse.

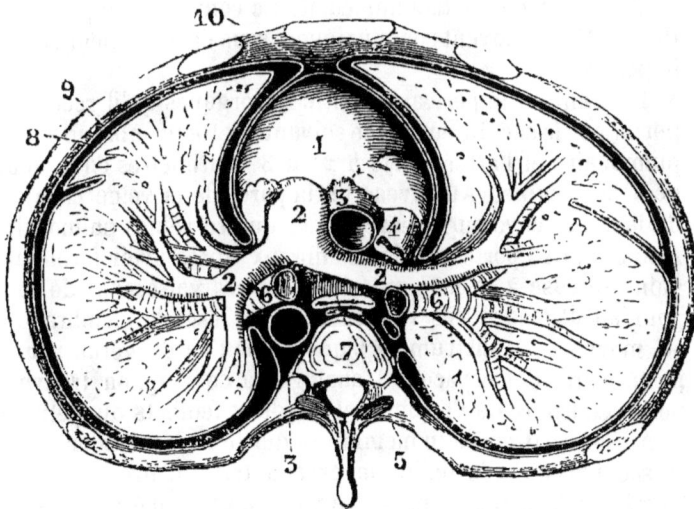

Fig. 5. — Coupe transversale et horizontale du thorax.

1. Cœur. — 2. Artère pulmonaire. — 3, 3. Coupe de l'aorte. — 4. Coupe de la veine cave supérieure. — 5. Coupe de l'œsophage. — 6. Bronches. — 7. Corps de la troisième vertèbre dorsale. — 8. Feuillet pariétal de la plèvre. — 9. Feuillet viscéral de la plèvre. — 10. Péricarde.

Séreuse. — Analogue à l'arachnoïde, à la plèvre et à la tunique vaginale, elle est formée de deux feuillets, un feuillet pariétal, un feuillet viscéral. Comme ces membranes, elle représente un sac sans ouverture. Comme elles aussi, elle présente, à sa surface libre, un liquide onctueux qui l'humecte et qui facilite les mouvements du cœur.

Le *feuillet pariétal*, extrêmement mince, est réduit pour ainsi dire à sa couche épithéliale et tapisse la face interne du sac fibreux dont il est inséparable.

Le *feuillet viscéral* recouvre le cœur; il tapisse les ventricules, passe sur les sillons auriculo-ventriculaires, laissant au-dessous de lui les vaisseaux, les nerfs et le tissu cellulaire qui y sont contenus. Il franchit de même le sillon interventriculaire et les organes qu'il contient. Il entoure aussi les deux auricules et tapisse les oreillettes.

Le mode de continuité entre le feuillet viscéral et le feuillet pariétal ne diffère pas de celui de la plèvre au niveau de la racine du poumon, de celui de l'arachnoïde au niveau des nerfs et des vaisseaux qui traversent les trous de la base du crâne.

Il est important de faire remarquer que la portion des artères pulmonaire et aorte contenue dans le sac fibreux, est entourée par une gaîne séreuse commune, de telle sorte qu'à ce niveau, ces deux artères sont en contact immédiat. Ce contact explique comment ces deux artères peuvent communiquer, sans épanchement sanguin, dans le péricarde.

Le point où le péricarde quitte les organes qu'il recouvre pour se porter sur le sac fibreux est le suivant : cette membrane quitte l'artère pulmonaire et l'artère aorte à 2 ou 3 centimètres environ au-dessus de leur origine. Au niveau de la paroi de la veine cave inférieure, de la veine cave supérieure et des quatre veines pulmonaires, cette membrane se porte sur le sac fibreux après avoir formé une demi-gaîne séreuse à la face antérieure de ces vaisseaux, de sorte qu'on pourrait atteindre ces vaisseaux, sans léser la membrane séreuse, au moyen d'un instrument piquant que l'on dirigerait sur leur face postérieure. Cet espace est analogue à celui qu'on trouve entre la petite courbure de l'estomac et les deux feuillets du petit épiploon.

Au moment où cette membrane quitte le cœur pour se porter sur le sac fibreux, elle limite un espace triangulaire dont un côté est formé par la séreuse, un autre côté étant formé par le sac fibreux, tandis que le troisième est constitué par l'organe que la séreuse vient de quitter. Cet espace est analogue à celui qu'on trouve entre les courbures de l'estomac et les deux feuillets du péritoine qui constituent les épiploons.

Structure. — Le sac fibreux du péricarde est formé de fibres entrecroisées. La membrane séreuse qu'il contient est formée, comme toutes les séreuses, de deux couches : une couche d'épithélium pavimenteux superficielle et une couche profonde. Cette couche profonde est formée de réseaux élastiques et de quelques fibres lamineuses. Les artères du péricarde, très-grêles, viennent des diaphragmatiques supérieures, des médiastines et des bronchiques. Les veines suivent le même trajet et portent le même nom. Les vaisseaux lymphatiques de la moitié supérieure du péricarde se rendent dans les ganglions bronchiques, ceux de la moitié inférieure se rendent dans les ganglions diaphragmatiques antérieurs. Ces vaisseaux paraissent venir exclusivement du sac fibreux du péricarde (Sappey). Les nerfs, de même que les vaisseaux, appartiennent exclusivement aussi au sac fibreux. Ils proviennent du pneumogastrique et du grand sympathique. Il est manifeste aussi, ainsi que Luschka l'avait déjà dit, que le phrénique et le récurrent lui fournissent des filaments.

CHAPITRE VIII.

DES ARTÈRES EN GÉNÉRAL.

Les artères sont des canaux élastiques et contractiles qui portent le sang du cœur à tous les organes, à toutes les régions de l'économie.

Nous étudierons dans ce chapitre l'origine, le trajet, la forme, les rapports, les anastomoses des artères. Nous examinerons ensuite leur structure.

Origine. — Les artères prennent naissance à la base des ventricules et de là se ramifient de plus en plus jusqu'à ce qu'elles deviennent capillaires. Elles donnent naissance à des branches plus ou moins nombreuses dont le calibre est toujours inférieur à celui du tronc d'où elles viennent. Presque toutes ces branches se détachent des troncs principaux à angle aigu, rarement à angle droit. Au niveau du point de séparation des branches et du tronc, on remarque une espèce de croissant dont la concavité regarde du côté du cœur ; c'est l'*éperon*.

Trajet. — Le trajet des grosses artères est direct ; elles sont le plus souvent rectilignes, mais à mesure qu'on se rapproche des petites artères, on voit des flexuosités plus ou moins prononcées se montrer sur leur trajet, par exemple, aux artères de la tête. — Les artères deviennent flexueuses chez les vieillards.

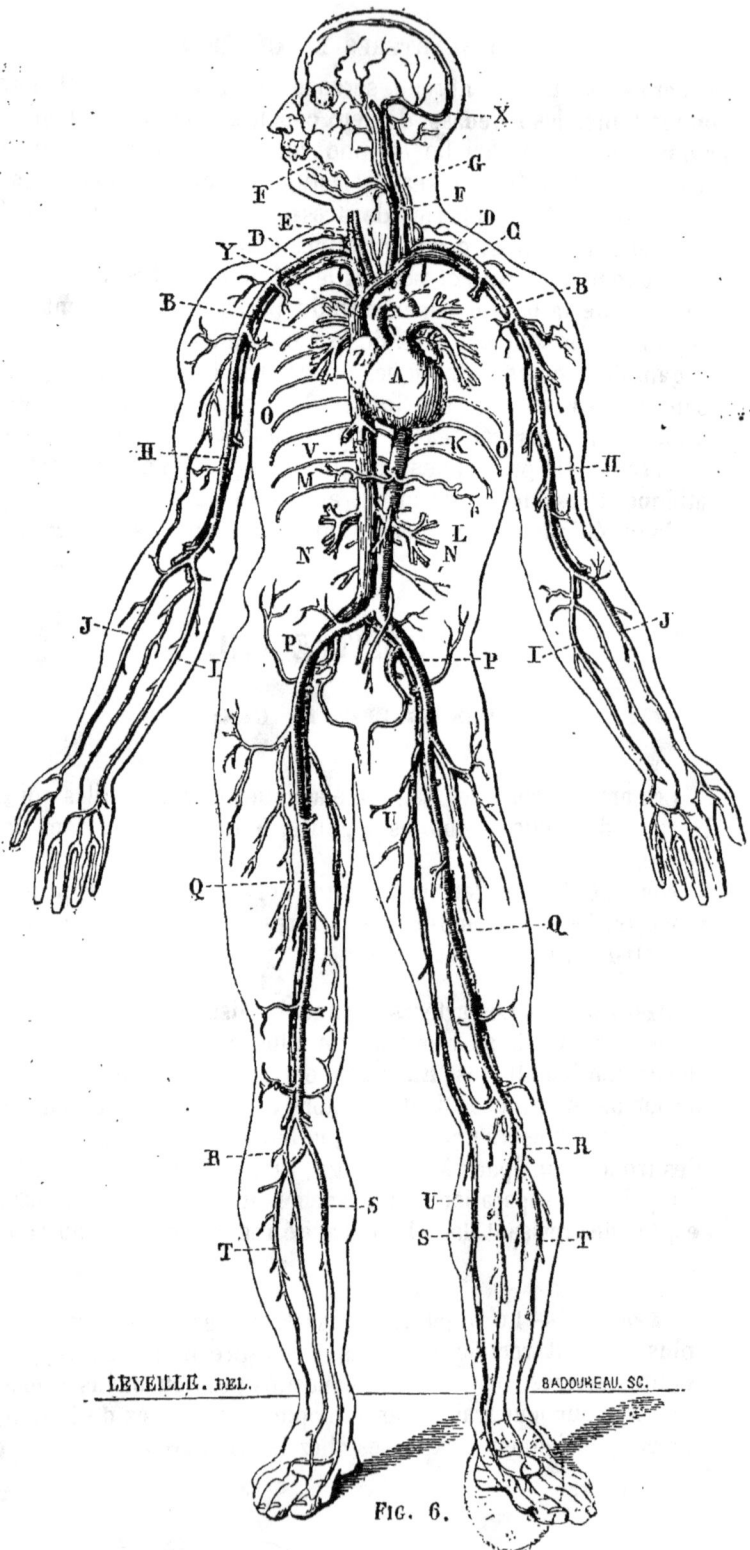

X

G

F

F

E

D

Y D

C

B B

Z A

O

H H

V K O

M

N L N

J J

I P P I

U

Q Q

R R

S U

T S T

LEVEILLE. DEL.   BADOUREAU. SC.

FIG. 6.

Forme. — Ces canaux sont cylindriques et ne s'affaissent pas comme les veines quand on les coupe. Cette résistance est due au tissu élastique dont ils sont en grande partie formés. Ils ont une certaine mollesse et offrent dans toute leur étendue la même consistance ; mais chez les vieillards et quelquefois chez les adultes, leur paroi devient dure et s'incruste plus ou moins régulièrement de sels calcaires, dont la présence altère l'élasticité et la contractilité.

Rapports. — Les artères présentent des rapports très-variés. Lorsqu'elles se trouvent au contact d'un *os*, elles y déterminent une dépression, quelquefois une gouttière, comme on le voit, à la face interne du fémur, à la face postérieure de l'humérus. Au niveau des *articulations* des membres, les artères principales se placent du côté de la flexion, où elles trouvent un abri contre les atteintes des corps extérieurs. Elles sont, en général, sous-aponévrotiques ; quelques-unes cependant sont placées directement sous la *peau*, ce sont : les artères temporale et occipitale au cuir chevelu, l'artère faciale, les collatérales des doigts et l'artère sous-cutanée abdominale. Les *muscles* ne sont point, en général, traversés par les artères. Ces canaux glissent dans les interstices celluleux intermusculaires. Elles côtoient en certaines régions quelques muscles qui guident le chirurgien dans la recherche des artères et qu'on désigne pour cette raison sous le nom de muscles satellites : par exemple, le muscle *sterno-cléido mastoïdien* pour l'artère carotide primitive, le *biceps* pour l'humérale, le *long supinateur* pour la radiale, etc.

Les quelques muscles que les artères traversent, sont ordinairement pourvus à ce niveau d'un anneau fibreux plus ou moins complet qui ne suffit pas cependant à protéger complétement l'artère, car on voit souvent ces canaux vasculaires s'altérer dans leur structure au niveau de ces orifices, par suite des contractions musculaires. C'est ainsi qu'on rencontre des anévrysmes au niveau du point où l'aorte traverse le diaphragme, où l'artère poplitée traverse l'anneau du soléaire. Les *veines* affectent avec les artères des rapports importants. D'une manière générale, les artères volumi-

FIG. 6. — Vue générale du système circulatoire.

A. Cœur. — B. Artère pulmonaire. — C. Crosse de l'aorte. — D. Artère sous-clavière. — E. Artère carotide primitive. — F. Artère faciale. — G. Artère vertébrale.— H. Artère brachiale. — I. Artère cubitale. — J. Artère radiale. — K. Aorte thoracique. — L. Aorte abdominale.— M. Tronc cœliaque. — N. Artère rénale. — O. Artères intercostales.— P. Artère iliaque. — Q. Artère crurale. — R. Artère poplitée. — S. Artère tibiale. — T. Artère péronière. — U. Veine saphène interne. — V. Veine cave inférieure. — X. Sinus longitudinal supérieur. — Y. Veine cave supérieure. — Z. Oreillette droite.

neuses sont accompagnées par une seule veine et celle-ci est presque toujours plus rapprochée de la peau. Les artères plus petites sont accompagnées par deux veines et placées entre ces deux vaisseaux; dans les membres, ces petites artères sont situées au-dessous du coude pour le membre supérieur et au-dessous du genou pour le membre inférieur. Les vaisseaux lymphatiques profonds accompagnent aussi les artères.

Les artères sont accompagnées par des nerfs. Celles de l'intérieur du thorax et de l'abdomen sont accompagnées par un grand nombre de filets nerveux du grand sympathique. Celles des membres sont presque toujours en contact avec un gros tronc nerveux, et celui-ci est souvent plus superficiel que l'artère dont il croise la direction.

Anastomoses. — Les artères s'anastomosent entre elles de trois manières différentes. On distingue l'anastomose par *inosculation*, dans laquelle deux artères se rencontrent et s'abouchent à plein canal, l'anastomose à angle ou par *convergence* dans laquelle deux artères se portent l'une vers l'autre, en formant un angle plus ou moins aigu, comme les artères vertébrales au moment où elles vont former le tronc basilaire, et l'anastomose par *communication transversale* dans laquelle deux artères parallèles sont unies par une autre artère perpendiculaire à leur direction.

Structure. — Les artères sont constituées par trois tuniques superposées.

La *tunique externe* ou *adventice* est formée de tissu lamineux dont les fibres entrecroisées sont mélangées avec une petite quantité de fibres élastiques fines. Cette tunique se confond par sa face externe avec le tissu cellulaire voisin. C'est la seule des tuniques artérielles qui contienne les vaisseaux connus sous le nom de *vasa vasorum*. Elle est résistante et extensible. Elle se laisse refouler par le sang pour former le sac de la plupart des anévrysmes, et résiste sous le fil du chirurgien qui pratique une ligature.

La *tunique moyenne* ou *jaune* est la plus épaisse : c'est elle qui, par sa structure, donne aux artères leurs propriétés élastique et contractile. Deux éléments entrent dans la composition de cette tunique, ce sont d'abord des fibres élastiques anastomosées, occupant la face externe de la tunique et dirigées perpendiculairement à l'axe du vaisseau. L'élément élastique s'y rencontre aussi sous forme de lamelles, présentant de nombreuses ouvertures qui lui ont fait donner le nom de *substance fenêtrée*. On y trouve aussi des fibres musculaires de la vie organique, occupant la face interne de cette tunique, et dirigées comme les fibres élastiques perpendiculairement à l'axe du vaisseau. La disposition de ces éléments explique pourquoi les artères se déchirent beaucoup plus facilement en travers qu'en long. L'élément élastique prédomine dans les grosses artères, tandis que l'élément musculeux est plus abondant dans les petites. Cette tunique est complétement dépourvue de vaisseaux.

L'élasticité et la contractilité artérielles sont dues à la présence des éléments musculeux et élastique. C'est à leur tunique moyenne que les artères doivent la propriété de rester béantes quand on les coupe. Cette tunique est friable et se brise sous le fil de la ligature. Chez les vieillards, elle s'altère fréquemment, des granulations graisseuses s'interposent entre ses éléments et en prennent bientôt la place. Des granulations salines s'y développent aussi quelquefois et constituent ce que l'on nomme *ossification* des artères. Elles forment des plaques dures qui n'ont du tissu osseux que l'apparence et qui ne sont, en réalité, que des concrétions calcaires. Les granulations graisseuses, qui s'y montrent aussi sous forme de plaques, constituent les dépôts athéromateux et stéatomateux des artères. Tous ces dépôts diminuent ou abolissent les propriétés de la tunique que nous étudions ; elle perd, par conséquent, de sa contractilité, de son élasticité et de sa résistance.

La *tunique interne* est dépourvue comme la précédente d'extensibilité ; comme elle, elle est friable et dépourvue de vaisseaux. Elle est mince et constituée à sa face interne par une couche d'épithélium pavimenteux, continue chez le fœtus et le nouveau-né, et manquant par places chez l'adulte et surtout chez le vieillard. Sa face externe est la continuation de la tunique à noyaux des capillaires ; elle en diffère par les stries longitudinales qu'elle présente et par l'atrophie des noyaux.

Les parois artérielles contiennent des vaisseaux sanguins qui se distribuent uniquement dans la tunique externe ; ce sont les *vasa vasorum*. Les lymphatiques n'y ont pas encore été démontrés. Des nerfs se distribuent manifestement aux parois artérielles, mais on ne connaît pas la manière dont ils se terminent. Dans les cavités splanchniques, on voit, à l'œil nu, un grand nombre de filets nerveux cheminer sur les artères ; ces filets se voient plus difficilement sur les artères des membres. Ces nerfs, connus sous le nom de *vaso-moteurs*, sont aujourd'hui le sujet d'études de la part d'illustres physiologistes.

CHAPITRE IX.

DES ARTÈRES EN PARTICULIER.

DISSECTION. — On est dans l'habitude d'injecter dans les artères des matières liquides solidifiables qui en rendent la dissection plus facile Cependant on peut en disséquer un grand nombre sans employer ce moyen; pour lequel on trouvera des détails dans le *Traité des injections* (Robin) et dans le *Manuel de l'anatomiste* (Lauth).

Ordinairement on dissèque les artères du tronc vers les branches, dans quelques cas, cependant, où les branches sont nombreuses, on peut en opérer la dissection des branches vers le tronc.

Avant de commencer l'étude d'une artère, il est bon de disséquer complétement les branches. Tous les anatomistes s'accordent à recommander de conserver avec soin les muscles qui avoisinent les artères, les veines et les nerfs qui les accompagnent, de sorte que l'élève ne doit avoir dans l'esprit qu'une seule préoccupation : *séparer les artères des organes voisins et les dépouiller complétement du tissu cellulaire qui les environne.*

Deux artères partent du cœur. L'artère pulmonaire naît au niveau de la base du ventricule droit et se porte au poumon ; c'est l'artère de la petite circulation. L'artère aorte naît du ventricule gauche et se distribue à tous les organes de l'économie, excepté aux poumons.

ARTÈRE PULMONAIRE (fig. 1, 2, 3, 4 et 5) (1).

Origine. — L'artère pulmonaire prend naissance au sommet de l'infundibulum du ventricule droit.

Direction. — Elle se dirige en haut, à gauche et en arrière, et se termine, après 4 ou 5 centimètres de trajet, en se divisant en deux branches chez l'adulte et en trois branches chez le fœtus.

Rapports. — En avant, l'artère pulmonaire est en rapport avec le péricarde, et le thymus chez le fœtus ; en arrière, avec la crosse de l'aorte, autour de laquelle elle semble s'enrouler ; à gauche, avec l'auricule gauche ; à droite, avec la portion ascendante de la crosse de l'aorte et à son origine avec l'auricule droite.

Branches. — Les branches qu'elle fournit sont les artères pulmonaires droite et gauche.

(1) Voyez au musée Orfila, armoire 84, de nombreuses préparations.

L'*artère pulmonaire droite*, longue de 5 à 6 centimètres, se porte dans le poumon droit.

Elle est dirigée horizontalement et passe au-dessus de l'oreillette droite, au-dessous de la crosse de l'aorte, derrière la veine cave supérieure. Elle se place devant la bronche correspondante, en arrière des deux veines pulmonaires droites. Elle fait partie du pédicule pulmonaire.

L'*artère pulmonaire gauche* (fig. 2, A, P) a la même longueur que le tronc qui lui donne naissance. Elle se dirige vers le poumon gauche, au-dessus de l'oreillette gauche, en avant de la bronche gauche et en arrière des veines pulmonaires gauches. Elle concourt aussi à former le pédicule du poumon de ce côté.

Chez le fœtus (fig. 3), ces deux branches sont peu développées et sont, pour ainsi dire, remplacées par le *canal artériel* qui est transformé chez l'adulte en un cordon fibreux. Ce canal prend naissance au niveau de la bifurcation de l'artère pulmonaire et se jette immédiatement dans la concavité de la crosse de l'aorte. Il sert, chez le fœtus, à porter dans l'aorte le sang de l'artère pulmonaire.

ARTÈRE AORTE (fig. 1, 2, 3 et 4) (1).

L'aorte, artère volumineuse, prend son origine à la base du ventricule gauche et se termine au niveau du disque fibreux qui sépare la quatrième vertèbre lombaire de la cinquième.

Trajet et direction. — Elle est d'abord ascendante et se dirige en haut, en avant et à droite vers le sternum, dans une étendue de 4 à 5 centimètres, puis elle s'incurve pour se porter en arrière et à gauche sur le côté de la troisième vertèbre dorsale, où elle se courbe de nouveau pour descendre le long du côté gauche de la colonne vertébrale jusqu'à la septième ou huitième vertèbre dorsale. Là elle gagne insensiblement le milieu de la face antérieure de la colonne où elle se maintient jusqu'à sa terminaison.

Division. — On la divise en trois portions : 1° la crosse de l'aorte étendue du ventricule gauche à la troisième vertèbre dorsale : quelques-uns établissent la limite postérieure de la crosse à la bronche gauche qu'elle croise; — 2° l'aorte thoracique étendue de la crosse au diaphragme qu'elle traverse ; — 3° l'aorte abdominale qui comprend la portion d'aorte placée au-dessous du diaphragme.

(1) Voyez au musée Orfila, armoire 81, de nombreuses préparations.

Calibre. — Son calibre diminue insensiblement; à son origine on observe trois légers renflements situés au-dessus des valvules sigmoïdes; ce sont les *sinus* de Valsalva. — Au moment où la crosse de l'aorte forme un coude en arrière du sternum, elle présente, chez les vieillards surtout, une dilatation (*grand sinus* de l'aorte).

Rapports de la crosse de l'aorte (fig. 1, 4 et 5). — La crosse de l'aorte présente une première portion ascendante et une seconde horizontale.

La *portion ascendante* est en rapport :

En avant et de bas en haut : avec l'infundibulum du ventricule droit, l'origine de l'artère pulmonaire, le péricarde qui la sépare du sternum. Chez le fœtus, le thymus est interposé au sternum et au péricarde.

En arrière, avec les oreillettes et plus haut avec la branche droite de l'artère pulmonaire.

A droite, avec la veine cave supérieure et l'auricule droite.

A gauche, avec le tronc de l'artère pulmonaire.

La portion ascendante de la crosse par sa moitié inférieure est située dans le péricarde ; là, elle est réunie à l'artère pulmonaire par une gaîne commune que leur forme le feuillet séreux du péricarde. Elle est extra-péricardique par sa moitié supérieure. Elle forme avec la portion horizontale un coude qui est distant de 2 à 3 centimètres du sternum. Cette distance est moindre chez l'enfant et chez le vieillard, au point que l'aorte arrive presque au niveau de la fourchette sternale. La cause de ce changement de rapport est due au développement énorme de cette portion de l'aorte chez le vieillard (grand sinus) et au peu de développement du thorax chez l'enfant. On sait, en effet, qu'après la naissance le système osseux se développe démesurément, en comparaison des autres systèmes. Aussi le sternum s'éloigne-t-il peu à peu de la crosse aortique.

La *portion horizontale* de la crosse aortique est en rapport :

Par sa face supérieure convexe, avec les troncs qu'elle fournit.

Par sa face inférieure concave, et d'avant en arrière, avec la branche droite de l'artère pulmonaire, le canal artériel et par conséquent avec la bifurcation de l'artère pulmonaire, avec la bronche gauche et le nerf récurrent gauche.

Par sa face gauche, d'avant en arrière, avec le nerf phrénique et le nerf pneumogastrique gauches qui la séparent du poumon.

Par sa face droite, et d'avant en arrière, avec la terminaison de la trachée, l'œsophage, le canal thoracique, la troisième vertèbre dorsale. Enfin, cette portion est entourée par un grand nombre de ganglions lymphatiques et par du tissu cellulaire.

(On voit ici la troisième vertèbre dorsale fournir un moyen mné-

monique pour l'étude des rapports des organes contenus dans le
médiastin. En effet, c'est à son niveau que se trouvent la crosse de
l'aorte, la bifurcation de l'artère pulmonaire, celle de la trachée-
artère, les bronches, l'origine du nerf récurrent gauche, le hile du
poumon.)

Rapports de l'aorte thoracique. — Cette portion est en
rapport dans la première moitié de son trajet :

En arrière, avec la tête des côtes et le nerf grand sympathique.

En avant, avec le pédicule pulmonaire gauche et la plèvre.

A droite, avec la colonne vertébrale sur laquelle elle forme une
dépression.

A gauche, avec le feuillet pariétal de la plèvre qui la sépare du
poumon gauche.

Plus bas, cette artère gagne la ligne médiane, et là elle vient se
placer, en le croisant à angle aigu, en arrière de l'œsophage et en
arrière du cœur, en avant de la colonne vertébrale dont elle est séparée par le canal thoracique et la grande veine azygos, entre les deux
poumons.

Dans tout son trajet, elle est entourée par de nombreux ganglions
lymphatiques et du tissu cellulaire.

Elle passe ensuite entre les deux piliers du diaphragme dans
l'orifice aortique avec le canal thoracique et la grande veine azygos ;
elle subit là une légère compression de la part du diaphragme, malgré
le tissu fibreux dont est bordé l'orifice qu'elle traverse.

Rapports de l'aorte abdominale (fig. 7, 9 et 33). — Elle
est en rapport :

En arrière, avec la face antérieure de la colonne vertébrale.

En avant et de haut en bas, avec la face postérieure du pancréas,
la troisième portion du duodénum. (Ces deux rapports sont immédiats
et le péritoine ne passe pas en arrière de ces deux organes.) Le
mésentère est situé aussi au devant de cette artère.

A droite, avec la veine cave inférieure.

A gauche, avec le péritoine qui forme le feuillet gauche du mésentère.

Elle est entourée d'un grand nombre de nerfs et de ganglions
lymphatiques.

Anomalies. — On voit dans des cas rares l'aorte passer sur la
bronche droite et suivre le côté droit de la colonne et de la veine
cave inférieure ; cette anomalie se rencontre surtout lorsqu'il y a
transposition des viscères. On a vu aussi la crosse de l'aorte se
bifurquer, embrasser la trachée de chaque côté et se reconstituer
en arrière.

Branches. — L'artère aorte fournit de nombreuses branches que nous diviserons en trois groupes. En procédant dans le même ordre que nous avons suivi pour les rapports, nous étudierons successivement les branches de la crosse, de l'aorte thoracique et de l'aorte abdominale.

1° Branches de la crosse de l'aorte (fig. 1).

A l'origine.... Coronaire gauche.
               Coronaire droite.

A la convexité. Tronc brachio-céphalique.
               Carotide primitive gauche.
               Sous-clavière gauche.

Nous décrirons ici seulement les coronaires. Les autres branches formant les troncs de la tête et du membre supérieur seront étudiées plus tard.

ARTÈRES CORONAIRES.

Les artères coronaires naissent de l'aorte à 1 centimètre au-dessus de l'orifice aortique. Le point de leur origine est situé immédiatement au-dessus des valvules sigmoïdes lorsqu'elles sont soulevées par le courant sanguin pendant la systole ventriculaire.

L'artère *coronaire* ou *cardiaque gauche* (fig. 1 et 4), appelée aussi antérieure, naît à gauche de l'aorte et se porte immédiatement sur face antérieure du cœur dans le sillon interventriculaire antérieur jusqu'à la pointe du cœur, où elle s'anastomose avec la droite. Elle est entourée par du tissu graisseux, accompagnée par une veine et recouverte par le feuillet viscéral du péricarde.

Elle fournit : 1° une branche considérable qui se porte dans le sillon auriculo-ventriculaire gauche et s'anastomose à la face postérieure du cœur avec l'artère droite ; 2° un rameau qui s'enfonce dans la cloison interventriculaire ; 3° l'artère graisseuse de Vieussens qui se porte sur les parois de l'artère pulmonaire, au milieu de la graisse qui l'entoure, et s'anastomose avec une branche semblable venue du côté droit ; 4° des branches musculaires pour les parois du cœur.

Branches..... Auriculo-ventriculaire gauche.
               Artère de la cloison.
               Artère graisseuse de Vieussens.
               Branches musculaires.

L'artère *coronaire* ou *cardiaque droite* (fig. 1), appelée aussi postérieure, vient de la partie droite de l'origine de l'aorte, se porte dans le sillon auriculo-ventriculaire droit qu'elle parcourt, arrive à la face postérieure du cœur et descend dans le sillon interventriculaire postérieur. Elle a des rapports identiques avec ceux de l'artère du côté gauche. Elle s'anastomose avec la branche collatérale de l'artère coronaire gauche à la face postérieure du cœur et avec la terminaison de cette artère à la pointe. Elle fournit aussi un petit rameau qui va s'anastomoser sur l'artère pulmonaire avec celui de l'autre coronaire et des rameaux musculaires pour les parois du cœur. Cette anastomose complète le cercle artériel horizontal qui occupe la base des ventricules et qui est perpendiculaire au cercle vertical qui occupe les deux faces et la pointe du cœur.

2° Branches de l'aorte thoracique.

Branches viscérales... Œsophagiennes moyennes.
        Médiastines postérieures.
        Bronchiques.
Branches pariétales.. Intercostales aortiques.

Les **œsophagiennes moyennes** sont de petits rameaux variables en nombre et en volume qui se détachent de l'aorte le long de la colonne vertébrale et qui se ramifient immédiatement dans l'œsophage.

Les **médiastines postérieures** sont de petites branches analogues qui se portent dans le médiastin et qui se perdent dans la plèvre médiastine et dans un grand nombre d'organes contenus dans le médiastin : ganglions lymphatiques, parois des vaisseaux, etc.

Les **bronchiques**, au nombre de deux, naissent tantôt par un tronc commun, tantôt séparément, près de la crosse, et se portent dans la bronche correspondante qu'elles accompagnent dans l'épaisseur du poumon.

Les **intercostales** viennent de la partie postérieure de l'aorte. Quelquefois les droites et les gauches naissent par un même tronc. Elles sont au nombre de huit ou neuf, selon que l'aorte s'élève plus ou moins et que l'intercostale supérieure de la sous-clavière fournit les trois premières intercostales ou deux seulement.

Elles se portent dans l'espace intercostal correspondant ; les plus supérieures obliquement en haut et en dehors, les moyennes transversalement, les inférieures enfin obliquement en bas et en dehors.

Celles du côté droit sont plus longues que celles du côté gauche puisqu'elles passent au devant de la colonne vertébrale, tandis que les autres pénètrent immédiatement dans l'espace correspondant.

Elles se placent dans les gouttières costales entre la veine qui est au-dessus et le nerf qui est au-dessous, et parcourent la gouttière costale jusqu'à la partie moyenne de l'espace.

Là, elles se placent à égale distance des deux côtes, et se terminent en avant en se bifurquant pour s'anastomoser avec les intercostales antérieures de la mammaire interne. Les branches de bifurcation occupent les deux bords de l'espace intercostal.

Rapports. — A leur origine, celles du côté droit sont placées entre la colonne vertébrale et les organes qui la recouvrent, œsophage, veine azygos, canal thoracique; au delà elles ont les mêmes rapports que celles du côté gauche. Elles se placent sous la plèvre pariétale au devant du nerf grand sympathique et du muscle intercostal externe, puis entre les deux muscles intercostaux, accompagnées par la veine et le nerf.

Dans leur trajet, elles fournissent des branches nombreuses qui se distribuent aux muscles intercostaux et aux côtes.

Elles fournissent à leur origine des branches postérieures, dont la principale, la *dorso-spinale*, passe entre les apophyses transverses des vertèbres et se termine dans les muscles du dos, les vertèbres et la moelle épinière. Elle donne dans son trajet une branche qui pénètre dans le trou de conjugaison et donne un rameau aux vertèbres et un rameau à la moelle. Le rameau médullaire se divise pour se porter aux deux faces de la moelle et se bifurque ensuite pour former un riche réseau à la surface de cette portion des centres nerveux.

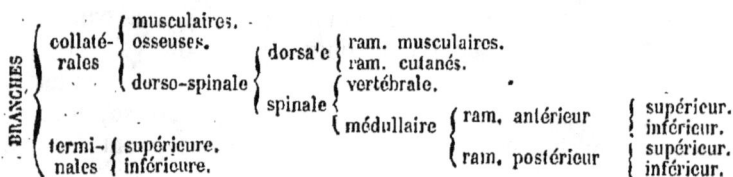

BRANCHES						
collatérales	musculaires.					
	osseuses.					
	dorso-spinale	dorsale	ram. musculaires.			
			ram. cutanés.			
		spinale	vertébrale.			
			médullaire	ram. antérieur	supérieur.	
					inférieur.	
				ram. postérieur	supérieur.	
					inférieur.	
terminales	supérieure.					
	inférieure.					

3° *Branches collatérales de l'aorte abdominale* (fig. 9).

Pariétales..... Diaphragmatiques inférieures.
　　　　　　　Lombaires.

Viscérales..... Tronc cœliaque.
(de haut en bas).　Mésentérique supérieure.
　　　　　　　Capsulaire moyenne.
　　　　　　　Rénale.
　　　　　　　Spermatique.
　　　　　　　Mésentérique inférieure.

DIAPHRAGMATIQUES INFÉRIEURES (fig. 9).

Elles naissent de l'aorte immédiatement après son passage à travers le diaphragme, tantôt séparément, tantôt par un tronc commun ; quelquefois elles viennent du tronc cœliaque.

Elles glissent sous le péritoine, se ramifient à la face inférieure du diaphragme et s'anastomosent avec les diaphragmatiques supérieures et avec les intercostales.

Dans leur trajet, elles fournissent les *œsophagiennes inférieures* qui vont se distribuer à la partie inférieure de l'œsophage, un *rameau* qui s'anastomose en formant une arcade au devant de l'orifice aortique du diaphragme avec un rameau semblable du côté opposé, et la *capsulaire supérieure* qui se porte à la capsule surrénale.

LOMBAIRES.

Analogues aux intercostales, elles sont au nombre de trois ou quatre, selon que l'ilio-lombaire fournit la dernière ou les deux dernières lombaires.

Elles tirent leur origine de l'aorte abdominale par des troncs communs ou par des troncs isolés.

Ces artères se portent dans les gouttières situées sur les côtés des vertèbres lombaires, passent sous les arcades fibreuses du psoas, en arrière du carré des lombes et viennent se ramifier dans l'épaisseur des muscles de la paroi abdominale en suivant un trajet oblique en bas et en avant.

Dans leur trajet, elles fournissent un *rameau dorso-spinal*, des *rameaux musculaires* et *osseux* comme les intercostales, et se terminent en s'anastomosant avec l'artère épigastrique, la mammaire interne et la sous-cutanée abdominale. Ces artères fournissent à leur origine, comme les intercostales, des *rameaux* au corps des vertèbres.

TRONC CŒLIAQUE OU OPISTO-GASTRIQUE DE CHAUSSIER (fig. 7).

Impair et médian, il naît de l'aorte immédiatement au-dessous de la diaphragmatique et se porte directement en avant dans une étendue de 10 à 15 millimètres et aussitôt il se divise en trois branches, hépatique, splénique, coronaire stomachique, qui donnent à leur tour de nombreuses ramifications.

Le tronc cœliaque est en rapport : en haut, avec le lobule de Spigel; en bas, avec le bord supérieur du pancréas; à gauche, avec l'œsophage. Il est entouré par le plexus solaire et par de nombreux ganglions lymphatiques.

TRONC COELIAQUE.	Hépatique..........	Pylorique.
		Gastro-épiploïque droite.
		Cystique.
	Splénique..........	Pancréatiques.
		Gastro-épiploïque gauche.
		Vaisseaux courts.
	Coronaire stomachique.	Cardiaques.
		Gastriques.
		Œsophagiennes.

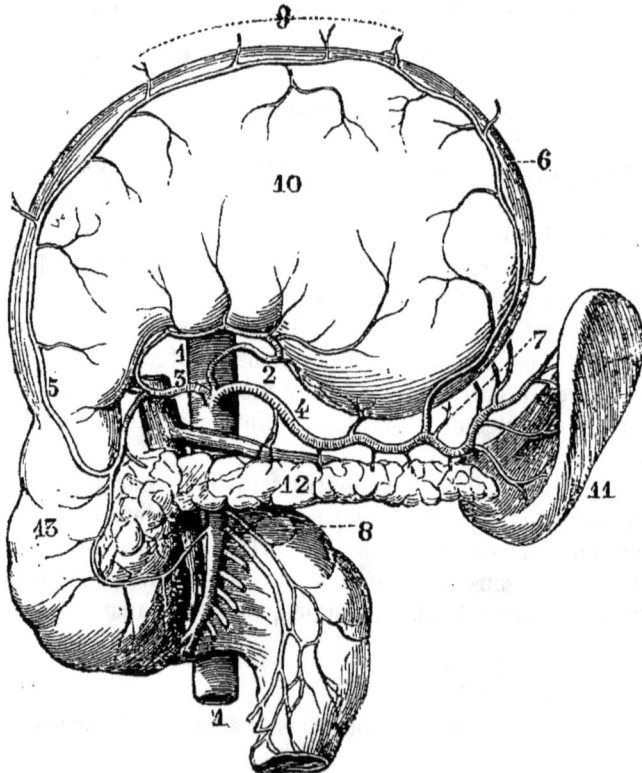

FIG. 7. — Montrant le tronc cœliaque, la rate, le pancréas, le duodénum, l'estomac relevé, et le tronc de la veine porte derrière le pancréas.

1. Aorte.— 2. Coronaire stomachique.— 3. Hépatique.— 4. Splénique.— 5. Gastro-épiploïque droite. — 6. Gastro-épiploïque gauche. — 7. Vaisseaux courts. — 8. Mésentérique supérieure.— 9. Anastomose des gastro-épiploïques droite et gauche.— 10. Estomac. — 11. Rate. — 12. Pancréas. — 13. Duodénum et artère pancréatico-duodénale.

L'hépatique (fig. 7, n° 3) se porte à droite et un peu en haut
vers le hile du foie. Pendant son trajet, qui varie de 8 à 10 centimètres, cette artère croise la partie antérieure de la veine cave et
se place en avant de la veine porte, à gauche des canaux biliaires où
elle concourt à la formation du pédicule du foie. Elle forme avec la
veine porte le bord antérieur de l'hiatus de Winslow, et elle est
située dans l'épaisseur de l'épiploon gastro-hépatique.

Ses branches terminales, au nombre de deux, se distribuent aux
deux lobes du foie.

La *pylorique* se porte en bas vers le pylore dans l'épaisseur de
épiploon gastro-hépatique, et se termine d'une part aux deux faces
u pylore, d'autre part par des anastomoses avec la terminaison de
coronaire stomachique.

La *gastro-épiploïque droite* (fig. 7 et 27) se porte en bas derrière
première portion du duodénum, passe au devant de la tête du
pancréas et vient se terminer au niveau de la grande courbure de
estomac où elle s'anastomose avec celle du côté opposé. Cette
artère fournit au niveau de la tête du pancréas la *pancréatico-duodénale* (fig. 7, n° 13), qui se perd dans le pancréas et dans le duodénum,
es rameaux gastriques aux deux faces de l'estomac et des rameaux
épiploïques au grand épiploon.

La *cystique* se dirige vers la vésicule biliaire et donne un rameau
la face inférieure de la vésicule et un rameau à la face supérieure,
ntre la vésicule et le foie.

La splénique (fig. 7 et 27), la plus volumineuse des trois branches du tronc cœliaque, se dirige à gauche en décrivant des flexuo-
ités et se termine dans le hile de la rate.

Dans son trajet, elle parcourt une gouttière creusée dans le bord
supérieur du pancréas, au niveau duquel elle est entourée d'un grand
ombre de ganglions lymphatiques et de filets nerveux qui se ren-
ent à la rate ; elle passe en arrière de l'estomac, en avant du rein
t de la capsule surrénale gauches. Elle est placée plus haut que la
eine qui suit la face postérieure du pancréas.

Les branches terminales qu'elle donne traversent les trous du
ile de la rate au nombre de trois à six, et se terminent dans cet
rgane.

Les *pancréatiques* (fig. 7, n° 12) se terminent dans le pancréas ;
elles sont petites et nombreuses, et viennent de la splénique pen-
ant son trajet.

La *gastro-épiploïque gauche* (fig. 7 et 27) se porte en bas vers la
grosse tubérosité, gagne la grande courbure de l'estomac, s'anastomose avec celle du côté opposé et fournit comme elle des rameaux
gastriques et des rameaux épiploïques.

Les *vaisseaux courts* (fig. 7, n° 7) naissent à la partie supérieure et presque terminale de la splénique ; ils sont nombreux, de petit volume et ils se portent en haut et en dedans vers la grosse tubérosité de l'estomac où ils se terminent.

La **coronaire stomachique,** branche antérieure du tronc cœliaque, se porte en haut et à gauche vers l'œsophage, puis descend pour parcourir la petite courbure de l'estomac dans toute son étendue entre les deux feuillets du petit épiploon.

Ses branches terminales s'anastomosent avec les branches de la pylorique. Elle donne aussi trois rameaux collatéraux.

Les *rameaux cardiaques* se portent en avant et en arrière du cardia.

Les *rameaux gastriques* aux deux faces de l'estomac.

Les *rameaux œsophagiens*, qui viennent quelquefois de la diaphragmatique inférieure, se rendent à la partie inférieure de l'œsophage.

MÉSENTÉRIQUE SUPÉRIEURE (fig. 7 et 8).

Impaire et médiane, cette artère naît de la face antérieure de l'aorte, à 1 ou 2 centimètres au-dessous du tronc cœliaque, et se porte dans l'épaisseur du mésentère en passant en arrière du pancréas, sur le bord inférieur duquel elle forme une échancrure, et en avant du duodénum qu'elle sépare de l'intestin grêle proprement dit.

Elle est placée, à ce niveau, à gauche de la veine grande mésaraïque. Plus bas, elle est située dans le mésentère et décrit une courbe à concavité droite dont l'extrémité inférieure correspond au cœcum.

A son origine, elle fournit plusieurs petits *rameaux* au pancréas et au duodénum ; plus bas, au-dessous du pancréas, elle fournit une *pancréatico-duodénale* (fig. 7) qui s'anastomose avec celle de la gastro-épiploïque droite.

Elle fournit quelquefois l'hépatique et souvent des branches hépatiques accessoires.

De sa concavité naissent trois branches qui vont à la partie droite du gros intestin ; ce sont les coliques (fig. 8). De sa convexité naissent un grand nombre de rameaux qui se portent, en suivant le mésentère, dans l'intestin grêle. Après avoir fourni tous ces rameaux, cette artère se termine à l'extrémité inférieure de l'intestin grêle, et au cœcum.

Branches collatérales... Pancréatiques.
                          Duodénales.
                          Pancréatico-duodénale.
                          Colique supérieure droite.
                              —   moyenne droite.
                              —   inférieure droite.
                          Branches de l'intestin grêle.

Les *coliques* glissent sous le péritoine, se portent sur le côlon, s'anastomosent entre elles en formant des arcades de la convexité

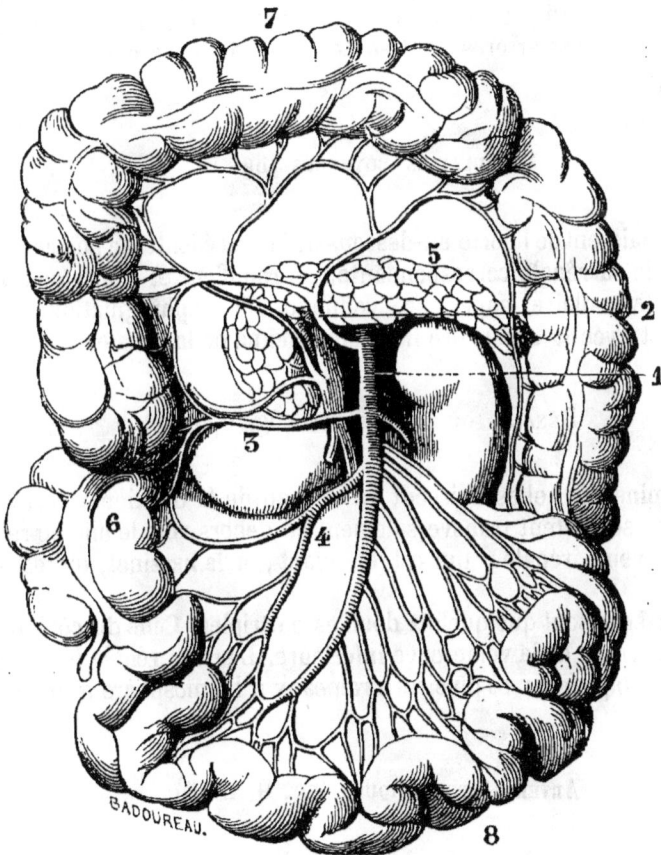

FIG. 8. — Montrant l'artère mésentérique supérieure, la veine grande mésaraïque et le pancréas.

1. Artère mésentérique supérieure accompagnée par la veine. — 2. Colique supérieure droite. — 3. Colique moyenne. — 4. Colique inférieure. — 5. Pancréas. — 6. Cæcum. — 7. Côlon transverse. — 8. Intestin grêle et artères qu'il reçoit.

desquelles naissent d'autres branches qui se bifurquent de nouveau pour se porter ensuite dans l'épaisseur du côlon. La *supérieure*, (fig. 8, n° 2) se rend à la moitié droite du côlon transverse et s'anastomose par inosculation avec la supérieure du côté gauche ; la *moyenne* (fig. 8, n° 3) se rend au côlon ascendant, et l'*inférieure* au cæcum (fig. 8, n° 4).

Les *branches de l'intestin grêle* (fig. 8, n° 8), au nombre de quinze à vingt, se portent dans l'épaisseur du mésentère vers l'intestin grêle, elles s'anastomosent entre elles, forment des arcades desquelles naissent des branches qui se divisent pour former une nouvelle série d'arcades (fig. 8, n° 8), et ainsi de suite jusqu'à quatre et cinq séries ; puis ces artères vont se terminer dans les parois de l'intestin grêle.

Capsulaires moyennes (fig. 9).

Elles naissent de l'aorte au-dessous de la précédente, se portent vers la capsule surrénale correspondante, se ramifient et s'anastomosent avec la capsulaire supérieure venue de la diaphragmatique inférieure, et avec la capsulaire inférieure venue de la rénale.

Rénales ou émulgentes (fig. 9, n° 4).

Volumineuses, elles naissent au niveau de la deuxième vertèbre lombaire, se portent transversalement en dehors vers le hile du rein, entre la veine rénale, qui est en avant, et le bassinet, qui est en arrière.

Ces artères sont quelquefois doubles ou triples. Celle du côté droit passe en arrière de la veine cave inférieure. L'artère rénale fournit la *capsulaire inférieure* et plusieurs rameaux à l'atmosphère graisseuse du rein.

Artères spermatiques (fig. 9, n° 5).

Elles naissent de l'aorte au-dessous de la rénale par un tronc commun ou isolément ; elles descendent vers le canal inguinal en passant au devant du muscle psoas, en arrière de l'uretère et du péritoine, au-dessous du côlon iliaque du côté gauche et de la terminaison de l'intestin grêle du côté droit.

Elles parcourent ensuite le canal inguinal dans toute son étendue,

sortent par l'anneau inguinal, concourent à former le cordon spermatique et se terminent dans le testicule.

Elles fournissent quelques rameaux au cordon spermatique pour
s'anastomoser avec les honteuses externes.

Chez la femme, cette artère s'appelle *utéro-ovarienne* ; elle est
double aussi et se porte sur les parties latérales du corps de l'utérus,
où elle donne une branche utérine et une branche tubo-ovarienne.
La première se porte au tissu de l'utérus et s'anastomose dans son
épaisseur avec l'utérine de l'hypogastrique ; la seconde se porte à la
trompe de Fallope et à l'ovaire où elle se termine.

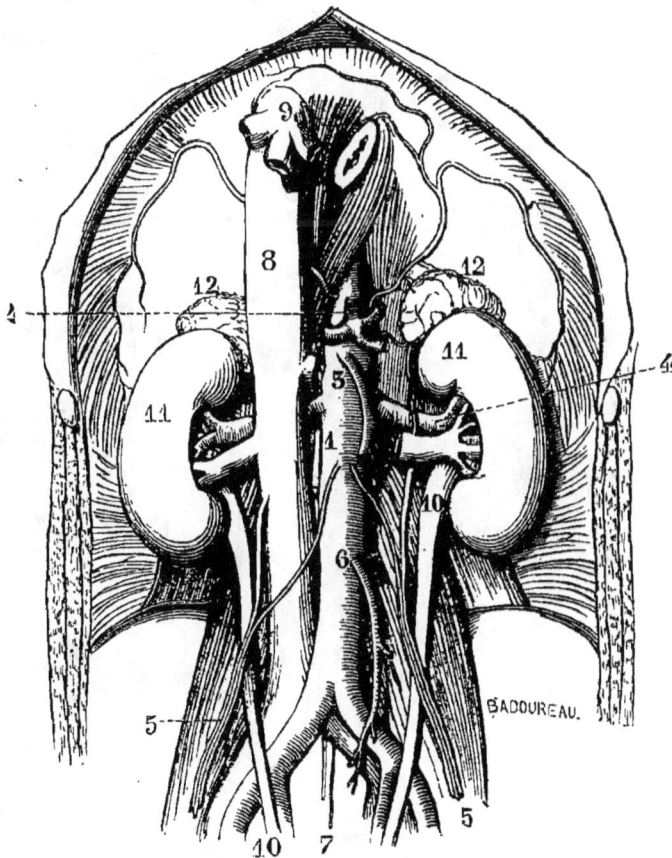

Fig. 9. — Organes recouvrant la paroi abdominale postérieure.

1. Aorte. — 2. Tronc cœliaque. — 3. Mésentérique supérieure. — 4. Rénale. —
5,5. Artère et veines spermatiques. — 6. Mésentérique inférieure. — 7. Sacrée moyenne.
— 8. Veine cave inférieure. — 9. Veines sus-hépatiques. — 10,10. Uretère. —
11,11. Rein. — 12,12. Capsule surrénale.

MÉSENTÉRIQUE INFÉRIEURE (fig. 9, n° 6, et fig. 10).

Venue de l'aorte à 3 ou 4 centimètres au-dessus de sa terminaison, elle se porte en bas en passant au-dessous du péritoine et décrit une courbe à concavité droite. Dans son trajet elle donne plusieurs branches.

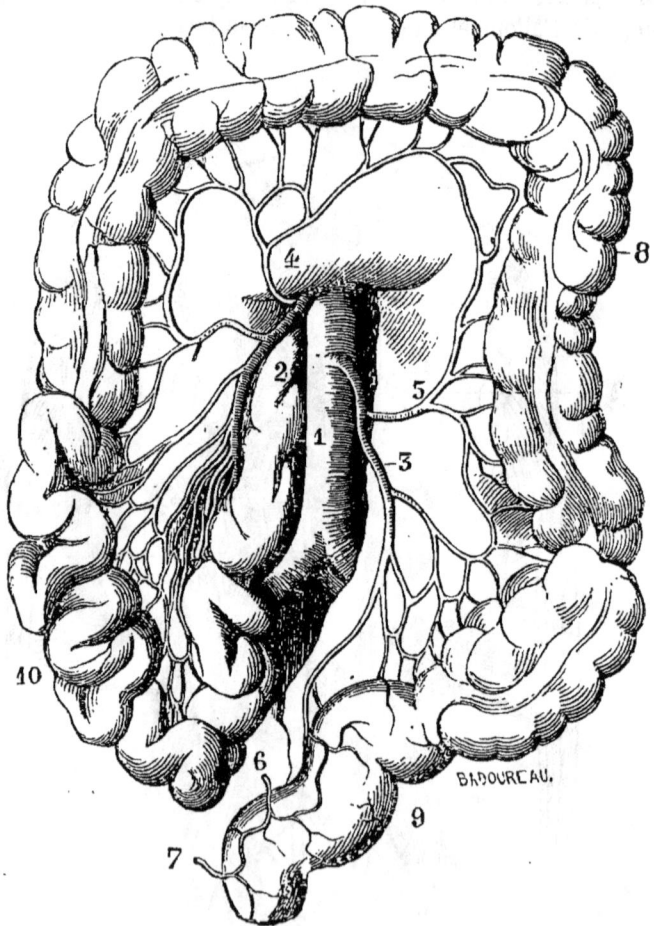

FIG. 10. — Artères mésentériques. L'intestin grêle est rejeté à droite.

1. Aorte. — 2. Mésentérique supérieure. — 3. Mésentérique inférieure avec les trois coliques gauches. — 4. Colique droite supérieure. — 5. Colique gauche supérieure. — 6. Hémorrhoïdale moyenne. — 7. Hémorrhoïdale inférieure. — 8. Côlon descendant. — 9. Rectum. — 10. Intestin grêle.

Branches terminales... Hémorrhoïdale supérieure droite.
     —   —   gauche.

Branches collatérales.. Colique supérieure gauche.
         —   moyenne gauche.
         —   inférieure gauche.

Les *hémorrhoïdales supérieures* (fig. 10) se perdent dans la partie supérieure du rectum, où elles s'anastomosent avec les autres hémorrhoïdales.

Les *coliques gauches* forment comme les droites une série d'arcades artérielles en s'anastomosant. La *supérieure* (fig. 10, n° 5) se porte à la moitié gauche du côlon transverse, et s'anastomose par inosculation avec la colique supérieure droite ; la *moyenne* (fig. 10, n° 3) se rend au côlon descendant, et l'*inférieure* (fig. 10) se perd dans le côlon iliaque. Cette dernière naît souvent par un tronc commun avec la colique moyenne.

BRANCHES TERMINALES DE L'AORTE.

Ces branches terminales sont : la sacrée moyenne et les iliaques primitives. Elles constituent, avec les artères iliaques interne et externe, les artères du bassin.

ILIAQUE PRIMITIVE.	Iliaque externe	épigastrique ...	terminales.
			funiculaire.
			pubienne.
			anastomotique avec l'obturatrice.
		circonflexe iliaque	abdominale.
			iliaque.
	Iliaque interne	viscérales (d'avant en arrière).	ombilicale.
			vésicale.
			vaginale.
			utérine.
			hémorrhoïdale moyenne.
		pariétales.	intra-pelviennes { sacrée latérale. ilio-lombaire.
			extra-pelviennes { obturatrice. fessière. ischiatique. honteuse interne.

SACRÉE MOYENNE (fig. 9, n° 7).

Impaire et médiane, elle s'étend de la bifurcation de l'aorte jusqu'à la face antérieure du coccyx, où elle se bifurque pour s'anastomoser de chaque côté avec les sacrées latérales.

Elle naît de l'aorte même à sa face postérieure, un peu avant sa bifurcation. Chez les animaux pourvus d'une longue queue, elle est très-développée et accompagne cet appendice jusqu'à son extrémité terminale. Elle se place devant la cinquième vertèbre lombaire et sur la face antérieure du sacrum, en arrière du rectum.

Elle donne à droite et à gauche des rameaux qui s'anastomosent avec des rameaux semblables venus de la sacrée latérale pour se porter par les trous sacrés antérieurs aux organes contenus dans le canal sacré. Elle donne d'autres rameaux au sacrum et à la cinquième vertèbre lombaire.

Iliaque primitive (fig. 9).

Elle s'étend de la quatrième vertèbre lombaire à la symphyse sacro-iliaque. Son origine et sa terminaison peuvent varier un peu suivant le point de bifurcation de l'aorte.

Elle est dirigée de haut en bas, de dedans en dehors et d'arrière en avant. Elle ne fournit aucune branche collatérale et se bifurque en iliaque externe et iliaque interne. Dans son trajet elle est recouverte par le péritoine et croisée quelquefois par l'uretère. Elle recouvre la cinquième vertèbre lombaire et la veine iliaque primitive. Celle du côté droit croise d'abord à angle droit la veine iliaque gauche, puis recouvre la droite.

Iliaque externe (fig. 11 et 12).

Elle fait suite à la précédente, suit la même direction et prend le nom de fémorale au moment où elle croise la face inférieure de l'arcade crurale.

Elle fait saillie le long du bord interne du psoas, contre lequel elle est fixée par un dédoublement du *fascia iliaca*. Dans son trajet, elle est recouverte par le péritoine, par le canal déférent qui la croise chez l'homme, le ligament rond et les vaisseaux utéro-ovariens chez la femme ; de plus, celle du côté gauche est recouverte par le côlon iliaque, tandis que l'intestin grêle, à sa terminaison, recouvre celle du côté droit.

Elle est accompagnée par la veine iliaque externe, qui occupe son côté postérieur en haut et son côté interne en bas. De nombreux ganglions et vaisseaux lymphatiques l'entourent. Le nerf génito-crural lui est accolé.

Elle fournit deux branches : l'épigastrique et la circonflexe iliaque.

L'épigastrique (fig. 11 et 12) naît de l'iliaque externe à 5 ou 6 millimètres en arrière de l'arcade crurale ; quelquefois elle vient de la fémorale et pénètre dans l'abdomen par l'anneau crural.

Après son origine, elle se porte en haut et en dedans et décrit une courbe à concavité supérieure qui soulève le péritoine et qui embrasse chez l'homme la courbe que décrit le canal déférent en sortant du canal inguinal, et chez la femme celle que décrit le ligament rond. Elle monte ensuite en croisant la paroi postérieure du canal inguinal et sépare la fossette inguinale interne de la fossette inguinale externe.

Toujours située dans le tissu cellulaire sous-péritonéal, elle se dirige en haut et en dedans, atteint la gaîne du muscle droit de l'abdomen, qu'elle pénètre pour se ramifier dans ce muscle et s'anastomoser avec la mammaire interne et avec quelques rameaux des artères lombaires.

Dans son trajet, elle fournit la funiculaire, l'anastomotique de l'obturatrice et la pubienne.

La *funiculaire* pénètre dans le canal inguinal par son orifice péritonéal et va se distribuer aux éléments du cordon en s'anastomosant avec les honteuses externes.

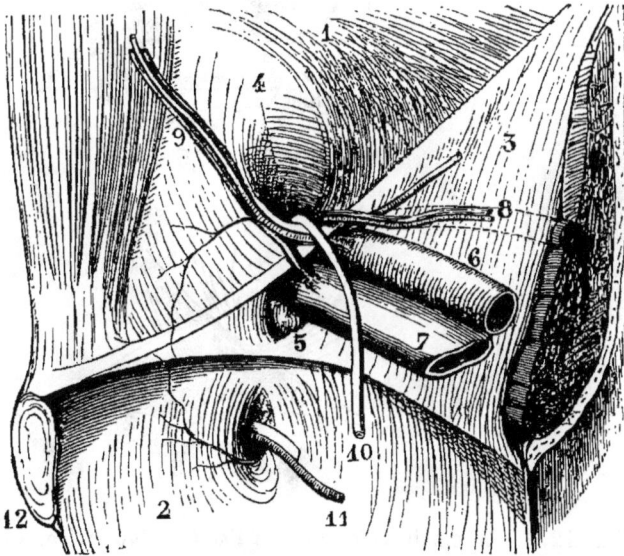

IG. 11. — Région ilio-inguinale du côté droit vue par sa face postérieure.

1. Fascia transversalis. — 2. Muscle obturateur interne. — 3. Artère circonflexe iliaque. — 4. Orifice péritonéal du canal inguinal. — 5. Ganglion lymphatique situé dans l'anneau crural entre la veine iliaque et le ligament de Gimbernat. — 6. Artère iliaque externe. — . Veine iliaque externe. — 8. Vaisseaux spermatiques. — 9. Vaisseaux épigastriques et anastomose de l'artère avec l'obturatrice. — 10. Canal déférent. — 11. Artère obturatrice et son anastomose avec l'épigastrique. — 12. Coupe de la symphyse pubienne.

L'*anastomotique* (fig. 11) naît de l'épigastrique, à quelques millimètres de son origine, et se porte dans le petit bassin en croisant la
branche horizontale du pubis pour s'anastomoser avec l'obturatrice.
Ce rameau anastomotique présente des anomalies presque aussi fréquentes que l'état normal. Ainsi il est fréquent de voir ce tronc assez
volumineux pour faire dire que l'obturatrice ne vient pas de l'iliaque
interne, mais bien de l'épigastrique. Dans ce cas elle naît de l'épigastrique sur un point très-rapproché de l'origine de celle-ci (fig. 12,
B, n° 5) ou sur un point un peu éloigné (fig. 12, A, n° 5), et il est
important de bien signaler ces variétés, car cette artère contracte
avec l'anneau crural des rapports dangereux pour l'opération de la
hernie étranglée. Voici comment : dans la disposition ordinaire, le
rameau anastomotique descend simplement vers l'obturatrice en
s'appliquant à la face interne des vaisseaux iliaques externes ; mais
dans le cas d'anomalie, ce rameau volumineux, s'il naît sur un point
un peu élevé de l'épigastrique, descend vers le trou obturateur en

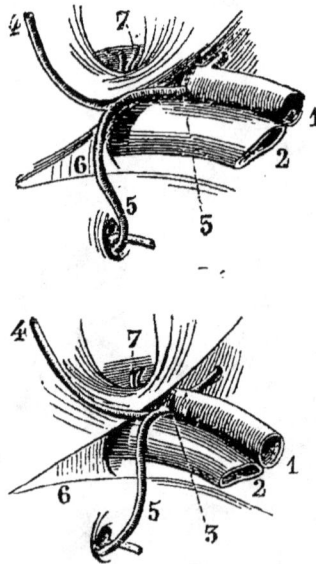

FIG. 12. — Anomalies d'origine de l'artère obturatrice. Ces figures montrent l'arcade crurale, l'anneau crural et le ligament de Gimbernat du
côté droit, vus du côté de l'abdomen.

A. 1. Artère iliaque externe. — 2. Veine iliaque externe. — 3. Tronc commun de
l'épigastrique et de l'obturatrice, ayant une longueur de 10 à 12 millimètres. — 4. Épigastrique. — 5. Obturatrice passant sur le ligament de Gimbernat. — 6. Ligament de
Gimbernat. — 7. Orifice péritonéal du canal inguinal.

B. Dans cette figure, le tronc commun de l'épigastrique et de l'obturatrice est plus
court. L'obturatrice 5 descend en croisant la veine iliaque externe en dehors du point de
l'anneau crural où se produisent ordinairement les hernies.

passant soit sur la partie interne de l'anneau crural lui-même, soit sur la base du ligament de Gimbernat.

Or, en ce cas, le débridement sur ce ligament aura un danger évident. Heureusement qu'aujourd'hui ces anomalies n'ont pas l'importance qu'elles avaient autrefois, car il est bien rare que le ligament de Gimbernat détermine l'étranglement de la hernie crurale. Cette hernie s'étrangle surtout dans un des orifices du *fascia crebriformis*.

Le *rameau pubien*, très-grêle, se porte sur le bord supérieur de a symphyse pubienne et s'anastomose avec celui du côté opposé.

La **circonflexe iliaque** (fig. 11, n° 3) naît à peu près au même niveau que l'épigastrique, puis elle se porte en haut et en dehors en suivant l'arcade fémorale, le long de son bord postérieur dans le tissu cellulaire sous-péritonéal. Arrivée au niveau de l'épine iliaque antéro-supérieure, elle se bifurque et fournit un rameau iliaque et un rameau abdominal.

Le *rameau iliaque* suit la lèvre interne de la crête iliaque dans un canal fibreux creusé à l'union du transverse de l'abdomen et de la circonférence du muscle iliaque, et se distribue au muscle iliaque, à l'os et au carré des lombes.

Elle s'anastomose avec les artères lombaires et l'ilio-lombaire.

Le *rameau abdominal*, au niveau de l'épine iliaque antéro-supérieure, monte dans l'épaisseur de la paroi abdominale et se distribue aux muscles de cette paroi en s'anastomosant avec les artères lombaires.

ILIAQUE INTERNE OU HYPOGASTRIQUE.

Branche terminale interne de l'iliaque primitive, elle naît au niveau de la symphyse sacro-iliaque et se porte verticalement en bas vers la partie supérieure de la grande échancrure sciatique. Elle a une longueur de 2 à 5 centimètres ; elle est accompagnée par la veine hypogastrique qui est placée en arrière d'elle et recouverte par le péritoine. Elle fournit onze branches chez la femme et neuf chez l'homme.

Ces branches naissent irrégulièrement, tantôt par des troncs séparés, tantôt en se groupant par deux ou trois qui forment un seul tronc ; mais ce qui est à peu près constant, c'est de voir l'artère honteuse interne former sa branche terminale.

Toutes ces branches présentent quelques caractères communs. D'abord elles glissent toutes au-dessous du péritoine et sont accolées pendant un trajet plus ou moins long aux parois du bassin ou aux muscles qui les tapissent. Plus bas, elles se réfléchissent les unes en dedans, vers les viscères (viscérales), les autres en dehors, par des

orifices creusés sur les parois du bassin (extra-pelviennes); d'autres
enfin se perdent à la surface interne du bassin (intra-pelviennes).

L'ombilicale naît de la partie antérieure, se porte en bas et en
avant, et se réfléchit pour se porter du côté de la vessie. Elle monte
alors sur les parois latérales de la vessie et se porte directement à
l'ombilic en soulevant le péritoine et s'en formant un repli. Elle
passe par l'anneau ombilical, décrit avec celle du côté opposé et la
veine ombilicale des spirales jusqu'au placenta. Ce sont ces vaisseaux qui constituent le cordon ombilical.

Dans ce trajet, l'artère ombilicale fournit une artère vésicale antérieure à la vessie. Après la naissance, la portion d'artère comprise
entre la vessie et l'ombilic se transforme en cordon fibreux, tandis que
l'autre portion, de même que la vésicale antérieure, reste perméable.

La **vésicale**, plus petite, venue aussi de la partie antérieure de
l'iliaque interne, se porte en bas et en avant, vers la face inférieure
de la vessie ; arrivée là, elle se ramifie à cette face inférieure,
fournit de nombreux rameaux aux parois de la vessie et donne en
outre, chez l'homme, des branches nombreuses à la prostate, aux
vésicules séminales, au rectum, et chez la femme, au vagin. Elle
donne en outre chez l'homme une petite branche, *artère déférentielle*,
qui va au testicule en suivant toute la longueur du canal déférent.

La **vaginale** se porte en bas et en avant vers les bords du vagin ;
arrivée là, elle se ramifie aux deux parois de ce canal en s'anastomosant avec les branches artérielles du périnée et de la vessie.

L'utérine se porte en bas et en dedans ; arrivée aux bords du
col utérin, elle se ramifie dans le tissu du col et s'anastomose avec
l'artère utéro-ovarienne. Elle se termine en formant des hélices
(voy. *Utérus*).

L'hémorrhoïdale moyenne se porte en bas et en dedans et se
ramifie dans la partie moyenne du rectum en s'anastomosant avec
les hémorrhoïdales supérieures et inférieures. Cette artère, souvent
formée de plusieurs rameaux, a été étudiée dans ces derniers temps
par M. Dolbeau.

La **sacrée latérale** gagne le bord du sacrum et descend obliquement vers le coccyx en suivant ce bord. Elle se termine en
s'anastomosant avec la sacrée moyenne. Dans son trajet, elle donne
des rameaux qui s'anastomosent avec des rameaux semblables venus
de la sacrée moyenne, et des rameaux osseux au sacrum.

L'**illo-lombaire** se dirige en arrière et en haut et se divise en deux branches : l'iliaque et la lombaire.

La branche *iliaque* se porte au-dessous du muscle iliaque et se ramifie dans ce muscle et dans l'os.

La branche *lombaire* monte au-dessous du psoas et va fournir la dernière ou les deux dernières lombaires en se comportant comme les lombaires venues de l'aorte abdominale.

L'**obturatrice** se porte en avant en suivant les parois du bassin, passe dans la gouttière sous-pubienne avec le nerf obturateur, au-dessus de la membrane obturatrice et du muscle obturateur interne. Sortie du bassin, elle donne deux rameaux : l'un interne, qui contourne la partie interne de l'insertion iliaque de l'obturateur externe ; l'autre externe, qui contourne la moitié externe. Elle se distribue au muscle obturateur externe et aux autres muscles de la région, s'anastomose avec l'ischiatique et les circonflexes et fournit un rameau articulaire qui traverse, avec un rameau semblable de la circonflexe postérieure, l'échancrure ischio-pubienne du sourcil cotyloïdien, chemine dans l'épaisseur du ligament rond et va se terminer dans la tête du fémur.

Avant de sortir du bassin, l'obturatrice reçoit le rameau anastomotique de l'épigastrique, et lorsque ce rameau est volumineux, on dit que l'obturatrice vient de l'épigastrique (voy. fig. 12).

La **fessière** sort immédiatement du bassin, entre la partie supérieure de la grande échancrure sciatique et le muscle pyramidal.

Elle remonte dans la région fessière et se divise en plusieurs branches, dont deux principales : l'une de ces branches suit la ligne courbe qui donne insertion au petit fessier ; elle se distribue aux muscles petit et moyen fessier, entre lesquels elle est située ; l'autre, placée entre le moyen et le grand fessier, sur la ligne d'insertion du moyen fessier, se distribue à ces deux muscles et au tenseur du fascia lata. Elle s'anastomose avec la circonflexe iliaque et les dernières lombaires.

L'**ischiatique** passe au devant du pyramidal et sort par l'échancrure sciatique avec le nerf grand sciatique. Elle est peu volumineuse, se ramifie dans les muscles de la couche profonde de la fesse et envoie un rameau très-long et très-grêle sur le grand nerf sciatique, qu'il accompagne jusqu'au milieu de la cuisse. Elle s'anastomose avec l'obturatrice, les circonflexes et les perforantes.

La **honteuse interne** sort du bassin au même niveau que la précédente avec le nerf honteux interne ; elle contourne la face postérieure de l'épine sciatique et rentre dans le bassin par la petite échancrure sciatique. Elle s'applique ensuite à la face interne de l'ischion, sur laquelle elle est fixée par une lame fibreuse et dont elle se dévie fort rarement, puis elle se porte vers la symphyse pubienne en côtoyant la branche ascendante de l'ischion et descendante du pubis. Arrivée à la symphyse, elle se bifurque en dorsale de la verge et caverneuse.

Rapports. — A son origine, elle croise dans le bassin la face antérieure du muscle pyramidal ; plus loin, elle recouvre l'épine sciatique et elle est recouverte par le grand fessier ; dans le bassin, elle est fixée sur l'ischion et sur le muscle obturateur interne par une aponévrose. Le long de la branche ascendante de l'ischion, elle est contenue entre les deux feuillets du ligament de Carcassonne.

Branches collatérales. — Ce sont les hémorrhoïdales inférieures, la périnéale superficielle et la périnéale profonde.

Les branches terminales sont la dorsale de la verge et la caverneuse.

Les *hémorrhoïdales inférieures* viennent de la honteuse interne au moment où elle se place à la face interne de l'ischion. Ces branches, nombreuses et peu volumineuses, se portent en dedans en traversant le tissu cellulo-graisseux de la fosse ischio-rectale et se distribuent à la partie inférieure du rectum, où elles s'anastomosent avec les hémorrhoïdales moyennes et supérieures.

La *périnéale superficielle* se porte, en contournant le bord postérieur du muscle transverse, dans le tissu cellulaire sous-cutané et se dirige d'arrière en avant en se ramifiant. Elle se termine à la peau des bourses et du périnée ; elle s'anastomose avec les honteuses externes.

La *périnéale profonde*, appelée aussi *bulbeuse*, traverse le triangle ischio-bulbaire et se termine dans le bulbe après avoir fourni des rameaux aux muscles superficiels du périnée.

La *dorsale de la verge* se porte sur le dos de la verge, suit le sillon antéro-postérieur et médian qui est formé par la réunion des corps caverneux, au-dessous de l'aponévrose, et vient se ramifier dans le gland.

La *caverneuse* pénètre dans les corps caverneux entre les deux racines et se perd dans l'épaisseur de leur tissu.

Il est à remarquer que le bulbe et le gland reçoivent chacun une artère et que ces artères s'anastomosent dans l'épaisseur de la paroi de l'urèthre formée de tissu érectile. Or, les corps caverneux recevant une branche indépendante et les vaisseaux de l'urèthre et ceux des corps caverneux ne présentant pas de larges communications entre eux, on conçoit qu'il puisse exister une érection du gland indépendante de celle des corps caverneux.

Artères de la cuisse (fig. 13).

Ces artères sont constituées par la fémorale et ses branches collatérales.

ARTÈRE FÉMORALE OU CRURALE.

Cette artère commence au moment où elle passe sous l'arcade crurale. Elle se termine à l'anneau du troisième adducteur, où elle prend le nom de *poplitée*. Elle est oblique de haut en bas, d'avant en arrière et de dehors en dedans.

Rapport. — 1° *Avec les os.* Elle repose sur l'éminence ilio-pectinée ; plus bas sur la tête du fémur, dont elle est séparée par la capsule fibreuse de l'articulation et par le psoas ; plus bas, au moment de sa terminaison, elle est en rapport avec la face interne du fémur.

2° *Avec les muscles.* A la partie supérieure de la cuisse, elle est située dans le triangle de Scarpa. Elle descend verticalement de la base vers le sommet de ce triangle, reposant dans une gouttière que lui forment principalement le pectiné en arrière et le psoas iliaque en dehors. Un peu plus bas, au sommet du triangle, elle est recouverte par le couturier, qui croise sa direction, et qu'on a appelé son muscle satellite. Ce muscle est placé en dehors de l'artère à sa partie supérieure, où il constitue le bord externe du triangle de Scarpa ; plus bas, il est placé au devant de ce vaisseau ; plus bas encore, en dedans. Au-dessous du triangle de Scarpa, et dans tout le reste de son étendue, l'artère fémorale est située au fond d'une gouttière que forment le vaste interne en avant et les trois adducteurs en arrière Je ferai remarquer que le second ou moyen adducteur, situé derrière le premier, n'est pas directement en contact avec l'artère.

3° *Avec les aponévroses.* Depuis son origine jusqu'à sa terminaison, l'artère fémorale est contenue dans la gaîne des vaisseaux fémoraux. A sa terminaison, elle est entourée par un canal de quelques centimètres de longueur qui fait suite à cette gaîne, et qu'on appelle improprement *anneau du troisième adducteur.* Dans le triangle de Scarpa, l'artère n'est séparée de la peau que par le feuillet superficiel de l'aponévrose fémorale et quelques ganglions lymphatiques superficiels. Elle est comprise dans le canal crural des auteurs.

4° *Avec les vaisseaux.* La veine fémorale l'accompagne dans toute son étendue ; à la partie supérieure elle est interne, plus bas elle devient postérieure pour se diriger ensuite vers le côté externe.

22.

L'artère fémorale est accompagnée par les vaisseaux lymphatiques profonds qui l'entourent.

5° *Avec les nerfs.* Le nerf crural, dans le triangle de Scarpa, est séparé de l'artère par la bandelette ilio-pectinée et par l'aponévrose du muscle psoas, dans la gaîne duquel ce nerf est situé. Un peu plus bas, avant de sortir du triangle de Scarpa, une branche du nerf crural, le nerf saphène interne, vient s'accoler à l'artère et se placer sur sa face antérieure qu'elle croise un peu obliquement. Le nerf accessoire du saphène interne lui est aussi accolé dans une partie de son étendue.

Six branches collatérales.

Quatre naissent dans le triangle de Scarpa.	Sous-cutanée abdominale.	
	Honteuse externe supérieure	rameau pubien. rameau scrotal.
	— externe inférieure	rameau pubien. rameau scrotal.
	Fémorale profonde	circonflexe interne. circonflexe externe. perforantes.
Deux au-dessous.	Musculaire superficielle ou artère du triceps. Grande anastomotique ou première articulaire supérieure et interne.	

L'artère sous-cutanée abdominale (fig. 13) naît immédiatement au-dessous de l'arcade fémorale et se porte vers l'ombilic. Elle est située dans le tissu cellulaire sous-cutané.

La **honteuse externe supérieure** (fig. 13) est située dans le tissu cellulaire sous-cutané. Elle se porte en dedans et donne un rameau à la peau qui recouvre le pubis et un rameau à la peau du scrotum et de la verge chez l'homme, de la grande lèvre chez la femme.

La **honteuse externe inférieure,** née quelquefois de la fémorale profonde et située sous l'aponévrose, présente la même direction et la même division que la précédente ; elle passe dans la concavité de l'anse que décrit la veine saphène interne au moment où elle se jette dans la veine fémorale.

La **fémorale profonde** (fig. 13, n° 2), née à 3, 4 ou 5 centimètres au-dessous de l'arcade crurale, se porte en arrière, derrière le premier adducteur. Un peu plus bas, elle traverse le grand adducteur, devient postérieure et se termine dans les muscles qui forment le côté supérieur du creux poplité. Elle fournit les circonflexes et les perforantes.

La *circonflexe interne* ou *postérieure* naît à la partie supérieure de la fémorale profonde, se porte entre le pectiné et le col du fémur, contourne la face postérieure du col et vient se terminer dans la région trochantérienne, en une foule de petites branches dont les unes,

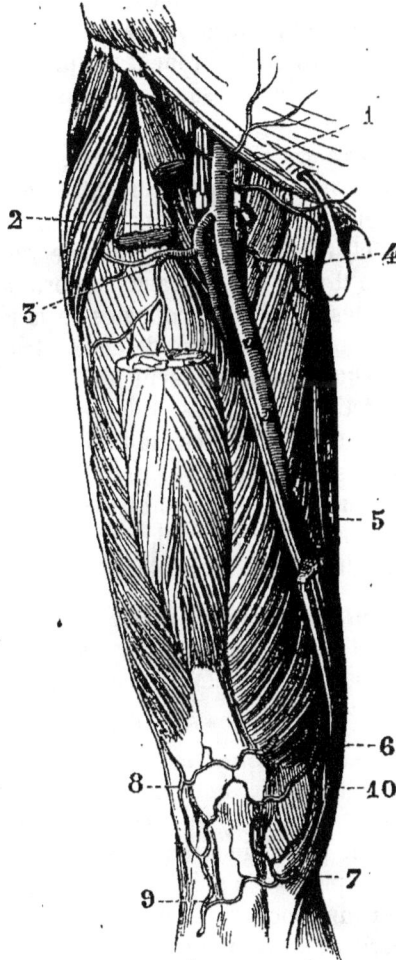

FIG. 13. — Artère fémorale et artères articulaires du genou.

1. Artère fémorale et veine fémorale. — 2. Artère fémorale profonde. — 3. Artère du triceps venant d'un tronc commun avec la fémorale profonde. — 4. Artère honteuse externe inférieure; la supérieure est au-dessus. — 5. Artère grande anastomotique. — 6. Artère articulaire supérieure et interne. — 7. Artère articulaire inférieure et interne. — 8. Artère articulaire supérieure et externe. — 9. Artère articulaire inférieure et externe. — 10. Très-riche réseau artériel situé au devant du genou. On y voit aussi, à la partie supérieure, deux artères sans indice : la sous-cutanée abdominale et la honteuse externe supérieure.

ascendantes, se distribuent aux muscles de la région; dont les autres, descendantes, se terminent dans les muscles postérieurs de la cuisse. Parmi ces nombreuses branches, on en remarque une *articulaire* qui passe sous le col du fémur et qui pénètre dans l'articulation en passant sous le pont fibreux du sourcil cotyloïdien qui se trouve situé au niveau de l'échancrure ischio-pubienne. Cette branche traverse le ligament rond et se termine dans la tête du fémur. On y remarque aussi de nombreuses branches pour le périoste et les os.

Cette artère s'anastomose en se terminant avec l'obturatrice et la circonflexe antérieure.

La *circonflexe externe* ou *antérieure*, plus petite, naît à peu près au même niveau; elle se porte entre le psoas iliaque et le droit antérieur, et donne une branche pour les muscles tenseur du fascia lata et fessiers, tandis qu'elle contourne le grand trochanter et se divise en un grand nombre de branches qui s'anastomosent avec les divisions terminales de la circonflexe postérieure.

Les *perforantes*, au nombre de deux, trois ou quatre, naissent à différentes hauteurs et traversent les muscles adducteurs au niveau de leurs insertions fémorales. Elles se divisent en arrière du fémur et s'anastomosent entre elles; la première perforante, la plus volumineuse, s'anastomose vers le grand trochanter avec la circonflexe interne et l'ischiatique. Ces nombreuses artères, à la face postérieure de la cuisse, prennent un développement considérable, lorsqu'on porte une ligature sur l'artère fémorale.

La **musculaire superficielle** ou **du triceps** (fig. 13, n° 3) se porte directement en avant et en bas, et se termine dans le psoas, dans le tenseur du fascia lata, et principalement dans les trois portions du muscle triceps.

La **grande anastomotique** (fig. 13, n° 10) naît à la terminaison de l'artère fémorale, quelquefois à l'origine de la poplitée; elle se porte en bas et en avant, au-dessous du grand adducteur, et fournit une branche périostique pour l'extrémité inférieure du fémur, et une branche superficielle qui se porte à la partie interne et antérieure de la rotule pour concourir à la formation d'un riche réseau artériel, qui sera décrit avec les branches de la poplité. Cette artère constitue aussi la première articulaire supérieure et interne.

Artères du genou.

Ces artères sont : la poplitée et ses branches articulaires.

Artère poplitée.

Cette artère est située très-profondément dans la région poplitée. Elle prend naissance à l'anneau du troisième adducteur et se termine à l'anneau du soléaire où elle se bifurque en tibiale antérieure et en tronc tibio-péronier. Dans sa moitié supérieure, elle est oblique de haut en bas et de dedans en dehors ; dans sa moitié inférieure, elle est verticale.

Rapports. — *En avant* et de haut en bas, elle est en contact avec le fémur, le ligament postérieur de l'articulation du genou et le muscle poplité ; *en arrière*, elle est en rapport avec une grande quantité de tissu cellulaire graisseux qui remplit le losange poplité et avec les muscles qui limitent ce losange : le jumeau interne, en se réunissant à angle aigu au jumeau externe et au plantaire grêle, la recouvre en bas ; le biceps, en s'accolant à angle aigu au demi-tendineux et au demi-membraneux, la recouvre en haut. Il résulte de la direction oblique de la moitié supérieure de l'artère que le demi-membraneux la recouvre immédiatement, et que le biceps n'est pas directement en contact avec elle.

Rapports avec la veine et le nerf. — La veine poplitée suit la direction de l'artère. Elle est placée en dehors et la recouvre en partie. Le nerf sciatique poplité interne est placé en dehors de la veine et la recouvre un peu, de sorte que les deux vaisseaux et le nerf sont superposés d'avant en arrière et de dedans en dehors. Le nerf n'accompagne pas les vaisseaux dans toute leur étendue. En effet, dans la moitié supérieure, ils se séparent à angle aigu, le nerf se portant vers le grand nerf sciatique à la partie postérieure de la cuisse, tandis que les vaisseaux se portent en dedans vers l'anneau du troisième adducteur.

Branches collatérales.... Articulaire supérieure et interne.
    —   supérieure et externe.
    —   moyenne.
    —   inférieure et interne.
    —   inférieure et externe.
   Jumelles.

Branches terminales.. .. Tibiale antérieure.
       Tronc tibio-péronier.

L'articulaire supérieure et interne (fig. 14), née de la partie supérieure de la poplitée, tantôt isolément, tantôt par un tronc commun avec la suivante, se dirige en dedans et un peu en bas ; elle contourne le condyle interne du fémur au-dessous du vaste interne et se divise en deux rameaux : un rameau profond pour l'extrémité inférieure du fémur et le vaste interne, et un rameau superficiel anastomotique qui se porte au-devant de la rotule où il s'anastomose avec les autres articulaires.

L'articulaire supérieure et externe (fig. 14) naît au même niveau que la précédente ; elle se porte en dehors et en bas, contourne le condyle externe du fémur et donne deux rameaux : l'un profond pour l'extrémité inférieure du fémur et le vaste externe, l'autre anastomotique qui se porte au-devant de la rotule où il s'anastomose avec les autres articulaires.

L'articulaire moyenne prend naissance à la partie antérieure et moyenne de la poplitée et se divise en un certain nombre de rameaux qui traversent d'arrière en avant le ligament postérieur de l'articulation du genou et se distribuent aux parties molles de l'articulation et surtout à l'extrémité inférieure du fémur.

L'articulaire inférieure et interne (fig. 14, n° 4) tire son origine de la partie inférieure de la poplitée et se porte en dedans en contournant la tubérosité interne du tibia. Elle passe sous le ligament latéral interne du genou avec le faisceau antérieur du muscle demi-membraneux. Elle donne ensuite des branches profondes au périoste du tibia et une plus volumineuse à la peau qui recouvre la rotule.

L'articulaire inférieure et externe (fig. 14, n° 3) naît au même niveau que la précédente ; elle se porte sous le ligament latéral externe du genou et le tendon du biceps, et contourne la tubérosité externe du tibia. Elle fournit ensuite un rameau profond au périoste du tibia et un plus volumineux à la peau qui recouvre la rotule.

La rotule est recouverte par un riche réseau artériel que constituent les deux articulaires supérieures, les deux articulaires inférieures, la grande anastomotique et la récurrente tibiale antérieure. Ces artères s'anastomosent toutes entre elles et fournissent des rameaux à la rotule, à la bourse séreuse prérotulienne et à la partie antérieure de la synoviale.

Les jumelles naissent le plus souvent par un tronc commun à la partie moyenne et postérieure de la poplitée ; la jumelle interne se distribue à la face profonde du jumeau interne, tandis que la jumelle externe se rend à celle du jumeau externe. Un petit rameau accompagne ordinairement le nerf saphène externe entre les deux jumeaux.

Artères de la jambe.

Ces artères sont nombreuses ; elles sont fournies, en avant, par la tibiale antérieure et ses branches, en arrière par le tronc tibio-péronier, la tibiale postérieure, la péronière et leurs branches collatérales.

Tibiale antérieure . . . { Collatérales. { Récurrente tibiale antérieure. Malléolaire interne. Malléolaire externe. Terminale. { Pédieuse.

Tronc tibio-péronier . . { Collatérales. { Périostiques. Musculaires. Osseuses. Terminales. { Péronière. . . { Collatérales. { Musculaires. Osseuses. Terminales. { Antérieure. Postérieure. Tibiale postérieure. { Collatérales. { Musculaires. Osseuses. Terminales. { Plantaire interne. Plantaire externe.

TIBIALE ANTÉRIEURE (fig. 14, n° 1).

Cette artère est située au devant du ligament interosseux, à la région antérieure de la jambe. Elle s'étend de l'anneau du soléaire au bord inférieur du ligament annulaire antérieur du tarse où elle prend le nom de *pédieuse*. Elle est oblique de haut en bas et un peu de dehors en dedans.

Rapports. — Après son origine, cette artère traverse le ligament interosseux d'arrière en avant à son extrémité supérieure, et s'applique à la face antérieure de ce ligament qu'elle quitte à la partie inférieure de la jambe pour se placer sur la face externe du tibia. Elle est appliquée contre le ligament par une mince aponévrose qui rend quelquefois difficile la recherche du bout supérieur de l'artère dans l'amputation de la jambe. Deux veines tibiales antérieures accompagnent l'artère qui est placée au milieu. Le nerf tibial antérieur l'accompagne aussi. Ce nerf est situé en dehors de l'artère à la partie supérieure, en avant vers la partie moyenne et en dedans à la partie inférieure. Dans son trajet, l'artère tibiale antérieure est située au fond de l'interstice celluleux qui sépare le jambier antérieur de l'extenseur commun des orteils en haut, et plus bas de l'extenseur propre du gros orteil. Le tendon de ce muscle au niveau de l'articulation tibio-tarsienne passe dans la même gaîne fibreuse que l'artère et les deux veines, au devant de ces vaisseaux.

La **récurrente tibiale antérieure** (fig. 14, n° 2) tire son origine de la tibiale antérieure au niveau de la partie supérieure du ligament interosseux ; elle s'applique contre la face externe du tibia, traverse les insertions supérieures du jambier antérieur et se divise en rameaux périostiques pour le tibia et en rameaux anastomotiques, qui se portent au-devant de la rotule pour concourir à la formation du réseau artériel que forment les artères articulaires.

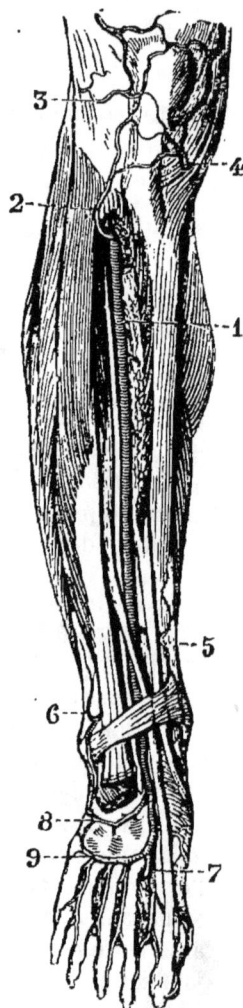

FIG. 14. — Face antérieure du genou, de la jambe et du pied.

1. Tibiale antérieure. — 2. Récurrente tibiale antérieure. — 3. Articulaire inférieure et externe. — 4. Articulaire inférieure et interne s'anastomosant avec les articulaires supérieures. — 5. Malléolaire interne. — 6. Malléolaire externe. — 7. Terminaison de la pédieuse traversant l'extrémité postérieure du premier espace interosseux. — 8. Dorsale du tarse. — 9. Dorsale du métatarse fournissant les perforantes et les interosseuses dorsales.

La **malléolaire interne** (fig. 14, n° 5) naît de la tibiale à 2 ou 3 centimètres au-dessus de l'articulation, se porte en bas et en dedans vers la malléole interne, et se divise à ce niveau en un grand nombre de petits rameaux qui se terminent dans la malléole et les parties molles qui l'avoisinent. Elle s'anastomose avec la terminaison des péronières antérieure et postérieure.

La **malléolaire externe** (fig. 14, n° 6) commence un peu plus haut que la précédente et se porte en serpentant vers la malléole externe, à laquelle elle se distribue de même qu'aux parties molles qui l'entourent. Elle s'anastomose à ce niveau avec la dorsale du tarse venue de la pédieuse.

Tronc tibio-péronier.

Branche de bifurcation de la poplitée. Elle se porte en bas entre le soléaire, qui est situé en arrière, et le jambier postérieur et le fléchisseur commun des orteils, qui sont en avant. Le nerf tibial postérieur accompagne cette artère. Il est postérieur.

Les *branches périostiques et musculaires*, irrégulières, se portent dans les muscles et le périoste.

La *branche osseuse* constitue l'artère nourricière du tibia ; elle pénètre par le trou nourricier.

Artère péronière.

Née du tronc tibio-péronier, elle se porte en bas et un peu en dehors vers la partie inférieure de la jambe, en suivant la face postérieure du péroné. Elle est recouverte par le soléaire et, plus bas, par le fléchisseur propre du gros orteil ; elle recouvre le jambier postérieur et plus bas le ligament interosseux. Deux veines l'accompagnent.

Les branches *musculaires* et *osseuses* n'ont pas reçu de noms particuliers ; elles se distribuent aux muscles voisins et à l'os. Elle se bifurque à la partie inférieure de la jambe en *péronière antérieure* et *péronière postérieure*.

La **péronière antérieure**, branche terminale, se porte vers la partie inférieure du ligament interosseux qu'elle traverse d'arrière en avant pour se porter au-devant de l'articulation tibio-tarsienne, où elle s'anastomose avec les malléolaires et la dorsale du tarse.

La **péronière postérieure**, branche terminale, se porte directement vers le talon et se perd dans les parties molles de cette région en s'anastomosant avec des branches venues des malléolaires et de la dorsale du tarse.

Artère tibiale postérieure.

Cette artère, née du tronc tibio-péronier, continue sa direction et se porte verticalement en bas vers la face interne du calcanéum, où elle se bifurque. Dans son trajet, elle est placée entre deux veines de même nom et accompagnée par le nerf tibial postérieur qui est superficiel. Un feuillet aponévrotique assez résistant l'applique contre les muscles de la couche profonde.

Elle est en rapport : en avant, avec le jambier postérieur et, plus bas, avec le fléchisseur commun des orteils ; en arrière, avec le soléaire, et, plus bas, avec l'aponévrose et la peau. Dans sa portion sous-aponévrotique, cette artère longe le bord interne du tendon d'Achille.

Les branches musculaires et périostiques n'ont pas reçu de nom. Elles sont variables quant au volume, au nombre et à l'origine. Elles se bifurquent à la face interne du calcanéum en plantaire interne et plantaire externe.

Artères du pied.

Ces artères sont les branches terminales des artères de la jambe. La pédieuse fournit à la face dorsale du pied et les plantaires à la face plantaire.

Pédieuse	Terminales.. {	interosseuse dorsale du premier espace. perforantes.	
		rameaux internes.	
	Collatérales {	dorsale du tarse. . . {	rameaux antérieurs. rameaux postérieurs. rameaux externes.
		dorsale du métatarse. {	rameaux postérieurs. rameaux externes. rameaux interosseux.
Plantaire interne. {	Terminale. . |	collatérale interne du gros orteil.	
	Collatérales. {	musculaires. osseuses.	
Plantaire externe. {	Rameaux musculaires. Rameaux perforants. Rameaux interosseux.		

Artère pédieuse (fig. 14).

Cette artère est située sur la face dorsale du pied. Elle commence au-dessous du ligament annulaire antérieur du tarse et se termine à l'extrémité postérieure du premier espace interosseux qu'elle perfore de haut en bas pour s'anastomoser à la plante du pied avec la terminaison de la plantaire externe. Elle se dirige d'arrière en avant et un peu de dehors en dedans.

Rapports. — Elle recouvre les os et les articulations correspondantes. Elle est recouverte par le bord interne du pédieux qui est son muscle satellite. Elle est côtoyée en dedans par le tendon de l'extenseur propre du gros orteil. Deux veines l'accompagnent, l'artère est placée entre les deux. Deux aponévroses la recouvrent, l'aponévrose dorsale du pied et un mince feuillet plus profond qui applique l'artère contre les os.

Les **rameaux internes** sont petits et multiples ; ils se portent sur le bord interne du pied, se distribuent aux parties molles et aux os, et ils s'anastomosent avec les rameaux internes de la plantaire interne.

La **dorsale du tarse** (fig. 14, n° 8) prend naissance à 2 ou 3 centimètres de l'articulation tibio-tarsienne et se porte vers le bord externe du pied. Cette artère est appliquée sur les os et les articulations et fournit de nombreux rameaux ; les postérieurs se portent vers la péronière et la malléolaire externe, les antérieurs se rendent vers les rameaux de la dorsale du métatarse. Ceux qui naissent de la partie terminale de la dorsale du tarse se portent en dehors et s'anastomosent avec des rameaux de la plantaire externe.

La **dorsale du métatarse** (fig. 14, n° 9), née de la pédieuse avant sa terminaison, se dirige en dehors en décrivant une courbe à concavité postérieure. Elle est placée sous le muscle pédieux, sur les os et les ligaments au niveau de l'extrémité postérieure des métatarsiens. Elle fournit des rameaux postérieurs peu importants qui se rendent aux parties dures et molles de la région et qui s'anastomosent avec la dorsale du tarse. Les rameaux qui naissent de la partie antérieure de cette artère se dirigent vers les trois derniers espaces interosseux et constituent les *artères interosseuses dorsales*, qui fournissent les branches collatérales interne et externe des orteils correspondants. Ces artères interosseuses reçoivent aux deux extrémités de l'espace interosseux qu'elles recouvrent deux *artères perforantes* venues de la région plantaire. Les rameaux externes venus de la dorsale du métatarse s'anastomosent sur le bord externe du pied avec la plantaire externe.

Le **rameau terminal** (fig. 14, n° 7) constitue l'*artère interosseuse dorsale* du premier espace. Elle se comporte comme celles qui naissent de la dorsale du métatarse.

ARTÈRE PLANTAIRE INTERNE.

Plus petite que l'externe, cette artère tire son origine de la tibiale postérieure au niveau de la face interne du calcanéum. Elle se porte directement en avant entre les muscles de la région interne et ceux de la région moyenne du pied, puis se termine dans ces muscles. Dans quelques cas, elle se termine en formant la collatérale interne du gros orteil. Elle donne de nombreux petits rameaux aux muscles et aux os de la région qu'elle parcourt.

ARTÈRE PLANTAIRE EXTERNE.

Née au même niveau que la précédente, cette artère se porte obliquement en avant et en dehors entre l'accessoire et le court fléchisseur plantaire, puis elle décrit une courbe à concavité postérieure et interne, et va se terminer à l'extrémité postérieure du premier espace interosseux où elle reçoit la terminaison de la pédieuse. Cette courbe constitue l'arcade plantaire qui répond aux extrémités postérieures des métatarsiens et qui est située entre ces os et toutes les parties molles de la plante du pied.

Les **branches musculaires** se rendent dans les muscles des régions moyenne et externe du pied ; quelques-unes naissent de l'arcade plantaire et se portent aux muscles profonds de la région plantaire. La plantaire externe fournit de nombreuses branches osseuses pour les divers os du tarse.

Les **perforantes**, au nombre de trois, naissent de l'arcade plantaire et se portent sur la face dorsale du pied, où elles se réunissent aux interosseuses dorsales, après avoir perforé les trois derniers espaces interosseux. La perforante du premier espace est constituée par la pédieuse qui se porte en sens inverse, c'est-à-dire de haut en bas.

Les **interosseuses plantaires**, au nombre de quatre, naissent aussi de l'arcade plantaire et se portent en avant en longeant les espaces interosseux. Avant de se bifurquer, elles fournissent une *branche perforante antérieure* qui se porte à la face dorsale du pied et s'anastomose avec l'interosseuse dorsale correspondante. Après avoir fourni cette perforante, les artères se bifurquent en collatérale interne et externe de l'espace interdigital correspondant. Souvent la première interosseuse fournit la collatérale interne du gros orteil, de même que la collatérale externe du petit orteil vient quelquefois de la quatrième. Les artères collatérales du gros orteil et du petit orteil présentent de nombreuses anomalies d'origine.

ARTÈRES QUI NAISSENT DE LA CONVEXITÉ DE L'AORTE.

Les artères qui naissent de la convexité de la crosse de l'aorte sont, en comptant d'avant en arrière, le tronc brachio-céphalique, la carotide primitive gauche, et la sous-clavière gauche.

TRONC BRACHIO-CÉPHALIQUE.

Ce tronc se dirige en haut et en dehors, et après un trajet de 3 à 4 centimètres, il se bifurque en carotide primitive droite et sous-clavière droite. Il est en rapport : en dedans, avec un espace cellu-leux qui le sépare de la carotide gauche ; en dehors, avec le sommet du poumon ; en avant, avec le tronc veineux brachio-céphalique droit qui lui est parallèle et le tronc veineux brachio-céphalique gauche qui est perpendiculaire à sa direction. Par l'intermédiaire de ces vaisseaux, il répond à l'articulation sterno-claviculaire. En arrière, il est en rapport avec la trachée-artère.

Artères du membre supérieur.

L'*artère sous-clavière* est le tronc qui fournit le sang au membre supérieur. Elle change successivement de nom dans les diverses régions, prend celui d'*axillaire* au-dessous de la clavicule et plus bas celui d'*humérale* au bord inférieur du grand pectoral. Plus bas, elle se bifurque pour se distribuer à l'avant-bras et à la main. Dans les diverses régions qu'il occupe, ce tronc ne se prête pas aussi facilement que celui du membre inférieur à une division topogra-phique. Aussi, nous le prendrons à son origine, et nous le suivrons jusqu'à sa terminaison, indiquant seulement le nom de ses princi-pales portions. Nous répéterons ici ce qui a déjà été dit plusieurs fois, à savoir, que les artères sont les organes qui présentent le plus souvent des anomalies d'existence, de rapports, de direction, de branches, etc. Dans le membre supérieur, on en voit de nombreux exemples ; ainsi, l'humérale se bifurque souvent dans son trajet brachial et même dans le creux axillaire. On voit aussi les artères de la main se remplacer mutuellement, l'artère radiale être réduite à un petit filet et remplacée par l'artère qui accompagne le nerf médian, etc.

*Tableau des branches fournies par le tronc artériel du membre
supérieur.*

SOUS-CLAVIÈRE.

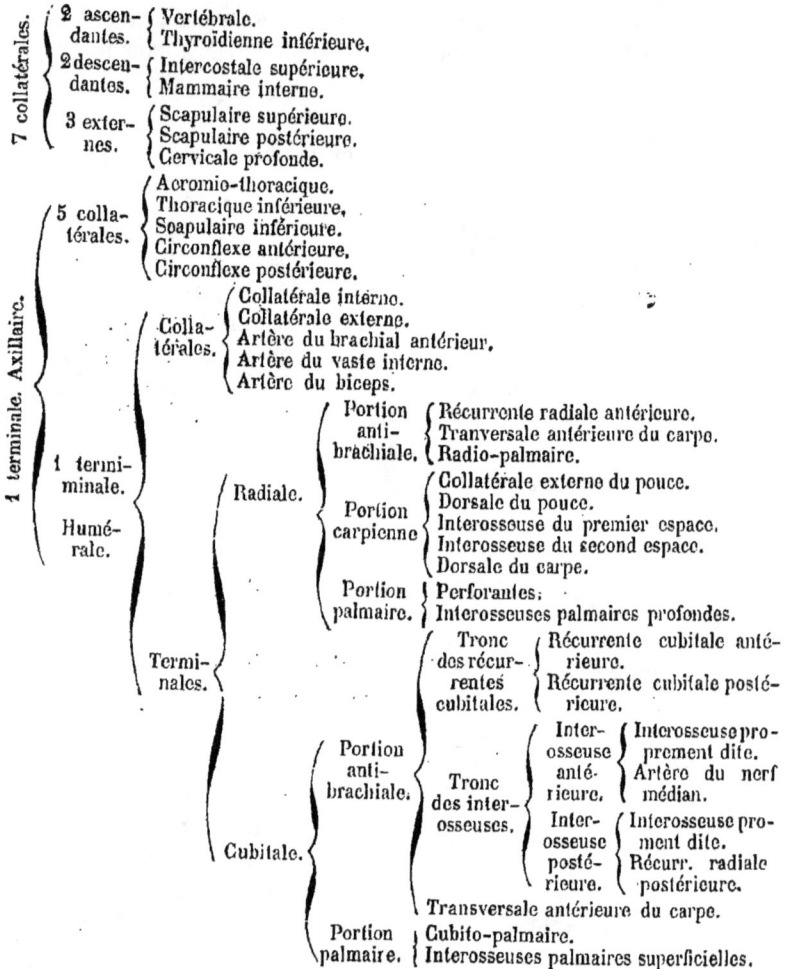

7 collatérales.

- 2 ascendantes.
  - Vertébrale.
  - Thyroïdienne inférieure.
- 2 descendantes.
  - Intercostale supérieure.
  - Mammaire interne.
- 3 externes.
  - Scapulaire supérieure.
  - Scapulaire postérieure.
  - Cervicale profonde.

1 terminale. Axillaire.

- 5 collatérales.
  - Acromio-thoracique.
  - Thoracique inférieure.
  - Scapulaire inférieure.
  - Circonflexe antérieure.
  - Circonflexe postérieure.
- 1 terminale. Humérale.
  - Collatérales.
    - Collatérale interne.
    - Collatérale externe.
    - Artère du brachial antérieur.
    - Artère du vaste interne.
    - Artère du biceps.
  - Terminales.
    - Radiale.
      - Portion antibrachiale.
        - Récurrente radiale antérieure.
        - Transversale antérieure du carpe.
        - Radio-palmaire.
      - Portion carpienne.
        - Collatérale externe du pouce.
        - Dorsale du pouce.
        - Interosseuse du premier espace.
        - Interosseuse du second espace.
        - Dorsale du carpe.
      - Portion palmaire.
        - Perforantes.
        - Interosseuses palmaires profondes.
    - Cubitale.
      - Portion antibrachiale.
        - Tronc des récurrentes cubitales.
          - Récurrente cubitale antérieure.
          - Récurrente cubitale postérieure.
        - Tronc des interosseuses.
          - Interosseuse antérieure.
            - Interosseuse proprement dite.
            - Artère du nerf médian.
          - Interosseuse postérieure.
            - Interosseuse proprement dite.
            - Récurr. radiale postérieure.
      - Portion palmaire.
        - Transversale antérieure du carpe.
        - Cubito-palmaire.
        - Interosseuses palmaires superficielles.

ARTÈRE SOUS-CLAVIÈRE (fig. 15, n° 2).

Cette artère décrit une courbe dont la concavité inférieure embrasse le sommet du poumon et la première côte. La crosse aortique donne naissance à l'artère sous-clavière gauche, tandis que la droite part du tronc brachio-céphalique, différence d'origine qui comporte avec elle une différence de longueur, de direction et de rapports.

Cette artère se termine à son passage sous la clavicule où elle prend le nom d'axillaire.

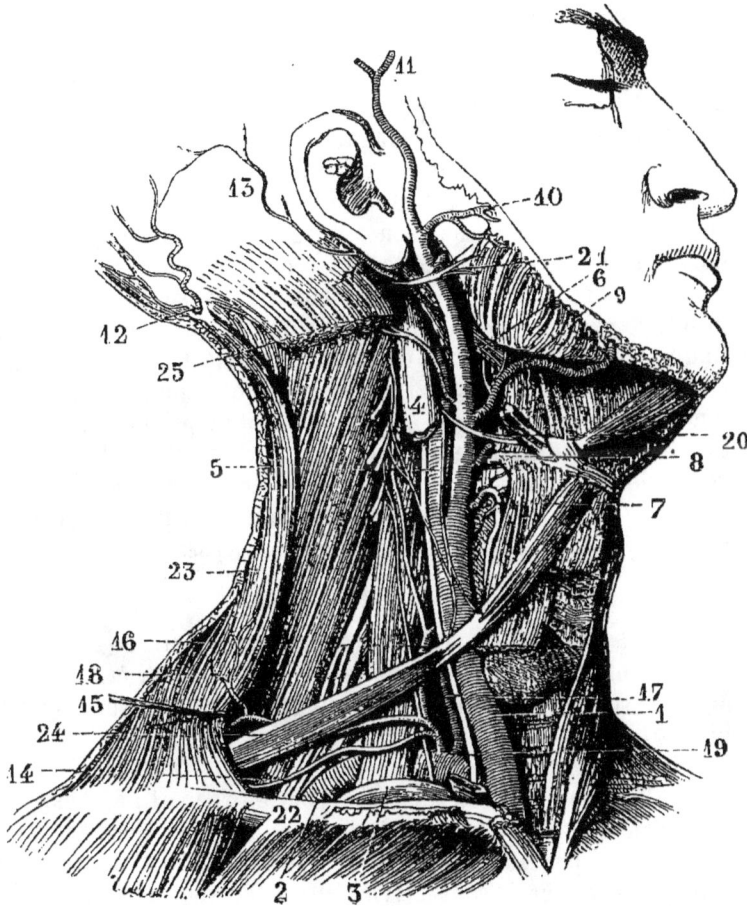

FIG. 15. — Montrant les régions sus-claviculaire, sus-hyoïdienne et sous-hyoïdienne.

1. Artère carotide primitive. — 2. A. sous-clavière. — 3. Veine sous-clavière. — 4. Veine jugulaire interne coupée. — 5. A. carotide interne. — 6. A. carotide externe. — 7. A. thyroïdienne supérieure. — 8. A. linguale. — 9. A. faciale. — 10. A. transversale de la face. — 11. Terminaison du tronc de l'artère temporale superficielle. — 12. A. occipitale. — 13. A. auriculaire postérieure. — 14. A. scapulaire supérieure venant du tronc commun avec la scapulaire postérieure et la thyroïdienne inférieure. — 15. Bord externe du trapèze soulevé. — 16. A. thyroïdienne inférieure. — 17. A. vertébrale. — 18. Nerfs du plexus brachial. — 19. Nerf pneumogastrique. — 20. Nerf grand hypoglosse. — 21. Nerf facial. — 22. Clavicule. — 23. Trapèze. — 24. Omoplato-hyoïdien. — 25. Coupe du sterno-mastoïdien.

Rapports et direction. — Cette artère, au niveau de la première côte, passe entre les deux muscles scalènes ; de là sa division
au point de vue de l'étude des rapports en trois portions : une portion
en dedans des scalènes ou dans le thorax, une entre les scalènes,
une en dehors des scalènes.

1° *En dedans des scalènes :* les deux artères sous-clavières
diffèrent ; la droite est presque horizontale et courte, la gauche
presque verticale et plus longue. — La droite est en rapport : en
avant, avec l'origine du tronc veineux brachio-céphalique droit quo
forment à ce niveau la veine jugulaire interne et la veine sous-
clavière en se réunissant ; en arrière, avec l'apophyse transverse
de la septième cervicale et le nerf récurrent ; en bas, avec le poumon , en haut, avec l'espace celluleux qui la sépare de la carotide
primitive. Les nerfs phrénique, pneumogastrique et grand sympathique passent entre l'artère et la veine sous-clavière. — La gauche est
en rapport : en avant, avec l'origine du tronc veineux brachio-céphalique gauche qui la croise et avec la carotide primitive ; en arrière,
avec l'apophyse transverse de la première dorsale et de la septième
cervicale ; en dehors, avec le poumon ; en dedans, avec la carotide
primitive et la trachée. Les nerfs phrénique, pneumogastrique et
grand sympathique lui sont parallèles et passent en avant et en
dehors.

2° *Entre les scalènes :* ces artères sont en rapport : en avant, avec le
scalène antérieur qui les sépare de la veine sous-clavière ; en arrière,
avec le scalène postérieur ; en haut et en arrière, avec les nerfs du
plexus brachial ; en bas, avec la première côte.

3° *En dehors des scalènes :* elles sont en rapport : au bas, avec la
digitation supérieure du grand dentelé ; en haut, avec l'aponévrose
cervicale, le peaucier et la peau ; en avant, avec la veine sous-
clavière et le muscle sous-clavier qui la séparent de la clavicule ; en
arrière, avec les nerfs du plexus brachial.

Les branches collatérales de cette artère naissent irrégulièrement, tantôt isolément, tantôt par plusieurs troncs communs ; ce qui
se voit le plus souvent, c'est que les artères ascendantes et descendantes naissent en dedans des scalènes, tandis que les trois autres
naissent entre les scalènes ou en dehors.

1° **Artère vertébrale** (fig. 19 et 20). — Elle naît de la partie
supérieure de la sous-clavière, passe immédiatement entre les apophyses transverses des sixième et septième cervicales, traverse le

trou des six premières vertèbres cervicales, quelquefois des cinq premières seulement, et pénètre dans le crâne par le trou occipital. Elle s'anastomose avec celle du côté opposé sur la gouttière basilaire et forme le tronc basilaire (voy. fig. 20), qui se porte sur la ligne médiane jusqu'à la lame quadrilatère du sphénoïde et se termine par les deux artères cérébrales postérieures.

Dans son trajet, l'artère vertébrale présente les *rapports* suivants : A son origine, elle passe devant l'apophyse transverse de la septième cervicale, en arrière de l'artère thyroïdienne. Au cou, elle est située entre les muscles intertransversaires dans les trous des apophyses transverses. Au niveau de l'atlas et de l'axis, elle décrit deux courbures très-prononcées, l'inférieure, convexe en avant et verticale entre l'atlas et l'axis ; la deuxième, concave en avant, est formée par l'artère vertébrale qui contourne la partie postérieure des masses latérales de l'atlas et pénètre ensuite dans le crâne par l'échancrure supérieure de cet os. Dans le crâne, cette artère se place entre le bulbe et la gouttière basilaire. Le tronc basilaire est situé entre la gouttière basilaire et la protubérance annulaire.

L'artère vertébrale fournit des branches nombreuses :

Portion cervicale.... Spinales.
Musculaires.

Portion crânienne.... Spinale antérieure.
Spinale postérieure.
Méningée postérieure.
Cérébelleuse inférieure et postérieure.
Cérébelleuse inférieure et antérieure.
Cérébelleuse supérieure.
Cérébrale postérieure.

Les *artères spinales* sont de petits rameaux qui se rendent à la moelle en passant par les trous de conjugaison correspondants.

Les *artères musculaires*, petites aussi, se distribuent aux muscles qui s'insèrent sur les apophyses transverses des vertèbres cervicales.

La *spinale antérieure* naît de la vertébrale à son entrée dans le crâne. Elle se porte sur la face antérieure de la moelle en s'anastomosant avec celle du côté opposé.

La *spinale postérieure*, née au même niveau, se porte à la partie postérieure du bulbe et de la moelle comme la précédente. Ces deux artères se continuent jusqu'à l'extrémité inférieure de la moelle et ne s'anastomosent pas entre elles comme les spinales antérieures.

La *méningée postérieure* naît au même niveau et se porte dans la fosse occipitale inférieure à la face profonde de la dure-mère.

La *cérébelleuse inférieure et postérieure* (fig. 20, n° 7) naît un peu avant la fusion des vertébrales en tronc basilaire ; elle se porte à la partie inférieure et postérieure du cervelet.

La *cérébelleuse inférieure et antérieure* (fig. 20, n° 6) naît du tronc basilaire même et se porte à la partie antérieure et inférieure du cervelet.

La *cérébelleuse supérieure* (fig. 20, n° 4), née au même niveau, se perd à la face supérieure du cervelet.

La *cérébrale postérieure* (fig. 20, n° 3) se répand à la surface du lobe postérieur du cerveau. Elle concourt à la formation de l'hexagone artériel de Willis. (Voyez, pour plus de détails, la circulation des centres nerveux, NÉVROLOGIE.)

2° Artère thyroïdienne inférieure (fig. 15). — Elle naît en dedans des scalènes, se dirige en haut et en dedans et se perd dans le corps thyroïde. Elle fournit dans son trajet des branches spinales qui se portent à la moelle à travers les trous de conjugaison et des branches musculaires pour les muscles voisins. Le principal de ces rameaux musculaires, qui se porte en haut, est appelé *cervical ascendant*. Des branches terminales pour le corps thyroïde naissent aussi de cette artère.

Cette artère, après son origine, décrit une courbure qui embrasse la carotide primitive, la jugulaire interne, et les nerfs grand sympathique et pneumogastrique. A ce niveau, l'artère répond par la convexité de sa courbure à l'artère vertébrale, de sorte que dans cette région trois artères sont en contact : la thyroïdienne, la carotide et la vertébrale. Un peu plus loin, elle décrit une autre courbure concave en haut. A ce niveau, l'artère se place au-dessous du nerf récurrent qu'elle sépare de la trachée et de l'œsophage.

3° Artère intercostale supérieure (fig. 20). — Née de la partie interne de la sous-clavière, elle se porte au devant du col des deux premières côtes et fournit une branche aux deux ou aux trois premiers espaces intercostaux. Ces branches forment les premières intercostales et se comportent, du reste, comme les intercostales aortiques.

4° Artère mammaire interne. — Elle naît au-dessous de la première portion de la sous-clavière et se porte aussitôt derrière l'extrémité interne de la clavicule et verticalement en bas, en suivant le bord du sternum dont elle est séparée par un intervalle de 5 à 6 millimètres. Dans ce trajet, elle est placée derrière les cartilages costaux, en avant du muscle triangulaire du sternum et de la plèvre. Elle se bifurque au niveau de l'appendice xiphoïde.

Branches collatérales....... Antérieures.
                              Postérieures,
                              Internes.
                              Externes,

Branches terminales........ Interne.
                             Externe.

Les *branches antérieures* sont grêles, elles perforent les insertions fixes du grand pectoral et se distribuent à ce muscle et à la peau.

Les *postérieures* se portent aux organes du médiastin. Parmi ces branches, on remarque la *diaphragmatique supérieure* qui accompagne le nerf phrénique et se rend au diaphragme en passant entre la plèvre et le péricarde.

Les *branches internes*, très-grêles, se portent au sternum.

Les *branches externes*, appelées intercostales antérieures, au nombre de deux pour chaque espace, se portent aux deux bords de l'espace intercostal, pour s'anastomoser un peu plus loin avec les branches de bifurcation des intercostales aortiques.

La *branche terminale interne*, ou abdominale, se ramifie dans la gaîne du muscle droit et s'anastomose avec la terminaison de l'épigastrique.

La *branche terminale externe*, ou thoracique, suit le bord des cartilages costaux des six dernières côtes, le long de leur face interne. Elle se termine dans le diaphragme et donne, au niveau de chaque espace intercostal, deux branches analogues à celles du tronc de la mammaire interne qui s'anastomosent avec les dernières intercostales.

5° Artère scapulaire supérieure (fig. 16 et 17). — Après son origine, cette artère, qu'on appelle encore *cervicale transverse*, se porte en bas et en dehors, derrière la clavicule au-dessus du plexus brachial ; elle se dirige ensuite en dehors et en arrière, passe au-dessous du trapèze jusqu'à l'échancrure coracoïdienne. Là, elle passe par-dessus le ligament qui convertit cette échancrure en trou, traverse la fosse sus-épineuse et contourne le bord externe concave de l'épine de l'omoplate pour se terminer dans la fosse sous-épineuse.

Les branches collatérales qu'elle fournit se distribuent aux muscles avec lesquels elle est en rapport ; les branches terminales se terminent dans le muscle sous-épineux ; elles s'étalent à la surface de l'omoplate où elles s'anastomosent avec les ramifications des deux autres scapulaires (fig. 17).

6° Artère scapulaire postérieure. — Après son origine, elle se place entre le scalène postérieur et le trapèze, et se porte vers l'angle supérieur de l'omoplate, après avoir donné des rameaux musculaires aux muscles voisins. A ce niveau, elle donne deux branches terminales, l'une supérieure, qui remonte dans les muscles de la partie postérieure du cou, l'autre inférieure, qui étale ses rameaux sur les deux faces de l'omoplate pour s'anastomoser avec la scapulaire supérieure et la scapulaire inférieure (fig. 17).

7° Artère cervicale profonde (fig. 19, n° 11). — Elle se porte en haut, entre le col de la première côte et l'apophyse transverse de la septième cervicale; elle fournit de nombreux rameaux et remonte en arrière et en dedans jusqu'au niveau de la troisième ou quatrième vertèbre cervicale. Elle se distribue aux muscles voisins, splénius, angulaire, complexus, etc.

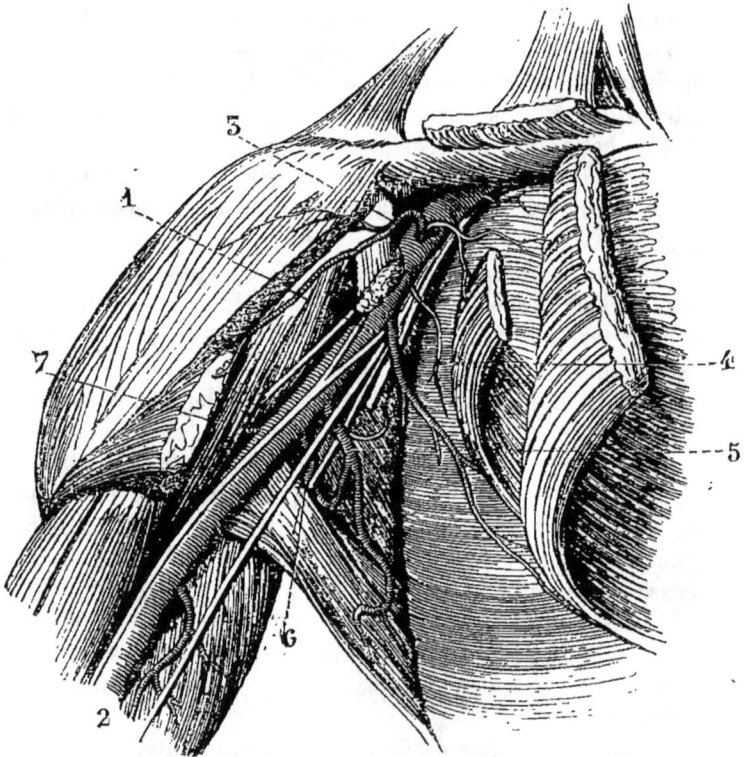

Fig. 16. — Montrant les parois postérieure et interne du creux axillaire. Le petit pectoral et le grand pectoral ont été incisés et rejetés en dedans.

1. Artère axillaire. — 2. A. humérale, accompagnée du nerf médian. — 3. A. acromio-thoracique. — 4. A. thoracique inférieure. — 5. A. scapulaire inférieure. — 6. A. circonflexe postérieure. — 7. A. circonflexe antérieure.

ARTÈRE AXILLAIRE.

L'artère axillaire fait suite à la sous-clavière, prend son nom au niveau de la clavicule et se termine au niveau du bord inférieur du tendon du grand pectoral. Dirigée obliquement de haut en bas et de dedans en dehors, cette artère s'applique contre la paroi antérieure du creux axillaire.

Rapports. — Elle est en rapport : en avant et de haut en bas, avec le muscle sous-clavier, le grand pectoral, le petit pectoral, et plus bas, de nouveau, avec le grand pectoral.

En arrière; avec le muscle sous-scapulaire, et plus bas avec le grand dorsal et le grand rond ; en dedans, avec la partie supérieure du grand dentelé, l'aponévrose et la peau du creux de l'aisselle ; en haut et en dehors, avec le sous-scapulaire qui la sépare de l'articulation scapulo-humérale et avec l'humérus.

La veine axillaire est placée en avant de l'artère en haut et en dedans plus bas. Les nerfs du plexus brachial l'entourent ; elle est située particulièrement entre les deux racines du nerf médian.

L'artère axillaire fournit, comme nous l'avons vu dans le tableau, a branche *acromio-thoracique*, la *thoracique inférieure*, la *scapulaire inférieure*, la *circonflexe antérieure* et la *circonflexe postérieure*.

L'acromio-thoracique (fig. 16, nᵘ 3) naît à la partie supérieure de l'axillaire, se porte au-dessous de la clavicule dans l'interstice qui sépare le deltoïde du grand pectoral; elle fournit une branche acromiale qui se porte en dehors vers la partie supérieure du deltoïde, et une branche thoracique qui se place entre le grand et le petit pectoral auxquels elle se distribue. Quelques auteurs décrivent séparément ces deux branches sous les noms d'*acromiale* et de *thoracique*.

La **thoracique inférieure** ou **mammaire externe** (fig. 16, nᵒ 4) naît de la partie supérieure de l'axillaire et se porte à la surface externe du grand dentelé sur lequel elle se ramifie. Ses branches s'anastomosent avec les intercostales et la branche terminale externe de la mammaire interne.

La **scapulaire inférieure** (fig. 16, nᵒ 5), née un peu plus bas que la précédente, est d'abord située sur le bord axillaire de l'omoplate: elle passe, en décrivant des flexuosités, au fond du triangle que limitent le petit rond, le grand rond et la longue portion du biceps brachial, et se ramifie aux deux faces de l'omoplate où elle s'anastomose avec les scapulaires supérieure et postérieure, venues de la sous-clavière. Ces anastomoses sont les voies du rétablissement de la circulation lorsque l'artère sous-clavière a été liée près de la clavicule (voy. fig. 17).

La **circonflexe antérieure** naît de l'axillaire au niveau de sa partie moyenne et se porte en avant du col chirurgical de l'humérus qu'elle contourne pour se terminer dans le muscle deltoïde et dans l'articulation scapulo-humérale.

La **circonflexe postérieure** (fig. 17, n° 3), née au même niveau, embrasse la partie postérieure du col chirurgical de l'humérus en passant dans un espace quadrilatère, limité par le petit rond en haut, le grand rond en bas, le triceps en dedans et l'humérus en dehors. Elle se divise en un grand nombre de branches qui se distribuent au deltoïde, à l'articulation, à la tête de l'humérus, et qui s'anastomosent avec la circonflexe antérieure. Un rameau descend le long de la coulisse bicipitale.

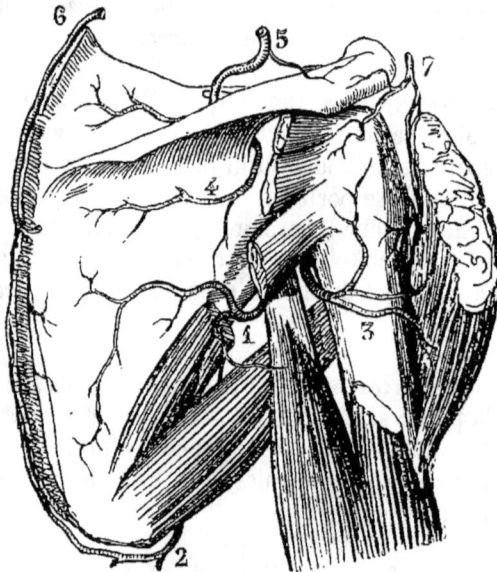

Fig. 17. — Face postérieure de l'épaule et artères de l'épaule.

1. Artère scapulaire inférieure.— 2. Branche inférieure de cette artère. — 3. Circonflexe postérieure. — 4. Terminaison de la scapulaire supérieure. — 5. Scapulaire supérieure. — 6. Scapulaire postérieure. — 7. Acromiale.

Artère humérale ou brachiale (fig. 18),

Cette artère fait suite à l'axillaire ; elle prend son nom au bord inférieur du tendon du grand pectoral et se termine au pli du coude où elle se bifurque en radiale et cubitale. Elle est oblique de haut en bas et de dedans en dehors ; son trajet est rectiligne.

Rapports. — Elle est en rapport : en arrière, avec le triceps et le brachial antérieur ; en avant, avec le bord interne du biceps, la peau et l'aponévrose ; en dehors, avec l'interstice celluleux qui sépare le biceps du brachial antérieur ; en dedans, avec l'aponévrose et la peau. Au pli du coude, elle est placée en dedans du biceps, sur le brachial antérieur, en arrière de la veine médiane basilique dont la sépare l'expansion aponévrotique du biceps. Elle est accompagnée par deux veines humérales, l'une externe, l'autre interne. Le nerf médian l'accompagne aussi. Ce nerf est presque toujours placé devant l'artère ; il est externe en haut, antérieur au milieu, interne en bas.

Elle fournit des branches nombreuses parmi lesquelles cinq ont reçu un nom : la collatérale interne, la collatérale externe, l'artère du brachial antérieur, l'artère du vaste interne et l'artère du biceps.

Branches collatérales... Collatérale interne.
                          Collatérale externe.
                          Artère du vaste interne.
                          Artère du brachial antérieur.
                          Artère du biceps.

Branches terminales.... Radiale.
                          Cubitale.

La **collatérale interne** (fig. 18, n° 4) naît de l'humérale à quelques centimètres au-dessus de l'épitrochlée ; elle se dirige en bas vers le coude, et se bifurque. L'une des branches se porte au-devant de l'épitrochlée, l'autre en arrière de cette apophyse pour s'anastomoser avec les récurrentes cubitales.

La **collatérale externe** ou **humérale profonde** (fig. 18, n° 4), née de l'humérale à sa partie supérieure, se porte immédiatement en bas et en dehors dans la gouttière de torsion, située à la face postérieure de l'humérus ; elle contourne l'humérus et se termine à la partie externe du coude par une bifurcation analogue à celle de la collatérale interne, en s'anastomosant avec les récurrentes radiales.

L'artère du vaste interne naît à différentes hauteurs. Elle est unique ou multiple et pénètre immédiatement dans l'épaisseur du muscle.

L'artère du brachial antérieur (fig. 18, n° 3), unique ou multiple aussi, a une origine variable. Quelle que soit cette origine, elle se porte immédiatement dans l'épaisseur du muscle où elle se ramifie.

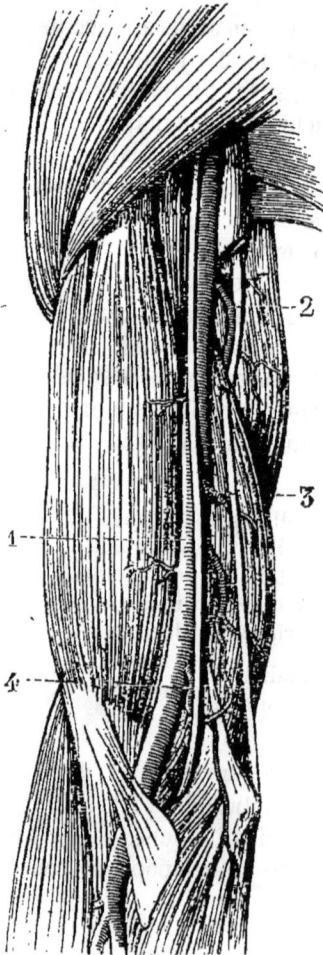

FIG. 18. — Muscles du bras et artère humérale. On y voit l'artère humérale accompagnée par le nerf médian passant en arrière de l'expansion aponévrotique du biceps, et la coupe de la veine humérale.

1. Artère humérale. — 2. A. collatérale externe. — 3. A. du brachial antérieur. — 4. A. collatérale interne.

On remarque aussi une branche assez volumineuse, *l'artère du biceps*. Elle est presque constante et se porte au muscle de ce nom.

Indépendamment de ces branches, l'artère humérale fournit un grand nombre de rameaux musculaires et osseux qui n'ont pas reçu de noms particuliers.

Artère radiale.

Branche externe de bifurcation de l'humérale, cette artère naît au niveau du pli du coude et se termine à la paume de la main, où elle constitue l'arcade palmaire profonde.

Trajet et rapports. — 1° A l'avant-bras, l'artère radiale est dirigée en bas et en dehors, du milieu du pli du coude vers l'apophyse styloïde du radius.

Dans ce trajet, elle est placée au fond d'une gouttière formée en dedans par le grand palmaire et en dehors par le long supinateur, qu'il suffit d'écarter pour apercevoir l'artère. Elle a, en dehors d'elle, le long supinateur, son muscle satellite, qui la recouvre à sa partie supérieure ; en dedans et de haut en bas, le rond pronateur et le grand palmaire ; en arrière et de haut en bas, le court supinateur, le tendon du rond pronateur, le fléchisseur superficiel des doigts et le carré pronateur.

A la partie inférieure de l'avant-bras, elle est couchée au fond d'une gouttière limitée par le grand palmaire en dedans, par le long supinateur en dehors ; entre l'aponévrose palmaire qui la recouvre et le carré pronateur qui lui forme un coussin. C'est la position superficielle de cette artère qui la fait choisir dans l'exploration du pouls.

2° Au poignet, l'artère se dirige de haut en bas et de dehors en dedans de l'apophyse styloïde du radius à la partie supérieure et postérieure du premier espace interosseux qu'elle perfore d'arrière en avant.

Dans ce trajet, elle est appliquée contre le scaphoïde et le trapèze au moyen d'une mince aponévrose. Elle est située là au fond de la tabatière anatomique et recouverte par les tendons qui la constituent. De plus, l'aponévrose antibrachiale, en se prolongeant dans cette région, lui forme une seconde couche aponévrotique, en sorte qu'à ce niveau il faut inciser la peau et deux aponévroses pour trouver cette artère.

3° A la paume de la main, l'artère radiale, après avoir traversé le premier espace interosseux, décrit une courbe à concavité supérieure : c'est l'*arcade palmaire profonde*, qui se place en avant de l'extrémité supérieure des métacarpiens et des interosseux et en arrière des tendons, des vaisseaux et des nerfs de la paume de la main. L'arcade palmaire profonde s'anastomose à sa partie interne avec la cubito-palmaire, qui la complète et qui vient de la cubitale.

L'artère radiale est placée entre les deux veines radiales qui l'accompagnent. Au niveau de l'avant-bras, elle est accompagnée par la branche antérieure du nerf radial qui est placée à son côté externe.

Branches collatérales (voyez le tableau, page 384).

Indépendamment de toutes les branches que nous allons décrire, la radiale donne de nombreux rameaux qui n'ont pas reçu de nom. Ces branches présentent de nombreuses anomalies d'origine et de volume.

La **récurrente radiale antérieure** naît de la radiale immédiatement après son origine, elle se porte vers l'épicondyle en traversant les muscles épicondyliens et s'anastomose avec le rameau antérieur de la collatérale externe de l'humérale et l'artère du brachial antérieur. Dans son trajet, elle donne de nombreux rameaux aux parties voisines.

La **transverse antérieure du carpe** naît de la radiale à la partie inférieure de l'avant-bras et se porte, le long du bord inférieur du carré pronateur, vers un rameau semblable que fournit la cubitale, s'anastomose avec lui et donne des rameaux aux parties voisines, muscles, os, articulations.

La **radio-palmaire**, de volume variable, naît au moment où la radiale contourne l'apophyse styloïde du radius ; elle passe au devant du ligament annulaire, traverse le plus souvent les muscles de l'éminence thénar, auxquels elle fournit des rameaux, et se termine en s'anastomosant avec la terminaison de la cubitale pour compléter l'arcade palmaire superficielle.

La **dorsale du pouce** se porte sur la face dorsale du premier métacarpien et de la première phalange du pouce, et se termine par des rameaux osseux et anastomotiques qui se portent vers les collatérales du pouce.

La **collatérale externe** du pouce, comme la précédente, est un petit rameau qui se porte le long du bord externe du pouce, se distribue aux parties constituantes du pouce et s'anastomose avec la précédente.

L'**interosseuse du premier espace** descend le long du premier muscle interosseux dorsal et se divise, au niveau du bord concave qui sépare le pouce de l'index, en deux branches qui sont : la collatérale interne du pouce et la collatérale externe de l'index.

L'**interosseuse du second espace**, ou dorsale du métacarpe, manque souvent. Lorsqu'elle existe, elle descend le long du deuxième muscle interosseux dorsal et se termine tantôt dans ce muscle, tantôt en s'anastomosant avec l'artère interosseuse palmaire de l'ospace correspondant au niveau de l'angle qui sépare l'index du médius pour former les deux collatérales correspondantes.

La **dorsale du carpe**, ou transverse postérieure, se porte obliquement en bas et en dedans, sur la face postérieure du carpe, et fournit : 1° de petits rameaux ascendants se terminant dans la partie inférieure des os de l'avant-bras et dans les articulations ; 2° des rameaux descendants très-grêles qui descendent vers l'extrémité supérieure des trois derniers espaces interosseux où ils s'anastomosent avec les perforantes venues de l'arcade palmaire profonde. Subitement accrus, ces rameaux se portent, sous le nom d'*artères interosseuses dorsales*, le long de la face dorsale des muscles interosseux et se terminent dans ces muscles.

Les **rameaux perforants** de l'arcade palmaire profonde se portent sur la face dorsale de la main en perforant l'extrémité supérieure des muscles interosseux des trois derniers espaces. Ils se jettent dans les artères interosseuses dorsales venues de la dorsale du carpe, dont ils augmentent subitement le volume.

Il n'y a que trois artères perforantes, car la radiale, en traversant en sens inverse, c'est-à-dire d'arrière en avant, le premier espace interosseux, constitue la première perforante.

Les **interosseuses palmaires profondes**, nées de la convexité de l'arcade palmaire profonde, au nombre de trois ou quatre, se portent verticalement en bas au-devant des muscles interosseux jusqu'au niveau des articulations métacarpo-phalangiennes, où elles s'anastomosent avec les interosseuses superficielles pour donner les collatérales des trois derniers espaces interdigitaux. Elles fournissent aussi des rameaux aux muscles interosseux, aux métacarpiens et à tous les tissus qui les avoisinent. La plus interne fournit ordinairement la collatérale interne du petit doigt.

Artère cubitale.

Branche interne de bifurcation de l'humérale, cette artère est oblique de haut en bas et de dehors en dedans à sa moitié supérieure, et verticale à sa moitié inférieure. Elle s'étend du milieu du pli du coude à la paume de la main, où elle constitue l'arcade palmaire superficielle.

Trajet et rapports. — 1° A l'avant-bras et dans sa portion oblique, elle traverse l'insertion du rond pronateur, celle du fléchisseur superficiel des doigts et glisse entre ce dernier muscle et le fléchisseur profond. A ce niveau, elle est croisée par le nerf médian qui d'interne devient externe. Dans sa position verticale, elle se dégage en descendant de la face profonde du fléchisseur superficiel pour se placer entre ce muscle et le tendon du cubital antérieur, qui est interne ; à ce niveau, elle repose sur le fléchisseur profond et elle est recouverte par l'aponévrose antibrachiale.

2° Au poignet, elle passe, en dehors du pisiforme, entre les fibres du ligament annulaire du carpe, sous la peau qu'elle soulève très-manifestement chez quelques individus.

3° A la paume de la main, elle décrit une courbe à concavité supérieure : c'est l'*arcade palmaire superficielle*, que complète en dehors la radio-palmaire venue de la radiale. Cette arcade est située sous l'aponévrose palmaire, en avant des organes tendineux, vasculaires et nerveux de la paume de la main ; elle correspond au sillon médian de la paume de la main.

Dans son trajet, l'artère cubitale est placée entre deux veines cubitales et accompagnée par le nerf cubital qui occupe son côté interne.

Le nerf et l'artère se séparent à angle aigu vers la partie moyenne de l'avant-bras, l'artère se portant vers le milieu du pli du coude, le nerf se dirigeant vers la partie postérieure de l'épitrochlée.

Branches collatérales (voyez le tableau, page 384).

Indépendamment des branches nombreuses que nous allons décrire, on en trouve un grand nombre de petit volume qui n'ont pas de nom. De même que pour la radiale, il existe ici de nombreuses anomalies d'origine et de volume concernant ces branches. La plus remarquable des anomalies consiste dans le développement exagéré de l'artère du nerf médian qui peut égaler et même surpasser celui de la radiale. Ces anomalies expliquent la gravité des plaies des artères de la main et l'incertitude du chirurgien qui hésite à rechercher telle ou telle artère dans ces cas.

Le tronc des récurrentes cubitales naît de la cubitale immédiatement après son origine, il se porte en dedans et donne naissance à deux branches qui peuvent naître séparément de la cubitale : l'une de ces branches, la *récurrente cubitale antérieure*, se porte au-devant de l'épitrochlée, en traversant les muscles épitrochléens, auxquels elle fournit, et s'anastomose avec la terminaison de la collatérale interne ; l'autre, la *récurrente cubitale postérieure*, contourne l'extrémité supérieure du cubitus, abandonne pendant ce trajet des

rameaux aux parties voisines et vient se terminer en arrière de l'épitrochlée, où elle s'anastomose avec la collatérale interne et l'artère
du vaste interne.

Le **tronc des interosseuses** naît à peu près au même niveau, se
porte vers l'extrémité supérieure de l'espace interosseux, où il se
divise, aussitôt après son origine, en deux branches. L'*interosseuse
antérieure* descend le long de la face antérieure du ligament interosseux, fournit aux muscles profonds de la région antérieure de
l'avant-bras, aux muscles de la région postérieure par des rameaux
qui perforent le ligament interosseux, et traverse ce ligament à
sa partie inférieure pour aller s'anastomoser sur la face dorsale du
carpe avec les artères de cette région. L'interosseuse antérieure
fournit, après son origine, l'*artère du nerf médian*, petit rameau
qui accompagne ce nerf jusqu'à la paume de la main.

La postérieure, ou *interosseuse postérieure*, traverse le ligament interosseux à sa partie la plus supérieure, descend le long
de la face postérieure de ce ligament et se termine dans les
muscles postérieurs de l'avant-bras. Elle fournit, aussitôt qu'elle a
traversé le ligament interosseux, la *récurrente radiale postérieure*,
branche qui se porte en haut et en dehors, traverse les muscles épicondyliens, auxquels elle donne quelques rameaux, et se termine
au niveau de l'épicondyle en s'anastomosant avec la collatérale
externe.

La **cubitale dorsale** est une petite branche qui naît de la cubitale à quelques centimètres au-dessus du carpe et qui se porte à la
face postérieure du carpe, où elle s'anastomose avec les rameaux de
la dorsale du carpe.

La **transverse antérieure du carpe**, analogue à celle que
nous avons décrite à la radiale, naît un peu plus bas que la précédente et vient s'anastomoser avec celle du côté opposé au niveau du
bord inférieur du carré pronateur.

La **cubito-palmaire**, née de la cubitale au-dessous du pisiforme,
traverse les muscles de l'éminence hypothénar, s'anastomose avec
l'arcade palmaire superficielle qu'elle complète, et fournit des
rameaux aux muscles qu'elle traverse.

Les artères **interosseuses palmaires superficielles** sont au
nombre de trois ou quatre ; elles naissent de la convexité de l'arcade
palmaire superficielle et se portent en bas pour passer sous les

arcades fibreuses que leur fournit l'aponévrose palmaire entre les articulations métacarpo-phalangiennes.

Elles donnent des rameaux aux muscles voisins, et à la partie inférieure des espaces interosseux elles s'anastomosent avec les artères palmaires profondes venues de la radiale pour se bifurquer ensuite et former les collatérales interne et externe des doigts correspondants.

La première, qui ne se bifurque pas, forme la collatérale interne du petit doigt ; la deuxième, entre le petit doigt et l'annulaire donne la collatérale externe du premier et interne de l'autre, et ainsi de suite pour les suivantes.

Les artères collatérales sont ordinairement au nombre de deux pour chaque doigt : l'une suit le bord interne, l'autre le bord externe. Elles fournissent des rameaux aux deux faces des doigts et à toutes les parties constituantes. Au niveau de la dernière phalange, elles s'anastomosent en formant une arcade à concavité supérieure, arcade située du côté de la pulpe du doigt.

Artères de la tête et du cou.

Ces artères sont fournies par les carotides primitive, interne, externe, et leurs ramifications.

ARTÈRE CAROTIDE PRIMITIVE (fig. 1 et 19).

Cette artère est située sur les parties latérales du cou de chaque côté du larynx et de la trachée-artère.

La droite prend son origine au tronc brachio-céphalique, la gauche à la crosse de l'aorte. Elles se terminent au niveau du bord supérieur du cartilage thyroïde, où elles se divisent en carotide interne et carotide externe. Au moment de se terminer, elles présentent une légère dilatation ou sinus.

L'artère carotide primitive a un trajet direct et ne fournit aucune branche collatérale.

Ses rapports doivent être étudiés dans le thorax et dans le cou.

La carotide gauche est seule contenue dans le thorax à son origine. Là elle est en rapport : en arrière, avec la sous-clavière gauche ; en avant, avec l'origine du tronc veineux brachio-céphalique gauche, qui la croise ; en dehors, avec le sommet du poumon gauche ; en dedans, avec la trachée.

Dans le cou, l'artère carotide est en rapport :

1° *Avec des os :* elle est située au devant des apophyses transverses des quatre ou cinq dernières vertèbres cervicales.

2° *Avec des muscles :* elle est placée devant les muscles long du cou et grand droit antérieur, derrière l'omoplato-hyoïdien qui la croise vers sa partie moyenne, et le sterno-mastoïdien, son muscle satellite qui la croise ; le sterno-hyoïdien la recouvre en bas et la

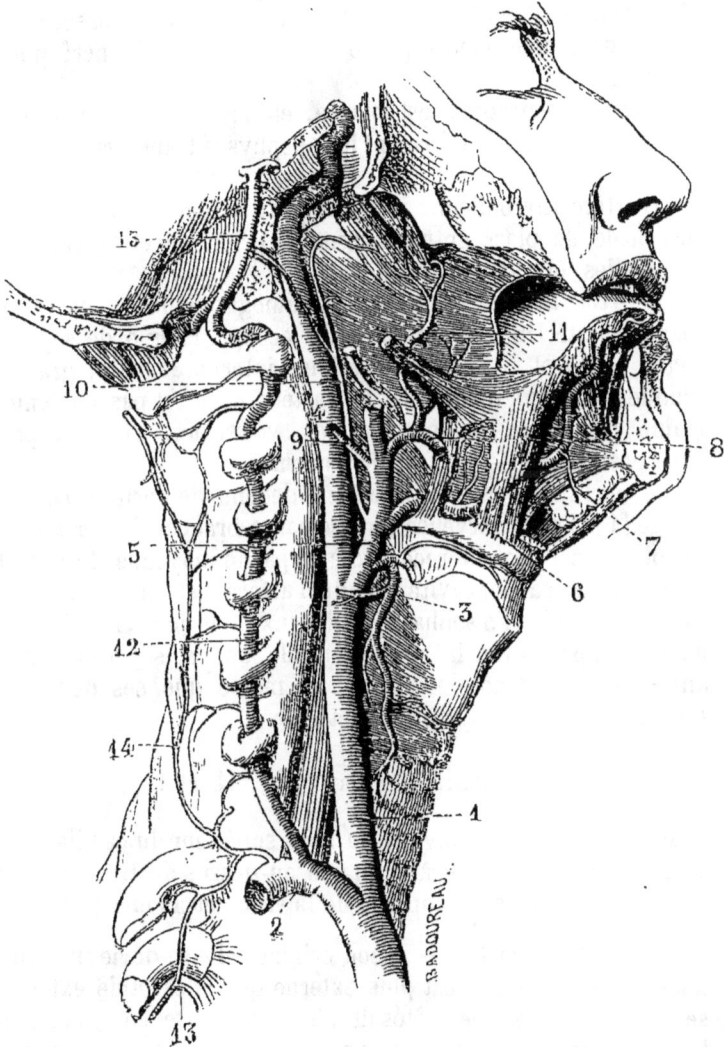

FIG. 19. — Dissection du côté droit de la face et du cou pour montrer les artères vertébrale et carotides.

1. Carotide primitive. — 2. Sous-clavière. — 3. Thyroïdienne supérieure. — 4. Carotide interne traversant en haut le canal carotidien et la gouttière caverneuse. — Carotide externe. — 6. Linguale. — 7. Rameau de la glande sublinguale. — Faciale. — 9. Occipitale. — 10. Pharyngienne inférieure. — 11. Palatine supérieure. — 12. Vertébrale. — 13. Intercostale supérieure. — 14. Cervicale profonde. — 5. Tronc basilaire.

sépare de l'espace triangulaire limité par les deux faisceaux inférieurs du sterno-mastoïdien.

3° *Avec des vaisseaux :* la veine jugulaire interne est située sur sa face externe dans toute son étendue ; ces deux vaisseaux sont contenus dans une même gaîne celluleuse avec le nerf pneumogastrique.

L'artère vertébrale est placée, en arrière et un peu en dehors, dans le canal que lui forment les apophyses transverses des vertèbres cervicales.

L'artère thyroïdienne inférieure, au niveau de la sixième vertèbre cervicale, se place entre la carotide primitive et la vertébrale avec lesquelles elle est en contact.

4° *Avec des nerfs :* le nerf pneumogastrique lui est accolé à sa partie postérieure et externe : il occupe l'angle de séparation de cette artère et de la veine jugulaire interne. Le nerf grand sympathique est situé en dehors de l'artère et n'est pas contenu dans la gaîne celluleuse qui entoure ces vaisseaux. Il correspond à la face postérieure de la jugulaire interne.

Le nerf récurrent est situé en dedans de l'artère contre l'œsophage (1) : l'anse nerveuse formée par la branche descendante interne du plexus cervical la recouvre à la partie moyenne du cou et l'embrasse dans sa concavité ; enfin l'artère est en rapport en dedans avec la trachée, l'œsophage, le larynx et le pharynx. Elle n'affecte aucun rapport avec la peau, car elle en est séparée par le bord antérieur du sterno-mastoïdien, de même que ses deux branches terminales à leur origine (Richet).

CAROTIDE INTERNE (fig. 18 et 19).

Elle commence au niveau du bord supérieur du cartilage thyroïde et se termine dans le crâne un peu au-dessus du trou optique.

Elle est destinée à l'appareil de la vision et à l'encéphale.

Trajet et rapports. — A son origine, elle se dévie un peu en dehors, de sorte qu'elle est plus externe que la carotide externe. Elle se porte ensuite sur les côtés du pharynx, glisse entre cet organe et la glande parotide sur la face postérieure de laquelle elle se creuse une gouttière et arrive à la base du crâne.

Dans son trajet, la veine jugulaire interne est placée sur son côté externe (fig. 15, n° 4), et avant d'entrer dans le crâne l'artère est séparée de la jugulaire interne par les nerfs glosso-pharyngien, pneumogastrique, spinal, grand hypoglosse.

(1) Cependant à son origine le récurrent droit passe en arrière de l'artère pour se porter ensuite sur le côté droit de l'œsophage.

Elle pénètre dans le canal carotidien avec des filets du nerf grand sympathique qui l'entourent, décrit comme ce canal une courbe à concavité inférieure et interne, et plus loin elle passe sur la lame cartilagineuse qui ferme le trou déchiré antérieur.

Elle se dirige obliquement d'arrière en avant et de bas en haut, dans la gouttière caverneuse, y décrit deux courbures en forme d'S, une postérieure concave en bas, une antérieure concave en haut. A ce niveau, elle traverse le sinus caverneux et elle est placée en dedans des nerfs moteur oculaire commun, pathétique, ophthalmique et moteur oculaire externe (voy. fig. 19).

Branches terminales. — Arrivée à 3 ou 4 millimètres au-dessus du trou optique, l'artère carotide interne se termine en fournissant quatre branches, cérébrale antérieure, cérébrale moyenne, communicante postérieure, et choroïdienne.

1° La **cérébrale antérieure** (fig. 20, n° 13) se porte en avant et en dedans vers celle du côté opposé avec laquelle elle s'anastomose au moyen d'une petite branche, la *communicante antérieure*, puis elle contourne le genou du corps calleux, se place dans le sinus du corps calleux et se termine dans les anfractuosités de la face interne de l'hémisphère cérébral.

2° La **cérébrale moyenne** (fig. 20, n° 12) se porte dans la scissure de Sylvius et s'y ramifie en un grand nombre de rameaux qui s'épuisent dans les anfractuosités de la face externe de l'hémisphère cérébral.

A son origine, cette artère fournit un grand nombre de petits rameaux qui perforent la substance cérébrale en arrière de l'origine du nerf olfactif, d'où le nom d'*espace perforé* donné à ce point du cerveau.

3° La **communicante postérieure** (fig. 20, n° 8), moins volumineuse, se porte en arrière, et se réunit à la cérébrale postérieure venue du tronc basilaire.

4° La **choroïdienne** (fig. 20, n° 8) se porte en arrière et pénètre immédiatement dans les plexus choroïdes des ventricules latéraux par l'ouverture que présentent ces ventricules à ce niveau.

On donne le nom d'*hexagone artériel de Willis* (fig. 20, n° 9) à la réunion à la base du cerveau des artères de cet organe. Cet hexagone présente deux côtés postérieurs formés par les artères cérébrales postérieures, deux côtés antérieurs par les artères cérébrales antérieures, deux côtés latéraux par les communicantes postérieures ; à l'angle que forment en se réunissant les deux cérébrales antérieures, on rencontre la communicante antérieure qui a une étendue de 2 à 3 millimètres, de sorte que cet hexagone a sept côtés !

Branches collatérales. — Hors du crâne, l'artère carotide interne ne donne pas de branches. Dans le canal carotidien, elle donne un

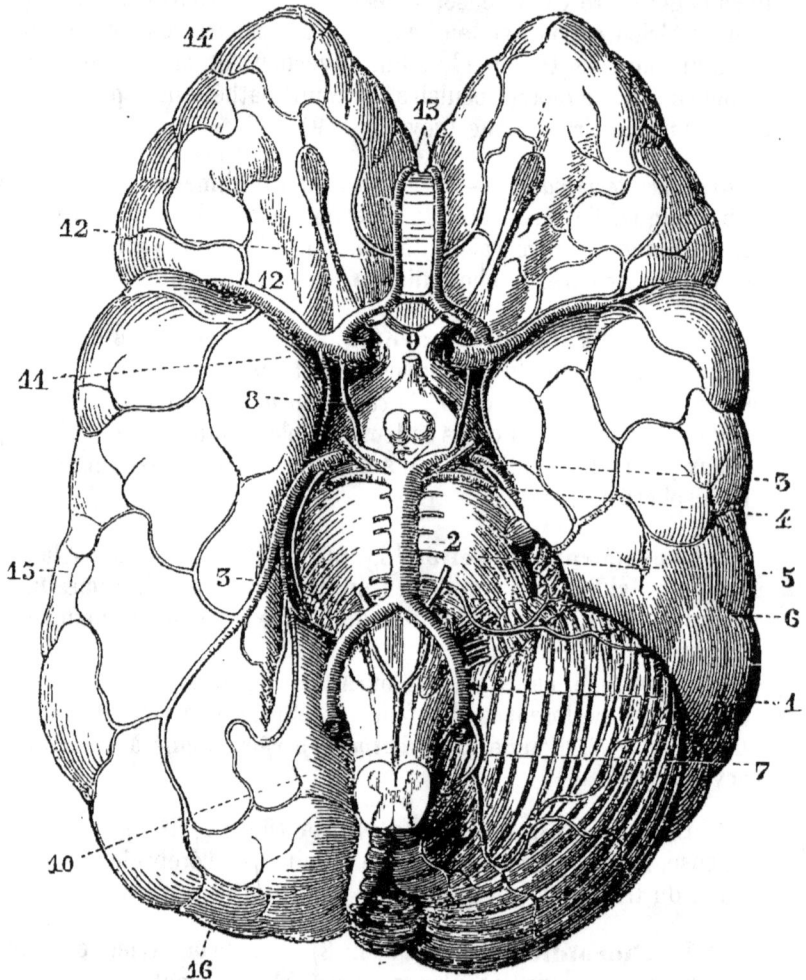

Fig. 20. — Face inférieure de l'encéphale montrant les artères qui forment l'hexagone de Willis.

1. Artère vertébrale. — 2. Tronc basilaire. — 3. A. cérébrale postérieure. — 4. A. cérébelleuse supérieure. — 5. Protubérance annulaire. — 6. A. cérébelleuse inférieure et antérieure. — 7. A. cérébelleuse inférieure et postérieure. — 8. A. communicante postérieure. — 9. Chiasma des nerfs optiques. — 10. A. spinale antérieure. — 11. A. cérébrale moyenne pénétrant dans la scissure de Sylvius. — 12. Lobe antérieur du cerveau. — 13. A. cérébrales antérieures réunies par la communicante antérieure. — 16. Lobe postérieur.

petit rameau qui perfore la paroi de ce canal pour se porter à la muqueuse de la caisse du tympan. Dans le crâne, elle donne quelques rameaux aux os et à la dure-mère, qui s'entremêlent avec les rameaux nerveux du grand sympathique pour former le plexus artério-nerveux de Walther.

Elle fournit à sa terminaison une branche collatérale, l'artère ophthalmique.

L'artère ophthalmique (fig. 21, n° 2), née de la carotide interne en arrière du trou optique, pénètre dans ce trou avec le nerf optique en dehors duquel elle est située.

Puis elle pénètre dans l'orbite en passant d'abord à la face supérieure de ce nerf, ensuite à la face interne.

Dans l'orbite, elle est entourée de tissu cellulo-graisseux et placée au-dessous du muscle droit supérieur. Elle fournit :

2 branches terminales.... Nasale.
Frontale.

11 branches collatérales.... Lacrymale.
Centrale de la rétine.
Sus-orbitaire.
Ciliaires courtes postérieures.
Ciliaires longues postérieures.
Musculaire supérieure.
Musculaire inférieure.
Palpébrale supérieure.
Palpébrale inférieure.
Ethmoïdale antérieure.
Ethmoïdale postérieure.

La *nasale* (fig. 21, n° 8), branche terminale interne de l'ophthalmique, sort de l'orbite vers la partie interne de la base et se porte à la racine du nez, où elle s'anastomose avec la terminaison de la faciale.

La *frontale* (fig. 21, n° 9), branche terminale externe, passe au-dessous de l'arcade orbitaire et se ramifie dans le muscle frontal, dans l'os et dans la peau de cette région. Elle s'anastomose avec la temporale superficielle.

La *lacrymale* (fig. 21, n° 3) naît de l'ophthalmique immédiatement après son entrée dans l'orbite ; elle se porte en haut et en dehors vers la glande lacrymale à laquelle elle se distribue.

La *centrale de la rétine* naît au même niveau et pénètre aussitôt dans un petit canal creusé au centre du nerf optique. Arrivée à la papille de ce nerf, elle se ramifie et se répand dans la rétine.

Chez le fœtus, elle donne un petit rameau qui traverse le corps vitré et se porte au cristallin.

La *sus-orbitaire* (fig. 21, n° 5) se porte vers la voûte orbitaire et se dirige vers le trou sus-orbitaire qu'elle traverse pour se perdre dans les parties dures et molles qui surmontent l'arcade orbitaire.

Les *ciliaires courtes postérieures* (fig. 21, n° 4), nombreuses et petites, se portent en groupe autour du nerf optique et pénètrent la sclérotique à sa partie postérieure.

Elles se portent en avant entre la sclérotique et la choroïde pour se terminer dans cette dernière membrane.

Les *ciliaires longues postérieures*, au nombre de deux, perforent la sclérotique de chaque côté du nerf optique, passent entre cette membrane et la choroïde pour se bifurquer à quelques millimètres en arrière de l'iris et concourir à la formation du grand cercle artériel de l'iris (voy. *Œil*).

La *musculaire supérieure* se porte au-dessus du globe oculaire et se perd dans les muscles qui le surmontent, droit supérieur, releveur de la paupière, etc.

La *musculaire inférieure* se dirige en bas et se comporte d'une façon analogue.

Les deux musculaires fournissent les ciliaires antérieures qui perforent la sclérotique et complètent le grand cercle artériel de l'iris.

Les *palpébrales supérieure et inférieure* se portent vers l'angle interne de l'œil et se dévient en dehors en décrivant une courbe dont la concavité regarde le bord libre des paupières. Elles sont situées chacune dans la paupière du même nom.

L'*ethmoïdale antérieure* (fig. 21, n° 7) naît de la partie antérieure de l'ophthalmique et traverse le trou orbitaire interne antérieur. Elle passe au-dessus de la lame criblée de l'ethmoïde où elle abandonne quelques rameaux à la dure-mère et aux trous de la lame criblée, et traverse la fente ethmoïdale pour se distribuer à la partie antérieure de la muqueuse pituitaire.

L'*ethmoïdale postérieure* (fig. 21, n° 6) passe par le trou orbitaire interne postérieur et se divise sur la lame criblée en une foule de rameaux qui traversent les trous de cette lame pour se terminer à la partie supérieure de la muqueuse pituitaire. Quelques-uns se rendent à la dure-mère qui recouvre la lame criblée.

CAROTIDE EXTERNE (fig. 15, 19, 22 et 25).

Venue de la carotide primitive, cette artère prend naissance au niveau du bord supérieur du cartilage thyroïde et se termine au col du condyle du maxillaire inférieur, où elle se bifurque en maxillaire interne et temporale superficielle.

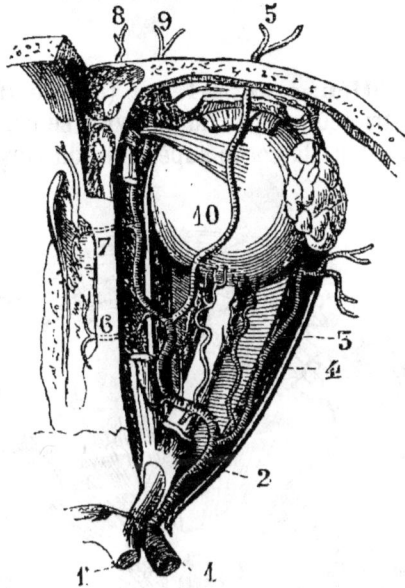

FIG. 21. — Portion de la base du crâne dont on a enlevé la voûte orbitaire du côté droit pour montrer l'artère ophthalmique.

1. Carotide interne. — 2. Artère ophthalmique. — 3. Lacrymale. — 4. Ciliaires courtes postérieures. — 5. Sus-orbitaire. — 6. Ethmoïdale postérieure. — 7. Ethmoïdale intérieure. — 8. Nasale. — 9. Frontale. — 10. Globe oculaire.

A son origine, elle est placée en dedans de la carotide interne, puis elle se place au devant d'elle. Elle est située entre le pharynx et les muscles stylo-hyoïdien et digastrique qui la recouvrent. Plus haut, elle traverse de bas en haut la glande parotide, accompagnée par la veine jugulaire externe.

6 branches collatérales... 3 antérieures : Thyroïdienne supérieure.
Linguale.
Faciale.

2 postérieures : Auriculaire postérieure.
Occipitale.

1 interne : Pharyngienne inférieure.

2 branches terminales.... Maxillaire interne.
Temporale superficielle.

24.

Tandis que la carotide interne ne fournit aucune branche dans le cou, la carotide externe en fournit un grand nombre et ce caractère est précisément celui qui la fait reconnaître lorsqu'on procède à sa ligature.

La **thyroïdienne supérieure** (fig. 15, n° 7) s'applique sur le muscle constricteur moyen du pharynx, se porte en bas et en dedans, et se termine dans la corne supérieure du corps thyroïde.

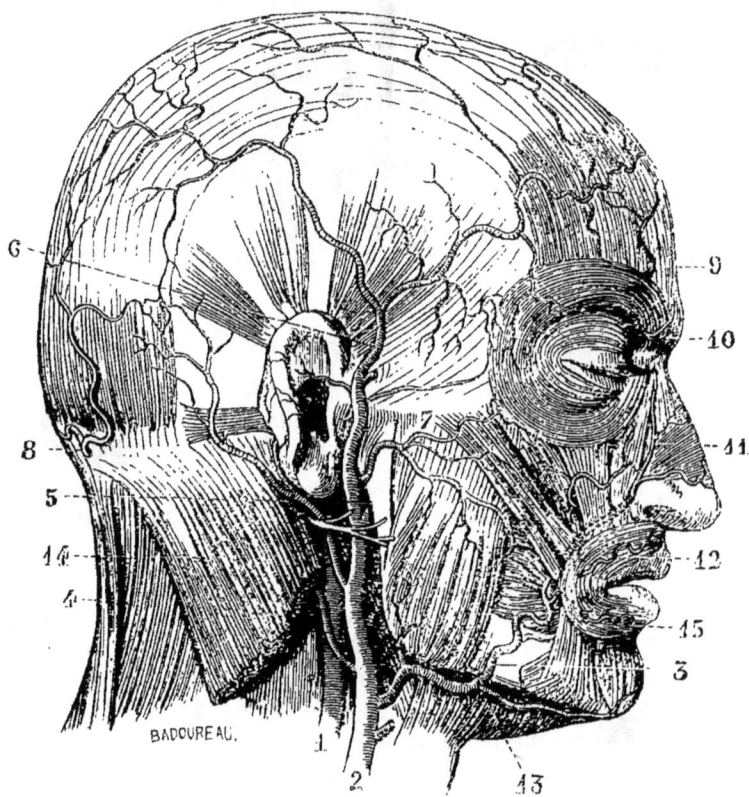

Fig. 22. — Montrant la carotide externe, la temporale superficielle et les artères de la face.

1. A. carotide interne. — 2. A. carotide externe.— 3. A. faciale.— 4. A. occipitale. — 5. Bifurcation de la carotide externe en temporale superficielle et maxillaire interne. — 6. A. temporale superficielle et ses deux branches terminales. — 7. A. transversale de la face. — 8. Terminaison de l'occipitale. — A. sus-orbitaire. — 11. Anastomose de l'artère nasale et de l'artère faciale. — 12. A. coronaire labiale supérieure.— 13. Masséter.— 14. Sterno-mastoïdien. — 15. A. coronaire labiale inférieure.

Dans son trajet elle fournit des *rameaux pharyngiens* et les *artères laryngées* supérieure et inférieure.

Elle est placée au-dessous des muscles de la région sous-hyoïdieune (voy. *Larynx* et *Corps thyroïde*).

La linguale (fig. 15 et 19) naît un peu au-dessus de la précédente, se porte au-dessus de la grande corne de l'os hyoïde entre le constricteur moyen du pharynx et l'hyo-glosse. Puis elle se dirige vers la pointe de la langue.

Dans son trajet, elle donne le *rameau hyoïdien* qui se porte au-dessus de l'os hyoïde et s'anastomose avec le rameau du côté opposé pour former une arcade, l'*artère dorsale* de la langue qui va se perdre à la face dorsale de cet organe, l'*artère sublinguale* qui se termine à la face inférieure de la langue, et l'*artère ranine* qui constitue la terminaison de la linguale à la pointe.

Branches collatérales.... Rameau hyoïdien.
Artère dorsale de la langue.
Artère sublinguale.

Branche terminale..... Artère ranine.

L'artère faciale (fig. 15, n° 9, et fig. 19) naît de la carotide externe un peu plus haut que la précédente et se dirige vers l'angle interne de l'œil en croisant obliquement la face.

Dans ce trajet, elle est d'abord placée sur les parties latérales du pharynx, puis elle se creuse une gouttière à la partie postérieure de la glande sous-maxillaire, croise la face externe du corps du maxillaire au devant du masséter et se porte à l'angle interne de l'orbite en passant entre les divers muscles de la face et dans le sillon qui limite les parties latérales du nez.

Cette artère volumineuse fournit un grand nombre de branches musculaires et cutanées parmi lesquelles les suivantes ont reçu des noms.

Branches collatérales.... Palatine inférieure.
Ptérygoïdienne.
Sous-mentale.
Sous-maxillaire.
Coronaire ou labiale supérieure.
Coronaire ou labiale inférieure.
Artère de l'aile du nez.

Branche terminale..... Artère angulaire.

Les branches de la faciale présentent de nombreuses ramifications. Elles s'anastomosent avec les artères les plus voisines venues du même tronc ou de la maxillaire interne et fournissent des rameaux aux organes situés sur leur trajet.

La *palatine inférieure* monte vers le voile du palais où elle se distribue.

La *ptérygoïdienne* va aux muscles ptérygoïdiens au moment où l'artère faciale passe sur le corps du maxillaire.

La *sous-mentale* se porte en avant le long de la face interne du corps du maxillaire et se perd dans les parties molles de la région sus-hyoïdienne.

La *sous-maxillaire* naît de la faciale au moment où cette artère passe en arrière de la glande ; elle est formée de deux ou trois petits rameaux qui se perdent dans la glande sous-maxillaire.

La *coronaire*, ou *labiale supérieure* (fig. 22, n° 12), tire son origine de la faciale au niveau des commissures des lèvres et se porte dans l'épaisseur de la lèvre supérieure où elle s'anastomose avec celle du côté opposé.

Elle est très-rapprochée de la muqueuse labiale et à quelques millimètres du bord libre de la lèvre.

La *coronaire*, ou *labiale inférieure* (fig. 22, n° 15), venue du même point, se porte dans la lèvre inférieure et se réunit à celle du côté opposé.

Les deux coronaires forment autour de l'orifice buccal un cercle artériel duquel partent de nombreux rameaux parmi lesquels on remarque l'artère de la sous-cloison du nez.

L'*artère de l'aile du nez* tire son origine de la faciale au niveau de l'aile du nez et se divise immédiatement en deux rameaux : l'un qui contourne le bord supérieur de l'aile du nez, l'autre qui en parcourt le bord inférieur.

Ces deux rameaux s'anastomosent avec l'artère de la cloison au niveau de lobule du nez où ces vaisseaux acquièrent un développement considérable chez quelques individus.

L'*angulaire* (fig. 22) termine la faciale ; elle parcourt le sillon nasogénien, donne des rameaux aux parties voisines et s'anastomose avec la branche nasale de l'ophthalmique.

L'auriculaire postérieure (fig. 22) s'étend de la carotide externe à la partie postérieure de l'oreille. Née quelquefois d'un tronc commun avec l'occipitale, elle traverse une partie de la glande parotide et contourne la face externe de l'apophyse mastoïde contre laquelle elle est appliquée. Elle fournit l'artère *stylo-mastoïdienne* qui se porte dans l'aqueduc de Fallope, puis elle se divise en deux branches, l'une *postérieure*, pour les régions mastoïdienne et occipitale, l'autre *antérieure*, pour le pavillon de l'oreille.

L'occipitale (fig. 22, n° 4) se dirige vers la région occipitale ; elle est un peu plus volumineuse que la précédente. Elle passe sous le splénius et au niveau de l'apophyse mastoïde, devient horizontale. Arrivée à la ligne médiane, elle perfore le trapèze, se porte verticalement en haut sous la peau du crâne, où elle se divise en deux branches principales, d'où partent de nombreuses ramifications. Elle fournit de nombreuses branches parmi lesquelles on remarque surtout les suivantes :

Branches collatérales... Sterno-mastoïdienne supérieure.
Stylo-mastoïdienne.
Méningée.
Pariétale.

La *sterno-mastoïdienne* se perd dans la partie supérieure du muscle du même nom.

La *stylo-mastoïdienne* se porte dans le trou stylo-mastoïdien ; elle naît très-souvent de l'auriculaire postérieure.

La *méningée* passe par le trou mastoïdien et se porte à la dure-mère.

La *pariétale* est une des branches de terminaison qui passe par le trou pariétal avec les veines émissaires de Santorini et qui se termine à la dure-mère.

Les autres branches terminales s'anastomosent dans le cuir chevelu avec celles de la temporale superficielle et avec celles de l'occipitale du côté opposé.

La **pharyngienne inférieure** se porte vers les parties latérales du pharynx et fournit une *branche pharyngienne* qui se perd dans les parois de ce conduit et dans les muscles prévertébraux, et la *méningée postérieure* qui monte vers le trou déchiré postérieur et pénètre dans le crâne pour se distribuer à la dure-mère des fosses occipitales inférieures après avoir donné à l'extérieur de petits rameaux qui passent par le trou déchiré antérieur et par le trou condylien antérieur. Ces derniers rameaux sont destinés aussi à la dure-mère.

ARTÈRE MAXILLAIRE INTERNE (fig. 23, n° 3).

Branche terminale de la carotide externe. Cette artère se porte du col du condyle du maxillaire au fond de la fosse ptérygo-maxillaire. Elle est dirigée obliquement en dedans, en avant et en haut.

Elle décrit de nombreuses flexuosités, traverse les deux faisceaux du ptérygoïdien externe et contracte des rapports plus ou moins immédiats avec les nerfs et les autres vaisseaux contenus dans la fosse zygomatique qu'elle traverse.

Dans son court trajet, qui n'a pas plus de 4 centimètres, elle fournit quinze branches.

Branche terminale.. Sphéno-palatine.

Branches collatérales. 5 ascendantes : Tympanique.
Temporale profonde antérieure.
Temporale profonde postérieure.
Méningée moyenne.
Petite méningée.

5 descendantes : Palatine supérieure.
Dentaire inférieure.
Buccale.
Massétérine.
Ptérygoïdienne.

2 antérieures : Alvéolaire.
Sous-orbitaire.

2 postérieures : Vidienne.
Ptérygo-palatine.

La **sphéno-palatine**, ou nasale postérieure, pénètre dans les fosses nasales par le trou sphéno-palatin et se bifurque en *branche interne* qui se distribue à la muqueuse de la cloison et se porte en bas et en avant dans le canal palatin antérieur, pour s'anastomoser à la voûte palatine avec la palatine supérieure, et en *branche externe*, qui se ramifie à la muqueuse des cornets et des méats où elle s'ana-stomose avec les ethmoïdales.

La **tympanique**, très-grêle, traverse la scissure de Glaser et se termine à la muqueuse de la caisse du tympan.

La **temporale profonde antérieure** glisse de bas en haut sur la partie antérieure de la fosse temporale et se termine dans la partie antérieure du temporal.

La **temporale profonde postérieure** se comporte d'une ma-nière analogue à la partie postérieure du temporal.

La **méningée moyenne** passe avec deux veines dans le trou petit rond ; arrivée dans le crâne, elle se place entre la dure-mère et les os, se divise comme les gouttières que l'on trouve sur le pariétal et l'occipital, et se termine dans la dure-mère et surtout dans les os.

Elle donne de nombreux rameaux qui se portent : 1° dans l'hiatus de Fallope ; 2° dans l'orbite par la fente sphénoïdale ; 3° dans la fosse temporale par de petits pertuis situés sur les grandes ailes du sphénoïde ; 4° à la muqueuse de la caisse du tympan à travers la paroi supérieure de cette caisse.

La **petite méningée** pénètre par le trou ovale et se distribue à la dure-mère et aux os qui avoisinent ce trou.

La **palatine supérieure** descend le long du canal palatin postérieur et se distribue au voile du palais et à la voûte palatine.

La **dentaire inférieure** (fig. 23) se porte dans le canal dentaire, le parcourt dans toute son étendue, donne un rameau à chaque racine dentaire, et avant de se terminer aux incisives, fournit un *rameau mentonnier* qui sort par le trou mentonnier et se perd dans la lèvre inférieure.

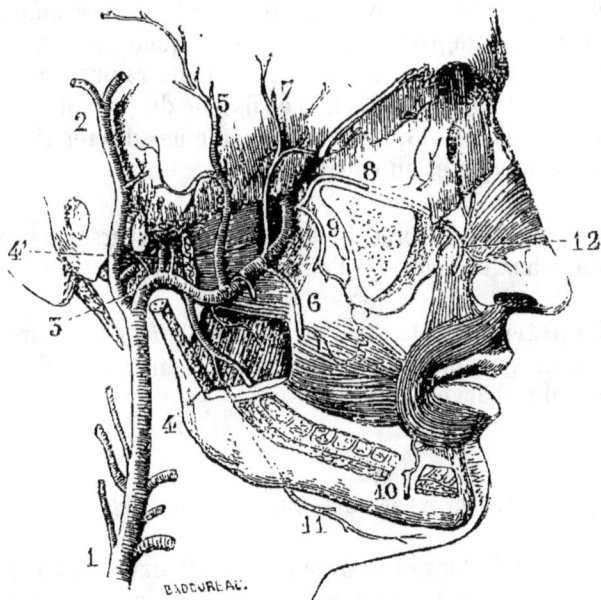

FIG. 23. — Coupe de la face montrant l'artère maxillaire interne.

1. Artère carotide externe et ses six branches. — 2. A. temporale superficielle. — 3. A. maxillaire interne. — 4. A. méningée moyenne. — 5, 7. A. temporales profondes antérieure et postérieure. — 6. A. buccale. — 8. A. sous-orbitaire. — 9. A. alvéolaire. — 10. A. dentaire inférieure.

La **buccale** (fig. 25) se porte dans l'épaisseur de la joue et se distribue aux muscles, à la peau et à la muqueuse de cette région.

La **massétérine** se porte en dehors, sur la face interne du masséter.

La **ptérygoïdienne** descend et se distribue aux muscles ptérygoïdiens.

L'**alvéolaire** (fig. 23) se porte sur le bord postérieur du maxillaire supérieur et s'y ramifie. Quelques-uns de ces rameaux pénètrent dans l'épaisseur de l'os et se distribuent à la muqueuse du sinus maxillaire et aux racines des molaires. Les autres se répandent à la surface du maxillaire supérieur et se distribuent au périoste, aux gencives et au tissu osseux.

La **sous-orbitaire** se porte dans la gouttière sous-orbitaire, glisse dans le canal du même nom et se termine au niveau du trou sous-orbitaire, où elle se divise en un grand nombre de branches qui se distribuent à la partie antérieure de la joue.

Dans son trajet, elle fournit un petit rameau qui descend dans un petit canal creusé dans l'épaisseur du maxillaire, en avant du sinus maxillaire, et qui se rend aux racines des incisives, de la canine correspondante et au canal nasal.

La **vidienne**, branche très-petite, traverse le trou vidien et se termine aux environs de l'ouverture de la trompe d'Eustachi.

La **ptérygo-palatine**, ou pharyngienne supérieure, passe par le trou ptérygo-palatin et se distribue à la muqueuse de la partie supérieure du pharynx.

Artère temporale superficielle (fig. 18, n° 6).

Branche de terminaison de la carotide externe, elle s'étend du col du condyle au sommet du crâne. A son origine, elle est contenue dans la glande parotide et placée en arrière du col du condyle du maxillaire et de l'articulation temporo-maxillaire, en avant du conduit auditif externe.

Elle se porte ensuite en dehors et en haut au-dessus de l'aponévrose temporale et se divise en deux branches terminales, l'une antérieure, *frontale*, l'autre postérieure, *pariétale*; ces deux branches sont très-flexueuses, se ramifient et s'anastomosent avec la frontale, l'occipitale et avec celles du côté opposé.

Dans son trajet, cette artère fournit quatre branches collatérales principales, qui décrivent de nombreuses flexuosités dans l'épaisseur du cuir chevelu.

Branches terminales. . . . Frontale.
                           Pariétale.

Branches collatérales. . . Transversale de la face.
                           Articulaire.
                           Auriculaires antérieures.
                           Temporale profonde moyenne.

La **transversale de la face** (fig. 18, n° 7) se porte en avant au-dessus du canal de Sténon et s'anastomose avec les branches de la faciale et de la maxillaire interne.

L'**articulaire** est un petit rameau qui se porte à l'articulation temporo-maxillaire.

Les **auriculaires antérieures** sont nombreuses et peu volumineuses ; elles se portent à la partie antérieure du pavillon de l'oreille.

La **temporale profonde moyenne** perfore l'aponévrose temporale un peu au-dessus de l'arcade zygomatique et se porte à la partie moyenne du muscle temporal.

CHAPITRE X.

DES VEINES EN GÉNÉRAL.

Les veines sont des canaux qui rapportent le sang des organes vers le cœur. Elles présentent à étudier : leur forme, leur situation, leur direction, leurs limites, leur conformation intérieure, leurs rapports et leur structure.

Forme et couleur. — Ces canaux sont cylindriques, leur calibre augmente à mesure qu'on se rapproche du cœur. Ils s'affaissent quand ils sont vides. Sur le cadavre, les veines sont remplies de sang et bleuâtres, tandis que les artères sont vides, phénomène dû à ce que, au moment de la mort, celles-ci chassent, par leurs contractions, le sang dans les premières. Les veines profondes du membre inférieur font exception à cette règle, car leurs parois très-épaisses empêchent de distinguer leur couleur et les feraient prendre volontiers pour des artères.

Situation. — En général, les veines accompagnent les artères ; cependant il existe un groupe de ces canaux constitué par les veines superficielles ou sous-cutanées qui n'affectent aucun rapport avec les artères et qui sont destinées à suppléer à la circulation des veines profondes.

Direction. — Les veines qui accompagnent les artères suivent la même direction. Elles sont en général moins flexueuses, comme cela se voit pour les veines temporale, occipitale et faciale. Certaines veines forment, par leur direction fort différente des artères correspondantes des systèmes particuliers ; tel est le système de la veine porte, veine sans analogue dans l'économie, correspondant aux artères de la portion sous-diaphragmatique du tube digestif ; tel est encore le système veineux intra-crânien, n'accompagnant nullement le système artériel et formé des veines encéphaliques et des sinus de la dure-mère ; tel est enfin le système veineux du corps des vertèbres et du diploé des os du crâne dans lesquels les canaux veineux ne correspondent pas aux artères ; et d'autres encore moins importants.

Limites. — Les veines profondes présentent les mêmes limites que les artères qu'elles accompagnent. Elles se séparent à la manière des artères ; elles s'anastomosent aussi de la même façon.

Rapports. — Les veines sous-cutanées parcourent isolément la face profonde du derme. A une distance variable de leur origine, elles se jettent dans les veines profondes en traversant les aponévroses. Les veines profondes qui communiquent en beaucoup de points avec les veines superficielles accompagnent presque toujours les artères correspondantes, sauf quelques exceptions, telles que la veine porte, les sinus de la dure-mère, etc. Elles partagent les rapports des artères ; elles sont au nombre de deux pour la plupart des petites artères et se placent de chaque côté. Les grosses artères correspondent à une seule veine qui est toujours plus rapprochée de la peau. Dans les membres, les veines sont doubles à partir de l'humérale et de la poplitée vers les doigts.

Conformation intérieure. — On trouve dans la cavité des veines des replis que découvrit Fabricius d'Acquapendente, qui s'appliquent contre les parois des veines pendant que le sang se dirige vers le cœur et qui se redressent pour fermer la lumière de ces ca-

naux quand le sang tend à rétrograder. Ces replis sont appelés *val-*
vules. Ils sont très-nombreux dans les veines profondes, moins dans
les superficielles. Les valvules sont disposées par paires et présentent la plus grande analogie avec les valvules sigmoïdes de l'aorte.
Elles sont formées par les deux tuniques internes des veines. Quelques veines en sont presque dépourvues : les veines de la tête, les
veines azygos, les veines jugulaires. Elles manquent complétement
dans la veine porte, la veine rénale, les veines caves et les veines
pulmonaires.

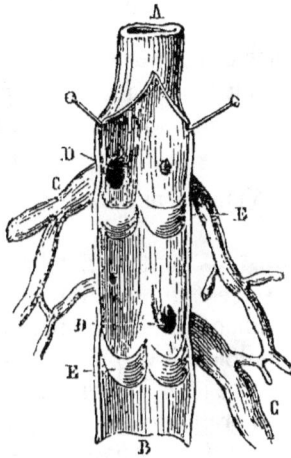

FIG. 24. — Veine ouverte avec quelques collatérales.

A. Extrémité supérieure. — B. Extrémité inférieure. — CC. Collatérales. —
DD. Leurs embouchures dans la veine. — EE. Valvules dont la concavité regarde du
côté du cœur.

Structure. — Quatre tuniques forment les parois veineuses :
1° l'externe, appelée adventice ou celluleuse, est formée de fibres
lamineuses et de quelques fibres élastiques ; dans quelques veines
comme les veines caves et les veines sus-hépatiques, on trouve, au
niveau de cette tunique, des faisceaux musculaires de la vie organique. 2° La tunique sous-jacente ou tunique à fibres circulaires est
formée de fibres lamineuses et de fibres élastiques circulaires entremêlées de faisceaux musculaires de la vie organique très-abondants
sur les petites veines. 3° Au-dessous de ces tuniques, on en trouve
une troisième dite tunique à fibres longitudinales, composée de fibres
longitudinales dirigées dans le sens de la longueur de la veine. 4° La
tunique interne est analogue à celle qui tapisse les artères. Elle fait
suite à l'endocarde. Elle est formée, à sa surface libre, d'une couche

d'épithélium pavimenteux, et à sa face adhérente de fibres lamineuses et élastiques ; c'est la tunique séreuse des veines.

De nombreux vaisseaux ou *vasa vasorum* existent dans les parois des veines. On en trouve dans l'épaisseur des valvules au niveau de leur insertion.

CHAPITRE XI.

DES VEINES EN PARTICULIER.

Tout le système veineux aboutit aux oreillettes du cœur ; l'oreillette gauche reçoit les veines pulmonaires, tandis que la veine coronaire et les deux veines caves se jettent dans l'oreillette droite.

VEINES PULMONAIRES.

Les **veines pulmonaires** sont au nombre de quatre, deux pour chaque poumon. Elles sortent du hile de cet organe et se placent au-devant de l'artère pulmonaire et de la bronche en formant le plan antérieur du pédicule pulmonaire ; puis elles soulèvent le feuillet viscéral du péricarde pour se jeter, celles du côté droit par deux orifices séparés à droite de l'oreillette gauche, près de la cloison, celles du côté gauche par deux orifices séparés aussi à gauche de l'oreillette gauche. Il y a quelquefois cinq veines pulmonaires. Ces veines sont dépourvues de valvules.

VEINE CORONAIRE.

La **veine coronaire** vient de l'épaisseur des parois du cœur. Ses branches suivent la direction et le trajet des artères coronaires ou cardiaques ; elles portent le même nom et convergent vers la face postérieure de l'oreillette droite pour former un seul tronc, qui s'ouvre au-dessous et en dedans de la veine cave inférieure, tout près de la cloison. Son embouchure est pourvue de la *valvule de Thébésius*. Avant de s'ouvrir dans l'oreillette, elle présente une dilatation connue sous le nom de *sinus* de la veine coronaire.

VEINES CAVES.

Si l'on excepte le sang venant du poumon et du cœur, on remarque que toutes les autres veines se jettent dans deux troncs appelés veines caves, supérieure et inférieure.

La **veine cave supérieure** reçoit le sang de toute la moitié du corps située au-dessus du diaphragme ; celui de la moitié inférieure se jette dans la **veine cave inférieure**. Le système des deux veines caves est parfaitement séparé. Il y a cependant quelques communications capillaires qui, dans certaines maladies où la veine cave inférieure est comprimée, se dilatent et établissent une plus large communication entre les deux systèmes.

1° VEINE CAVE INFÉRIEURE.

La *veine cave inférieure* porte au cœur le sang de toute la partie du corps située au-dessous du diaphragme. Nous diviserons toutes les veines qui s'y rendent en trois groupes, et nous décrirons séparément : 1° les veines du membre inférieur ; 2° celles du bassin ; 3° celles de l'abdomen.

I. — VEINES DU MEMBRE INFÉRIEUR.

Les veines du membre inférieur sont divisées comme celles du membre supérieur, en *superficielles* et *profondes*.

Les *veines profondes*, à leur origine, s'accolent aux artères, suivent celles-ci dans tout leur trajet, elles affectent les mêmes rapports, elles ont les mêmes limites et portent le même nom, de sorte qu'il suffit de connaître les artères de ce membre pour en connaître aussi les veines.

Nous ajouterons seulement que les artères d'un calibre inférieur à celui de la poplitée sont accompagnées par deux veines et que l'artère est située entre les deux veines, comme on le voit à la jambe et au pied, tandis qu'une seule veine accompagne les grosses artères : poplitée, fémorale. Dans ce dernier cas, la veine est toujours plus rapprochée de la peau. Aussi la veine fémorale est-elle placée en arrière et en dehors de l'artère à la partie inférieure, et en dedans à la partie supérieure.

Pour nous résumer, nous dirons que les veines profondes du membre inférieur sont, en allant de haut en bas : 1° la *veine fémorale*, qui reçoit des branches veineuses correspondant aux branches de l'artère, excepté la sous-cutanée abdominale et les honteuses externes, qui se jettent dans la veine saphène interne ; 2° la *veine poplitée* avec toutes ses branches veineuses articulaires correspondant aux artères articulaires ; 3° les *troncs veineux tibio-péroniers ;* 4° les *veines tibiales antérieures* et leurs branches ; 5° les *veines tibiales postérieures* ; 6° les *veines péronières* ; 7° les *veines plan-*

taires internes et externes venant de la plante du pied, et les *veines pédieuses* de la face dorsale du pied.

Les veines profondes du membre inférieur sont pourvues d'un grand nombre de valvules. Elles communiquent en plusieurs points avec les veines superficielles. Elles ont des parois très-épaisses au niveau de la jambe et du pied, de sorte qu'à ce niveau elles ont l'aspect des artères.

Les *veines superficielles* ou sous-cutanées du membre inférieur sont connues sous le nom de veines saphènes, du mot grec σαφής, évident ; elles sont en effet très-apparentes. On en distingue deux : la saphène interne et la saphène externe.

La **veine saphène interne** (fig. 25) naît à la face dorsale du pied d'une branche appelée *veine dorsale interne*, et de l'extrémité interne d'une arcade veineuse transversale située sur le dos du pied. Elle se porte vers la malléole interne, passe au-devant d'elle en s'appliquant contre le périoste, remonte le long de la face interne du tibia, passe derrière le condyle interne du fémur qu'elle contourne et suit la direction du bord interne du couturier, jusqu'au sommet du triangle de Scarpa. Arrivée là, la veine abandonne le muscle et se jette dans la veine fémorale, à 2 ou 3 centimètres de l'arcade crurale, immédiatement au-dessous du fascia cribriformis. Au moment où elle se jette dans la fémorale, elle décrit une anse à concavité inférieure, au-dessous de laquelle passe l'artère honteuse externe inférieure, et le *ligament falciforme* d'Allan Burns.

Cette veine reçoit les veines sous-cutanées de la moitié interne du pied, de la moitié interne de la jambe et de toute la circonférence de la cuisse. Elle reçoit encore, avant sa terminaison, la *veine sous-cutanée abdominale* et les *veines honteuses externes*. Au niveau du pied et de la jambe, elle communique largement avec les branches de la saphène externe. En plusieurs points dont le siége est indéterminé, on voit aussi des communications entre les veines superficielles et les veines profondes.

La **veine saphène externe** naît à la face dorsale du pied, de l'extrémité externe de l'arcade veineuse transversale dont nous avons déjà parlé et d'une petite branche appelée *veine dorsale externe*.

Elle se dirige le long du bord externe du pied vers la malléole externe, passe derrière cette malléole et remonte ensuite le long de la face postérieure de la jambe jusqu'au creux poplité où elle se jette dans la veine poplitée. Elle reçoit les branches veineuses de la partie externe du pied et de la partie postérieure et externe de la jambe.

Elle s'anastomose largement avec les branches d'origine de la saphène externe, et comme celle-ci elle présente plusieurs communications avec les veines profondes.

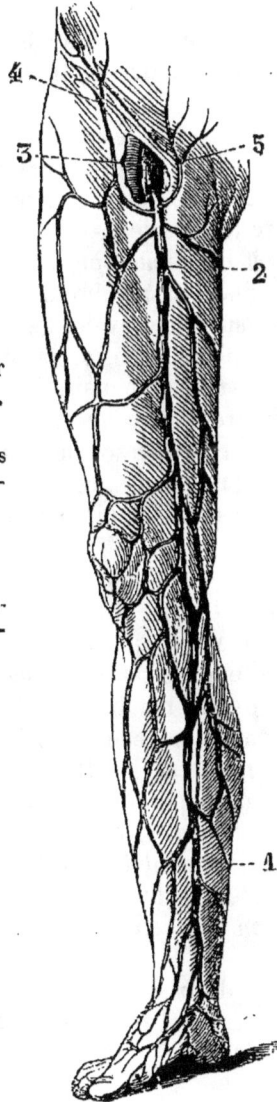

FIG. 25. — Membre inférieur droit et veine saphène interne.

1. Tronc de la saphène recevant dans son trajet ascendant de nombreuses collatérales.

2. Tronc de la saphène à la cuisse.

3. Artère et veine fémorales découvertes pour montrer l'embouchure de la saphène interne.

4. Veine circonflexe iliaque.

5. Veine sous-cutanée abdominale.

II. — Veines du bassin.

Les veines du bassin répondent aux artères iliaques primitive, externe et interne,

La **veine iliaque primitive** est située au devant de la cinquième vertèbre lombaire et de la base du sacrum ; elle est formée par la réunion des veines iliaques interne et externe et se termine à la veine cave inférieure ; elle a la même longueur que l'artère : ses rapports ont été décrits avec ceux de l'artère.

Elle reçoit une seule branche, la sacrée moyenne, qui se jette tantôt dans la veine droite, tantôt dans la veine gauche.

La **veine iliaque externe** a les mêmes limites que l'artère correspondante ; au niveau de l'arcade fémorale elle est placée en dedans de l'artère, plus haut elle se place en arrière et en dedans d'elle contre le muscle psoas.

Elle reçoit les veines *épigastriques* et les veines *circonflexes iliaques*. Ces veines, au nombre de deux pour chaque artère, se réunissent en un seul tronc avant de se jeter dans l'iliaque externe. Les deux veines épigastriques s'anastomosent dans l'épaisseur du muscle droit avec la veine mammaire interne et avec la sous-cutanée abdominale. D'autre part, celle-ci s'anastomose avec des veines superficielles des parois thoraciques qui se rendent dans l'axillaire. Ce sont ces nombreuses veines anastomosées qui se dilatent si considérablement dans les cas de compression ou d'oblitération de la veine cave inférieure.

La **veine iliaque interne** ou hypogastrique reçoit autant de branches veineuses que l'artère fournit de branches artérielles, excepté la veine *hémorrhoïdale moyenne* et la *veine ombilicale*.

Chacune de ces nombreuses veines est double pour chaque artère, et avant de se jeter dans l'hypogastrique, les deux veines se réunissent en une seule. Il y a donc dans le bassin, allant se jeter dans l'hypogastrique, deux *vésicales*, deux *vaginales*, deux *utérines*, deux *sacrées latérales*, deux *ilio-lombaires*, deux *ischiatiques*, deux *fessières*, deux *obturatrices* et deux *honteuses internes*.

Ces nombreuses branches veineuses se répétant de chaque côté du bassin, on voit l'énorme quantité de sang veineux contenu dans cette région.

Les veines du bassin sont pourvues d'un grand nombre de valvules, de sorte qu'il est très-difficile de les injecter des gros troncs vers les petits.

Il est bon de remarquer ici que les veines du périnée augmentent de volume chez le vieillard. Nous ferons remarquer aussi leurs nombreuses anastomoses au tour du col vésical et de la prostate. Ces anastomoses forment là un vrai tissu érectile qui se prolonge sur les vésicules séminales. En 1855, M. Rouget a décrit au milieu de ces veines et mélangées de tissu cellulaire des fibres musculaires lisses qui donnent à ces veines le caractère des tissus érectiles.

La *veine ombilicale* qui n'existe que chez les fœtus, ne suit pas la direction des artères ; elle suit le bord inférieur du ligament suspenseur du foie, se porte dans le sillon longitudinal de cet organe pour se jeter dans la veine cave inférieure. Depuis le moment où elle croise le sillon transverse du foie jusqu'à la veine cave, elle constitue le *canal veineux*.

La *veine hémorrhoïdale moyenne* se jette dans la veine porte.

III. — Veines de l'abdomen.

Les veines de l'abdomen se divisent naturellement en deux groupes. L'un est formé par les veines venues de toute la portion sous-diaphragmatique du tube digestif et de ses annexes ; il constitue le système de la veine porte. L'autre est formé par les veines des parois de la cavité abdominale et par les veines des organes sécréteurs de l'urine et du sperme, c'est-à-dire des reins et des testicules, qui se jettent dans la veine cave inférieure.

Le SYSTÈME DE LA VEINE PORTE (fig. 26), sans analogue dans l'économie, peut être comparé à un arbre dont les racines venues du tube digestif se réunissent pour former un tronc et dont les branches se ramifient dans le foie.

La veine porte est une veine spéciale qui verse dans le foie le sang de toute la portion sous-diaphragmatique du tube digestif et de ses annexes ; ou bien le sang de tous les organes contenus dans la cavité abdominale excepté des reins.

Elle est complétement dépourvue de valvules, et le sang chemine dans sa cavité par la contraction de ses parois pourvues d'un grand nombre de fibres musculaires, par le *vis à tergo*, et un peu aussi par la contraction des muscles de la paroi abdominale.

Elle a pour fonction de porter au foie un sang mélangé de chyle, sang qui doit être élaboré, fournir à la formation du sucre et selon quelques auteurs à la sécrétion de la bile.

Du foie, le sang de la veine porte, passe dans les veines sus-hépatiques et de là dans la veine cave inférieure au moment où celle-ci traverse le bord postérieur du foie (fig. 26).

Nous étudierons successivement les racines, le tronc et les branches de la veine porte.

Les *racines* principales sont au nombre de trois : la veine splénique, la petite mésaraïque et la grande mésaraïque. Elles correspondent aux deux artères mésentériques et à l'artère splénique.

La **veine splénique** (fig. 26, n° 3), née de la rate, se porte sur la face postérieure du pancréas, au-dessous de l'artère splénique, et se réunit à la petite mésaraïque après avoir reçu les veines *pancréatiques*, la veine *gastro-épiploïque gauche* et les veines correspondant aux *vaisseaux courts* de l'estomac.

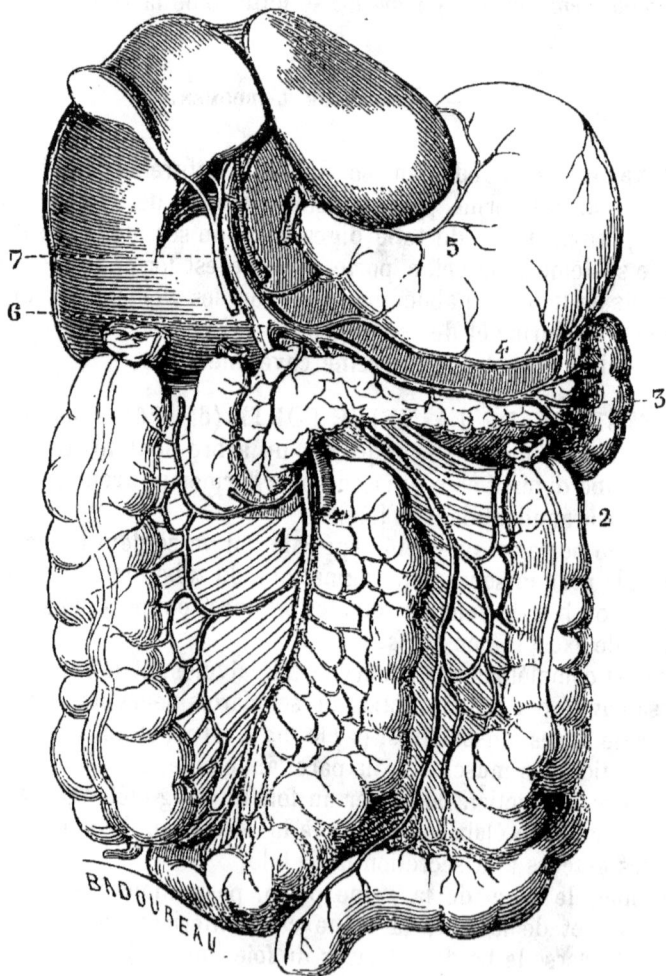

FIG. 26. — Veine porte et ses racines.

1. Grande mésaraïque. — 2. Petite mésaraïque. — 3. Splénique. — 4. Gastro-épiploïque gauche. — 5. Coronaire stomachique. — 6. Origine du tronc de la veine porte. — 7. Canal cholédoque.

La **petite mésaraïque** (fig. 26, n° 2) naît du plexus veineux hémorrhoïdal situé dans l'épaisseur des tuniques du rectum et surtout autour de la muqueuse. Elle reçoit les trois *veines coliques gauches*, et se réunit à la veine splénique au niveau de la partie gauche de la deuxième vertèbre lombaire.

Au niveau du rectum, l'origine de la petite mésaraïque communique par quelques rameaux seulement avec la honteuse interne, et il n'est pas exact de dire que les veines hémorrhoïdales moyennes et inférieures se jettent dans la veine hypogastrique.

Les hémorrhoïdes sont des tumeurs formées par la dilatation de ces veines au niveau de l'anus.

La **grande mésaraïque** (fig. 26, n° 1) est située dans le mésentère ; elle se dirige du cæcum vers la première vertèbre lombaire et reçoit les trois *veines coliques droites* ainsi que les veines de l'intestin grêle ; elle passe en avant de la troisième portion du duodédum au-dessous du pancréas, au niveau de l'échancrure qui sépare la tête du corps, et à droite de l'artère mésentérique supérieure.

En se réunissant au petit tronc formé par la convergence de la veine splénique et de la veine petite mésaraïque, en arrière du pancréas, cette veine forme le tronc de la veine porte.

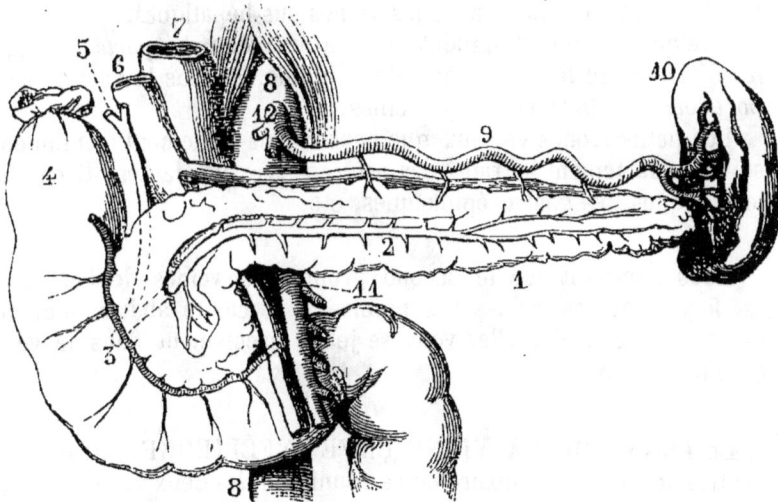

Fig. 27. — Montrant les vaisseaux spléniques, les rapports du pancréas et du duodénum avec les gros vaisseaux.

1. Pancréas. — 2. Canal pancréatique. — 3. Embouchure des canaux pancréatique et cholédoque. — 4. Duodénum. — 5. Canal cholédoque. — 6. Tronc de la veine porte. — 7. Veine cave inférieure.— 8, 8. Aorte.— 9. Artère et veine spléniques. — 10. Rate. — 11. Artère mésentérique supérieure et veine grande mésaraïque. — 12. Tronc cœliaque.

Le **tronc** de la veine porte est très-volumineux ; il a une longueur de 6 à 8 centimètres, et non de 10 à 12 comme le disent quelques auteurs. Sa direction est oblique de bas en haut et de gauche
à droite. Avant de se jeter dans le sillon transverse du foie, il présente un renflement appelé *sinus* de la veine porte.

Il présente les rapports suivants : dans sa moitié inférieure il répond en avant à la face postérieure de la tête du pancréas, à la première portion du duodénum et au canal cholédoque ; en arrière de lui
se trouve la veine cave inférieure. Dans sa moitié supérieure, le
tronc de la veine porte est placé entre les deux feuillets du petit
épiploon, en arrière de l'artère hépatique et du canal cholédoque, en
avant de la veine cave inférieure dont elle est séparée par l'hiatus
de Winslow. Dans son trajet le tronc de la veine porte reçoit la
plupart des veines correspondant aux artères du tronc cœliaque,
les veines *coronaire stomachique*, *gastro-épiploïque droite*, *pylorique*
et *cystique*.

Les **branches terminales** de la veine porte sont au nombre
de deux ; elles se portent la droite dans le lobe droit, la gauche dans
le lobe gauche du foie. Elles accompagnent l'artère hépatique, sont
contenues comme elles dans la capsule de Glisson et se terminent
autour des lobules du foie par des capillaires qui pénètrent dans ces
lobules et se continuent avec les veines sus-hépatiques.

Quelques auteurs désignent sous le nom de *veine porte hépatique*
les divisions de la veine porte dans le foie, et sous le nom de *veine
porte ventrale* le tronc et les racines.

Les petits troncs veineux que nous avons seulement mentionnés,
suivent exactement le trajet des artères correspondantes. Exemple :
les coliques, les gastro-épiploïques, etc.

Nous avons dit que le second groupe des veines de l'abdomen
est formé par les veines des parois de la cavité abdominale, des
reins et du testicule. Elles vont se jeter directement dans la veine
cave inférieure.

Le TRONC DE LA VEINE CAVE INFÉRIEURE s'étend de la
quatrième vertèbre lombaire où se réunissent les deux veines iliaques
primitives à l'oreillette droite du cœur. Cette veine très-volumineuse
est située au devant de la colonne vertébrale. Elle est en rapport :
en arrière avec les artères lombaires qui la séparent de la colonne ;
en avant et de bas en haut avec le mésentère, la troisième portion du duodénum, le pancréas, l'hiatus de Winslow, qui la sépare
de la veine porte, le foie, et le diaphragme qu'elle traverse. Elle est

appliquée contre la colonne par le foie et le pancréas ; *à gauche*, elle est en rapport avec l'artère aorte ; *à droite*, avec le péritoine.

Après avoir traversé le centre aponévrotique du diaphragme, la veine cave inférieure soulève le feuillet séreux du péricarde dans une étendue de 2 centimètres, et se jette dans l'oreillette droite. Son embouchure est pourvue d'une valvule en forme de croissant occupant le tiers inférieur de l'orifice, et dont la concavité regarde en haut. C'est la *valvule d'Eustachi*.

Les veines des parois de l'abdomen se jettent dans la veine cave inférieure. Ce sont les veines lombaires qui viennent de la paroi abdominale et du rachis suivant la direction des artères lombaires, et les veines diaphragmatiques inférieures au nombre de deux pour chaque artère.

Les **lombaires** se rendent séparément à la partie postérieure de a veine cave.

Les **diaphragmatiques inférieures** se réunissent le plus souvent pour se jeter à sa partie antérieure et supérieure, au-dessous du diaphragme.

La **veine rénale** ou **émulgente** se jette aussi à angle droit dans la veine cave inférieure. Elle sort du hile du rein et passe en avant de l'artère correspondante. Celle du côté gauche croise la face antérieure de l'aorte.

Les **veines capsulaires** (fig. 9) ne suivent pas le trajet des artères. On voit bien quelquefois une capsulaire moyenne correspondre à l'artère capsulaire moyenne et se jeter dans la veine cave, mais le plus souvent toutes les veines capsulaires viennent se jeter dans la veine rénale.

Les **veines spermatiques** (fig. 9) naissent du testicule, de l'épididyme et du cordon, où elles constituent par leur dilatation morbide le varicocèle. Elles traversent le canal inguinal, remontent en suivant l'artère spermatique le long de la fosse iliaque interne, et vont se jeter, celle du côté droit dans la veine cave inférieure, celle du côté gauche dans la rénale. Elles forment en s'anastomosant entre elles dans la fosse iliaque un plexus veineux appelé *plexus pampiniforme*.

Ces veines sont situées sous le péritoine ; celles du côté gauche sont plus longues que celles du côté droit, elles sont comprimées par l'S iliaque du côlon le plus souvent chargée de matières fécales ;

enfin elles se jettent perpendiculairement dans la veine rénale gauche, ce qui est une condition défavorable à la circulation de ces veines. Ces causes réunies et de plus, dit-on, l'absence de valvules dans ces veines expliquent la production du varicocèle et sa plus grande fréquence à gauche.

Dans sa thèse inaugurale, M. Ch. Périer, aide d'anatomie à la Faculté, a démontré avec la plus grande netteté que, dans la majorité des cas, les veines spermatiques étaient pourvues de valvules ; il a étudié aussi avec le plus grand soin les nombreuses anastomoses de ces veines à leur origine avec celles du périnée, du pubis, du bassin et de la cuisse (1).

2° VEINE CAVE SUPÉRIEURE.

La *veine cave supérieure* (fig. 1 et 2) porte à l'oreillette droite le sang de la portion sus-diaphragmatique du corps. Nous ne parlons pas des veines pulmonaires qui forment avec l'artère de même nom une circulation indépendante ou petite circulation.

Nous étudierons séparément dans cette description : 1° les veines de la tête et du cou ; 2° celles du membre supérieur ; 3° celles du thorax qui comprendront les veines rachidiennes.

I. — VEINES DE LA TÊTE ET DU COU.

Dans l'étude des veines de la tête, nous trouvons celles du crâne et celles de la face.

A. *Veines du crâne.*

Il y a dans le crâne trois circulations veineuses, l'une que nous appellerons *intra-crânienne ;* une autre *extra-crânienne ;* enfin une troisième ou *intra-pariétale*, c'est-à-dire dans les parois du crâne.

1° Veines intra-crâniennes.

La **circulation veineuse intra-crânienne** se fait au moyen de deux espèces de vaisseaux, des *veines* et des *sinus*. Les veines appartiennent à l'encéphale. Nées de tous les points de la substance

(1) Consultez, pour les détails, la thèse inaugurale de M. Périer : *Considérations sur l'anatomie et la physiologie des veines spermatiques et sur un mode de traitement du varicocèle.* Paris, 13 avril 1864.

cérébrale, elles se portent à la surface du cerveau et du cervelet pour concourir, par leurs nombreuses anastomoses, à la constitution de la pie-mère.

Ces veines, dépourvues de valvules, sont nombreuses et volumineuses. Elles se rendent dans la seconde espèce de vaisseaux qui en diffèrent par leur disposition, par leur structure et par leur circulation.

Ces vaisseaux sont connus sous le nom de *sinus de la dure-mère*.

SINUS DE LA DURE-MÈRE.

Les **sinus de la dure-mère** sont des canaux rigides destinés à recevoir le sang des veines de l'encéphale, et creusés dans l'épaisseur de la dure-mère.

Ces canaux répondent pour la plupart aux gouttières qui sont creusées à la surface interne du crâne et portent le même nom.

Les plus volumineux d'entre eux sont traversés par des brides fibreuses destinées probablement à ralentir la rapidité du courant sanguin. Tous ces sinus sont incompressibles et s'anastomosent entre eux; ils se terminent par un énorme sinus, le sinus latéral, qui constitue en se terminant au trou déchiré postérieur, l'origine de la veine jugulaire interne.

Ces sinus sont criblés d'orifices, dont la plupart reçoivent le sang des veines de l'encéphale, tandis que les autres, en petit nombre, mais assez volumineux, reçoivent des veines dites *émissaires de Santorini* qui font communiquer la circulation veineuse intra-crânienne avec les veines extérieures du crâne. Le nom de veine émissaire s'applique surtout à celle qui communique avec le sinus longitudinal supérieur, au niveau du trou pariétal. Une grosse veine de communication se jette à travers la fente sphénoïdale dans le sinus caverneux; c'est la *veine ophthalmique* (fig. 29) qui s'anastomose avec les veines de la face. On trouve encore la *veine mastoïdienne* qui traverse le trou mastoïdien pour se jeter ensuite dans le sinus latéral.

Cette communication explique la coutume où l'on est d'appliquer des sangsues à la région mastoïdienne, dans le cas de phlegmasie méningo-encéphalique. Elle peut expliquer aussi, peut-être, la méningite qui se développe dans le cours de l'érysipèle de la face où du cuir chevelu à travers les parois des veines émissaires.

Tous les sinus de la dure-mère ont la même structure. Ce sont des veines spéciales ayant deux tuniques; l'interne n'est autre chose que la tunique interne ou séreuse des veines qui se prolonge dans ces canaux; l'externe est formée par le tissu même de la dure-mère.

Il y a 15 sinus, 5 pairs, 5 impairs (fig. 28 et 29).

Sinus impairs... Longitudinal supérieur.
Longitudinal inférieur.
Droit.
Occipital transverse.
Circulaire ou coronaire.

Sinus pairs..... Caverneux.
Pétreux supérieur.
Pétreux inférieur.
Occipital postérieur.
Latéral.

Le **sinus longitudinal supérieur** (fig. 28, n° 3) prend naissance au niveau de l'apophyse crista-galli, il suit la gouttière longitudinale supérieure dans l'épaisseur du bord convexe de la faux du cerveau et se termine au niveau de la protubérance occipitale interne,

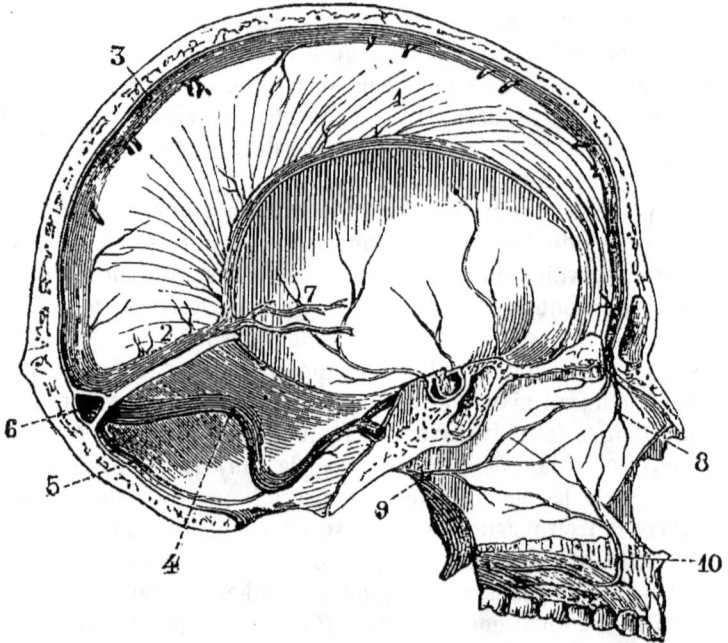

FIG. 28. — Coupe médiane et antéro-postérieure de la tête et de la dure-mère.

1. Faux du cerveau. — 2. Sinus droit. — 3. Sinus longitudinal supérieur. — 4. Sinus latéral gauche. — 5. Sinus occipital postérieur. — 6. Pressoir d'Hérophile, lieu de réunion de plusieurs sinus. — 7. Veine de Galien. — 8. Petite veine de la cloison des fosses nasales formant l'origine du sinus longitudinal supérieur. — 9. Veine nasale postérieure. — 10. Veine nasale antérieure se rendant à la voûte palatine.

où il se jette dans le sinus latéral droit, quelquefois dans le gauche, et d'autres fois à droite et à gauche en même temps. Sa coupe a une forme triangulaire.

Il reçoit le sang des veines qui serpentent à la surface convexe du cerveau.

Le **sinus longitudinal inférieur** (fig. 28) est situé sur le bord concave de la faux du cerveau ; il naît à la partie antérieure de ce bord et se porte en arrière en augmentant peu à peu de calibre jusqu'à la tente du cervelet, où il rencontre l'origine du sinus droit dans lequel il se jette.

Le **sinus droit** (fig. 28, n° 2) est peu étendu ; il est situé au point de réunion de la base de la faux du cerveau et de la face supérieure de la tente du cervelet ; il réunit les extrémités postérieures des deux sinus précédents.

Il reçoit à son extrémité antérieure une veine considérable venue de l'intérieur du cerveau, la *veine de Galien* (fig. 28, n° 7), au niveau de laquelle Bichat plaçait son *canal arachnoïdien*.

Le **sinus occipital transverse** (fig. 29, n° 7) est très-petit et manque souvent ; il est situé sur l'apophyse basilaire de l'occipital et réunit les sinus pétreux inférieurs.

Le **sinus coronaire** ou **circulaire** (fig. 29) est situé à la manière d'une couronne tout autour de la fosse pituitaire, sur la circonférence externe du diaphragme de l'hypophyse. Il communique de chaque côté avec les sinus caverneux.

Le **sinus caverneux** (fig. 29, n° 2) est situé dans la gouttière caverneuse sur les côtés de la fosse pituitaire. Il reçoit en avant la veine ophthalmique et communique avec le sinus coronaire en dedans et les sinus pétreux supérieur et inférieur en arrière. Ce sinus, formé comme les autres par un dédoublement de la dure-mère, a deux parois : une interne, formée par le feuillet interne appliqué contre le sphénoïde ; l'autre externe, formée par le feuillet externe.

Ce sinus contient l'artère carotide interne, les nerfs pathétique, moteur oculaire commun, moteur oculaire externe, ophthalmique et le plexus caverneux du grand sympathique.

La carotide interne traverse le sinus d'arrière en avant, c'est-à-dire du canal carotidien à l'apophyse clinoïde antérieure ; elle repose sur la paroi inférieure, et elle est séparée du sang par la membrane interne du sinus qui se réfléchit sur elle.

Le pathétique et l'ophthalmique sont situés dans l'épaisseur de la paroi externe du sinus; ils sont parallèles et superposés, le pathétique est au-dessus. Le moteur oculaire commun est situé aussi dans la paroi externe mais en dedans des deux autres, tandis que le moteur oculaire externe traverse la cavité du sinus comme l'artère en dehors de laquelle il est placé. Le plexus caverneux du grand sympathique entoure la carotide interne et fournit des rameaux anastomotiques aux quatre nerfs qui y passent. Les filets de ce plexus mélangés à de nombreux capillaires artériels constituent le plexus artérioso-nerveux de Walther.

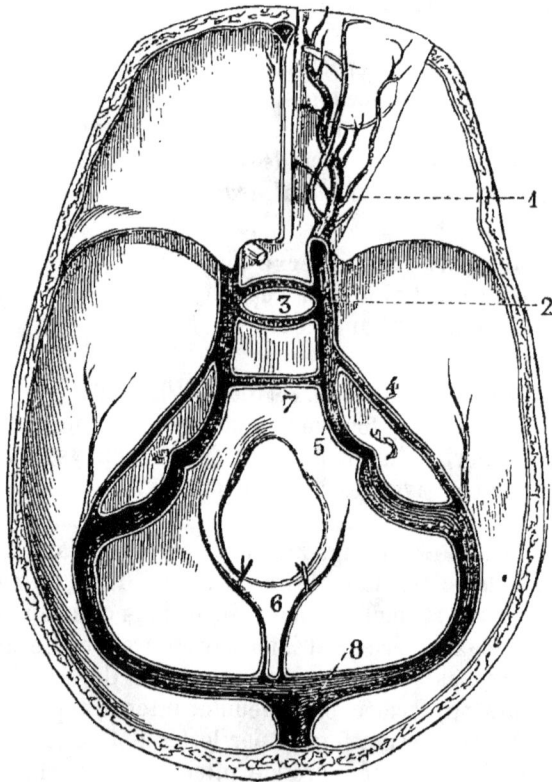

Fig. 29. — Surface intérieure de la base du crâne et des sinus de la dure-mère.

1. Veine ophthalmique. — 2. Sinus caverneux — 3. Sinus circulaire. — 4. Sinus pétreux supérieur. — 5. Sinus pétreux inférieur. — 6. Sinus occipitaux postérieurs. — 7. — Sinus occipital transverse. — 8. Sinus latéral.

Le **sinus pétreux supérieur** (fig. 29, n° 4) est situé sur le bord supérieur du rocher dans l'épaisseur du bord adhérent de la tente du cervelet. Il communique en arrière avec le sinus latéral et en avant avec le sinus caverneux.

Le **sinus pétreux inférieur** (fig. 29, n° 6) est très-court, il est situé dans la gouttière de même nom au niveau de la suture pétro-occipitale ; il s'étend du sinus caverneux et du sinus occipital transverse à la terminaison du sinus latéral, c'est-à-dire à l'origine de la veine jugulaire interne.

Le **sinus occipital postérieur** (fig. 29, n° 6) est situé dans l'épaisseur du bord adhérent de la faux du cervelet, il est accolé à celui du côté opposé et communique : en haut, avec l'origine du sinus latéral ; en bas, en contournant le trou occipital, avec l'origine de la jugulaire interne. Souvent ce sinus très-peu développé se perd sur les côtés du trou occipital.

Le **sinus latéral** (fig. 29, n° 8), le plus grand de tous, reçoit le sang de tous les autres sinus ; il commence à la protubérance occipitale interne, se continue dans la gouttière latérale et vient se terminer au trou déchiré postérieur, où il forme la veine jugulaire interne.

Ce sinus communique à son origine avec les sinus longitudinal supérieur, droit, et occipital postérieur ; à sa terminaison, avec le sinus pétreux inférieur, et dans son trajet, avec le sinus pétreux supérieur.

Le sinus latéral droit est plus volumineux que le gauche, lorsque le sinus longitudinal supérieur communique avec lui. On donne le nom de *torcular* ou *pressoir d'Hérophile* à une cavité veineuse qui résulte de la convergence des sinus longitudinal supérieur, droit, latéraux et occipitaux postérieurs. Cette cavité correspond à la protubérance occipitale interne.

2° Veines extra-crâniennes.

La **circulation veineuse extra-crânienne** (fig. 31) se compose de veines nombreuses, s'anastomosant entre elles dans le tissu cellulaire sous-cutané du crâne, et communiquant, comme il a déjà été dit, par quelques veines émissaires avec la circulation intra-crânienne.

Ces veines forment trois groupes, un postérieur ou *veine occipitale*, un latéral ou *veine temporale* superficielle, et un antérieur ou *veine frontale*.

Les troncs de ces veines se portent dans la direction des artères correspondantes, mais elles ne présentent pas comme celles-ci des flexuosités. Elles se jettent, tantôt dans la jugulaire interne, tantôt dans la jugulaire externe, excepté la veine frontale qui se rend constamment dans la veine faciale.

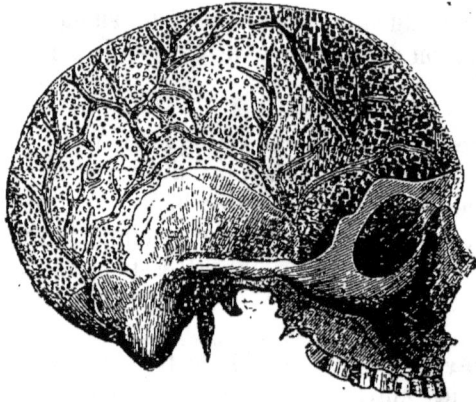

Fig. 30. — Cette figure montre les canaux veineux des os du crâne après l'ossification des sutures (*veines diploïques*).

3° Veines intra-pariétales.

La **circulation veineuse intra-pariétale** du crâne comprend les veines petite méningée et méningée moyenne, ainsi que les veines des os ou veines diploïques.

Les *méningées* sont au nombre de deux pour chaque artère, elles suivent le même trajet et se jettent dans la maxillaire interne. Elles portent du sang venant des os, de la dure-mère et même de quelques veines de l'encéphale.

Les *veines diploïques* (fig. 30) sont les canaux veineux déjà étudiés avec les vaisseaux des os du crâne (ostéologie). Ces canaux, indépendants dans chaque os avant l'ossification des sutures, communiquent avec ceux des os voisins après cette ossification. En même temps, par suite du progrès de l'âge, leur calibre augmente. Comme les veines de l'extérieur du crâne, les canaux diploïques forment trois groupes : 1° les *canaux frontaux* s'ouvrant par des pertuis situés à la face antérieure du frontal dans les veines sus-orbitaires ; 2° les *canaux pariétaux* se jetant dans les veines méningées moyennes par de petits pertuis situés à la face interne du pariétal dans les gouttières de l'artère méningée moyenne ; et 3° les *canaux occipitaux* se dirigeant en bas et s'ouvrant dans la veine occipitale.

Ces canaux ont une structure analogue à celle des sinus de la dure-mère; ils sont formés par la tunique interne des veines qui tapisse la paroi osseuse.

B. *Veines de la face* (fig. 34).

Les veines de la face correspondent aux artères maxillaire interne, carotide interne, carotide externe. Nous y comprendrons aussi la veine ophthalmique.

Les *veines superficielles* de la face sont extrêmement nombreuses et volumineuses, elles forment sous la peau un réseau très-riche dont les branches sont fréquemment anastomosées.

La principale est la **veine faciale** qui se dirige du milieu du front vers la jugulaire externe. Cette veine, au niveau du front, s'appelle *frontale* ou *préparate* (fig. 34, n° 5), elle est impaire et médiane et se termine à une arcade veineuse qui occupe la racine du nez. De cette arcade part, en suivant le sillon qui sépare le nez de la joue, la même veine qui prend le nom de *veine angulaire*; au niveau de l'aile du nez, elle prend le nom de *faciale* proprement dite, passe entre les muscles zygomatiques, et se porte en bas en croisant l'artère. Elle arrive au-devant du masséter, croise la face externe du corps du maxillaire, en avant de l'artère faciale, se creuse une gouttière sur la face externe de la glande sous-maxillaire et va se jeter dans l'une des jugulaires interne ou externe.

Cette veine s'anastomose à son origine et par la préparate avec les veines temporales, au niveau de la veine angulaire avec plusieurs branches de la veine ophthalmique.

Elle reçoit toutes les veines correspondant aux branches de l'artère faciale et, de plus, les veines du nez, celles du canal nasal et du sac lacrymal, ainsi que la veine buccale.

Les *veines profondes* sont situées dans les cavités de la face, fosses nasales, bouche, pharynx, fosse ptérygoïde et cavité orbitaire.

·La plupart de ces veines correspondent aux artères de ces cavités et vont se jeter dans la veine maxillaire interne qui suit le trajet de l'artère.

Le tronc de la **veine maxillaire interne** traverse la fosse zygomatique en suivant l'artère et vient se réunir à la temporale superficielle au niveau du col du condyle, pour former l'origine de la jugulaire externe.

La **veine pharyngienne inférieure** se jette directement dans la jugulaire interne. Il en est de même des **veines linguales**.

La **veine ophthalmique** (fig. 29), située dans la cavité orbitaire, reçoit les veines de même nom que les branches artérielles. Elles communiquent largement en avant avec la veine faciale, et le tronc se jette en arrière dans le sinus caverneux.

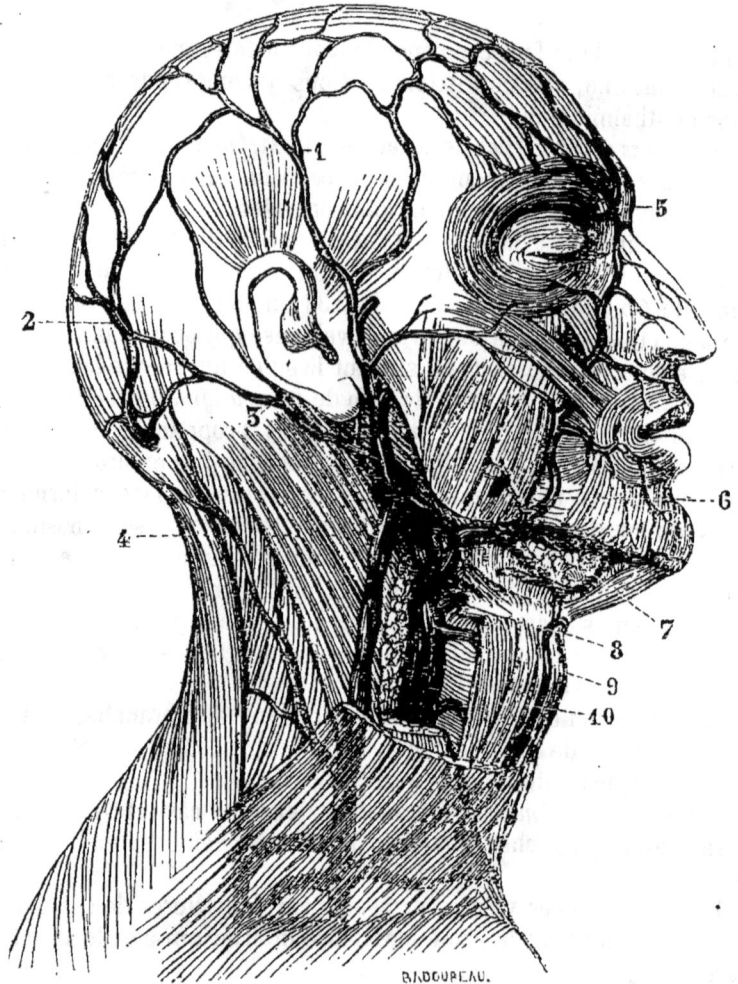

BADOUREAU.

FIG. 31.—Veines jugulaires interne et externe réunies par une anastomose transversale. On a enlevé la portion supérieure du peaucier et la portion inférieure du sterno-mastoïdien.

1. Branche de la veine temporale superficielle.—2. Veine occipitale—3. Veine auriculaire postérieure. — 4. Veine jugulaire externe. — 5. Veine préparate. — 6. Veine faciale. — 7. Veine sous-mentale. — 8. Veine linguale. — 9. Veine thyroïdienne supérieure. — 10. Veine jugulaire interne.

Parmi les branches veineuses qui se jettent dans ce tronc, il y en a quelques-unes qui diffèrent des artères. C'est ainsi qu'aux artères ciliaires courtes postérieures et longues postérieures correspondent les *vasa vorticosa* ou *veines choroïdiennes* (voy. *OEil*).

C. *Veines du cou.*

Les veines principales du cou, ou *jugulaires*, sont au nombre de quatre, antérieure, postérieure, interne et externe.

La **jugulaire antérieure** (fig. 31) est impaire et médiane, quelquefois double, et provient de la peau et des muscles sus-hyoïdiens et sous-hyoïdiens ; elle se dirige en bas vers le bord antérieur du sterno-mastoïdien, passe au-dessous de ce muscle et vient se jeter dans la veine sous-clavière en dedans de la jugulaire externe. Elle reçoit quelquefois la linguale.

La **jugulaire postérieure** appartient au système des veines rachidiennes. Elle prend naissance au niveau de l'atlas et de l'occipital, s'anastomose au niveau de l'apophyse épineuse de l'axis avec celle du côté opposé pour s'en séparer immédiatement après, et descend vers la septième cervicale. Là, elle passe entre cette apophyse et la première côte, et se jette dans le tronc veineux brachio-céphalique.

La **jugulaire externe** (fig. 31) naît de la temporale superficielle et de la maxillaire interne, reçoit quelquefois dans son trajet la linguale, la faciale et la pharyngienne inférieure et va se jeter dans la sous-clavière en arrière de la clavicule.

Dans son trajet, elle est d'abord située dans l'épaisseur de la glande parotide, où elle s'anastomose par un rameau transversal avec la jugulaire interne, puis elle se place entre le peaucier et le sterno-mastoïdien dont elle est séparée par l'aponévrose cervicale. Au moment de s'ouvrir dans la veine sous-clavière, elle traverse l'aponévrose cervicale. Cette veine est apparente sous la peau.

Son volume est variable, et les branches qu'elle reçoit se jettent souvent dans la jugulaire interne.

La **jugulaire interne** (fig. 31) est la plus profonde des jugulaires et la plus volumineuse. La droite est souvent plus volumineuse que la gauche, à cause du volume plus grand du sinus latéral droit qu'elle reçoit.

Cette veine commence au trou déchiré postérieur, par une dilatation connue sous le nom de golfe de la jugulaire.

Elle se porte directement en bas et vient se réunir à la veine sous-clavière pour former le tronc veineux brachio-céphalique. Dans son trajet, cette veine est située en dehors de la carotide interne, puis de la carotide primitive; elle partage les rapports de ces vaisseaux. Elle reçoit, non-seulement tous les sinus de la dure-mère, et, par conséquent, les veines de l'encéphale, mais encore assez souvent les diverses veines qui viennent de l'extérieur du crâne et de la face et qui se jettent ordinairement dans la jugulaire externe.

Au moment où elle se jette dans la sous-clavière, elle est entourée aussi de faisceaux fibreux qui la maintiennent béante lorsqu'on la divise à ce niveau.

La disposition de ces veines, au milieu du tissu fibreux de la partie inférieure du cou, explique pourquoi, pendant les opérations qui se pratiquent dans cette région, on voit quelquefois l'air pénétrer dans les veines jugulaires. Elle explique aussi pourquoi, pendant l'inspiration, le sang aspiré par le thorax qui se dilate, se précipite avec force vers le cœur.

II. — Veines du membre supérieur.

Les veines du membre supérieur, comme celles du membre inférieur, sont profondes ou superficielles.

Les *veines profondes* se comportent comme celles du membre inférieur, c'est-à-dire qu'elles ont le même trajet, la même direction, la même origine et la même terminaison que les artères; elles sont aussi au nombre de deux pour chaque artère, et celle-ci est placée au milieu.

Il y a donc, à la main, deux *arcades veineuses superficielles* et deux *arcades veineuses profondes;* à l'avant-bras, deux *cubitales,* deux *radiales;* au bras, deux *humérales;* au creux de l'aisselle, une *axillaire,* plus haut, une *sous-clavière.*

Dans le bras, l'avant-bras et la main, les petites branches artérielles ont aussi leurs veines correspondantes.

La *veine axillaire* est placée en dedans de l'artère à la partie inférieure, et en avant à la partie supérieure.

La *veine sous-clavière* est placée en avant de l'artère sous-clavière.

Les cinq branches de l'artère axillaire sont accompagnées par des veines de même nom qui se jettent dans la veine axillaire.

Les sept branches de l'artère sous-clavière sont accompagnées par des veines de même nom, mais elles ont une terminaison différente. Plusieurs se jettent dans la veine sous-clavière, mais la plupart vont se rendre dans le tronc veineux brachio-céphalique. Ainsi, la *mammaire interne*, la *vertébrale*, la *scapulaire postérieure*, la *thyroïdienne inférieure*, se rendent dans le tronc veineux brachio-céphalique, dans la plupart des cas.

Parmi ces branches veineuses, l'une d'elles mérite une mention spéciale, c'est la **veine vertébrale**, qui ne vient pas du crâne comme on pourrait le croire ; elle correspond seulement à la portion cervicale de l'artère, car les veines correspondant à la portion intra-crânienne de la vertébrale se jettent dans les sinus de la dure-mère.

Les *veines superficielles* du membre supérieur naissent des doigts par des petits rameaux sous-cutanés, souvent d'une arcade veineuse située sur le dos de la main.

Parmi ces veines deux ont reçu un nom : l'une, qui longe le pouce, la **céphalique du pouce** ; l'autre, qui suit le petit doigt, la **salvatelle** du petit doigt.

Ces deux veines se portent vers l'avant-bras, l'une en dedans, l'autre en dehors, pour constituer, l'interne la **cubitale**, et l'externe la **radiale**.

Une autre veine intermédiaire prend naissance à la paume de la main, elle monte sous le nom de **médiane** le long de la face antérieure de l'avant-bras.

Ces veines sont souvent multiples ; leur trajet est quelquefois rectiligne, quelquefois flexueux.

Parvenue au niveau du pli du coude, la médiane se divise en trois branches et donne une branche interne, médiane basilique, une branche externe, médiane céphalique, et une branche perforante qui s'anastomose avec les veines profondes.

Les veines **médiane basilique** et **médiane céphalique** suivent les deux branches du V que forme le biceps en plongeant au milieu des muscles de l'avant-bras, et vont s'anastomoser, l'interne avec la cubitale pour former la basilique, l'externe avec la radiale pour former la céphalique.

La médiane céphalique est plus profonde que la médiane basilique.

La médiane basilique est plus apparente, parce qu'elle est, pour ainsi dire, située dans l'épaisseur de la peau ; mais elle affecte un rapport dangereux pour la saignée, car elle recouvre l'artère humérale dont elle n'est séparée que par l'expansion aponévrotique du biceps.

La médiane céphalique est croisée par les rameaux du nerf musculo-cutané, et la médiane basilique par les rameaux du brachial cutané interne.

La **veine céphalique** continue son trajet le long du bord externe du biceps, se porte dans l'interstice celluleux qui sépare le grand pectoral du deltoïde, et se jette à l'extrémité supérieure de la veine axillaire, immédiatement au-dessous de la clavicule,

La **veine basilique** parcourt la face interne du bras jusqu'à la partie moyenne, traverse l'aponévrose brachiale à ce niveau, et, devenue sous-aponévrotique, elle va se jeter dans la veine axillaire au milieu du creux de l'aisselle.

Pour se faire une idée des veines du pli du coude, on n'a qu'à se représenter la lettre majuscule M dont les cinq extrémités seraient prolongées, chacun de ces prolongements porterait le nom de la veine correspondante, et les deux branches intermédiaires seraient la médiane céphalique et la médiane basilique.

III. — VEINES DU THORAX.

L'étude des veines du thorax comprend : 1° celle des troncs veineux qui portent à l'oreillette droite le sang des extrémités supérieures et de la tête; 2° celle des veines des parois du thorax, dans lesquelles nous comprendrons les veines rachidiennes.

1° Troncs veineux de la cavité thoracique.

Les troncs veineux principaux de la cavité thoracique sont : les troncs brachio-céphaliques droit et gauche, formés par la réunion de la sous-clavière et de la jugulaire interne, et la veine cave supérieure constituée par la fusion des deux troncs brachio-céphaliques.

Le tronc **brachio-céphalique droit** (fig. 1, 2 et 33) s'étend du point de convergence de la jugulaire interne et de la sous-clavière droite à la veine cave supérieure. Il a 3 centimètres de longueur environ. Il est en rapport, en arrière, avec le tronc artériel brachio-céphalique qui lui est parallèle; en avant, avec l'extrémité interne de la clavicule et l'articulation sterno-claviculaire; en bas, avec le sommet du poumon; en haut, avec la couche musculaire de la région sous-hyoïdienne.

Ce tronc, beaucoup plus court que le gauche, est oblique de haut en bas et un peu de dehors en dedans.

Le tronc **brachio-céphalique gauche** (fig. 1, 2 et 33) s'étend également du point de convergence de la jugulaire interne et de la sous-clavière gauche à la veine cave supérieure; mais, la veine cave étant située à droite de la ligne médiane, il en résulte que ce tronc est plus long et moins oblique que celui du côté droit. Il a, en effet, 5 ou 6 centimètres. Il se dirige à droite et un peu en bas et va se réunir à angle droit à celui du côté opposé. Il est en rapport : en arrière, avec la partie supérieure de la crosse de l'aorte et les trois troncs artériels auxquels elle donne naissance ; en avant, avec la clavicule gauche, le sternum et les muscles qui s'insèrent à ces os.

Les troncs veineux brachio-céphaliques sont entourés par des ganglions lymphatiques.

Il résulte de la position très-superficielle des troncs veineux brachio-céphaliques et de la veine cave supérieure, que ces vaisseaux se montrent d'abord et cachent les organes plus profonds lorsqu'on enlève le sternum d'un cadavre.

La **veine cave supérieure** (fig. 1, 2 et 33), formée par la réunion des deux troncs veineux brachio-céphaliques, se termine à la paroi supérieure de l'oreillette droite. Elle se dirige verticalement dans une étendue de 5 à 6 centimètres.

Elle en rapport : *en avant*, avec le bord droit du sternum ; *en arrière*, avec la branche droite de l'artère pulmonaire et la bronche droite ; *en dehors*, avec le nerf phrénique droit et le poumon droit ; *en dedans*, avec la portion ascendante de la crosse de l'aorte.

Des ganglions lymphatiques entourent la veine cave. Chez le fœtus, elle est séparée du sternum par le thymus.

Avant de s'ouvrir dans l'oreillette droite, elle est contenue dans le sac fibreux du péricarde et recouverte, sur sa face antérieure, par le feuillet séreux au moment où il se réfléchit de l'enveloppe fibreuse sur le cœur.

La veine cave supérieure et les deux troncs veineux reçoivent le sang des veines des parois thoraciques, celui des *veines rachidiennes*, celui des veines des viscères thoraciques, *œsophagiennes*, *bronchiques*, *thymiques*, *péricardiques*. Nous exceptons de ces veines viscérales, la veine coronaire et les veines pulmonaires déjà décrites. Quelquefois on voit se rendre, en outre, dans ces troncs veineux, quelques veines qui correspondent à des branches de l'artère sous-clavière.

2° *Veines des parois thoraciques.*

Les veines des parois du thorax sont : en avant, les veines *mammaires internes*, au nombre de deux pour chaque artère et se réunissant en un seul tronc avant de se jeter dans le tronc brachio-céphalique, et sur les côtés, les *veines intercostales* qui vont vers la colonne vertébrale former un système veineux spécial. Elle sont situées dans la gouttière costale au-dessus de l'artère qu'elles accompagnent et dont elles suivent la direction. Le système veineux auquel elles aboutissent fait partie des veines rachidiennes, dont nous allons donner la description.

Les veines du rachis se divisent en intra-rachidiennes et extra-rachidiennes.

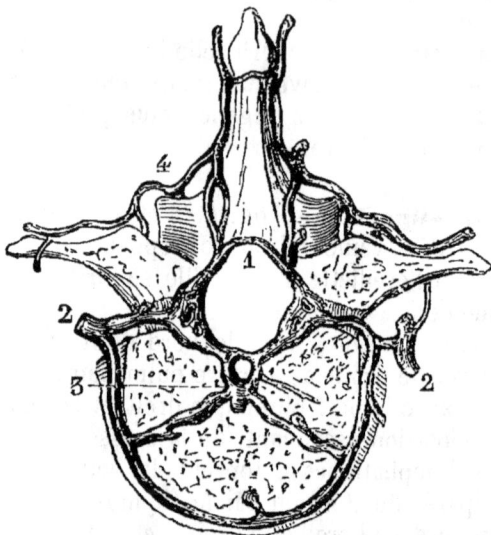

FIG. 32. — Veines rachidiennes. Coupe au niveau d'une vertèbre lombaire.

1. Veines intra-rachidiennes communiquant par les trous de conjugaison avec les veines extra-rachidiennes. — 2. Coupe des veines intercostales. — 3. Sinus veineux de l'intérieur du corps de la vertèbre. — 4. Veines extra-rachidiennes postérieures.

Les **veines intra-rachidiennes** (fig. 32) sont situées à la face interne du canal rachidien et forment dans cette région un réseau assez riche, paraissant au premier abord très-irrégulier.

On peut y décrire, cependant, quatre *veines longitudinales* étendues du trou occipital au coccyx. Deux de ces veines longitudinales sont situées de chaque côté de la face postérieure du corps des vertèbres sur le ligament vertébral commun postérieur ; les deux autres veines longitudinales, plus grêles, reposent de chaque côté de la ligne médiane sur les lames vertébrales et les ligaments jaunes. Ces quatre veines sont sinueuses et réunies entre elles au niveau de chaque vertèbre par des anastomoses antérieures, latérales et postérieures.

1° Les *anastomoses antérieures* sont dirigées transversalement au niveau du corps de chaque vertèbre et situées entre le corps vertébral et le ligament vertébral commun postérieur. Ces anastomoses ne sont autre chose que les veines du corps de la vertèbre qui vont se jeter de chaque côté dans les veines longitudinales antérieures.

2° Les *anastomoses latérales* sont dirigées d'avant en arrière et font communiquer les veines longitudinales antérieures avec les postérieures. Elles sont petites et quelquefois flexueuses.

3° Les *anastomoses postérieures* sont aussi dirigées transversalement et se trouvent également au niveau de chaque vertèbre. Elles prennent naissance dans les lames vertébrales et présentent peu de développement.

Les veines intra-rachidiennes présentent de nombreuses anastomoses. Par l'intermédiaire des veines qui existent dans l'épaisseur du corps des vertèbres, elles s'anastomosent à la surface de la colonne vertébrale avec les veines extra-rachidiennes. Au niveau de chaque trou de conjugaison elles s'anastomosent largement avec toutes les veines extra-rachidiennes. Au même niveau, elles reçoivent les veines de la moelle qui forment de petits troncs cheminant transversalement entre les racines antérieures et postérieures des nerfs rachidiens.

Les **veines extra-rachidiennes** forment autour de la colonne vertébrale, en avant et en arrière, un riche réseau veineux communiquant en un grand nombre de points avec les veines intra-rachidiennes, surtout au niveau des trous de conjugaison.

Les *postérieures* sont appliquées à la surface des apophyses épineuses, des lames, des apophyses articulaires et des apophyses transverses. Étendues de la tête au coccyx, elles s'anastomosent fréquemment entre elles sur toutes ces surfaces osseuses, de sorte que les mailles qu'elles forment sont assez serrées. Elles prennent naissance dans les muscles de la région postérieure du tronc, surtout dans les muscles spinaux et dans la peau de cette région.

Parmi les veines extra-rachidiennes postérieures se trouve un tronc important désigné, par M. Cruveilhier, sous le nom de *veine jugulaire postérieure*. Nous avons déjà parlé de ce tronc dans la description des veines jugulaires.

Les *antérieures* sont plus nombreuses, plus volumineuses et décrites sous des noms particuliers. Elles proviennent des parois thoraciques, des parties latérales de la paroi abdominale et de la surface du sacrum. Elles ont entre elles de nombreuses communications, et de plus elles communiquent en plusieurs points avec la veine cave inférieure, tandis qu'elles vont se jeter par un grand tronc commun, la grande veine azygos, dans la veine cave supérieure.

En examinant cette série de veines extra-rachidiennes s'anastomosant entre elles et avec les veines intra-rachidiennes; en examinant, d'autre part, les anastomoses des veines rachidiennes avec la veine cave inférieure et leur mode de terminaison dans la veine cave supérieure par la veine azygos, on ne peut s'empêcher de voir un but de la nature qui a voulu relier le système veineux de la veine cave supérieure ou descendante avec celui de la veine cave inférieure ou ascendante.

Les troncs que forment les veines extra-rachidiennes antérieures sont les suivants : la veine sacrée latérale, la veine sacrée moyenne, la veine ilio-lombaire et la veine lombaire ascendante, situées au-dessous du diaphragme, la grande veine azygos, la petite veine azygos et les veines intercostales supérieures droite et gauche au-dessus du diaphragme. Ces quatre derniers troncs sont formés presque complétement par les veines intercostales droites et gauches.

1° La **veine sacrée latérale** est située sur les côtés de la face antérieure du sacrum, tandis que la **sacrée moyenne**, souvent double, est située sur la ligne médiane. Ces veines s'anastomosent entre elles par des communications transversales, et avec les veines intra-rachidiennes du sacrum par de petites branches qui traversent les trous sacrés antérieurs. Ces veines forment un réseau abondant sur la face antérieure du sacrum. A leur partie inférieure, elles communiquent, d'une part, avec les veines hémorrhoïdales, et par conséquent, avec l'origine de la veine porte ; d'autre part, avec la veine iliaque interne. Ces veines se jettent dans l'iliaque primitive.

2° La **veine ilio-lombaire** communique avec les veines lombaires sur les côtés des vertèbres et avec les branches de l'hypogastrique à la partie inférieure.

3° La **veine lombaire ascendante** (fig 33) est un tronc veineux situé de chaque côté des corps des vertèbres lombaires. Ce tronc est formé par la réunion de quelques branches des veines lombaires. Il décrit des flexuosités autour des apophyses transverses lombaires et communique par quelques rameaux avec la veine cave inférieure. Quelques-uns de ces rameaux veineux s'anastomosent avec l'origine des veines azygos.

4° La **grande veine azygos** (fig. 33) est située au devant de la colonne vertébrale et s'étend des premières vertèbres lombaires à la troisième vertèbre dorsale au niveau de laquelle elle se jette dans la veine cave supérieure en décrivant une courbe dont la concavité antérieure embrasse la bronche droite.

Elle traverse l'orifice aortique du diaphragme, se place dans le médiastin postérieur au-devant de la colonne vertébrale et des artères intercostales droites, en arrière de l'œsophage, à droite du canal thoracique et de l'aorte.

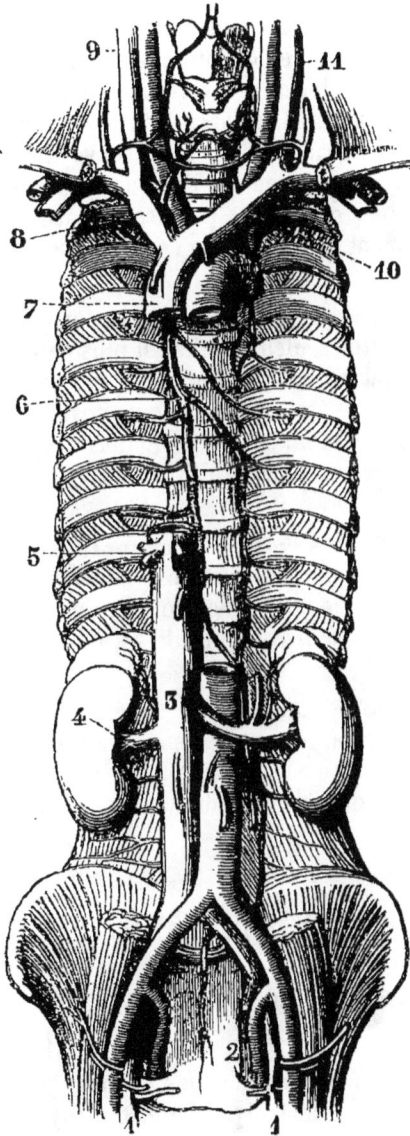

FIG. 33. — Veines caves et veines azygos.

1. Vaisseaux iliaques externes. — 2. Vaisseaux iliaques internes. — 3. Veine cave inférieure. — 4. Rein droit. — 5. Veine sus-hépatiques. — 6. Grande veine azygos recevant à gauche la petite azygos. — 7. Veine cave supérieure. — 8. Tronc veineux brachio-céphalique droit. — 9. Veine jugulaire interne et artère carotide du côté droit. — 10. Tronc veineux brachio-céphalique gauche. — 11. Veine jugulaire interne et artère carotide primitive du côté gauche.

La grande azygos est formée par la réunion des sept ou huit dernières veines intercostales droites. Elle reçoit souvent la première lombaire. Vers le milieu de son trajet, la petite veine azygos se réunit à elle, et avant sa terminaison dans la veine cave supérieure, elle reçoit les troncs des veines intercostales supérieures.

A son origine, au niveau des vertèbres lombaires, elle s'anastomose avec les veines lombaires ascendantes, et quelquefois directement par un petit rameau avec la veine cave inférieure. On trouve dans la veine azygos, un peu au-dessous de son embouchure, une valvule considérable qui peut, par son redressement, oblitérer presque complétement la lumière de ce vaisseau.

5° La **petite veine azygos** (fig. 33) est construite sur le même plan que la précédente ; seulement elle est plus petite. Elle est formée par la réunion de quatre ou cinq dernières veines intercostales gauches et vient s'ouvrir vers la partie moyenne de la grande azygos. Elle reçoit souvent la première veine lombaire gauche et communique aussi avec la veine lombaire ascendante.

6° Le **tronc droit des veines intercostales supérieures** est formé par les trois ou quatre premières veines intercostales droites. Il descend au-devant de la tête des côtes et vient se jeter dans la grande veine azygos. Sa direction seule est différente.

7° Le **tronc gauche des veines intercostales** est formé par les six ou sept veines intercostales supérieures. Ce tronc descend au-devant de la colonne vertébrale et va se jeter tantôt dans la petite azygos, tantôt dans la grande azygos avant son embouchure.

CHAPITRE XII.

DES VAISSEAUX ET GANGLIONS LYMPHATIQUES EN GÉNÉRAL.

On donne ce nom à l'ensemble des canaux et des glandes qui servent à la circulation de la lymphe et du chyle. Les vaisseaux lymphatiques prennent naissance dans tous les organes, cheminent vers le tronc, traversent des glandes et se rendent enfin dans deux canaux, le canal thoracique et la grande veine lymphatique droite, qui versent leur contenu dans le système veineux. Les glandes appelées ganglions lymphatiques et placées sur le trajet des vaisseaux servent probablement à l'élaboration du liquide qu'ils contiennent.

I. — Vaisseaux lymphatiques.

Origine. — Ces vaisseaux commencent par des extrémités fermées, ne communiquant nullement avec les veines et les artères. Ils prennent par absorption dans nos tissus le liquide qu'ils contiennent. Certaines régions en sont abondamment pourvues tandis que d'autres en sont totalement privées. Ils sont abondants surtout sur la peau et les muqueuses, et principalement dans les points où la sensibilité est très-développée, peau des mains, peau des pieds. Ils sont à peu près inconnus dans le cerveau, etc.

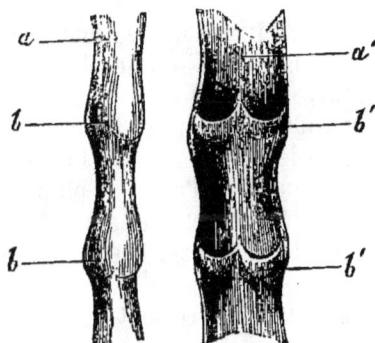

FIG. 34. — Vaisseaux lymphatiques.

a. Vaisseau fermé. — *bb.* Renflement du lymphatique correspondant aux valvules. — *a'.* Vaisseau ouvert. — *b'b'.* Valvules disposées par paires.

Direction. — Divisés en superficiels et en profonds, ils suivent à peu près le trajet des vaisseaux sanguins. Ils sont ordinairement rectilignes ; à leur origine cependant, ils s'anastomosent entre eux pour former des réseaux.

Rapports. — Ils contractent des rapports analogues à ceux des veines ; au niveau des ganglions, ils se ramifient pour se mettre en rapport avec les éléments de ces glandes. En sortant des ganglions, ils se reconstituent et forment les *vaisseaux efférents* par opposition à ceux qui y pénètrent, ou *vaisseaux afférents*. Sur leur trajet, ils présentent de nombreux renflements dus à la présence de valvules intérieures.

Conformation intérieure. — Elle est identique avec celle des veines, c'est-à-dire qu'on y trouve des *valvules* disposées par paires et très-rapprochées les unes des autres.

Structure. — Ils sont formés de trois tuniques dont les éléments sont à peu près les mêmes que ceux qui composent les tuniques arté-rielles, seulement ils sont bien moins abondants que ceux de la tunique moyenne des artères. La tunique interne est séreuse, iden-tique avec celle des veines et des artères, la tunique moyenne est for-mée par un mélange de fibres musculaires de la vie organique et de fibres élastiques disposées circulairement autour des vaisseaux. La tunique externe ou celluleuse est identique avec celle des veines.

II. — GANGLIONS LYMPHATIQUES.

Les ganglions ou glandes lymphatiques sont de petits organes de forme ovale ou arrondie placés sur le trajet des vaisseaux lympha-tiques qui les traversent.

Leur nombre est considérable: on les trouve en général sur le trajet des vaisseaux, dans les régions les plus riches en tissu cellu-laire, au creux du jarret, au pli de l'aine, au pli du coude, au creux de l'aisselle, autour des artères carotides, autour de l'artère aorte et des veines caves, autour de la plupart des artères et des veines de la cavité abdominale.

Les uns sont placés sous la peau, ce sont les *ganglions superficiels;* les autres, sous l'aponévrose, ce sont les *ganglions profonds*.

Leur volume varie depuis celui d'une petite tête d'épingle jusqu'à celui d'un haricot.

Les ganglions diminuent de volume à mesure qu'on avance en âge, à ce point que Ruysch, Morgagni et Haller ont pu dire qu'ils disparaissaient chez le vieillard.

Les ganglions sont rougeâtres, mous ; leur couleur n'est pas ce-pendant partout la même ; ainsi les ganglions mésentériques, placés sur le trajet des vaisseaux chylifères, sont d'un rose pâle dans les intervalles de la digestion, et presque blancs pendant la digestion ; les ganglions sous-cutanés sont d'un rouge vif, les ganglions du foie ont un aspect jaunâtre, ceux de la racine des poumons, bleuâtres ou complétement noirs.

La glande est enveloppée par une membrane celluleuse à fibres lamineuses, contenant aussi quelques fibres élastiques fines. Cette membrane envoie vers le centre de minces prolongements. Ces parenchymes glandulaires sans conduit excréteur sont constitués par des *cylindres flexueux repliés sur eux-mêmes*, comme les circon-volutions du cerveau, de telle façon que l'on ne peut pas déterminer leur longueur. Le diamètre de ces cylindres est au moins de $0^{mm},1$. La surface des cylindres est bosselée.

Leur paroi est très-mince ; elle est formée d'une substance ho-mogène, pourvue de noyaux d'espace en espace. De la face interne de la paroi se détache un grand nombre de trabécules minces, qui s'anastomosent et qui portent des noyaux semblables à ceux que l'on trouve sur la paroi propre. C'est entre ces trabécules qu'on rencontre une substance pulpeuse qui remplit les cylindres. Cette substance est formée par des épithéliums nucléaires et pavimenteux.

Les capillaires sanguins arrivent à la surface de ces cylindres; ils traversent leur paroi et forment des mailles entre les trabécules et le centre du cylindre.

Les vaisseaux lymphatiques en arrivant aux ganglions se subdivisent et forment à leur superficie des sinus lymphatiques qui circonscrivent parfois la totalité d'un de ces cylindres. D'autres fois on ne voit qu'une portion de ces cylindres enveloppés par les sinus lymphatiques. Ces sinus sont soutenus dans leur trajet par des trabécules de tissu lamineux étendus de la face externe du sinus à la paroi du ganglion.

CHAPITRE XIII.

DES VAISSEAUX ET GANGLIONS LYMPHATIQUES EN PARTICULIER.

Nous examinerons les vaisseaux et ganglions des membres supérieurs et inférieurs, de la tête et du cou, du thorax et de l'abdomen; nous nous occuperons enfin des troncs terminaux du système lymphatique.

Il existe dans les diverses régions un rapport très-important à connaître au point de vue pathologique entre les ganglions et vaisseaux lymphatiques des diverses régions.

Les **ganglions du creux de l'aisselle**, comme les lymphatiques eux-mêmes, sont divisés en superficiels et profonds, séparés les uns des autres par l'aponévrose du creux de l'aisselle. Ils sont presque tous profonds. Ils reçoivent tous les lymphatiques superficiels et profonds du membre supérieur, ceux du dos, de la nuque, de la peau du thorax et des mamelles, de sorte qu'une adénite du creux de l'aisselle reconnaît le plus souvent pour cause une lésion d'une de ces régions.

Les **lymphatiques du membre supérieur** naissent en général de la surface cutanée par un réseau superficiel très-abondant principalement à la pulpe des doigts. Ils se dirigent vers le creux de l'aisselle : les uns, superficiels, rampent sous la peau, placés surtout à la face interne du membre ; les autres, profonds, suivent le trajet des artères et portent le même nom : lymphatiques *radiaux*, *cubitaux*, etc.

Avant de quitter ces régions, nous ferons remarquer qu'il existe souvent un ganglion lymphatique appelé *sus-épitrochléen* et situé à 2 ou 3 centimètres au-dessus de l'épitrochlée.

Les **ganglions lymphatiques du membre inférieur** sont presque tous réunis au pli de l'aine. Les uns sont superficiels, les autres profonds. Les superficiels, au nombre de huit à treize, sont placés au devant de l'aponévrose, dans le triangle de Scarpa ; ils communiquent à travers les trous du fascia cribriformis avec des ganglions profonds situés dans le canal crural. Ces derniers, au nombre de deux à quatre, reçoivent les vaisseaux lymphatiques profonds du membre inférieur. Les superficiels reçoivent des vaisseaux lymphatiques nombreux : les lymphatiques superficiels du membre abdominal, de la fesse, de la portion sous-ombilicale de la paroi abdominale, du scrotum, de la verge, de l'urèthre chez l'homme ; de la vulve et des deux tiers antérieurs de la muqueuse vaginale chez la femme, enfin de la région périnéale et anale.

Les **lymphatiques superficiels** du membre inférieur se rendent à des ganglions situés au sommet du triangle de Scarpa et dirigés verticalement ; ceux des organes génitaux externes et de l'anus se rendent à des ganglions situés plus haut au niveau de la base du triangle de Scarpa et dont le grand diamètre est horizontal. Cette disposition explique, ce que, du reste, M. Velpeau a démontré depuis longtemps, comment, à la seule inspection du pli de l'aine, on peut affirmer, avant d'interroger le malade, si la cause de l'adénite réside dans le membre inférieur ou dans les parties génitales et anale. Les lymphatiques du membre abdominal se comportent à la manière de ceux du membre thoracique, c'est-à-dire qu'ils naissent à la surface de la peau par un réseau délié, surtout à la plante du pied, et qu'ils remontent le long de la face interne du membre jusqu'au pli de l'aine.

Les **lymphatiques profonds**, comme au membre supérieur, suivent le trajet des vaisseaux et y portent le même nom que les vaisseaux qu'ils accompagnent. Nous ferons remarquer, avant de quitter ce sujet, qu'il existe dans le creux poplité trois ou quatre ganglions lymphatiques situés au niveau de l'embouchure de la veine saphène externe.

Les **ganglions lymphatiques de la tête** occupent le sillon qui sépare la tête du cou. Les ganglions *sous-occipitaux* sont placés en arrière au-dessous de l'occipital. Les ganglions *parotidiens* sont situés dans l'épaisseur de la glande parotide ou à sa surface externe. Les ganglions *sous-maxillaires* occupent la face interne du corps du maxillaire inférieur ; plusieurs sont situés à la face externe de la glande sous-maxillaire. Ils sont divisés en postérieurs et antérieurs. Il en existe aussi deux sur la ligne médiane, à égale distance de l'os hyoïde et de la symphyse du menton.

Ces ganglions reçoivent les **lymphatiques du cuir chevelu**; ceux de la partie postérieure se rendent dans les ganglions sous-occipitaux, ceux des parties latérale et antérieure dans les ganglions parotidiens. Ils reçoivent, en outre, tous les lymphatiques de la *face*, des *paupières*, du *nez*, des *lèvres* et des *joues*, qui se rendent surtout aux ganglions sous-maxillaires.

Les **ganglions lymphatiques du cou** sont extrêmement nombreux et volumineux. Ils sont situés principalement autour de la veine jugulaire interne et de l'artère carotide primitive, le long desquelles ils forment un chapelet. On les trouve aussi le long des bords du sterno-mastoïdien. Les vaisseaux lymphatiques qu'ils reçoivent tirent leur origine des *gencives*, de la *voûte palatine*, du *pharynx*, du *larynx*, du *corps thyroïde* et de la *langue*.

Les **ganglions lymphatiques du thorax** sont disséminés sans ordre dans le médiastin. Les uns sont placés à la partie postérieure du sternum, les autres au devant de la colonne vertébrale, quelques-uns sur le diaphragme, et la plupart autour de l'œsophage, de la trachée et des vaisseaux mammaires. On les trouve surtout extrêmement abondants au niveau de la bifurcation de la trachée et de la crosse de l'aorte. Ces ganglions tirent leur nom de l'organe autour duquel ils sont situés ; il existe par conséquent des ganglions *œsophagiens*, *bronchiques*, *cardiaques*, *diaphragmatiques*, etc.

Les **vaisseaux lymphatiques** qui se rendent dans les ganglions thoraciques sont ceux du *poumon*, du *cœur*, du *péricarde*, de l'*œsophage*, du *thymus*, du *diaphragme* et de la surface interne du thorax.

Les **ganglions lymphatiques de l'abdomen** sont disséminés autour de l'artère aorte et de ses principales branches, autour des artères iliaques primitives, internes, externes.

Les **vaisseaux lymphatiques** qui s'y rendent tirent leur origine de la face profonde de la paroi abdominale et des viscères abdominaux et pelviens. Parmi ces viscères, on doit comprendre le *testicule*, dont les lymphatiques, bien différents de ceux des organes génitaux externes, parcourent toute l'étendue du cordon spermatique, et traversent le canal inguinal pour aller se jeter dans les ganglions situés au devant des vertèbres lombaires.

Parmi les lymphatiques des viscères abdominaux, on en observe un groupe qui, en raison du liquide qu'ils charrient et non point à cause de la disposition anatomique, qui est la même, ont reçu le nom de *chylifères*.

Les **chylifères** sont donc simplement des vaisseaux lymphatiques portant du chyle, et les ganglions qu'ils traversent, appelés mésentériques, à cause de leur situation dans le mésentère, sont identiques avec les autres ganglions.

Il serait inutile d'entrer dans de plus longs détails concernant l'étude des vaisseaux et ganglions lymphatiques, nous réservant d'en parler plus complétement en décrivant les organes où ils prennent naissance ; nous nous contenterons, pour terminer cette étude, d'indiquer les deux troncs terminaux du système lymphatique et la manière dont les vaisseaux lymphatiques viennent s'y rendre.

Les troncs terminaux s'ouvrent dans le système veineux : l'un, la *grande veine lymphatique*, se jette à l'union de la jugulaire interne et de la sous-clavière droite ; l'autre, le *canal thoracique*, à l'union des veines du même nom du côté gauche.

La **grande veine lymphatique** reçoit les vaisseaux de la moitié droite de la portion sus-diaphragmatique du corps, c'est-à-dire de la *tête*, du *cou*, du *thorax* et du *membre supérieur*.

La grande veine lymphatique a une longueur de 1 à 2 centimètres. Elle est formée par la convergence des lymphatiques qui viennent des parties latérales du côté droit du cou, du membre supérieur et des autres régions déjà nommées.

Le **canal thoracique** est un conduit flexueux, bosselé, s'étendant de la deuxième vertèbre lombaire à la partie inférieure du cou. Il croise la colonne vertébrale obliquement de bas en haut, de droite à gauche, et décrit à sa terminaison une courbe à concavité inférieure avant de s'ouvrir dans le système veineux. A son origine, il présente une dilatation appelée *citerne de Pecquet*.

Ce canal traverse l'orifice aortique du diaphragme, et il est en rapport à ce niveau avec l'aorte et la grande veine azygos. Plus

haut, il est situé dans le médiastin postérieur en arrière de l'œsophage, en avant de la colonne vertébrale et des artères intercostales
droites. Il a à sa droite la grande veine azygos et à sa gauche
l'aorte. Avant sa terminaison, il passe derrière la carotide primitive
gauche et s'ouvre à la terminaison de la veine sous-clavière au niveau
du scalène antérieur.

Le canal thoracique reçoit tous les lymphatiques qui ne se jettent
pas dans la grande veine lymphatique ; il reçoit, dans son trajet, les
lymphatiques du thorax ; à son origine, il reçoit cinq troncs lymphatiques principaux, qui sont le rendez-vous de tous les vaisseaux
lymphatiques de l'abdomen et du membre inférieur, qui convergent
après s'être anastomosés plusieurs fois entre eux et avoir traversé de
nombreux ganglions lymphatiques. De ces cinq troncs lymphatiques
principaux, deux proviennent des membres inférieurs, des organes
du bassin, des testicules, de l'utérus et des reins ; deux autres marchant en sens inverse des veines azygos, proviennent des lymphatiques des sept ou huit derniers espaces intercostaux ; le cinquième
antérieur, porte les lymphatiques de la rate, du foie, de l'estomac,
ainsi que les chylifères.

Ajoutons, pour terminer, que la partie supérieure du canal thoracique reçoit les lymphatiques du membre supérieur gauche et de
la partie gauche du cou et de la tête.

Ce canal possède des valvules rudimentaires qui, quelquefois,
prennent un certain développement.

Les parois de ce canal sont constituées par plusieurs couches ainsi
superposées du dehors en dedans :

1° Une couche de tissu lamineux et de fibres élastiques dont les
éléments sont disposés longitudinalement ; cette couche renferme
quelques fibres musculaires en réseau ;

2° Une couche de fibres musculaires transversales traversées par
des fibres élastiques fines ;

3° Une mince couche de tissu lamineux et de fibres élastiques ;

4° Une couche régulière, élastique, réticulée, à fibres longitudinales ;

5° Une couche analogue à celle qui tapisse les lymphatiques et
revêtue du même épithélium.

HISTORIQUE.

M. Sappey, qui a étudié avec un soin tout particulier l'historique
des vaisseaux lymphatiques, le résume de la manière suivante :

« Il existe trois grandes époques dans l'histoire générale de ce
système, et à chacune d'elles on peut rattacher un nom propre :

» A la première celui d'Aselli, qui découvrit l'origine des vaisseaux chylifères (1622).

» A la seconde celui de Pecquet, qui démontra le trajet et la terminaison de ces vaisseaux (1649).

» Enfin à la troisième celui de Rudbeck, qui vit les lymphatiques proprement dits et généralisa leur existence (1651).

» Quelques auteurs ont revendiqué en faveur de Th. Bartholin l'honneur de cette généralisation ; d'autres l'ont attribué à l'Anglais Georges Jolyff. Ces trois auteurs en effet se livrèrent presque simultanément aux mêmes recherches ; la priorité cependant nous paraît devoir être accordée à Rudbeck. Le passage suivant qu'on lit dans les écrits de [Bartholin fait soupçonner qu'il avait eu connaissance des travaux de ce dernier. « Le nom de *séreux*, dit-il, que quelques-uns ont donné à ces vaisseaux ne me plaît point. » Et en effet il les désigna sous le nom de *vaisseaux lymphatiques*. Comme il fut le premier qui publia un traité sur le système absorbant et qu'il jouissait d'une grande réputation, un assez grand nombre de médecins ne firent aucune difficulté de lui concéder cette découverte. Quand à Jolyff, ses droits reposent sur les déclarations de Glisson, de Charleton et de Bayle, qui rapportent qu'en 1865 il leur montra des vaisseaux se distribuant dans presque toutes les parties du corps et renfermant une humeur aqueuse. Les recherches de ces trois anatomistes sont loin d'offrir la même valeur, et c'est surtout par leur comparaison qu'on arrive à réclamer en faveur de Rudbeck les avantages de la priorité ; les travaux de ce dernier anatomiste sont très-supérieurs à ceux de Bartholin et de Jolyff. »

Beaucoup d'autres anatomistes ont étudié les lymphatiques ; citons, parmi eux, Fohmann, Hunter, Newson, Magendie, Mascagni, Meckel, Nuck, Ruysch. Citons encore, parmi les anatomistes de nos jours, M. Sappey, dont les travaux remarquables sur le système lymphatique ont beaucoup ajouté aux connaissances qu'on avait déjà. On pourrait certainement, tout en restant dans le cercle de la vérité, dire qu'aux trois grandes époques de l'histoire générale des lymphatiques on pourrait en ajouter une quatrième, celle de M. Sappey, à qui revient la gloire d'avoir découvert les lymphatiques d'un grand nombre d'organes et de tissus (voyez *Splanchnologie*).

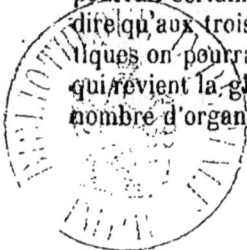

ANATOMIE

DESCRIPTIVE

ET DISSECTION

PAR

LE DOCTEUR J. A. FORT

Ancien interne des hôpitaux
Professeur particulier d'anatomie
Médecin consultant aux eaux de Cauterets.

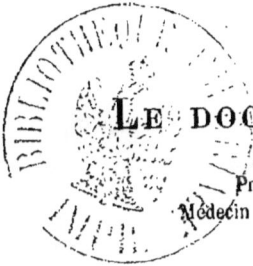

QUATRIÈME FASCICULE

NÉVROLOGIE

AVEC 39 FIGURES INTERCALÉES DANS LE TEXTE.

PARIS

ADRIEN DELAHAYE, LIBRAIRE-ÉDITEUR

PLACE DE L'ÉCOLE-DE-MÉDECINE

1865

NÉVROLOGIE.

La névrologie est cette partie de l'anatomie qui s'occupe de l'étude du système nerveux.

Le système nerveux se divise en deux parties principales : 1° le système nerveux de la vie animale, 2° celui de la vie organique.

Le premier, ou système nerveux de la vie de relation, est formé par l'*axe cérébro-spinal* et les ramifications qui en partent pour donner à toutes les parties du corps la sensibilité et le mouvement. Le second, qui préside à la nutrition des organes et aux phénomènes organiques profonds, est constitué par un nerf spécial ganglionnaire; c'est le nerf *grand sympathique*.

CHAPITRE XIV.

SYSTÈME NERVEUX DE LA VIE ANIMALE.

On divise le système nerveux de la vie animale en deux parties :
1° Les centres nerveux ou axe cérébro-spinal.
2° Les nerfs ou système nerveux périphérique (fig. 35).

ARTICLE PREMIER.

CENTRES NERVEUX.

Les centres nerveux, ou système nerveux central, sont formés de deux parties :

1° L'encéphale et ses enveloppes, contenus dans la cavité crânienne.

2° La moelle épinière et ses enveloppes, dans le canal rachidien.

Les centres nerveux sont enveloppés par des membranes connues sous le nom de *méninges*.

Au nombre de trois, les méninges enveloppent les centres nerveux dans le crâne et dans le rachis.

Pour faciliter l'étude de ces membranes, on les divise en méninges crâniennes et méninges rachidiennes, quoique la même membrane soit continue du crâne au rachis.

Étudiées de dehors en dedans, ces membranes sont :
1° La dure-mère;
2° L'arachnoïde;
3° La pie-mère.

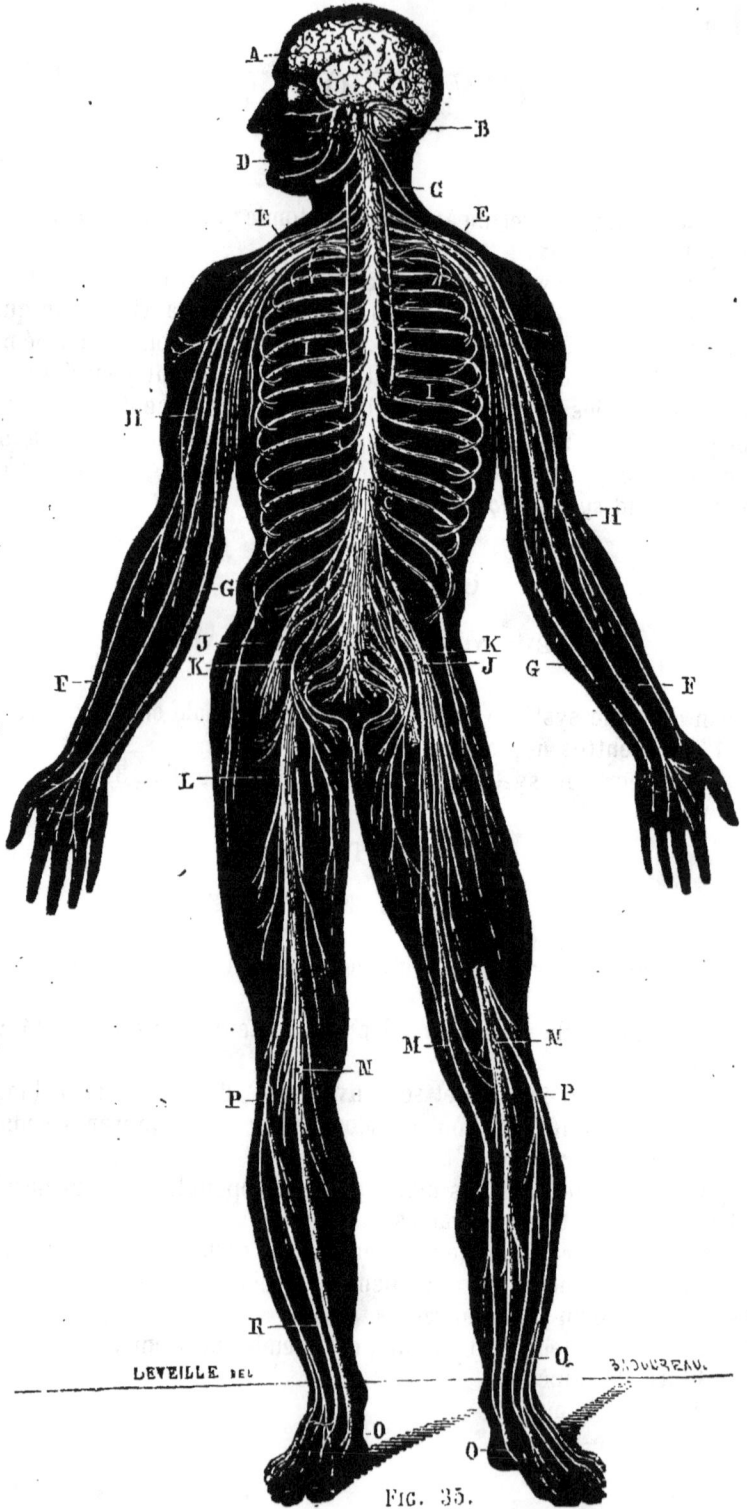

A

B

D

C

E E

I

I

H

H

G

J K

K J

F G F

L

M N

N

P P

R

LEVEILLE del O BOURREAU

O

O

FIG. 35.

§ 1. — Méninges crâniennes.

I. — DURE-MÈRE CRANIENNE.

Membrane fibreuse qui tapisse la surface interne de la cavité crânienne.

Son étude offre à considérer : 1° une surface externe en rapport avec les os ; 2° une surface interne en rapport avec l'arachnoïde ; 3° sa structure.

1° Surface externe. — Elle est en rapport avec les os ; nous devons y étudier son degré d'adhérence et ses prolongements. Quand on l'arrache de la cavité crânienne, elle présente des filaments qui lui donnent un aspect tomenteux. Elle est sillonnée par les ramifications de l'artère méningée moyenne, dirigée de bas en haut et d'avant en arrière. Son adhérence est un peu plus considérable chez les vieillards, parce qu'à cette époque de la vie beaucoup de petits vaisseaux se transforment en cordons fibreux. En certains points de la base du crâne son adhérence est intime : 1° au niveau des sutures ; 2° au niveau de toutes les parties saillantes (apophyses clinoïdes, lame quadrilatère du sphénoïde, bord supérieur du rocher, bord postérieur des apophyses d'Ingrassias, etc.); 3° au niveau des trous dans lesquels elle se prolonge.

Parmi ces prolongements, la plupart se portent à la surface extérieure du crâne pour se confondre avec le périoste externe.

Au niveau du trou occipital, elle se continue avec la dure-mère rachidienne.

Au niveau des trous de la lame criblée, elle forme des tubes dans lesquels vient se ramifier le nerf olfactif.

Au niveau du trou optique et de la fente sphénoïdale, le prolongement de la dure-mère s'épanouit dans la cavité orbitaire pour en former le périoste et se continuer avec celui de tous les os de la tête. Ce prolongement forme aussi en se dédoublant une gaine fibreuse au nerf optique.

FIG. 35. — Figure schématique montrant l'ensemble du système nerveux de la vie animale.

On y voit : A,B. Encéphale. — D. Nerfs crâniens. — C,C. Moelle épinière. — E, F, G, H. Nerfs du membre supérieur. — J, K, L, M, N, O, P, Q, R. Nerfs du membre inférieur. (On voit sur le membre inférieur gauche les nerfs antérieurs, et sur le droit les postérieurs.)

Au niveau du trou déchiré antérieur, la dure-mère épaissie et presque fibro-cartilagineuse ferme complétement le trou.

2° Surface interne.

— Cette surface est lisse, polie et tapissée par le feuillet pariétal de l'arachnoïde. Elle offre à étudier des prolongements fibreux au nombre de quatre : faux du cerveau, tente du cervelet, faux du cervelet, diaphragme de l'hypophyse. Ces cloisons sont destinées à séparer les diverses parties de l'encéphale et empêchent leur compression réciproque.

Faux du cerveau. — C'est une cloison verticale située entre les deux hémisphères cérébraux et présentant (fig. 36) :

1° Un *sommet* inséré à l'apophyse crista-galli, à la crête frontale et au trou borgne dans lequel il envoie un prolongement fibreux.

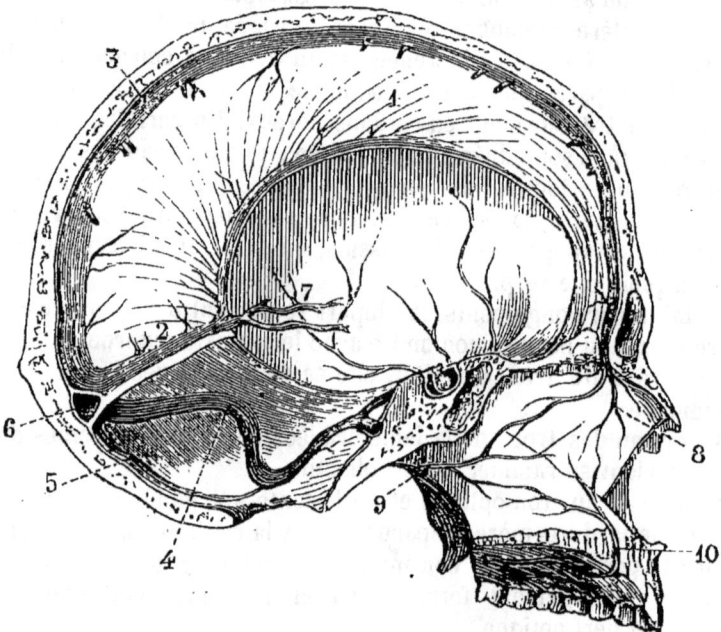

Fig. 36. — Coupe médiane et antéro-postérieure de la tête et de la dure-mère.

1. Faux du cerveau. — 2. Sinus droit. — 3. Sinus longitudinal supérieur. — 4. Sinus latéral gauche. — 5. Sinus occipital postérieur. — 6. Pressoir d'Hérophile, lieu de réunion de plusieurs sinus. — 7. Veine de Galien. — 8. Petite veine de la cloison des fosses nasales formant l'origine du sinus longitudinal supérieur. — 9. Veine nasale postérieure. — 10. Veine nasale antérieure se rendant à la voûte palatine.

2° Une *base* s'insérant sur la face supérieure de la tente du cervelet.

3° Un *bord supérieur* convexe, inséré sur la ligne médiane de la voûte crânienne.

4° Un *bord inférieur* concave et libre placé au-dessus du corps calleux.

5° Deux *faces* en rapport avec la face interne des hémisphères cérébraux.

On trouve dans la faux du cerveau trois sinus : le *sinus longitudinal supérieur*, longeant le bord convexe ; le *sinus longitudinal inférieur*, qui longe le bord concave, et le *sinus droit*, qui réunit les deux autres au point de réunion de la faux et de la tente du cervelet.

Tente du cervelet. — Cloison de la dure-mère placée horizontalement entre le cerveau et le cervelet qu'elle sépare. Elle offre :

1° Une *face supérieure* convexe et inclinée de chaque côté de la ligne médiane en forme de dos d'âne. Elle est en rapport avec les lobes postérieurs du cerveau et donne insertion sur la ligne médiane à la base de la faux du cerveau.

2° Une *face inférieure* concave en rapport avec le cervelet.

3° Une *petite circonférence* ou antérieure, qui forme avec la gouttière basilaire un trou (*foramen ovale* de Pacchioni). Cette petite circonférence s'insère en avant aux apophyses clinoïdes antérieures.

4° Une *grande circonférence* qui s'insère sur les gouttières latérales de l'occipital en arrière, et sur le bord supérieur du rocher en avant. Elle se termine en avant à l'apophyse clinoïde postérieure et pour y arriver elle passe au-dessous de la circonférence antérieure.

On trouve dans la tente du cervelet le *sinus latéral* et le *sinus pétreux supérieur* dans l'épaisseur de la grande circonférence. On y trouve aussi, au point de réunion de la tente du cervelet et de la faux du cerveau, le *sinus droit*. Enfin, au niveau du point où les deux circonférences s'entrecroisent pour se porter aux apophyses clinoïdes, on voit le *sinus caverneux* de chaque côté du corps du sphénoïde.

Faux du cervelet. — Petite cloison verticale séparant les deux hémisphères du cervelet. Sa *base* s'insère en haut sur la tente du cervelet ; son *sommet* se perd en bas sur les côtés du trou occipital, son *bord antérieur* est placé entre les deux lobes du cervelet, et son *bord postérieur* adhérent s'insère à la crête occipitale interne ; ses *faces latérales* sont en rapport avec les lobes du cervelet.

On voit les deux *sinus occipitaux postérieurs* dans l'épaisseur du bord postérieur. On trouve, en outre, le *pressoir d'Hérophile* (fig. 36) au niveau de la protubérance occipitale interne, au point où communiquent les sinus longitudinal supérieur, droit, latéraux et occipitaux postérieurs. (Voy. *Sinus de la dure-mère*, ANGIOLOGIE.)

Diaphragme de l'hypophyse. — C'est une cloison de la dure-mère placée au-dessus de la selle turcique et percée d'un trou au centre. Ce trou laisse passer la tige du corps pituitaire. La *circonférence* du diaphragme se confond avec la dure-mère de la base du crâne, sa *face supérieure* est en rapport avec l'arachnoïde, et sa *face inférieure* avec le corps pituitaire qui est fixé dans la selle turcique par cette cloison fibreuse.

3° **Structure.** — C'est une membrane fibreuse que quelques auteurs ont considérée, pour expliquer la formation des sinus, comme composée de deux lames, l'une interne et l'autre externe. Selon ces auteurs, au niveau des sinus, le feuillet interne se séparerait de l'externe pour limiter ces canaux veineux.

Les *artères* de la dure-mère portent le nom d'artères méningées. Les méningées antérieures sont fournies par les ethmoïdales postérieures et antérieures, et se distribuent à la portion de dure-mère qui recouvre l'étage antérieur de la base du crâne. La méningée moyenne vient de la maxillaire interne et se rend à la surface externe de la dure-mère et aux os du crâne ; la méningée postérieure, branche de la pharyngienne inférieure, se rend à la dure-mère qui tapisse la partie postérieure de la cavité crânienne. On y trouve, en outre : 1° une branche passant à travers le trou déchiré antérieur venant de la pharyngienne inférieure ; 2° l'artère petite méningée, branche de la maxillaire interne passant par le trou ovale ; 3° une branche de la pharyngienne inférieure passant par le trou condylien antérieur ; 4° l'artère mastoïdienne fournie par l'auriculaire postérieure ou l'occipitale et passant par le trou mastoïdien ; 5° une branche terminale de l'occipitale pénétrant à la voûte du crâne par le trou pariétal.

Les *veines* suivent le trajet des artères. Quelques-unes se jettent dans les sinus de la dure-mère.

Les *nerfs* de la dure-mère sont divisés en *antérieurs, moyens* et *postérieurs*. Les premiers proviennent du filet ethmoïdal du rameau nasal de la branche ophthalmique de Willis (Froment). Ceux de la partie moyenne viennent du ganglion de Gasser, et montent vers la dure-mère de la voûte en suivant la région temporale (Cruveilhier). Enfin les nerfs postérieurs vont à la tente du cervelet (Bonamy) ; ils proviennent de l'ophthalmique et le filet qui les constitue est connu sous le nom de nerf récurrent d'Arnold. Tous ces nerfs viennent du trijumeau,

II. — Pie-mère cranienne (1).

La pie-mère est une membrane cellulo-vasculaire qui recouvre immédiatement toute la surface de l'encéphale. Son caractère principal, est *de s'enfoncer dans les anfractuosités, les trous et les dépressions et de ne jamais passer comme un pont, à la manière de l'arachnoïde, sur une cavité* ou un enfoncement quelconque.

Comme il existe dans le cerveau des cavités qui s'ouvrent à sa surface extérieure et que la pie-mère y pénètre par des ouvertures, on a divisé la pie-mère en *pie-mère externe* et *pie-mère interne*.

A. — Pie-mère externe.

1° *Au niveau du cerveau*, cette membrane tapisse les trois faces des deux hémisphères, s'enfonce dans les anfractuosités et recouvre toutes les circonvolutions.

2° *Sur le cervelet*, la pie-mère tapisse les deux faces du cervelet, mais elle diffère de celle qui recouvre le cerveau en ce qu'elle envoie entre les lamelles du cervelet une simple cloison, tandis que les prolongements de la pie-mère dans les anfractuosités du cerveau forment un double feuillet par leur adossement.

3° *Au niveau de la protubérance et du bulbe*, la pie-mère adhère très-intimement à ces parties et s'épaissit au point de simuler une aponévrose.

4° A la base de l'encéphale, la pie-mère se prolonge sur tous les nerfs crâniens pour former leur névrilème, et là elle prend les caractères du tissu fibreux.

Structure. — Cette membrane renferme deux éléments : 1° des vaisseaux ; 2° du tissu cellulaire.

Les *vaisseaux* sont très-nombreux, car la pie-mère n'est en réalité qu'un lacis vasculaire dans lequel il y a six fois plus de veines que d'artères. Ces vaisseaux seront étudiés avec la circulation des centres nerveux. On ne connaît ni les nerfs ni les lymphatiques de la pie-mère.

Le *tissu cellulaire* sert à réunir les vaisseaux ; il est lâche. La proportion entre ces deux éléments varie selon les régions ; sur le

---

(1) Je décris la pie-mère avant de parler de l'arachnoïde, parce que j'ai depuis longtemps reconnu qu'en suivant cet ordre l'étude des méninges était bien plus facile pour les élèves.

cerveau et le cervelet l'élément vasculaire prédomine ; sur la protubérance, le bulbe et les nerfs c'est l'élément cellulaire, qui prend
même tous les caractères du tissu fibreux.

B. — Pie-mère interne.

Nous l'étudierons dans les ventricules du cerveau. Nous indique-
rons ici seulement son point de départ, sa continuité avec la pie-
mère externe. Ces deux portions de pie-mère communiquent : 1° au
milieu de la fente cérébrale de Bichat par un orifice situé entre le
bourrelet du corps calleux et les tubercules quadrijumeaux ; 2° aux
extrémités de cette fente par un orifice en forme de fente sur la
partie interne et antérieure des lobes postérieurs du cerveau. La
portion de pie-mère interne qui communique avec l'externe au niveau
de la ligne médiane au-dessous du corps calleux s'appelle *toile choroïdienne :* celle qui communique au niveau des extrémités de la
fente cérébrale de Bichat forme les *plexus choroïdes* des ventricules
latéraux.

C'est dans les mailles de la pie-mère qu'on trouve le liquide
céphalo-rachidien.

III. — ARACHNOÏDE CRANIENNE.

C'est une membrane séreuse extrêmement mince, si mince qu'au
premier abord les élèves qui l'étudient pour la première fois ne l'aper-
çoivent pas. Elle est transparente à l'état normal, et cette transparence permet, lorsqu'on examine la surface du cerveau extrait du
crâne, d'apercevoir tous les nombreux vaisseaux de la pie-mère. Elle
présente, comme toutes les séreuses : 1° un feuillet pariétal ; 2° un
feuillet viscéral.

1° Feuillet pariétal. — Découvert par Bichat, il peut être
considéré comme un vernis déposé à la surface de la dure-mère,
dont il n'est pas séparable. Ce n'est qu'en raclant la dure-mère que
l'on trouve, si l'on examine le produit du grattage au microscope,
de l'épithélium pavimenteux.

2° Feuillet viscéral. — Découvert par Fallope, il entoure
l'encéphale et son caractère principal est le suivant : *au lieu de s'enfoncer dans les trous, dépressions, anfractuosités à la manière de la
pie-mère, il passe comme un pont à la surface de tous ces enfoncements.*

A la face supérieure du cerveau, l'arachnoïde s'enfonce dans la scissure interhémisphérique en passant au-dessous de la faux du cerveau.

A la face inférieure, elle passe d'un hémisphère à l'autre, en arrière de l'apophyse crista-galli. Au niveau de la scissure de Sylvius, elle passe aussi d'une lèvre à l'autre de cette scissure qu'elle voile et qu'on ne peut étudier qu'après avoir incisé l'arachnoïde.

Dans toute l'étendue de la surface du cerveau on la voit aussi passer d'une circonvolution à une autre en recouvrant les anfractuosités qu'elle transforme en autant de petits ruisseaux prismatiques et triangulaires dans lesquels circule le liquide céphalo-rachidien.

Au niveau du cervelet, l'arachnoïde tapisse les deux hémisphères et se jette sur le bulbe. Là, entre le bulbe et la face inférieure du cervelet, se trouve une cavité, le *confluent postérieur* du liquide céphalo-rachidien ou *espace sous-arachnoïdien postérieur*.

Au niveau de la protubérance et du bulbe, elle se continue d'un point à l'autre; mais dans l'espace qui correspond à l'hexagone artériel de Willis limité par la protubérance, les circonvolutions olfactives et la partie antérieure des lobes postérieurs du cerveau, on voit l'arachnoïde qui passe sur toutes ces parties et forme le *confluent inférieur* du liquide céphalo-rachidien ou *espace sous-arachnoïdien antérieur*.

3° Mode de communication des deux feuillets. — Tout organe, tout filament, artère, veine, nerf, prolongement fibreux, qui du cerveau ou de la pie-mère se porte à la dure-mère ou à l'extérieur du crâne, est obligé de traverser l'arachnoïde. Au moment où il la traverse, il est enveloppé d'une gaîne de cette séreuse. Elle ne se comporte pas différemment des autres séreuses. Prenons pour exemple la plèvre qui, après avoir tapissé le poumon, va se continuer avec le feuillet pariétal en formant une gaîne séreuse aux organes qui constituent la racine du poumon.

Tous les nerfs qui sortent du crâne, toutes les artères qui vont à l'encéphale, toutes les veines qui vont à l'extérieur du crâne ou bien dans les sinus de la dure-mère, tous ces organes sont entourés par des gaînes séreuses de l'arachnoïde.

Parmi ces gaînes, il en est une très-remarquable, formée par l'arachnoïde sur les veines de Galien, en avant du sinus droit. On sait, en effet, que ces veines se portent de la toile choroïdienne au sinus droit, et constituent, par conséquent, des organes étendus du cerveau à la dure-mère. Eh bien, cette gaîne séreuse est nécessairement détruite lorsqu'on enlève l'encéphale de la cavité crânienne.

Bichat, qui la détruisait comme les autres, avait pris la coupe de cette gaîne séreuse pour un canal naturel, faisant communiquer la cavité arachnoïdienne avec les ventricules du cerveau et qu'il avait décoré du nom de *canal arachnoïdien*. Malgré l'autorité de ce grand maître et les efforts de M. Ludovic Hirschfeld pour faire croire à l'existence de ce canal, on ne peut aujourd'hui l'admettre et il est parfaitement démontré qu'il n'existe aucune communication entre la cavité de l'arachnoïde et celle des ventricules.

Structure. — Cette membrane est formée de deux couches : *couche superficielle* formée d'épithélium pavimenteux ; *couche profonde* formée de tissu lamineux condensé.

Au niveau du feuillet pariétal, on ne trouve que l'épithélium. Les artères, les veines et les nerfs de l'arachnoïde sont inconnus.

Comme toutes les séreuses, l'arachnoïde est pourvue d'une cavité dans laquelle ne se trouve pas le liquide céphalo-rachidien, mais bien quelques gouttes d'une sérosité claire, qui facilite les mouvements du cerveau.

IV. — LIQUIDE CÉPHALO-RACHIDIEN.

Liquide transparent et très-limpide, situé au-dessous de l'arachnoïde, dans l'interstice des vaisseaux de la pie-mère et communiquant par la pie-mère avec les ventricules. On en trouve 60 grammes environ.

Ce liquide communique avec celui qui entoure la moelle épinière ; il sert à protéger les centres nerveux et à en diminuer le poids spécifique en vertu d'une loi bien connue et posée par Archimède.

V. — CORPUSCULES DE PACCHIONI.

On les appelle encore granulations méningiennes. Ce sont de petits grains, d'un blanc jaunâtre, offrant une certaine analogie avec les granulations de la méningite tuberculeuse.

Ils sont situés au niveau de la grande scissure inter-hémisphérique, le long du sinus longitudinal supérieur. On en trouve quelques-uns à la scissure de Sylvius et rarement à la surface externe des hémisphères.

La nature de ces corpuscules a été longtemps inconnue ; certains anatomistes les ont pris pour des dépôts graisseux, d'autres pour des produits pathologiques. A l'origine, Pacchioni les considérait comme des glandes, et on les appelait *glandes de Pacchioni*. Tout dernièrement, M. Ordoñes a émis une nouvelle opinion sur la nature d ces corpuscules : ils seraient formés, selon lui, par de petits vaisseaux de la pie-mère atrophiés.

Ces granulations n'existent pas chez le fœtus, mais sont très-développées chez le vieillard, et leur situation n'est pas la même aux diverses époques de la vie. Primitivement, elles se développent dans l'épaisseur de la pie-mère ; plus tard, elles deviennent plus nombreuses et plus superficielles, perforent le feuillet viscéral de l'arachnoïde, puis le feuillet pariétal. Elles se creusent des ouvertures, plus tard, dans la dure-mère, quelques-unes pénètrent dans le sinus longitudinal supérieur, et enfin, après avoir traversé les trois membranes qui entourent l'encéphale, ces granulations usent la face interne des os du crâne qu'elles perforent quelquefois d'une manière complète. Ces trous, plus ou moins profonds de la surface interne du crâne, sont un des principaux caractères de la voûte crânienne du vieillard.

§ 2. — Encéphale.

On appelle encéphale toute la partie des centres nerveux contenue dans la cavité crânienne.

On divise l'encéphale en trois parties :

Le *cerveau*, le *cervelet* et l'*isthme de l'encéphale*.

I. — Cerveau (1).

Le cerveau, la partie la plus volumineuse de l'encéphale, présente un poids moyen de 1250 grammes, selon M. Cruveilhier, et de 1155 grammes, selon M. Parchappe.

Il est formé de deux parties symétriques appelées *hémisphères* et réunies par une foule d'organes impairs et médians.

La symétrie des hémisphères n'est pas toujours parfaite et dans certains cas rares où elle n'existait pas, on n'a reconnu aucun trouble des facultés intellectuelles. Tout le monde sait qu'à la mort du célèbre Bichat, on trouva un hémisphère presque complétement atrophié et cette atrophie ne paraissait nullement de date récente. Qui oserait nier la capacité intellectuelle de l'illustre anatomiste, sa vive imagination et cet esprit de généralisation qui l'a rendu immortel ?

Chaque hémisphère offre la forme d'un prisme triangulaire à faces

(1) La plupart des élèves confondent *cerveau* et *encéphale*, il est bon de faire remarquer que lorsqu'on parle du cerveau on entend ne parler que d'une partie de l'encéphale.

interne, externe et inférieure ; à deux extrémités, antérieure et
. postérieure.

L'ensemble des deux hémisphères donne au cerveau la forme
d'un ovale, dont la grosse extrémité regarde en arrière.

Le cerveau présente à considérer : 1° une *face supérieure* convexe ;
2° une *face inférieure* plane ou base ; 3° sa *conformation intérieure*.

— L'étude des faces supérieure et inférieure du cerveau doit être faite
sans l'aide d'instruments tranchants. Cela revient à décrire la surface
extérieure du cerveau, c'est-à-dire ce que l'on voit à sa surface ou en
écartant les parties qui limitent des espaces comme la scissure interhémisphérique.

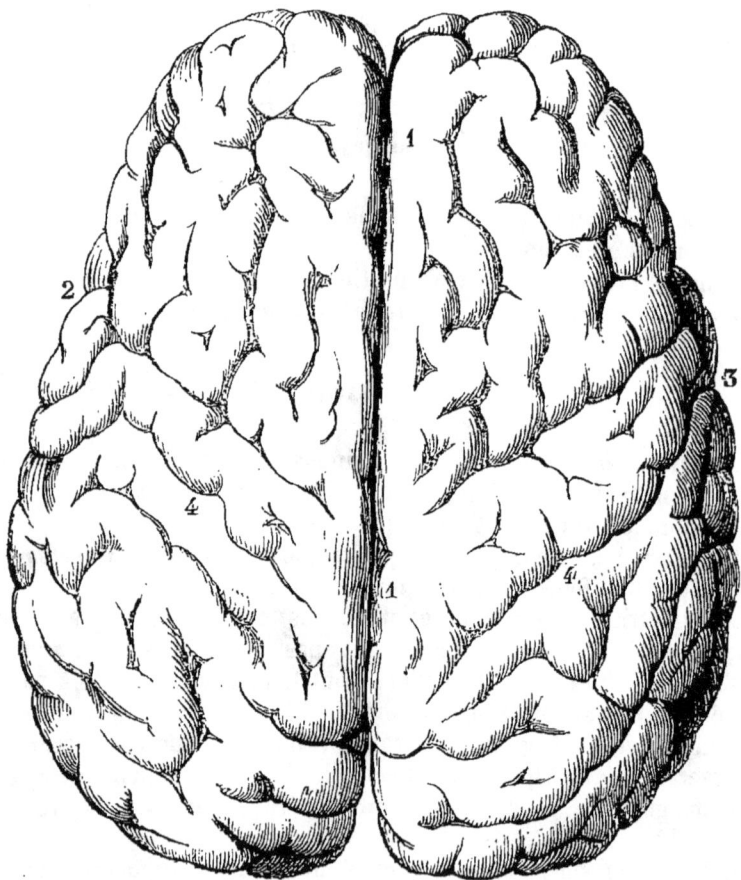

FIG. 37. — Face supérieure du cerveau.

1,1. Scissure interhémisphérique. — 2,3. Extrémité externe de la scissure de Sylvius.
— 4,4. Circonvolutions pariétales ou de perfectionnement.

1° Face supérieure.

Cette face, convexe, présente sur la ligne médiane la *grande scissure interhémisphérique*, et de chaque côté la face externe et convexe des *hémisphères*.

La grande scissure reçoit la faux du cerveau ; elle est étendue d'avant en arrière et située au-dessus du corps calleux. Cette scissure est apparente à ses deux extrémités du côté de la face inférieure du cerveau, tandis qu'au milieu elle repose sur le corps calleux. Le *bord supérieur* ou convexe est en rapport avec le sinus longitudinal supérieur ; c'est là que siégent les corpuscules de Pacchioni.

Les *deux faces* de la scissure sont formées par la face interne des hémisphères.

On y voit des circonvolutions et parmi elles il en existe une principale qui longe la face supérieure du corps calleux et qu'on appelle circonvolution du corps calleux.

Au niveau de la face supérieure du corps calleux, à la partie profonde de la scissure, se trouve une artère, c'est l'artère cérébrale antérieure ou artère du corps calleux.

La surface externe des hémisphères, convexe, offre des circonvolutions et des anfractuosités qui seront étudiées plus loin. Parmi les anfractuosités, une plus importante que les autres est la *scissure de Rolando* ; elle sépare les deux circonvolutions pariétales et croise de dedans en dehors la face externe des hémisphères.

2° Face inférieure ou base.

A. — LIGNE MÉDIANE.

D'avant en arrière, on y trouve :

1° L'extrémité antérieure de la grande *scissure interhémisphérique*, qui correspond à l'apophyse crista-galli.

2° Un pont séreux formé par l'*arachnoïde* se portant d'un hémisphère à l'autre.

3° La *racine grise* des nerfs optiques.

4° Le *chiasma* des nerfs optiques.

5° Un losange limité en avant par les deux bandelettes optiques et en arrière par les deux pédoncules cérébraux. Dans ce losange, on trouve d'avant en arrière : le *tuber cinereum*, la *tige du corps pituitaire* et le *corps pituitaire*, les *tubercules mamillaires* et l'*espace interpédonculaire*.

6° La coupe de la protubérance au niveau du point où elle se confond avec les pédoncules cérébraux.

7° La *fente cérébrale* de Bichat.

8° Le *bourrelet du corps calleux.*

9° La partie postérieure de la grande *scissure interhémisphérique.*

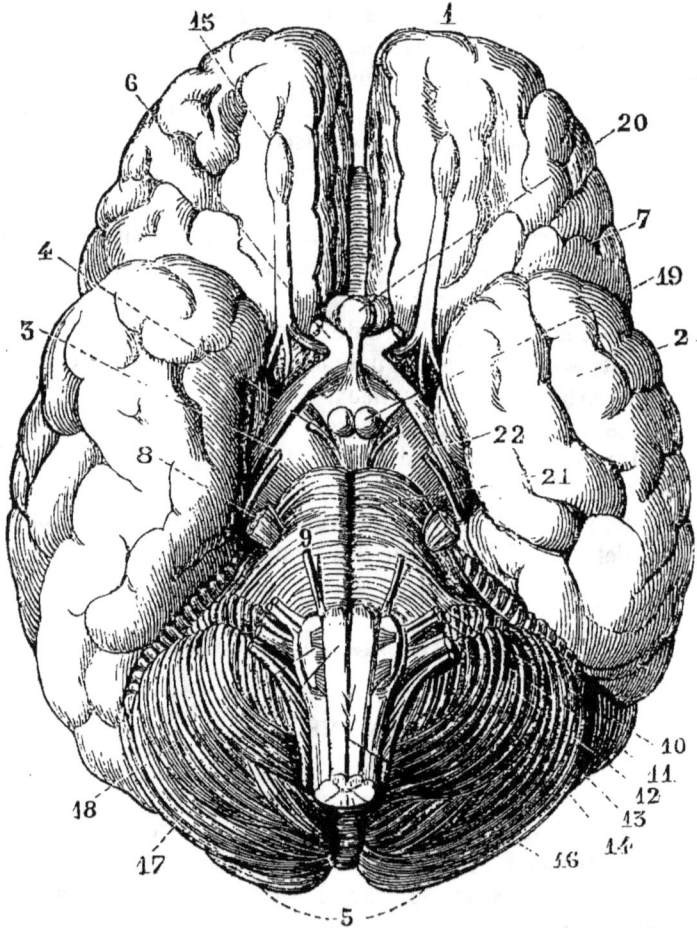

FIG. 38. — Face inférieure de l'encéphale.

1. Lobe antérieur. — 2. Lobe postérieur. — 3. Nerf pathétique. — 4. Nerf moteur oculaire commun. — 5. Scissure interhémisphérique du cervelet et vermis. — 6. Nerf optique. — 7. Scissure de Sylvius. — 8. Nerf trijumeau. — 9. Moteur oculaire externe. — 10. Nerf facial. — 11. Nerf auditif. — 12. Nerf glosso-pharyngien. — 13. Nerf pneumogastrique. — 14. Nerf spinal. — 15. Nerf olfactif. — 16. Sillon médian antérieur du bulbe. — 17. Pyramide antérieure. — 18. Nerf grand hypoglosse. — 19. Tubercules maxillaires. — 20. Corps pituitaire et tige pituitaire. — 21. Protubérance ou pont de Varole. — 22. Pédoncule cérébral.

—Nous venons d'énumérer les parties que l'on trouve sur la ligne médiane de la face inférieure du cerveau. Pour étudier ces parties, il faut séparer le cerveau du reste de l'encéphale, ce qui se fait par une section transversale des pédoncules cérébraux.

Étudions maintenant chacune de ces parties.

La partie antérieure de la *scissure interhémisphérique* reçoit le sommet de la faux du cerveau ; elle a une longueur de 3 centimètres environ ; elle correspond à l'apophyse crista-galli.

Le **pont séreux**, placé à la partie antérieure, recouvre les artères cérébrales antérieures et plus profondément le genou du corps calleux, dont il est séparé par un intervalle de 3 centimètres et demi environ. Il est situé immédiatement en arrière de l'apophyse crista-galli.

Nous ne croyons pas utile d'étudier sur cette ligne médiane le genou du corps calleux, comme le font quelques auteurs modernes, attendu que pour apercevoir ce genou, il faut préalablement inciser la portion d'arachnoïde qui forme la scissure à ce niveau.

Racine grise des nerfs optiques (fig. 39, n° 5).

C'est une lamelle de substance grise, triangulaire ; elle est limitée en arrière par le chiasma et de chaque côté par les pédoncules du corps calleux. Elle présente, au centre, un point transparent et concourt à former le bord antérieur du ventricule moyen.

Chiasma des nerfs optiques (fig. 38 et 39, n° 7).

Il représente l'entrecroisement de ces nerfs. Situé au-dessous de la racine grise, sur la gouttière optique, il est formé par la réunion des deux bandelettes optiques qui viennent de la partie postérieure ; il limite en avant le *tuber cinereum*.

Le losange, dont nous avons parlé plus haut, offre quatre côtés ; les deux côtés antérieurs sont formés par les bandelettes optiques, les côtés postérieurs par les pédoncules cérébraux. Dans ce losange, on trouve en avant le *tuber cinereum*, puis sur ce *tuber cinereum* la tige du corps pituitaire et le corps pituitaire, en arrière les tubercules mamillaires et l'espace interpédonculaire.

Tuber cinereum (fig. 38 et 39).

Formé de substance grise, il occupe la moitié antérieure du losange.

Il présente à sa partie centrale la tige pituitaire qui s'y insère.

Corps ou glande pituitaire (fig. 38 et 40).

Il est appendu à sa tige, et placé dans la selle turcique, où il est fixé par le diaphragme de l'hypophyse, à tel point que lorsqu'on extrait un cerveau de la cavité crânienne, le corps pituitaire reste fixé dans la selle turcique, à moins qu'on n'ait eu le soin d'inciser préalablement sur sa circonférence le diaphragme de l'hypophyse. Il pèse de 30 à 50 centigrammes : c'est un corps ovoïde, très-vasculaire dont on ne connaît pas l'usage et qu'on prenait autrefois pour une glande. Sa structure est celle des glandes vasculaires sanguines (Luys).

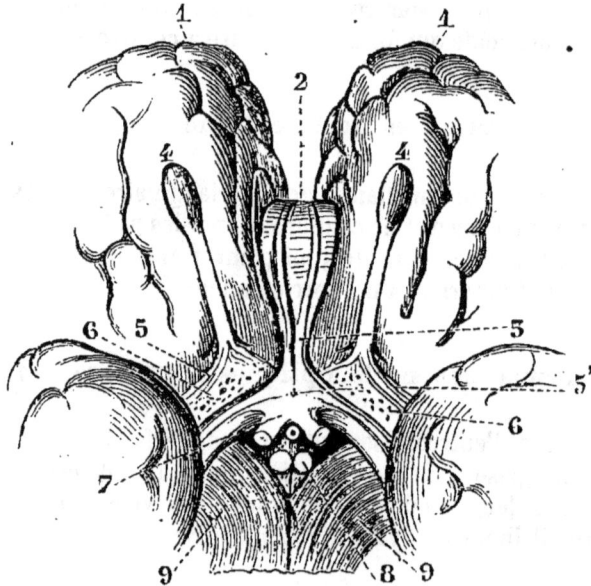

FIG. 39. — Montrant la portion antérieure de la base du cerveau.

1. Lobe antérieur. — 2. Genou du corps calleux. — 3. Bec du corps calleux et pédoncules du corps calleux. — 4,4. Nerf olfactif. — 5. Racine blanche externe du nerf olfactif. — 5'. Racine grise des nerfs optiques. — 6,6. Substance perforée antérieure. — 7. Chiasma des nerfs optiques renversé d'avant en arrière. — 8. Tubercules maxillaires. — 9,9. Pédoncules cérébraux.

Tige pituitaire (fig. 38 et 39).

Elle a une longueur de 5 à 6 millimètres, elle est creuse et sa cavité communique : en haut, avec le ventricule moyen ; en bas, avec la cavité du corps pituitaire.

Tubercules mamillaires (fig. 38 et 39).

Ce sont deux éminences blanches, très-rapprochées l'une de l'autre, formées au centre de substance grise ; elles donnent naissance aux piliers antérieurs du trigone cérébral et séparent le *tuber cinereum* de l'espace interpédonculaire.

Espace interpédonculaire (fig. 38 et 39).

Situé à la partie postérieure du losange, cet espace était appelé par Vicq d'Azyr *substance perforée postérieure ;* il est percé de petits trous pour le passage de vaisseaux.

On trouve en arrière de l'espace interpédonculaire la coupe de la protubérance au point où elle se réunit aux pédoncules cérébraux, et plus loin la **fente cérébrale de Bichat**. Cette fente, dont on ne voit que la lèvre supérieure sur un cerveau séparé, décrit une courbe en forme de fer à cheval, qui embrasse la protubérance. Cette fente offre deux lèvres ; la supérieure est formée par le bourrelet du corps calleux au milieu et le bord interne des lobes postérieurs du cerveau sur les côtés ; la lèvre inférieure est formée par le bord antérieur échancré du cervelet.

C'est dans la fente cérébrale de Bichat qu'est situé le bord antérieure ou petite circonférence de la tente du cervelet.

A la partie moyenne de cette fente et aux deux extrémités, on trouve trois ouvertures qui communiquent avec les cavités du cerveau. C'est par ces ouvertures que la pie-mère pénètre pour se rendre dans les cavités. La portion de pie-mère qui entre par l'orifice de la partie moyenne va constituer dans le ventricule moyen la *toile choroïdienne,* tandis que la pie-mère qui pénètre par l'orifice des extrémités, va former dans le ventricule latéral les *plexus choroïdes.*

Bourrelet du corps calleux (fig. 40).

Il est situé en arrière de la fente cérébrale entre elle et la scissure interhémisphérique, c'est une portion de substance blanche qui s'étend d'un hémisphère à l'autre et qui est entourée par la circonvolution du corps calleux. Au-dessous de ce bourrelet sont situés la glande pinéale, les veines de Galien, la toile choroïdienne et, par l'intermédiaire de la toile choroïdienne, les tubercules quadrijumeaux.

La partie postérieure de la grande *scissure interhémisphérique* du côté de la face inférieure du cerveau, a une étendue de 6 centimètres environ. Cette longueur mesure la largeur de la base de la faux du cerveau et la distance qui sépare le bourrelet du corps calleux de l'extrémité postérieure du cerveau.

B. — PARTIES LATÉRALES.

D'avant en arrière, on y trouve : trois éminences connues d'après M. Cruveilhier, sous le nom de *cornes* antérieure, moyenne, postérieure du cerveau, ou mieux de cornes frontale, sphénoïdale, occipitale, correspondant chacune à une dépression de même nom à la surface interne du crâne. On y trouve aussi une fente, *scissure de Sylvius*, située entre la corne antérieure et la corne moyenne. Cette fente a fait diviser chaque hémisphère cérébral en deux lobes, antérieur et postérieur.

Lobe antérieur (fig. 38).

Il forme le tiers antérieur de l'hémisphère cérébral et constitue la lèvre supérieure de la scissure de Sylvius.

Lobe postérieur (fig. 38).

Il a la forme d'un rein et présente une *face inférieure* concave recouvrant la tente du cervelet, une *face supérieure* confondue avec la masse des circonvolutions, un *bord externe* convexe faisant partie de la circonférence de la base du cerveau, un *bord interne* concave formant les parties latérales de la fente cérébrale de Bichat, *une extrémité postérieure*, ou corne occipitale, *une extrémité antérieure*, ou corne sphénoïdale.

Scissure de Sylvius (fig. 38).

Située entre les deux lobes, elle décrit une courbe dont la concavité est tournée en arrière.

La *lèvre antérieure* est formée par le lobe antérieur du cerveau. La *lèvre postérieure* est formée par le lobe postérieur. Cette fente est voilée par l'arachnoïde. On voit au fond de la scissure, après la section de l'arachnoïde, l'artère cérébrale moyenne et ses ramifications, plus profondément, on voit la substance cérébrale qui se continue d'un lobe à l'autre.

A l'*extrémité interne* de la scissure, on trouve la *substance perforée antérieure*, elle est quadrilatère et criblée de trous qui laissent passer des vaisseaux.

Les quatre côtés de ce quadrilatère sont formés : le côté postérieur par la bandelette optique et le pédoncule du corps calleux, le côté antérieur par la racine blanche externe du nerf olfactif ; le côté interne par le nerf optique et le côté externe par la corne sphénoïdale du lobe postérieur du cerveau.

A l'*extrémité externe* de la scissure de Sylvius, on trouve, très-profondément et en écartant les deux lèvres de la scissure, un petit groupe de trois ou quatre circonvolutions qui présente une certaine analogie avec une griffe, c'est l'*insula de Reil*, ou le *lobule du corps strié*, au niveau duquel l'extrémité externe de la scissure de Sylvius se bifurque.

Circonvolutions.

Avant de passer à l'étude de la structure du cerveau et pour compléter la description de la surface extérieure, nous allons dire quelques mots des circonvolutions.

On appelle *circonvolutions cérébrales* les replis de substance nerveuse qui sillonnent la surface du cerveau. Les espaces qui les séparent sont connus sous le nom d'*anfractuosités*. Les circonvolutions ont été comparées à des cylindres, dont une paroi est appliquée contre l'hémisphère, dont la paroi opposée est libre et dont les deux autres sont en contact avec les circonvolutions voisines par l'intermédiaire des anfractuosités ; elles sont recouvertes dans toute leur étendue par la pie-mère.

C'est dans les interstices qui les séparent les unes des autres que circule le liquide *céphalo-rachidien*. Dans la partie profonde de ces anfractuosités, on trouve la plupart des artères de la pie-mère, tandis qu'à la partie superficielle on trouve les veines (1).

Les circonvolutions présentent, sur les divers points de leur étendue, des anastomoses avec les circonvolutions voisines. Elles sont sinueuses au point que leur étude est très-difficile.

Parmi les circonvolutions, il y en a quelques-unes assez remarquables qui ont reçu des noms particuliers.

(1) Ainsi s'expriment la plupart des auteurs. Cette assertion n'est pas complétement exacte, car on voit une certaine quantité d'artères sillonner la surface libre des circonvolutions.

L'une .d'elle est placée à la face interne de l'hémisphère et s'appelle *circonvolution du corps calleux* ; elle est séparée du corps calleux par le sinus du corps calleux.

On en trouve deux sur la face externe, ce sont les deux *circonvolutions pariétales* ou de *perfectionnement* (1), séparées par la scissure de Rolando. Elles descendent du bord supérieur de l'hémisphère à la face inférieure, en croisant le bord externe.

On en trouve plusieurs sur la face inférieure ; deux sont situées à la partie interne du lobe frontal : ce sont les *circonvolutions olfactives.*

Entre le lobe antérieur et le lobe postérieur, il y a plusieurs circonvolutions au fond de la scissure de Sylvius ; elles forment l'*insula de Reil* et une autre circonvolution qui commence à la scissure de Sylvius dont elle forme la lèvre supérieure, contourne l'insula de Reil et vient former la lèvre inférieure de la scissure ; c'est la *grande circonvolution d'enceinte de la scissure de Sylvius,* qui enveloppe complétement l'insula de Reil.

L'étendue de la surface des circonvolutions n'est pas la même suivant les individus, elle est, suivant les physiologistes, en rapport avec l'étendue de l'intelligence.

3° Conformation intérieure du cerveau.

L'intérieur du cerveau présente des cavités séparées par des cloisons. Les cavités s'appellent ventricules ; l'une est médiane et inférieure, c'est le *ventricule moyen* ou troisième ventricule ; les deux autres sont situés sur les côtés, ce sont les *ventricules latéraux.*

Une cloison horizontale sépare le premier des deux autres, c'est le *trigone cérébral* ; une cloison verticale sépare les deux ventricules latéraux, c'est la *cloison transparente.* Toutes ces cavités sont recouvertes par une voûte immense, le *corps calleux.* Nous allons étudier l'intérieur du cerveau en procédant de haut en bas.

Centres ovales de Vicq d'Azyr. — Si l'on pratique des coupes horizontales sur la face convexe du cerveau en procédant de haut en bas, on a des surfaces planes, ovales, formées au centre par la sub-

(1) On appelle ainsi ces deux circonvolutions parce qu'elles n'existent que chez l'homme et quelques rares animaux d'un rang élevé ; elles paraissent surajoutées aux circonvolutions que présentent en général les mammifères inférieurs. On les appelle aussi pariétales pour les distinguer du groupe antérieur ou circonvolutions frontales et du groupe postérieur ou circonvolutions occipitales. Entre ces trois groupes il n'existe aucune limite.

stance blanche des deux hémisphères et à la circonférence par une couche de substance grise de quelques millimètres d'épaisseur qui décrit des sinuosités. Ces surfaces sont connues sous le nom de centres ovales de Vicq d'Azyr.

Centre ovale de Vieussens. — C'est une coupe pratiquée au niveau du corps calleux, présentant une forme ovale analogue aux précédentes, et dont la partie centrale est formée par la face supérieure du corps calleux.

Corps calleux (fig. 40).

C'est une lame de substance blanche servant de commissure entre les deux hémisphères, et formant une voûte complète aux deux ven-

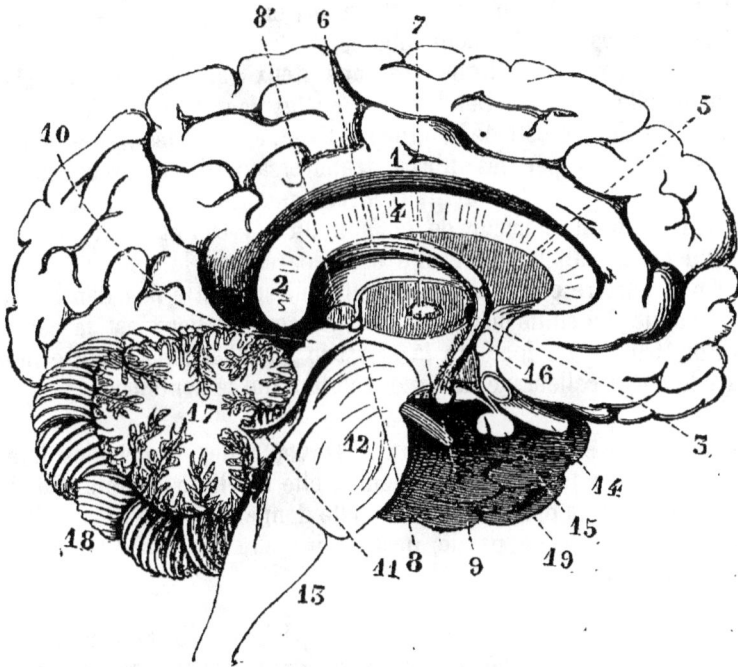

FIG. 40. — Coupe médiane et verticale de l'encéphale. (On y voit la face interne de l'hémisphère gauche.)

1. Circonvolution du corps calleux. — 2. Bourrelet du corps calleux. — 3. Trou de Monro. — 4. Corps calleux. — 5. Septum lucidum. — 6. Trigone cérébral. — 7. Commissure grise. — 8. Commissure blanche postérieure. — 8'. Glande pinéale. — 9. Substance grise du troisième ventricule. — 10. Tubercules quadrijumeaux. — 11. Quatrième ventricule. — 12. Coupe de la protubérance. — 13. Coupe du bulbe. — 14. Nerf optique. — 15. Corps pituitaire. — 16. Commissure blanche antérieure. — 17. Arbre de vie du lobe médian du cervelet. — 18. Surface du cervelet. — 19. Extrémité antérieure du lobe postérieur du cerveau.

tricules latéraux. Le corps calleux offre une épaisseur de 3 à 4 millimètres ; plus épais au genou et au bourrelet, très-mince au niveau du bec ; il décrit une courbe à concavité inférieure. Il présente à étudier une face supérieure, une face inférieure, une extrémité antérieure, une extrémité postérieure et deux bords latéraux.

Pour étudier la face supérieure du corps calleux, on peut faire la coupe qui montre le centre ovale de Vieussens. On peut encore découvrir le corps calleux par le procédé de Foville qui consiste à soulever la circonvolution du corps calleux et à séparer le plus possible cette circonvolution, après avoir incisé la partie antérieure et la partie postérieure de l'hémisphère cérébral.

Face supérieure. — Elle est plus large en arrière qu'en avant, parfaitement limitée en avant et en arrière, se confondant sur les parties latérales avec les hémisphères.

On y trouve sur la ligne médiane deux saillies longitudinales qu'on appelle nerfs de Lancisi ou *tractus longitudinaux* du corps calleux. De chaque côté de la ligne médiane, on voit des lignes transversales formées par les fibres transversales du corps calleux et connues sous le nom de *tractus transversaux*. Cette face est en rapport avec le bord inférieur de la faux du cerveau et la circonvolution du corps calleux dont elle est séparée par le *sinus du corps calleux* et l'artère cérébrale antérieure qui suit cette face dans toute son étendue. Le sinus ou ventricule du corps calleux est la cavité que l'on trouve au fond de la scissure interhémisphérique et qui sépare le corps calleux de la circonvolution qui le contourne.

Face inférieure. — Elle forme la voûte des ventricules latéraux et de ses trois prolongements ; elle est lisse et unie. Sur la ligne médiane à sa partie antérieure elle donne insertion à la cloison transparente, et à sa partie postérieure elle se confond avec le trigone cérébral.

Bords. — Vus du côté de la face supérieure, ils se confondent avec les hémisphères où les fibres du corps calleux concourent à former, par leur épanouissement, la substance blanche des circonvolutions. Vus par leur face inférieure, ces bords présentent trois prolongements ou cornes, un antérieur, *corne frontale*, un postérieure, *corne occipitale* ou *forceps major*, et un inférieur, *corne sphénoïdale* ou *tapetum*. Ces trois prolongements forment la voûte des trois prolongements du ventricule latéral.

Extrémité antérieure. — Elle forme le *genou* du corps calleux. Située à 4 centimètres de l'extrémité antérieure du cerveau, elle est recouverte complétement par l'origine de la circonvolution du corps calleux, et contournée par les deux artères cérébrales antérieures. Cette extrémité décrit une courbe en se portant en bas et en arrière, et en s'amincissant pour former le *bec* du corps calleux. Ce bec limite en avant les ventricules latéraux, se place au-dessous du septum lucidum et en avant de la racine grise des nerfs optiques. A ce niveau on voit les tractus longitudinaux recourber comme le genou et se séparer au niveau du bec pour se porter, en longeant les bords latéraux de la racine grise des nerfs optiques et en traversant l'espace perforé antérieur, dans le lobe postérieur du cerveau. Ces prolongements des tractus longitudinaux constituent les *pédoncules du corps calleux* (fig. 39).

Extrémité postérieure ou bourrelet. — Le bourrelet du corps calleux forme un bord libre plus épais que le reste du corps calleux. Il forme un bord plus long que le bord antérieur, libre à sa partie moyenne, et recouvert à ses extrémités par la circonvolution du corps calleux. On y voit aussi les tractus longitudinaux. Il est situé au-dessous de la faux du cerveau, au-dessus de l'extrémité antérieure du cervelet et des tubercules quadrijumeaux ; il n'adhère ni aux uns ni aux autres. Il forme la partie moyenne de la lèvre supérieure de la fente cérébrale de Bichat, il forme la paroi supérieure de l'ouverture moyenne que l'on trouve dans cette fente et qui conduit dans le ventricule moyen. C'est au-dessous de ce bourrelet que se trouve l'origine de la toile choroïdienne, dépendance de la pie-mère, et la glande pinéale (fig. 40).

Septum lucidum ou cloison transparente (fig. 40).

C'est une lamelle de substance nerveuse mince placée verticalement entre les deux ventricules latéraux d'une part, le corps calleux et le trigone cérébral d'autre part. Elle présente deux faces, trois bords, une cavité.

Les deux *faces* forment la paroi interne des ventricules latéraux qu'elles séparent.

Le *bord supérieur* convexe se confond avec le corps calleux.

Le *bord inférieur* concave se confond avec le trigone.

Le *bord antérieur* plus petit se confond avec le genou du corps calleux et le bec. Au centre de cette membrane se trouve une petite cavité. C'est le cinquième ventricule, ou *ventricule de la cloison*, ne communiquant avec aucune autre cavité du cerveau.

Trigone cérébral ou voûte à trois piliers (fig. 40).

Le trigone est une cloison horizontale, séparant le ventricule moyen des ventricules latéraux. Cette cloison triangulaire est formée de substance bla... et décrit, comme le corps calleux, une courbe à concavité inférieure ; il a une face supérieure, une face inférieure, trois bords et trois angles.

Face supérieure. — Elle présente, sur la ligne médiane et en avant, l'insertion du septum lucidum ; en arrière, l'insertion du corps calleux. Sur les parties latérales elle concourt à former la paroi inférieure du ventricule latéral.

Face inférieure. — Elle est concave, forme la voûte du ventricule moyen et repose par ses parties latérales sur les couches optiques. Elle est doublée par la toile choroïdienne.

Bords latéraux. — Ils se dirigent en arrière et en dehors ; ils sont extrêmement minces et s'appliquent sur la couche optique ; ils sont en rapport avec les plexus choroïdes des ventricules latéraux qui les recouvrent de manière à intercepter toute communication possible du ventricule latéral vers le ventricule moyen.

Bord postérieur. — Il se confond avec le corps calleux, et là les fibres transversales du corps calleux et les fibres obliques du trigone affectent une disposition qui leur a fait donner le nom de *lyre*.

Angle antérieur. — Cet angle s'incline en avant et en bas et décrit une courbe à concavité postérieure qui concourt à limiter en avant le ventricule moyen. Il se bifurque, et ses branches de bifurcation, ou *piliers antérieurs*, se séparent à angle aigu, se jettent dans la couche optique du côté correspondant et vont former l'écorce blanche des tubercules mamillaires. Là ils forment un 8 de chiffre en se recourbant pour aller se perdre dans l'épaisseur de la couche optique. Les deux piliers en s'écartant s'appliquent à la face postérieure d'un cordon blanc appelé *commissure blanche antérieure* du cerveau et forment avec cette commissure une dépression triangulaire à laquelle on a donné le nom de *vulve*. Chaque pilier forme avec l'extrémité antérieure de la couche optique correspondante un orifice qui fait communiquer le ventricule moyen avec le ventricule latéral, c'est le *trou de Monro*.

Angles postérieurs. — Ces angles se portent en dehors et en arrière et se bifurquent : l'une des branches longe, sous forme de bandelette mince, le bord interne de la corne d'Ammon pour former le *corps bordé* ou corps bordant ; l'autre se confond avec l'écorce de la corne d'Ammon.

Le trigone a été appelé voûte à trois piliers et bandelette bigéminée. Il est formé en effet de deux lames de substance blanche adossées sur la ligne médiane. Chaque lame prend son origine dans le tubercule antérieur de la couche optique, se porte au tubercule mamillaire correspondant, remonte sous le nom de pilier antérieur, participe à la formation du ventricule moyen, de la vulve, du trou de Monro, s'applique à celui du côté opposé, adhère au septum lucidum, et de là se porte en arrière et en dehors pour former la lyre avec le corps calleux. Il se perd enfin sur le bord concave de la corne d'Ammon où il forme le corps bordé.

Toile choroïdienne.

C'est une membrane cellulo-vasculaire de forme triangulaire formée par la pie-mère et située à la partie supérieure du ventricule moyen au-dessous du trigone qu'elle double.

Bord postérieur. — Il correspond à la partie moyenne de la fente cérébrale de Bichat, au-dessous du bourrelet du corps calleux et contient dans son épaisseur la glande pinéale.

Sommet. — Le sommet se bifurque pour se continuer avec les plexus choroïdes des ventricules latéraux au niveau des trous de Monro.

Bords. — Ils se placent sous les bords du trigone et se continuent avec les plexus choroïdes des ventricules latéraux.

Deux veines sont contenues dans la toile choroïdienne : ce sont les *veines de Galien*. Ces veines forment au-dessous du bourrelet du corps calleux un tronc qui se jette dans le sinus droit, et comme il constitue un de ces nombreux organes qui vont du cerveau à la dure-mère, il est entouré aussi d'une gaîne séreuse qui établit la continuité entre le feuillet pariétal et le feuillet viscéral de l'arachnoïde. Lorsqu'on enlève le cerveau du crâne d'un cadavre on coupe nécessairement la veine de Galien en même temps que la gaîne séreuse qui l'entoure ; c'est cet orifice que Bichat a pris pour un canal, mais nous avons déjà vu que le *canal arachnoïdien* de Bichat n'existe pas.

Glande pinéale.

Petit organe appelé aussi *conarium*, dans lequel Descartes plaçait l'âme. Il a la forme d'un cône dont le sommet est dirigé en arrière et en haut, et la base en avant et en bas ; il a la forme et les dimensions d'une lentille un peu bombée sur ses deux faces. Il repose par sa face inférieure sur les tubercules quadrijumeaux antérieurs, et par sa face supérieure il est en rapport avec le bourrelet du corps calleux. La glande pinéale est située entre deux feuillets de la toile choroïdienne au niveau de la partie moyenne de la fente cérébrale de Bichat. Il est ordinaire de trouver dans cette glande de petites concrétions calcaires.

De chaque côté de la base de la glande pinéale partent trois pédoncules, antérieur, moyen, inférieur ; le *pédoncule antérieur* se porte le long de la partie interne de la couche optique au niveau de la base du ventricule, et vient se terminer au niveau du trou de Monro où il constitue une des origines du trigone. Ces pédoncules sont aussi connus sous le nom de *habenæ ;* les *pédoncules moyens*, appelés aussi pédoncules transverses, se portent dans la couche optique et ne peuvent y être suivis ; les *pédoncules inférieurs* se dirigent en bas et en dehors dans la même couche optique.

Ventricule moyen ou troisième ventricule.

C'est une cavité située sur la ligne médiane au-dessous du trigone et de la toile choroïdienne, entre les deux couches optiques. Cette cavité linéaire a la forme d'un entonnoir aplati, et, de même qu'à un entonnoir aplati, on peut lui considérer un *sommet*, une *base*, deux *faces* et deux *bords*.

Base. — Elle est formée par la toile choroïdienne qui double le trigone.

Sommet. — Il est formé par la cavité de la tige du corps pituitaire.

Parois. — Elles sont semblables puisque la cavité est symétrique, elles ont une forme triangulaire à base tournée en haut ; cette face présente au milieu un sillon antéro-postérieur légèrement concave en haut, qui la divise en deux parties : l'une supérieure, c'est la couche optique ; l'autre inférieure, c'est la substance grise intra-ventriculaire décrite par M. Cruveilhier. Cette substance grise représente une couche mince, grisâtre, étalée sur la moitié inférieure des deux faces du ventricule moyen, sur la moitié inférieure des deux bords et jusque sur la tige pituitaire qui forme le sommet. Cette substance entre dans la constitution de l'espace interpédonculaire, des tubercules mamillaires, du tuber-cinereum, de la tige du corps pituitaire, de la racine grise des nerfs optiques.

Cette paroi est limitée du côté de la base par une ligne blanche saillante ou pédoncule antérieur de la glande pinéale.

Bord postérieur. — Il est oblique de haut en bas et d'arrière en avant; on y trouve de haut en bas la glande pinéale avec les pédoncules transverses, la *commissure postérieure* blanche du cerveau, l'*anus* ou orifice antérieur de l'aqueduc de Sylvius, et une portion du noyau gris intra-ventriculaire, décrit par M. Cruveilhier, qui recouvre de haut en bas l'espace interpédonculaire, les tubercules mamillaires et le tuber cinereum, parties qui ont déjà été vues à la face inférieure du cerveau.

Bord antérieur. — Il est très-irrégulier et formé de haut en bas par des parties déjà connues et qui se portent de la base au sommet du ventricule. On y trouve de haut en bas l'extrémité antérieure du trigone qui se bifurque, la vulve, la partie moyenne de la commissure blanche antérieure du cerveau et au-dessous, la racine grise des nerfs optiques, le chiasma et le tuber cinereum. Ces parties ne sont pas situées sur le même plan; c'est ce qui a déterminé quelques auteurs à décrire à ce bord trois plans, supérieur, moyen, inférieur. Cette division n'apporte aucune clarté dans la description.

La *cavité* du troisième ventricule est traversée par un prolongement de substance grise étendu d'une couche optique à l'autre; c'est la *commissure grise*, ou commissure molle du cerveau, qui manque quelquefois.

Cette cavité, située au centre du cerveau, communique avec les ventricules latéraux et avec le ventricule du cervelet; les *trous de Monro* établissent la communication entre le ventricule moyen et les ventricules latéraux, et l'aqueduc de Sylvius établit la communication entre ce ventricule et celui du cervelet; de plus la base du ventricule est incomplétement fermée, car la toile choroïdienne et le trigone ne font que s'appliquer sur les couches optiques. Ce ventricule offre encore un orifice considérable à la partie postérieure de sa base, au point où la pie-mère pénètre à la partie moyenne de la fente cérébrale de Bichat pour former la toile choroïdienne.

Ventricules latéraux.

Situés de chaque côté de la ligne médiane, ils forment deux cavités considérables qui se prolongent dans chacune des cornes, frontale, sphénoïdale et occipitale du cerveau. Les prolongements portent les mêmes noms et se dirigent, le *frontal* en avant, l'*occipital* en arrière, le *sphénoïdal* en bas en décrivant une courbe autour de la couche optique pour s'ouvrir à la face inférieure du cerveau, aux extrémités de la fente cérébrale de Bichat. Ces trois prolongements se confondent au niveau de l'extrémité postérieure de la couche optique.

1° *Prolongement antérieur ou frontal.* — Il présente une extrémité antérieure, une extrémité postérieure, une paroi supérieure, une paroi inférieure, un bord interne, un bord externe.

L'*extrémité antérieure* est formée par le genou du corps calleux au moment où il se réfléchit vers la partie inférieure pour former le bec du corps calleux.

L'*extrémité postérieure* se confond avec la cavité des deux autres prolongements ;

La *paroi supérieure* concave est formée par le corps calleux ;

La *paroi inférieure* présente d'avant en arrière le corps strié, la couche optique et un sillon intermédiaire à la couche optique et au corps strié. On trouve dans ce sillon, de haut en bas, les plexus choroïdes des ventricules latéraux, la lame cornée, la veine du corps strié et le tænia semi-circularis ; en arrière et en dedans de la couche optique, on voit le trigone qui se place sur cette couche et concourt à former la paroi inférieure du ventricule.

Le *bord externe* est formé par la réunion de la voûte que forme le corps calleux et de la paroi inférieure.

Le *bord interne* est formé par la réunion du corps calleux et du trigone cérébral en arrière, par le septum lucidum en avant ; à ce niveau, le bord interne s'élargit sous forme de face.

Nous allons étudier, pour compléter l'étude du prolongement frontal de ce ventricule, le corps strié, la couche optique et les parties contenues dans le sillon intermédiaire.

Corps strié (fig. 41). — Noyau de substance nerveuse situé en dehors de la couche optique, de chaque côté du septum lucidum ; cette saillie présente : 1° une *face supérieure*, libre dans le ventricule latéral, et en forme de virgule dont la queue se dirige en arrière et la concavité en dedans ; cette face est bombée et limitée en dedans par le sillon qui la sépare de la couche optique ; 2° une *face inférieure* sur laquelle on trouve le lobule du corps strié, ou insula de Reil ; 3° une *face interne* en rapport avec la couche optique ; 4° une *face externe* confondue avec les circonvolutions.

Son *extrémité antérieure* est embrassée par le genou du corps calleux. Son *extrémité postérieure* se perd sur la couche optique.

Il est formé de deux couches de substance grise séparées par une couche de substance blanche ; l'une de ces couches se voit du côté du ventricule latéral, on l'appelle *noyau gris intra-ventriculaire* du corps strié, l'autre est au-dessous, c'est le *noyau gris extra-ventriculaire*.

La substance blanche intermédiaire est l'épanouissement dans le corps strié des fibres blanches des pédoncules cérébraux ; l'ensemble de ces fibres constitue le *double centre demi-circulaire* (*geminum centrum semi-circulare*).

Lame cornée. — C'est une petite lamelle formée par un repli de la membrane qui tapisse le ventricule et étendue d'une extrémité à l'autre du sillon intermédiaire.

Veine du corps strié. — C'est une veine qui parcourt d'arrière en avant le sillon intermédiaire et vient former la principale origine des veines de Galien en passant par le trou de Monro.

Tænia semi-circularis. — C'est un faisceau de fibres longitudinales qui se porte d'une extrémité à l'autre du sillon intermédiaire, et qui embrasse les fibres venues de la couche optique ; il est situé au-dessous de la veine du corps strié.

Couche optique (fig. 44). — C'est un renflement nerveux, ovoïde, du volume d'un œuf de pigeon, situé en arrière du corps strié, de chaque côté du ventricule moyen, au-dessus des pédoncules cérébraux et au-dessous du ventricule latéral. La couche optique est dirigée obliquement d'avant en arrière et de dedans en dehors. Chaque couche optique offre une extrémité antérieure, une extrémité postérieure et quatre faces, supérieure, inférieure, interne et externe :

Extrémité antérieure. — Elle forme avec les piliers antérieurs du trigone le trou de Monro ; elle est surmontée du côté de la cavité ventriculaire par une saillie blanche, *corpus album subrotundum*, ou tubercule antérieur de la couche optique, qui donne naissance à l'une des origines du pilier antérieur du trigone.

Extrémité postérieure. — Séparée de celle du côté opposé par les tubercules quadrijumeaux, elle présente un renflement, c'est le tubercule postérieur de la couche optique. Elle est embrassée par les plexus choroïdes des ventricules latéraux et par le pilier postérieur du trigone.

Face supérieure. — Convexe, saillante du côté des ventricules, cette face fait partie du plancher du ventricule latéral ; elle est recouverte par les plexus choroïdes et le trigone ; elle est séparée de la face interne par le pédoncule antérieur de la glande pinéale.

Face inférieure. — Dans sa moitié antérieure elle repose sur le pédoncule cérébral dont elle peut être considérée comme un renflement ; dans sa moitié postérieure elle est libre et là elle correspond à la fente cérébrale de Bichat. A ce niveau se trouve l'ouverture

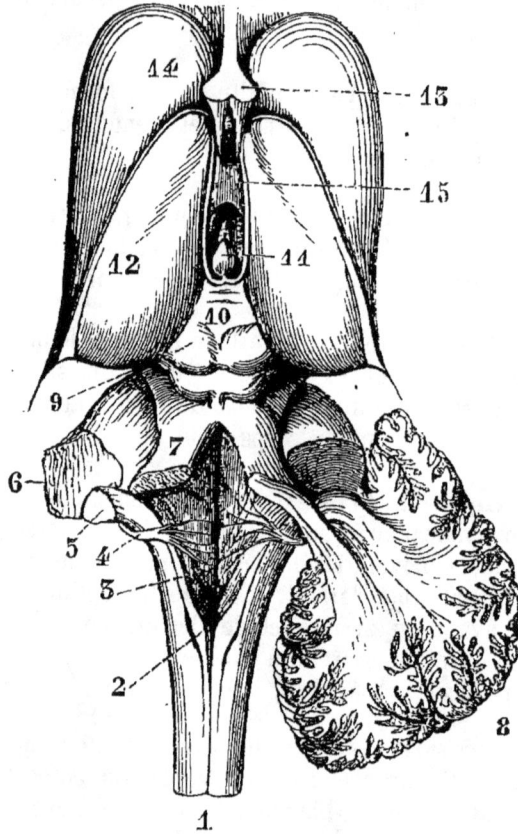

Fig. 41. — Couches optiques, corps striés, troisième ventricule. Protubérance, bulbe et tubercules quadrijumeaux.

1. Collet du bulbe. — 2. Pyramides postérieures. — 3. Calamus scriptorius. — 4. Racines postérieures du nerf auditif formant les barbes du calamus scriptorius. — 5. Pédoncule cérébelleux inférieur. — 6. Pédoncule cérébelleux moyen. — 7. Pédoncule cérébelleux supérieur. — 8. Lobe droit du cervelet. — 9. Tubercules quadrijumeaux. — 10. En avant du chiffre se trouve la commissure blanche postérieure du cerveau. — 11. Glande pinéale. — 12. Couche optique. — 13. Coupe des piliers antérieurs du trigone. — 14. Corps strié. — 15. Pédoncules antérieurs de la glande pinéale.

du prolongement sphénoïdal et l'entrée de la pie-mère qui va former les plexus choroïdes : à ce même niveau il y a sur la face inférieure de la couche optique deux petits tubercules appelés *corps genouillés interne et externe*. Le corps genouillé interne reçoit un faisceau de fibres nerveuses du tubercule quadrijumeau postérieur, l'externe du tubercule quadrijumeau antérieur. Si l'on prend la première lettre des mots antérieur, postérieur, interne et externe, on a A, E, P, I, comme pour les ligaments croisés de l'articulation du genou, moyen mnémonique pour se rappeler quel est le corps genouillé qui reçoit de tel ou tel tubercule.

Face interne. — En avant elle forme la paroi du ventricule moyen et en arrière elle est en rapport avec les tubercules quadri-jumeaux.

Face externe. — Elle est en contact avec le corps strié qui la cache complétement.

2° *Prolongement postérieur* ou *occipital*. — Connu sous le nom de *cavité digitale* ou *ancyroïde*, ce prolongement décrit une courbe à concavité interne qui se termine par un cul-de-sac. Cette cavité est plus ou moins profonde suivant les sujets ; elle offre une voûte formée par le corps calleux (*forceps major*) : sur le plancher on trouve une saillie, c'est l'*ergot de Morand*. Cette saillie n'est qu'une circonvolution renversée dont la partie blanche fait saillie dans la cavité.

3° *Prolongement inférieur* ou *sphénoïdal*. — Il décrit une courbe à concavité interne qui embrasse la couche optique. Il a une extrémité postérieure, une extrémité antérieure ou inférieure, deux parois, un bord interne et un bord externe ;

L'*extrémité postérieure* est confondue avec les deux autres prolongements ;

L'*extrémité antérieure* correspond à la partie antérieure de la fente cérébrale de Bichat.

La *paroi supérieure* est formée par le corps calleux prolongé (*tapetum*) ;

La *paroi inférieure* présente de dehors en dedans : 1° une saillie blanche qui n'est autre chose que la saillie du fond d'une anfractuosité de la surface externe du cerveau, c'est la *corne d'Ammon* ; 2° en dedans de la concavité de la corne d'Ammon, le *corps bordant* ou *bordé*, prolongement du pilier postérieur du trigone ; 3° en dedans et au-dessous du corps bordant une saillie longitudinale bosselée, grise, appelée *corps godronné*.

Le bord externe convexe est formé par la réunion des deux

parois ; le bord interne est une ouverture située sur les côtés de la fente cérébrale de Bichat et formée en haut par la couche optique, en bas par la corne d'Ammon, le corps bordé et le corps godronné ; par cette ouverture pénètre la pie-mère qui va former les plexus choroïdes des ventricules latéraux.

Plexus choroïdes des ventricules latéraux.

Les plexus choroïdes sont constitués par deux bandelettes rougeâtres, situées le long des bords latéraux du trigone cérébral et formées par un prolongement de la pie-mère. La pie-mère, pour former ces plexus, pénètre dans le prolongement sphénoïdal du ventricule latéral, se porte dans le prolongement antérieur en embrassant la partie postérieure de la couche optique, et vient se terminer en côtoyant les bords du trigone cérébral au niveau du trou de Monro où elle se confond avec le sommet de la toile choroïdienne.

Dans son trajet, les plexus choroïdes des ventricules latéraux contractent une adhérence intime avec les bords de la toile choroïdienne dont ils paraissent être le bord épaissi.

Membrane ventriculaire.

Les ventricules du cerveau sont revêtus sur toute leur surface par une membrane séreuse très-mince recouverte d'une couche d'épithélium cylindrique à cils vibratiles. Cette membrane n'a aucune communication avec l'arachnoïde et d'autre part elle n'a aucune connexion avec la pie-mère. C'est donc une séreuse particulière, qui tapisse le ventricule latéral, puis le ventricule moyen, après avoir traversé le trou de Monro ; elle revêt ensuite l'aqueduc de Sylvius, et enfin le quatrième ventricule. Elle adhère à la pie-mère au moment où cette membrane pénètre dans le prolongement inférieur du ventricule latéral. Au niveau de l'orifice inférieur du 4e ventricule, il existe une ouverture qui fait communiquer l'espace sous-arachnoïdien avec les cavités ventriculaires. Ceci explique pourquoi un épanchement sanguin dans le ventricule latéral peut, en traversant le ventricule moyen et le quatrième ventricule, arriver dans le tissu sous-arachnoïdien, au niveau du cervelet.

II. — Cervelet.

Le cervelet est la portion de l'encéphale située entre la tente du cervelet et l'occipital, en arrière de l'isthme de l'encéphale.

Il présente à étudier deux faces et une circonférence :

Face supérieure. — La face supérieure est convexe sur la ligne médiane, plane de chaque côté. La portion médiane et saillante du cervelet a été appelée *vermis superior* ou *éminence vermiculaire supérieure*. De chaque côté les sillons du vermis superior se continuent sur les parties latérales de la face supérieure. Cette face supérieure est recouverte par la tente du cervelet.

Face inférieure. — La face inférieure présente un pont arachnoïdien qui limite le *confluent postérieur* du liquide céphalo-rachidien situé entre le cervelet et le bulbe. Cette face présente sur la ligne médiane une scissure, et de chaque côté deux saillies appelées *hémisphères cérébelleux*.

Les hémisphères présentent des sillons dont la concavité regarde en dedans et en avant. La scissure qui les sépare est appelée *scissure interhémisphérique*. Au fond de cette scissure est une saillie antéro-postérieure appelée *vermis inferior* ou *éminence vermiculaire inférieure*. Les deux vermis se continuent en arrière et constituent le lobe médian du cervelet (fig. 42).

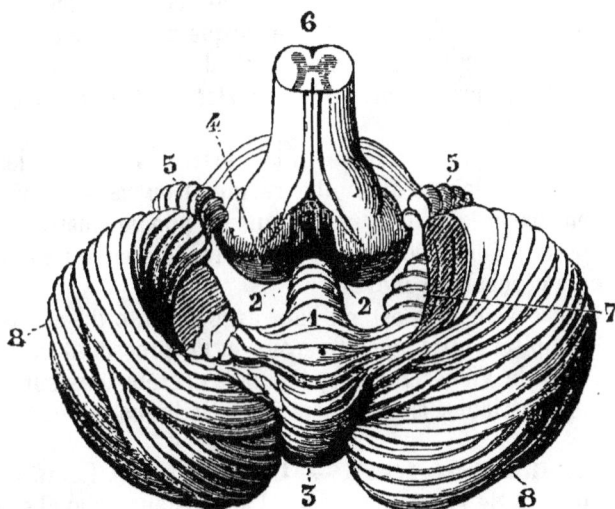

FIG 42. — Cervelet vu par sa face inférieure. Le bulbe est écarté pour montrer la cavité du quatrième ventricule.

1. Prolongement antérieur du vermis inferior ou luette. — 2,2. Valvules de Tarin qu'on ne peut apercevoir qu'après avoir enlevé les tonsilles. — 3. Réunion du vermis superior et du vermis inferior. — 4. Cavité du quatrième ventricule. — 5,5. Lobule du nerf pneumogastrique. — 6. Collet du bulbe. — 7. Coupe des tonsilles pour laisser voir les valvules de Tarin.

De chaque côté du vermis inferior, on voit un prolongement de substance nerveuse qui forme avec le vermis une saillie cruciale connue sous le nom de *pyramide de Malacarne* (fig. 42).

L'extrémité antérieure du vermis inferior est libre et constitue la luette. De chaque côté de cette luette, qui plonge dans la cavité du quatrième ventricule, part un petit repli qui se porte en dehors vers le lobule du nerf vague; ce repli porte le nom de *valvule de Tarin*. La cavité située au-dessus de cette valvule regarde celle du quatrième ventricule; elle a été comparée, par Reil, à un nid d'hirondelle (fig. 42).

Circonférence. — La circonférence du cervelet a une forme ovale et possède une échancrure en avant et en arrière.

L'échancrure antérieure loge la protubérance annulaire, elle forme la lèvre inférieure de la fente cérébrale de Bichat.

L'échancrure postérieure loge la faux du cervelet. Elle correspond aux vermis et fait suite à la scissure interhémisphérique.

Dans le cervelet on trouve des sillons, des lames et des lamelles.

Les *sillons* sont les espaces qui séparent les lames, les lamelles ainsi que les lobules.

Le cervelet compte sur sa surface sept cents sillons environ Parmi ces nombreux sillons on en remarque un principal qui porte le nom de grand sillon circonférentiel de Vicq d'Azyr; il est horizontal, très-profond et divise le cervelet en deux moitiés, supérieure et inférieure.

A la face inférieure, on trouve un lobule très-saillant sur les côtés du bulbe, c'est le lobule du bulbe rachidien ou *tonsille;* en avant, on trouve encore le lobule du nerf vague ou pneumogastrique beaucoup plus petit que le précédent et situé immédiatement au-dessous du pédoncule cérébelleux moyen.

Le cervelet est en rapport en haut avec la tente du cervelet, en bas avec l'occipital; en avant il recouvre, en procédant de haut en bas, la valvule de Vieussens, les pédoncules cérébelleux supérieurs, le quatrième ventricule, la protubérance et le bulbe.

Conformation intérieure. — Le cervelet est formé de substance blanche et de substance grise. La substance blanche occupe le centre du cervelet et elle contient dans son intérieur le *corps rhomboïdal* ou *olive cérébelleuse*. Ce corps est situé au centre de chaque hémisphère cérébelleux; c'est une membrane jaunâtre, plissée sur elle-même et comparable à une bourse dont l'ouverture serait dirigée vers le point de réunion des trois pédoncules cérébelleux aux angles latéraux du quatrième ventricule. La substance blanche envoie des prolongements *intrinsèques* qui se ramifient dans la substance grise ; l'ensemble de ces prolongements ramifiés constitue *l'arbre de vie* du cervelet.

La substance grise recouvre la surface de tous ces prolongements.

La substance blanche envoie également des prolongements *extrinsèques* connus sous le nom de *pédoncules cérébelleux.*

Le pédoncule cérébelleux supérieur se porte au-dessous des tubercules quadrijumeaux, le pédoncule cérébelleux moyen se porte en avant pour se confondre avec la protubérance et le pédoncule cérébelleux inférieur se dirige vers le bulbe.

III. — ISTHME DE L'ENCÉPHALE (fig. 43).

On donne ce nom à l'ensemble des parties situées entre le cerveau, la moelle et le cervelet.

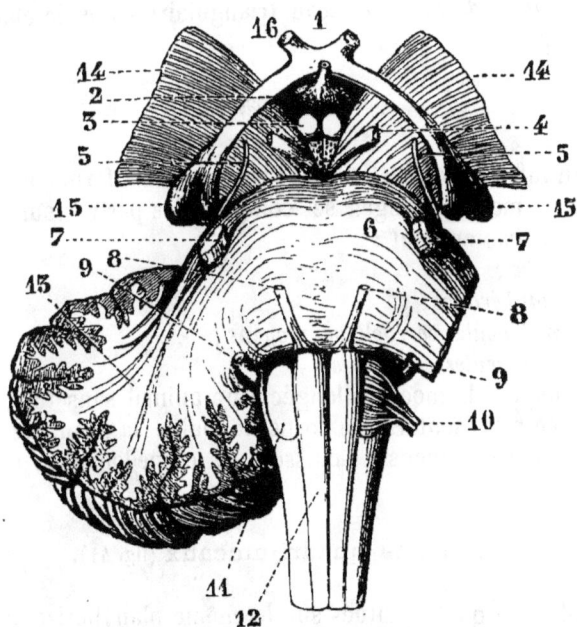

FIG. 43. — Moelle allongée.

1. Chiasma des nerfs optiques. — 2. Tuber cinereum et tige pituitaire. — 3. Tubercules mamillaires. — 4. Nerf moteur oculaire commun. — 5,5. Nerf pathétique. — 6. Protubérance. — 7,7. Nerf trijumeau (origine). — 8,8. Nerf moteur oculaire externe. — 9,9. Nerf auditif. — 10. Grand hypoglosse. — 11. Olive. — 12. Pyramide antérieure du bulbe. — 13. Fibres du pédoncule cérébelleux moyen se perdant dans la substance du cervelet. — 14. Pédoncule cérébral. — 15. Corps genouillés appartenant à la couche optique. — 16. Nerf optique.

On distingue deux parties dans l'isthme de l'encéphale, et la séparation de ces parties est indiquée sur les côtés par un sillon antéro-postérieur et horizontal au-dessus duquel nous décrivons un plan supérieur formé par plusieurs organes. Au-dessous nous trouvons d'autres organes formant le plan inférieur.

1° Plan supérieur.

Les parties formant le plan supérieur sont situées entre les deux couches optiques et le ventricule moyen qui sont placés en avant, et le cervelet qui est en arrière.

On trouve sur ce plan supérieur d'avant en arrière :

1° Les quatre *tubercules quadrijumeaux* ;

2° La *valvule de Vieussens* ;

3° De chaque côté de la valvule, les *pédoncules cérébelleux supérieurs* ;

4° Le *ruban de Reil*, faisceau triangulaire situé de chaque côté du plan supérieur.

2° Plan inférieur.

Le plan inférieur de l'isthme de l'encéphale est formé par la moelle allongée. La moelle allongée se compose des parties suivantes, en procédant de bas en haut :

1° Le *bulbe* ;

2° La *protubérance* ;

3° Les *pédoncules cérébelleux moyens* ;

4° Les *pédoncules cérébraux*.

On a comparé la moelle allongée à un animal sans tête, dont la protubérance représenterait le corps, le bulbe la queue, les pédoncules cérébelleux moyens les cuisses, et les pédoncules cérébraux les bras.

Tubercules quadrijumeaux (fig. 41).

Au nombre de quatre, situés sur le même plan horizontal entre les couches optiques, en arrière du ventricule moyen, en avant des lames supérieures du cervelet, ces tubercules sont désignés sous le nom de tubercules quadrijumeaux antérieurs ou *nates*, de tubercules quadrijumeaux postérieurs ou *testes* ; ces derniers sont moitié plus petits que les premiers. Chacun d'eux donne en dehors un faisceau de fibres nerveuses qui va aux corps genouillés. Ces tubercules quadrijumeaux constituent l'origine des nerfs optiques : ils sont recouverts par la base de la toile choroïdienne et la glande pinéale, qui les séparent du bourrelet du corps calleux.

Valvule de Vieussens.

Membrane nerveuse formant la voûte du quatrième ventricule et recouvrant la luette. Elle est située au-dessous des lamelles supérieure du cervelet, entre les pédoncules cérébelleux supérieurs, en arrière des tubercules quadrijumeaux. Pour la découvrir, on enlève les couches superficielles du cervelet.

A la partie antérieure de cette membrane est un petit faisceau blanchâtre qui se porte entre les tubercules quadrijumeaux postérieurs, c'est *le frein de la valvule de Vieussens*. Du sommet de cette valvule naissent les nerfs pathétiques.

Pédoncules cérébelleux supérieurs (fig. 41).

Cordons blancs étendus depuis la partie antérieure du cervelet au niveau du corps rhomboïdal ou olive cérébelleuse jusqu'aux tubercules quadrijumeaux sous lesquels ils passent pour aller concourir à la formation des pédoncules cérébraux. Leur face supérieure est située sur le même plan que la valvule de Vieussens. Leur face inférieure forme la voûte du ventricule. Leur bord externe se confond avec le pédoncule cérébelleux moyen. Leur bord interne donne insertion à la valvule de Vieussens.

Ruban de Reil ou faisceau latéral oblique de l'isthme.

C'est un triangle de substance nerveuse situé sur les côtés du plan supérieur. Son bord inférieur correspond au sillon qui sépare les deux plans de l'isthme. Son bord postérieur embrasse les pédoncules cérébelleux supérieurs. Son bord antérieur correspond aux tubercules quadrijumeaux postérieurs. Le sommet se porte entre le tubercule quadrijumeau postérieur et le pédoncule cérébelleux supérieur pour venir se confondre avec la valvule de Vieussens. Ces fibres seraient celles qui, d'après quelques auteurs, donneraient naissance au nerf pathétique. Le ruban de Reil est une dépendance du faisceau innominé de la protubérance.

Bulbe (fig. 43 et 44).

Le bulbe rachidien représente la queue de la moelle allongée, c'est l'extrémité supérieure renflée de la moelle. Il a la forme d'un

cône à base supérieure ; il est dirigé obliquement de haut en bas et
d'avant en arrière comme la gouttière basilaire ; il a une longueur de
3 centimètres.

En avant, il est en rapport avec la gouttière basilaire, l'articulation occipito-odontoïdienne et l'apophyse odontoïde ; en arrière, avec
l'espace sous-arachnoïdien postérieur et le quatrième ventricule,
qu'il concourt à former ; sur les côtés, avec les artères vertébrales,
qui se portent en avant pour former le tronc basilaire.

Base. — Elle est limitée en avant par le bord inférieur de la protubérance ; en arrière, elle se confond avec la face postérieure de la
protubérance.

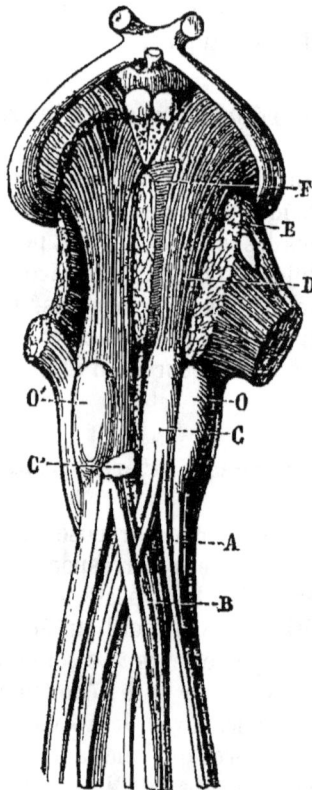

FIG. 44. — Structure du bulbe et de la protubérance vus par devant.

A. Faisceau externe de la pyramide ne s'entrecroisant pas sur la ligne médiane. —
B. Entrecroisement des pyramides. — C. Pyramide antérieure. — C'. Coupe de la
pyramide permettant de voir les fibres du faisceau latéral du bulbe se continuer dans la
protubérance. — D. Prolongement de la pyramide antérieure du bulbe dans la protubérance. — E, F. Coupe des fibres transversales de la protubérance. — O. Olive en partie
cachée par la pyramide. — O'. Olive découverte.

Sommet. — Il correspond à l'entrecroisement des pyramides ; c'est le *collet* du bulbe.

Face antérieure. — Sur la ligne médiane et de haut en bas, on y trouve : 1° une dépression ou *trou borgne de Vicq d'Azyr* ; 2° le *sillon médian antérieur* ; 3° l'*entrecroisement des pyramides*.

De chaque côté de la ligne médiane : 1° un renflement ou *pyramide antérieure*, plus épais en haut qu'en bas ; la pyramide donne naissance, par sa portion supérieure renflée, au nerf moteur oculaire externe ; 2° en dehors de la pyramide un sillon intermédiaire à cette saillie et à l'olive pour l'insertion du nerf grand hypoglosse ; 3° en dehors de ce sillon une saillie ovale, c'est l'*olive* ; au-dessous de l'olive se voit une tache grise ou *tubercule cendré de Rolando* ; au-dessus de l'olive une dépression, *fossette sus-olivaire*, se continuant en arrière avec la fossette latérale du bulbe.

Face postérieure. — Elle n'a pas le même aspect dans sa moitié supérieure et dans sa moitié inférieure. Dans celle-ci, elle présente comme la face postérieure de la moelle le sillon médian postérieur, de chaque côté le faisceau postérieur intermédiaire ; en dehors de celui-ci le sillon postérieur intermédiaire, plus en dehors le cordon postérieur. Dans sa moitié supérieure, on voit disparaître le sillon médian par l'écartement des parties qui constituent la partie inférieure de ce sillon. Cette moitié supérieure concourt à former le plancher du quatrième ventricule. Elle présente sur la ligne médiane un sillon ou *calamus scriptorius* ; sur les parties latérales, une couche de substance grise tapissant le plancher du quatrième ventricule, et des fibres nerveuses blanches, dirigées transversalement, *barbes du calamus scriptorius*, formées par les racines postérieures du nerf auditif, qui passent sous le pédoncule cérébelleux inférieur pour se réunir aux racines antérieures du même nerf.

De chaque côté de cette portion grise et au moment où commence la partie inférieure du calamus, on voit deux renflements se terminer sur les côtés du quatrième ventricule, ce sont les *renflements mamelonnés du bulbe* ou *pyramides postérieures*. En dehors de ce renflement est la continuation du faisceau postérieur de la moelle qui se dirige en dehors et en haut ; à ce niveau, ce faisceau postérieur s'appelle *corps restiforme*. Ce corps se divise en haut en deux faisceaux : l'un va au cervelet pour former le *pédoncule cérébelleux inférieur*, et l'autre dans le plancher du quatrième ventricule pour se porter à la protubérance et au cerveau.

Faces latérales. — Elles ne sont pas aussi bien limitées que si le bulbe était quadrilatère. On est forcé pour les décrire d'empiéter sur les faces antérieure et postérieure. D'avant en arrière, cette face présente l'olive ; en arrière de l'olive, un sillon ; plus en arrière, un faisceau de 1 millimètre de large seulement, c'est le *faisceau latéral du bulbe* ; plus en arrière, un sillon, c'est le *sillon latéral* du bulbe, qui fait suite au sillon collatéral postérieur de la moelle ; plus en arrière, le corps restiforme. Au-dessus du faisceau latéral, on trouve la fossette latérale du bulbe qui se continue avec la fossette sus-olivaire et donne naissance aux nerfs *facial* et *auditif*. Le faisceau latéral donne naissance au nerf *spinal* et le sillon latéral donne naissance au *glosso-pharyngien* en haut et au *pneumogastrique* en bas.

Il faut signaler à la partie inférieure de l'olive des fibres courbes à concavité supérieure, ce sont les *fibres arciformes*.

Il y a en résumé, parmi les nerfs qui viennent du bulbe, quatre nerfs moteurs : grand hypoglosse, spinal, facial, moteur oculaire externe.

Trois nerfs sensitifs : glosso-pharyngien, pneumogastrique, auditif.

Structure. — Le bulbe est formé de deux moitiés symétriques et chaque moitié de trois faisceaux, antérieur, moyen, postérieur. Le faisceau antérieur est formé par la *pyramide antérieure*. Sa coupe transversale a la forme d'un triangle dont le sommet est en arrière et la base en avant.

Le faisceau moyen s'appelle *faisceau latéral* ou intermédiaire du bulbe. Sa coupe est celle d'un triangle. Il a la forme d'un prisme triangulaire, dont la face interne s'adosse sur la ligne médiane à celle du côté opposé, dont la face antérieure est adossée à la pyramide et la face postérieure au corps restiforme. Le bord externe de ce prisme est seul saillant sur les côtés du bulbe et forme le faisceau latéral du bulbe. L'olive est aussi un renflement de ce faisceau.

Le faisceau postérieur ou *corps restiforme* est placé en dehors et en arrière du faisceau latéral. Sa coupe est ovalaire. On voit, d'après cela, que les faisceaux intermédiaires du bulbe ne sont pas complétement recouverts d'une couche de substance grise. Il existe, en outre dans le bulbe des fibres arciformes. Ce sont des fibres postéro-antérieures qui naissent entre les deux moitiés du bulbe et se portent en avant. Arrivées au niveau du bord postérieur du triangle qui représente la coupe des pyramides, ces fibres se divisent en deux groupes : les unes passent entre la pyramide et le faisceau latéral du bulbe, les autres entre les deux pyramides. Arrivées à la surface du bulbe, toutes ces fibres se dirigent en dehors et remontent vers la partie supérieure des faces latérales du bulbe. Il existe un plus grand nombre de fibres arciformes à la partie supérieure des pyramides qu'à la partie inférieure.

Continuation des faisceaux du bulbe avec la protubérance et la moelle. — La pyramide antérieure, le faisceau intermédiaire du bulbe et le corps restiforme sont la continuation des faisceaux de la moelle. Le corps restiforme est sensitif, le faisceau intermédiaire et le faisceau antérieur sont moteurs. Quand on examine la continuité des pyramides du côté de la moelle, on voit que les trois quarts internes des fibres de la pyramide s'entrecroisent avec celles du côté opposé, l'autre quart ne s'entrecroisant pas; cet entrecroisement est connu sous le nom de *décussation des pyramides*. La présence de ce faisceau externe qui ne participe pas à l'entrecroisement explique très-certainement les cas pathologiques où l'on a vu un foyer hémorrhagique dans le cerveau du côté de la paralysie.

Du côté de la protubérance, la pyramide traverse cette partie de l'isthme pour se porter dans les pédoncules cérébraux et le cerveau. Le faisceau intermédiaire traverse la protubérance et se porte aussi dans le cerveau. Le corps restiforme forme par un de ses faisceaux le pédoncule cérébelleux inférieur qui se dirige vers le cervelet, tandis que l'autre fait partie de la protubérance et se confond avec le faisceau intermédiaire.

Protubérance annulaire ou pont de Varole (fig. 43).

La protubérance est située au-dessus du bulbe, au-dessous des pédoncules cérébraux, en arrière de la gouttière basilaire et en avant du cervelet. On peut lui considérer six faces.

Face antérieure. — Convexe, elle offre sur la ligne médiane une dépression en rapport avec l'artère basilaire. De chaque côté, deux saillies correspondent aux deux pyramides qui traversent la protubérance.

Elle offre, en outre, des fibres transversales qui forment une commissure entre les deux hémisphères du cervelet, et l'origine du nerf *trijumeau*.

Face postérieure. — Elle fait partie du quatrième ventricule.

Face inférieure. — Elle se continue avec le bulbe, dont elle est séparée en avant par un sillon profond ; tandis qu'en arrière elle se continue directement avec la face postérieure du bulbe pour former le plancher du quatrième ventricule.

Face supérieure. — Elle se confond avec les deux pédoncules cérébraux et contracte des rapports avec l'espace interpédonculaire.

Faces latérales. — Elles n'existent pas, elles sont fictives et se trouvent au niveau d'un plan qui passerait par l'origine du trijumeau, entre la protubérance et le pédoncule cérébelleux moyen.

Structure. — La protubérance est formée de bas en haut : par des couches transversales et antéro-postérieures superposées ; il existe ainsi cinq ou six plans superposés de fibres transversales et antéro-postérieures.

Vers la face postérieure de la protubérance, on trouve un faisceau adossé sur la ligne médiane à celui du côté opposé. Ce faisceau, qui se continue en bas avec le faisceau triangulaire ou latéral du bulbe et qui se continue en dehors avec le ruban de Reil, est connu sous le nom de *faisceau innominé* ou de *renforcement*. Il va constituer le plan moyen du pédoncule cérébral.

Pédoncules cérébelleux moyens.

Ce sont deux prolongements qui font suite à la protubérance et se portent de chaque côté dans les hémisphères cérébelleux ; ils se portent en dehors et en arrière ; au niveau de leur bord inférieur est le lobule du nerf vague. Ces pédoncules s'irradient dans l'intérieur des hémisphères cérébelleux (fig. 43).

Pédoncules cérébraux (fig. 43).

Ce sont deux prolongements blancs étendus de la protubérance à la couche optique ; ils offrent une *extrémité postérieure* en continuité avec la protubérance, une *extrémité antérieure* avec les couches optiques, une *face inférieure* en rapport avec l'artère cérébrale postérieure en arrière et la bandelette optique en avant, une *face supérieure*, recouverte par les tubercules quadrijumeaux, une *face interne* qui fait partie de l'espace interpédonculaire et qui donne naissance au *nerf moteur oculaire commun*, et enfin une *face externe* en rapport avec les parties latérales de la fente cérébrale de Bichat. C'est au niveau de cette face que la pie-mère pénètre dans le ventricule latéral pour former les plexus choroïdes.

Les pédoncules cérébraux sont formés de trois plans superposés, un supérieur, un moyen et un inférieur.

Le plan supérieur est formé par le pédoncule cérébelleux supérieur, qui va se ramifier dans le cerveau.

Le plan moyen représente la continuation du faisceau intermédiaire du bulbe.

Le plan inférieur continue la pyramide antérieure du bulbe.

Entre le plan moyen et l'inférieur se trouve une tache appelée *locus niger de Vicq d'Azyr*.

De ces trois plans, le supérieur est formé de fibres sensitives ; l'inférieur et le moyen de fibres motrices.

Quatrième ventricule.

Le ventricule du cervelet, cavité intermédiaire au cervelet, au bulbe et à la protubérance, losangique, offre une paroi inférieure ou plancher, une paroi supérieure ou voûte, quatre bords et quatre angles.

Paroi inférieure. — Elle est formée dans sa moitié inférieure par le bulbe, dans sa moitié supérieure par la protubérance, elle offre sur la ligne médiane, un sillon, *calamus scriptorius*, plus bas, une petite cavité, ou *ventricule d'Arantius*, dans laquelle se trouve le bec du calamus scriptorius. De chaque côté de la ligne médiane, une substance grise sur laquelle on voit deux reliefs formés par les faisceaux intermédiaires du bulbe, couvre cette paroi ; on y voit aussi des filaments blancs ou racines postérieures du *nerf auditif;* ce sont les barbes du calamus scriptorius.

Paroi supérieure. — Elle est formée dans sa moitié antérieure par la *valvule de Vieussens* au milieu et les *pédoncules cérébelleux supérieurs* de chaque côté, et dans sa moitié postérieure par la *luette* au milieu et les *valvules de Tarin* sur les côtés.

Deux bords antérieurs. — Ils sont formés par la réunion du pédoncule cérébelleux supérieur avec le plancher.

Deux bords inférieurs. — Ils sont formés non point par de la substance nerveuse, mais par du tissu fibreux. Ce sont deux lames fibreuses qui se portent du cervelet sur les côtés du bulbe.

Quatre angles. — L'*antérieur* est formé par la réunion des deux pédoncules cérébelleux supérieurs. On y voit l'orifice postérieur de l'aqueduc de Sylvius.

L'*inférieur* est une ouverture à travers laquelle le liquide céphalo-rachidien communique avec les cavités des ventricules.

Les *angles latéraux* correspondent à la réunion de trois pédoncules cérébelleux. Ils reçoivent l'ouverture du corps rhomboïdal du cervelet.

L'aqueduc de Sylvius est un canal qui fait suite à l'angle antérieur du quatrième ventricule et se rend dans le troisième ventricule; son orifice antérieur a été décrit sous le nom d'anus dans le troisième ventricule.

§ 3. — Moelle épinière.

Contenue dans le canal rachidien, elle constitue la partie inférieure des centres nerveux. La moelle est cylindrique, un peu aplatie à la partie supérieure et à la partie inférieure ; elle présente au niveau des dernières vertèbres cervicales un renflement qui correspond à l'origine des nerfs du membre supérieur, et au niveau des dernières vertèbres dorsales un second renflement qui correspond à l'origine des nerfs du membre inférieur.

Les *limites* de la moelle sont, en haut, le collet du bulbe, en bas, la première vertèbre lombaire. Chez l'enfant nouveau-né, la moelle épinière descend jusqu'à la base du sacrum et chez l'embryon jusqu'au coccyx ; cette ascension de la moelle est due à l'allongement de la colonne vertébrale.

La consistance de la moelle est égale à celle de l'encéphale.

Elle offre une extrémité supérieure, une extrémité inférieure, une face antérieure, une face postérieure et deux faces latérales.

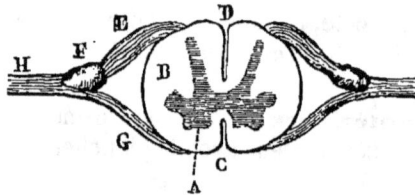

FIG. 45. — Coupe de la moelle épinière.

A. Substance grise de la moelle. — B. Substance blanche. — C. Sillon médian antérieur. — D. Sillon médian postérieur. — E. Racine postérieure ou ganglionnaire des nerfs rachidiens. — F. Ganglion. — G. Racine antérieure. — H. Tronc du nerf rachidien.

Face antérieure. — Elle présente, sur la ligne médiane, le *sillon médian antérieur ;* de chaque côté de ce sillon, un faisceau blanc, *cordon antérieur ;* cette face est limitée de chaque côté par l'insertion des racines antérieures des nerfs rachidiens au niveau desquelles quelques auteurs décrivent le *sillon collatéral antérieur,* sillon qui, en réalité, n'existe pas.

Face postérieure. — Elle présente le *sillon médian postérieur*; de chaque côté, un faisceau blanc, le *cordon postérieur*: cette face est limitée de chaque côté par l'insertion des racines postérieures des nerfs rachidiens; à ce niveau, on trouve le *sillon collatéral postérieur*.

Face latérale. — Elle est comprise entre le sillon collatéral postérieur et le sillon collatéral antérieur. La portion de moelle comprise entre ces deux sillons forme le *cordon latéral* qui correspond à l'espace qui sépare les racines antérieures des racines postérieures des nerfs rachidiens.

En résumé, la moelle est formée de deux moitiés symétriques comme le bulbe et chaque moitié est formée de trois cordons, antérieur, postérieur, latéral. Des sillons séparent ces cordons : les sillons antérieur, postérieur, collatéral antérieur et collatéral postérieur.

Extrémité supérieure de la moelle. — Elle se termine au-dessous de l'entrecroisement des pyramides et correspond à l'axis; l'extrémité inférieure est effilée.

Structure. — J'avais l'intention d'étudier complétement la struc-

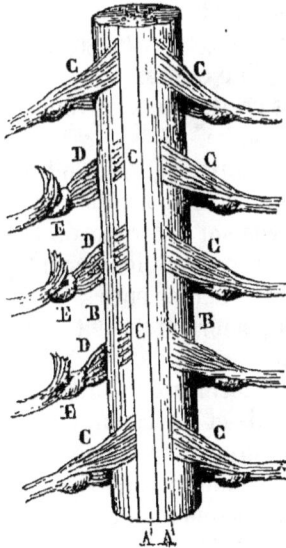

FIG. 46. — Tronçon de moelle épinière vu par devant.

A, A. Faisceaux antérieurs de la moelle séparés par le sillon médian antérieur. — B, B. Faisceau latéral. — C, C, C. Racines antérieures des nerfs. — D, D. Racines postérieures. — E, E. Ganglions situés sur le trajet des racines postérieures.

ture de la moelle et de présenter l'état de la science sur ce sujet.
Pour cela, j'ai lu entre autres ouvrages le beau travail que M. le
docteur Jaccoud, professeur agrégé de l'École de médecine, vien; de
publier sous le titre de *Paraplégies et ataxie du mouvement* (1). J'ai
lu aussi les études de M. le docteur Luys sur le *système nerveux* (2)
cérébro-spinal, anatomie, physiologie, pathologie. A la lecture de
ces travaux j'ai été effrayé de l'étendue de la tâche que j'entrepre-
nais et de l'incompatibilité d'un si long chapitre avec les articles
succincts qui composent ce livre. Ce qui m'a fait reculer aussi, c'est
ce chaos dans lequel se trouvent encore enfouis les détails de la
structure de la moelle. A chaque pas on trouve des auteurs recom-
mandables qui se contredisent ou qui ont des opinions complétement
disparates. Si le lecteur veut approfondir cette étude, il pourra
consulter les indications bibliographiques de MM. Jaccoud et Luys;
plus de quarante auteurs y sont cités. Il est remarquable que dans
ces citations il ne se trouve, dans la partie anatomique, qu'un seul
Français, M. Gratiolet, qui, en 1851 et en 1855, a présenté deux
notes, d'abord à l'Institut, ensuite à l'Académie des sciences.

La moelle est entourée d'une enveloppe fibreuse, la *pie-mère*,
immédiatement appliquée sur elle et lui envoyant des prolongements
fibreux qui la cloisonnent ; elle est composée de deux substances,
une blanche et une grise.

1° La *substance grise* existe, dans chaque moitié de la moelle, et
forme une gouttière dont la concavité regarde en dehors, gouttière
dont la coupe a la forme d'un croissant.

Les convexités de ces croissants sont réunies par une traînée grisâtre appelée *commissure grise*.

En avant de cette commissure, on voit une traînée analogue,
blanche, connue sous le nom de *commissure blanche* (fig. 45).

A la coupe, le prolongement antérieur de la substance grise porte
le nom de *corne antérieure ;* le prolongement postérieur plus mince
s'appelle *corne postérieure ;* l'antérieure n'arrive pas à la surface de
la moelle, tandis que la postérieure vient se mettre en rapport avec
l'origine des racines postérieures des nerfs rachidiens.

La substance grise est formée de matière amorphe, de vaisseaux
capillaires, de cylinder axis et de cellules nerveuses, dont les pôles
reçoivent l'insertion des fibres blanches de la moelle.

2° La *substance blanche* entoure la grise, elle forme des cordons
au nombre de deux pour chaque moitié de la moelle, le cordon postérieur et le cordon antéro-latéral. Quelques auteurs divisent ce
dernier en antérieur et latéral.

(1) Adrien Delahaye, 1865.
(2) J. B. Baillière, 1864.

Le cordon postérieur est séparé de celui du côté opposé par le sillon médian postérieur, beaucoup plus étroit et plus profond que l'antérieur. Ce sillon arrive jusqu'au centre de la moelle où se trouve la commissure grise.

Le cordon postérieur est limité en dehors par le sillon collatéral postérieur. Le cordon antéro-latéral, est séparé de celui du côté opposé par un sillon moins profond et plus large que le postérieur. Ce cordon forme tout le reste de l'épaisseur de la moelle.

Le cordon postérieur présente un renflement au niveau de chaque renflement de la moelle et ce renflement détermine une incurvation du sillon collatéral postérieur.

En outre de ces deux cordons, il existe dans la moelle d'autres faisceaux plus petits, séparés par de petites cloisons fibreuses de la pie-mère ; leur base regarde la surface de la moelle, et leur sommet la substance grise ; ils sont formés de fibres verticalement dirigées.

Ces fibres, indépendantes, s'entrecroisent au niveau du bulbe. Il existe au fond du sillon antérieur une commissure blanche qui réunit les deux cordons antérieurs.

§ 4. — Méninges rachidiennes.

Elles font suite aux méninges crâniennes et sont constituées de dehors en dedans, par la dure-mère, l'arachnoïde, et la pie-mère.

I. — DURE-MÈRE RACHIDIENNE.

Elle a la même structure que la dure-mère crânienne, elle se continue en haut avec elle, et en bas elle se prolonge jusqu'au coccyx ; elle offre une face externe et une face interne.

Face externe. — Elle est un peu adhérente par des prolongements fibreux aux faces antérieure et postérieure du canal rachidien ; elle est très-adhérente à sa partie supérieure à l'atlas et à l'axis , et dans toute son étendue elle envoie au niveau de chaque nerf rachidien un prolongement qui se confond avec le périoste des vertèbres. Il n'existe aucun espace entre la dure-mère et les parois osseuses. Il faut dire cependant qu'on y trouve le ligament vertébral commun antérieur et de tous côtés les veines intra-rachidiennes.

Face interne. — Elle est tapissée par le feuillet pariétal de l'arachnoïde. Elle est unie à la pie-mère par des prolongements fibreux que l'on voit en avant et en arrière. Sur les côtés, ces deux membranes sont réunies par le ligament dentelé.

II. — PIE-MÈRE RACHIDIENNE.

La pie-mère, comme celle de l'encéphale, est une membrane fibro-vasculaire qui revêt la moelle. L'élément fibreux prédomine tellement ici que cette membrane est une vraie *membrane fibreuse*. C'est elle qui donne à la moelle sa consistance. Elle présente deux surfaces : interne et externe.

Face interne. — Elle envoie :

1° Un prolongement double dans le sillon médian antérieur.
2° Un prolongement simple dans le sillon médian postérieur.
3° Une foule de prolongements entre les divers faisceaux de fibres nerveuses qui constituent les cordons de la moelle.

Face externe. — Elle présente :

1° En avant et en arrière, de petits prolongements qui vont à la dure-mère.
2° En bas, un prolongement qui fait suite à la queue de la moelle. C'est un ligament très-fin et arrondi qui va à la base du coccyx, *ligament coccygien* de la moelle.
3° Sur les côtés, des prolongements qui vont constituer le névrilème des nerfs rachidiens et le *ligament dentelé*. C'est un ligament étendu de haut en bas sur les parties latérales de la moelle épinière, s'implantant par un bord non interrompu sur la pie-mère, et par un bord festonné sur la dure-mère. Chaque dent de ce ligament correspond à un pédicule de vertèbre, de telle sorte qu'il y aurait autant de dentelures que de pédicules entre l'occipital et la première vertèbre lombaire. Quelquefois, cependant, on voit une dentelure qui passe sur deux vertèbres. Ce ligament dentelé est situé sur les côtés du cordon latéral de la moelle, entre les racines antérieures et postérieures des nerfs rachidiens.

III. — ARACHNOÏDE RACHIDIENNE.

Comme celle du crâne, elle a deux feuillets : un pariétal tapissant la dure-mère et réduit à sa couche épithéliale, et un feuillet viscéral qui tapisse la pie-mère, dont elle est séparée par le liquide céphalo-rachidien. Ce feuillet viscéral a la même disposition et la même structure qu'au niveau de l'encéphale. Il passe sur toutes les parties déprimées à la manière d'un pont, et à la partie inférieure de la moelle il forme une ampoule qui reçoit le liquide céphalo-rachidien.

Les deux feuillets se continuent comme au niveau du crâne.

Tout prolongement fibreux, vasculaire ou nerveux qui part de la moelle ou de la pie-mère et se rend à la dure-mère, est enveloppé d'une gaîne séreuse qui fait communiquer le feuillet pariétal avec le feuillet viscéral.

Les gaînes séreuses qui établissent cette continuité sont formées :

1° Par les racines des nerfs rachidiens.

2° Par les prolongements fibreux de la face antérieure et de la face postérieure de la dure-mère.

3° Par le ligament dentelé.

§ 5. — Circulation des centres nerveux.

Cette circulation constitue un système circulatoire à part ; car ici on voit des artères différentes de celles qu'on a l'habitude de voir dans l'économie, des capillaires et des veines différents aussi.

Artères.

Les artères méningées ne présentant aucune particularité, nous ne ferons que les mentionner. Elles sont destinées à la dure-mère et aux os.

Les autres artères proviennent : 1° de l'artère carotide interne ; 2° de l'artère vertébrale ; 3° des artères intercostales.

Ces artères fournissent : au cerveau, trois artères *cérébrales* ; au cervelet, trois artères *cérébelleuses*, et à la moelle, trois artères *spinales*.

Artères cérébrales. — On les distingue sous le nom d'artères *cérébrale antérieure* ou du corps calleux, *cérébrale moyenne* ou de la scissure de Sylvius et *cérébrale postérieure*. L'antérieure et la moyenne proviennent de la carotide interne, la postérieure du tronc basilaire. Ces trois artères présentent ceci de particulier, que leurs troncs sont placés à la base du cerveau, auquel ils déterminent des mouvements isochrones aux pulsations artérielles. De la base où elles constituent l'hexagone artériel de Willis, ces artères envoient leurs branches au fond des anfractuosités et recouvrent de leurs nombreuses ramifications la surface du cerveau.

Artères cérébelleuses. — Ces artères sont : la *cérébelleuse supérieure*, la *cérébelleuse antérieure* et *inférieure* et la *cérébelleuse* *inférieure.* et *postérieure*. La supérieure vient du tronc basilaire, l'antérieure et la postérieure du tronc basilaire et de la vertébrale. Ces trois artères se ramifient à la surface du cervelet, mais ne pénètrent pas entre les lamelles de cet organe.

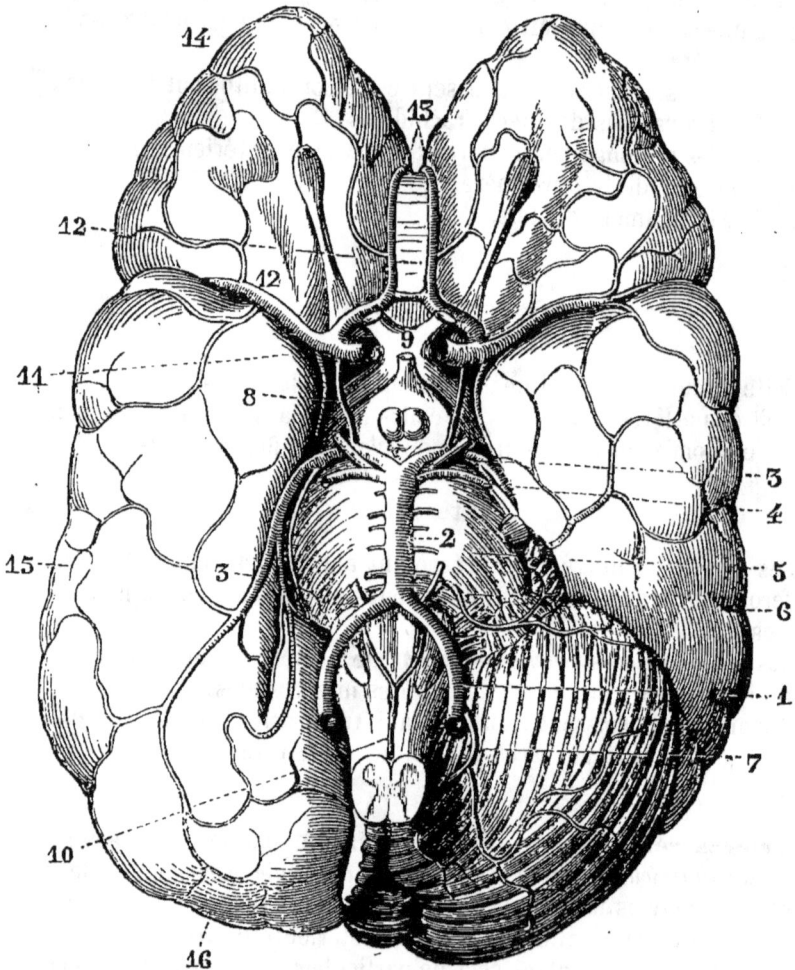

FIG. 47. — Face inférieure de l'encéphale montrant les artères qui forment l'hexagone de Willis.

1. Artère vertébrale. — 2. Tronc basilaire. — 3. A. cérébrale postérieure. — 4. A. cérébelleuse supérieure. — 5. Protubérance annulaire. — 6. A. cérébelleuse inférieure et antérieure. — 7. A. cérébelleuse inférieure et postérieure. — 8. A. communicante postérieure. — 9. Chiasma des nerfs optiques. — 10. A. spinale antérieure — 11. A. cérébrale moyenne pénétrant dans la scissure de Sylvius. — 12. Lobe antérieur du cerveau. — 13. A. cérébrales antérieures réunies par la communicante antérieure — 16. Lobe postérieur.

Artères spinales. — Ces artères sont : une artère *spinale anté-rieure* et deux artères *spinales postérieures*.

L'antérieure, née de la vertébrale, descend jusqu'à l'extrémité de la moelle en s'anastomosant au niveau du bulbe avec celle du côté opposé.

Les artères spinales postérieures naissent de la vertébrale et se dirigent parallèlement en bas jusqu'à l'extrémité inférieure de la moelle, sur la face postérieure de laquelle elles sont situées.

Ces trois artères cesseraient bientôt d'exister si elles n'étaient renforcées par une foule d'artères *spinales*, qui pénètrent dans le canal rachidien par les trous de conjugaison. Ces petites spinales viennent, au cou, du tronc de la vertébrale, et au dos, des inter-costales aortiques.

Capillaires.

Ces vaisseaux ne naissent pas, comme les capillaires des autres régions qui sont le résultat de la subdivision des artères. Ici ils nais-sent brusquement, par une espèce de chevelu, des artères princi-pales. C'est ainsi que l'artère cérébrale moyenne fournit des capil-laires qui traversent de bas en haut la substance perforée antérieure. Cette exiguité des capillaires du cerveau est en rapport avec la sus-ceptibilité de cet organe. On ne voit donc pas ici des subdivisions successives naître des artères cérébrales pour pénétrer immédiate-ment dans la substance du cerveau, comme cela se voit ordinaire-ment dans les autres organes. Ces capillaires n'ont pas la structure des autres capillaires ; ils ont une couche très-épaisse de fibres mus-culaires. De plus, M. le professeur Robin a découvert dans ces derniers temps que chaque capillaire est contenu dans un tube mem-braneux rempli d'un liquide contenant des globules analogues à des leucocytes.

Veines.

Les veines du cerveau et du cervelet se rendent à la surface de ces organes et rampent dans la pie-mère sur les anfractuosités et les cir-convolutions. Elles vont toutes se jeter dans un système de canaux creusés au centre de la dure-mère et qu'on appelle *sinus veineux*. Les veines de la moelle viennent se ramifier aussi à la surface de la moelle et se réunir aux veines intra-rachidiennes qui sortent des trous de conjugaison pour se jeter dans les veines azygos.

Les sinus de la dure-mère sont des espaces creusés au centre de la dure-mère et faisant l'office de veines ; ce sont des canaux incom-

pressibles, qui tous communiquent ensemble et charrient le sang
que leur envoient les veines du cerveau et du cervelet vers la veine
jugulaire interne qu'ils concourent à former. Ils reçoivent, en outre,
le sang de certaines veines extérieures du crâne, auxquelles on
a donné le nom de veines émissaires et qui font communiquer le
sang veineux extra-crânien avec le sang veineux intra-crânien. On
y trouve la veine *émissaire de Santorini* passant par le trou pariétal,
la veine *mastoïdienne* par le trou mastoïdien, une veine qui passe par
le trou condylien postérieur et de plus la veine *ophthalmique* qui
se jette dans le sinus caverneux. (Voy. les *Sinus de la dure-mère*,
p. 429.)

§ 6. — Texture des centres nerveux.

Dans ce paragraphe nous étudierons : 1° la substance blanche
des centres nerveux ; 2° la substance grise ; 3° les rapports que ces
deux substances affectent entre elles ; 4° la continuité des tubes
nerveux en procédant, de bas en haut, c'est-à-dire de la moelle épinière vers l'encéphale.

1° *Substance blanche.*

La substance blanche des centres nerveux est composée de
tubes nerveux fasciculés réunis entre eux par de la *matière amorphe*
et séparés par un *réseau capillaire* peu abondant. Dans cette substance les tubes nerveux sont dépourvus de leur paroi externe. Les
vaisseaux qu'on y rencontre sont beaucoup moins abondants que
dans la substance grise. Ils forment un réseau à mailles larges,
presque quadrilatères. Nous avons déjà vu, dans l'étude des vaisseaux des centres nerveux, que ces capillaires, comme ceux de la
substance grise, sont pourvus d'une grande quantité de fibres musculaires et d'un tube spécial qui les entoure et dont ils sont séparés
par une couche liquide. (Voy. *Structure des nerfs*, p. 515.)

2° *Substance grise.*

La substance grise est formée par une quantité considérable de
cellules nerveuses, par un grand nombre de *cylinder axis*, filaments
qui réunissent les cellules ou qui pénètrent dans la substance blanche
pour former le centre des tubes nerveux, par des *myélocytes*, par de
la *matière amorphe* qui réunit ces divers éléments, et enfin par un

réseau capillaire très-serré dont les mailles sont petites, à angles arrondis. Les cellules nerveuses sont de petites masses de 0^{mm},05 à 0^{mm},10. Elles contiennent un noyau transparent sphérique et un nucléole brillant. On y trouve quelquefois des amas de granulations graisseuses foncées. De leur surface partent un ou plusieurs cylinder axis, ce qui les a fait désigner sous le nom de cellules unipolaires, bipolaires, multipolaires. (Voy. fig. 48 et *Structure des nerfs.*)

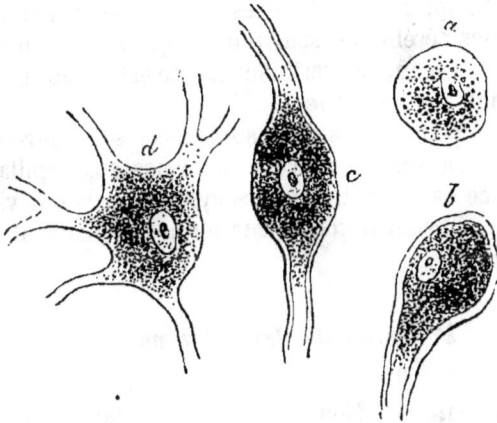

FIG. 48. — Corpuscules nerveux ou cellules nerveuses.

On y voit l'enveloppe, le noyau, les granulations, et les prolongements qui partent des cellules. *a.* Apolaire. — *b.* Unipolaire. — *c.* Bipolaire. — *d.* Multipolaire.

Dans tous les points où on la rencontre, la substance grise est formée des mêmes éléments ; mais à la surface du cerveau et du cervelet, elle affecte une disposition spéciale. Là, en effet, elle a été examinée par M. Baillarger, sur des coupes fines, à la loupe et à la lumière d'une lampe, en plaçant simplement des lamelles de substance grise entre l'œil et la lumière. Il a remarqué que cette substance est formée de six couches alternativement blanches et grises. La plus superficielle est blanche, et la plus profonde grise. Les couches blanches correspondent à des couches de matière amorphe, et les couches grises à des amas de cellules nerveuses.

3° *Rapports entre la substance blanche et la substance grise.*

Dans la moelle, la substance grise occupe régulièrement le centre, tandis qu'elle siége à la surface du cerveau et du cervelet. Cependant il existe certains points du centre de l'encéphale où la substance

grise se montre pure ou mélangée de substance blanche. C'est ainsi
qu'au centre du bulbe et du cervelet elle constitue le *corps olivaire*
et le *corps rhomboïdal*. Dans la protubérance elle donne aux couches
supérieures une teinte grisâtre parce que là elle se mélange à la
substance blanche. Dans le cerveau elle forme la presque totalité
des *corps striés*, la substance grise du *ventricule moyen*, et elle se
mélange dans la *couche optique* avec les fibres blanches qui prolongent les pédoncules cérébraux. La présence de la substance grise
dans les couches optiques et dans les corps striés explique pourquoi
les hémorrhagies cérébrales sont plus fréquentes au niveau de ces
deux points du cerveau, car cette substance est beaucoup plus vasculaire que la substance blanche.

Au niveau du point où les deux substances sont en rapport, il n'y
a que contact ; on voit à ce niveau les vaisseaux capillaires passer
d'une substance dans l'autre, et les cylinder axis qui viennent des
cellules de la substance grise pour former le filament central des
tubes nerveux.

4° *Continuité des tubes nerveux.*

Dans la moelle. — Nous avons déjà vu dans la description de
la moelle que ce prolongement est constitué par quatre faisceaux,
deux postérieurs et deux antérieurs (nous supposons que le faisceau
latéral est réuni au faisceau antérieur). Si nous considérons de bas
en haut les tubes qui forment ces faisceaux, nous voyons qu'ils font
suite aux tubes nerveux des racines des nerfs rachidiens. Ils s'élèvent
verticalement vers le bulbe, mais avant d'arriver au niveau de ce
renflement, quelques-uns se jettent dans la substance grise de la
moelle et d'autres s'entrecroisent avec ceux du côté opposé en passant par la commissure blanche de la moelle.

Dans le bulbe. — Au niveau du bulbe les faisceaux postérieurs
se séparent pour limiter de chaque côté le plancher du quatrième
ventricule. A ce niveau ils prennent le nom de *corps restiformes*.
Chacun d'eux se divise en trois faisceaux ; l'interne forme la
pyramide postérieure, ou renflement mamelonné du bulbe ; l'externe
constitue le *pédoncule cérébelleux inférieur*, et l'antérieur continue son
trajet ascendant et mélange ses fibres avec celles du faisceau latéral du
bulbe qui est sous-jacent et dont il partage la direction.

Le faisceau antéro-latéral, au niveau du bulbe, se divise en deux
faisceaux bien marqués ; l'antérieur constitue la *pyramide antérieure*
du bulbe, et le latéral forme un faisceau situé entre la pyramide antérieure et le corps restiforme, faisceau adossé sur la ligne médiane

à celui du côté opposé et apparent seulement sur un point très-limité des côtés du bulbe. Ce faisceau, dont l'*olive* n'est qu'une saillie, est connu sous le nom de *faisceau intermédiaire* ou *latéral* du bulbe.

En formant les pyramides, les faisceaux antérieurs de la moelle s'entrecroisent en grande partie, de sorte que la plus grande portion du faisceau droit se porte dans l'hémisphère gauche, et *vice versâ* pour le faisceau gauche. Cet entrecroisement ou *décussation des pyramides* explique l'entrecroisement des symptômes et des lésions dans les affections cérébrales. La partie du faisceau antérieur qui ne s'entrecroise pas nous paraît expliquer aussi ces cas rares, mais authentiques de lésions cérébrales ayant donné lieu à des symptômes du côté correspondant. On pourrait dire que dans ces cas la lésion correspondait à des points de l'encéphale où se rendent les fibres non entrecroisées. Nous savons que M. Longet a expliqué ce phénomène en disant que sur certains bulbes l'entrecroisement des pyramides manque ; mais si l'on considère la difficulté que l'on éprouve ordinairement à examiner cet entrecroisement, on ne sera pas éloigné de croire que notre explication paraît au moins vraisemblable.

Dans le cervelet. — Au niveau du cervelet on voit le *pédoncule cérébelleux inférieur*, division du corps restiforme, pénétrer dans le corps rhomboïdal, décrire un 8 de chiffre dans l'épaisseur du lobe latéral du cervelet et se montrer de nouveau à la partie antérieure et supérieure de cet organe, pour se porter vers les tubercules quadrijumeaux sous le nom de *pédoncule cérébelleux supérieur*. Indépendamment de ces deux pédoncules, on trouve dans le cervelet le *pédoncule cérébelleux moyen* qui n'a avec les deux autres que des rapports de contact. Les pédoncules cérébelleux moyens constituent une commissure étendue d'un hémisphère cérébelleux à l'autre et formant les fibres transversales de la protubérance ou *pont de Varole*.

Dans la protubérance. — On trouve dans la protubérance annulaire les faisceaux nerveux venus du bulbe et du cervelet. Tous ces faisceaux constituent les fibres antéro-postérieures de la protubérance, tandis que les nombreuses fibres transversales qu'on y rencontre sont étendues entre les deux hémisphères cérébelleux.

La pyramide antérieure du bulbe traverse la protubérance d'arrière en avant et va constituer plus loin le pédoncule cérébral.

Le faisceau intermédiaire ou latéral du bulbe traverse aussi la protubérance et prend à ce niveau le nom de *faisceau innominé* ou de *renforcement*. Ce faisceau, dont le nom seul change, se continue depuis le faisceau intermédiaire du bulbe jusqu'au pédoncule cérébral qu'il concourt aussi à former. Le faisceau innominé forme le plancher du quatrième ventricule avec le faisceau intermédiaire du bulbe, et de chaque côté de la protubérance il forme une saillie de forme triangulaire, triangle qui remonte entre les tubercules quadrijumeaux postérieurs et le pédoncule cérébelleux supérieur. Ce faisceau forme le *ruban de Reil* ou faisceau latéral oblique de l'isthme de l'encéphale. Les fibres superficielles de ce ruban de Reil contournent la face supérieure des pédoncules cérébelleux supérieurs pour former en grande partie la *valvule de Vieussens* et donner naissance à ce niveau, au nerf pathétique.

Le pédoncule cérébelleux supérieur traverse aussi la protubérance et il s'étend du cervelet aux pédoncules cérébraux dont il constitue la partie supérieure.

Les faisceaux transversaux de la protubérance passent entre ces divers plans antéro-postérieurs qu'ils séparent les uns des autres.

Les *tubercules quadrijumeaux* sont des saillies de substance grise et de substance blanche surajoutés à la face supérieure de la protubérance, et dont les fibres ne paraissent avoir d'autre rapport que celui qu'elles affectent avec les corps genouillés auxquels les tubercules quadrijumeaux envoient un faisceau assez considérable.

Le **quatrième ventricule** résulte de l'écartement des corps restiformes, de la formation des pédoncules cérébelleux inférieurs, du prolongement en avant des pédoncules cérébelleux supérieurs et de la formation de la valvule de Vieussens. En se portant d'arrière en avant, les fibres de la protubérance ménagent un canal, l'*aqueduc de Sylvius*, qui fait communiquer le quatrième ventricule avec le ventricule moyen.

Dans les pédoncules cérébraux. — Ici se trouvent deux cordons cylindriques étendus de la protubérance annulaire aux hémisphères cérébraux, seuls moyens de communication entre les hémisphères et les autres parties de l'encéphale. Les *pédoncules cérébraux* sont formés uniquement par des fibres longitudinales venues de la protubérance et du cervelet. Ces fibres y forment trois plans : 1° un plan inférieur qui continue la pyramide antérieure du bulbe ; 2° un plan moyen qui continue le faisceau innominé de la protubérance et, par conséquent, le faisceau intermédiaire ou latéral du bulbe ; 3° enfin un plan supérieur qui continue les pédoncules cérébelleux supérieurs. Le *locus niger* de Vicq d'Azyr est une tache brune située entre le plan inférieur et le plan moyen du pédoncule cérébral.

Dans les hémisphères cérébraux. — Jusqu'aux pédoncules

cérébraux les centres nerveux forment des organes impairs ; mais en avant de la protubérance, les tubes nerveux se sont séparés en deux moitiés égales, les pédoncules cérébraux. Le pédoncule droit et le pédoncule gauche sont par conséquent identiques. Chacun d'eux se porte en haut, en avant et en dehors, et va former par des transformations successives la masse des hémisphères.

Si l'on prend le pédoncule cérébral au moment où il pénètre dans l'hémisphère, on voit qu'il se renfle à sa face supérieure pour former la *couche optique*. Immédiatement après, il présente un autre renflement qui constitue le *corps strié*, renflement uniquement formé de substance grise et traversé par les fibres du pédoncule cérébral qui ont reçu à ce niveau le nom de *double centre demi-circulaire*. Les fibres du double centre demi-circulaire forment une lame aplatie de haut en bas dans l'épaisseur du corps strié, et sortent de ce corps en rayonnant dans toutes les directions vers les circonvolutions cérébrales. On a donné le nom de *grande couronne rayonnante de Reil* à ces nombreuses fibres qui rayonnent du corps strié vers la surface des hémisphères.

Depuis le pédoncule cérébral jusqu'aux circonvolutions, on peut comparer l'ensemble des faisceaux nerveux à une gerbe de blé très-serrée à l'origine, au niveau des pédoncules cérébraux, renflée deux fois au niveau de la couche optique et au niveau du corps strié, étranglée entre ces deux renflements par un lien circulaire qui n'est autre chose que le *tænia semi-circularis*, gerbe dont l'extrémité antérieure présenterait des filaments se portant dans toutes les directions.

Les circonvolutions cérébrales sont constituées, comme on vient de le voir, par le prolongement des fibres des pédoncules cérébraux ; mais il est facile de concevoir qu'à elles seules ces fibres ne peuvent former cette masse de substance. En effet, les circonvolutions cérébrales sont formées aussi par des fibres nombreuses concourant à former les commissures que nous allons examiner immédiatement.

Nous venons de voir les hémisphères cérébraux formés par le prolongement des pédoncules cérébraux. Il s'agit en ce moment d'expliquer la texture de toutes les parties impaires et médianes qui relient les deux hémisphères et qui peuvent être considérées comme des *commissures*.

Procédons d'avant en arrière :

Le *corps calleux* se présente d'abord à nos yeux. Si nous exceptons du corps calleux les *tractus longitudinaux*, fibres antéro-postérieures peu nombreuses dont on ne connaît au juste ni l'origine, ni la terminaison, nous remarquons que cette épaisse membrane est formée uniquement de fibres transversales constituant une énorme commissure entre les deux hémisphères, et une voûte très-spacieuse qui recouvre les ventricules latéraux et paraît supporter

les circonvolutions de la face convexe du cerveau. Les extrémités de
ces fibres transversales se séparent et vont concourir à la formation
des circonvolutions. Des auteurs admettent que quelques-unes de
ces fibres se continuent directement avec les pédoncules cérébraux.

Le *trigone cérébral*, ou *voûte à trois piliers*, situé au-dessous du
corps calleux, n'est pas une vraie commissure, car il est formé de
deux bandelettes adossées sur la ligne médiane. Nous l'étudions ici
à cause de sa situation. Les deux bandelettes qui le constituent ne
sont autre chose qu'un faisceau de fibres nerveuses qui se sont
séparées du pédoncule cérébral au niveau de la couche optique. Ces
fibres se portent en bas, forment en se renversant sur elles-mêmes
les *tubercules mamillaires*, puis remontent sous le nom de *piliers
antérieurs du trigone* en concourant à la formation de la vulve, du
trou de Monro, du troisième ventricule, et s'appliquent sur les
couches optiques qu'elles contournent pour se perdre sur le bord
interne de la corne d'Ammon.

La *commissure blanche antérieure*, située en avant des piliers
antérieurs du trigone, est formée par des fibres transversales
étendues d'un hémisphère à l'autre et traversant le corps strié.

La *commissure blanche postérieure*, située au-dessus de l'anus,
au-dessous de la glande pinéale, est analogue à la précédente et s'enfonce par ses extrémités dans les deux couches optiques.

La *commissure grise moyenne*, étendue entre les deux couches
optiques, est formée de substance grise surtout.

Le *chiasma* des nerfs optiques peut encore être considéré comme
une commissure au niveau de laquelle les couches optiques s'envoient
des fibres qui s'entrecroisent. (Voy. *Nerf optique*, page 524.)

Il existe dans le cerveau plusieurs régions particulières, au
niveau desquelles il est difficile d'indiquer la direction des fibres,
par exemple, dans la *racine grise* des nerfs optiques, le *tuber cinereum*, l'*espace interpédonculaire*, la *glande pinéale*, le *septum lucidum*.

Pour terminer ce paragraphe, nous ferons remarquer que le
ventricule moyen est une cavité qui résulte de l'écartement des
pédoncules cérébraux et des couches optiques, cavité qui est limitée
en bas par les parties impaires et médianes qui unissent les deux
hémisphères. Cette cavité est traversée par les trois commissures
du cerveau et recouverte par les bandelettes qui constituent le
trigone cérébral. Les ventricules latéraux sont interposés à la commissure énorme constituée par le corps calleux et aux renflements,
corps striés et couches optiques, situés sur le trajet des pédoncules
cérébraux.

Nous pourrions enfin faire remarquer qu'il existe dans les centres
nerveux deux ordres de fibres, les unes verticales et longitudinales,

ce sont celles que nous avons étudiées surtout, et les autres transversales qui constituent les commissures et s'enchevêtrent avec les fibres
longitudinales.

ARTICLE II.

SYSTÈME NERVEUX PÉRIPHÉRIQUE.

Formé par des prolongements qu'on appelle nerfs, ce système
présente à étudier les prolongements qui viennent de l'encéphale,
ou *nerfs crâniens*, et ceux qui viennent de la moelle épinière, ou *nerfs
rachidiens*.

§ I. — Des nerfs en général.

Les *nerfs* sont des cordons plus ou moins volumineux formés par
des faisceaux de tubes nerveux et s'étendant de l'axe cérébro-spinal
à tous nos organes. Certains présentent sur leur trajet des renflements connus sous le nom de ganglions, et la présence d'un ganglion
suffit pour faire distinguer un nerf sensitif d'un nerf moteur, car le
ganglion est la caractéristique des nerfs de sensibilité.

Nous étudierons ici l'*origine des nerfs*, leur *trajet*, leurs *rapports*,
leurs *anastomoses*, leur *terminaison*, leur *conformation extérieure* et
leur *structure*. Après les avoir envisagés ainsi d'une manière générale, nous procéderons à l'étude des nerfs en particulier, et nous
étudierons d'abord les nerfs crâniens, ensuite les nerfs rachidiens.

1° **Origine.** — Les nerfs prennent naissance dans les centres
nerveux par des filaments qu'on désigne sous le nom de racines.
L'*origine apparente* d'un nerf est celle qui se montre à l'œil à la surface de la substance nerveuse. On appelle *origine réelle* le point des
centres nerveux qui donne réellement naissance à ce nerf, et ce point
se trouve quelquefois très-éloigné de l'origine apparente. Il est
ordinairement difficile de chercher l'origine réelle des nerfs.

2° **Trajet.** — Après avoir pris naissance dans les centres nerveux, tous les nerfs sans exception sortent des cavités crânienne ou
rachidienne par les trous de la base du crâne ou par les trous de
conjugaison, puis ils se portent vers leur point de terminaison en

suivant le plus souvent un trajet direct. En cela, ils diffèrent des vaisseaux qui présentent de fréquentes flexuosités.

Les nerfs de sensibilité générale portent sur leur trajet un ganglion nerveux, tandis que les nerfs moteurs sont d'un calibre uniforme dans toute leur étendue. Au sortir du canal rachidien, certains nerfs se réunissent aux troncs voisins et forment des enchevêtrements ou *plexus*, d'où partent un grand nombre de branches.

3° **Rapports**. — Les nerfs en se portant vers les trous osseux du crâne et de la colonne vertébrale, traversent l'arachnoïde et la dure-mère. Ils affectent des rapports dans ces trous osseux, avec les vaisseaux qui y passent.

Dès qu'ils sont arrivés au dehors, ils passent ordinairement dans les interstices musculaires et perforent quelquefois les muscles, comme on le voit pour le *musculo-cutané* qui traverse le muscle coraco-brachial, pour le *spinal* qui traverse le sterno-cléido-mastoïdien, etc.

Les troncs nerveux accompagnent souvent les gros troncs artériels et veineux et forment avec eux les faisceaux vasculo-nerveux que l'on trouve dans beaucoup de régions.

4° **Anastomoses**. — Les nerfs s'anastomosent fréquemment entre eux. Ils s'anastomosent au niveau des plexus, quelquefois dans leur trajet et surtout à leurs extrémités. Ces anastomoses ne ressemblent pas aux anastomoses artérielles. Elles consistent en effet dans la séparation de quelques faisceaux de tubes nerveux qui quittent un tronc pour se réunir à un tronc voisin.

5° **Terminaison**. — Les nerfs se terminent différemment dans les divers tissus. Dans certaines régions, on n'est pas fixé sur le mode de terminaison des nerfs ; mais on sait qu'en certains points ils se terminent par des extrémités libres, ailleurs par des anses ; enfin, quelques filets sensitifs se terminent dans les *corpuscules de Meissner* et dans les *corpuscules de Pacini*.

6° **Conformation extérieure**. — Les nerfs sont des organes qui ont la forme de cordons. Comme les vaisseaux, ces organes sont partout continus depuis leur origine dans les centres nerveux jusqu'à leur terminaison. Ils sont blancs, d'une consistance assez ferme. Quelques-uns sont plus mous, ce sont les nerfs de sensibilité spéciale : olfactif, optique, auditif. Aussi, ces nerfs se moulent sur les parties qui les avoisinent. L'aspect des nerfs diffère peu au premier coup d'œil de celui des artères ; mais si on les examine de plus près, on voit que les nerfs présentent des stries longitudinales qui sont dues à la juxtaposition des faisceaux de tubes nerveux. Ils ne donnent pas non plus à la pression des doigts la même sensation que les artères.

7° Structure (1). — Les nerfs sont formés par des tubes juxtaposés, formant des faisceaux primitifs. Chaque faisceau primitif est entouré d'une membrane spéciale, *périnèvre*, et l'ensemble des faisceaux primitifs du nerf est entouré par une gaîne celluleuse, *névrilème*, commençant à la pie-mère, et s'étendant sur toute la longueur du nerf.

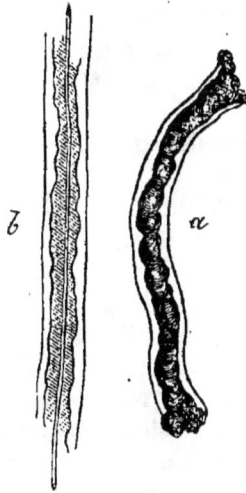

FIG. 49.

a. Tube nerveux dont la moelle est grenue. — b. Tube nerveux dont la moelle moins altérée permet d'apercevoir le cylinder axis.

Tubes nerveux. — Le tube nerveux, appelé aussi *fibre nerveuse*, est un tube plein dont la paroi est homogène, transparente et si mince qu'on ne peut pas la mesurer. On voit cette paroi lorsqu'un tube rompu laisse échapper son contenu sous forme de gouttelette, ou lorsque le contenu est chassé du tube par pression sous le champ du microscope. Cette paroi est finement plissée ou finement striée et renferme çà et là quelques noyaux chez l'embryon.

Le contenu du tube nerveux est formé d'un filament central, le cylinder axis, et d'une substance qui enveloppe ce filament et le sépare de la paroi, la substance médullaire.

Le *cylinder axis* est formé d'une matière azotée ; il commence

—————————

(1) Voy., pour plus de détails, J. A. Fort, *Traité élémentaire d'histologie*. 1863. Adrien Delahaye.

dans les cellules nerveuses du système nerveux central pour se terminer dans l'épaisseur des tissus (peau, muqueuses, muscles, etc.).

La *substance médullaire*, placée entre la paroi du tube et le cylinder
axis, est liquide, visqueuse, de nature graisseuse. Elle forme dans
toute la longueur du tube qu'elle remplit exactement une couche
égulière, nulle part interrompue. Mais, lorsque le tube nerveux a
été comprimé, lorsqu'il a subi un commencement de putréfaction ou
lorsqu'il a été traité par les réactifs, cette couche est dénaturée; elle
se réduit en lamelles, en filaments, en gouttelettes; elle devient
sinueuse.

D'après leur diamètre, les tubes ont été divisés en *tubes larges*,
ou tubes de la vie animale, et en *tubes minces* ou tubes de la vie
organique. Les premiers ont un diamètre de $0^{mm},010$ à $0^{mm},015$;
les autres ont un diamètre moitié moindre, de $0^{mm},005$ à $0^{mm},008$.
Ces tubes s'accolent à la manière des fibres musculaires et forment
des faisceaux primitifs.

Chacun de ces genres de tubes comprend deux espèces : 1° les
tubes *moteurs*; 2° les tubes *sensitifs*. Le microscope peut, par
l'examen de ces tubes, indiquer si l'on a sous les yeux un tube nerveux de la vie animale ou un tube nerveux de la vie organique,
puisque celui-ci est moitié plus petit; mais il ne peut pas distinguer
les tubes sensitifs des tubes moteurs, si ce n'est au niveau des ganglions nerveux. Là, en effet, on voit chaque tube nerveux sensitif
se confondre avec une ou deux cellules nerveuses contenues dans le
ganglion. Les tubes moteurs n'ont aucune espèce de rapport avec
les cellules nerveuses des ganglions. La présence d'un ganglion sur
le trajet d'un nerf est donc un indice de la sensibilité de ce nerf.

Le *périnèvre* est propre au système nerveux. Il entoure les faisceaux primitifs des nerfs de la même manière que le myolemme
entoure les faisceaux primitifs des muscles.

Il est formé d'une substance homogène, très-résistante, plus
résistante même que celle du myolemme. Sa substance jouit d'une
grande élasticité.

Le périnèvre se réunit au périnèvre d'un tube nerveux voisin
lorsque les tubes se rencontrent pour ne former qu'une seule enveloppe; il se divise aussi quand les filets nerveux se séparent. L'idée
d'anastomose et de divisions nerveuses se rattache à lui et non au
tube nerveux lui-même, car le tube nerveux ne se divise et ne s'anastomose jamais depuis son origine dans les centres nerveux jusqu'à sa
terminaison, à moins qu'il ne rencontre un ganglion sur son trajet.

Le périnèvre commence à se montrer sur les faisceaux primitifs
des tubes nerveux, dès que ceux-ci sortent du système nerveux central, dès leur origine apparente. Il les accompagne, cesse au niveau
des ganglions pour reparaître aussitôt après que les tubes ont tra-

versé les ganglions. Vers la terminaison des nerfs sensitifs, il est en continuité de substance avec les corpuscules du tact et avec les corpuscules de Pacini. Vers la terminaison des nerfs moteurs, il s'amincit et cesse d'exister avant la terminaison du tube nerveux lui-même.

Au périnèvre, se rattache la description des corpuscules du tact et des corpuscules de Pacini qui se continuent avec sa substance.

Corpuscules du tact. — Les corpuscules du tact ou corpuscules de Meissner sont de petits renflements qu'on trouve au sommet de quelques papilles de la peau et de la pointe de la langue. Ces corpuscules sont ovoïdes ; ils ont $0^{mm},006$ à $0^{mm},008$ de diamètre.

Ils sont transparents, un peu jaunâtres, striés en travers et ne présentent pas de cavité.

Les papilles qui contiennent les corpuscules du tact sont dites *papilles nerveuses ;* elles reçoivent par leur base huit à dix tubes nerveux qui s'enroulent autour du corpuscule et se terminent sur ses côtés, à sa base ou dans son épaisseur, par une extrémité libre. La substance du corpuscule se continue sans ligne de démarcation avec celle du périnèvre.

Corpuscules de Pacini. — On appelle ainsi de petits corps durs, de la grosseur d'un grain de millet, que l'on trouve appendus par un pédicule à certains nerfs. On les rencontre sur les nerfs collatéraux des doigts, sur les filets nerveux qui avoisinent le coude, le talon, les malléoles, la plante du pied. On les trouve aussi sur les nerfs du grand sympathique voisins du pancréas et du mésentère.

Le pédicule est formé d'un tube nerveux, rarement de deux, entouré d'un névrilème de tissu cellulaire, tube nerveux simple ou bifurqué qui se termine par une extrémité conique ou un peu renflée, au centre du corpuscule. Celui-ci est composé d'une série de capsules emboîtées les unes dans les autres. La plus centrale de ces capsules est exactement appliquée sur le tube nerveux, et lui forme une gaîne qui se continue avec le périnèvre du pédicule, auquel adhèrent aussi les autres couches plus extérieures. A l'extrémité opposée au pédicule, ces couches sont réunies par un point blanchâtre qui indique la continuité de leur substance.

Névrilème. — Les nerfs sont entourés par une membrane cellulo-fibreuse qui prend son origine à la surface des centres nerveux. Elle fait suite à la pie-mère. Le névrilème envoie des cloisons cellu-leuses entre les faisceaux primitifs des nerfs, comme l'aponévrose d'enveloppe d'un muscle envoie des prolongements celluleux entre les faisceaux des muscles. C'est dans ces cloisons que rampent les vaisseaux capillaires sans jamais pénétrer dans le périnèvre. On trouve, au centre du faisceau primitif, quelques fibres lamineuses placées entre les tubes nerveux. Le tissu lamineux forme aussi une enveloppe aux ganglions nerveux et de petites cloisons qui séparent les uns des autres les éléments qui les constituent.

Ganglions nerveux. — Aux nerfs sensitifs sont annexés sur leur trajet des renflements appelés *ganglions nerveux*. Ces renflements ont une couleur grisâtre, une consistance moindre que celle des nerfs. Ils ont une enveloppe qui se continue avec le névrilème et qui envoie des prolongements vers leur centre. Les vaisseaux se comportent à leur niveau comme sur les nerfs. On ne les rencontre que sur les nerfs sensitifs. Ils sont caractérisés par la présence des corpuscules nerveux ou cellules nerveuses. Dans quelques ganglions, comme le ganglion géniculé du facial, elles sont peu nombreuses, ce qui explique pourquoi certains auteurs, qui ne les ont pas vues, ont dit que le nerf de Wrisberg est un nerf moteur. Chaque tube nerveux sensitif au niveau du ganglion se met en rapport avec l'extrémité d'une cellule nerveuse. L'enveloppe du tube se continue avec celle de la cellule, en se rétrécissant un peu ; le cylinder axis se continue avec la partie centrale de la cellule. A l'autre extrémité de la cellule, on voit le tube nerveux se continuer. Quelquefois plusieurs tubes nerveux naissent d'une même cellule nerveuse, ce qui explique pourquoi certains rameaux sont plus gros après avoir traversé des ganglions.

La forme arrondie, ovale ou triangulaire de certains ganglions dépend du rapport qu'affectent entre elles les cellules nerveuses à ce niveau.

Le *grand sympathique*, ou *nerf de la vie organique*, présente aussi des nerfs et des ganglions. Les ganglions ne diffèrent pas de ceux de la vie animale ; seulement les cellules sont un peu plus petites.

Les nerfs qui appartiennent au système du grand sympathique, renferment des tubes nerveux minces et des fibres de Remak.

Les racines du grand sympathique, venant des nerfs rachidiens, sont au nombre de deux, trois ou quatre pour chaque ganglion. On en observe ordinairement une blanche, composée de tubes blancs minces, avec quelques rares tubes minces, épars dans leur épaisseur ou rapprochés du centre. Le cordon nerveux qui réunit les ganglions du grand sympathique de haut en bas est constitué par un mélange de faisceaux blancs et de faisceaux gris. Les nerfs qui partent des ganglions et qui se rendent aux organes sont formés, les uns de tubes blancs sans fibres de Remak, comme le grand splanchnique et quelques filets cardiaques, les autres de fibres grises surtout, comme les nerfs des viscères de l'abdomen, de la prostate et presque tous ceux du cœur.

Les rameaux du grand sympathique sont enveloppés par une gaîne celluleuse qui est loin d'égaler l'épaisseur et la résistance du névrilème. (Voy. page 622.)

§ II. — Des nerfs en particulier.

1° Nerfs crâniens.

Les nerfs crâniens sont ceux qui naissent des diverses parties de l'encéphale et qui sortent du crâne par les trous de la base de cette boîte osseuse. On est dans l'habitude de les compter en procédant d'avant en arrière, d'après leur point d'émergence à la base du crâne.

On décrit *douze* paires de nerfs crâniens, d'après la classification de Sœmmering, qui est basée sur l'origine de ces nerfs ; et *neuf* paires d'après celle de Willis, basée sur le nombre des trous de la base du crâne revêtue de la dure-mère.

Différences entre les deux classifications. — La septième paire et la huitième paire de la classification de Sœmmering, généralement adoptée (facial et auditif) naissent isolément sur l'encéphale, passent dans le même trou de la base du crâne et forment la septième paire de Willis. La neuvième, la dixième et la onzième paire naissent sur trois points différents de l'encéphale, passent dans le même trou et constituent la huitième paire de Willis, tandis qu'ils forment la neuvième, dixième et onzième de Sœmmering.

Les nerfs crâniens sont divisés en trois espèces :
1° Nerfs *moteurs* ;
2° Nerfs de *sensibilité spéciale* ;
3° Nerfs *sensitifs*.

1° *Nerfs moteurs :*

3ᵉ PAIRE. — Moteur oculaire commun.
4ᵉ PAIRE. — Pathétique.
6ᵉ PAIRE. — Moteur oculaire externe.
7ᵉ PAIRE. — Facial.
11ᵉ PAIRE. — Spinal.
12ᵉ PAIRE. — Grand hypoglosse.

2° *Nerfs de sensibilité spéciale :*

> 1re PAIRE. — Olfactif.
> 2e PAIRE. — Optique.
> 8e PAIRE. — Auditif.

3° *Nerfs sensitifs :*

> 5e PAIRE. — Trijumeau.
> 9e PAIRE. — Glosso-pharyngien.
> 10e PAIRE. — Pneumogastrique.

L'un de ces trois nerfs, le trijumeau, porte avec lui une branche motrice, le nerf masticateur ; il est donc mixte.

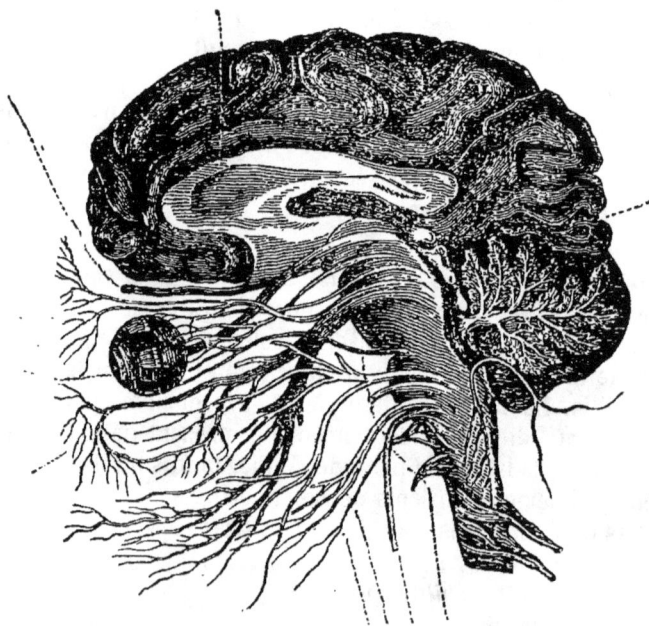

FIG. 50. — Figure schématique montrant une coupe verticale de l'encéphale et les nerfs crâniens.

1. Nerf olfactif. — 2 et 3. Œil et nerf optique. — 4. Nerf pathétique et moteur oculaire commun. — 5''. Nerf ophthalmique. — 5'. Nerf maxillaire supérieur. — 5'''. Nerf maxillaire inférieur. — 6. Nerf moteur oculaire externe. — 7 et 8. Nerf facial, au-dessous duquel est placé un tronçon du nerf auditif. — 9. Glosso-pharyngien, — 10. Pneumogastrique. — 11. Grand hypoglosse. — 12. Spinal.

TABLEAU DES NERFS CRANIENS.

(Voy. OSTÉOLOGIE, *tableau des trous de la base du crâne.*)

1re PAIRE.

Nerf olfactif. — Nerf de sensibilité spéciale, servant à l'olfaction et se distribuant à la moitié supérieure des fosses nasales.

2e PAIRE.

Nerf optique. — Nerf de sensibilité spéciale, servant à la vision et formant la rétine.

3e PAIRE.

Nerf moteur oculaire commun. — Nerf moteur se distribuant à tous les muscles de l'orbite, excepté au droit externe et au grand oblique.

4e PAIRE.

Nerf pathétique. — Nerf moteur se distribuant à un seul muscle de l'orbite, le grand oblique.

5e PAIRE.

Nerf trijumeau. — Nerf mixte donnant la sensibilité à la peau de la face, de la moitié antérieure du cuir chevelu et aux muqueuses de la face, présidant à la sécrétion des glandes contenues dans la tête, et donnant le mouvement aux muscles masticateurs, au ventre antérieur du digastrique et au mylo-hyoïdien.

6e PAIRE.

Nerf moteur oculaire externe. — Nerf moteur, donnant le mouvement au muscle droit externe de l'œil.

7e PAIRE.

Nerf facial. — Nerf moteur se distribuant à tous les muscles de la face et du cuir chevelu, excepté aux muscles masticateurs qui sont animés par le trijumeau, et se distribuant en outre au peaucier du cou.

8e PAIRE.

Nerf auditif. — Nerf de sensibilité spéciale servant à l'audition et se terminant dans l'oreille interne.

9ᵉ PAIRE.

Nerf glosso-pharyngien. — Nerf sensitif donnant la sensibilité au tiers postérieur de la muqueuse de la langue.

10ᵉ PAIRE.

Nerf pneumogastrique. — Nerf sensitif se distribuant au
pharynx, au larynx, au poumon, au cœur, à l'œsophage, à l'estomac,
au foie et au plexus solaire.

11ᵉ PAIRE.

Nerf spinal. — Nerf moteur donnant le mouvement aux muscles
du pharynx, du larynx, au sterno-cléido-mastoïdien et au trapèze.

12ᵉ PAIRE.

Nerf grand hypoglosse. — Nerf moteur donnant le mouvement à tous les muscles de la langue, aux muscles de la région sous-
hyoïdienne et au génio-hyoïdien.

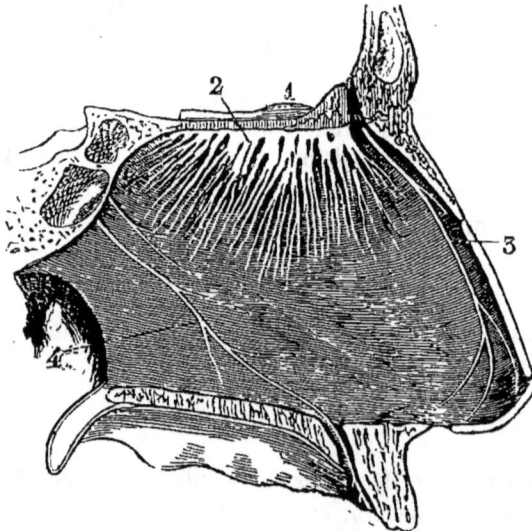

FIG. 51. — Figure montrant la cloison des fosses nasales
et ses nerfs.

1. Bulbe du nerf olfactif. — 2. Ramifications internes du nerf olfactif. — 3. Filet
interne du nerf nasal interne ou ethmoïdal. — 4. Nerf sphéno-palatin interne ou naso-
palatin.

I. — Nerf olfactif.

Origine. — L'*origine apparente* du nerf olfactif se fait par trois racines : deux blanches et une grise (voy. fig. 38).

Les racines blanches naissent par plusieurs filaments, la blanche interne en avant et en dedans de l'espace perforé antérieur ; la blanche externe plus longue, en dehors et en avant du même espace.

La racine grise naît au-dessus des deux autres, et elle est formée par la substance grise des circonvolutions olfactives.

Son *origine réelle* n'est pas bien connue. On croit que la racine blanche externe provient de la substance blanche de la corne sphénoïdale du cerveau.

Conformation extérieure. Trajet. Rapports. — Il se dirige en avant entre les circonvolutions olfactives et s'applique sur la lame criblée de l'ethmoïde, où il constitue un renflement grisâtre appelé *bulbe* du nerf olfactif. Dans tout son trajet, il est prismatique et triangulaire, si ce n'est au niveau du bulbe où il est ovale et aplati de haut en bas. Il n'est pas entouré par le névrilème ; aussi est-il mou comme tous les nerfs de sensibilité spéciale et se moule-t-il sur les parties voisines qui lui donnent une forme prismatique (voy. fig. 38).

De même que les autres nerfs sensoriaux, il ne présente pas d'anastomoses.

Branches terminales. — Elles naissent de la face inférieure du bulbe, traversent la lame criblée et se distribuent à la muqueuse des fosses nasales, donnant des *rameaux internes* qui, sous forme de pinceau, s'épanouissent dans la muqueuse de la moitié supérieure de la cloison et des *rameaux externes* qui, formant un réseau, se distribuent à la muqueuse de la moitié supérieure de la paroi externe des fosses nasales jusqu'au cornet moyen (voy. fig. 54).

Les filets nerveux sont contenus dans des prolongements tubuleux de la dure-mère, de sorte que dans une dissection de ces filets, on voit les tubes fibreux de la dure-mère et non les nerfs eux-mêmes.

Usages. — Ce nerf sert à l'olfaction, ce qui est prouvé par les tumeurs qui compriment le nerf olfactif et causent l'anosmie, et par l'anosmie congénitale coïncidant avec l'absence du nerf olfactif.

II. — Nerf optique.

Origine. — Ce nerf prend naissance par trois racines : deux blanches et une grise.

Les deux *racines blanches* naissent des corps genouillés. La racine blanche interne naît du corps genouillé interne ; la racine blanche externe du corps genouillé externe. A ce niveau, ces racines reçoivent deux faisceaux des tubercules quadrijumeaux : l'antérieur envoie son faisceau au corps genouillé externe, le postérieur au corps genouillé interne. Ces deux racines blanches se réunissent, forment la bandelette optique, contournent le pédoncule cérébral correspondant et convergent vers la ligne médiane. Là, elles se réunissent au devant du *tuber cinereum* et constituent le chiasma des nerfs optiques (voy. fig. 38).

La *racine grise* est une lamelle triangulaire déjà décrite avec la face inférieure du cerveau et située au-dessus du chiasma, en arrière des pédoncules et du bec du corps calleux, au-dessous du ventricule moyen (voy. fig. 43).

Trajet. — Direction. — Rapports. — Les deux racines blanches réunies constituent la *bandelette optique*. Cette bandelette est en rapport en haut avec la face inférieure du pédoncule cérébral ; elle est située dans les parties latérales de la fente cérébrale de Bichat, au niveau du point où la pie-mère pénètre dans le ventricule latéral pour former les plexus choroïdes. Plus loin, la bandelette optique forme les côtés antérieurs du losange de la base du cerveau inscrit dans l'hexagone artériel de Willis. Arrivées sur la ligne médiane, les deux bandelettes s'entrecroisent pour former le chiasma (voy. fig. 39 et 43).

Le *chiasma* repose sur la gouttière optique au-dessous de la racine grise des nerfs optiques et donne à droite et à gauche le nerf optique. L'entrecroisement se fait de la manière suivante : la plupart des fibres d'un côté s'entrecroisent avec celles du côté opposé ; les plus externes ne s'entrecroisent pas, et passent directement de la bandelette optique dans le nerf optique du même côté, en formant les bords du chiasma. Il y a des fibres décrites par Arnold qui se portent d'une bandelette optique à l'autre sans s'entrecroiser au niveau du chiasma, et des fibres qui vont également d'un nerf optique à l'autre sans s'entrecroiser. Ces fibres qui forment des courbes à concavité antérieure et à concavité postérieure constituent les *fibræ arcuatæ anteriores et posteriores* d'Arnold.

Parti du chiasma, le *nerf optique* va, en décrivant une courbe à concavité interne, traverser le trou optique ; il est en rapport à son côté externe avec l'artère carotide interne et dans le trou optique avec l'artère ophthalmique. Dans l'orbite, il est entouré par du tissu cellulo-graisseux et par les artères ciliaires. Il est croisé à sa face supérieure par l'artère ophthalmique. Le nerf optique est pourvu d'un névrilème très-épais. Il reçoit, en outre, dans l'orbite une expansion de la dure-mère qui vient s'insérer à la sclérotique ; quelques auteurs admettent que le névrilème est un prolongement de la pie-mère et que l'expansion de la dure-mère renforce ce névrilème de façon à protéger le nerf optique.

Le nerf optique est traversé dans sa portion orbitaire par un petit canal où sont placés l'artère et la veine centrale de la rétine et un petit nerf découvert par Tiedemann.

Au niveau du globe oculaire, le nerf optique traverse la sclérotique et la choroïde et s'épanouit pour former la rétine. (Voy. Œil.)

Au moment où il pénètre ces membranes, il se rétrécit considérablement et prend là une forme conique à sommet antérieur.

Il ne présente pas d'anastomoses.

L'entrecroisement de ce nerf au chiasma explique la possibilité de l'entrecroisement des lésions des couches optiques ou des tubercules quadrijumeaux et des phénomènes de paralysie qu'elles déterminent.

III. — Nerf moteur oculaire commun.

Origine. — Il prend naissance par dix à douze filaments à la face interne des pédoncules cérébraux, sur le prolongement de la pyramide antérieure du bulbe et du faisceau intermédiaire (voy. fig. 38). M. A. Vulpian a constaté leur entrecroisement sur la ligne médiane et en arrière (1).

Trajet. Direction. Rapports. — De là, ce nerf se porte en avant et en dehors ; il se place dans la paroi externe du sinus caverneux, au-dessus du moteur oculaire externe, en dedans du pathétique et de l'ophthalmique. Il traverse l'anneau de Zinn dans la fente sphénoïdale et se termine aux muscles de l'orbite, excepté au grand oblique et au droit externe (voy. fig. 52).

Anastomoses. — Le nerf moteur oculaire commun s'anastomose au niveau du sinus caverneux avec un nerf sensitif, l'*ophthalmique de Willis*, et avec le nerf végétatif, le *grand sympathique*.

Branches. — Dans l'orbite, il se divise en deux branches, branche supérieure et branche inférieure.

La branche supérieure se divise en deux rameaux, dont l'un se distribue au muscle releveur de la paupière supérieure et l'autre au muscle droit supérieur (voy. fig. 52).

(1) Thèses de Paris, 1853. Vulpian.

La branche inférieure se divise en trois rameaux : l'un se rend au muscle droit interne, un autre au muscle droit inférieur, et le troisième se rend au muscle petit oblique (voy. fig. 52).

Le rameau du petit oblique fournit dans son trajet la *racine courte* ou motrice du ganglion ophthalmique. Cette racine, après avoir traversé le ganglion, concourt à former les nerfs ciliaires qui se portent dans le muscle ciliaire et dans l'iris (voy. fig. 55).

Usages. — On ne saurait mieux indiquer les fonctions du nerf qu'en indiquant les troubles qu'on remarque lorsqu'il est paralysé.

Dans la paralysie de ce nerf, on voit :

1° Prolapsus de la paupière supérieure.

2° Strabisme externe.

3° Mydriase (dilatation permanente de la pupille).

4° Déviation de la pupille en bas et en dehors.

5° Diplopie qui se montre quand le malade incline la tête du côté opposé à la paralysie.

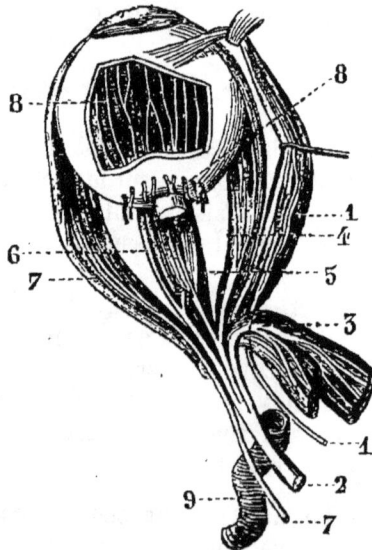

FIG. 52. — Muscles et nerfs de l'œil.

1. Nerf pathétique. — 2. Moteur oculaire commun. — 3. Rameau de ce nerf qui se rend au muscle droit supérieur et releveur de la paupière supérieure. — 4. Muscle droit interne. — 5. Muscle droit inférieur. — 6. Rameau du moteur oculaire commun qui se rend au petit oblique. — 7,7. Nerf moteur oculaire externe. — 8. Nerfs ciliaires qui traversent la sclérotique et qui passent ensuite sur la face externe de la choroïde. — 9. Artère carotide interne.

IV. — Nerf pathétique (voy. fig. 53).

Le plus mince de tous les nerfs crâniens.

Origine. — Né du sommet de la valvule de Vieussens, derrière les tubercules quadrijumeaux, son origine réelle se trouve dans les fibres du ruban de Reil, qui concourent à former la valvule de Vieussens. Selon M. Vulpian un faisceau vient du pédoncule cérébelleux supérieur.

Trajet et rapports. — Après son origine, ce nerf contourne la protubérance, passe au-dessous des pédoncules cérébraux, sur les parties latérales de la fente cérébrale de Bichat au niveau du point où la pie-mère va former les plexus choroïdes des ventricules latéraux. Il s'engage dans l'épaisseur de la paroi externe du sinus caverneux au-dessus de l'ophthalmique, en dehors du moteur oculaire externe (voy. fig. 53).

Il traverse la fente sphénoïdale en dehors de l'anneau de Zinn, et vient se distribuer au muscle grand oblique (voy. fig. 53).

Anastomoses. — Ce nerf s'anastomose comme le précédent, au niveau du sinus caverneux avec l'*ophthalmique* et avec le *grand sympathique*.

L'anastomose de l'ophthalmique et du pathétique est assez singulière : on voit, en effet, un filament se détacher de l'ophthalmique, traverser une boutonnière que lui offre le pathétique, et se diriger en arrière vers la tente du cervelet à laquelle il se distribue sous le nom de *nerf récurrent*.

Usages. — Le nerf pathétique, animant le muscle grand oblique, détermine des mouvements de rotation du globe oculaire en dedans et en haut sur son axe antéro-postérieur. Lorsqu'il est paralysé, si le malade regarde un objet, la tête étant droite, il n'y a aucun phénomène ; mais s'il regarde, la tête étant inclinée du côté paralysé, il y a diplopie. Il est rare d'observer la paralysie isolée de ce nerf.

V. — Nerf moteur oculaire externe (voy. fig. 52).

(Nous décrivons la 6e paire avant la 5e, afin de présenter successivement tous les nerfs de l'orbite et de les réunir en tableau après avoir décrit cette paire.)

Origine. — Il prend naissance à la base du bulbe sur la pyramide antérieure par deux faisceaux, au moment où elle s'engage dans l'épaisseur de la protubérance. L'un de ces faisceaux passe quelquefois entre les fibres inférieures de la protubérance (voy. fig. 38). M. Vulpian a pu suivre ces fibres dans l'épaisseur de la protubérance jusqu'aux faisceaux intermédiaires sur le plancher du quatrième ventricule.

Trajet et rapports. — De là ce nerf se porte en dehors et en avant sur les côtés de la lame quadrilatère du sphénoïde ; il traverse la cavité du sinus caverneux sur le côté externe de l'artère carotide interne, entouré de sang de tous côtés, au-dessous du moteur oculaire commun, en dedans du pathétique et de l'ophthalmique qu'il croise. Il pénètre dans l'orbite par la fente sphénoïdale, traverse l'anneau de Zinn et se distribue seulement au muscle droit externe de l'œil (voy. fig. 52).

Anastomoses. — Au niveau du sinus caverneux, ce nerf s'anastomose comme les deux précédents avec l'*ophthalmique* et avec le *grand sympathique*.

Usages. — Ce nerf préside au mouvement d'abduction de la pupille. Lorsqu'il est paralysé, il y a strabisme interne, parce que le droit interne agit seul sur le globe oculaire qu'il attire de son côté.

Tableau des nerfs de l'orbite.

1° Nerfs moteurs.	Moteur oculaire commun.	Muscle releveur de la paupière supérieure.
		— droit supérieur.
		— droit inférieur.
		— droit interne.
		— petit oblique.
	Pathétique...........	Muscle grand oblique.
	Moteur oculaire externe.	Muscle droit externe.

(Ces trois nerfs s'anastomosent dans le sinus caverneux avec le grand sympathique et l'ophthalmique.)

2° Nerf de sensibilité spéciale.. | Optique. (Ce nerf forme la rétine.)

3° Nerf sensitif.. | Ophthalmique. (Voyez le tableau du trijumeau.)

4° Nerf végétatif. | Grand sympathique.

Le moteur oculaire commun, le nerf sensitif et le nerf végétatif envoient tous un filament au ganglion ophthalmique qui fournit les nerfs ciliaires, lesquels vont se distribuer au globe oculaire et à la conjonctive.

VI. — Nerf trijumeau, (5e paire),

Résumé du nerf trijumeau.

Né par deux racines, le trijumeau fournit le ganglion de Gasser, qui s'anastomose avec le grand sympathique, donne des filaments à la dure-mère qui tapisse la fosse sphéno-temporale et le pariétal. Il se divise ensuite en trois branches : ophthalmique, maxillaire supérieur et maxillaire inférieur.

L'ophthalmique, après s'être anastomosé dans le sinus caverneux avec le grand sympathique et les nerfs moteurs de l'œil, se distribue à la peau du front, de la paupière supérieure, du lobule du nez, à la conjonctive, à la partie antérieure de la muqueuse pituitaire, à la partie antérieure de la dure-mère et à la glande lacrymale.

Par le *ganglion ophthalmique*, il se distribue au globe oculaire.

Le maxillaire supérieur se distribue à la peau de la paupière inférieure, de la joue, des parties latérales du nez et de la lèvre supérieure, à la muqueuse de la joue, de la lèvre supérieure, du sinus maxillaire et du canal nasal, de même qu'aux dents et aux gencives de la mâchoire supérieure.

Par le *ganglion sphéno-palatin*, il se distribue à la muqueuse qui avoisine l'orifice de la trompe d'Eustache, à la muqueuse de la partie postérieure des fosses nasales, à la muqueuse du voile du palais et de la voûte palatine, aux muscles palato-staphylin et péristaphylin interne.

Le maxillaire inférieur, nerf mixte, se distribue à six muscles : temporal, masséter, ptérygoïdien interne, ptérygoïdien externe, milo-hyoïdien, ventre antérieur du digastrique. Il se distribue aussi à la muqueuse des deux tiers antérieurs de la langue, aux glandes sous-maxillaire, sublinguale et parotide, aux gencives et aux dents de la mâchoire inférieure, à la muqueuse et à la peau de la lèvre inférieure et du menton, à l'articulation temporo-maxillaire, et enfin à la peau de la partie antérieure du pavillon de l'oreille à celle de la région temporale.

Par le *ganglion otique*, il se distribue aux muscles interne du marteau et péristaphylin externe et à la muqueuse du tympan. En outre, les branches terminales du trijumeau s'anastomosent, en un grand nombre de points, avec celles du facial.

(Dans la description du trijumeau nous étudierons successivement les trois branches, et nous ferons suivre l'étude de chacune d'elles de la description du ganglion nerveux qui lui est annexé.)

Description du nerf trijumeau.

Origine. — Ce nerf prend naissance par deux racines situées sur la protubérance annulaire au niveau du point où elle se confond avec les pédoncules cérébelleux moyens ; l'une grosse, *sensitive* ; l'autre petite, *motrice* (voy. fig. 38 et 43). M. Vulpian a vu la petite racine s'entrecroiser en partie sur la ligne médiane avec celle du côté opposé. La grosse racine s'entrecroise aussi en partie avec celle du côté opposé. De plus elle envoie des filets dans le pédoncule cérébral et dans le faisceau intermédiaire du bulbe.

La grosse racine est la plus inférieure. Elle est formée d'un grand nombre de filaments, cinquante à soixante.

La racine motrice, plus petite, naît au-dessus et possède de huit à douze filets.

De là, le nerf trijumeau se porte en avant, dans une dépression creusée sur le sommet du rocher où il se rende pour former le ganglion de Gasser. Ce ganglion est situé dans un dédoublement de la dure-mère. Il recouvre les deux gouttières du rocher dans lesquelles passent les quatre nerfs pétreux.

Le ganglion de Gasser a la forme d'un rein. Il a un bord postérieur concave, confondu avec le nerf trijumeau, et un bord antérieur convexe, d'où partent trois nerfs. Il est aplati de haut en bas et son grand axe est dirigé obliquement d'arrière en avant et de dehors en dedans. Il fournit par sa partie externe des rameaux à la dure-mère qui tapisse la fosse sphéno-temporale et le pariétal.

Ces filets, décrits par M. Cruveilhier, se rendent à la dure-mère de ces régions.

Le ganglion de Gasser a un aspect réticulé ; il est formé uniquement par la racine sensitive. La racine motrice passe au-dessous du ganglion, sans se confondre avec lui.

Ce ganglion, avant de se diviser en trois branches, reçoit quelques filets du grand sympathique qui suivent le trajet des branches du trijumeau.

Le ganglion de Gasser fournit trois grandes branches : l'*ophthalmique*, le *maxillaire supérieur* et le *maxillaire inférieur*.

A. — Nerf ophthalmique.

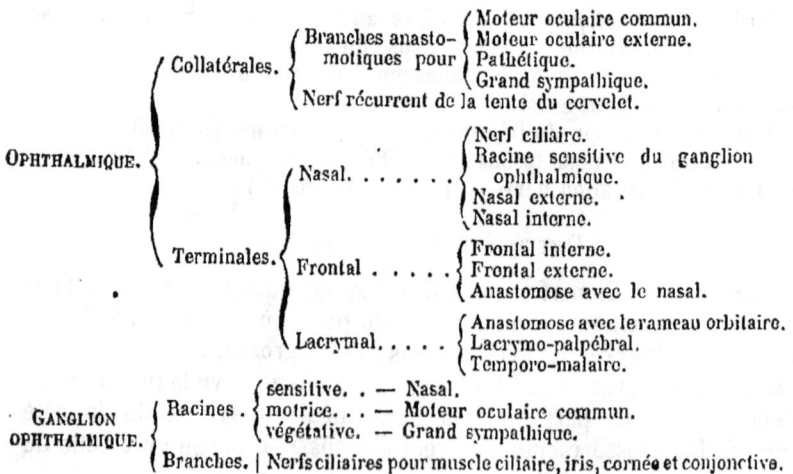

OPHTHALMIQUE.
- Collatérales.
  - Branches anastomotiques pour
    - Moteur oculaire commun.
    - Moteur oculaire externe.
    - Pathétique.
    - Grand sympathique.
  - Nerf récurrent de la tente du cervelet.
- Terminales.
  - Nasal.
    - Nerf ciliaire.
    - Racine sensitive du ganglion ophthalmique.
    - Nasal externe.
    - Nasal interne.
  - Frontal.
    - Frontal interne.
    - Frontal externe.
    - Anastomose avec le nasal.
  - Lacrymal.
    - Anastomose avec le rameau orbitaire.
    - Lacrymo-palpébral.
    - Temporo-malaire.

GANGLION OPHTHALMIQUE.
- Racines.
  - sensitive. — Nasal.
  - motrice. — Moteur oculaire commun.
  - végétative. — Grand sympathique.
- Branches. | Nerfs ciliaires pour muscle ciliaire, iris, cornée et conjonctive.

Le nerf ophthalmique naît de la partie supérieure et antérieure du ganglion de Gasser.

Trajet et rapports. — Il se porte dans la paroi externe du sinus caverneux au-dessous du pathétique et en dehors des deux nerfs moteurs oculaires. Il passe ensuite dans la fente sphénoïdale où il se divise en trois branches qui sont en procédant de dedans en dehors : le *nasal*, le *frontal* et le *lacrymal*.

Anastomoses. — Le nerf ophthalmique s'anastomose au niveau du sinus caverneux : 1° avec le grand sympathique ; 2° avec les trois nerfs moteurs qui traversent le sinus caverneux, moteur oculaire commun, pathétique et moteur oculaire externe.

Avant de traverser la fente sphénoïdale, le nerf ophthalmique fournit trois branches déjà indiquées.

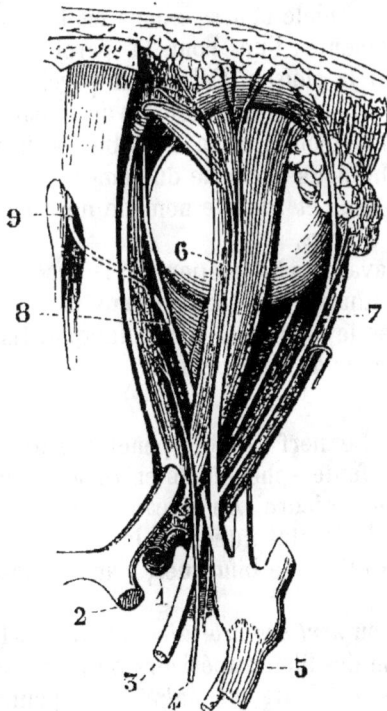

Fɪɢ. 53. — Nerfs et muscles de l'orbite.

1. Artère carotide interne fournissant l'ophthalmique. — 2. Chiasma des nerfs optiques. — 3. Nerf moteur oculaire commun. — 4. Nerf pathétique. — 5. Nerf trijumeau. — 6. Nerf frontal. — 7. Nerf lacrymal. — 8. Nerf nasal. — 9. Nerf nasal interne ou ethmoïdal.

1° Nasal. — Il passe dans l'anneau de Zinn au-dessous du releveur de la paupière supérieure et du droit supérieur, se porte en avant et en dedans dans l'orbite et arrive au trou orbitaire interne antérieur, où il se divise en deux rameaux, le nasal externe et le nasal interne (voy. fig. 53).

Le *nasal externe* suit le même trajet que le tronc et sort de l'orbite au niveau de la partie interne de l'arcade orbitaire pour se distribuer à la peau de la région intersourcilière et de la racine du nez; il donne aussi des rameaux à la partie interne de la conjonctive, à la caroncule lacrymale et à la muqueuse du sac lacrymal et du canal nasal. Quelques filaments s'anastomosent en descendant avec des filaments du nerf sous-orbitaire.

Le *nasal interne* ou filet ethmoïdal du rameau nasal de l'ophthalmique, traverse le trou orbitaire interne antérieur, passe sur la lame criblée de l'ethmoïde au-dessous du bulbe du nerf olfactif, où il donne de petits filets à la dure-mère de cette région (Froment), traverse la fente ethmoïdale et arrive dans les fosses nasales où il se divise en deux filaments; l'un pour la paroi externe des fosses nasales, l'autre pour la cloison. Celui de la paroi externe se distribue à la muqueuse de la partie antérieure de la paroi externe. L'interne se porte vers la cloison et se distribue à la muqueuse de la partie antérieure. Un filet se détache du rameau externe, traverse le cartilage latéral du nez, et sous le nom de nerf *naso-lobaire*, va se distribuer au lobule du nez.

Le nasal fournit avant sa bifurcation : 1° la *racine longue* ou sensitive du ganglion ophthalmique et un ou deux *nerfs ciliaires* qui vont à l'œil sans traverser le ganglion ophthalmique. Ils se mélangent aux nerfs ciliaires venus de ce ganglion.

2° Frontal. — Le nerf frontal pénètre dans l'orbite par la partie externe de la fente sphénoïdale entre le périoste et le releveur de la paupière supérieure. Au niveau du rebord orbitaire, il se bifurque pour former le frontal interne et le frontal externe.

Le nerf frontal, avant de se bifurquer, s'anastomose avec le nasal externe.

Le *frontal externe* ou *nerf sus-orbitaire* sort de l'orbite par le trou sus-orbitaire et donne des filets supérieurs ou *frontaux* pour la peau du front et des filets inférieurs ou *palpébraux* pour la peau et la muqueuse de la paupière supérieure.

Le *frontal interne* sort de l'orbite entre le trou sus-orbitaire et la poulie du grand oblique et se divise à sa sortie de la même manière que le précédent.

Quelquefois on trouve un troisième nerf frontal qui sort de l'orbite par l'échancrure qui donne insertion à la poulie du grand oblique. C'est le nerf sus-trochléaire d'Arnold.

Les nerfs frontaux donnent aussi quelques rameaux à l'os frontal.

3° Lacrymal. — Le nerf lacrymal se porte à la partie externe de la cavité orbitaire, vers la glande lacrymale, au-dessous du périoste et au-dessus du muscle droit externe. Il se bifurque et fournit le nerf *lacrymo-palpébral* et le *temporo-malaire*.

Le premier se distribue à la glande lacrymale, à la peau et à la muqueuse de la partie externe de la paupière supérieure.

Le second traverse le trou de l'apophyse orbitaire de l'os malaire et se divise dès son origine en deux filets, temporal et malaire.

Le filet *temporal* passe dans la fosse temporale, s'anastomose avec le nerf temporal profond antérieur et se distribue à la peau de la partie antérieure de la région temporale.

Le filet *malaire* passe par le trou malaire et se distribue à la peau de la pommette.

Le nerf lacrymal, avant de se terminer, présente des anastomoses : 1° avec le rameau orbitaire du nerf maxillaire supérieur ; 2° avec le pathétique.

Le rameau orbitaire sera décrit avec le nerf maxillaire supérieur. L'anastomose du pathétique n'est autre chose qu'un filament d'origine du lacrymal qui part de l'ophthalmique et s'accole au nerf pathétique. Il s'en détache immédiatement après et se réunit au lacrymal.

Ganglion ophthalmique. — C'est un très-petit renflement nerveux, situé sur le côté externe du nerf optique à l'union de son tiers postérieur avec ses deux tiers antérieurs. Il est aplati transversalement et mesure à peine 2 millimètres dans son plus grand diamètre.

Ce ganglion présente trois branches afférentes ou racines :

La *racine motrice*, ou grosse et courte, vient du rameau du moteur oculaire commun destiné au muscle petit oblique ; quelquefois cette racine est fournie par le moteur oculaire externe.

La *racine sensitive* vient du nasal avant sa bifurcation.

La *racine végétative* vient du plexus caverneux au niveau de l'artère carotide interne.

Du ganglion partent beaucoup de filets nerveux (branches efférentes), qui se portent au globe oculaire sous le nom de *nerfs ciliaires*. Ces nerfs traversent la sclérotique, se placent entre la sclérotique et la choroïde et se distribuent au muscle ciliaire, à l'iris, à la conjonctive et à la cornée.

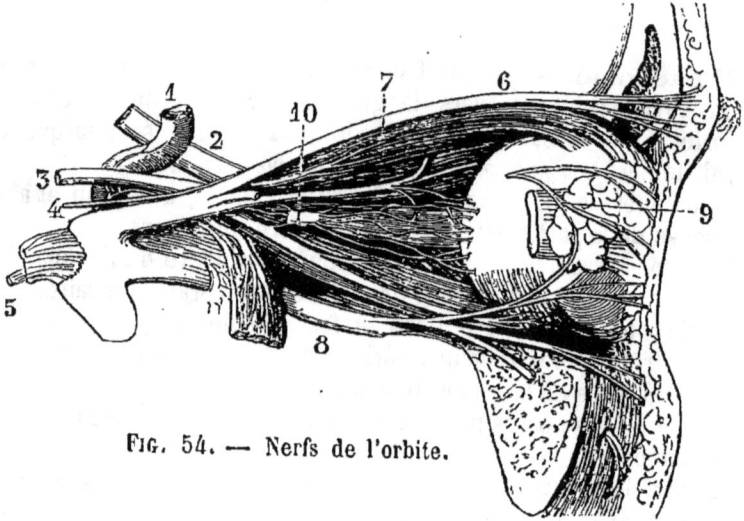

FIG. 54. — Nerfs de l'orbite.

1. Artère carotide interne. — 2. Nerf optique. — 3. Nerf moteur oculaire commun. — 4. Pathétique. — 5. Trijumeau. — 6. Frontal. — 7. Nasal. — 8. Nerf maxillaire supérieur donnant le rameau orbitaire. — 9. Terminaison du nerf lacrymal s'anastomosant avec le précédent. — 10. Ganglion ophthalmique.

B. — Nerf maxillaire supérieur.

MAXILLAIRE SUPÉRIEUR.
- Collatérales..
  - Rameau orbitaire.
  - Racines sensitives du ganglion sphéno-palatin.
  - Nerfs dentaires postérieurs.
  - Nerf dentaire antérieur.
- Terminales.. | Rameaux sous-orbitaires.

GANGLION SPHÉNO-PALATIN.
- Racines
  - Sensitive.. { Maxillaire supérieur. / Glosso-pharyngien.
  - Motrice... | Grand pétreux superficiel.
  - Végétative. | Grand sympathique.
- Branches
  - Nerf ptérygo-palatin.
  - Nerf sphéno-palatin.
  - Nerfs palatins.

Branche moyenne du ganglion de Gasser, il prend naissance sur le milieu du ganglion, traverse le trou grand rond, la fosse ptérygo-maxillaire et arrive sur le plancher de l'orbite. Il pénètre dans le canal sous-orbitaire avec l'artère sous-orbitaire et se termine au trou sous-orbitaire. Dans la gouttière, le périoste sépare de la cavité orbitaire ce nerf qui fournit dans son trajet quelques branches collatérales.

Le **rameau orbitaire**, branche collatérale, naît du maxillaire supérieur, dans la fosse ptérygo-maxillaire, va à l'orbite et s'anastomose avec le lacrymal, dont il partage la distribution.

Dans la fosse ptérygo-maxillaire, le nerf maxillaire supérieur donne des *racines sensitives* au ganglion sphéno-palatin.

Les **nerfs dentaires postérieurs** naissent au moment où le maxillaire va traverser la fente sphéno-maxillaire, se dirigent en bas vers la partie postérieure du maxillaire supérieur, et donnent des filaments aux racines des molaires, à l'os, aux gencives et à la muqueuse du sinus maxillaire.

Les nerfs dentaires postérieurs se placent dans l'épaisseur de l'os, après avoir traversé les trous du bord postérieur du maxillaire.

Ils s'anastomosent au centre de l'os avec les rameaux du dentaire antérieur pour former avec lui le *plexus dentaire*.

Le **nerf dentaire antérieur** naît à l'intérieur du canal sous-orbitaire, et se dirige verticalement en bas vers la canine et les incisives auxquelles il se distribue. Il parcourt le canal dentaire antérieur dans l'épaisseur du maxillaire au devant du sinus maxillaire. Ce nerf se comporte comme le précédent et donne, en outre, deux filaments à la muqueuse du canal nasal.

Branches terminales. — Ce sont les *nerfs sous-orbitaires* qui donnent la sensibilité à la peau et à la muqueuse de la joue, du nez et de la lèvre supérieure. Ces rameaux sont situés entre le muscle canin et les élévateurs de l'aile du nez et de la lèvre supérieure.

Ganglion sphéno-palatin, ou de Meckel. — Découvert en 1749 par Meckel, ce ganglion est placé dans la fosse ptérygo-maxillaire ; il est situé contre le trou sphéno-palatin, en dehors de la pituitaire.

Il a trois racines ou branches afférentes.

La *racine motrice* provient du facial sous le nom de grand nerf pétreux superficiel. (Voy. FACIAL.)

La *racine sensitive* vient de deux sources : du glosso-pharyngien sous le nom de petit pétreux profond interne, et du maxillaire supérieur au moment où il traverse la fosse ptérygo-maxillaire. La racine venue du glosso-pharyngien s'accole au grand pétreux superficiel, dont elle partage la terminaison.

La *racine végétative* vient du rameau du grand sympathique qui entoure l'artère carotide interne. Cette racine sort du canal carotidien et se porte vers l'orifice postérieur du conduit vidien avec la racine motrice du ganglion. Là, elles se réunissent et constituent le *nerf vidien* jusqu'au ganglion sphéno-palatin.

Le nerf vidien est donc un petit tronc nerveux occupant toute la longueur du canal vidien. Ce nerf est formé par la réunion de deux branches dont l'une, la branche sympathique, est encore appelée *filet carotidien du nerf vidien*, et dont l'autre, le grand pétreux, est encore appelée *filet crânien du nerf vidien*.

Branches efférentes du ganglion. — Elles sont au nombre de trois : supérieure, interne, inférieure.

La branche supérieure, nerf *ptérygo-palatin* ou *pharyngien* de Bock, passe par le conduit ptérygo-palatin et se distribue à la muqueuse qui entoure l'orifice de la trompe d'Eustache.

La branche interne, ou nerf *sphéno-palatin*, traverse le trou sphéno-palatin et se divise en deux rameaux : 1° le nerf *sphéno-palatin interne*, qui descend en bas et en avant, le long de la cloison, et se jette dans le canal palatin antérieur pour se terminer à la partie antérieure de la voûte palatine ; 2° le nerf *sphéno-palatin externe* qui va à la muqueuse des cornets moyen et supérieur.

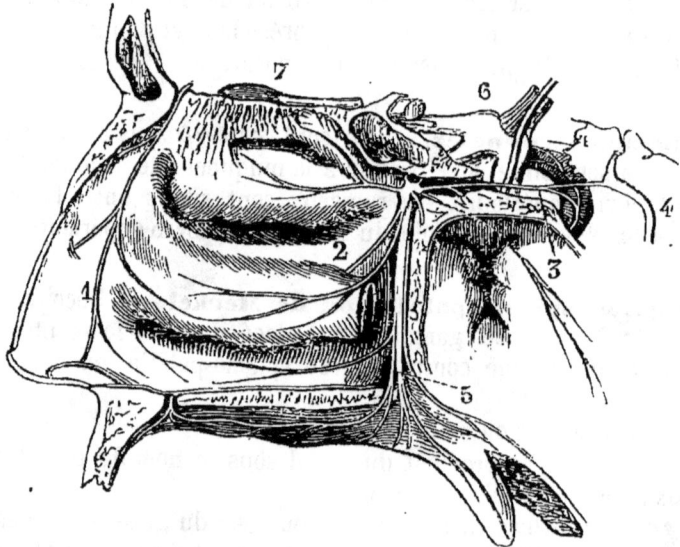

Fig. 55. — Ganglion sphéno-palatin et nerfs de la paroi externe des fosses nasales.

1. Filet externe du nerf nasal interne. — 2. Filet externe du nerf sphéno-palatin ou nerf nasal postérieur et supérieur. — 3. Nerf ptérygo-palatin ou pharyngien. — 4. Nerf facial et grand nerf pétreux superficiel. — 5. Nerfs palatins. — 6. Nerf trijumeau du côté droit soulevé pour montrer sa racine motrice qui passe au-dessous du ganglion de Gasser.

Les branches inférieures, ou *nerfs palatins*, sont au nombre de trois. Ces nerfs descendent dans le canal palatin postérieur et dans les canaux palatins accessoires et arrivent à la voûte palatine. Le *palatin antérieur* se dirige en avant et se distribue à la muqueuse de la voûte palatine ; il donne, pendant qu'il traverse le canal palatin, un rameau à la muqueuse du cornet inférieur.

Le *palatin moyen* se distribue uniquement à la muqueuse des deux faces du voile du palais.

Le *palatin postérieur* se distribue à la muqueuse du voile du palais et donne des filets aux muscles péristaphylin interne et palato-staphylin.

C. — Nerf maxillaire inférieur.

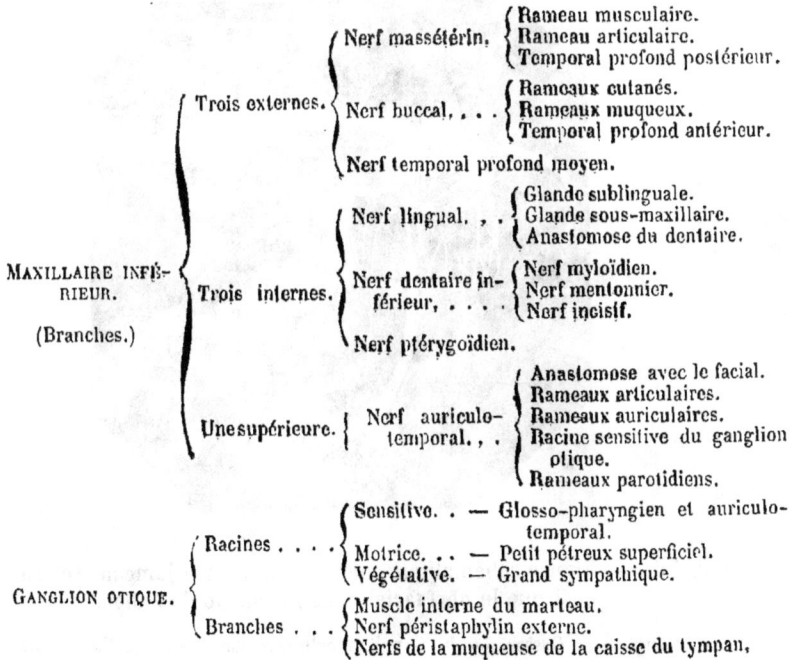

MAXILLAIRE INFÉRIEUR. (Branches.)	Trois externes.	Nerf massétérin. { Rameau musculaire. Rameau articulaire. Temporal profond postérieur. }
		Nerf buccal. { Rameaux cutanés. Rameaux muqueux. Temporal profond antérieur. }
		Nerf temporal profond moyen.
	Trois internes.	Nerf lingual. { Glande sublinguale. Glande sous-maxillaire. Anastomose du dentaire. }
		Nerf dentaire inférieur. { Nerf myloïdien. Nerf mentonnier. Nerf incisif. }
		Nerf ptérygoïdien.
	Une supérieure.	Nerf auriculo-temporal. { Anastomose avec le facial. Rameaux articulaires. Rameaux auriculaires. Racine sensitive du ganglion otique. Rameaux parotidiens. }
GANGLION OTIQUE.	Racines.	Sensitive. — Glosso-pharyngien et auriculo-temporal. Motrice. — Petit pétreux superficiel. Végétative. — Grand sympathique.
	Branches.	Muscle interne du marteau. Nerf péristaphylin externe. Nerfs de la muqueuse de la caisse du tympan.

Branche inférieure du ganglion de Gasser, ce nerf se compose d'une portion principale sensitive et de la racine motrice du trijumeau qui passe au-dessous du ganglion sans se confondre avec lui. Il sort du crâne, en traversant le trou ovale avec l'artère petite méningée, et, à la sortie de ce trou, il fournit un bouquet de nerfs formé de sept branches qui sont : le *nerf buccal*, le *massétérin*, le *temporal profond moyen,* le *dentaire inférieur,* le *lingual,* l'*auri-culo-temporal* et le *nerf du muscle ptérygoïdien interne.*

Ce maxillaire inférieur est un nerf mixte dont la portion motrice est constituée par la petite racine du nerf trijumeau. C'est cette portion motrice qui se rend aux muscles masticateurs et que M. Longet appelle *nerf masticateur.*

Nerf buccal. — Parti du maxillaire inférieur, il se porte en avant, passe entre les deux faisceaux du ptérygoïdien externe, sur la face externe du buccinateur et va se terminer à la muqueuse de la joue ; il donne un rameau au muscle ptérygoïdien externe et le nerf *temporal profond antérieur* pour la partie antérieure du muscle temporal.

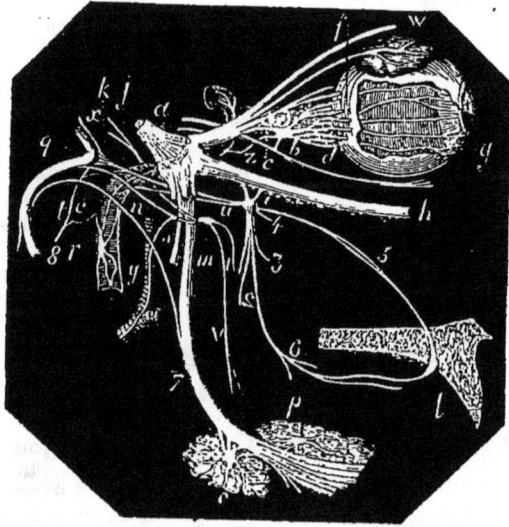

Fig. 56. — Figure schématique montrant le nerf trijumeau, ses ganglions ainsi que le nerf facial dans l'aqueduc de Fallope.

a. Ganglion de Gasser. — *b.* Ganglion ophthalmique. — *c.* Racine sensitive de ce ganglion. — *d.* Moteur oculaire commun donnant sa racine motrice. — *z.* Racine végétative. — *f,g.* Nerfs ciliaires. — *w.* Nerf lacrymal de l'ophthalmique ; au-dessus de lui se voit le nerf frontal. — *h.* Nerf maxillaire supérieur. — *i.* Ganglion sphéno-palatin et ses racines sensitives. — *o.* Sa racine motrice. — *u.* Sa racine végétative. — 2,3. Branches palatines du ganglion. — 4,5. Branches sphéno-palatines. — 7. Lingual. — *s.* Dentaire inférieur. — O. Ganglion sous-maxillaire. — *p.* Ganglion sub-lingual. — *m.* Ganglion optique. — *n.* Racine motrice. — *y.* Racine végétative. — 1, *v.* Branches efférentes du ganglion. — *q.* Nerf facial donnant un nerf courbe à concavité inférieure. — *t.* La corde du tympan. — *x.* Nerf de Wrisberg. — 8. Rameau de Jacobson.

Nerf temporal profond moyen. — Il glisse le long des parois osseuses et se dirige en haut vers la fosse temporale où il se distribue à la partie moyenne du muscle temporal. Il est peu développé.

Nerf massétérin. — Il va à la face profonde du muscle masséter en passant dans l'échancrure sygmoïde du maxillaire inférieur ; dans son trajet, il donne le *temporal profond postérieur* à la partie postérieure du muscle temporal et deux rameaux *articulaires* pour l'articulation temporo-maxillaire.

Nerf du muscle ptérygoïdien interne. — Petit nerf qui se rend directement à ce muscle. Quelquefois, il provient du ganglion otique.

Nerf auriculo-temporal, ou temporal superficiel. — Ce nerf est d'abord contenu dans l'épaisseur de la glande parotide, à laquelle il abandonne quelques filets. Il contourne ensuite le col du condyle et monte vers la fosse temporale en suivant la direction de l'artère temporale dans sa première portion.

Ce nerf est perforé par l'artère méningée moyenne, au niveau de son origine. Il se termine à la peau de la région temporale.

Il donne dans son trajet sous-cutané deux *branches anastomotiques* considérables au nerf facial, des rameaux sensitifs à l'oreille (*nerf auriculaire antérieur*), des *filets articulaires* à l'articulation temporo-maxillaire. Il donne, en outre, la racine sensitive du ganglion otique.

Nerf dentaire inférieur. — Ce nerf descend entre le ptérygoïdien interne qui est en dedans et la branche de la mâchoire qui est en dehors. Il entre dans le canal dentaire qu'il parcourt jusqu'au trou mentonnier, accompagné par l'artère dentaire et la veine dentaire.

Il se termine au trou mentonnier en donnant le nerf mentonnier et le nerf incisif. Le *nerf mentonnier* sort par le trou mentonnier et se distribue à la peau et à la muqueuse de la lèvre inférieure. Le *nerf incisif* se rend aux incisives et à la canine du côté correspondant.

Branches collatérales. — Le nerf dentaire inférieur fournit dans l'os des ramifications pour les dents, le tissu osseux, le périoste, les gencives. Avant de pénétrer dans le canal dentaire, il donne le *nerf myloïdien* qui suit le sillon myloïdien sur la face interne du maxillaire et qui se termine au muscle mylo-hyoïdien et au ventre antérieur du digastrique. Il donne encore un rameau anastomotique au lingual.

Nerf lingual. — Il se dirige en avant et en bas, èn décrivant une courbe à concavité antérieure. Ce nerf se place d'abord entre le muscle ptérygoïdien interne et la branche de la mâchoire et se termine à la muqueuse de la langue. Il fournit des branches terminales et des branches collatérales.

Les *branches terminales* se portent aux deux tiers antérieurs de la muqueuse de la face dorsale de la langue.

Les *branches collatérales* sont : 1° un *rameau anastomotique* qui se jette dans le dentaire inférieur au moment où celui-ci pénètre dans le canal dentaire ; 2° des filets nerveux qui se rendent aux glandes sous-maxillaire et sublinguale.

Dans son trajet le lingual reçoit la corde du tympan, branche du facial.

Les filets qui se rendent à la glande sous-maxillaire traversent un ganglion nerveux, ganglion sous-maxillaire.

Le *ganglion sous-maxillaire* annexé au nerf lingual est situé contre la glande sous-maxillaire au-dessous du nerf lingual.

Sa *racine sensitive* vient du nerf lingual, sa *racine motrice* vient de la corde du tympan qui abandonne un filet au ganglion, et sa *racine végétative* vient des filets du grand sympathique qui entourent l'artère faciale. Ce ganglion donne des branches qui se portent les unes à la partie terminale du nerf lingual, les autres dans les parois du canal de Warthon qui passe au-dessous de ce nerf et d'autres enfin à la glande sous-maxillaire.

Ganglion otique. — Ce petit ganglion est situé au-dessous du trou ovale, en dedans du maxillaire inférieur, il a trois racines : La *racine motrice* est formée par le petit pétreux superficiel qui vient du facial, la *racine sensitive* est formée par le petit pétreux profond externe venu du glosso-pharyngien, la *racine végétative* provient des branches du grand sympathique qui entourent l'artère méningée moyenne. Il reçoit en outre une seconde racine sensitive du nerf auriculo-temporal.

Ce ganglion émet deux branches : l'une va au muscle interne du marteau et à la muqueuse de la caisse du tympan ; l'autre se rend au péristaphylin externe.

Usages. — Le nerf trijumeau préside : 1° à la sensibilité de la peau de la face et de la moitié antérieure du cuir chevelu ; 2° à la sensibilité des muqueuses des cavités de la face (muqueuses conjonctive, pituitaire, buccale et tympanique) ; 3° aux sécrétions des glandes qui versent leur produit sur ces muqueuses ; 4° aux mouvements d'élévation et d'abaissement du maxillaire inférieur.

Lorsqu'on le coupe à son origine, on observe la paralysie de la peau, des muqueuses et des muscles auxquels il se distribue, mais si la section porte sur le ganglion de Gasser ou sur les branches, aux symptômes de paralysie s'ajoutent les mêmes symptômes que l'on observe dans la section du grand sympathique au cou, c'est-à-dire injection des muqueuses des cavités de la face et spécialement tuméfaction et ulcération de la pituitaire, injection de la conjonctive, suppression des larmes, sécheresse de la cornée, enfin ulcération de cette membrane et fonte purulente de l'œil. Ces derniers phénomènes sont dus à la lésion des filets du grand sympathique qui s'anastomosent avec le ganglion de Gasser.

VII. — NERF FACIAL.

Tableau des branches du nerf facial.

Dix branches collatérales.

Cinq naissent dans l'aqueduc de Fallope.
- Grand nerf pétreux superficiel.
- Petit nerf pétreux superficiel.
- Nerf du muscle de l'étrier.
- Rameau anastomotique du pneumogastrique.
- Corde du tympan.

Cinq naissent au-dessous de l'aqueduc.
- Rameau anastomotique du glosso-pharyngien.
- — du digastrique.
- — du stylo-hyoïdien.
- — du stylo-glosse et du glosso-staphylin.
- Nerf auriculaire postérieur.

Deux branches terminales..

Temporo-faciale . .
- Rameaux temporaux.
- — frontaux.
- — orbitaires.
- — sous-orbitaires ou nasaux.
- — buccaux supérieurs.

Cervico-faciale . . .
- Rameaux buccaux inférieurs.
- — mentonniers.
- — cervicaux.

Résumé du nerf facial.

Né sur les parties latérales de la base du bulbe, le facial passe dans le conduit auditif interne, parcourt toutes les inflexions de l'aqueduc de Fallope, présente sur son trajet dans l'aqueduc le *ganglion géniculé*, sort par le trou stylo-mastoïdien, traverse la glande parotide et se divise sur la face externe du masséter en deux branches, *temporo-faciale* et *cervico-faciale*. Ces deux branches s'anastomosent entre la face externe du masséter et le prolongement de la parotide pour former le *plexus sous-parotidien*. De ce plexus partent une foule de rameaux qui se portent en divergeant en haut, en avant et en bas, pour se distribuer à tous les muscles peauciers du cou, de la face et de la moitié antérieure du cuir chevelu.

Dans son trajet le nerf facial fournit dix branches collatérales. Six de ces branches sont destinées à des *muscles*, les nerfs du muscle de l'étrier, du digastrique, du stylo-hyoïdien, du stylo-glosse et du glosso-staphylin, le nerf de la corde du tympan et le nerf auriculaire postérieur. Deux de ces branches constituent les *racines motrices* du ganglion sphéno-palatin et du ganglion otique. Les deux autres *s'anastomosent* avec le pneumogastrique et le glosso-pharyngien.

Les *anastomoses* du facial sont nombreuses, et elles sont toutes fournies par des nerfs *sensitifs*. Sans compter celles du pneumogastrique et du glosso-pharyngien, le facial s'anastomose à l'origine de la branche cervico-faciale avec le nerf auriculaire du plexus cervical ; à l'origine de la branche temporo-faciale avec le nerf auriculo-temporal et par ses branches terminales avec un grand nombre de branches terminales du trijumeau.

Description du nerf facial.

Le nerf facial, septième paire de la classification de Sœmmering, portion dure de la septième paire de Willis, est un nerf moteur qui se rend à tous les muscles peauciers situés au-dessus de la clavicule, cou, face, cuir chevelu.

Origine. — Ce nerf prend naissance dans la fossette latérale du bulbe par deux racines, l'une supérieure, grosse ou motrice, l'autre inférieure, petite ou sensitive. Cette dernière est connue sous le nom de nerf intermédiaire de Wrisberg. La grosse racine fait suite au faisceau latéral du bulbe. La petite racine a une origine différemment expliquée par les auteurs, de sorte que les uns la disent motrice, tandis que la plupart lui attribuent des propriétés sensitives. M. Vulpian a constaté l'entrecroisement de ce nerf avec celui du côté opposé sur la ligne médiane dans la protubérance (1).

Trajet. Direction. Rapports. — Le nerf facial, avant de se terminer, occupe successivement : 1° la cavité crânienne et le conduit auditif interne ; 2° l'aqueduc de Fallope ; 3° la glande parotide. Nous l'examinerons dans ces divers points.

(1) Vulpian. *Essai sur l'origine de quelques nerfs crâniens.* Thèse, 1853.

1° Dans la cavité crânienne et dans le conduit auditif interne, le nerf facial est dirigé transversalement en dehors et un peu en bas jusqu'à l'origine de l'aqueduc de Fallope, au fond du conduit. Dans ce trajet il est placé au-dessus du nerf auditif qui lui forme une gouttière à concavité supérieure. Le nerf intermédiaire de Wrisberg est situé dans la concavité de la gouttière entre le facial et l'auditif, adhère à ces deux troncs et ne se confond ni avec l'un ni avec l'autre Ce petit nerf pénètre aussi dans l'aqueduc de Fallope et se jette dans l'angle postérieur du ganglion géniculé.

2° Dans l'aqueduc de Fallope le nerf facial présente des inflexions et un renflement ganglionnaire.

Comme l'aqueduc lui-même le nerf facial à son entrée dans le canal, se porte en avant vers l'hiatus de Fallope, puis il se dévie en dehors en suivant une direction transversale pour devenir vertical jusqu'au trou stylo-mastoïdien où il se dégage du canal. La première portion, étendue de l'origine de l'aqueduc à l'hiatus de Fallope, a une longueur de 5 millimètres. La seconde portion horizontale est de 12 millimètres, et la troisième a une longueur égale.

Dans l'aqueduc, ce nerf est accompagné par l'artère stylo-mastoïdienne qui s'anastomose avec une branche de la méningée moyenne pénétrant par l'hiatus de Fallope et avec une branche du tronc basilaire ou de l'artère vertébrale, qui pénètre par le conduit auditif interne.

Au niveau du premier coude que forme le nerf facial en arrière de l'hiatus de Fallope, on trouve un renflement de forme triangulaire : C'est le *ganglion géniculé*. Ce ganglion égale le volume d'un grain de millet, il repose sur le coude du facial par sa base ; il adhère à ce nerf au moyen de quelques filaments et son sommet regarde l'hiatus de Fallope. Le ganglion géniculé est composé de tubes nerveux et de cellules nerveuses. — Il reçoit le nerf intermédiaire de Wrisberg par son angle postérieur, tandis qu'il donne naissance au grand nerf pétreux superficiel par son sommet, et au petit nerf pétreux superficiel par son angle antérieur.

3° Dans la parotide, le nerf facial est dirigé obliquement en bas et en avant, il est complétement entouré par la parotide et se dégage entre le prolongement antérieur de cette glande et la face externe du masséter.

Branches terminales. — La branche supérieure ou *temporofaciale*, au niveau de la glande parotide, reçoit une anastomose considérable de l'auriculo-temporal, se dirige en haut et en avant et forme par ses anastomoses avec la branche inférieure, le plexus sous-parotidien. De ce plexus partent des branches *temporales* pour les muscles auriculaires antérieurs ; des branches *frontales* pour le sourcilier et le frontal ; des branches *orbitaires* pour le muscle orbiculaire des paupières et le pyramidal ; des branches *sous-orbitaires* ou *nasales* pour les muscles, grand et petit zygomatique, élévateur commun de l'aile du nez et de la lèvre supérieure, élévateur propre de la lèvre supérieure, canin, transverse du nez ; et des branches *buccales supérieures* pour le buccinateur, l'orbiculaire des lèvres, et le muscle myrtiforme.

La branche inférieure, ou *cervico-faciale*, se dirige en bas et en avant, reçoit une anastomose assez considérable du nerf auriculaire branche du plexus cervical, et se divise en plusieurs espèces de branches ; des branches *buccales* inférieures pour la partie inférieure du buccinateur, de l'orbiculaire des lèvres ; des branches *mentonnières* pour les muscles de la houppe du menton, triangulaire des lèvres et carré du menton, et des branches *cervicales* qui se distribuent à la face profonde du muscle peaucier.

(Tous les rameaux terminaux du facial s'anastomosent avec la terminaison des branches du trijumeau et forment deux plexus principaux, le plexus sous-orbitaire, au-dessous du trou du même nom, et le plexus mentonnier au-dessus du trou mentonnier. Dans tout leur trajet ces rameaux sont sous-aponévrotiques d'abord et sous-musculaires ensuite.)

Branches collatérales. — 1° Le *grand nerf pétreux superficiel* prend naissance au sommet du ganglion géniculé, traverse l'hiatus de Fallope, glisse dans la plus interne des deux petites gouttières creusées à la face antérieure du rocher, au-dessous du ganglion de Gasser et reçoit dans cette gouttière le petit pétreux profond interne du glosso-pharyngien. Il chemine ensuite dans la substance cartilagineuse du trou déchiré antérieur, et se réunit à un rameau du grand sympathique venu du plexus carotidien, pour former avec lui le *nerf vidien*. Ce nerf va se terminer dans le ganglion sphéno-palatin. Selon M. Longet, après avoir traversé ce ganglion, le grand pétreux superficiel se porte aux muscles péristaphylin interne et palato-staphylin, sous le nom de nerf palatin postérieur.

2° Le *petit nerf pétreux superficiel* part de l'angle antérieur du ganglion géniculé, sort aussi par l'hiatus de Fallope, se place dans la plus externe des deux gouttières creusées à la face antérieure du rocher, au-dessous du ganglion de Gasser et reçoit dans cette gouttière le petit pétreux profond externe du glosso-pharyngien. Il passe ensuite dans un petit trou spécial à côté du trou ovale et se jette dans le ganglion otique. Ces filets, après avoir traversé le ganglion, se portent au muscle interne du marteau et au péristaphylin externe.

3° Le *nerf du muscle de l'étrier* est un petit rameau qui naît dans la portion descendante de l'aqueduc de Fallope et traverse immédiatement la paroi de la pyramide pour se jeter dans le muscle de l'étrier.

4° L'*anastomose du pneumogastrique* est formée par un petit rameau nerveux qui naît du facial au-dessous du trou stylo-mastoïdien et se dirige en dedans vers le pneumogastrique dans lequel il se jette. Ce rameau s'accole à un autre rameau venu du pneumogastrique en sens inverse et se place avec lui sur la face antérieure de la veine jugu-

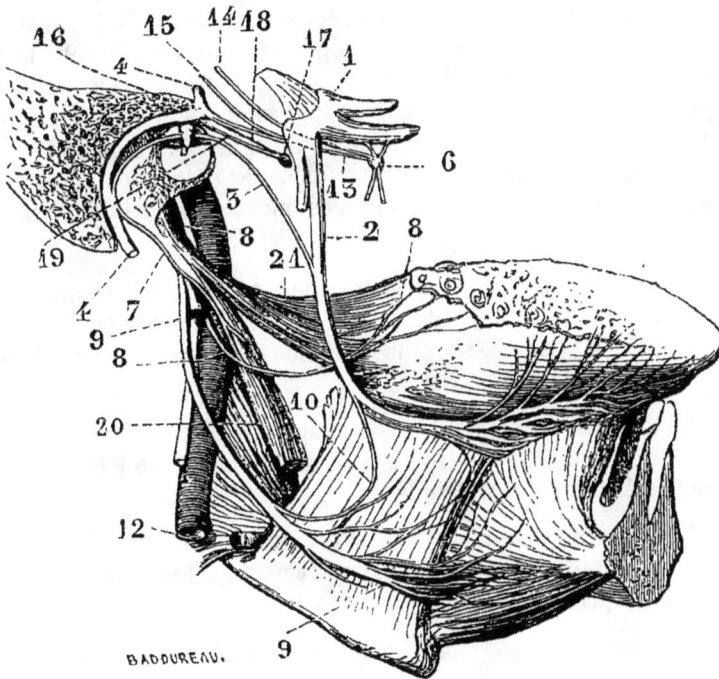

FIG. 57. — Montrant les nerfs de la langue et les ganglions sphéno-palatin et otique.

1. Trijumeau et ganglion de Gasser. — 2. Lingual. — 3. Corde du tympan. — . Facial passant dans le trou stylo-mastoïdien. — 6. Ganglion sphéno-palatin. — . Rameau du facial pour le muscle stylo-hyoïdien. — 8,8. Glosso-pharyngien. — ,9. Grand hypoglosse au-dessus duquel on voit le muscle hypoglosse qui recouvre artère linguale. — 10. Anastomoses du lingual et du grand hypoglosse. — 12. Artère rotide interne. — 13. Grand nerf pétreux superficiel formant le nerf vidien. — 4. Rameau du grand sympathique formant le rameau carotidien du nerf vidien. — 5. Petit pétreux profond interne du rameau de Jacobson. — 16. Ganglion géniculé du icial. — 17. Ganglion otique. — 18. Petit pétreux profond externe du rameau de acobson. — 19. Petit pétreux superficiel. — 20. Muscle stylo-hyoïdien. — 21. Muscle tylo-glosse.

laire interne contre la paroi osseuse du trou déchiré postérieur. On désigne ce rameau sous le nom de *nerf de la fosse jugulaire.*

5° La *corde du tympan* est un rameau nerveux sur lequel les physiologistes ont beaucoup discuté et discuteront encore. Ce qui est certain, c'est que ce nerf part du facial un peu avant sa sortie de l'aqueduc de Fallope, traverse un conduit particulier qui se dirige en avant et en haut et pénètre dans la caisse du tympan pour se placer à la face interne de la membrane du tympan entre la couche muqueuse et la couche fibreuse. A ce niveau il occupe la partie supérieure de cette membrane, décrit une courbe à concavité inférieure, se place entre le manche du marteau et la grande branche de l'enclume et sort de la cavité du tympan par un conduit oblique en bas et en avant, et parallèle à la scissure de Glaser. La corde du tympan, après ce trajet curviligne, et sans avoir donné de rame aux sur son trajet, sort au voisinage de l'épine du sphénoïde et se jette aussitôt dans le lingual avec lequel il se fusionne. D'après quelques anatomistes ce nerf serait uniquement destiné au muscle lingual supérieur.

6° L'*anastomose du glosso-pharyngien* est un petit rameau qui passe par un petit conduit spécial et qui vient dans le trou déchiré postérieur se jeter au-dessous du ganglion d'Andersh dans le glosso-pharyngien.

7° Le *rameau du digastrique* se détache du tronc du facial immédiatement au-dessous du trou stylo-mastoïdien et se jette dans le ventre postérieur du digastrique.

8° Le *rameau du stylo-hyoïdien* se comporte de la même façon et se jette dans le muscle de même nom. Il naît quelquefois en même temps que le précédent.

9° Le *rameau du stylo-glosse et du glosso-staphylin* prend naissance à peu près au même niveau, et se porte en avant dans les muscles de même nom. Ce rameau est désigné par quelques auteurs sous le nom de *rameau lingual.*

10° Le nerf *auriculaire postérieur* se détache du facial au-dessous du trou stylo-mastoïdien et se porte en arrière, croisant la face externe de l'apophyse mastoïde au niveau de laquelle il reçoit un petit rameau du plexus cervical. Puis il se divise en plusieurs rameaux dont les uns se portent en arrière dans le muscle occipital, tandis que les autres se dirigent en haut dans les muscles auriculaires postérieur et supérieur.

Usages. — Le facial anime tous les muscles peauciers du corps placés au-dessus de la clavicule. Lorsqu'il est paralysé le côté malade est dépourvu d'expression, parce que les muscles qu'il anime ne peuvent plus se contracter.

Le facial exerce une action indirecte sur les organes des sens situés dans la face, car il anime les muscles qui protégent les appareils des sens ou qui concourent à leur perfection. C'est ainsi que dans la paralysie du nerf facial les muscles de l'ouïe sont paralysés. Il en est de même du muscle orbiculaire et du muscle de Horner, des muscles qui agissent sur les narines, des muscles du voile du palais et du muscle lingual supérieur pour quelques auteurs.

Le nerf facial est sensible. Cette proposition n'est pas douteuse, puisque l'on admet la sensibilité du nerf intermédiaire de Wrisberg et que ce nerf partage la distribution du facial. Enfin le nerf intermédiaire de Wrisberg ne serait pas sensible que le nerf facial emprunterait sa sensibilité aux rameaux anastomotiques du glosso-pharyngien, du pneumogastrique, de l'auriculo-temporal, du plexus cervical et aux branches terminales du trijumeau.

L'entrecroisement des fasciaux sur la ligne médiane explique les paralysies alternes (1).

VIII. — Nerf auditif.

Le nerf auditif ou acoustique, nerf de sensibilité spéciale, se porte à l'oreille interne et s'y distribue complétement.

Origine. — Il naît du bulbe par deux faisceaux de racines. Le *faisceau antérieur* émerge du bulbe au niveau de la fossette latérale et provient du pédoncule cérébelleux inférieur entre le facial et le glosso-pharyngien. Le *faisceau postérieur* vient du plancher du quatrième ventricule ou ces divisions constituent les barbes du calamus scriptorius. Ce faisceau se dirige en dehors, contourne le bord inférieur du pédoncule cérébelleux inférieur et se réunit au faisceau antérieur pour former le tronc du nerf auditif.

Le nerf auditif, une fois constitué, se porte transversalement en dehors parallèlement au facial qui est placé au-dessus de lui et pénètre jusqu'au fond du conduit auditif interne où il se divise en plusieurs rameaux qui pénètrent dans l'oreille interne pour s'y terminer (voy. Splanchnologie. *Oreille*). Dans son trajet le nerf auditif qui a une longueur de cinq à six centimètres, présente la forme d'une gouttière à concavité supérieure. Dans cette gouttière est situé le tronc arrondi du facial qui est séparé de l'auditif par le *nerf intermédiaire de Wrisberg*.

(1) Millard, *Bull. de la Soc. anat.*, 1856. Gubler, *Gaz. hebd.*, 1856, 1859.

Comme tous les nerfs de sensibilité spéciale, le nerf auditif est d'une consistance molle et ne présente pas d'anastomoses.

IX. — NERF GLOSSO-PHARYNGIEN.

Tableau des branches du glosso-pharyngien.

Branches collatérales :

Quatre au niveau du trou déchiré.
- Nerf de Jacobson.
- Anastomose du pneumo-gastrique.
- — du grand sympathique.
- — du facial.

Cinq sur son trajet.
- Rameau des muscles digastrique et stylo-hyoïdien.
- — du stylo-glosse.
- — carotidiens.
- — pharyngiens.
- — tonsillaires.

Branches terminales. — Rameaux du tiers postérieur de la muqueuse linguale.

Résumé du nerf glosso-pharyngien.

Le nerf glosso-pharyngien, nerf sensitif, *naît* dans le sillon latéral du bulbe au-dessous de l'auditif, au-dessus du pneumogastrique. Il se *dirige* ensuite en dehors et traverse le trou déchiré postérieur à sa partie interne dans un conduit ostéo-fibreux particulier. Dans le trou déchiré, il présente un renflement ou *ganglion d'Andersh;* puis il décrit une courbe à concavité antérieure et supérieure pour venir se terminer au tiers postérieur de la *muqueuse linguale,* à laquelle il donne la sensibilité.

Dans son trajet, ce nerf s'*anastomose* avec le grand sympathique, le facial et le pneumogastrique. Il fournit des filaments aux muscles digastrique, stylo-hyoïdien et stylo-glosse, et il donne la sensibilité, en partie du moins, au pharynx et aux amygdales. Il donne, en outre, quelques filets nerveux au plexus carotidien, et le *nerf de Jacobson* qui se porte dans la caisse du tympan et se divise en six rameaux, dont trois sont destinés à la muqueuse de la caisse et de la trompe d'Eustache, tandis que les trois autres s'anastomosent avec le grand sympathique dans le canal carotidien et avec le facial à la face antérieure du rocher.

Il est à remarquer qu'il s'anastomose cinq fois avec le *facial,* deux fois sur la face antérieure du rocher, une fois sur le bord postérieur du rocher, deux fois au niveau des muscles digastrique, stylo-hyoïdien et stylo-glosse.

Description du nerf glosso-pharyngien.

Origine — Le glosso-pharyngien naît du sillon latéral du bulbe, entre le corps restiforme et le faisceau latéral, entre l'auditif qui est au-dessus et le pneumogastrique qui est au-dessous. Les filets d'origine ne peuvent pas être suivis plus loin.

Trajet. Direction. Rapports. — Il se porte vers le trou déchiré postérieur qu'il traverse, puis il se dirige vers la base de la langue en décrivant une courbe à concavité antérieure.

Nous l'examinerons dans trois portions différentes :

1º *Dans le crâne.* — Les racines du glosso-pharyngien convergent et forment un faisceau triangulaire qui se porte en dehors et en haut vers le trou déchiré postérieur parallèlement au pneumogastrique. Dans son trajet intra-crânien, il est accompagné comme tous les nerfs crâniens par une gaîne séreuse que lui forme l'arachnoïde jusqu'au trou déchiré postérieur.

2º *Dans le trou déchiré.* — Le glosso-pharyngien traverse le trou déchiré postérieur à sa partie la plus interne dans un petit conduit spécial séparé du pneumogastrique et du spinal par une cloison ostéo-fibreuse dont on voit la partie osseuse sur le squelette. Au sortir du trou le nerf glosso-pharyngien se renfle et constitue le *ganglion pétreux* ou *ganglion* d'*Andersh.*

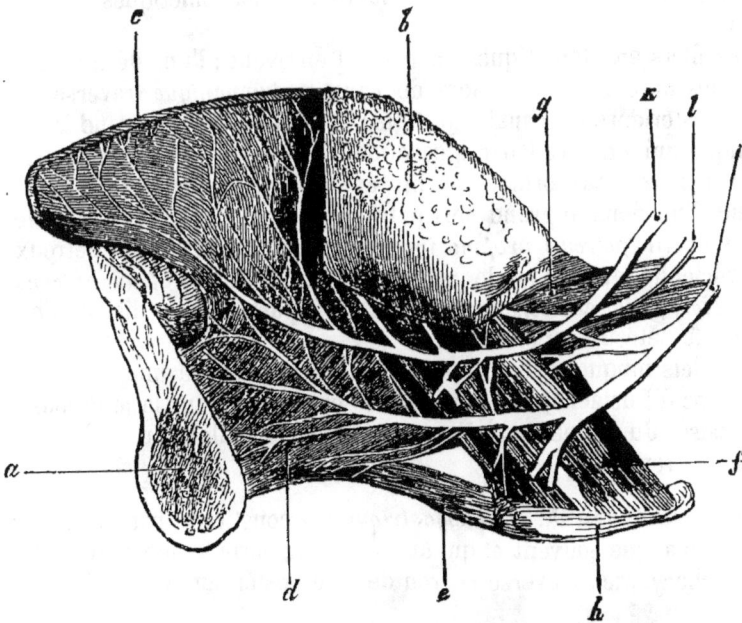

FIG. 58. — Nerfs de la langue.

a. Symphyse du menton. — *b.* Muqueuse dans laquelle se termine le glosso-pharyngien. — *c.* Terminaison du lingual. — *d.* Muscle génio-glosse. — *e.* Muscle génio-hyoïdien. — *f.* Muscle hyo-glosse. — *h.* Os hyoïde.

Le ganglion d'Andersh, décrit vers la fin du xviiie siècle par cet anatomiste, est ovoïde et situé sur le bord postérieur du rocher dans une dépression très-manifeste, en arrière de l'origine du canal carotidien. Il a une longueur verticale de 2 à 3 millimètres.

3° *Au-dessous du crâne.* — Le glosso-pharyngien passe avec le spinal et le grand hypoglosse dans l'interstice celluleux qui sépare l'artère carotide interne de la veine jugulaire interne. Du côté externe de l'artère où il est situé il passe au côté antérieur, s'applique sur les côtés du constricteur supérieur du pharynx, entre le stylo-pharyngien, qui est en dedans, et le stylo-glosse, qui est en dehors. Enfin il se place sur la face externe de l'amygdale et plus tard sous la muqueuse buccale.

Branches collatérales. — 1° Le *rameau de Jacobson*, connu depuis la fin du dernier siècle, part du ganglion d'Andersh au niveau du trou déchiré postérieur et pénètre de bas en haut dans la caisse du tympan par un conduit particulier. Là il se place dans un sillon que présente le promontoire, sur la paroi interne de la caisse du tympan et se divise en six filets dont trois anastomotiques et trois muqueux.

Les filets anastomotiques se portent en avant ; l'un, désigné par quelques auteurs sous le nom de *carotico-tympanique* traverse, la paroi postérieure du canal carotidien et se jette sur le grand sympathique qui entoure l'artère carotide interne ; les deux autres traversent deux petits orifices au niveau de l'hiatus de Fallope et se jettent, l'un dans le grand nerf pétreux superficiel du facial sous le nom de *petit pétreux profond interne*, l'autre dans le petit pétreux superficiel du facial, sous le nom de *petit pétreux profond externe* (voy. *Nerf facial* et *Rocher*). Ces deux nerfs partagent la distribution des nerfs pétreux superficiels.

Les filets muqueux se portent l'un en avant dans la muqueuse de la trompe d'Eustache, les deux autres en arrière dans la muqueuse de la caisse du tympan au niveau de la fenêtre ovale et au niveau de la fenêtre ronde.

2° L'*anastomose du pneumogastrique* est constituée par un petit filet qui manque souvent et qui unit ces deux nerfs au moment où le glosso-pharyngien traverse le trou déchiré postérieur.

3° L'*anastomose du grand sympathique* est constituée aussi par un rameau très-grêle qui naît au-dessous du ganglion d'Andersh et qui descend verticalement pour se jeter dans le rameau carotidien du grand sympathique.

4° L'anastomose du facial a été décrite. (Voy. Facial.)

5° Les rameaux des muscles digastrique et stylo-hyoïdien naissent du glosso-pharyngien immédiatement au-dessous de la base du crâne et vont s'anastomoser à la surface de ces muscles avec les rameaux que leur envoie le nerf facial. Ils donnent quelquefois quelques filets au stylo-pharyngien.

6° Le rameau du stylo-glosse est un petit rameau nerveux qui va s'accoler à celui que le nerf facial envoie à ce muscle.

7° Les rameaux carotidiens sont des filaments nerveux au nombre de trois ou quatre, qui descendent vers la bifurcation de la carotide primitive pour former avec le grand sympathique et le pneumogastrique le plexus intercarotidien. (Voy. Grand sympathique.)

8° Les rameaux pharyngiens sont des filets nerveux au nombre de deux ou trois, qui se mélangent sur les côtés du pharynx, aux nerfs pneumogastrique, spinal et grand sympathique pour constituer le plexus pharyngien. (Voy. Grand sympathique.)

9° Les rameaux tonsillaires sont des branches assez déliées, que le glosso-pharyngien abandonne à l'amygdale en passant sur sa face externe. Ces filets se distribuent à la muqueuse de l'amygdale et des piliers du voile du palais.

Branches terminales. — Le nerf glosso-pharyngien se termine dans le tiers postérieur de la muqueuse linguale par un grand nombre de filaments qui s'anastomosent entre eux et constituent le plexus lingual.

Parmi ces rameaux il y en a quelques-uns qui forment une petite couronne nerveuse autour du trou borgne de la langue.

Le nerf glosso-pharyngien à sa terminaison envoie un rameau anastomotique assez considérable au nerf lingual.

Usages. — La plupart des physiologistes considèrent le glosso-pharyngien comme un nerf exclusivement sensitif. Il donne la sensibilité aux organes où il se distribue. Au niveau de la langue il possède deux sensibilités, comme le lingual, la sensibilité tactile et la sensibilité gustative.

X. — Nerf pneumogastrique.

Tableau des branches du pneumogastrique.

1° Au cou....... Nerfs pharyngiens.
      — laryngé supérieur.
      — laryngé inférieur.

2° Au thorax..... Nerfs œsophagiens.
      — cardiaques.
      — pulmonaires.

3° A l'abdomen... Nerfs du foie.
      — de l'estomac.
      — du plexus solaire.

Anastomoses.... Facial.
      Glosso-pharyngien.
      Spinal.
      Grand hypoglosse.
      Grand sympathique.
      Nerfs cervicaux.

Résumé du pneumogastrique.

Le pneumogastrique naît du sillon latéral du bulbe, immédiatement au-dessous du glosso-pharyngien. De là, il se porte en dehors et traverse le trou déchiré postérieur. Il se coude aussitôt et se porte verticalement en bas en traversant le cou, le thorax et l'abdomen.

1° *Dans le cou.* — Le pneumogastrique se dirige verticalement en accompagnant l'artère carotide interne, et plus bas la carotide primitive, en arrière et en dehors de laquelle il est placé. Dans ce trajet, il est placé en dedans de la veine jugulaire interne et en avant des muscles prévertébraux. Il présente dans cette région deux ganglions : le *ganglion jugulaire* dans le trou déchiré postérieur et le *ganglion plexiforme* immédiatement au-dessous de la base du crâne.

C'est dans ce trajet qu'il fournit les *rameaux pharyngiens* et *laryngés.*
Les premiers se portent dans l'épaisseur des muscles du pharynx, le laryngé supérieur se termine dans la muqueuse du larynx et dans le muscle crico-thyroïdien, tandis que le laryngé inférieur se rend à tous les autres muscles du larynx.

2° *Dans le thorax.* — Le pneumogastrique droit pénètre dans le thorax entre l'artère et la veine sous-clavière et s'incline ensuite vers la partie droite de l'œsophage. Le gauche pénètre dans cette cavité en passant sur le côté gauche de la crosse de l'aorte et s'incline ensuite vers la partie gauche de l'œsophage.

Arrivés sur l'œsophage, les deux pneumogastriques accompagnent ce conduit jusqu'à l'orifice œsophagien du diaphragme.

Dans le thorax, le pneumogastrique fournit les *rameaux œsophagiens* dans l'épaisseur de l'œsophage, les *rameaux pulmonaires* qui concourent à la formation du plexus pulmonaire et les *rameaux cardiaques* qui concourent à la constitution du plexus cardiaque.

3º *Dans l'abdomen.* — Les pneumogastriques pénètrent dans l'abdomen avec l'œsophage et se ramifient dans cette région. Celui du côté droit se perd dans la paroi postérieure de l'estomac et dans le *plexus solaire,* tandis que celui du côté gauche se rend à la paroi antérieure de l'estomac et au foie.

Anastomoses. — Ce nerf s'anastomose avec le nerf *facial,* le *glosso-pharyngien,* le *spinal,* le *grand hypoglosse,* le *grand sympathique* et les premiers nerfs cervicaux.

La plus importante de ces anastomoses est celle du *nerf spinal.*

Description du pneumogastrique.

Le nerf pneumogastrique, ou nerf vague, est un nerf sensitif qui se rend au pharynx, au larynx, au cœur, aux poumons, à l'œsophage, à l'estomac, au foie et au plexus solaire.

Origine. — L'origine réelle n'a pas été poursuivie dans l'épaisseur du bulbe. On connaît seulement son origine apparente au niveau du sillon qui sépare le corps restiforme du faisceau latéral du bulbe, au-dessous du glosso-pharyngien. Cette origine se fait par plusieurs filets. Quelques filets viennent du plancher du quatrième ventricule.

Division. — De son origine à sa terminaison, ce nerf présente à étudier cinq portions : 1º dans le crâne ; 2º dans le trou déchiré ; 3º dans le cou ; 4º dans le thorax ; 5º dans l'abdomen.

1º Portion crânienne du pneumogastrique. — Dans le crâne, les racines de ce nerf forment un faisceau triangulaire dont le sommet correspond au trou déchiré postérieur. Ce faisceau est situé entre le glosso-pharyngien et le spinal. Il a une direction oblique en dehors et en haut.

Il est accompagné par une gaîne arachnoïdienne, commune aux trois nerfs qui traversent le trou déchiré postérieur.

2º Portion intra-pariétale. — Dans le trou déchiré, le pneumogastrique est situé dans la même gaîne ostéo-fibreuse que le spinal en avant duquel il est placé. En avant de cette gaîne est placée celle du glosso-pharyngien, et en arrière celle de la jugulaire interne.

3º Portion cervicale. — Dans le cou, ce nerf a une direction verticale et présente deux renflements ou ganglions. Le supérieur, *ganglion jugulaire* est situé immédiatement au-dessous du trou; il est peu apparent. L'inférieur, *ganglion plexiforme*, est situé immédiatement au-dessous du précédent. Il a 3 centimètres de longueur.

Dans son trajet cervical, il est situé en dehors et en arrière de l'artère carotide interne et de la carotide primitive, en dedans de la veine jugulaire interne. Il est situé dans la même gaîne que l'artère, en avant des muscles prévertébraux.

Le nerf grand sympathique descend dans le cou parallèlement au pneumogastrique en dehors duquel il est situé et dont il est séparé par un intervalle de 5 à 6 millimètres.

Avant de pénétrer dans le thorax, le pneumogastrique droit se porte un peu en avant et passe entre l'artère et la veine sous-clavière, parallèlement au grand sympathique et au phrénique. Celui du côté gauche continue son trajet primitif le long de la carotide primitive pour se placer sur le côté gauche de la crosse de l'aorte.

Dans le cou, le pneumogastrique fournit plusieurs rameaux : les *rameaux pharyngiens*, le *nerf laryngé supérieur*, le *nerf laryngé inférieur* et quelques *rameaux cardiaques*.

Rameaux pharyngiens. — Ces rameaux, au nombre de deux, trois ou quatre, nés de la partie externe du ganglion plexiforme, se portent immédiatement sur les côtés du pharynx où ils concourent à former le plexus pharyngien avec des rameaux du glosso-pharyngien, du spinal et du grand sympathique. (Voy. *Grand sympathique.*)

Nerf laryngé supérieur. — Né de la partie inférieure et interne du même ganglion, ce nerf se porte en bas et en avant, en décrivant une courbe à concavité antérieure.

Il s'applique sur la face externe du pharynx et arrive à la face externe de la membrane thyro-hyoïdienne au-dessous du muscle thyro-hyoïdien. Là, il traverse cette membrane et se répand par de nombreux filaments dans la muqueuse de la partie du larynx, située au-dessus de la glotte. Parmi ces rameaux, il en est un qui descend sur la face postérieure du larynx pour s'anastomoser avec un filet du laryngé inférieur, et quelques-uns qui se portent à la muqueuse de la base de la langue immédiatement en avant de l'épiglotte.

Avant d'arriver à la membrane thyro-hyoïdienne, le nerf laryngé supérieur fournit un petit rameau, *nerf laryngé externe* qui se porte en bas et en avant dans le muscle crico-thyroïdien et traverse le membrane crico-thyroïdienne, pour se distribuer à la muqueuse de la portion sous-glottique du larynx.

Nerf laryngé inférieur ou récurrent. — Cette branche volumineuse destinée aux muscles du larynx est différente à droite et à gauche à son origine, mais sa terminaison est la même pour les deux côtés.

Le *récurrent droit* vient du pneumogastrique au moment où celui-ci croise l'artère sous-clavière. Il embrasse cette artère en décrivant une courbe concave supérieurement; puis, il se dirige en haut et en dedans vers l'œsophage, en passant en arrière de la carotide primitive droite. Il se place ensuite sur le côté droit de l'œsophage, un peu en arrière de la trachée, passe au-dessous du constricteur inférieur du pharynx et se divise sur les côtés et en arrière du cartilage cricoïde en plusieurs filaments, qui vont se distribuer à tous les muscles intrinsèques du larynx. Parmi ces filaments, on en distingue un qui s'anastomose directement avec un filet descendant du laryngé supérieur.

Le *récurrent gauche* vient du pneumogastrique au niveau de la crosse de l'aorte; il embrasse la concavité de la crosse, en décrivant une courbe à concavité supérieure et remonte dans une direction verticale, en s'appliquant sur le côté gauche de l'œsophage qui l'accompagne jusqu'au larynx où il se termine de la même manière que le récurrent droit.

Au niveau du cou, l'œsophage déborde un peu la trachée à gauche ; aussi le récurrent est-il placé non pas sur le côté même de l'œsophage, mais en avant de lui dans le sillon qui sépare ce conduit de la trachée.

Dans leur trajet ascendant, les nerfs récurrents donnent des rameaux à la trachée et à l'œsophage. De plus, à son origine, le récurrent gauche donne des rameaux qui vont se réunir aux filets nerveux qui constituent les plexus cardiaque, œsophagien et pulmonaire.

Rameaux cardiaques. — Ces filets nerveux, au nombre de deux ou trois, naissent du pneumogastrique à différentes hauteurs, se dirigent en bas et en dedans et pénètrent dans le thorax en avant de la crosse de l'aorte et des troncs veineux brachio-céphaliques pour venir se jeter dans le plexus cardiaque.

4° Portion thoracique. — Dans le thorax, le nerf pneumogastrique gauche descend verticalement et s'applique à la face interne du poumon dont il est séparé par la plèvre médiastine.

Dans ce trajet, il est d'abord parallèle aux artères carotide primitive et sous-clavière gauche, puis il croise perpendiculairement la face gauche de la crosse de l'aorte pour s'appliquer ensuite sur le côté gauche de l'œsophage jusqu'au diaphragme.

Celui du côté droit, après avoir croisé la direction de l'artère sous-clavière droite, se porte en arrière et en dedans vers l'œsophage, dont il parcourt le bord droit jusqu'au diaphragme. Le long du conduit œsophagien, les deux nerfs pneumogastriques donnent de nombreuses branches qui s'anastomosent entre elles et entourent complétement l'œsophage.

Dans son trajet thoracique, l'œsophage fournit des rameaux cardiaques, des rameaux pulmonaires et des rameaux œsophagiens.

Les *rameaux cardiaques* naissent à des hauteurs diverses et très-variables. Ils sont au nombre de deux ou trois et ils se réunissent aux rameaux cardiaques venus de la portion cervicale. Tous ces rameaux se dirigent vers les gros vaisseaux du cœur et s'anastomosent à ce niveau avec des rameaux cardiaques du grand sympathique, pour former le plexus cardiaque dont les ramifications se portent dans l'épaisseur du cœur. (Voy. *Grand sympathique*.)

Les *rameaux pulmonaires* naissent au niveau du point où les pneumogastriques croisent la face postérieure des bronches. Ces rameaux nombreux se portent vers la bifurcation de la trachée avec des rameaux pulmonaires du grand sympathique pour constituer le plexus pulmonaire, dont les ramifications suivent les divisions bronchiques dans l'épaisseur du poumon. Quelques auteurs désignent sous le nom de *plexus pulmonaire antérieur* et *plexus pulmonaire postérieur*, les branches nerveuses de ces plexus placées en avant et en arrière de la bifurcation de la trachée.

De ces plexus partent quelques rameaux œsophagiens, trachéens et péricardiques.

Les *rameaux œsophagiens* sont formés par de nombreux faisceaux dissociés des pneumogastriques qui se réunissent autour de l'œsophage avec quelques rameaux du grand sympathique. L'ensemble de ces rameaux constitue le plexus œsophagien, principalement formé par les pneumogastriques, plexus qui donne de nombreux rameaux aux diverses tuniques qui constituent l'œsophage.

5° Portion abdominale.—Arrivés au diaphragme, les pneumogastriques pénètrent dans la cavité abdominale par l'orifice œsophagien. Celui du côté droit se place en arrière du cardia, tandis que celui du côté gauche se place en avant.

Celui du côté droit se jette en grande partie dans le *plexus solaire* dont les nombreuses ramifications entourent le tronc cœliaque. Quelques-unes de ses divisions se distribuent à la face postérieure de l'estomac.

L'anastomose du pneumogastrique droit avec la partie interne du ganglion semi-lunaire droit constitue une arcade complétée par le nerf grand splanchnique et connue sous le nom d'*anse mémorable de Wrisberg*.

Celui du côté gauche se ramifie immédiatement sur toute la face antérieure de l'estomac, à laquelle il se distribue. Ses ramifications terminales se rendent dans le *foie*, en suivant l'interstice de l'épiploon *gastro-hépatique*.

Anastomoses. — Le *facial* reçoit du pneumogastrique un filet en même temps qu'il lui en envoie un autre. Celui qui vient du pneumogastrique, connu sous le nom de *rameau auriculaire* se porte en haut et traverse le rocher pour se diviser en trois filaments, l'un qui se rend à la membrane du tympan, un second qui se perd dans la peau qui tapisse le fond du conduit auditif externe, et un troisième qui traverse l'aqueduc de Fallope pour se jeter dans le tronc du facial. (Voy. *Facial*.)

Le *glosso-pharyngien* envoie un petit filament au ganglion jugulaire du pneumogastrique, au moment où il traverse le trou déchiré postérieur.

Le *spinal* donne au pneumogastrique une anastomose considérable. Il lui abandonne en totalité sa branche interne qui s'applique à la face externe du ganglion plexiforme et se continue en bas le long du nerf pneumogastrique. Les nerfs moteurs venus de la dixième paire, *pharyngien*, *laryngé externe* et *laryngé inférieur*, proviennent uniquement de cette branche interne ou anastomotique du spinal.

Le *grand hypoglosse* abandonne quelques filets au ganglion plexiforme du pneumogastrique, au moment où il contourne la face externe du ganglion auquel il est contigu.

Le *grand sympathique* s'anastomose avec le ganglion plexiforme par quelques filaments irréguliers que fournit le ganglion cervical supérieur. Ces deux ganglions sont parallèles et presque en contact.

Les *nerfs cervicaux* s'anastomosent avec le ganglion plexiforme du pneumogastrique, par quelques ramifications venues de l'arcade que forment en s'anastomosant les deux premières paires cervicales.

Usages. — Le nerf pneumogastrique est sensitif à son origine et dans son trajet, il reçoit des anastomoses de nerfs moteurs. Ces anastomoses motrices sont celles qui constituent les nerfs pharyngien, laryngé externe et récurrent et qui donnent le mouvement aux muscles du pharynx et du larynx. Ces anastomoses se distribuent probablement aussi aux fibres musculaires des bronches et de l'œsophage.

Par ses filets sensitifs, c'est-à-dire par sa portion sensitive, le pneumogastrique donne la sensibilité au larynx, au pharynx, à l'œsophage.

Ce nerf possède, en outre, une action sur le foie, sur les poumons et sur le cœur. Je regrette de ne pouvoir donner ici que quelques indications, la description de toutes ces actions demandant à être traitée longuement. Cependant, nous engageons le lecteur à consulter à ce sujet le *Traité de physiologie*, de M. Longet, et de fort belles leçons de physiologie clinique que vient de faire à l'hôpital Beaujon, M. le docteur G. Sée, sur les palpitations du cœur (1). Dans une de ces leçons, le professeur, d'une érudition et d'une imagination rares, nous a impressionné par la comparaison suivante, qu'il a faite à propos de l'innervation du cœur. On sait que l'excitation du nerf vague ou pneumogastrique, ralentit les mouvements du cœur, et que ce ralentissement augmente avec l'excitation du nerf. On sait aussi qu'après la section du pneumogastrique, le cœur est pris de mouvements précipités et désordonnés. D'où les frères Weber ont conclu que le nerf pneumogastrique est le nerf modérateur du cœur. M. le docteur Sée, admettant les idées des frères Weber, compare le pneumogastrique « *au frein d'une locomotive. Plus le frein est serré* » *moins la machine va vite. Si le frein est rompu, la machine s'em-* » *porte avec une rapidité que rien n'arrête.* »

XI. — Nerf spinal.

Tableau des branches du spinal.

Branches terminales...	interne. {	Nerf pharyngien. — laryngé externe. — récurrent.
	externe. {	Rameau du sterno-mastoïdien. — du trapèze.
Anastomoses...	{	Pneumogastrique. Nerfs cervicaux.

Description du nerf spinal.

Origine. — Ce nerf moteur prend naissance sur le faisceau latéral du bulbe et sur le faisceau latéral de la moelle par un grand l

(1) *Gazette des hôpitaux*, numéros des 17, 19 et 24 janvier 1865, Leçons recueillies par le docteur Maurice Raynaud. Ces leçons présentent l'état de la science sur l'innervation du cœur. Elles sont rédigées avec un grand talent. Nous n'en saurions trop recommander la lecture.

nombre de racines. Les racines *bulbaires* se portent directement en dehors vers le trou déchiré postérieur.

Les racines *médullaires* qui correspondent aux trois premières vertèbres cervicales remontent vers les racines bulbaires auxquelles elles se réunissent pour traverser le trou déchiré postérieur.

Trajet. Direction Rapports. — Dans le canal rachidien, les racines du spinal sont situées entre les racines antérieures et postérieures des premiers nerfs cervicaux.

Plus haut, elles se placent en se fasciculant au-dessous du pneumogastrique et immédiatement en dehors de lui dans le trou déchiré postérieur qu'il traverse.

Ces deux nerfs, dans le trou déchiré, sont contenus dans une seule gaîne, en avant de la veine jugulaire interne, en arrière du glosso-pharyngien.

A sa sortie du trou déchiré, le nerf spinal se bifurque aussitôt en branche interne et branche externe.

La *branche interne* se jette sur la face externe du ganglion plexiforme du pneumogastrique, descend le long de ce nerf et s'en détache pour constituer les nerfs pharyngien, laryngé externe et récurrent. (Voy. *Pneumogastrique*.)

La *branche externe* se porte en dehors et en bas, au-dessous de la glande parotide, traverse le sterno-cléido-mastoïdien dans l'épaisseur duquel elle fournit de nombreux filaments et se dirige ensuite en dehors et en bas en croisant la région sus-claviculaire pour se terminer à la face profonde du trapèze.

Anastomoses. — Il s'anastomose par un petit filet avec le ganglion cervical supérieur du pneumogastrique et par sa branche interne avec le ganglion plexiforme de ce même nerf.

Il s'anastomose aussi avec les nerfs cervicaux : 1° dans le canal rachidien avec les racines postérieures du premier nerf cervical ; 2° dans l'épaisseur des muscles sterno cléido-mastoïdien et trapèze avec les trois ou quatre premiers nerfs cervicaux.

Usages. — Ce nerf préside, en partie, aux mouvements du sterno-mastoïdien et du trapèze qui reçoivent aussi des filets du plexus cervical. Il anime les muscles intrinsèques du pharynx et tous les muscles du larynx.

On pourrait diviser ce nerf en deux portions bien distinctes :

1° La branche interne ou *laryngo-pharyngée* qui correspondrait aux racines bulbaires du spinal.

2º La branche externe ou *trapézo-sterno-mastoïdienne* qui comprendrait les racines médullaires.

Ces deux branches sont simplement accolées.

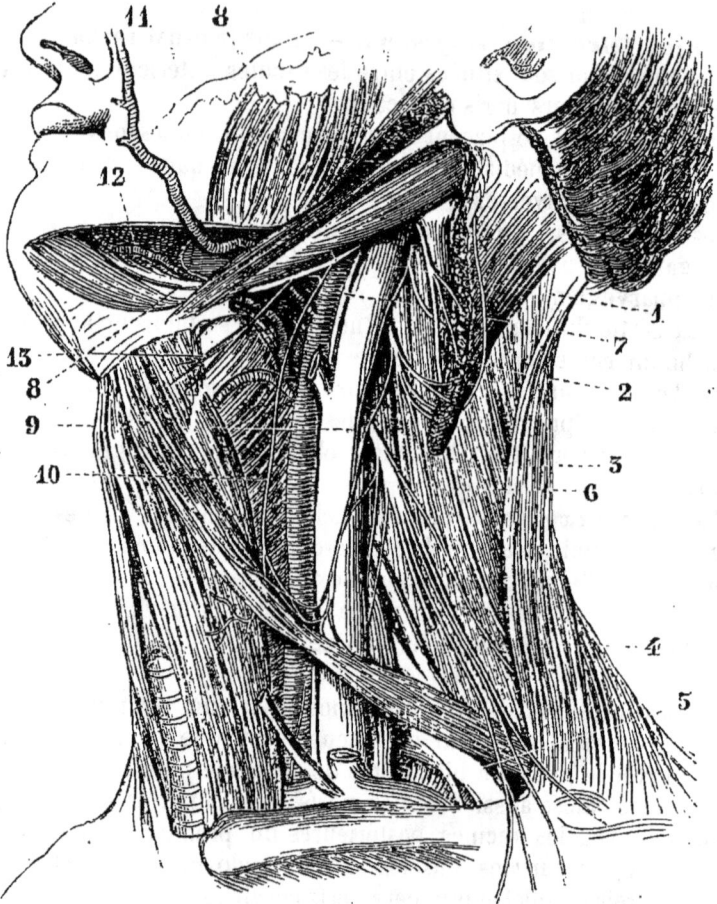

Fig. 59. — Régions latérale et antérieure du cou (plexus cervical
profond, etc.).

1. Veine jugulaire interne. — 2. Troisième paire cervicale. — 3. Troisième paire
cervicale. — 4. Quatrième paire cervicale. — 5. Plexus brachial. — 6. Nerf du trapèze.
— 7. Nerf pneumogastrique. — 8,8. Nerf grand hypoglosse. — 9. Branche descendante
interne du plexus cervical. — 10. Branche descendante du grand hypoglosse formant
avec la précédente une anse nerveuse d'où partent les rameaux des muscles sous-
hyoïdiens. — 11. Artère faciale. — 12. Artère linguale née d'un tronc commun avec
la thyroïdienne supérieure. — 13. Rameau du grand hypoglosse se portant au muscle
thyro-hyoïdien.

XII.-- Nerf grand hypoglosse.

Tableau des branches du grand hypoglosse

Branches collatérales..... Branche descendante.
Rameau du thyro-hyoïdien.
Rameau du génio-hyoïdien.

Branches terminales..... Branches musculaires pour les muscles
de la langue.

Anastomoses .... Lingual.
Pneumogastrique.
Grand sympathique.
Nerfs cervicaux.

Description du nerf grand hypoglosse.

Origine. — Il prend naissance sur la face antérieure du bulbe dans le sillon qui sépare la pyramide de l'olive par une dizaine de racines qui se groupent en un ou deux faisceaux et se portent en avant et en dehors dans le trou condylien antérieur qu'elles traversent avec une petite branche artérielle, venue de la pharyngienne inférieure.

Trajet. Direction. Rapports. — Dans le crâne, ce nerf est accompagné par un repli séreux que lui fournit l'arachnoïde. Au sortir du trou condylien antérieur, le nerf grand hypoglosse se dirige en bas et en avant, en décrivant une courbe dont la concavité regarde en avant et en haut.

Dans sa première portion, il passe en arrière des trois nerfs qui passent par le trou déchiré postérieur, et de la carotide interne ; il décrit autour d'eux une courbe à concavité interne.

Il s'anastomose à ce niveau avec plusieurs nerfs ; et fournit la branche descendante.

Il se porte ensuite parallèlement aux muscles styliens, recouvert par le stylo-hyoïdien et le digastrique, vers la grande corne de l'os hyoïde, au-dessus de laquelle il est situé et dont il est séparé par un intervalle de 3 à 4 millimètres.

Il gagne la face externe du muscle hyo-glosse au niveau de laquelle il s'anastomose avec le lingual.

Dans ce point, il est recouvert par l'aponévrose cervicale, le peaucier et la peau ; au niveau de la grande corne de l'os hyoïde, il donne un filet au muscle thyro-hyoïdien, et plus loin il fournit celui du génio-hyoïdien.

4° La **branche descendante** se sépare du grand hypoglosse, le plus souvent au moment où ce nerf quitte les vaisseaux et nerfs situés au-dessous de la base du crâne. (Voy. fig. 59.)

Elle se porte parallèlement à l'artère carotide, jusqu'à la partie moyenne du cou, où elle s'anastomose avec la branche descendante interne du plexus cervical, pour former avec elle l'*anse nerveuse* du grand hypoglosse, située au devant de la carotide primitive et de la jugulaire interne, au-dessous du sterno-mastoïdien et de l'omoplato-hyoïdien.

De cette anse nerveuse partent de nombreuses ramifications qui constituent le *plexus sous-hyoïdien* et qui se terminent dans les muscles sterno-thyroïdien, sterno-hyoïdien et omoplato-hyoïdien.

Parmi les filets qui constituent la branche descendante interne du plexus cervical, il en existe un qui remonte le long de la branche descendante du grand hypoglosse, et va se terminer avec elle dans la langue.

2° Le **rameau du thyro-hyoïdien** se détache du grand hypoglosse, au niveau de la grande corne de l'os hyoïde, et se porte en bas et en avant dans le muscle thyro-hyoïdien. (Voy. fig. 59.)

3° Le **rameau du génio-hyoïdien** se jette dans le muscle du même nom, au moment où le grand hypoglosse croise la face externe de l'hyo-glosse.

4° Les **branches terminales** se terminent en formant un bouquet nerveux dans l'épaisseur des muscles de la langue. (Voy. fig. 58.)

Anastomoses. — Le nerf grand hypoglosse s'anastomose au-dessous du crâne avec le *pneumogastrique*, le *grand sympathique* et l'anse que constituent les branches antérieures des deux premiers *nerfs cervicaux.*

Toutes ces anastomoses se font au moment où le grand hypoglosse embrasse par sa concavité les nerfs qui passent par le trou déchiré postérieur. Elles sont constituées par plusieurs filaments nerveux variables, quant à leur nombre et à leur longueur. Ils sont, en général, d'une brièveté telle qu'ils peuvent à peine être disséqués.

Usages. — Ce nerf donne le mouvement à tous les muscles de la langue.

2° *Nerfs rachidiens.*

Ils sont au nombre de trente et une paires :

On les divise en *cervicaux*, huit paires ; *dorsaux*, douze paires ; *lombaires*, cinq paires ; *sacrés*, six paires.

Origine. — Ces nerfs prennent naissance sur la moelle épinière par des racines antérieures motrices et des racines postérieures sensitives.

Les *racines antérieures* naissent sur la face antérieure du cordon antérieur de la moelle d'une façon irrégulière, de sorte que l'implantation de ces fibres ne détermine pas un sillon comme cela se voit pour les racines postérieures.

Les *racines postérieures* s'insèrent entre le cordon antéro-latéral et le cordon postérieur.

Elles naissent très-régulièrement sur une ligne qui constitue le sillon collatéral postérieur : elles se mettent en contact avec les cornes postérieures de la substance grise de la moelle épinière.

Les racines des nerfs rachidiens forment pour chaque tronc des faisceaux triangulaires dont le sommet correspond au trou de conjugaison correspondant.

Le faisceau des racines postérieures présente, sur son trajet, un *ganglion*, et ce n'est qu'après avoir traversé ce ganglion que les racines postérieures se confondent avec les racines antérieures.

Le *tronc* des nerfs rachidiens résulte de la réunion des racines ; il n'a que quelques millimètres de longueur et cette longueur est celle du trou de conjugaison dans lequel il est situé.

Il est accompagné par un prolongement de la pie-mère qui lui forme son névrilème, et il est en rapport, dans le trou de conjugaison, avec un plexus veineux situé comme lui dans une gaîne fibreuse formée par la dure-mère.

Arrivés au dehors du trou de conjugaison, les nerfs rachidiens se divisent en deux branches, les branches postérieures et les branches antérieures.

1° Branches postérieures. — Les branches postérieures des nerfs rachidiens se détachent des troncs de ces nerfs, au moment où ceux-ci viennent de traverser le trou de conjugaison. Elles se dirigent immédiatement en arrière et se terminent dans les muscles de la nuque et du dos de même qu'à la peau de ces mêmes régions, de l'épaule et de la partie postérieure du cuir chevelu.

Comme les nerfs rachidiens d'où elles proviennent, ces branches sont au nombre de trente et une.

Les branches postérieures des deux premiers nerfs cervicaux sont connues sous le nom de *sous-occipitales.*

La première, très-courte, se porte en arrière et se termine dans les quatre muscles profonds de la nuque, grand et petit droits postérieurs, grand et petit obliques.

La deuxième, très-volumineuse, connue sous le nom de *nerf occipital d'Arnold,* ou *branche occipitale interne* de M. Cruveilhier, sort du trou de conjugaison qui sépare l'atlas de l'axis et se porte en haut vers la face profonde du grand complexus qu'elle traverse. Elle perfore ensuite l'extrémité supérieure du trapèze et se ramifie en un grand nombre de filaments sensitifs qui se perdent dans la moitié postérieure du cuir chevelu. Dans son trajet, cette branche fournit des rameaux aux muscles grand complexus, petit complexus, splenius, trapèze et transversaire épineux.

Au moment de leur origine, ces deux branches s'envoient un filament qui décrit une courbe en arrière de l'apophyse transverse de l'atlas. De plus, la seconde envoie un filament à la troisième, en arrière de l'axis. C'est à l'ensemble de ces rameaux anastomotiques que M. Cruveilhier a donné le nom de *plexus cervical postérieur.*

Les branches postérieures des six derniers nerfs cervicaux et celle du premier nerf dorsal constituent les *branches cervicales.* Dès leur origine, ces sept branches cervicales cheminent entre le grand complexus d'une part, le transversaire épineux et le transversaire du cou d'autre part, et se portent vers les apophyses épineuses des vertèbres. Arrivées à quelques millimètres de ces apophyses, elles traversent l'insertion du splenius et du trapèze pour se réfléchir en dehors et se terminer dans la peau de la nuque et de l'épaule.

Les branches cervicales donnent à leur origine des rameaux moteurs aux muscles grand complexus, transversaire épineux et transversaire du cou, et des rameaux cutanés à leur terminaison.

Les sept branches suivantes sont connues sous le nom de *branches thoraciques.* Elles sont formées par les branches postérieures des huit premiers nerfs dorsaux, excepté le premier. Ces branches diffèrent des précédentes en ce que, dès leur origine, elles se divisent en deux rameaux : 1° un rameau musculaire qui se place entre les muscles long dorsal et sacro-lombaire auxquels il se distribue; 2° un rameau cutané qui glisse entre le transversaire épineux et le long dorsal, traverse les insertions du grand dorsal pour devenir sous-cutané et se dirige ensuite en dehors en s'épanouissant sous forme de longs filaments à la peau de l'épaule et du dos.

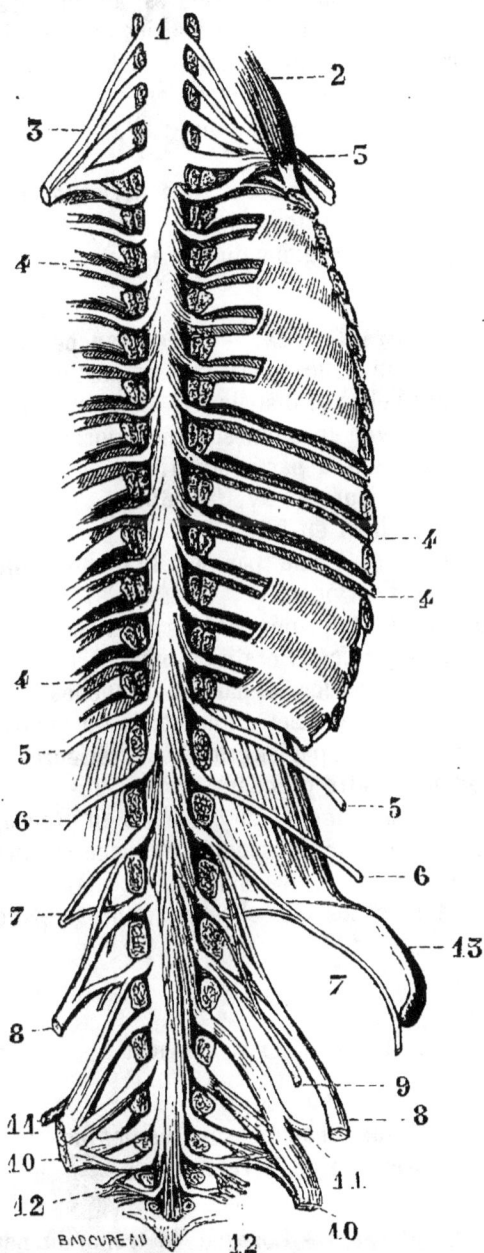

FIG. 60. — Moelle épinière et nerf rachidien.

1. Moelle recouverte de ses membranes. — 2. Muscle scalène antérieur. — 3,3'. Plexus brachial. — 4,4,4,4. Nerfs dorsaux. — 5,5. Douzième nerf dorsal. — 6,6. Premier nerf lombaire. — 7,7. Deuxième nerf lombaire. — 8,8. Nerf crural. — 9. Nerf obturateur. — 10,10. Plexus sacré. — 11. Nerf fessier. — 12. Cinquième et sixième nerfs sacrés.

Toutes les autres branches postérieures, au nombre de quinze, comprenant les quatre dernières dorsales, les cinq lombaires et les six sacrés ont reçu le nom de branches *abdomino-pelviennes*. Ces branches après leur origine se portent en arrière et donnent des filets aux muscles de la masse commune ; elles se distribuent aussi à la peau de la région lombaire.

Quant aux branches postérieures des nerfs sacrés, elles sont toutes très-courtes, et se perdent dans les muscles de la masse commune et dans la peau des régions du sacrum et du coccyx.

2° Branches antérieures. — Les branches antérieures se dirigent en avant et en dehors ; les unes se portent isolément vers les parties auxquelles elles se distribuent, comme les nerfs dorsaux ; les autres se groupent et s'anastomosent pour former des plexus.

On voit deux plexus à la partie supérieure de la moelle, et deux plexus à la partie inférieure. (Voy. fig. 60.)

Ces plexus sont de haut en bas :

1° Le *plexus cervical* formé par les branches antérieures des quatre premiers nerfs cervicaux.

2° Le *plexus brachial* formé par les branches antérieures des quatre derniers nerfs cervicaux et du premier nerf dorsal.

3° Le *plexus lombaire* formé par les branches antérieures des trois premiers nerfs lombaires et d'une partie du quatrième.

4° Le *plexus sacré* formé par les branches antérieures du cinquième nerf lombaire et des quatre premiers nerfs sacrés.

Nous étudierons les branches de ces nerfs en procédant de haut en bas. Nous décrirons par conséquent et successivement le plexus cervical, le plexus brachial, les nerfs intercostaux, le plexus lombaire, le plexus sacré et les branches antérieures des derniers nerfs sacrés.

I. — Plexus cervical.

On donne ce nom aux anastomoses réunies des branches antérieures des quatre premiers nerfs cervicaux.

Constitution du plexus. — Lorsque le tronc du nerf cervical a longé la gouttière supérieure de l'apophyse transverse de la vertèbre sous-jacente, la branche antérieure se porte en avant et donne beaucoup de rameaux qui s'anastomosent avec les branches supérieures et inférieures des nerfs voisins. Ces anastomoses réunies constituent le plexus cervical.

Tableau et résumé des branches du plexus cervical.

CINQ BRANCHES SUPERFICIELLES, DIX PROFONDES.

A. **Plexus cervical superficiel.**

(Formé par les cinq branches superficielles, toutes *cutanées*. Ces branches se dégagent sur le bord postérieur qu'elles embrassent et viennent se placer entre le peaucier et le sterno-mastoïdien.)

- 1° Branche auriculaire. | Peau de la région auriculaire.
- 2° — mastoïdienne... | — de la région mastoïdienne.
- 3° — cervicale transverse...... | — de la partie antérieure du cou.
- 4° — sus-claviculaire.. | — de la partie interne de la clavicule.
- 5° — sus-acromiale. . | — de la partie antérieure de l'épaule.

B. **Plexus cervical profond.**

(Formé par les dix branches profondes, toutes *musculaires*. Elles portent toutes, moins une, les noms des muscles auxquels elles se distribuent.)

- Deux branches ascendantes.......... { Muscle petit droit antérieur de la tête. — droit latéral de la tête.
- Deux branches descendantes.......... { — diaphragme ou nerf phrénique. Branche descendante interne.
- Deux branches antérieures........... { Muscle grand droit antérieur. — long du cou.
- Quatre branches postérieures........... { — sterno - cléido - mastoïdien. — trapèze. — rhomboïde. — angulaire de l'omoplate.

Rapports. — Le plexus est placé au devant des apophyses transverses des vertèbres cervicales, dont il est séparé par les muscles grand droit antérieur et long du cou ; il est recouvert par l'aponévrose prévertébrale, l'artère carotide interne et la veine jugulaire interne et plus superficiellement par le sterno-mastoïdien.

Branches. — Les branches sont au nombre de quinze.

Elles sont divisées en deux groupes : l'un, superficiel (*plexus cervical superficiel, ou cutané*) ; l'autre profond (*plexus cervical profond, ou musculaire*).

A. — *Description du plexus cervical superficiel ou cutané.*

1° Branche auriculaire. — Elle monte vers l'oreille en croisant obliquement la face externe du sterno - mastoïdien. Avant

34.

d'arriver à cette région elle donne quelques rameaux parotidiens, qui
se perdent dans la glande parotide et des rameaux anastomotiques

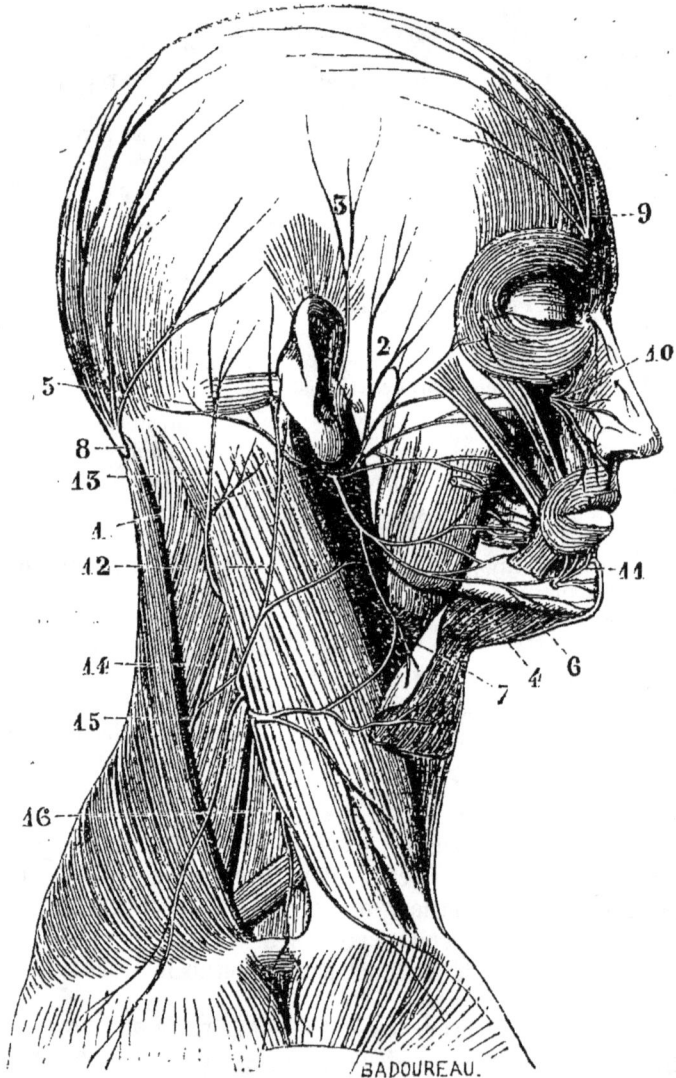

FIG. 61.

1. Nerf facial. — 2. Rameaux temporaux du facial. — 3. Nerf auriculo-temporal.
— 4. Branche inférieure du nerf facial. — 5. Nerf auriculo-occipital. — 6. Rameaux
mentonniers du facial. — 7. Rameaux cervicaux du facial. — 8. Nerf occipital d'Arnold.
— 9. Nerf sus-orbitaire ou frontal. — 10. Nerfs sous-orbitaires. — 11. Nerf mentonnier. — 12. Branche auriculaire du plexus cervical. — 13. Branche mastoïdienne du
plexus cervical. — 14. Rameau du trapèze venant du plexus cervical. — 15. Branche
cervicale transverse du plexus cervical. — 16. Branche sus-claviculaire.

qui se jettent dans la branche inférieure du nerf facial. Elle fournit ensuite en avant de la queue de l'hélix deux rameaux : l'un externe, qui perfore de dedans en dehors le pavillon de l'oreille et se termine dans la peau de l'hélix et de la cavité de la conque ; l'autre interne, destiné à la face interne du pavillon de l'oreille.

2° Branche mastoïdienne. — Elle monte vers l'apophyse mastoïde, en longeant le bord postérieur du sterno-cléido-mastoïdien, et, au niveau de l'apophyse mastoïde, elle envoie une branche qui s'anastomose avec le nerf occipital d'Arnold, et une branche qui s'anastomose avec l'auriculaire.

Elle se distribue à la peau de la région mastoïdienne.

3° Branche cervicale transverse. — Cette branche va à la partie antérieure du cou et donne un rameau ascendant qui s'accole à la jugulaire externe.

A sa terminaison, cette branche fournit des rameaux supérieurs et des rameaux inférieurs qui se perdent dans la peau du cou, depuis le menton jusqu'à la région sternale.

4° Branche sus-claviculaire. — Cette branche se porte en bas et en dedans, à la partie interne de la clavicule et se distribue à la peau qui recouvre la partie supérieure du sternum, du grand pectoral et la partie interne de la clavicule. Elle passe, comme les deux précédentes, entre le sterno-mastoïdien et le peaucier qu'elle traverse plus bas.

5° Branche sus-acromiale. — Elle se dirige vers la partie antérieure de l'épaule et de la poitrine pour se distribuer à la peau qui recouvre la partie antérieure du deltoïde et la partie externe de la clavicule.

B. — *Description du plexus cervical profond ou musculaire.*

Il est formé par les branches profondes du plexus cervical.

Ces branches se distribuent presque toutes à des muscles du voisinage, quelques-unes vont dans des muscles éloignés.

1° et 2° Nerfs des muscles petit droit antérieur et droit latéral. — Ces nerfs sont constitués par deux filaments extrêmement ténus, qui se portent verticalement en haut dans les muscles petit droit antérieur et droit latéral,

3° **Nerf phrénique.** — Situé entre les poumons et le cœur, ce nerf naît par plusieurs filets des quatrième et cinquième paires cervicales, souvent aussi de la troisième paire. (Voy. fig. 62.)

Il contourne la face externe et antérieure du scalène antérieur et descend dans le thorax en dedans de la première côte ; il s'insinue entre la plèvre et le péricarde et arrive jusqu'au diaphragme.

A droite, il est placé entre l'artère et la veine sous-clavière qu'il croise à angle droit ; à gauche, il est parallèle aux artères sous-clavière et carotide primitive, et passe derrière le tronc veineux brachio-céphalique gauche.

Branches. — Au niveau de la première côte, il s'anastomose avec le nerf du muscle sous-clavier.

Au niveau de l'articulation sterno-claviculaire, il reçoit une anastomose du grand sympathique.

Plus bas, entre le péricarde et le cœur, il donne des rameaux au péricarde.

A sa terminaison, il donne des filets *sous-pleuraux* à la face supérieure du diaphragme, au-dessous de la plèvre ; et des filets sous-péritonéaux entre le diaphragme et le péritoine ; quelques-uns de ces derniers se jettent dans le plexus solaire.

De plus, le nerf phrénique gauche envoie quelques filaments au plexus surrénal du même côté, tandis que le nerf phrénique droit en fournit au bord postérieur du foie.

4° **Branche descendante interne.** — Branche nerveuse formée par des filets des deuxième, troisième, quatrième paires cervicales, et, s'anastomosant avec une branche descendante du grand hypoglosse. Elle forme avec elle une anse nerveuse qui embrasse la carotide primitive, la veine jugulaire interne et le nerf pneumogastrique.

Cette anse, située à 3 ou 4 centimètres au-dessus de la clavicule, forme un plexus d'où partent des rameaux qui se rendent aux muscles de la région sous-hyoïdienne, excepté au thyro-hyoïdien.

5° et 6° **Nerfs des muscles grand droit antérieur et long du cou.** — Ce sont des filets nerveux en nombre variable, qui se détachent du plexus cervical profond et qui se portent vers la ligne médiane pour se distribuer dans les muscles grand droit antérieur et long du cou.

7° **Nerf du sterno-mastoïdien.** — Rameau nerveux assez considérable, qui se porte en dehors et se jette dans l'épaisseur du tiers supérieur du sterno-cléido-mastoïdien. Il s'anastomose dans l'épaisseur de ce muscle avec des rameaux du spinal. (Voy. fig. 59.)

8° **Nerf du trapèze**. — Rameau volumineux qui se porte en
dehors, se dégage au-dessous du sterno-cléido-mastoïdien, traverse
la région sus-claviculaire de haut en bas et d'avant en arrière, et se
rend à la face profonde du trapèze.

9° et 10° **Nerfs de l'angulaire et du rhomboïde**. — Ce
sont deux rameaux qui se dégagent au-dessous du bord postérieur

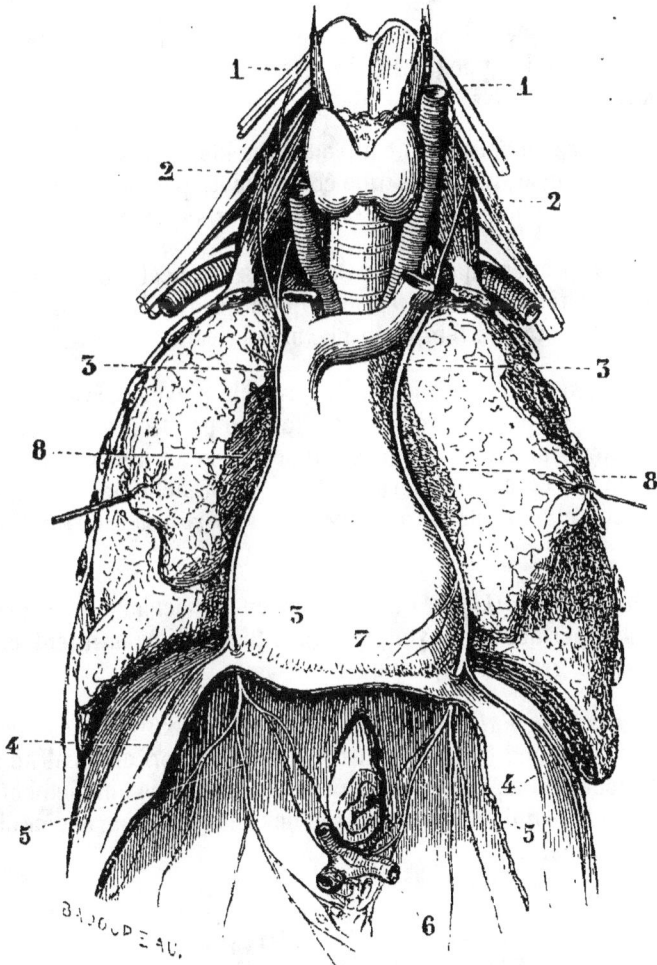

FIG. 62. — Nerf phrénique et péricarde.

1. Quatrième nerf cervical. — 2. Plexus brachial. — 3,3. Nerf phrénique. —
4,4. Rameaux sous-pleuraux du phrénique. — 5,5. Rameaux sous-péritonéaux. —
6. Rameaux du phrénique se portant vers le plexus solaire. — 7. Rameaux du phrénique pour le péricarde. — 8,8. Bord antérieur du poumon écarté.

du sterno-cléido-mastoïdien, et se dirigent en arrière vers l'angle supérieur de l'omoplate, pour se jeter dans l'angulaire et dans le rhomboïde, par leur face profonde. Ces nerfs viennent quelquefois du plexus brachial.

Anastomoses du plexus cervical.

Le plexus cervical s'anastomose avec le pneumogastrique, le spinal, le grand hypoglosse, le grand sympathique et le plexus brachial.

Le *pneumogastrique* reçoit un ou deux filets, très-courts et très-grêles, de l'anse nerveuse que constituent, par leur réunion, les branches antérieures des deux premiers nerfs cervicaux.

Le *spinal* s'anastomose avec le plexus cervical dans l'épaisseur des muscles sterno-mastoïdien et trapèze qui reçoivent des rameaux du spinal et en même temps du plexus cervical.

Le *grand hypoglosse* s'anastomose avec le plexus cervical : 1° par des filets qui se portent de l'arcade formée par la réunion des deux premiers nerfs au tronc du grand hypoglosse, au niveau du point où il contourne la carotide interne; 2° par sa branche descendante qui forme avec celle du plexus cervical l'*anse nerveuse* du grand hypoglosse.

Le *grand sympathique*, dans sa portion cervicale, reçoit par ses ganglions supérieur et moyen, quelques filets qui constituent autant de racines du grand sympathique.

Le *plexus brachial* s'anastomose avec le plexus cervical par un rameau qui descend obliquement du quatrième nerf cervical au cinquième. Quelquefois, cette anastomose est constituée uniquement par le nerf phrénique qui naît par deux racines des quatrième et cinquième paires cervicales.

Origine des branches du plexus cervical.

La *première paire cervicale* fournit, par sa branche antérieure, les rameaux des muscles petit droit antérieur et droit latéral.

La *deuxième paire cervicale* fournit, par sa branche antérieure, le nerf du grand droit antérieur, quelques filets au long du cou, la branche mastoïdienne, un rameau au sterno-mastoïdien et la branche descendante interne.

La *troisième paire cervicale* fournit, par sa branche antérieure, un rameau au sterno-mastoïdien, la branche auriculaire et la branche cervicale transverse.

La *quatrième paire cervicale* fournit, par sa branche antérieure, la principale origine du phrénique, la branche sus-claviculaire et la branche sus-acromiale.

II. — PLEXUS BRACHIAL.

On appelle plexus brachial l'ensemble des anastomoses formées par les branches antérieures des quatre derniers nerfs cervicaux et du premier nerf dorsal. Le plexus est irrégulier et n'a pas de forme distincte.

Rapports. — On peut considérer au plexus brachial trois portions : 1° une portion sus-claviculaire ; 2° une portion claviculaire ; 3° une portion sous-claviculaire.

1° Au-dessus de la clavicule, il est situé d'abord entre les deux scalènes ; plus loin il recouvre le premier espace intercostal et la partie supérieure du muscle grand dentelé ; il est recouvert par l'aponévrose cervicale, l'omoplato-hyoïdien, le peaucier, le sterno-mastoïdien et la peau. 2° Au niveau de la clavicule, il est séparé de cet os par le muscle et les vaisseaux sous-claviers. 3° Au-dessous de la clavicule il est situé en arrière du petit pectoral et du grand pectoral ; en avant du sous-scapulaire, du grand rond et du grand dorsal, en dedans du tendon du sous-scapulaire et de l'articulation scapulo-humérale, et en dehors de l'aponévrose qui limite la base du creux axillaire.

L'artère et la veine sous-clavière sont situés en avant du plexus à la partie supérieure, tandis qu'à la partie inférieure ces vaisseaux sont entourés par les troncs nerveux.

Le plexus brachial est ainsi constitué : la cinquième paire cervicale descend vers la sixième à laquelle elle se réunit pour former un tronc qui se bifurque plus bas, de sorte que ces deux nerfs réunis représentent la lettre X. La huitième paire cervicale se porte en dehors et se réunit à la première dorsale. De la réunion de ces deux branches résulte un tronc qui se divise également plus bas en deux branches à la manière d'une X. La septième paire cervicale

intermédiaire aux deux troncs précédents marche isolément et se
bifurque de manière à former un Y dont les branches vont se
réunir aux branches les plus voisines des deux X. (Voilà ce qu'on a
coutume de dire dans les livres et dans les cours. La comparaison
n'est pas très-heureuse.)

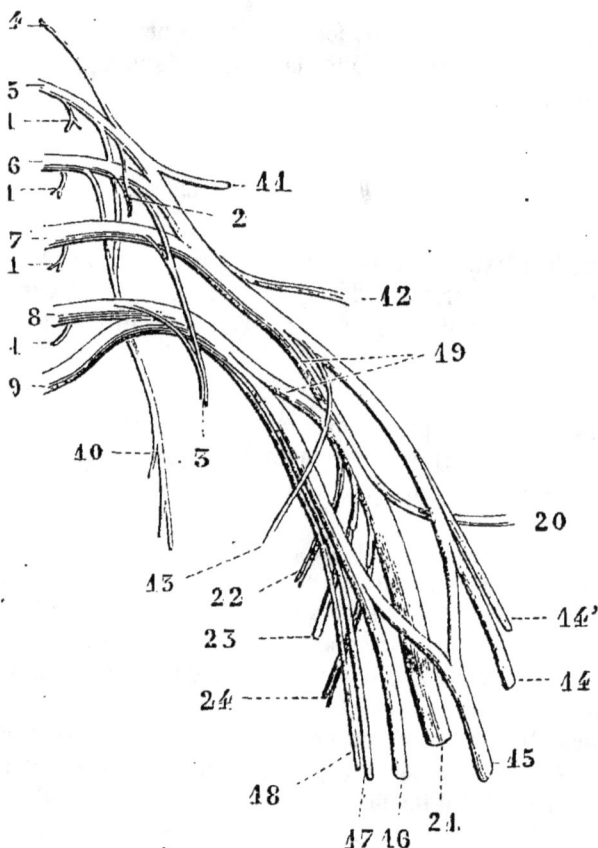

FIG. 63. — Plexus brachial.

1,1,1. Rameaux des scalènes. — 2. Nerf du sous-clavier. — 3. Nerf du grand
pectoral. — 4. Rameau descendant du quatrième nerf cervical. — 5. Cinquième nerf
cervical. — 6. Sixième nerf cervical. — 7. Septième nerf cervical. — 8. Huitième
nerf cervical. — 9. Premier nerf dorsal. — 10. Nerf du grand dentelé. — 11. Nerf de
l'angulaire. — 12. Nerf sus-scapulaire. — 13. Nerf du petit pectoral. — 14. Musculo-
cutané. — 15. Médian. — 16. Cubital. — 17. Brachial cutané interne. — 18. Accessoire du brachial cutané interne. — 19. Réunion de la septième et de la huitième paire
allant former le nerf radial. — 20. Nerf circonflexe. — 21. Nerf radial. — 22. Nerf du
sous-scapulaire. — 23. Nerf du grand rond. — 24. Nerf du grand dorsal.

Tableau des branches du plexus brachial.

DOUZE BRANCHES COLLATÉRALES, SIX TERMINALES.

A. Branches collatérales.

(Les douze branches collatérales se distribuent aux muscles qui entourent le creux axillaire ; elles portent toutes, moins la douzième, le nom de ces muscles.)

Trois branches antérieures.
- Nerf du sous-clavier.
- — du petit pectoral.
- — du grand pectoral.

Sept branches postérieures.
- Nerf sus-scapulaire ou du sus-épineux et du sous-épineux.
- — supérieur du sous-scapulaire.
- — inférieur du sous-scapulaire.
- — du grand rond.
- — du grand dorsal.
- — du rhomboïde.
- — de l'angulaire de l'omoplate.

Deux branches inférieures.
- Nerf du grand dentelé.
- — accessoire du brachial cutané interne.

B. Branches terminales.

(Les six branches terminales sont toutes destinées à la peau et aux muscles du membre supérieur.)
- Nerf brachial cutané interne.
- — musculo-cutané.
- — axillaire ou circonflexe.
- — médian.
- — cubital.
- — radial.

Résumé du plexus brachial.

Le plexus brachial, formé par les branches antérieures des quatre derniers nerfs cervicaux et du premier nerf dorsal, fournit douze branches collatérales indiquées dans le tableau et six branches terminales dont voici le résumé :

1° *Nerf brachial cutané interne.* — Ce nerf se distribue uniquement à la peau de la moitié interne de l'avant-bras.

2° *Nerf musculo-cutané.* — Il se distribue aux trois muscles antérieurs du bras, s'anastomose dans le bras avec le médian et se termine dans la peau de la moitié externe de l'avant-bras.

3° *Nerf axillaire ou circonflexe.* — Ce nerf contourne la partie postérieure du col chirurgical de l'humérus et se porte au deltoïde, à l'articulation, au petit rond et à la peau de la partie postérieure de l'épaule.

4° *Nerf médian*. — Ce nerf fournit : 1° *au bras*, l'anastomose du musculo-cutané ; 2° *à l'avant-bras*, des rameaux moteurs à tous les muscles de la région antérieure excepté au cubital antérieur et à la moitié interne du fléchisseur profond ; il fournit aussi au-dessus du poignet un rameau palmaire cutané qui perfore l'aponévrose et se rend à la peau de la paume de la main ; 3° *à la main*, des rameaux cutanés qui forment les collatéraux palmaires du pouce, de l'index, du médius et l'externe de l'annulaire, et des rameaux moteurs pour les trois muscles de l'éminence thénar et les deux premiers lombricaux.

5° *Nerf cubital*. — Il descend le long du bras, passe derrière l'épitrochlée et commence à fournir des rameaux au-dessous du coude. Il anime à l'avant-bras le cubital antérieur et la moitié interne du fléchisseur profond des doigts et donne une anastomose au brachial cutané interne, il fournit les rameaux moteurs de tous les muscles de l'éminence hypothénar, des deux derniers lombricaux et de tous les interosseux qui comprennent l'adducteur du pouce ; il fournit en outre les rameaux collatéraux palmaires de l'auriculaire, l'interne de l'annulaire et les rameaux collatéraux dorsaux de l'auriculaire, de l'annulaire et l'interne du médius. Il donne en outre quelques filets à l'articulation du coude.

6° *Nerf radial*. — 1° *Au bras*, il fournit les rameaux moteurs du triceps et les rameaux cutanés des parties postérieure et externe du bras ; 2° *à l'avant-bras*, il anime les quatre muscles de la région externe et les huit muscles de la région postérieure et donne une anastomose au musculo-cutané ; 3° *à la main*, il fournit les collatéraux dorsaux du pouce, de l'index et l'externe du médius.

Anastomoses. — Le plexus brachial s'anastomose avec le plexus cervical et avec le grand sympathique.

Description des branches du plexus brachial.

A. — Branches collatérales.

1° **Nerf du sous-clavier**. — Ce nerf petit et grêle se porte en bas, en avant du plexus brachial et se jette dans le muscle sous-clavier où il se distribue après avoir envoyé un rameau anastomotique au nerf phrénique en avant du scalène antérieur.

2° **Nerf du petit pectoral**. — Ce rameau passe en arrière de l'artère sous clavière et se termine entre les deux pectoraux auxquels il se distribue.

3° **Nerf du grand pectoral**. — Ce nerf se porte en avant des vaisseaux sous-claviers et vient se distribuer uniquement à la face profonde du grand pectoral. Après avoir croisé les vaisseaux sous-claviers, ce nerf envoie à celui du petit pectoral une anastomose dont la concavité supérieure embrasse les vaisseaux sous-claviers.

4° **Nerf sus-scapulaire**. — Ce nerf se porte en arrière et se place au-dessous du trapèze et de l'omoplato-hyoïdien. Il arrive dans la fosse sus-épineuse en passant à travers l'échancrure coracoïdienne convertie en trou par un ligament, tandis que les vaisseaux sus-scapulaires passent par-dessus. Ce nerf sort ensuite de la fosse sus-épineuse en contournant le bord externe de l'épine de l'omoplate, et se distribue aux muscles sus-épineux et sous-épineux.

5° et 6° **Nerfs supérieur et inférieur du sous-scapulaire**. — Ces deux branches nerveuses naissent du plexus et se jettent immédiatement, l'une dans la petite supérieure du muscle sous-scapulaire, l'autre dans sa partie inférieure. On rencontre quelquefois une troisième branche destinée à ce muscle.

7° **Nerf du grand rond**. — Cette branche descend au devant du sous-scapulaire, contourne son bord inférieur et se jette dans le grand rond.

8° **Nerf du grand dorsal**. — Il a le même trajet que le précédent et vient se jeter à la face profonde du grand dorsal vers le bord externe de l'omoplate.

9° **Nerf du rhomboïde**. — Ce nerf se porte en arrière et en dedans, glisse entre le scalène postérieur et l'angulaire, et se termine à la face profonde du rhomboïde.

10° **Nerf de l'angulaire**. — Comme le précédent, ce nerf vient quelquefois du plexus cervical, il contourne le scalène postérieur et se jette à la face profonde de l'angulaire.

11° **Nerf du grand dentelé**. — Branche très-volumineuse qui descend verticalement sur la face externe du grand dentelé auquel elle se distribue. Chaque digitation du grand dentelé est pourvue d'une branche nerveuse.

12° **Nerf accessoire du brachial cutané interne**. — Ce petit rameau nerveux suit le bord inférieur du plexus brachial et passe en avant du grand rond et du grand dorsal. Il perfore ensuite l'aponévrose brachiale à sa partie supérieure, devient sous-cutané jusqu'au niveau du coude. Ce nerf s'anastomose à sa terminaison avec le brachial cutané interne. Dans son trajet il donne des rameaux à la peau de la partie interne du bras et s'anastomose à son origine avec le rameau perforant latéral des deuxième et troisième nerfs intercostaux.

B. — Branches terminales.

Nerf brachial cutané interne. — Ce nerf naît de la partie inférieure du plexus brachial et se porte vers la face interne du bras, appliqué au-dessous de l'aponévrose et dans une direction parallèle à celle de la veine basilique. (Voy. fig. 64.)

Arrivé au tiers supérieur du bras, il perfore l'aponévrose brachiale avec la veine basilique et devient sous-cutané. Il accompagne la veine avec laquelle il affecte des rapports très-variables, jusqu'au niveau de l'épitrochlée où il se bifurque en branche antérieure et branche postérieure.

La *branche antérieure* se divise en plusieurs rameaux, dont les uns passent en avant et les autres en arrière de la veine médiane basilique. Ces rameaux descendent en se subdivisant et se distribuent à la peau de la moitié interne et antérieure de l'avant-bras, jusqu'au niveau du carpe.

Ces rameaux s'anastomosent sur la ligne médiane avec des rameaux semblables du musculo-cutané et vers le tiers inférieur de l'avant-bras avec un rameau perforant du nerf cubital.

La *branche postérieure* passe en arrière de l'épitrochlée et se distribue à la peau de la moitié interne et postérieure de l'avant-bras.

Vers le coude le brachial cutané interne reçoit la terminaison de l'accessoire, branche collatérale du plexus.

Nerf musculo-cutané. — Ce nerf prend naissance sur le plexus brachial avec la racine externe du nerf médian. Il se dirige en bas et en dehors, traverse le muscle coraco-brachial, se place ensuite entre le brachial antérieur et le biceps, arrive sur le côté externe du tendon de ce muscle, et là il perfore l'aponévrose pour devenir sous-cutané. (Voy. fig. 64.)

A ce niveau il se divise en plusieurs rameaux dont les uns passent en avant, les autres en arrière de la veine médiane céphalique et se distribuent en se ramifiant à la peau de la moitié externe des deux faces de l'avant-bras.

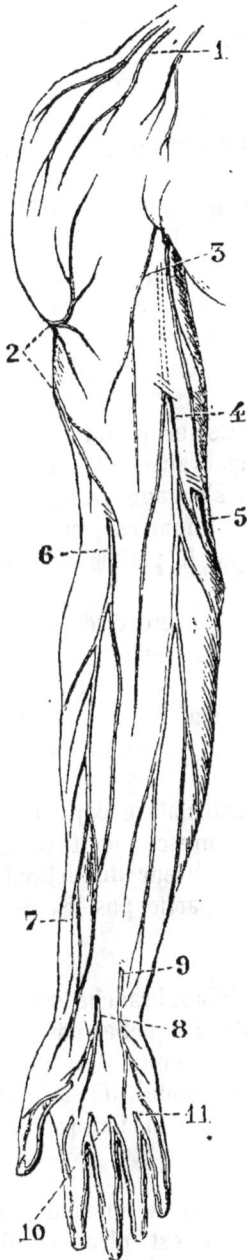

FIG. 64. — Nerfs superficiels du membre
supérieur.

1. Rameaux du plexus cervical superficiel.—
2,3. Rameaux cutanés du radial. — 4,5. Brachial
cutané interne. — 6,7. Rameaux cutanés du musculo-cutané. — 8. Anastomose du radial avec le
précédent. — 9. Anastomose du cubital avec le
brachial cutané interne. — 10,11. Rameaux collatéraux des doigts.

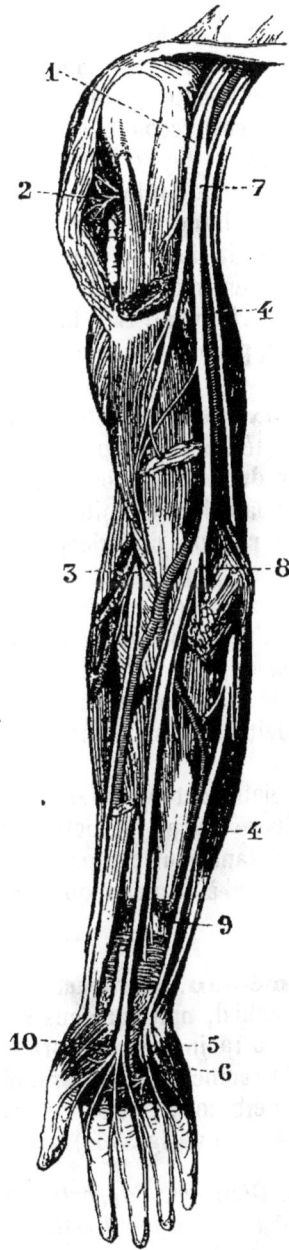

FIG. 65. — Nerfs profonds du
membre supérieur.

1. Musculo-cutané. — 2. Circonflexe ou axillaire.— 3. Radial.—
4. Cubital. — 5. Branche profonde
ou motrice du cubital à la main. —
6. Branche superficielle ou cutanée.
— 7,8,9,10. Médian.

Dans sa moitié supérieure, profonde ou motrice, ce nerf donne des rameaux moteurs aux muscles coraco-brachial, biceps et brachial antérieur, et il reçoit une anastomose du nerf médian vers le milieu du bras. (Voy. fig. 65.)

Dans sa moitié inférieure, superficielle ou cutanée ce nerf s'anastomose sur la ligne médiane avec les ramifications du brachial cutané interne ; à la face antérieure de l'avant-bras, il s'anastomose à quelques centimètres au-dessus du poignet avec un rameau perforant du nerf radial. Ses filets les plus éloignés peuvent être suivis jusqu'à la peau de l'éminence thénar.

Nerf axillaire ou circonflexe. — Ce nerf prend naissance à la partie postérieure et supérieure du plexus brachial. Il croise le bord inférieur du muscle sous-scapulaire et s'engage aussitôt dans un espace quadrilatère limité en dehors par l'humérus, en dedans par la longue portion du triceps, en haut par le petit rond, et en bas par le grand rond.

Après avoir traversé cet espace avec l'artère circonflexe postérieur qui l'accompagne, ce nerf décrit une courbe autour de la moitié postérieure du col chirurgical de l'humérus et se divise en un grand nombre de branches terminales qui se rendent à la face profonde du muscle deltoïde dans sa moitié supérieure et à l'articulation scapulo-humérale.

Immédiatement après sa sortie du quadrilatère déjà indiqué, le nerf axillaire fournit un petit rameau au muscle petit rond et un rameau cutané qui contourne le bord postérieur du deltoïde pour se distribuer à la peau qui recouvre la partie postérieure de ce muscle.

Nerf médian. — *Origine.* — Le nerf médian, branche terminale du plexus brachial, naît par deux racines entre lesquelles passe l'artère axillaire. La racine externe forme un tronc commun avec le musculo-cutané, la racine interne se réunit au nerf cubital, de sorte que ces deux derniers nerfs et les deux racines du nerf médian représentent la lettre M. (Voy. fig. 66.)

Trajet. Direction. Rapports. — 1° Au bras, le médian se dirige en bas et accompagne l'artère humérale. Il est placé en dehors d'elle à sa partie supérieure, en avant d'elle et quelquefois en arrière à la partie moyenne, et en dedans d'elle à sa partie inférieure. Comme cette artère il longe le bord interne du biceps et peut être senti à travers la peau chez les sujets amaigris. — 2° A l'avant-bras, il passe avec l'artère humérale en arrière de l'expansion aponévrotique du biceps, en dedans du tendon de ce muscle, s'insinue entre

p faisceau coronoïdien et le faisceau épithrochléen du rond prona-
eur, traverse ensuite l'insertion supérieure du fléchisseur super-
|ciel des doigts et glisse de haut en bas jusqu'à la gouttière du
arpe entre les deux fléchisseurs communs. Dans ce trajet antì-
rachial le nerf médian est accompagné jusqu'à la paume de la main
ar l'artère du nerf médian qui vient de l'interosseuse antérieure.
— 3° A la main, le nerf médian traverse de haut en bas la gout-
ière du carpe en avant du tendon du fléchisseur propre du pouce,
t en dehors des tendons du fléchisseur commun superficiel des
oigts. Il se place ensuite au-dessous de l'aponévrose palmaire et
)urnit à ce niveau des branches terminales.

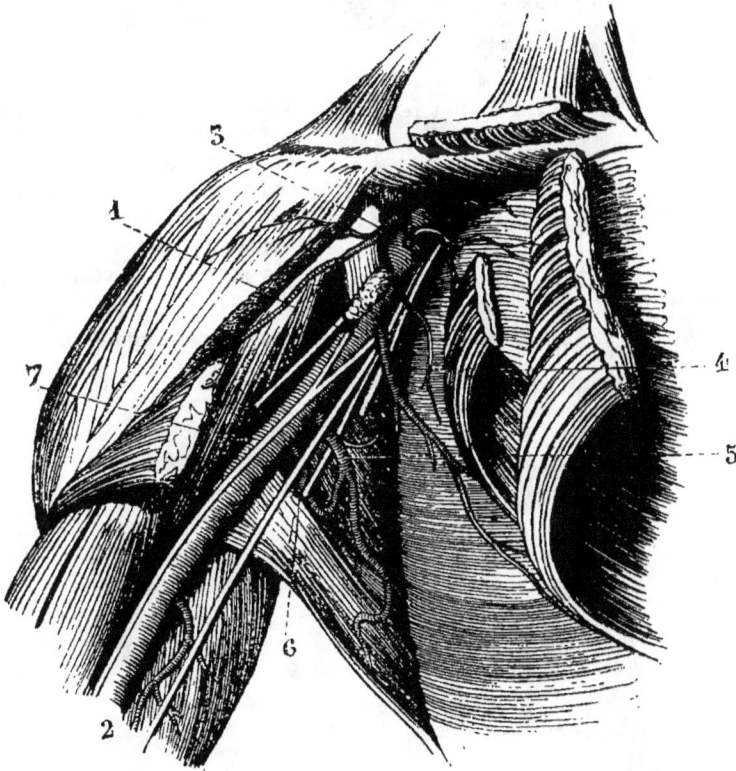

1. 66. — Montrant les parois postérieure et interne du creux axillaire.
    Le petit pectoral et le grand pectoral ont été incisés et rejetés en
    dedans.

1. Artère axillaire. — 2. A. humérale, accompagnée du nerf médian. — 3. A. acromio-
;acique. — 4. A. thoracique inférieure. — 5. A. scapulaire inférieure. — 6. A. cir-
flexe postérieure. — 7. A. circonflexe antérieure.

Branches. — 1° Au bras, ce nerf fournit une seule branche, c'est l'anastomose qui se porte vers le musculo-cutané, en arrière du biceps. — 2° A l'avant-bras, le nerf médian donne des rameaux de nombre et d'origine variables. Parmi ces rameaux, la plupart se distribuent aux muscles de la région antérieure de l'avant-bras,

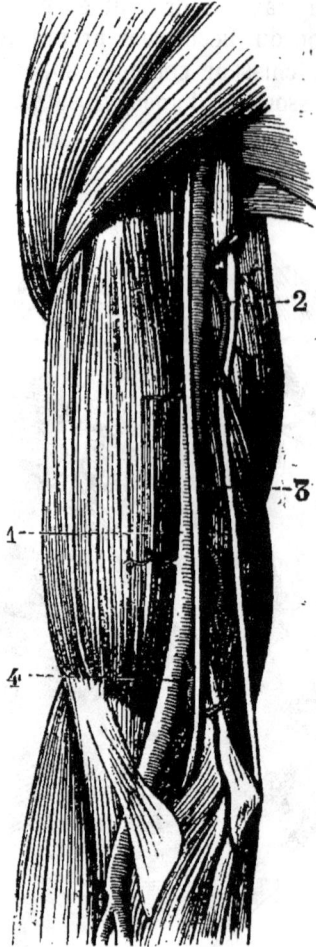

Fig. 67. — Muscles du bras et artère humérale. On y voit l'artère humérale accompagnée par le nerf médian passant en arrière de l'expansion aponévrotique du biceps, et la coupe de la veine humérale.

1. Artère humérale. — 2. A. collatérale externe. — 3. A. du brachial antérieur. — 4. A. collatérale interne.

excepté au cubital antérieur et à la moitié interne du fléchisseur profond, c'est-à-dire aux muscles rond pronateur, grand palmaire, petit palmaire, fléchisseur commun superficiel des doigts, fléchisseur propre du pouce, moitié externe du fléchisseur commun profond des doigts et carré pronateur. Le rameau du carré pronateur, connu sous le nom de *nerf interosseux*, descend le long de la face antérieure du ligament interosseux, se distribue au carré pronateur et se termine dans les articulations du carpe. Avant d'arriver au poignet, le nerf médian fournit un petit rameau, le palmaire cutané qui perfore la partie inférieure de l'aponévrose antibrachiale pour venir se perdre dans la peau du milieu de la paume de la main. — 3° A la main, ce nerf fournit plusieurs branches terminales. Ces branches sont, de dehors en dedans : 1° une branche motrice qui se distribue aux trois muscles de l'éminence thénar; 2° le nerf collatéral externe du pouce; 3° le collatéral interne du pouce; 4° le nerf collatéral externe de l'index, qui donne un filet au premier lombrical; 5° une branche nerveuse qui anime le second lombrical et qui se divise au niveau du deuxième espace interdigital en collatéral interne de l'index et collatéral externe du médius; 6° une branche nerveuse analogue qui se porte vers le troisième espace interdigital, pour constituer le nerf collatéral interne du médius et le collatéral externe de l'annulaire.

Nerf cubital. — *Origine.* — Ce nerf naît par un tronc commun avec la racine interne du nerf médian. (Voy. fig. 66.)

Direction. Trajet. Rapports et Branches. — 1° Au bras, le nerf cubital se porte verticalement en bas dans la gaîne même du triceps sans fournir de rameaux; il suit la direction de l'artère humérale et du médian, dont il est séparé par la cloison aponévrotique intermusculaire interne du bras. — 2° A l'avant-bras, ce nerf passe en arrière de l'épitrochlée au-dessous du pont tendineux que lui forment les insertions supérieures du muscle cubital antérieur; il se place ensuite à la face profonde de ce muscle, jusqu'au tiers moyen de l'avant-bras. A ce niveau, il rencontre l'artère cubitale, se place à son côté interne et se bifurque bientôt à quelques centimètres au-dessus de la tête du cubitus, où il fournit une branche antérieure palmaire et une branche postérieure dorsale.

Dans son trajet antibrachial, le nerf cubital anime le muscle cubital antérieur et la moitié interne du fléchisseur profond, et fournit un rameau perforant qui va s'anastomoser dans la peau avec le brachial cutané interne. — 3° A la main. La *branche antérieure* ou *palmaire* accompagne l'artère cubitale, passe en avant du ligament annulaire antérieur du carpe, traverse ce ligament et se divise ensuite en deux rameaux, l'un profond ou musculaire, l'autre superficiel ou cutané. (Voy. fig. 65.)

Le rameau profond, ou musculaire, traverse les muscles de l'éminence hypothénar et se place au devant des muscles interosseux où il décrit une courbe à concavité supérieure. Cette branche donne un grand nombre de filets, aux muscles de l'éminence hypothénar, aux deux derniers lombricaux, à tous les interosseux et à l'adducteur du pouce qui représente le premier interosseux palmaire.

Le rameau superficiel, ou cutané, descend verticalement en bas le long de la partie externe de l'éminence hypothénar et fournit deux branches : l'interne, qui forme le nerf collatéral interne du petit doigt, et l'externe, qui donne les nerfs collatéraux de l'espace interdigital qui sépare le petit doigt de l'annulaire.

La *branche postérieure*, ou *dorsale*, née à quelques centimètres au-dessus de l'extrémité inférieure du cubitus, se porte en arrière et en bas. Elle passe derrière la tête de cet os et se divise plus bas en plusieurs rameaux qui constituent les nerfs collatéraux dorsaux de l'auriculaire, de l'annulaire et le collatéral dorsal interne du médius.

Nerf radial. — *Origine.* — Le nerf radial naît d'un tronc commun avec l'axillaire à la partie postérieure du plexus brachial.

Direction. Trajet. Rapports. — Ce nerf, le plus volumineux des troncs nerveux du membre supérieur, se porte en bas, en arrière et en dehors. Il croise la face antérieure des tendons du grand dorsal et du grand rond, glisse ensuite de haut en bas et de dedans en dehors dans la gouttière de torsion, en contournant la face postérieure de l'humérus. Dans ce trajet, il est contenu dans l'épaisseur du triceps et sépare le vaste interne du vaste externe.

Arrivé à la partie externe du bras, le nerf radial se porte en avant, dans l'interstice celluleux qui sépare le brachial antérieur du long supinateur ; puis, il se divise au niveau de l'épicondyle en deux branches : l'une, profonde ou musculaire, l'autre, superficielle ou cutanée.

Branches. — 1° Au bras, le nerf radial fournit des rameaux moteurs aux trois portions du muscle triceps, et à l'anconé qui reçoit la terminaison du rameau du vaste externe. Il fournit aussi plusieurs rameaux cutanés qui se distribuent à la peau des parties postérieure et externe du bras. Avant sa bifurcation, au niveau de l'épicondyle, il donne des rameaux au long supinateur et au premier radial externe.

2° A l'avant-bras et à la main, la branche profonde ou musculaire traverse la partie supérieure du court supinateur et se divise en un grand nombre de rameaux, entre les deux couches musculaires de la région postérieure de l'avant-bras. Ces rameaux se distribuent aux huit muscles de cette région, ainsi qu'au muscle court supinateur et second radial externe, les deux muscles profonds de la région externe.

La branche superficielle, ou cutanée, passe entre les muscles radiaux, descend parallèlement au radius, en arrière duquel elle est située, et se divise en plusieurs rameaux qui constituent les nerfs collatéraux dorsaux du pouce, de l'index, et le collatéral dorsal externe du médius. Ces branches terminales s'anastomosent sur la ligne médiane, à la face dorsale de la main, avec les branches terminales dorsales du cubital qui constituent avec elles une arcade à concavité supérieure.

III. — NERFS INTERCOSTAUX.

On donne le nom de nerfs intercostaux aux branches antérieures des nerfs dorsaux. Ils sont au nombre de douze de chaque côté. ‹

Ces nerfs présentent à étudier des caractères communs à tous ces organes et des caractères particuliers pour un grand nombre d'entre eux.

Caractères communs.

Les branches antérieures des nerfs dorsaux prennent naissance aussitôt que le tronc dorsal a franchi le trou de conjugaison.

Tandis que la branche postérieure qui naît au même niveau, se porte en arrière, la branche antérieure se porte dans l'espace intercostal, sous le nom de *nerf intercostal* dans toute l'étendue de cet espace.

Immédiatement après son origine, le nerf intercostal s'anastomose par deux filaments avec les deux ganglions du grand sympathique les plus voisins. De ces deux filaments, l'un est ascendant, et l'autre descendant.

Après s'être anastomosé avec le grand sympathique, le nerf se dirige en dehors dans l'espace intercostal correspondant, se place entre le feuillet pariétal de la plèvre et le muscle intercostal externe, et gagne l'interstice des deux muscles intercostaux, en se plaçant dans la gouttière de la côte, au-dessous de l'artère et de la veine intercostales. Arrivé vers la partie moyenne de l'espace intercostal, le nerf abandonne la côte, se place à égale distance des deux os qui limitent l'espace. Il en suit toute la longueur, jusqu'à son extrémité antérieure où il se termine. Au niveau du point où le nerf est placé entre le muscle intercostal externe et la plèvre, on peut l'apercevoir par transparence à travers cette séreuse.

Dans son trajet entre les muscles intercostaux, ce nerf fournit des rameaux moteurs nombreux et peu développés à ces deux muscles. Il fournit, en outre, vers sa partie moyenne un rameau anastomotique qui croise la face interne de la côte qui est au-dessous pour se porter sur le nerf intercostal le plus voisin.

Il fournit aussi deux branches cutanées : l'une, par sa partie moyenne; l'autre, par sa partie antérieure ou terminale. Ces deux branches constituent le rameau perforant latéral, et le rameau perforant antérieur.

Le *rameau perforant latéral* perfore de dedans en dehors la partie moyenne du muscle intercostal externe et le grand dentelé, arrive au-dessous de la peau et se divise en filaments antérieurs et postérieurs qui se dirigent horizontalement en avant et en arrière pour se perdre dans la peau des régions correspondantes.

Le *rameau perforant antérieur* traverse la partie la plus antérieure de l'espace intercostal et se porte au-dessous de la peau pour se diviser en rameaux internes, externes, supérieurs et inférieurs qui se distribuent à la peau de cette région. Parmi ces rameaux, les externes sont les plus longs et se portent au devant du rameau perforant latéral.

Caractères particuliers.

Premier nerf intercostal. — Ce nerf se distingue des autres par les deux caractères suivants : 1° la plus grande partie des tubes qui le constituent sort du thorax, en passant sur le col de la première côte et se jette dans le plexus brachial; 2° l'autre portion, qui constitue le nerf intercostal proprement dit, présente un petit volume, et elle est dépourvue de rameau perforant latéral.

Deuxième et troisième nerfs intercostaux. — Ces deux nerfs présentent tous les caractères communs indiqués plus haut, moins un : le rameau perforant latéral, au lieu de se porter directement en avant et en arrière dans la peau des parties latérales du thorax, se porte en dehors dans la peau qui recouvre le creux de l'aisselle. De plus, le rameau perforant latéral de ces deux nerfs s'anastomose au niveau du creux de l'aisselle avec le nerf accessoire du brachial cutané interne.

Quatrième et cinquième nerfs intercostaux. — Ces deux nerfs présentent tous les caractères communs des nerfs intercostaux ; seulement ils fournissent de plus des rameaux sensitifs assez volumineux, qui vont se distribuer à la peau de la mamelle et du mamelon.

Sixième et septième nerfs intercostaux. — Ces nerfs se distinguent des autres par quelques rameaux qu'ils fournissent à la partie supérieure des muscles de la paroi abdominale.

Les cinq derniers nerfs intercostaux présentent les caractères suivants : arrivés à la partie antérieure de l'espace intercostal correspondant, ces nerfs perforent les insertions du diaphragme en croisant la face interne des cartilages des fausses côtes, s'insinuent entre les muscles abdominaux auxquels ils se distribuent et viennent se terminer par deux rameaux perforants antérieurs. L'un de ces rameaux traverse de dehors en dedans la gaîne du muscle droit et perfore le bord interne de ce muscle d'arrière en avant pour s'épanouir dans la peau, sur la ligne médiane. L'autre rameau s'épanouit dans la peau de la paroi abdominale, au niveau du bord externe du muscle droit. De sorte qu'il existe le long du muscle droit deux séries de rameaux perforants antérieurs, l'une suivant son bord interne, l'autre suivant son bord externe.

Les cinq derniers nerfs intercostaux présentent un rameau perforant latéral, qui devient de plus en plus oblique en bas, à mesure qu'on se rapproche du dernier. Celui-ci, en effet, est presque vertical, très-développé, et se porte dans la peau de la région fessière.

IV. — PLEXUS LOMBAIRE.

Tableau des branches du plexus lombaire.

Quatre branches collatérales.
- Nerf grand abdo-mino-génital.
  - Rameau abdominal.
  - — génital.
- Nerf petit abdo-mino-génital.
  - — abdominal.
  - — génital.
- Nerf génito-crural
  - — crural.
  - — génital.
- Nerf fémoro-cutané.
  - — fémoral.
  - — fessier.

Trois branches terminales.
- Nerf lombo-sacré. | Se jette dans le plexus sacré..
- Nerf obturateur.
  - Rameaux musculaires.
  - — cutanés.
  - — anastomotiques.
- Nerf crural.....
  - Rameaux collatéraux pour le psoas iliaque.
  - Rameaux terminaux.
    - Nerf musculo-cutané interne.
    - Nerf musculo-cutané externe.
    - Nerf saphène interne (cutané).
    - Nerf du triceps (moteur).

35.

Résumé du plexus lombaire.

1° Branches collatérales. — Elles se distribuent à la partie inférieure des muscles de la paroi abdominale, au carré des lombes, au crémaster, à la peau du pli de l'aîne, du pubis, du scrotum chez l'homme et de la grande lèvre chez la femme ; à la peau de la fesse et de la face antérieure de la cuisse.

2° Branches terminales. — Elles se distribuent aux muscles psoas-iliaque et obturateur externe ; à tous les muscles des régions antérieure et interne de la cuisse, et à la peau des régions interne et antérieure de la cuisse, antérieure du genou, interne de la jambe et du pied.

Le nerf *lombo-sacré* se rend directement au plexus sacré.

Le nerf *obturateur* traverse le trou obturateur et se distribue aux muscles obturateur externe, droit interne, et aux trois adducteurs ; il donne en outre des rameaux à la peau de la partie interne du genou.

Le nerf *crural* se porte dans la gaîne du psoas-iliaque, fournit des rameaux à ce muscle et donne à la cuisse : 1° un rameau musculaire pour le triceps ; 2° un rameau cutané, *saphène interne* pour la peau des parties internes du genou, de la jambe et du pied ; 3° deux rameaux musculo-cutanés pour la peau de la partie antérieure de la cuisse et du genou et pour les muscles couturier, pectiné et premier adducteur.

3° Anastomoses. — Chaque nerf concourant à la formation du plexus lombaire reçoit une racine des deux ganglions du grand sympathique les plus voisins. Le premier nerf lombaire reçoit une anastomose du dernier nerf dorsal, tandis que le dernier, réuni à une partie du quatrième, se jette dans le plexus sacré sous le nom de nerf lombo-sacré.

Description du plexus lombaire.

Ce plexus, de forme très-irrégulière et formé par les branches antérieures des trois premiers nerfs lombaires et d'une partie de la quatrième, est situé sur les côtés de la colonne lombaire dans l'épaisseur même du muscle psoas. Les nerfs qui le constituent sont en contact immédiat avec la chair du muscle. C'est aussi à la surface même de ce muscle qu'on voit l'émergence de toutes les branches nerveuses qui proviennent du plexus lombaire. Nous avons déjà vu que ces branches sont au nombre de sept, dont quatre collatérales, trois terminales.

1° **Nerf grand abdomino-génital** (1). — C'est une branche collatérale qui part du premier nerf lombaire et se porte immédiatement en dehors. Ce nerf passe en avant du carré des lombes, en arrière du rein, devient ensuite un peu oblique en dehors et en bas, perfore le muscle transverse et chemine dans l'épaisseur des muscles de la paroi abdominale jusqu'à l'épine iliaque antérieure et supérieure. Arrivé là, il se divise en deux rameaux.

L'un, ou *rameau abdominal*, continue la direction du nerf et se dirige vers la ligne blanche en se distribuant à tous les muscles de paroi abdominale. L'autre, ou *rameau génital*, se porte dans le canal inguinal qu'il traverse, sort du canal par l'orifice cutané et se divise en plusieurs ramifications cutanées qui se distribuent à la peau du pubis et du scrotum chez l'homme, de la grande lèvre chez la femme.

Avant sa bifurcation ce nerf fournit plusieurs ramifications aux muscles de la paroi admominale et au carré des lombes.

2° **Nerf petit abdomino-génital** (2). — Ce nerf est parallèle au précédent, suit la même direction et décrit comme lui autour du tronc une demi-ceinture oblique en bas et en avant depuis la région des reins jusqu'au pli de l'aine. Il a la même origine que le précédent, et il se place au-dessous de lui. jusqu'à l'épine iliaque antérieure et supérieure. Arrivé là, on le voit souvent se jeter dans le nerf grand abdomino-génital avec lequel il confond ses fibres et dont il partage la terminaison. Quelquefois il envoie seulement à ce nerf une branche anastomotique et continue son trajet dans le canal inguinal pour se ramifier dans la peau du pubis et du scrotum chez l'homme, et de la grande lèvre chez la femme.

Ce nerf représente le précédent moins le rameau abdominal.

3° **Nerf fémoro-cutané** (3). — Ce nerf sort du psoas vers la partie moyenne du muscle, il se dirige ensuite obliquement en dehors et en avant jusqu'à l'échancrure qui sépare les deux épines

---

(1) On a encore appelé ce nerf : abdomino-génital supérieur, grand abdominal, musculo-cutané supérieur, ilio-scrotal, abdomino-scrotal.

(2) On a encore appelé ce nerf : abdomino-génital inférieur, petit abdominal, musculo-cutané moyen, petit abdomino-scrotal.

(3) Encore appelé inguinal externe, musculo-cutané inférieur, inguino-cutané, fémoral cutané externe.

iliaques antérieures, et dans ce trajet il est situé dans le tissu cellulaire sous-aponévrotique du muscle iliaque. Arrivé à l'échancrure il passe en s'aplatissant au-dessous de l'arcade crurale et se divise aussitôt en deux rameaux : un rameau fémoral et un rameau fessier.

Le *rameau fémoral* descend verticalement le long de la partie antérieure et externe de la cuisse et se distribue à la peau de cette région jusqu'au genou.

Le *rameau fessier* se porte en arrière vers la région fessière et décrit une courbe à concavité supérieure. Il se distribue à la peau de la moitié antérieure de la fesse.

4° **Nerf génito-crural** (1). — Le nerf *génito-crural* sort du psoas vers la partie antérieure et moyenne de ce muscle et se dirige en bas vers l'artère iliaque externe. Il se place au devant de cette artère et se divise bientôt en deux rameaux qui se séparent à angle aigu, un rameau génital et un rameau crural.

Le *rameau génital* pénètre dans l'orifice postérieur du canal inguinal, traverse ce canal et sort par l'orifice cutané pour se distribuer à la peau du pubis et du scrotum chez l'homme et de la grande lèvre chez la femme. En traversant le canal inguinal ce nerf donne quelques filets nerveux au muscle crémaster.

Le *rameau crural* suit la direction de l'artère iliaque externe, pénètre avec l'artère dans l'anneau crural, dans le canal crural et se divise en rameaux très-déliés qui traversent la paroi antérieure du canal crural pour se perdre dans la peau de la partie supérieure et interne de la cuisse.

5° **Nerf lombo-sacré.** — Ce nerf est une grosse branche terminale qui est formée par la réunion d'une partie du quatrième nerf lombaire et du cinquième nerf lombaire. Une fois réunis ces deux nerfs se portent verticalement en bas, croisent la base du sacrum et se jettent dans le plexus sacré au niveau de son bord supérieur.

6° **Nerf obturateur.** — Branche terminale du plexus lombaire. Ce nerf prend naissance par trois racines des deuxième, troisième et quatrième nerfs lombaires. Ces racines se réunissent à angle aigu et fournissent un tronc qui sort du psoas vers la partie interne au voisinage de la base du sacrum. Ce tronc nerveux se porte en avant et en bas entre le péritoine et les parois du bassin jusqu'au trou obturateur qu'il traverse à sa partie supérieure avec les vaisseaux

(1) Appelé encore fémoro-génital, inguinal interne, sus-pubien, honteux externe.

obturateurs. Une fois arrivé au dehors du bassin, ce nerf donne des rameaux nombreux qui se placent en grande partie au milieu des adducteurs. Parmi ces rameaux les uns se distribuent au muscle obturateur externe, aux trois adducteurs de la cuisse et au droit interne : d'autres, au nombre de deux ou trois, arrivent à la partie inférieure de la cuisse et se distribuent à la peau de la partie supérieure et interne du genou. On voit enfin un ou deux rameaux de l'obturateur qui se jettent sur le saphène interne dans son trajet fémoral et sur son nerf accesssoire. (Voy. fig. 68.)

7° **Nerf crural.** — Le nerf crural, nerf volumineux, prend naissance dans le plexus lombaire par trois racines qui proviennent des deuxième, troisième et quatrième nerfs lombaires. Ces racines, en se réunissant à angle aigu dans l'épaisseur du psoas, forment un tronc nerveux qui sort du psoas au niveau de sa face externe et glisse dans la gouttière située entre le psoas et l'iliaque au-dessous du fascia iliaca jusqu'au niveau de l'arcade crurale. Arrivé à l'arcade crurale, il passe au-dessous d'elle, en dehors de la bandelette iliopectinée, contenu dans la gaîne du psoas dans une étendue de deux centimètres environ. A deux centimètres au-dessous de l'arcade et après avoir donné dans son trajet quelques rameaux collatéraux aux muscles psoas et iliaque, le nerf crural traverse l'aponévrose et donne quatre branches terminales. (Voy. fig. 69.)

Les branches terminales du nerf crural sont ainsi disposées : deux sont placées en avant et deux en arrière. Les deux antérieures sont musculo-cutanées, la plus externe constitue le *nerf musculo-cutané externe* au grand nerf musculo-cutané, la plus interne forme le *nerf musculo-cutané interne* ou petit nerf musculo-cutané. Des deux branches postérieures, l'une est externe et musculaire, c'est le *nerf du triceps*; l'autre interne et cutané, c'est le *nerf saphène interne*.

Nerf musculo-cutané externe.

Branche terminale externe et superficielle du nerf crural, ce nerf se porte en bas et se divise en rameaux musculaires et rameaux cutanés. Les rameaux musculaires sont courts et peu nombreux, ils se jettent dans l'extrémité supérieure du muscle couturier.

Les rameaux cutanés sont au nombre de trois. Ils se portent tous vers la partie antérieure et inférieure de la cuisse et se distribuent à la peau de cette région. Ils traversent l'aponévrose fémorale à différentes hauteurs, pour se rendre à la peau et portent le nom de perforant externe, perforant moyen et perforant interne. Le *perforant externe* traverse le bord interne du couturier, puis l'aponé-

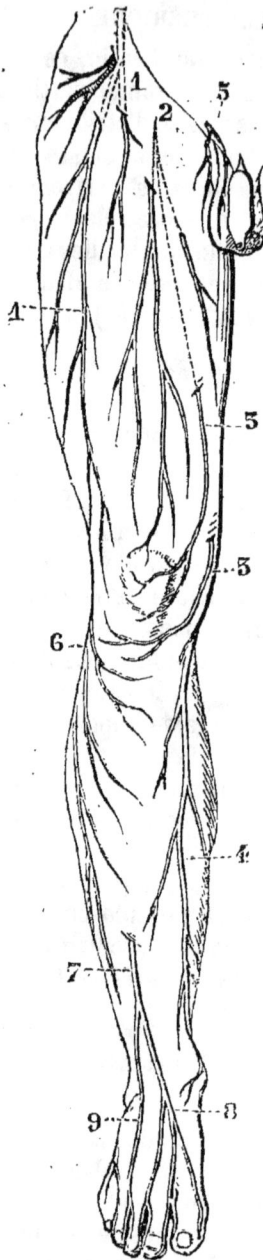

FIG. 68. — Nerfs superficiels du membre inférieur.

1. Nerf fémoro-cutané. — 2,3,3. Rameaux cutanés du crural. — 4. Saphène interne. — 5. Rameaux génitaux de l'abdomino-génital. — 6. Branche cutanée péronière. — 7,8,9. Terminaison du nerf musculo-cutané.

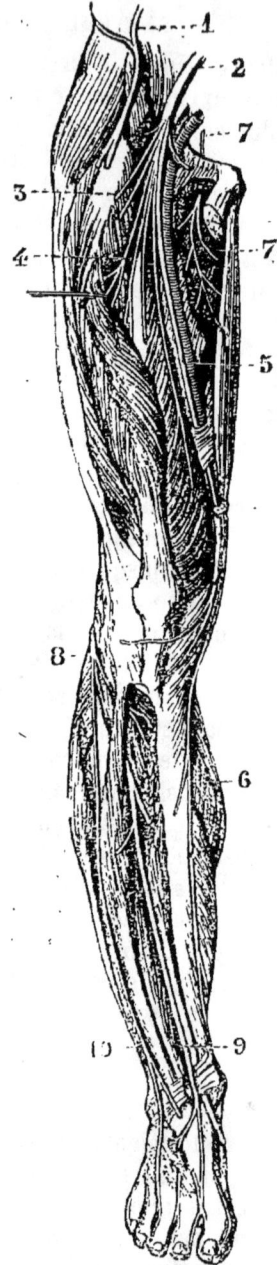

FIG. 69. — Nerfs profonds du membre inférieur.

1. Nerf fémoro-cutané. — 2. Nerf crural. — 3,4. Rameaux du crural se rendant au triceps. — 5,6. Nerf saphène interne. — 7,7. Nerf obturateur. — 8. Sciatique poplité externe. — 9. Tibial antérieur. — 10. Musculo-cutané.

vrose fémorale à son tiers supérieur, et va se distribuer à la peau de la partie antérieure de la cuisse jusqu'au genou, parallèlement à la branche fémorale du nerf fémoro-cutané. Le *perforant moyen* descend un peu plus bas, traverse le bord interne du couturier, puis, l'aponévrose fémorale vers le tiers moyen de la cuisse pour se distribuer ensuite à la peau de la partie antérieure de la cuisse jusqu'au genou. Le *perforant interne* perfore le bord interne du couturier et l'aponévrose fémorale vers le tiers inférieur de la cuisse pour se distribuer à la peau de la partie inférieure de la cuisse jusqu'au genou.

Après son origine, le nerf perforant interne fournit un petit rameau qui se place au devant de l'artère fémorale, après avoir perforé la gaîne des vaisseaux fémoraux, c'est le *nerf accessoire du saphène interne*. Ce nerf accessoire croise de dehors en dedans la face antérieure de l'artère fémorale et se divise vers la partie inférieure de la cuisse en plusieurs rameaux qui s'anastomosent avec la terminaison de l'obturateur et avec le saphène interne.

Nerf musculo-cutané interne.

Branche terminale antérieure et interne du crural, ce nerf se porte en dedans et se divise en plusieurs rameaux, dont les uns passent en avant de l'artère fémorale, tandis que les autres passent en arrière. Après avoir croisé presque perpendiculairement la direction des vaisseaux fémoraux, les ramifications de ce nerf se perdent : les unes, dans le pectiné et le premier adducteur ; les autres, dans la peau de la partie supérieure et interne de la cuisse, après avoir traversé les orifices du fascia cribriformis.

Nerf du triceps.

Branche terminale postérieure et externe du crural, ce nerf se porte en bas et se divise immédiatement en trois rameaux, qui ne tardent pas à se subdiviser dans l'épaisseur du muscle. De ces trois rameaux, l'un se rend au droit antérieur, l'autre au vaste interne et le troisième au vaste externe.

Nerf saphène interne.

Le saphène interne forme la branche terminale postérieure et interne du nerf crural. Ce nerf se porte vers l'artère fémorale, immédiatement après son origine ; il croise de dehors en dedans la face antérieure de cette artère, avec son accessoire, contenu comme lui dans la gaîne des vaisseaux fémoraux. Après avoir accompagné l'artère jusqu'à l'anneau du troisième adducteur, il traverse la gaîne fibreuse, appelée improprement *anneau du troisième adducteur*, se place en arrière du tendon du couturier et se divise aussitôt en deux branches, une branche rotulienne et une branche jambière.

La *branche rotulienne* naît au niveau de la partie interne du genou, traverse l'aponévrose et se porte vers la rotule, en décrivant une courbe à concavité supérieure et se termine dans la peau qui recouvre la partie interne du genou.

La *branche jambière* traverse l'aponévrose et accompagne la veine saphène interne le long de la face interne de la jambe et du bord interne du pied jusqu'à la partie interne du gros orteil. Dans ce trajet, le nerf n'affecte aucun rapport fixe avec la veine et il donne un grand nombre de rameaux qui se distribuent à la peau de la moitié interne de la jambe et du bord interne du pied.

V. — PLEXUS SACRÉ.

1° *Résumé du plexus sacré.*

Le plexus sacré formé par le nerf lombo-sacré, les branches antérieures des trois premiers nerfs sacrés et une partie de la quatrième, donne dix branches collatérales et une branche terminale.

A. — Les branches collatérales se rendent à tous les muscles de la région du périnée, à ceux qui sont situés à la surface interne du petit bassin, à tous les muscles de la fesse, excepté l'obturateur externe et le tenseur du fascia lata. Ces branches donnent aussi la sensibilité à la peau du périnée, des bourses, de la fesse et de la partie postérieure de la cuisse.

B. — La branche terminale, ou *nerf grand sciatique*, en traversant verticalement la région postérieure de la cuisse donne des rameaux aux trois muscles de cette région et au grand adducteur, puis il se termine au creux poplité en se bifurquant.

1° La branche de bifurcation interne, ou *sciatique poplitée interne*, accompagne les vaisseaux poplités, fournit le saphène externe, des rameaux à l'articulation et aux muscles jumeaux, poplité, soléaire et plantaire grêle; puis, il passe dans l'anneau du soléaire, prend le nom de tibial postérieur, accompagne l'artère tibiale postérieure et fournit aux muscles profonds de la région postérieure de la jambe. Arrivé à la face interne du calcanéum, il se bifurque.

DIX BRANCHES COLLATÉRALES.

Cinq intra-pelviennes. (Pour la fesse, le petit bassin et le périnée.)
- ... du releveur de l'anus.
- — du honteux interne.
- Nerfs viscéraux.

Cinq extra-pelviennes. Nerf fessier supérieur.
- — du pyramidal.
- — du jumeau supérieur.
- — du jumeau inférieur et du carré crural.
- petit sciatique ou fessier inférieur.

UNE BRANCHE TERMINALE. Nerf grand sciatique. (Pour les muscles postérieurs de la cuisse, pour les muscles de la jambe et du pied et pour la peau de la jambe et du pied, excepté à la face interne).

Branches collatérales.
Nerf de la courte portion du biceps.
- de la longue portion du biceps.
- du demi-tendineux.
- du demi-membraneux.
- du grand adducteur.

Branches terminales.

Nerf sciatique poplité interne. (Pour les régions postérieure de la jambe et plantaire du pied).

  Branches collatérales.
  Nerf articulaire.
  - saphène externe.
  - du jumeau interne.
  - du jumeau externe et du plantaire grêle.
  - du soléaire.
  - du poplité.

  Branche terminale. Tibial postérieur.
  - Branches collatérales. } Pour les muscles profonds et postérieurs de la jambe.
  - Branches terminales. (Pour la plante du pied.)
    - Nerf plantaire interne (analogue du médian à la main). } Pour les muscles de la région interne, les deux lombricaux internes et la peau des trois premiers orteils et demi.
    - Nerf plantaire externe (analogue du cubital à la main). } Pour tous les autres muscles de la plante du pied et le reste de la peau.

Nerf sciatique poplité externe. (Pour les régions antérieure et externe de la jambe et dorsale du pied.)

  Branches collatérales. } Nerf accessoire du saphène externe. Nerf cutané péronier. Nerfs du jumbier extérieur.

  Branches terminales.
  - Nerf musculo-cutané.
    - Branches musculaires. } Pour les péroniers latéraux.
    - Branches cutanées. } Collatéraux dorsaux des trois premiers orteils et collatéral interne du quatrième orteil.
  - Nerf tibial antérieur.
    - Branches musculaires, } Pour les muscles antérieurs de la jambe et pour le pédieux.
    - Branches cutanées. } Pour l'espace interdigital qui sépare le premier orteil du deuxième.

La branche interne, ou *plantaire interne*, se distribue comme le médian à la main, aux muscles de la région interne de la plante du pied, aux deux premiers lombricaux et donne les collatéraux plantaires de trois orteils et demi à la partie interne.

La branche externe, ou *plantaire externe*, se distribue, comme le cubital à la main, à tous les autres muscles et au reste de la peau de la plante du pied.

2° La branche de bifurcation externe, ou *nerf sciatique poplité externe*, longe le bord interne du tendon du biceps, fournit l'accessoire du saphène externe, le cutané péronier des rameaux du jambier antérieur, contourne la tête du péroné et se bifurque en avant de cet os en tibial antérieur et musculo-cutané.

La branche interne, ou *nerf tibial antérieur*, se distribue à tous les muscles antérieurs de la jambe, au muscle pédieux et donne les collatéraux profonds de l'espace qui sépare le premier du deuxième orteil.

La branche externe, ou nerf *musculo-cutané*, se distribue aux deux muscles péroniers latéraux, traverse l'aponévrose jambière et se termine en formant les collatéraux dorsaux de trois orteils et demi à la partie interne.

2° *Description du plexus sacré.*

On appelle plexus sacré la réunion du nerf lombo-sacré, des branches antérieures des trois premiers nerfs sacrés et d'une partie de celle du quatrième.

Ce plexus a la forme d'un triangle, dont la base correspond aux trous sacrés antérieurs et le sommet à la grande échancrure sciatique. Tous les nerfs qui constituent le plexus convergent vers l'échancrure sciatique, où ils forment le sommet du triangle. Le plexus est en rapport en arrière avec le sacrum et le pyramidal, en avant avec le péritoine et avec le rectum, lorsque ce conduit est dilaté par les matières fécales.

Du plexus se détachent dix branches collatérales qui se distribuent aux muscles du périnée, de la fesse, et à la peau du périnée et de la face postérieure de la cuisse. Il fournit une branche unique pour le membre inférieur, le grand nerf sciatique.

Parmi les dix branches collatérales, cinq se distribuent aux muscles de la paroi interne du bassin, ou aux muscles du périnée, nous les appellerons *intra-pelviennes*. Ces branches sont : le nerf du releveur de l'anus, le nerf hémorrhoïdal, le nerf honteux interne, le nerf de l'obturateur interne et les nerfs viscéraux. Les cinq autres se distribuent aux muscles de la paroi externe du bassin, *extra-pelviennes*

1° Nerf de l'obturateur interne. — Ce nerf sort du bassin par la grande échancrure sciatique, contourne l'épine sciatique et rentre dans le bassin par la petite échancrure, pour se terminer ensuite à la face interne du muscle obturateur interne. Il naît en arrière du sommet du plexus sacré.

2° Nerf hémorrhoïdal. — Le nerf hémorrhoïdal, ou anal, venu du plexus sacré, sort du bassin par la grande échancrure sciatique, passe en arrière de l'épine sciatique, plonge ensuite dans le tissu cellulo-graisseux du creux ischio-rectal, et se termine dans le muscle sphincter externe de l'anus et dans la peau qui entoure l'anus.

3° Nerf du releveur de l'anus. — Petit rameau nerveux qui se rend à la face supérieure du muscle releveur de l'anus. Il est quelquefois double.

4° Nerf honteux interne. — Ce nerf naît du plexus au voisinage de son sommet ; il passe comme l'artère honteuse interne qu'il accompagne, derrière l'épine sciatique, puis, il rentre dans le bassin par la petite échancrure et s'applique à la face interne de la tubérosité de l'ischion sur laquelle il est maintenu par une lame fibreuse.

Au niveau de la face interne de l'ischion, le nerf honteux interne se divise en deux branches : une inférieure pour le périnée, une supérieure pour la verge chez l'homme, et le clitoris chez la femme.

La *branche inférieure*, appelée aussi *périnéale*, descend en arrière du muscle transverse du périnée et se réfléchit ensuite au-dessous de ce muscle, pour se porter en avant. Elle donne, dans son trajet, quelques filets nerveux au sphincter externe de l'anus, et à la peau de l'angle qui sépare la cuisse du périnée, puis elle se divise en *rameau superficiel*, ou *cutané*, et en *rameau profond*, ou *musculaire*.

Le rameau cutané se place entre l'aponévrose et le tissu cellulaire sous-cutané, accompagne l'artère périnéale superficielle et se ramifie dans la peau du périnée, dans la peau des bourses et de la face inférieure de la verge.

Le rameau musculaire perfore le muscle transverse d'arrière en avant, parcourt ensuite le triangle ischio-bulbaire, et se termine dans le tissu et la muqueuse du bulbe après avoir fourni des rameaux aux trois muscles superficiels de la région périnéale antérieure, bulbo-caverneux, ischio-caverneux et transverse.

La *branche supérieure*, appelée aussi nerf *dorsal de la verge*, monte le long des branches ascendante de l'ischion et descendante du pubis, traverse le ligament suspenseur de la verge, et se place dans le sillon que présentent les corps caverneux à leur face supérieure.

Cette branche donne, dans son trajet, des rameaux collatéraux qui se portent en dehors et contournent la verge pour se terminer dans la peau de cet organe, dans la portion spongieuse de l'urèthre et dans le prépuce. Elle donne aussi des rameaux terminaux pour la muqueuse du gland.

Chez la femme, la *branche périnéale* se termine à la grande lèvre, tandis que la branche supérieure, ou *clitoridienne*, se termine dans le clitoris.

5° Nerfs viscéraux. — Ce sont de petits rameaux nerveux qui partent du plexus sacré et qui se portent avec des rameaux du grand sympathique sur les côtés du rectum et du vagin pour former le *plexus hypogastrique* et se distribuer aux viscères du petit bassin (voyez *Grand sympathique*).

6° Nerf fessier supérieur. — Ce nerf, né du bord supérieur du plexus sacré, sort du bassin par la grande échancrure sciatique au-dessus du pyramidal, et remonte entre les muscles moyen et petit fessiers, auxquels il se distribue. Parmi ces rameaux, on remarque deux principaux, qui suivent l'interstice de ces deux muscles. Ces rameaux envoient quelques filets dans le muscle tenseur du fascia lata.

7° Nerf du pyramidal. — Petit rameau nerveux qui naît de la partie postérieure du plexus sacré et se jette immédiatement vers la portion extra-pelvienne du muscle pyramidal en dehors de l'échancrure.

8° Nerf du jumeau supérieur. — Petit nerf qui naît quelquefois d'un tronc commun avec le précédent, et qui se rend immédiatement au bord supérieur du muscle jumeau supérieur.

9° Nerf du jumeau inférieur et du carré crural. — Ce nerf naît du plexus sacré au même niveau que le précédent, puis il descend vers les muscles auxquels il est destiné, en passant au-dessous du jumeau supérieur et de l'obturateur interne.

10° Nerf petit sciatique, ou fessier inférieur. — Le nerf petit sciatique naît de la partie postérieure du sommet du plexus; il passe ensuite entre la partie inférieure du grand fessier et les muscles qui sont au-dessous. Au niveau du grand fessier, ce nerf envoie des rameaux fessiers qui remontent pour se perdre dans l'épaisseur de ce muscle, et un *rameau cutané génital* qui se porte dans l'épaisseur

e la couche sous-cutanée, jusqu'au scrotum chez l'homme, et à la
rande lèvre chez la femme, en suivant le sillon qui sépare le périnée
e la cuisse et abandonnant sur son passage quelques filets à la
eau de la cuisse et du périnée. Ensuite il continue en trajet descen-
ant au-dessous de l'aponévrose crurale, sur la ligne médiane de la
ace postérieure de la cuisse, jusqu'au creux poplité, où il se termine.
ans toute l'étendue du trajet fémoral, ce nerf donne en dedans et en
ehors de nombreux filaments cutanés, qui traversent l'aponévrose
morale pour se rendre à la peau de la face postérieure de la cuisse.

Nerf grand sciatique (branche terminale).

Ce nerf, le plus gros de l'économie, est la seule branche terminale
u plexus sacré. Il se dirige d'abord en bas et en dehors entre
ischion et le grand trochanter, puis, verticalement en bas jusqu'à
partie supérieure du creux poplité où il se bifurque en sciatique
oplité interne et sciatique poplité externe. Le premier de ces nerfs
st destiné à la région postérieure de la jambe et à la plante du pied.
e second se rend aux régions externe et antérieure de la jambe et à
face dorsale du pied.

Dans ce trajet, il est en rapport : 1° au niveau de la fesse avec le
rand fessier qui le recouvre et avec les muscles jumeaux, obtura-
ur interne et carré crural, placés au-dessous de lui ; 2° au niveau
e la cuisse, en avant, avec le grand adducteur et la ligne âpre du
mur, en arrière avec la longue portion du biceps, qui croise la
rection du nerf, de sorte que ce muscle est interne en haut, posté-
eur au milieu et externe en bas.

Avant sa division, le nerf grand sciatique fournit des rameaux
x muscles demi-tendineux, demi-membraneux, biceps (longue et
ourte portion) grand adducteur.

1° Nerf sciatique poplité interne.

Branche de bifurcation interne du sciatique, ce nerf continue la
rection du tronc principal, rencontre bientôt les vaisseaux poplités
se place à la partie postérieure et externe de la veine poplitée
'il accompagne jusqu'à l'anneau du soléaire, où il prend le nom de
ibial postérieur.

Le nerf sciatique poplité interne affecte les mêmes rapports que les
isseaux, il est recouvert par les muscles demi-membraneux et
ceps à la partie supérieure et par les muscles jumeaux et plantaire

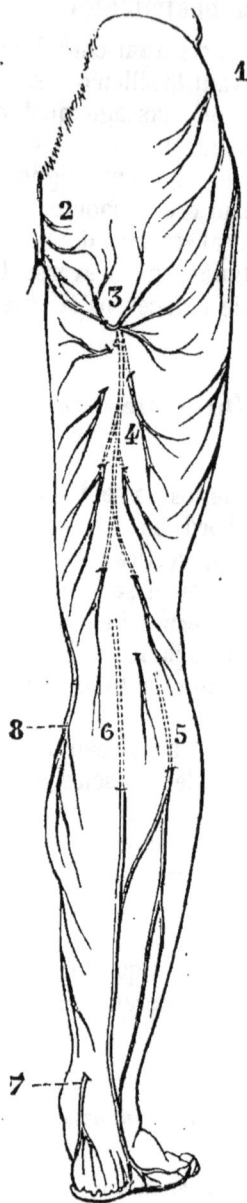

FIG. 70. — Nerfs superficiels du membre inférieur.

1. Rameaux du fémoro-cutané. — 2. Rameaux du nerf anal. — 3 et 4. Branches cutanées du petit sciatique. — 5. Nerf accessoire du saphène externe. — 6. Saphène externe. — 7. Branche calcanéenne venue du tibial postérieur. — 8. Rameaux postérieurs du saphène interne.

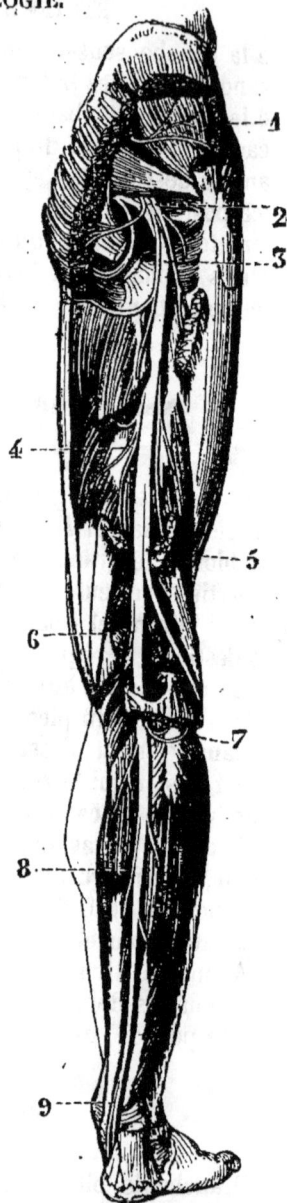

FIG. 71. — Nerfs profonds du membre inférieur.

1. Nerf fessier supérieur. — 2. Fessier inférieur ou petit sciatique. — 3. Grand sciatique. — 4. Rameaux du demi-tendineux, du demi-membraneux et du grand adducteur. — 5 Sciatique poplité externe. — 6. Sciatique poplité interne. — 7. Rameaux du soléaire. — 8. Nerf tibial postérieur. — 9. Division du tibial postérieur en plantaires.

grêle à la partie inférieure. Il est séparé des os par les vaisseaux poplités et le muscle poplité et de la peau par l'aponévrose et par une couche assez considérable de tissu adipeux.

Dans son trajet, ce nerf fournit : 1° un rameau articulaire qui traverse le ligament postérieur de l'articulation et se distribue à la synoviale ; 2° plusieurs rameaux musculaires de volume et de nombre variable, aux muscles poplité, jumeaux, soléaire et plantaire grêle ; 3° un rameau cutané, le saphène externe dont suit la description.

Le **nerf saphène externe**, ou **saphène tibial**, naît de la partie moyenne du sciatique poplité interne, descend verticalement entre les deux jumeaux au-dessous de l'aponévrose jambière et traverse l'aponévrose vers le milieu de la jambe pour devenir sous-cutané. Là, il accompagne la veine saphène externe et il reçoit l'accessoire du saphène externe ; puis, il continue son trajet descendant, passe au-dessous de la malléole externe et longe le bord externe du pied jusqu'au dernier orteil, où il se termine en formant le nerf *collatéral dorsal externe du petit orteil*, et quelquefois aussi les deux nerfs collatéraux du dernier espace interdigital.

Tibial postérieur. — Ce nerf fait suite au sciatique poplité interne qui change de nom au moment où il traverse l'anneau du soléaire. Il se porte ensuite verticalement en bas avec l'artère tibiale antérieure qu'il accompagne et dont il croise la direction. Ce nerf est placé en dehors de l'artère à la partie supérieure, en arrière à la partie moyenne et en dedans à la partie inférieure. Il est fixé contre les muscles profonds de la jambe par un feuillet aponévrotique, donne des rameaux pendant son trajet aux muscles jambier postérieur, fléchisseur propre du gros orteil, et fléchisseur commun des orteils. Il fournit, avant de se terminer, un *rameau cutané calcanéen* qui se jette dans la peau du talon et se divise ensuite à la face interne du calcanéum en deux branches, plantaire interne, plantaire externe.

Plantaire interne. — Le nerf plantaire interne, branche interne de bifurcation du tibial postérieur, se porte en avant entre les muscles de la région interne et ceux de la région moyenne de la plante du pied, donne des rameaux moteurs aux muscles de la région interne du pied, adducteur et court fléchisseur du gros orteil et aux deux lombricaux internes.

Après avoir fourni ces rameaux moteurs, le nerf plantaire interne se porte au-dessous de la peau et se divise en quatre rameaux qui vont former les nerfs collatéraux plantaires des trois premiers orteils

et le collatéral interne du quatrième. Le plus interne de ces rameaux
forme le nerf collatéral interne du gros orteil, les trois autres se
bifurquent au niveau de l'espace interdigital correspondant pour
former les nerfs collatéraux correspondants. — *La distribution de ce
nerf à la plante du pied représente exactement celle du nerf médian à
la paume de la main.*

Plantaire externe. — Le nerf plantaire externe, branche
de bifurcation du tibial postérieur se porte en dehors et en avant,
avec l'artère plantaire externe ; passe entre les muscles court fléchisseur plantaire et accessoire du long fléchisseur commun des orteils,
et décrit ensuite comme l'artère qu'il accompagne une courbe à concavité postérieure qui se place au-dessous des interosseux et des
métatarsiens.

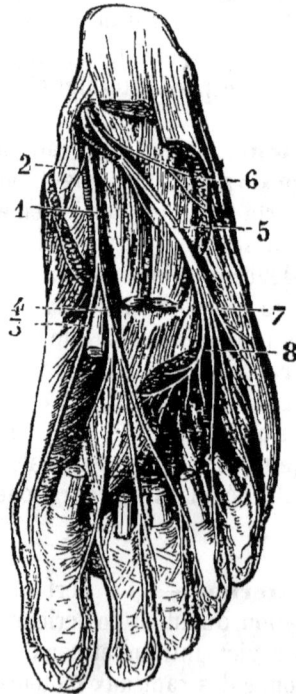

FIG. 72. — Nerfs de la plante du pied.

1. Plantaire interne. — 2. Rameau de l'adducteur du gros orteil. — 3. Branche
interne du plantaire interne. — 4. Branche externe. — 5. Plantaire externe. —
6. Rameaux moteurs qu'il fournit à son origine. — 7. Branche superficielle du plantaire
externe. — 8. Branche profonde.

Dans son trajet, ce nerf abandonne des rameaux aux muscles
court fléchisseur plantaire, accessoire du long fléchisseur, abducteur
et court fléchisseur du petit orteil, abducteurs oblique et transverse,
troisième et quatrième lombricaux.

La partie terminale se ramifie dans les muscles interosseux. Au
moment où ce nerf commence à décrire sa courbe, il fournit un
rameau qui passe entre le muscle court fléchisseur plantaire et les
muscles de la région externe pour se diviser en deux branches : une
externe, qui forme le nerf collatéral plantaire externe du cinquième
orteil, et une interne, qui forme le collatéral interne du cinquième
orteil et le collatéral externe du quatrième.

2° Nerf sciatique poplité externe.

Branche de bifurcation externe du nerf sciatique, ce nerf se sépare
du sciatique poplité interne, vers l'angle supérieur du creux poplité,
quelquefois plus haut ; puis, il se dirige en dehors et en bas, en
suivant le tendon du biceps jusqu'à la tête du péroné au-dessous de
laquelle il contourne l'os, pour se porter en avant et se terminer.
Ce nerf, d'un volume moindre, que le sciatique poplité interne, se
cache sous le bord interne du biceps, auquel il est accolé par un
feuillet fibreux.

Dans son trajet, ce nerf fournit quatre branches collatérales, deux
branches musculaires, une branche cutanée péronière et l'accessoire
du saphène externe ; puis, il se bifurque en nerf musculo-cutané, et
en nerf tibial antérieur.

Branches musculaires. — Ce sont deux petits rameaux qui
naissent de la partie inférieure du nerf, au devant du péroné et qui
se jettent dans l'extrémité supérieure du jambier antérieur.

Branche cutanée péronière. — C'est une branche nerveuse
qui naît souvent d'un tronc commun avec la suivante, vers la partie
moyenne du sciatique poplité externe. Cette branche se porte en bas
se ramifiant et se distribue à la peau qui recouvre la face externe
de la jambe.

Accessoire du saphène externe. — Appelé aussi saphène
péronier, ce nerf naît aussi de la partie moyenne du sciatique
poplité externe, souvent d'un tronc commun avec le précédent. Il se
porte en bas, en arrière du jumeau externe, et arrive au tiers inférieur de la jambe, où il se jette dans le saphène externe dont il
partage la distribution. Quelquefois, il s'anastomose seulement à ce
niveau par un rameau avec le saphène externe et poursuit son trajet

jusqu'à la partie inférieure de la jambe, où il se jette dans le saphène externe au niveau de la malléole externe.

Nerf musculo-cutané. — Ce nerf est la branche de bifur-cation externe du sciatique poplité externe. Il naît au devant du péroné, descend verticalement dans l'épaisseur du long péronier latéral, passe ensuite entre les deux muscles péroniers, et traverse l'aponévrose jambière vers le tiers inférieur de la jambe pour devenir sous-cutané. Arrivé sous la peau, il se porte en bas, au devant de l'articulation tibio-tarsienne, et se divise en trois ou quatre rameaux qui forment les nerfs collatéraux dorsaux des trois premiers orteils et le collatéral interne du quatrième. Ce nerf musculo-cutané est mus-culaire dans sa moitié supérieure au-dessus du point où il traverse l'aponévrose. Dans cette première moitié de son trajet, il donne des rameaux aux muscles long péronier latéral et court péronier latéral.

Tibial antérieur. — Branche interne de bifurcation du scia-tique poplité externe, ce nerf traverse l'extrémité supérieure de l'extenseur commun des orteils, se dirige vers l'artère tibiale anté-rieure, dont il partage la direction et les rapports jusqu'à la face dorsale du pied. Dans son trajet, il croise la direction de l'artère occupe son côté externe à la partie supérieure, son côté antérieur à la partie moyenne, et son côté interne à la partie inférieure.

Il fournit, dans son trajet à la jambe, des rameaux musculaires aux muscles jambier antérieur, extenseur propre du gros orteil, extenseur commun des orteils et péronier antérieur. Arrivé au cou-de-pied, il passe dans la gaine du muscle extenseur propre du gros orteil avec les vaisseaux tibiaux antérieurs ; puis, se divise sur l face dorsale du pied en deux branches terminales.

La *branche terminale externe* se dirige aussitôt en dehors et se divise dans l'épaisseur du muscle pédieux. La *branche terminale interne* se porte directement en avant et forme deux nerfs collaté-raux dorsaux profonds du premier espace interdigital, qui s'anas-tomosent avec les collatéraux superficiels du musculo-cutané.

Il y a donc à la face dorsale du pied la terminaison de deux nerfs : le musculo-cutané et le tibial antérieur. Leurs division occupent deux plans différents, car le premier se ramifie sous l peau, tandis que le second se divise au-dessous de l'aponévrose dorsale du pied.

VI. — Branches antérieures des derniers nerfs sacrés.

Parmi les six nerfs sacrés nous venons de voir les branches antérieures des trois premiers entrer complétement dans la constitution du plexus sacré.

La branche antérieure de la *quatrième paire sacrée* sort du quatrième trou sacré antérieur et se porte en avant : elle se divise en trois faisceaux : l'un se porte en avant dans le plexus hypogastrique, un autre se porte en haut dans le plexus sacré, un troisième enfin contourne les bords du coccyx et se perd dans la peau de la région coccygienne.

La branche antérieure de la *cinquième paire sacrée* sort du trou que forment par leur réunion les cornes du sacrum et celles du coccyx et se divise en deux rameaux : l'un ascendant qui se réunit à la quatrième paire ; l'autre descendant qui se réunit à la sixième.

La branche antérieure de la *sixième paire sacrée* sort par le même trou que la précédente entre le sacrum et le coccyx. Elle reçoit l'anastomose de la cinquième paire et se divise en deux rameaux qui se portent en arrière en traversant le muscle ischio-coccygien. Le plus interne de ces rameaux se distribue à ce muscle et à la peau de la région coccygienne. L'externe se porte en arrière dans le bord inférieur du muscle grand fessier.

CHAPITRE XV.

SYSTÈME NERVEUX DE LA VIE ORGANIQUE.

Appelé aussi *nerf grand sympathique*, *nerf végétatif*, *nerf ganglionnaire*, *nerf de la vie organique* ou *nerf splanchnique*, ce nerf forme un système particulier qui présente de nombreuses connexions avec le système nerveux cérébro-spinal, mais qui en diffère au point de vue de sa structure et de ses fonctions.

Situation. — Ce nerf est situé le long de la colonne vertébrale ; il s'étend de la tête au coccyx et occupe les régions du cou, du thorax, de l'abdomen et du bassin.

Division. — En raison de sa situation, on divise ce nerf en quatre portions, qui sont : la portion *cervicale*, la portion *thoracique*, la portion *abdominale* et la portion *pelvienne*. On le divise aussi en trois parties lorsqu'on le considère dans son ensemble, et l'on peut étudier séparément : 1° son tronc, 2° ses racines, 3° ses branches. Cette dernière division nous paraît plus simple et se prêter à une étude méthodique du nerf grand sympathique.

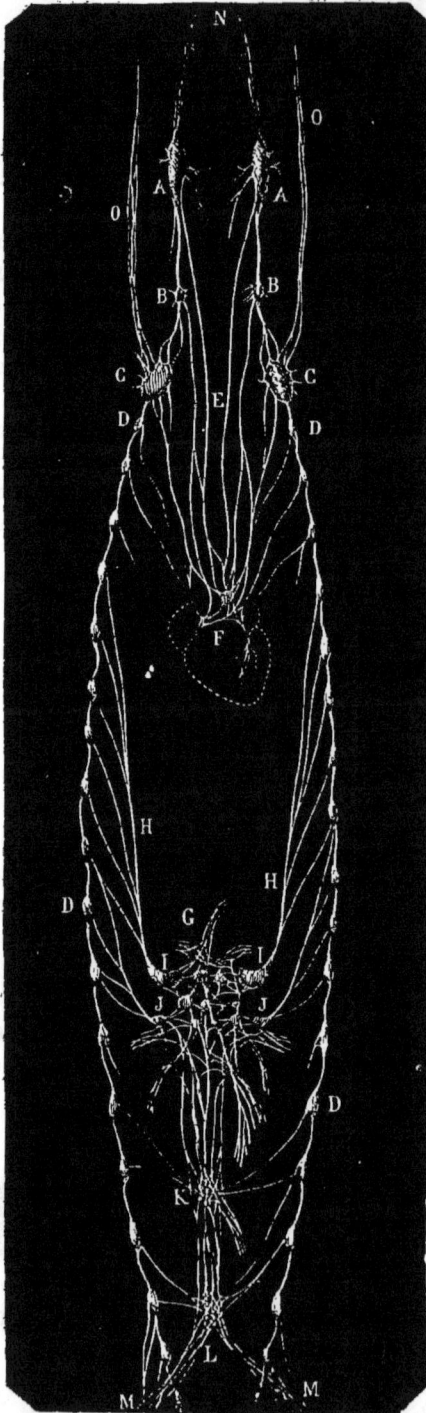

FIG. 73. — Figure schématique représentant les deux nerfs grands sympathiques.

a. Ganglion cervical supérieur. — b. Ganglion cervical moyen. — c. Ganglion cervical inférieur. — d. Ganglion rachidien. — e. Filets antérieurs des ganglions cervicaux et des premiers thoraciques concourant à la formation du plexus cardiaque. — f. Plexus cardiaque. — g. Plexus diaphragmatique. — h. Grand splanchnique. — i. Ganglion semi-lunaire. — j. Plexus solaire. — k. Plexus mésentérique. — l. Plexus hypogastrique. — m. Plexus iliaque. — n. Anastomoses du ganglion cervical supérieur avec les nerfs crâniens. — o. Filets ascendants qui accompagnent les artères dans le cerveau.

A. — Tronc du grand sympathique.

Le tronc de ce nerf forme de chaque côté de la colonne vertébrale un cordon non interrompu depuis la base du crâne jusqu'au coccyx. Il s'anastomose avec celui du côté opposé au niveau du coccyx et dans le crâne, de sorte qu'on peut le comparer à une ellipse très-allongée. De distance en distance il présente des renflements ou ganglions nerveux. Ce tronc présente les rapports suivants :

1° Au cou, il est situé au devant des muscles prévertébraux qui le séparent des apophyses transverses des vertèbres cervicales, en arrière de la veine jugulaire interne et en dehors du nerf pneumogastrique.

2° Dans le thorax, celui du côté droit passe entre l'artère et la veine sous-clavières, au devant du col de la première côte, tandis que celui du côté gauche embrasse seulement la partie antérieure du col de la première côte du même côté. Il se porte ensuite de chaque côté de la colonne vertébrale, au devant de la tête des côtes, contre lesquelles il est appliqué par la plèvre pariétale. Il croise, en passant sur leur face antérieure, les nerfs et les vaisseaux intercostaux. Celui du côté gauche est, en outre, en rapport par sa face antérieure avec l'aorte thoracique. Arrivé à la partie inférieure du thorax, le grand sympathique gauche traverse le pilier gauche du diaphragme, tandis que le grand sympathique droit passe avec l'aorte dans l'orifice aortique du diaphragme.

3° Dans l'abdomen, le nerf grand sympathique se place au devant de la colonne vertébrale, sur le bord antérieur du muscle psoas, de chaque côté de l'aorte et de la veine cave inférieure, au-dessous du péritoine.

4° Dans le bassin, ce nerf est situé au devant du sacrum, de chaque côté du rectum. Il croise la face antérieure du plexus sacré et du muscle pyramidal.

Dans ce long trajet cervical, thoracique, lombaire et sacré le nerf grand sympathique présente de distance en distance des ganglions. Ces ganglions sont en général en nombre égal à celui des nerfs rachidiens, avec lesquels ils sont en rapport, et l'on en compte six sacrés, cinq lombaires, douze dorsaux. Mais à la région cervicale ces ganglions se réunissent entre eux pour n'en former que deux ou trois plus volumineux, désignés sous le nom de ganglion cervical supérieur, ganglion cervical moyen et ganglion cervical inférieur.

Le *ganglion cervical supérieur* correspond à la base du crâne. Il est placé de chaque côté du pharynx, en avant du muscle petit droit antérieur, en dehors du ganglion du pneumogastrique. Ce ganglion, de couleur rougeâtre, est ovalaire et présente une longueur de 3 à 4 centimètres.

Le *ganglion cervical moyen* n'existe pas toujours. Quand il existe, il est situé à égale distance des ganglions supérieur et inférieur et il présente un petit volume.

Le *ganglion cervical inférieur* a la forme d'un croissant. Il est placé au niveau du col de la première côte, qu'il embrasse par sa concavité.

B. — Racines du grand sympathique.

On appelle *racines* du grand sympathique ou *branches afférentes* les filets nerveux que les nerfs crâniens et rachidiens donnent à ce nerf. On voit, en effet, à la sortie des trous de la base du crâne et des trous de conjugaison, presque tous les nerfs envoyer un ou deux filaments aux ganglions du grand sympathique. On n'est pas bien fixé encore sur la question de savoir si ces filaments vont du grand sympathique aux nerfs de la vie animale, ou bien s'ils vont de ces derniers au grand sympathique. On est cependant dans l'habitude de les considérer comme s'ils venaient des nerfs crâniens et rachidiens.

Ces racines se divisent en racines crâniennes et racines rachidiennes.

Les *racines rachidiennes* viennent des nerfs cervicaux, dorsaux, lombaires et sacrés. Immédiatement après que ces nerfs sont sortis des trous de conjugaison, ils donnent deux petits rameaux, dont l'un ascendant se porte au ganglion du grand symphatique qui est au-dessus, tandis que l'autre descendant se porte au ganglion qui est au-dessous. (Chaque ganglion du grand sympathique reçoit donc deux racines des nerfs rachidiens, une racine du nerf qui est au-dessus et une du nerf qui est au-dessous.) Cette disposition existe pour les régions sacrée, lombaire et thoracique. Mais à la région cervicale, la disposition des ganglions entraîne une modification dans la disposition des racines. Ainsi dans cette région on voit les trois ou quatre premiers nerfs cervicaux envoyer chacun une ou deux racines qui se jettent dans le ganglion cervical supérieur, tandis que le ganglion cervical inférieur reçoit les racines des deux ou trois derniers. Lorsque le ganglion cervical moyen existe, il reçoit les racines des deux autres nerfs du milieu de la région.

Les *racines crâniennes* sont si peu distinctes des branches qui partent du ganglion cervical supérieur, qu'on est dans l'habitude de les décrire avec ces branches.

C. — Branches du grand sympathique.

Les *branches* ou portion efférente du grand sympathique naissent des ganglions de ce nerf et se portent dans diverses directions. Les unes pénètrent dans le crâne pour former les racines crâniennes du grand sympathique, d'autres se portent sur les artères du cou et de là dans la tête en se ramifiant comme ces vaisseaux, les autres se perdent dans les viscères thoraciques, abdominaux et pelviens en formant au niveau des viscères auxquels ils se distribuent et au niveau des artères qui leur servent de support des plexus nerveux dont les uns sont pairs et les autres impairs. Ces plexus, d'une étude facile, portent ordinairement le nom du viscère auquel ils sont destinés ou des artères qu'ils accompagnent.

Nous étudierons ces branches en procédant de haut en bas, et nous verrons successivement : 1° les branches de la portion cervicale ; 2° les branches de la portion thoracique ; 3° les branches de la portion abdominale ; 4° les branches de la portion pelvienne.

1° *Branches de la portion cervicale du grand sympathique.*

Ces branches naissent des ganglions cervicaux et se portent dans des directions fort différentes. Nous avons déjà vu qu'il existe trois ganglions dans la portion cervicale du grand sympathique. Nous avons étudié aussi les racines rachidiennes de ces ganglions, de même que leur tronc, qui réunit ces divers ganglions, nous réservant de décrire parmi les branches des ganglions ce qu'on est convenu d'appeler les racines crâniennes du grand sympathique.

Parmi les trois ganglions cervicaux du grand sympathique le supérieur est sans contredit le plus important par le nombre considérable de rameaux qu'il fournit et celui dont la description est la plus compliquée.

Nous commencerons cette description par le ganglion cervical inférieur, remontant ainsi jusqu'au supérieur.

A. — Branches du ganglion cervical inférieur.

Ce ganglion, situé ainsi que nous l'avons déjà vu au niveau du col de la première côte qu'il embrasse, fournit trois espèces de rameaux :

1° un rameau supérieur ou nerf vertébral ; 2° des rameaux externes ou artériels ; 3° des rameaux internes ou viscéraux.

Nerf vertébral. — Ce rameau naît à la partie supérieure du ganglion et se porte en haut dans le trou vertébral des apophyses transverses des dernières cervicales. Il accompagne l'artère vertébrale et donne, en passant à côté des nerfs cervicaux inférieurs, un filet à chacun des trois derniers nerfs cervicaux. Ces filets sont ordinairement décrits comme des racines du grand sympathique. Après avoir fourni ces filets, le nerf vertébral arrive dans le crâne avec l'artère vertébrale, accompagne le tronc basilaire et va s'anastomoser à la surface des artères cérébrales avec des rameaux intra-crâniens venus du ganglion cervical supérieur avec l'artère carotide interne.

Indépendamment du nerf vertébral, ce ganglion fournit un petit filet anastomotique à la branche inférieure du premier nerf dorsal.

Rameaux artériels. — Ces rameaux en nombre variable se portent à la surface de l'artère sous-clavière qu'ils accompagnent jusqu'au creux axillaire. Ces rameaux se divisent comme l'artère et accompagnent ses branches collatérales.

Rameaux viscéraux. — Ces rameaux, nés de la partie interne du ganglion, se portent en dedans et se jettent les uns dans le nerf récurrent dont ils partagent la distribution, les autres dans le nerf cardiaque moyen venu du ganglion cervical moyen. Quelques rameaux se réunissent en groupe pour former le nerf cardiaque inférieur.

B. — Branches du ganglion cervical moyen.

Ce ganglion manque quelquefois. Lorsqu'il existe, on y voit un rameau qui se porte en haut dans le ganglion cervical supérieur et un ou plusieurs rameaux vers le ganglion inférieur. Ces rameaux constituent le tronc du grand sympathique. On y voit aussi les racines des quatrième, cinquième et sixième nerfs cervicaux. Les rameaux qu'il fournit peuvent être désignés sous le nom de rameaux viscéraux.

Rameaux viscéraux. — Ces rameaux se dirigent en dedans et se comportent de la manière suivante :

Les uns accompagnent jusqu'au corps thyroïde l'artère thyroïdienne inférieure sur laquelle ils constituent le *plexus thyroïdien inférieur*.

D'autres se portent en bas et, se réunissent pour former le nerf *cardiaque moyen.*

Enfin quelques-uns se jettent dans le nerf récurrent dont ils partagent la distribution.

Lorsque le ganglion cervical moyen n'existe pas, ces rameaux naissent du tronc qui unit le ganglion supérieur au ganglion inférieur.

C. — Branches du ganglion cervical supérieur.

Les rameaux qui s'étendent du ganglion aux trois ou quatre premiers nerfs cervicaux ont été décrits avec les racines du grand sympathique. Celui qui se porte en bas vers le ganglion moyen a été décrit avec le tronc. Nous avons réservé pour être décrits avec les branches du ganglion les deux rameaux qui s'anastomosent avec les nerfs crâniens, et qu'on appelle racines crâniennes.

Les vrais rameaux émanés du ganglion cervical supérieur peuvent être divisés en supérieurs ou *intra-crâniens*, postérieurs ou *musculaires et osseux*, antérieurs ou *carotidiens* ou *extra-crâniens*, et internes ou *viscéraux.*

1° Rameaux supérieurs ou intra-crâniens. — Ces rameaux sont au nombre de deux. L'un d'eux, peu développé, se porte en haut vers le trou déchiré postérieur et s'anastomose à ce niveau avec trois nerfs crâniens. Nous appellerons ce rameau *rameau crânien postérieur.* Arrivé au niveau du trou déchiré il donne plusieurs filets qui se jettent dans le glosso-pharyngien, dans le pneumogastrique et dans le grand hypoglosse. Ces filets ne peuvent pas être suivis au delà du point où ils se jettent dans le tronc de ces nerfs.

L'autre rameau crânien se porte aussi en haut en suivant la face postérieure de l'artère carotide interne et pénètre dans le crâne avec cette artère. Nous le désignerons sous le nom de *rameau crânien antérieur* ou *rameau carotidien.* Examinons d'abord son trajet, nous verrons ensuite ses ramifications.

Ce rameau, au niveau du canal carotidien, entoure l'artère de quelques filets connus sous le nom de *plexus carotidien.* Il accompagne l'artère dans la cavité du sinus caverneux et constitue aussi à ce niveau un plexus, le *plexus caverneux.*

Enfin le rameau carotidien du ganglion cervical supérieur se termine à la surface des artères que fournit la carotide interne. Toutes ces branches terminales, pour être bien comprises, doivent être considérées comme venues du plexus caverneux.

On donne le nom de *plexus caverneux* aux ramifications du grand sympathique qui entoure la carotide interne dans le sinus caverneux. Ces nombreuses ramifications s'entremêlent avec des ramifications artérielles très-nombreuses qui se trouvent à ce niveau et constituent avec elles le *plexus artérioso-nerveux de Walther*.

Ramifications du rameau carotidien ou rameau crânien antérieur. — Ce rameau ne fournit aucune division au-dessous du crâne.

Il fournit deux filets dans le canal carotidien et un grand nombre dans le sinus caverneux.

Les deux filets qui naissent de ce rameau dans le canal carotidien proviennent du plexus carotidien. Ces filets sont :

1° Un petit filet qui perfore la paroi postérieure du canal carotidien et traverse une portion du rocher pour se jeter dans le rameau de Jacobson, venu du glosso-pharyngien.

2° Un filet assez volumineux qui sort du canal carotidien au niveau du sommet du rocher, et qui s'anastomose avec le grand pétreux superficiel pour constituer le nerf vidien (voyez *Facial*). Ce filet se porte au ganglion sphéno-palatin dont il forme la racine végétative. On le désigne ordinairement sous le nom de *filet carotidien du nerf vidien*, par opposition à celui de *filet crânien* donné au grand nerf pétreux superficiel.

Les filets qui naissent dans le sinus caverneux sont extrêmement nombreux. Ils partent du plexus caverneux et se portent à la surface des artères collatérale et terminales que fournit la carotide interne, dans l'épaisseur de tous les nerfs moteurs et sensitif situés au niveau du plexus caverneux et dans les tissus qui avoisinent le plexus caverneux. Parmi ces filets, on remarque :

1° Des filets qui accompagnent, d'une part, l'artère ophthalmique et suivent les ramifications de cette artère pour se distribuer aux organes qui remplissent et qui recouvrent la cavité orbitaire (Ribes, Chaussier) ; d'autre part, les artères cérébrale antérieure, cérébrale moyenne et communicante postérieure, qui portent jusque dans l'épaisseur de l'encéphale les nerfs connus sous le nom de *nervi nervorum*. Ils s'anastomosent avec ceux du côté opposé au niveau de l'artère communicante antérieure et avec le rameau crânien postérieur qui accompagne dans le crâne l'artère vertébrale et ses divisions. Cette dernière anastomose se fait au moyen de filets qui accompagnent l'artère communicante postérieure.

2° Des filets qui se jettent dans les nerfs moteurs et sensitif situés au niveau du sinus caverneux. Parmi ces filets on en voit un ou deux qui se jettent dans le *nerf moteur oculaire externe* ; un autre peu volumineux qui s'anastomose avec le *nerf moteur oculaire commun* (Bock) ; un troisième plus grêle qui s'anastomose avec le *nerf pathétique* ; un quatrième plus ou moins ramifié qui se jette dans le ganglion de Gasser du *trijumeau* à sa face inférieure ; un cinquième

qui se perd dans la *branche ophthalmique de Willis*, branche supérieure du trijumeau, et un sixième qui se porte en avant dans le
ganglion ophthalmique et qui constitue sa racine végétative.

3° Des filets qui se perdent dans les tissus avoisinant le plexus
caverneux. Parmi ces filets, les uns se jettent dans le *corps pitui-*
taire, d'autres se rendent à la dure-mère qui recouvre le *sphénoïde*,
d'autres enfin à la muqueuse des sinus sphénoïdaux, après avoir
traversé la paroi osseuse de ces sinus.

2° Rameaux postérieurs, musculaires et osseux. — Ces
rameaux sont peu développés ; ils se portent en dedans et se jettent
dans les muscles long du cou et grand droit antérieur. Quelques-
uns arrivent jusqu'à la ligne médiane et traversent le ligament vertébral commun antérieur pour se terminer dans le corps des trois ou
quatre premières vertèbres cervicales (Froment).

3° Rameaux antérieurs, carotidiens ou extra-crâniens.
— On peut donner ce nom à des rameaux, qui se portent à la surface
extérieure du crâne en accompagnant les branches de la carotide
externe. Ils viennent de la partie antérieure du ganglion en nombre
variable, de trois à six, et se portent en avant vers la bifurcation de
la carotide primitive. Au niveau de cette artère, ces rameaux se
mélangent aux filets venus du glosso-pharyngien et du pneumogastrique, et forment avec eux un plexus inextricable, *plexus inter-*
carotidien. Le plexus intercarotidien embrasse la bifurcation de la
carotide primitive et envoie toutes ses branches à la surface de la
carotide externe, dont elles suivent toutes les ramifications. Ces
branches forment autour des ramifications artérielles autant de plexus
qui portent le même nom que les artères. Par conséquent :

4° L'artère thyroïdienne supérieure est accompagnée par le *plexus*
thyroïdien supérieur, qui partage sa distribution au corps thyroïde et
au larynx.

2° L'artère linguale est accompagnée par le *plexus lingual*, qui se
termine comme l'artère dans l'épaisseur de la langue.

3° L'artère faciale est accompagnée par le *plexus facial*, qui partage sa distribution. Ce plexus fournit la racine végétative du ganglion sous-maxillaire au niveau de la glande sous-maxillaire.

4° L'artère auriculaire postérieure est accompagnée par le *plexus*
auriculaire postérieur, dont les branches se perdent dans les tissus
des régions auriculaire et mastoïdienne.

5° L'artère occipitale est accompagnée par le *plexus occipital*,
dont les branches se perdent dans les tissus de la région occipitale.

6° L'artère pharyngienne inférieure est accompagnée par le *plexus*
pharyngien inférieur qui se termine dans le pharynx.

7° L'artère temporale superficielle, branche terminale de la carotide externe, est accompagnée par le *plexus temporal superficiel*, qui suit les divisions de l'artère dans le cuir chevelu.

8° L'artère maxillaire interne, branche terminale aussi, est accompagnée par le *plexus maxillaire interne*, qui envoie des ramifications à la surface des branches collatérales et terminales de cette artère. Ces ramifications nerveuses, placées à la surface des branches artérielles, portent le même nom que ses branches. C'est parmi ces filets nerveux que se trouve la racine végétative du ganglion otique. Elle naît spécialement des filets qui accompagnent l'artère méningée moyenne. (Etudiez *Artère maxillaire interne*.)

(La plupart des rameaux nerveux qui accompagnent les branches de la carotide externe s'anastomosent à leur terminaison avec les nerfs de la région appartenant au système nerveux cérébro-spinal.)

4° Rameaux internes ou viscéraux. — Le ganglion cervical supérieur donne plusieurs filets qui se portent en dedans et en bas entre les muscles prévertébraux et l'artère carotide primitive. Ces filets peuvent être divisés en nerfs pharyngiens, œsophagiens, laryngiens, thyroïdiens et cardiaques.

Les *nerfs pharyngiens* se portent en grand nombre sur les faces latérales du pharynx où ils forment le *plexus pharyngien* en se mélangeant à des rameaux venus du glosso-pharyngien, du pneumogastrique et du spinal. Ce plexus inextricable est pair et situé de chaque côté du pharynx. Il se distribue aux couches qui constituent ce conduit. Si l'anatomiste ne peut pas, avec le secours du scalpel, reconnaître quelles sont les divisions qui appartiennent à tel ou tel nerf, le physiologiste peut savoir que le glosso-pharyngien et le pneumogastrique président à la sensibilité de la muqueuse pharyngienne, que le spinal préside aux mouvements et que le grand sympathique est préposé à la sécrétion des glandes du pharynx et à la nutrition des parties constituantes de ce conduit.

Les *nerfs laryngiens*, œsophagiens et *thyroïdiens*, peu nombreux et peu volumineux, se portent en groupe en arrière et en dedans de la carotide primitive où ils reçoivent des filets du nerf laryngé supérieur. La réunion de ces nerfs constitue le *plexus laryngé* d'où partent des ramifications pour le larynx, la portion cervicale de l'œsophage et le corps thyroïde.

Les *filets cardiaques* se réunissent et descendent vers le thorax pour se porter au cœur. Ils constituent par leur réunion le nerf cardiaque supérieur.

2° *Branches de la portion thoracique du grand sympathique.*

Ces branches se distribuent à l'œsophage, à la trachée, aux bronches, aux poumons, au cœur et à la colonne vertébrale. Les plus inférieures se portent dans la cavité abdominale ou nous les retrouverons. Examinons donc les nerfs œsophagiens, trachéens, bronchiques, pulmonaires, vertébraux et cardiaques.

1° Les **nerfs œsophagiens** naissent à diverses hauteurs des ganglions thoraciques du grand sympathique et se perdent dans les tuniques de l'œsophage en se mélangeant aux branches du pneumogastrique.

2° Les **nerfs trachéens, bronchiques** et **pulmonaires** sont peu nombreux ; les uns viennent directement des ganglions supérieurs de la portion thoracique, les autres des nerfs cardiaques. La plupart se mélangent au plexus pulmonaire du pneumogastrique (voyez *Pneumogastrique*).

3° Les **nerfs vertébraux** traversent à diverses hauteurs les corps vertébraux pour s'y terminer ; ces nerfs sont peu nombreux.

4° Les **nerfs du cœur** ou **cardiaques** constituent le *plexus cardiaque*. Ce plexus est formé par une douzaine environ de nerfs cardiaques venus du pneumogastrique et du grand sympathique. Ils proviennent tous de la région cervicale et sont ordinairement au nombre de six de chaque côté. Ces nerfs, très-longs et très-grêles, se comportent de la façon suivante :

1° Les *nerfs cardiaques* du pneumogastrique naissent par plusieurs filets au niveau du cou et se réunissent pour former trois petits troncs vers le thorax. Ceux du côté droit passent au devant du tronc brachio-céphalique, puis à droite de la crosse de l'aorte. Ceux du côté gauche passent entre la carotide primitive gauche et la sous-clavière gauche, puis sur le côté gauche de la crosse aortique.

2° Les *nerfs cardiaques* du grand sympathique naissent, de chaque côté, des trois ganglions cervicaux ; le supérieur naît du ganglion supérieur, le moyen du ganglion moyen et l'inférieur du ganglion inférieur. Ils se portent ensuite, ceux du côté droit à droite de la crosse de l'aorte et ceux du côté gauche à gauche de la même crosse, pour s'anastomoser avec ceux du côté droit et avec les nerfs cardiaques du pneumogastrique.

Le *plexus cardiaque* est constitué par la réunion de ces nerfs. Il est situé au-dessous de la crosse de l'aorte, en arrière de l'artère pulmonaire droite, en avant du canal artériel et de la bifurcation de la trachée. Il présente, au milieu des filets nerveux qui le constituent, un ganglion nerveux mentionné par Wrisberg, *ganglion de Wrisberg*. Du plexus cardiaque partent de nombreux rameaux qui se portent les uns sur la face antérieure de la portion ascendante de la crosse de l'aorte, les autres entre cette portion et le tronc de l'artère pulmonaire, d'autres, enfin, en arrière de ce tronc artériel et en avant des oreillettes. Arrivés à la base des ventricules, tous ces rameaux se portent autour des deux artères cardiaques pour constituer à droite le *plexus cardiaque droit* et à gauche le *plexus cardiaque gauche*. Ces nerfs accompagnent les artères dans les sillons du cœur et se portent dans l'épaisseur de ses parois avec leurs ramifications. Remak a décrit sur le trajet de ces filets nerveux de petits ganglions auxquels le cœur serait redevable de la propriété qu'il a de se contracter encore pendant quelques heures, après avoir été extrait du corps d'un animal. M. Sappey n'a pas pu voir ces ganglions. M. le docteur G. Sée dans les belles leçons cliniques qu'il a faites à l'hôpital Beaujon, *Gazette des hôpitaux*, janvier 1865, a insisté sur la présence dans le tissu du cœur de trois ganglions nerveux. L'un découvert par Remak, est placé à l'embouchure de la veine cave inférieure. Un second est situé au niveau de la valvule auriculo-ventriculaire gauche, il a été découvert par Bidder. Un troisième ganglion, découvert par Ludwig, est contenu dans la paroi même de l'oreillette (1).

Les rameaux nerveux qui naissent des six ou sept derniers ganglions thoraciques se portent en bas, en avant et en dedans ; ils se réunissent et forment de chaque côté deux troncs connus sous le nom de *nerfs splanchniques*. Ces nerfs splanchniques passent du thorax dans l'abdomen et se jettent dans le plexus solaire, où nous les retrouverons bientôt lorsque nous étudierons les branches du grand sympathique dans la cavité abdominale.

3° *Branches de la portion abdominale du grand sympathique.*

Ces branches s'enroulent autour de l'aorte abdominale et du tronc cœliaque pour constituer le *plexus solaire*, et autour de la portion inférieure de l'aorte abdominale pour constituer le plexus lombo-aortique.

(1) Voyez *Gaz. des hôpit.*, 17 janvier 1855.

a **Plexus solaire**. — On appelle plexus solaire un plexus nerveux considérable formé par les branches du grand sympathique et par le nerf pneumogastrique droit. Des ganglions nerveux, les nerfs splanchniques et des ramifications du nerf phrénique complètent ce plexus.

Le plexus solaire est situé autour du tronc cœliaque et de la partie supérieure de l'aorte abdominale, qu'il entoure de ses nombreuses ramifications. Il partage, par conséquent, les rapports de cette artère.

Les ganglions qu'il contient sont de volume différent. Les plus petits, nombreux, sont connus sous le nom de ganglions solaires ; ils sont entremêlés avec les ramifications du plexus. Les plus volumineux, au nombre de deux, constituent les ganglions semi-lunaires.

Les *ganglions semi-lunaires* sont au nombre de deux ; ils sont situés au-dessous des piliers du diaphragme, au-dessus du pancréas. Ces ganglions égalent à peu près le volume d'un petit haricot dont le bord convexe regarde en bas. De la convexité de ces ganglions partent de nombreux rameaux qui s'enchevêtrent et qui concourent à former le plexus solaire. Ils reçoivent par leur extrémité externe le nerf grand splanchnique et souvent quelques divisions du petit splanchnique. Le ganglion semi-lunaire droit reçoit, en outre, le pneumogastrique droit par son extrémité interne.

Nous venons de voir que le plexus solaire reçoit la terminaison des nerfs grand splanchnique et petit splanchnique, venus de la cavité thoracique.

Le *nerf grand splanchnique* naît ordinairement des cinquième, sixième, septième et huitième ganglions thoraciques du grand sympathique par plusieurs filaments, qui se portent en bas et se réunissent en un seul tronc. Ce tronc nerveux arrive à la partie inférieure de la cavité thoracique, traverse le pilier correspondant du diaphragme et se jette dans l'extrémité externe du ganglion semi-lunaire correspondant. Le grand splanchnique droit, en se jetant dans la partie externe du ganglion semi-lunaire droit, constitue avec le pneumogastrique droit qui se jette à sa partie interne une anse nerveuse, dont la concavité embrasse une bonne partie du pilier du diaphragme et qui est connue sous le nom d'*anse mémorable de Wrisberg*.

Le nerf petit splanchnique naît des ganglions thoraciques suivants, par des petits filaments qui forment par leur réunion un petit tronc descendant. Ce tronc traverse, comme le précédent, le pilier du diaphragme, entre le grand splanchnique et le grand sympathique.

Après avoir traversé le pilier correspondant du diaphragme, le nerf petit splanchnique se divise au-dessous de ce muscle en plusieurs rameaux, qui se portent : les uns, dans le nerf grand splanchnique; les autres, dans le plexus solaire; d'autres, enfin, dans le plexus rénal.

Le plexus solaire représente un centre d'où partent, comme autant de rayons, une foule de faisceaux nerveux qui suivent la direction, le trajet, les divisions et la terminaison des nombreuses branches artérielles, situées dans cette région. Le plexus solaire n'existe pas seulement autour du tronc cœliaque, mais encore autour de l'aorte, jusqu'au-dessous des artères rénales.

Il suffit de connaître les artères et les divisions artérielles de cette région pour connaître ces plexus secondaires qui, non-seulement présentent la direction, le trajet, les rapports et la terminaison des artères qu'ils accompagnent, mais encore portent le nom de ces artères. Il existe par conséquent (voyez *Branches de l'aorte abdominale*) :

1° Des plexus nerveux qui partent du plexus solaire et accompagnent les artères pariétales ;

2° Des plexus nerveux qui partent aussi du plexus solaire et accompagnent les artères viscérales.

Les premiers sont les *plexus diaphragmatiques* inférieurs, qui se portent à la face inférieure du diaphragme, pour se terminer dans ce muscle et s'anastomoser avec des branches terminales du nerf phrénique. Ces plexus qui accompagnent les artères diaphragmatiques inférieures, donnent quelques rameaux qui se portent à la capsule surrénale, en suivant l'artère capsulaire supérieure et quelques rameaux à la partie inférieure de l'œsophage, en suivant les artères œsophagiennes inférieures.

Parmi ces branches nerveuses qui accompagnent les artères pariétales, on observe encore des rameaux qui se portent en dehors autour des artères lombaires et qui se perdent, soit dans les parois de ces artères, soit dans les tissus des environs.

Les seconds sont très-nombreux, on peut les diviser en *principaux* qui se placent sur les artères viscérales et en *secondaires* qui accompagnent les divisions de ces artères. Ce sont : les plexus hépatique, splénique coronaire stomachique, mésentérique supérieur, surrénal, rénal, spermatique pour les principaux.

1° Le *plexus hépatique* accompagne l'artère hépatique et les divisions de la veine porte dans la capsule de Glisson, jusqu'aux lobules du foie. Du plexus hépatique naissent plusieurs plexus secondaires, qui portent le nom des branches collatérales de l'artère hépatique. Ce sont 1° le *plexus cystique*, qui se porte aux deux faces de la vésicule biliaire, comme l'artère cystique ; 2° le *plexus pylorique*, qui se porte à la partie supérieure du pylore, comme l'artère pylorique ; 3° le plexus *gastro-épiploïque droit* qui va à la grande courbure de l'estomac et au grand épiploon, comme l'artère gastro-épiploïque droite. Comme l'artère, ce plexus au niveau de la tête du pancréas, donne des rameaux nombreux qui accompagnent l'artère pancréatico-duodénale, et qui se ramifient dans le duodénum et dans le pancréas.

2° Le *plexus splénique* suit l'artère splénique jusqu'à la rate où il se termine.. Les filets nerveux qui constituent ce plexus ne sont pas flexueux comme l'artère, ils sont rectilignes. Dans leur trajet, les nerfs de ce plexus fournissent des plexus secondaires autour des vaisseaux courts de l'estomac, autour des vaisseaux pancréatiques, et autour de l'artère gastro-épiploïque gauche. Ces rameaux nerveux partagent la distribution des artères qu'ils accompagnent.

3° Le *plexus coronaire stomachique* accompagne l'artère de même nom le long de la petite courbure de l'estomac et s'anastomose sur le pylore avec les ramifications du plexus pylorique. De ce plexus partent des rameaux œsophagiens pour la partie inférieure de l'œsophage et des rameaux gastriques pour les deux parois de l'estomac.

4° Le *plexus mésentérique supérieur*, très-considérable, se place autour de l'artère du même nom et se porte avec elle dans l'épaisseur du mésentère. Comme l'artère, il est destiné à l'intestin grêle et à la moitié droite du gros intestin. Les rameaux qui naissent de ce plexus ne décrivent pas des arcades comme les artères, ils sont rectilignes ou à peu près. Ceux qui naissent de la convexité de l'artère, vont à gauche dans l'intestin grêle, tandis que ceux qui naissent de la concavité, se dirigent à droite et accompagnent les artères coliques droites pour se porter avec elles à la moitié droite du gros intestin.

5° Le *plexus surrénal* accompagne l'artère capsulaire moyenne, et se termine dans la capsule surrénale, où ils se mélangent aux filets qui viennent du plexus diaphragmatique inférieur, avec l'artère capsulaire supérieure, et à ceux qui viennent du plexus rénal, avec l'artère capsulaire inférieure. Les nerfs de ce plexus, fort nombreux, reçoivent en outre au niveau de la capsule surrénale, un filet nerveux appartenant au nerf petit splanchnique.

6° Le *plexus rénal* né, comme tous les précédents, du plexus solaire, se porte directement en dehors vers le hile du rein en accompagnant l'artère rénale. Les ramifications se perdent dans la substance du rein et se portent en petit nombre au plexus surrénal en suivant l'artère capsulaire inférieure et au plexus spermatique qu'ils accompagnent jusqu'au testicule chez l'homme, jusqu'à l'utérus et l'ovaire chez la femme.

7° Le *plexus spermatique* vient de trois sources ; il provient du plexus solaire, du plexus lombo-aortique et du plexus rénal ; mais principalement du plexus solaire. Ces rameaux réunis se portent avec l'artère spermatique qu'ils accompagnent dans le canal inguinal, dans le cordon spermatique et jusqu'au testicule où ils se terminent.

Chez la femme, ce plexus accompagne l'artère utéro-ovarienne et se termine dans l'utérus, dans l'ovaire et dans la trompe de Fallope.

b. **Plexus lombo-aortique**. — On appelle ainsi les ramifications du grand sympathique qui entourent la partie inférieure de l'aorte abdominale et qui reçoivent la partie inférieure du plexus solaire.

Du *plexus lombo-aortique* naît un seul plexus, le *mésentérique inférieur*, qui suit l'artère de même nom jusqu'à sa terminaison dans le rectum. Ce plexus, dans son trajet, fournit comme l'artère mésentérique inférieure qu'il accompagne trois plexus secondaires à gauche ; ce sont les plexus *colique supérieur*, *colique moyen*, *colique inférieur*, qui se rendent à la moitié gauche du gros intestin.

4° Branches de la portion pelvienne du grand sympathique.

Toutes ces branches émanent de la partie antérieure des ganglions sacrés, et se portent en haut de chaque côté du rectum. Ces branches se réunissent à des rameaux venus de la partie antérieure du plexus sacré, à la terminaison du plexus mésentérique inférieur et à la terminaison du plexus lombo-aortique qui se bifurque comme le précédent pour se porter de chaque côté du rectum.

L'ensemble de ces nombreux rameaux nerveux constitue le *plexus hypogastrique*, plexus qui diffère de tous ceux que nous avons rencontrés jusqu'ici, en ce qu'il contient en même temps des nerfs de la vie animale et des nerfs de la vie organique, et par conséquent, des nerfs volontaires et involontaires. Ces nerfs forment un enchevêtrement qu'il est impossible de démêler et on ne peut pas avec le scalpel les suivre au delà du plexus.

Le **plexus hypogastrique** est situé chez l'homme de chaque côté du rectum et de la vessie, au-dessous du péritoine ; chez la femme, de chaque côté de la vessie, du vagin, du col de l'utérus et du rectum. De ce plexus partent des rameaux nombreux, qui se portent aux viscères contenus dans la cavité pelvienne. Ces rameaux portent le nom de *plexus* ; nous avons, par conséquent, comme branches du plexus hypogastrique, le plexus hémorrhoïdal moyen, le plexus vésical, le plexus prostatique. Ajoutons chez la femme le plexus vaginal et le plexus utérin.

Le *plexus hémorrhoïdal moyen* se porte, en accompagnant l'artère hémorrhoïdale moyenne, vers le milieu du rectum auquel il se distribue.

Le *plexus vésical* se porte autour du col de la vessie, mélange en partie ses filets avec ceux de la prostate et se distribue aux parois du réservoir de l'urine.

Le *plexus prostatique* se porte autour et dans l'épaisseur de la prostate. Il envoie quelques filets nerveux aux vésicules séminales et quelques-uns au canal déférent, qu'ils accompagnent jusqu'au testicule. Ces nerfs constituent le *plexus déférentiel*.

Le *plexus vaginal* est formé par quelques filets nerveux, venus du plexus hypogastrique et se portant en dedans vers les parois du vagin.

Le *plexus utérin*, venu aussi du plexus hypogastrique, se porte vers les côtés du col de l'utérus, et se ramifie dans le col. On a beaucoup discuté sur la question de savoir si les nerfs du col utérin arrivaient jusqu'au museau de tanche ; aujourd'hui on s'accorde à y reconnaître leur présence, mais ils y sont très-rares.

Usages du grand sympathique.

Le nerf grand sympathique, qui forme un système spécial, contient des filets moteurs et des filets sensitifs qui donnent le mouvement et la sensibilité aux tissus auxquels ils se distribuent ; mouvement lent et sensibilité obtuse.

Le nerf grand sympathique exerce une action spéciale sur le système vasculaire. Il a une action des plus curieuses sur le cœur par les filets cardiaques (1), sur la circulation par les filets nerveux qu'il envoie à la surface des artères (nerfs *vaso-moteurs*, étudiés par MM. Claude Bernard et Schiff). Enfin pour prouver l'influence remarquable que ce nerf exerce sur la calorification des régions où il se distribue, sur les sécrétions et sur la circulation. M. Cl. Bernard, dans ses mémorables leçons sur le système nerveux, a fait des expériences sur des animaux vivants en coupant le nerf grand sympa-

(1) G. Sée, *Gaz. des hôpit.*, janvier 1865.

thique au cou. L'éminent physiologiste n'est pas le premier qui ait eu l'idée d'opérer cette section, mais c'est lui qui, le premier, en a indiqué complétement les effets. Voici quels sont ces phénomènes *simultanés* et *connexes* de la section du grand sympathique au cou.

1° Le rétrécissement de la pupille et la rougeur de la conjonctive ;

2° La rétraction du globe oculaire dans le fond de l'orbite, ce qui fait saillir le troisième cartilage de la paupière et le porte à venir se placer au devant de l'œil ;

3° Le resserrement de l'ouverture palpébrale et en même temps une déformation de cette ouverture qui devient plus elliptique et plus oblongue transversalement ;

4° L'aplatissement de la cornée et le rapetissement consécutif du globe oculaire ;

5° Le rétrécissement plus ou moins marqué de la narine et de la bouche du côté correspondant ;

6° Une modification toute spéciale de la circulation, coïncidant avec une grande augmentation de caloricité et même de sensibilité dans les parties.

Structure du grand sympathique.

Nous avons indiqué la structure de ce nerf lorsque nous avons étudié la structure des centres nerveux et des nerfs en général. Avant de terminer la description du grand sympathique nous voulons dire quelques mots du travail de M. le docteur Duchenne (de Boulogne). Ce savant observateur, estimé à juste titre par ses nombreux travaux sur le système nerveux, est trop bien connu pour qu'il soit nécessaire de dire quelle est la valeur des intéressantes recherches qu'il poursuit en ce moment sur le grand sympathique. M. Duchenne a bien voulu nous communiquer un résumé de ses observations sur la structure des ganglions cervicaux du grand sympathique (1).

(1) *Étude microscopique photo-autographiée des ganglions sympathiques cervicaux de l'homme à l'état normal, avec 11 figures photoautographiées*, communiquée à l'Académie impériale de médecine par le docteur Duchenne (de Boulogne), le 3 janvier 1865.

« Résumant les faits principaux, mis en lumière par des coupes longi-
» tudinales et transversales que j'ai faites sur des ganglions cervicaux de
» l'homme comme on en voit des spécimens dans les figures contenues
» dans mes planches, je me borne, pour le moment, à faire remarquer :

» 1º Que très-peu de cellules sont apolaires ;

» 2º Que, vues transversalement, elles communiquent en général laté-
» ralement deux à deux par un prolongement ;

» 3º Que, vues longitudinalement, elles sont multipolaires, la plupart
» bipolaires ;

» 4º Que dans la coupe longitudinale on voit les cellules des différents
» groupes communiquer en général entre elles, par les prolongements qui
» émanent de leurs extrémités, de manière à former de petits centres
» composés de cellules solidaires les unes des autres ;

» 5º Que les prolongements des cellules sont toujours renfermés dans
» une gaîne ;

» 6º Que les coupes transversales montrent des masses de tubes ner-
» veux rassemblés en fascicules nombreux, siégeant principalement au
» niveau du bord externe des ganglions, où ils forment une bande qui
» occupe quelquefois plus du tiers de la circonférence du ganglion ;

» 7º Qu'entre les cellules on voit aussi un très-grand nombre de tubes
» nerveux offrant des caractères anatomiques semblables à ceux des tubes
» nerveux dont il vient d'être question ;

» 8º Que tous ces tubes nerveux ont de $0^{mm},004$ à $0^{mm},0036$ de dia-
» mètre, et que, dans les plus petits comme dans les plus grands, on
» distingue parfaitement le cylinder axis, séparé par contour de la
» myéline. »

Pour bien comprendre le résumé des recherches de M. le docteur
Duchenne, il est nécessaire de revoir la structure du tissu nerveux
en général.

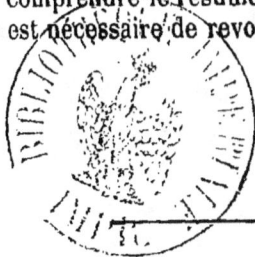

SPLANCHNOLOGIE

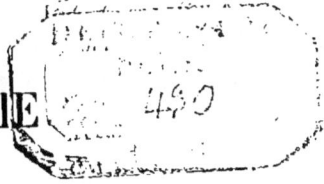

La splanchnologie comprend l'étude des viscères, c'est-à-dire des organes contenus dans les trois cavités, crânienne, thoracique et abdominale. L'encéphale est ordinairement décrit avec la névrologie, et l'usage veut que la splanchnologie s'occupe seulement des viscères des cavités thoracique et abdominale.

Les viscères sont des organes qui se réunissent par groupes pour former des appareils, ou, si l'on veut, pour concourir à une même fonction. Par exemple, le tube digestif et ses annexes se groupent pour concourir à la fonction de la digestion.

Dans cette étude nous examinerons successivement l'appareil de la respiration, l'appareil de la digestion, l'appareil urinaire et l'appareil génital.

CHAPITRE XVI

APPAREIL DE LA RESPIRATION

Cet appareil est formé par la réunion d'un grand nombre d'organes qui concourent, chacun pour leur part, au grand phénomène de la respiration, et, pour mieux parler, à l'hématose, c'est-à-dire à la transformation du sang veineux en sang artériel.

Les organes qui constituent cet appareil peuvent être divisés en trois groupes.

Le premier groupe est formé par la *cage thoracique*, par des muscles qui en ferment complétement les interstices osseux et par des muscles qui font mouvoir cette cage en la dilatant et en la resserrant à la manière d'un soufflet.

Le deuxième groupe est formé par une succession de cavités de formes différentes, qui constituent par leur réunion l'*arbre respiratoire*, le *tube aérien*.

Le troisième groupe, enfin, comprend uniquement l'organe essentiel de la respiration, c'est-à-dire le *poumon* et la membrane d'enveloppe, la *plèvre*.

C'est dans l'ordre que nous venons d'indiquer que nous décrirons les organes de cet appareil. Nous ne nous occuperons pas de la cage thoracique, qui a été décrite avec l'ostéologie et la myologie. Nous commencerons immédiatement l'étude de l'arbre respiratoire.

L'arbre respiratoire, tube aérien, est destiné à porter l'air aux poumons. Cet arbre, étendu des narines aux dernières ramifications bronchiques et aux lobules du poumon, ne se ramifie que vers le milieu de la poitrine, à la partie inférieure de la trachée. De haut en bas le tronc de l'arbre respiratoire est formé par les narines, les fosses nasales, la partie supérieure du pharynx, le larynx et la trachée. Les ramifications sont formées par les bronches et les divisions bronchiques. Les narines seront décrites avec le nez; les fosses nasales ont été étudiées avec l'ostéologie, nous examinerons le pharynx avec l'appareil de la digestion. Le larynx est donc la partie qui se présente tout d'abord à notre description.

ARTICLE Ier

LARYNX

BIBLIOGRAPHIE

1758. Fabricius d'Acquapendente, (*Opera omnia anat. et phys.* Leyde).
1753. Hérissant, *Mémoires de l'Académie des sciences de Paris*.
1779. Vicq-d'Azyr, Mémoire sur les organes de la voix (*Mém. de Paris*).
1805. Cuvier, Leçons d'anatomie comparée.
1808. Dupuytren. Développement du larynx chez les eunuques (*Bull. de la Soc. philomathique*).
1821. Magendie, Précis élémen. de physiologie.
1825. Theile, Diss. de musculis nervisque laryngis. Iena.
1829. Sédillot, Thèse inaugurale.
1831. Malgaigne, *Arch. gén. de médecine*.
1855. Lautu, *Mém. de l'Acad. royale de méd.* Paris.
1841. Longet, Fonctions des nerfs et des muscles du larynx (*Gaz. méd. de Paris*).
1842. Longet, Anatomie et phys. du syst. nerv.
1845. Muller, Manuel de physiologie.
1845. Hushke, Encyclopédie anatomique.
1852. Rheiner, Sur la distribution de l'épithélium du larynx. Wurzbourg.
1857. Sappey, Traité d'anatomie descriptive, t. III.
1861. Longet, Traité de physiologie.
1861. Bataille, Nouvelles recherches sur la phonation (V. Masson).
1863. Bataille, deuxième mémoire sur la phonation (V. Masson).

Définition. — On donne le nom de larynx à un petit appareil de structure très-compliquée, qui surmonte la trachée et qui sert, d'une part, au passage de l'air de la respiration, d'autre part, à la production des sons. Ce double usage du larynx est remarquable, car il ne peut les remplir en même temps.

Situation. — Le larynx est situé dans l'épaisseur des parties molles du cou, en avant de la colonne vertébrale, dont il est séparé par le pharynx, au-dessous de l'os hyoïde et de la base de la langue. Cette situation profonde du larynx est cause de la presque impossibilité où l'on est d'explorer à l'œil nu la portion supérieure de cet appareil et de l'invention des laryngoscopes, sorte de miroirs qu'on plonge dans la cavité pharyngienne pour examiner l'intérieur du larynx.

Mobilité, moyens de fixité. — Le larynx est fixé dans la région qu'il occupe : 1° par la membrane thyro-hyoïdienne qui suspend cet organe à la base de la langue, 2° par le pharynx, qui s'insère en partie sur ses faces latérales et postérieure.

Quoiqu'il soit ainsi maintenu au-dessous de l'os hyoïde, au-devant de la colonne vertébrale, le larynx est très-mobile, et représente surtout deux sortes de mouvements: 1° un mouvement vertical dans lequel le larynx peut monter vers la langue dans une étendue de deux à trois centimètres (ce mouvement est déterminé par la contraction du pharynx); 2° un mouvement en avant, peu prononcé et déterminé par le bol alimentaire qui soulève le larynx en traversant la cavité pharyngienne située immédiatement en arrière de lui.

Forme. — Le larynx a la forme d'une pyramide triangulaire à base dirigée en haut, pyramide dont l'une des faces serait postérieure. Sur l'angle antérieur de cette pyramide se trouve une saillie beaucoup plus marquée dans le sexe masculin; c'est la *pomme d'Adam*.

Dimensions. — Dans les premières années, le larynx est très-peu développé. Il prend de l'accroissement surtout à l'époque de la puberté en même temps que les organes génitaux, et ses dimensions sont plus considérables chez l'homme que chez la femme.

Selon M. Sappey, les dimensions moyennes du larynx d'un homme adulte sont les suivantes (1) :

Diamètre vertical, 44 millimètres; diamètre transversal, 43 millimètres; diamètre antéro-postérieur, 56 millimètres.

Le larynx de la femme adulte présente en moyenne :

Diamètre vertical, 56 millimètres; diamètre transversal, 41 millimètres; diamètre antéro-postérieur, 26 millimètres.

On voit par ces chiffres que le larynx de l'homme l'emporte sur celui de la femme de 8 millimètres en hauteur, de 2 millimètres en largeur et de 10 millimètres d'avant en arrière. Cette différence dans le diamètre antéro-postérieur du larynx et la saillie plus grande du corps hyroïde expliquent pourquoi la pomme d'Adam est effacée chez la femme.

Conformation extérieure et rapports. — Nous avons déjà vu que le larynx a la forme d'une pyramide triangulaire à base supérieure.

(1) Sappey, t. III, p. 509.

De ses trois faces, l'une est postérieure et les deux autres latérales ses bords sont antérieur et latéraux.

La *base* de la pyramide que représente le larynx se place en arrière de la base de la langue et de l'os hyoïde et présente l'orifice supérieur du larynx ouvert dans le pharynx. Sur cette base on voit la muqueuse qui du larynx se porte sur la langue en avant et sur le pharynx en arrière et sur les côtés. L'orifice supérieur du larynx présente en avant un couvercle qui le protège pendant la déglutition; c'est l'épiglotte (voy. *fig.* 74).

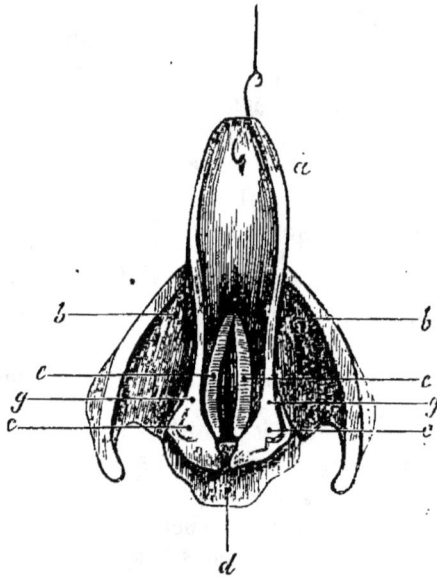

Fig. 74. — Larynx vu par son orifice supérieur.

a, Épiglotte. — *b*, *b*, Gouttière intermédiaire à l'épiglotte et au cartilage thyroïde. — *c*, *c*, Cartilage aryténoïde. — *d*, Face postérieure du larynx. — *e*, *e*, Cordes vocales supérieures. — *g*, *g*, Replis aryténo-épiglottiques.

Le *sommet* du larynx se confond avec la trachée; il correspond au corps de la sixième vertèbre cervicale et, dans l'extension de la tête, à celui de la quatrième.

La *face postérieure* forme une partie de la paroi antérieure du pharynx; elle est recouverte par la muqueuse pharyngienne.

Les *faces latérales* droite et gauche sont identiques, puisque le larynx est impair et symétrique. Elles sont formées par le cartilage cricoïde et surtout par le thyroïde. Elles sont recouvertes par les lobes du corps thyroïde, par les muscles sterno-thyroïdien et thyro-hyoïdien profondément, et par les muscles sterno-mastoïdiens superficiellement.

L'artère thyroïdienne supérieure longe la partie postérieure de ces faces pour se porter au corps thyroïde.

Le *bord antérieur* du larynx, qui présente à sa partie supérieure la *pomme d'Adam*, est recouvert en haut par la ligne blanche cervicale antérieure, formée par l'aponévrose cervicale superficielle qui sépare les deux muscles sterno-hyoïdiens, et plus bas par l'isthme du corps thyroïde.

Les *bords latéraux* sont placés contre la colonne vertébrale. Ils sont en rapport en dehors avec l'artère carotide primitive et, sur un plan plus éloigné, avec la veine jugulaire interne et le nerf pneumogastrique.

Ajoutons qu'on trouve au-dessus de la pomme d'Adam, sur la face postérieure de l'os hyoïde, une bourse séreuse assez développée, signalée par M. Malgaigne et qui sert au glissement du larynx sur l'os hyoïde.

Conformation intérieure. — Lorsqu'on examine la cavité du larynx, on voit un point rétréci vers le milieu de cette cavité, et deux dilatations séparées par ce point rétréci. La partie étroite constitue la *glotte*, la portion élargie qui est au-dessus s'appelle *vestibule* de la glotte ou portion *sus-glottique* de la cavité laryngienne, et la portion élargie qui est au-dessous est connue sous le nom de portion *sous-glottique* de la même cavité.

Le *vestibule de la glotte*, ou portion sus-glottique, est une vaste cavité en forme d'entonnoir, s'ouvrant largement en haut dans le pharynx et se rétrécissant peu à peu sur ses côtés vers la glotte. Cette cavité est limitée en haut par l'épiglotte, en arrière par les cartilages aryténoïdes et le muscle ary-aryténoïdien, et sur les côtés par la face interne du cartilage thyroïde doublée du repli aryténo-épiglottique.

La *portion sous-glottique* est cylindrique et se continue directement avec la trachée. Vers la glotte cette portion se rétrécit insensiblement.

Glotte.

La glotte est la portion rétrécie de la cavité du larynx qui sépare les deux portions précédentes, ou mieux, la glotte est l'espace compris entre les deux cordes vocales inférieures.

La glotte a une *forme* triangulaire sur le vivant et ovalaire sur le cadavre à cause du relâchement des cordes vocales. Le triangle isocèle que représente cet espace présente sa base en arrière et son sommet en avant. Le triangle s'élargit au niveau de sa base pendant le repos du larynx et pendant la production des sons graves, tandis qu'il se rétrécit pendant la phonation et surtout dans la production des sons aigus.

Ses *dimensions* varient dans les deux sexes. Chez l'homme le dia-

mètre antéro-postérieur est de 20 à 24 millimètres, tandis que chez
la femme il n'est que de 16 à 18. La base du triangle varie, selon le
degré d'ouverture de la glotte, depuis 2 millimètres jusqu'à 15 chez
l'homme et 10 chez la femme. A l'état de repos, cette base est de
5 millimètres chez la femme et de 8 chez l'homme.

La glotte n'occupe pas seulement l'interstice des cordes vocales, mais
aussi l'interstice qui sépare les deux cartilages aryténoïdes, d'où la
division de la glotte en deux parties, la glotte *inter-ligamenteuse* ou
glotte vocale, et la glotte *inter-cartilagineuse* ou glotte respiratoire.

Cordes vocales.

Les cordes vocales sont des replis ligamenteux au nombre de quatre,
qui se portent de l'angle rentrant du cartilage thyroïde à la face antérieure des cartilages aryténoïdes. On distingue deux cordes vocales
supérieures, droite et gauche, et deux cordes vocales inférieures, droite
et gauche.

Les *cordes vocales supérieures* s'insèrent par leur extrémité antérieure à l'angle rentrant du cartilage thyroïde, à 3 millimètres
au-dessus des cordes vocales inférieures, tandis que leur extrémité
postérieure se fixe dans une dépression qu'on remarque à la face antérieure de l'aryténoïde. Elles représentent deux replis minces, formant la paroi interne du ventricule du larynx. Leur bord libre inférieur
forme le bord supérieur de l'orifice du ventricule.

Les *cordes vocales inférieures* sont plus épaisses que les supérieures et plus rapprochées de la ligne médiane. Ces cordes sont des
reliefs de la surface interne du larynx plutôt que des replis. Leur
extrémité antérieure s'insère à 3 millimètres au-dessous des supérieures
dans l'angle rentrant du cartilage thyroïde, sur un tubercule cartilagineux commun à la corde droite et à la corde gauche (1). Leur extrémité
postérieure s'insère à l'apophyse interne ou antérieure du cartilage
aryténoïde. La corde vocale inférieure est en rapport, par sa face externe
avec le muscle thyro-aryténoïdien.

Les cordes vocales sont disposées d'une façon telle, qu'on aperçoit
deux triangles isocèles superposés lorsqu'on regarde le larynx par son
orifice supérieur, tandis qu'on n'aperçoit qu'un seul triangle quand on
regarde cette cavité par l'orifice inférieur du larynx. Les cordes vocales
inférieures étant plus rapprochées de la ligne médiane que les supérieures et le courant d'air phonateur venant de bas en haut et rencon-
trant les cordes inférieures, on comprend que seules elles entrent

(1) Tandis que les deux cordes vocales supérieures s'insèrent séparément
au même angle rentrant.

en vibration pendant la production des sons, et que le nom de glotte ait été réservé à l'espace qui les sépare.

Nous verrons bientôt qu'un appareil musculaire est annexé aux cordes vocales, soit pour les rapprocher et fermer la glotte, soit pour les écarter et dilater la glotte, soit pour tendre les cordes vocales. Ce sont les muscles du larynx, qu'on peut encore désigner sous le nom de muscles des cordes vocales, ou muscles de la phonation.

Ventricules du larynx.

De chaque côté de la glotte, entre les cordes vocales supérieure et inférieure du même côté, se trouve une cavité connue sous le nom de *ventricule* du larynx, ou ventricule de Morgagni, cavité qui présente un orifice en forme de boutonnière antéro-postérieure, limité par les deux cordes vocales du même côté. Cette cavité se prolonge en haut et s'insinue entre la face interne ou postérieure du thyroïde et le repli fibreux élastique qui constitue la corde vocale supérieure. Ce prolongement est plus ou moins profond selon les individus. Sa présence fait que les deux cordes vocales n'ont pas la même forme, et que la supérieure a la forme d'un repli mobile, tandis que l'inférieure est un simple relief de la face interne du larynx. Inutile de dire que ce ventricule communique avec la cavité du larynx et qu'il est revêtu dans toute son étendue par la muqueuse laryngée.

Structure. — Le larynx est composé : 1° d'un squelette cartilagineux dont les pièces sont séparables ; 2° d'articulations qui unissent ces pièces entre elles et avec les parties voisines ; 3° d'une couche fibreuse élastique qui recouvre la surface interne du larynx ; 4° de muscles qui déterminent des mouvements de quelques-uns de ces cartilages ou mieux des modifications dans la conformation de la glotte ; 5° d'une membrane muqueuse qui en tapisse toute la cavité ; 6° de vaisseaux et de nerfs.

A. — Cartilages du larynx.

Le squelette du larynx se compose de pièces cartilagineuses qui sont au nombre de neuf, trois paires, trois impaires. Les cartilages impairs sont, en procédant de haut en bas : l'*épiglotte*, le cartilage *thyroïde* et le cartilage *cricoïde*. Les cartilages pairs sont : les cartilages *aryténoïdes*, les cartilages *corniculés de Santorini* et les cartilages de *Wrisberg*.

Épiglotte. — L'épiglotte est un fibro-cartilage situé en avant de l'orifice supérieur du larynx, qu'il surmonte et sur lequel il s'applique lorsque la base de la langue se porte en arrière pendant la déglutition.

Ce fibro-cartilage est une lamelle mince, élargie à sa partie supérieure, amincie à sa partie inférieure.

Le *sommet* s'insère dans l'angle rentrant du cartilage thyroïde au moyen du ligament thyro-épiglottique au-dessus des cordes vocales supérieures.

La *base* est libre. Elle est séparée de la base de la langue par un sillon transversal.

La *face antérieure* est concave de haut en bas, convexe transversalement. Dans la moitié inférieure elle est séparée de l'os hyoïde et de la membrane thyro-hyoïdienne par un paquet graisseux connu autrefois sous le nom de *glande de Morgagni*. Dans sa moitié supérieure elle est libre et présente trois replis étendus de l'épiglotte à la langue, un médian et deux latéraux (*replis glosso-épiglottiques*).

La *face postérieure* est concave transversalement et convexe de haut en bas. Cette face présente de nombreux pertuis qui sont les orifices des glandes épiglottiques.

Les *bords* donnent insertion aux replis aryténo-épiglottiques et à deux replis muqueux qui se portent en dehors vers le pharynx.

Cartilage thyroïde. — Le plus volumineux des cartilages du larynx, le thyroïde a la forme d'une lame quadrilatère, pliée sur la ligne médiane et en arrière. On peut le comparer à un livre demi-ouvert dont l'ouverture regarderait en arrière.

La *face antérieure* de ce cartilage présente sur la ligne médiane et en haut la saillie connue sous le nom de *pomme d'Adam*. De chaque côté cette face s'incline en arrière et en dehors, et présente une corde fibreuse, sorte de ligament dirigé de bas en haut et d'avant en arrière, et inséré par ses deux extrémités sur deux tubercules du cartilage thyroïde. Cette corde fibreuse donne insertion par sa lèvre inférieure au muscle sterno-thyroïdien, et par sa lèvre supérieure au thyro-hyoïdien.

La *face postérieure* du thyroïde présente sur la ligne médiane un angle rentrant sur lequel s'insèrent de haut en bas le sommet de l'épiglotte, les cordes vocales supérieures, les cordes vocales inférieures et le muscle thyro-aryténoïdien. Les parties latérales de cette face postérieure sont en rapport avec le ventricule du larynx.

Le *bord supérieur* est sinueux, et présente sur la ligne médiane, au-dessus de la pomme d'Adam, une échancrure très-profonde. Ce bord peut être comparé à deux S réunies sur la ligne médiane ; il donne insertion à la membrane thyro-hyoïdienne.

Le *bord inférieur*, sinueux aussi, est beaucoup moins étendu que le bord supérieur. Il présente sur la ligne médiane une échancrure arrondie, peu profonde, et de chaque côté, en procédant de dedans en dehors : 1° un tubercule sur lequel s'insère l'extrémité inférieure de la corde fibreuse que nous avons signalée sur la face antérieure du cartilage ; 2° une échancrure ; 3° les petites cornes du thyroïde.

Les *bords postérieurs* ou *latéraux* regardent la colonne vertébrale dont ils sont séparés par un petit intervalle. Ces bords donnent insertion à l'aponévrose du pharynx, au muscle constricteur moyen du pharynx, au pharyngo-staphylin et au stylo-pharyngien. Légèrement sinueux, les bords postérieurs du cartilage thyroïde se terminent à leurs extrémités par deux prolongements. Le prolongement supérieur, *grande corne* du cartilage thyroïde, présente 1 centimètre 1/2 à 2 centimètres de long ; il s'articule avec la grande corne de l'os hyoïde. Le prolongement inférieur ou *petite corne* du thyroïde présente une longueur de 6 à 7 millimètres. Cette petite corne s'incline un peu en dedans et présente à son sommet une facette articulaire qui regarde en dedans et en bas, et qui s'articule avec les faces latérales du cartilage cricoïde.

Cartilage cricoïde. — Ce cartilage est placé au-dessous du précédent ; il forme la partie inférieure du larynx. On l'a comparé à une bague dont le chaton serait placé en arrière. Il présente en effet, comme un anneau, une surface intérieure, une surface extérieure, un bord supérieur et un bord inférieur.

La *surface intérieure* fait suite à celle de la trachée ; elle est recouverte par la muqueuse laryngée.

La *surface extérieure* présente : 1° en avant, une crête médiane de chaque côté de laquelle s'insère le sommet du muscle crico-thyroïdien ; 2° en arrière, une crête médiane de chaque côté de laquelle s'insère, au niveau d'une dépression, la base du muscle crico-aryténoïdien postérieur ; 3° de chaque côté, une surface articulaire plane pour les petites cornes du cartilage thyroïde.

Le *bord supérieur* est incliné de haut en bas, et d'arrière en avant. Ce bord donne insertion en avant à la membrane crico-thyroïdienne, et sur les côtés au muscle crico-aryténoïdien latéral. A la partie postérieure de ce bord se trouve de chaque côté de la ligne médiane une surface articulaire, pour l'articulation du cartilage aryténoïde. Les parties latérales de ce bord présentent une épaisseur plus considérable que les autres parties.

Le *bord inférieur* du cartilage cricoïde est horizontal. Il s'articule avec le premier anneau de la trachée, et présente une saillie en avant et deux saillies en arrière de chaque côté de la ligne médiane.

Cartilages aryténoïdes. — Les cartilages aryténoïdes, au nombre de deux, sont situés à la partie postérieure du bord supérieur du cartilage cricoïde. Ils concourent à limiter en arrière l'orifice supérieur du larynx.

(*L'étude complète de ces cartilages et la connaissance exacte de leurs rapports sont indispensables pour se rendre compte de l'action des divers muscles du larynx. Les cordes vocales s'insèrent toutes en effet sur eux.*)

L'aryténoïde a la forme d'une pyramide triangulaire qui surmonte le cartilage cricoïde, et dont le sommet s'incline vers la ligne médiane. On lui décrit une base, un sommet, trois faces et trois bords.

La *base* s'articule avec le bord supérieur du cricoïde; elle est concave d'avant en arrière, et se place sur le cricoïde *comme un homme sur un cheval,* de sorte qu'une portion de cette base fait saillie dans la cavité du larynx, tandis que l'autre portion fait saillie en dehors. La portion de la base de l'aryténoïde saillante dans la cavité laryngée constitue l'*apophyse interne* ou *antérieure* de l'aryténoïde, tandis que la portion située en dehors est connue sous le nom d'*apophyse externe* ou *postérieure* de l'aryténoïde. Sur l'apophyse antérieure ou interne s'insère la corde vocale inférieure, tandis que l'apophyse postérieure ou externe donne attache aux muscles crico-aryténoïdien postérieur et crico-aryténoïdien latéral.

Le *sommet* de l'aryténoïde s'incline en dedans vers celui du côté opposé. Il est surmonté par le cartilage corniculé de Santorini.

La *face postérieure* de ce cartilage est lisse et concave; elle donne insertion aux fibres du muscle ary-aryténoïdien.

La *face interne*, lisse et concave également, est recouverte par la muqueuse laryngée.

La *face antérieure* est un peu irrégulière; elle présente vers la partie moyenne et un peu en dehors une dépression, sur laquelle s'insère la corde vocale supérieure.

Les *bords* de l'aryténoïde séparent les faces. Le seul qui mérite une mention est le bord externe convexe, sur lequel s'insère le muscle thyro-aryténoïdien.

Les cartilages aryténoïdes jouissent d'une très-grande mobilité. Sous l'influence des muscles, ils exécutent toutes sortes de mouvements. Ils s'inclinent en avant, en arrière et de chaque côté; de plus, ils peuvent se rapprocher l'un de l'autre. Parmi tous ces mouvements, il en est un très-important; c'est une espèce de mouvement de bascule, dans lequel l'une des apophyses de la base du cartilage se porte en sens inverse de l'autre. Pour parler un autre langage, nous dirons : *Lorsque l'apophyse externe du cartilage se porte en bas, l'interne se porte en haut; lorsqu'elle se porte en dedans, l'interne se porte en dehors, etc.*

Cartilages corniculés de Santorini. — Ce sont deux petits noyaux cartilagineux, de la grosseur d'un grain de semoule ou d'un grain de millet, situés au sommet du cartilage aryténoïde et souvent soudés avec ce cartilage.

Cartilages de Wrisberg. — Ces cartilages ne sont pas constants. M. Malgaigne a nié leur existence en 1831. Lorsqu'ils existent, ces fibro-cartilages sont deux noyaux situés dans l'épaisseur des replis aryténo-épiglottiques au milieu de leur bord libre.

B. — Articulations du larynx,

Les diverses pièces cartilagineuses qui constituent le larynx sont mobiles et articulées entre elles. De plus, elles sont articulées avec des organes voisins. On appelle articulations *intrinsèques* les articulations des diverses pièces du larynx entre elles ; les autres sont les articulations *extrinsèques*. Dans les premières, nous trouvons les articulations crico-thyroïdienne et crico-aryténoïdienne. Les articulations trachéo-cricoïdienne et thyro-hyoïdienne constituent les secondes,

Articulation crico-thyroïdienne. — Le thyroïde et le cricoïde s'articulent par la partie médiane et par les parties latérales.

1° *Sur la ligne médiane* se trouve une membrane fibreuse élastique qui s'étend, du bord supérieur du cricoïde au bord inférieur du thyroïde. Cette membrane crico-thyroïdienne, de forme triangulaire, est traversée par l'artère laryngée inférieure, et par les filets terminaux du nerf laryngé externe,

2° *Sur les parties latérales*, les petites cornes du thyroïde s'articulent avec les facettes articulaires latérales du cricoïde pour former une arthrodie. Ces facettes articulaires sont pourvues de cartilages, lubrifiées par la synovie, et maintenues en rapport par des fibres irrégulièrement disséminées autour de l'articulation, et formant principalement un ligament antérieur et un ligament postérieur, étendus de la petite corne du thyroïde à la face latérale du cricoïde.

Articulation crico-aryténoïdienne. — Cette articulation est formée par les facettes articulaires de la base du cartilage aryténoïde et du bord supérieur du cricoïde. — La base de l'aryténoïde est concave d'avant en arrière, et se moule sur la facette convexe du cricoïde. Ces deux facettes articulaires sont pourvues de cartilage et ne forment nullement, comme le disent quelques auteurs, une articulation par emboîtement réciproque. Cette articulation est pourvue d'une synoviale. Autour d'elle on trouve une capsule fibreuse, très-lâche, qui permet aux aryténoïdes des mouvements extrêmement étendus.

Articulation trachéo-cricoïdienne. — Le cricoïde s'articule avec le premier cerceau cartilagineux de la trachée. Les trois saillies du bord inférieur du cricoïde s'articulent directement avec la portion médiane et avec les extrémités du cerceau trachéal. Entre les trois saillies du cricoïde existent trois petits espaces, qui sont comblés par une membrane fibreuse élastique.

Articulation thyro-hyoïdienne. — L'os hyoïde et le cartilage thyroïde s'articulent sur la ligne médiane et sur les parties latérales.

1° Ces deux organes sont réunis sur la *ligne médiane* par la *membrane thyro-hyoïdienne,* membrane étendue du bord supérieur du thyroïde au bord supérieur de l'os hyoïde. Cette membrane, formée de tissu fibreux et de tissu élastique, présente 2 à 3 centimètres de hauteur et 4 à 5 centimètres de longueur. Elle est en rapport, en arrière, avec l'épiglotte et une certaine quantité de tissu graisseux; en avant, avec la face postérieure de l'os hyoïde dont elle est séparée par une bourse séreuse, avec les muscles thyro-hyoïdiens, les vaisseaux et les nerfs laryngés supérieurs.

2° Sur les parties latérales, l'os hyoïde et le cartilage thyroïde sont unis par deux ligaments de 2 à 3 centimètres de longueur, étendus de la grande corne de l'os hyoïde à la grande corne du cartilage thyroïde. Ces deux ligaments, qui ne sont que l'épaississement des bords latéraux de la membrane thyro-hyoïdienne, sont connus sous le nom de ligaments *thyro-hyoïdiens latéraux.*

C. — Couche fibreuse élastique du larynx.

La cavité du larynx est tapissée par une membrane jaunâtre, formée de tissu fibreux et de tissu élastique. Cette membrane est située à la face interne des cartilages du larynx, en dehors de la muqueuse. Elle n'a pas partout la même épaisseur, et si nous la suivons de bas en haut, nous voyons que cette épaisseur augmente : 1° au niveau de la glotte, où elle constitue, de chaque côté de la ligne médiane, deux cordons antéro-postérieurs, ce sont les *cordes vocales;* 2° au niveau de l'espace qui sépare en avant le thyroïde du cricoïde, où elle forme la membrane *crico-thyroïdienne;* 3° au-dessus du thyroïde, où elle prend le nom de membrane *thyro-hyoïdienne;* 4° au niveau de l'orifice supérieur du larynx, où cette couche fibreuse forme une membrane, étendue des bords de l'épiglotte au bord externe du cartilage aryténoïde. Cette membrane constitue le repli *aryténo-épiglottique.*

Entre ces divers points, où la couche fibreuse élastique présente une certaine épaisseur, on la trouve réduite à une lamelle plus ou moins mince et continue, qui recouvre de bas en haut la face interne du cricoïde, le fond du ventricule du larynx et la face interne du thyroïde.

Pour nous résumer, nous dirons que le larynx est formé de trois couches superposées : une couche interne muqueuse, une couche externe cartilagineuse, formée de plusieurs pièces, et une couche moyenne fibreuse, élastique, partout continue et épaissie en certains points, où elle constitue les ligaments du larynx, parmi lesquels se trouvent les ligaments des cordes vocales.

D. — Muscles du larynx.

On trouve dans le larynx des *muscles extrinsèques*, c'est-à-dire qui se portent du larynx aux parties voisines, et des *muscles intrinsèques*, qui font partie intégrante du larynx, et qui s'insèrent par leurs deux extrémités aux pièces cartilagineuses de cet appareil. Les muscles extrinsèques ont été décrits avec la région sous-hyoïdienne, et leur étude sera complétée par celle des muscles du pharynx. Nous décrirons ici seulement les muscles intrinsèques.

Les muscles intrinsèques du larynx sont au nombre de neuf, dont un impair et quatre pairs. Le muscle impair est placé en arrière, c'est l'ary-aryténoïdien. Les muscles pairs sont ainsi disposés : en avant est placé le crico-thyroïdien; en arrière, le crico-aryténoïdien postérieur, et, sur les côtés, le crico-aryténoïdien latéral et le thyro-aryténoïdien.

Les dénominations des muscles du larynx sont quelquefois une difficulté pour les élèves. Cependant il est facile de la vaincre. Pour cela il suffit de remarquer que, d'après la nomenclature de Chaussier, les muscles, comme les ligaments et les vaisseaux du larynx, portent les noms des cartilages sur lesquels s'insèrent les uns, entre lesquels passent les autres. Il faut, en un mot, se rappeler seulement les dénominations *épiglotte*, *thyroïde*, *cricoïde* et *aryténoïde*, avec lesquelles on construit tous les muscles, ligaments et vaisseaux du larynx, en combinant de diverses façons les noms des cartilages.

Les muscles intrinsèques du larynx sont d'un petit volume, souvent de forme triangulaire. Ils sont composés de fibres striées, et sont soumis aux mêmes lois physiologiques et pathologiques que les autres muscles striés. Tous ces muscles ont pour but la dilatation et la constriction de la glotte, c'est-à-dire l'écartement ou le rapprochement des cordes vocales. Aussi les voyons-nous tous, moins un, prendre leur insertion mobile sur le cartilage aryténoïde, cartilage très-mobile, sur lequel s'insèrent toutes les cordes vocales. Par l'étude de ces muscles, nous verrons que l'un d'eux est dilatateur de la glotte, tandis que tous les autres sont constricteurs. Pour bien saisir l'action

de ces muscles et tirer parti de leur étude, il est indispensable d'avoir bien présente à l'esprit la description de la glotte et des cordes
vocales.

Les muscles pairs du larynx se contractent-ils ensemble? c'est-àdire les deux muscles du même nom, les muscles crico-aryténoïdiens
postérieurs, par exemple, ont-ils une contraction simultanée, ou bien
ces deux muscles se comportent-ils comme les autres muscles de l'économie? Les auteurs sont complétement muets sur ce point. Cependant, d'après la disposition des cordes vocales, d'après les phénomènes
de la voix et de la respiration, on doit supposer que les muscles du
même nom se contractent en même temps.

Préparation — Pour préparer les muscles intrinsèques du larynx, il
faut, après avoir séparé le larynx de l'os hyoïde, de la trachée et du pharynx, enlever de sa face antérieure le corps thyroïde et les muscles soushyoïdiens qui y adhèrent. C'est ainsi qu'on prépare le crico-thyroïdien. En
soulevant la muqueuse pharyngienne qui tapisse la face postérieure du
larynx, on met à découvert le crico-aryténoïdien postérieur. Mais la chose
n'est plus aussi aisée lorsqu'il s'agit de découvrir les deux muscles latéraux.
Pour les préparer, il faut faire sur la ligne médiane du thyroïde une incision verticale, non pas sur la ligne médiane même, mais à deux ou trois
millimètres en dehors d'elle, sur la moitié du thyroïde qui recouvre les
deux muscles dont on veut étudier la préparation. L'incision faite, il faut
renverser en arrière et en dehors, ou mieux enlever complétement la
moitié du thyroïde qui recouvre les deux muscles latéraux, dont on aperçoit
alors la face externe. On peut arriver au même résultat en incisant la muqueuse pharyngienne sur la face postérieure du larynx, verticalement au
niveau et au-dessous de l'un des aryténoïdes. L'incision faite, on détache
d'arrière en avant le lambeau externe de la muqueuse en soulevant aussi la
moitié correspondante du thyroïde.

Aux élèves qui ne pourraient pas se procurer de larynx ou qui éprouveraient de la difficulté dans leur étude, nous recommandons les pièces
artificielles de M. le docteur Auzoux, sur lesquelles on voit merveilleusement la conformation et la structure du larynx. Ces pièces représentent le
larynx considérablement grossi; elles peuvent être disséquées pour ainsi
dire, pièce par pièce.

1° **Ary-aryténoïdien** (*fig.* 75), appelé aussi aryténoïdien-postérieur; ce muscle est situé à la face postérieure des deux aryténoïdes,
s'étendant horizontalement de l'un à l'autre.

Insertions. — Il s'insère sur la face postérieure et sur le bord externe de ces deux cartilages.

Structure. — Deux espèces de fibres entrent dans la constitution de
ce muscle : des fibres profondes transversales qu'Albinus décrivait séparément sous le nom de muscle *aryténoïdien transverse*, et des fibres
superficielles obliques, que le même anatomiste appelait *aryténoïdien*

oblique. Ces fibres obliques se portent de la base du cartilage droit au sommet du cartilage gauche, et *vice versâ*. Elles s'entre-croisent en sautoir sur la ligne médiane, et l'on peut voir, vers le sommet des aryténoïdes, quelques fibres se porter dans l'épaisseur du repli aryténo-épiglottique, où elles se mélangent à d'autres fibres venues du thyro-aryténoïdien. L'ensemble de ces fibres constitue un petit muscle spécial, très-développé chez quelques animaux, étendu du bord externe de l'aryténoïde à l'épiglotte, et connu sous le nom de *muscle aryténo-épiglottique*.

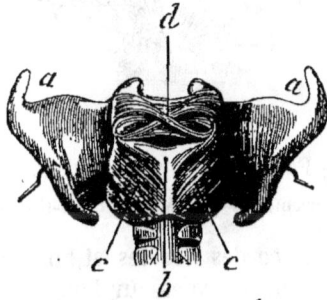

Fig. 75. — Face postérieure du larynx ; les bords postérieurs du cartilage thyroïde sont écartés.

a, a, Grandes cornes du C. thyroïde. — *b,* Face postérieure du cricoïde. — *c, c,* Muscle crico-aryténoïdien postérieur. — *d.* Muscle ary-aryténoïdien.

Rapports. — Ce muscle forme la partie postérieure de l'orifice supérieur du larynx. Sa face antérieure est recouverte par la muqueuse laryngée, qui se réfléchit sur son bord supérieur et sur sa face postérieure qu'elle recouvre aussi ; là cette muqueuse fait partie de la muqueuse du pharynx.

Action. — Selon M. Cruveilhier, ce muscle ferait pivoter les aryténoïdes sur leur axe, et serait ainsi dilatateur de la glotte. Les expériences de M. Longet, parfaitement concluantes, démontrent que le muscle ary-aryténoïdien rapproche l'un de l'autre les deux aryténoïdes, et que par conséquent il est constricteur de la glotte.

2° **Crico-thyroïdien** (*fig.* 76). — Petit muscle triangulaire, pair, situé à la face antérieure du larynx, et dirigé de bas en haut et de dedans en dehors.

Insertions. — Ce muscle prend son *point fixe* sur la face antérieure du cricoïde, à côté de la crête médiane. De là il se porte en haut et en dehors en s'élargissant, et s'insère par son *point mobile* à la petite corne, au bord inférieur et un peu à la face postérieure du thyroïde.

Rapports. — Recouvert par le muscle sterno-thyroïdien et la glande thyroïde, ce muscle recouvre la membrane crico-thyroïdienne et l'artère laryngée inférieure.

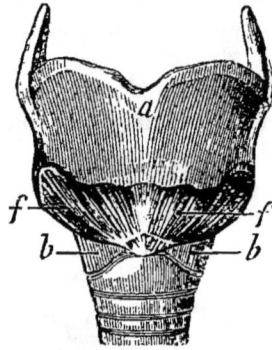

* Fig. 76. — Face antérieure du larynx.

a. C. thyroïde. — *b. b.* C. cricoïde. — *f. f.* Muscle crico-thyroïdien.

Action. — Tenseur des cordes vocales et, par conséquent, un peu constricteur de la glotte. M. le professeur Longet, dans ses belles expériences sur l'action des muscles du larynx, a mis ce fait hors de doute. En effet, lorsque le nerf qui anime ce muscle est coupé, les cordes vocales se relâchent, et la voix devient rauque. Si alors, au moyen d'une pince, on porte en avant le thyroïde, on simule l'action du muscle crico-thyroïdien, et la voix reprend son timbre normal.

3° Crico-aryténoïdien postérieur (*fig.* 75). Plus volumineux et de même forme que le précédent, ce muscle pair est situé à la face postérieure du larynx, au-dessous de la muqueuse pharyngienne.

Insertions. — Il prend son *point fixe*, dans une grande étendue, sur la face postérieure du cricoïde, de chaque côté de la crête médiane. De là ses fibres se portent en dehors, et se réunissent pour s'insérer à l'apophyse externe ou postérieure de l'aryténoïde qui constitue le *point mobile*.

Action. — Ce muscle est le seul dilatateur de la glotte. C'est lui qui maintient l'écartement des cordes vocales pendant la respiration et pendant la phonation. C'est un des principaux muscles inspirateurs. Lorsqu'il se contracte, il attire en bas et en dedans l'apophyse externe de l'aryténoïde, et porte, par conséquent, en dehors et en haut l'apophyse interne (*voy.* Cartilage aryténoïde, page 633). La paralysie de ce muscle entraîne rapidement l'asphyxie (*voy.* Nerfs du larynx).

4° Crico-aryténoïdien latéral. — Ce muscle pair, triangulaire, est situé sur les côtés du larynx, entre la face postérieure du cricoïde et la couche fibreuse élastique qui tapisse la surface intérieure du larynx. Pour le découvrir, il faut diviser le cartilage thyroïde en dehors de la ligne médiane, et rejeter en arrière la plus petite des deux moitiés du cartilage.

Insertions. — Par son *point fixe*, ce muscle s'insère sur les parties latérales du bord supérieur du cricoïde et sur les bords de la membrane crico-thyroïdienne. De là ses fibres se portent en avant et en arrière pour s'insérer, par un seul faisceau, à l'apophyse externe ou postérieure de l'aryténoïde qui constitue son *point mobile*.

Action. — Ce muscle rapproche les cordes vocales; il est donc constricteur de la glotte. Dans son action, il porte en bas et en avant l'apophyse externe, tandis que l'apophyse interne se porte en haut et en arrière vers celle du côté opposé.

5° **Thyro-aryténoïdien.** — Ce petit muscle pair a une forme quadrilatère. Il est situé immédiatement au-dessus du précédent avec lequel il paraît se confondre, entre la face postérieure du thyroïde et la corde vocale inférieure.

Insertions. — Il prend son point d'*insertion fixe* dans l'angle rentrant du cartilage thyroïde, immédiatement au-dessus des fibres du muscle précédent. De là il se porte en arrière, se place en dehors de la corde vocale inférieure sans s'y insérer, et se fixe au bord externe de l'aryténoïde au-dessus du précédent. Ce point constitue son insertion mobile. (Il est facile, dans les descriptions, de séparer ce muscle du crico-aryténoïdien latéral, mais lorsqu'on le dissèque on voit que les deux muscles latéraux du larynx se confondent et ne forment qu'un seul et même muscle qu'on pourrait appeler thyro-crico-aryténoïdien).

Action. — Ce muscle a la même action que le précédent.

E. — Membrane muqueuse du larynx.

Le larynx est recouvert, dans toute l'étendue de sa surface intérieure, d'une membrane muqueuse qui se continue en bas avec la muqueuse de la trachée, et en haut avec les muqueuses buccale et pharyngienne. La muqueuse laryngée est lisse et présente une coloration rosée.

Si nous la suivons de bas en haut, nous la voyons recouvrir la surface intérieure du cricoïde, la corde vocale inférieure et pénétrer ensuite dans le ventricule du larynx, qu'elle tapisse dans toute son étendue. Elle recouvre plus haut la corde vocale supérieure, puis le vestibule de la glotte, c'est-à-dire la face postérieure de l'épiglotte, la face antérieure du muscle ary-aryténoïdien, du cartilage aryténoïde et la face interne des replis aryténo-épiglottiques. La muqueuse arrive à l'orifice supérieur du larynx et se confond à ce niveau avec les muqueuses buccale et pharyngienne. En se réfléchissant de la face antérieure de l'épiglotte à la base de la langue, elle forme trois replis, *glosso-épiglottique médian* et *glosso-épiglottiques latéraux*. En passant de la face antérieure du muscle ary-aryténoïdien à la face postérieure du même muscle, elle forme la partie antérieure de la muqueuse du pharynx. Enfin, en se réfléchissant sur le bord libre des replis aryténo-épiglottiques, elle s'applique à la face externe de ces replis, se confond avec la muqueuse pharyngée et tapisse le fond d'une gouttière située en dehors de ces replis, entre eux et la grande corne du cartilage thyroïde (*fig.* 74).

Structure. — La muqueuse laryngée est formée de deux couches, de glandes, de vaisseaux et de nerfs. La *couche superficielle* ou épithéliale se compose de cellules d'épithélium cylindrique à cils vibratiles, épithélium formant plusieurs couches. M. Gosselin a pu constater les mouvements de ces cils vibratiles soixante heures après la mort (voy. *fig.* 77). La *couche profonde* ou dermique, peu épaisse, est formée, dans sa partie superficielle, par un mélange de fibres lamineuses et de fibres élastiques; la partie profonde, beaucoup plus considérable, est formée uniquement de tissu lamineux.

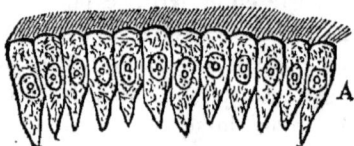

Fig. 77. — Cellules d'épithélium cylindrique pourvues de cils vibratiles (trachée).

Des *glandes en grappe* sont contenues dans la muqueuse laryngée. Ces glandes sont situées ordinairement dans la couche profonde de la muqueuse, que traverse le conduit excréteur pour s'ouvrir à sa surface libre. Ces glandes présentent des culs-de-sac tapissés par un épithélium pavimenteux et un canal revêtu d'épithélium cylindrique. Elles sont disséminées à la face profonde de la muqueuse. Cependant on les trouve disposées par groupe, en certains points.

Dans l'épaisseur de l'épiglotte, par exemple, elles sont assez nombreuses, s'ouvrent sur la face postérieure de ce fibro-cartilage et sont décrites sous le nom de *glandes épiglottiques*.

Dans l'épaisseur du repli aryténo-épiglottique, elles forment deux traînées, une antéro-postérieure et une verticale, qui embrassent, par le sinus qu'elles forment, le cartilage de Wrisberg. Ces glandes sont placées entre la muqueuse laryngée et la couche fibreuse du repli. On les décrit sous le nom de glandes en L ou de *glandes aryténoïdiennes*.

Enfin, elles sont nombreuses dans la couche muqueuse qui forme le ventricule du larynx ou de Morgagni. Le liquide que ces glandes sécrètent humecte la surface libre de la muqueuse.

Différences entre les diverses portions de la muqueuse laryngée. — 1° *Différence de structure.* — La couche épithéliale n'est point partout formée de cellules cylindriques pourvues de cils vibratiles, car à l'orifice supérieur du larynx, dans la moitié supérieure du vestibule de la glotte, l'épithélium est pavimenteux. Il en est de même au niveau des cordes vocales où l'on trouve un épithélium pavimenteux stratifié (Rheiner, Kölliker).

2° *Différence d'adhérence.* — L'adhérence de la muqueuse laryngée n'est pas la même dans toute son étendue; il importe au médecin de connaître ces détails. Il est quelques points au niveau desquels la muqueuse est inséparable des parties sous-jacentes comme sur la face postérieure de l'épiglotte et sur les cordes vocales ; il semble que dans ces régions elle soit réduite à son feuillet épithélial. Dans la portion sous-glottique du larynx, au niveau du cricoïde, elle présente une adhérence médiocre. Mais au niveau de l'orifice supérieur du larynx, sur les aryténoïdes et le ligament aryténo-épiglottique, l'adhérence de la muqueuse est très-faible et le tissu cellulaire sous-muqueux se laisse facilement infiltrer (*voy.* Applications pathologiques, p. 647.).

Replis aryténo-épiglottiques. — Avant de terminer l'étude de la muqueuse laryngée, disons un mot de ces deux replis qui jouent un si grand rôle dans l'œdème de la glotte. Ces replis s'étendent du bord de l'épiglotte au bord externe du cartilage aryténoïde. Ils ont un bord supérieur libre qui forme les côtés de l'orifice supérieur du larynx, un bord inférieur qui se continue avec les parties constituantes du larynx, une face interne formée par la muqueuse laryngée et une face externe ou pharyngienne, formée par la muqueuse laryngée réfléchie dans la cavité du pharynx. Cinq couches constituent ces replis, une couche externe et une couche interne muqueuse se continuant au niveau du bord libre et trois couches centrales. La plus centrale de ces trois couches est formée par la portion supérieure de la membrane fibreuse élastique qu'on trouve à l'intérieur du larynx. En dedans de cette couche fibreuse, entre elle et la muqueuse laryngée, se trouve une couche de tissu cellulaire sous-muqueux très-lâche, dans lequel siége l'œdème de ces replis. En dehors de la couche fibreuse se trouvent les fibres musculaires qui constituent le muscle aryténo-épiglottique. En résumé, et de dehors en dedans, couche muqueuse, musculeuse, fibreuse, celluleuse et muqueuse.

Les vaisseaux et les nerfs de la muqueuse seront décrits avec ceux du larynx.

F. — Vaisseaux et nerfs du larynx.

Nous devons étudier ici les *artères laryngées*, les *veines laryngées*, les *lymphatiques du larynx* et les deux nerfs du larynx, *laryngé supérieur* et *laryngé inférieur* ou *récurrent*.

1° Artères laryngées. — Ces artères sont au nombre de trois de chaque côté, laryngées supérieure, inférieure et postérieure.

La *laryngée supérieure* ou *thyro-hyoïdienne* provient de la thyroïdienne supérieure, au moment où cette artère est en regard de la membrane thyro-hyoïdienne. Cette artère se porte en avant, passe entre cette membrane et le muscle thyro-hyoïdien qui la recouvre, perfore la membrane thyro-hyoïdienne sur les côtés et se répand dans la partie supérieure du larynx.

La *laryngée inférieure* ou *crico-thyroïdienne* vient aussi de la thyroïdienne supérieure, au niveau de sa terminaison dans le corps thyroïde. Cette artère passe sous le muscle crico-thyroïdien et s'anastomose souvent avec celle du côté opposé pour former une arcade artérielle de laquelle partent des rameaux qui perforent la membrane crico-thyroïdienne pour se ramifier dans les parties profondes et inférieures du larynx.

La *laryngée postérieure* est un petit rameau venu de la thyroïdienne inférieure qui se porte à la face postérieure du larynx et s'y distribue.

2° Veines laryngées. — Elles suivent le trajet des artères et sont, comme celles-ci, au nombre de trois. Elles présentent un volume beaucoup plus considérable que celui des artères et se jettent dans la veine jugulaire interne.

3° Lymphatiques du larynx. — Ils naissent à la surface de la muqueuse laryngée, surtout sur les replis aryténo-épiglottiques. De là ils se portent en dehors et suivent la veine laryngée supérieure. Ils traversent les côtés de la membrane thyro-hyoïdienne et vont, au nombre de trois ou quatre troncs, se jeter dans les ganglions lymphatiques situés sur les côtés du larynx, autour de l'artère carotide primitive.

4° Nerfs laryngés. — *Préparation.* — 1° Pour préparer le laryngé supérieur, procédez de la même manière que pour les muscles de la région sous-hyoïdienne. Soulevez le thyro-hyoïdien en le détachant à l'une de ses extrémités, vous trouverez au-dessous de lui et en avant de la membrane thyro-hyoïdienne le nerf laryngé supérieur qui pénètre dans le larynx. Pour suivre ses divisions, il faut enlever la portion de membrane thyro-hyoïdienne qui est au-dessus de ce nerf et l'os hyoïde, on peut suivre alors ses ramifications dans l'épaisseur de la muqueuse du larynx jusqu'à la base de la langue..Pour préparer le laryngé externe, il faut suivre le laryngé supérieur d'avant en arrière, au-devant de la membrane thyro-hyoïdienne. On le voit naître à deux ou trois centimètres du point où le nerf perfore la membrane et se porter en bas et en avant.

2° Pour préparer le nerf récurrent, on fait sur les côtés du cou une incision verticale en dehors de la trachée ; on gratte ensuite la face latérale de la trachée jusqu'à sa partie postérieure et l'on trouve un tronc nerveux : c'est le récurrent. On suit ce nerf vers la partie supérieure, on incise le muscle constricteur inférieur du pharynx, sous lequel il passe pour se distribuer ensuite aux muscles du larynx. Pour apercevoir ses filets terminaux, il suffit de soulever la muqueuse pharyngienne qui tapisse la face postérieure du larynx.

Nerf laryngé supérieur. — Ce nerf, né de la face interne du ganglion plexiforme du pneumogastrique, se porte en bas et en avant sur la face externe de la membrane thyro-hyoïdienne, qu'il perfore pour se distribuer à la muqueuse des parties supérieures du larynx et de la base de la langue. Avant de pénétrer dans le larynx, ce nerf fournit un petit rameau, le *laryngé externe*, qui se porte directement au muscle crico-thyroïdien, auquel il donne quelques filets, et perfore ensuite d'avant en arrière la membrane crico-thyroïdienne pour se distribuer à la muqueuse de la portion sous-glottique du larynx.

Nerf laryngé inférieur ou récurrent. Né du pneumogastrique à son entrée dans le thorax, ce nerf ascendant se place sur les côtés de la trachée et s'insinue au dessous du constricteur inférieur du pharynx, pour se distribuer à tous les muscles du larynx, moins le crico-thyroïdien, et s'anastomose par un petit filament avec le laryngé supérieur.

———

Usages. — Le larynx sert de passage à l'air de la respiration, et il a pour fonction spéciale de *produire des sons* pendant l'expiration. La production de sons purs exige l'intégrité des cordes vocales, celle des muscles destinés à les mouvoir et des articulations crico-aryténoïdiennes. Dès qu'il existe une altération quelconque de ces parties, la voix est altérée. D'abord il est parfaitement reconnu que les sons se produisent au niveau des cordes vocales inférieures. Lorsqu'on examine un larynx avec le secours du laryngoscope, on voit manifestement le rapprochement des cordes vocales et leurs vibrations pendant la production des sons. Lorsqu'on coupe à un animal les cordes vocales inférieures, il n'a plus de voix.

La production des sons se fait pendant l'expiration, et l'air de l'expiration détermine de bas en haut les vibrations des cordes vocales.

Nous produisons des sons aigus et des sons graves : les sons aigus se produisent lorsque les cordes vocales inférieures sont fortement tendues et rapprochées. L'état contraire existe dans la production des sons graves.

Les *cordes vocales supérieures* et le ventricule du larynx servent à renforcer les sons.

Les *cartilages* du larynx ont pour usage de limiter une cavité béante pour la respiration, et de donner insertion aux muscles intrinsèques du larynx. Parmi les cartilages, il en est un qui remplit un usage spécial : l'épiglotte. Pendant la respiration, l'épiglotte est relevée et la base regarde en haut; pendant la déglutition, l'épiglotte s'abaisse sur l'orifice supérieur du larynx, afin de protéger sa cavité contre l'introduction des matières alimentaires.

Les *muscles* du larynx agissent sur ces cartilages et, par leur intermédiaire, sur les cordes vocales.

Les *nerfs* laryngés ont pour usage de donner la sensibilité à la muqueuse du larynx et le mouvement aux muscles.

Qui ne connaît les belles expériences de Legallois, de Magendie et de M. Longet sur l'action du nerf récurrent? Voici la plus concluante. Legallois, fatigué d'entendre un petit chien aboyer constamment dans son laboratoire, résolut de le rendre aphone par la section du récurrent. Ce qui fut résolu fut exécuté; mais aussitôt après l'animal était asphyxié et ne donnait plus signe de vie. L'expérience a été répétée par M. Longet sur des animaux de tout âge, et ce physiologiste éminent a remarqué que les animaux très-jeunes périssent tous d'asphyxie, tandis que les vieux continuent à vivre, mais sont aphones. Voici la cause de ce phénomène. Chez les animaux jeunes, les cartilages aryténoïdes sont peu développés, et à la suite de la paralysie du seul muscle dilatateur de la glotte, le *crico-aryténoïdien postérieur*, les cartilages aryténoïdes et les cordes vocales inférieures ferment complétement la glotte. Chez les animaux âgés, au contraire, les aryténoïdes, très-développés, deviennent anguleux à leur base; de sorte qu'après la section des récurrents il reste toujours entre les aryténoïdes, dans la glotte inter-aryténoïdienne, un petit espace qui permet le passage de l'air de la respiration.

Dans quelques actes physiologiques, la glotte joue un certain rôle. C'est ainsi qu'elle se ferme complétement pour emprisonner l'air dans les poumons pendant le phénomène de l'*effort*. La glotte entre en vibration dans des actes physiologiques autres que la production des sons : par exemple, dans le phénomène de la toux, dans le hoquet, dans le sanglot, dans le rire. Le bruit est toujours produit par les vibrations des cordes vocales inférieures, soit que l'air pénètre dans le larynx de haut en bas, comme dans le hoquet, soit qu'il le traverse de bas en haut, comme dans les autres actes que je viens d'énumérer.

Développement du larynx après la naissance. — Le larynx

s'accroît après la naissance comme les autres organes, et de la même façon chez la fille et chez le garçon. Mais à l'époque de la puberté, alors que les organes génitaux se recouvrent de poils et que les mamelles se développent chez la jeune fille, le larynx prend tout à coup un accroissement rapide, beaucoup plus marqué chez le garçon. Dans le sexe masculin, en effet, la glotte double de longueur et de largeur, et la pomme d'Adam se dessine. C'est à cet âge que se montre la mue de la voix ; c'est-à-dire que la voix prend un son plus grave, en rapport avec les modifications de la glotte. Mais alors les muscles du larynx ou phonateurs n'étant pas habitués à cette disproportion de l'organe vocal, se contractent irrégulièrement, avec inhabileté, pour ainsi dire, et produisent des sons peu harmonieux qui sont un des principaux caractères de la mue de la voix. Une chose digne de remarque, c'est que si l'on pratique la castration sur un enfant, le larynx ne se développera jamais et l'enfant conservera toujours sa voix puérile. Tout le monde connaît la voix des eunuques.

Applications pathologiques.

De la description qui précède on peut déduire les conséquences pathologiques suivantes :

A. L'étude des **cartilages** et de leur ossification à un certain âge sert à diagnostiquer les *caries* et *nécroses* de ces cartilages ossifiés, les abcès consécutifs à ces lésions, de même que les suppurations profondes, accompagnées ou non d'œdème de la glotte.

B. Les lésions anatomiques des **articulations** du larynx n'ont pas, que je sache, été étudiées jusqu'à ce jour. L'étude des rapports des cartilages nous fait pressentir cependant qu'une carie ou une nécrose des cartilages au niveau d'une articulation diarthrodiale du larynx doit déterminer l'*arthrite* et des *tumeurs blanches* de ces articulations. Je suis convaincu qu'un élève trouverait un bon sujet de thèse dans les maladies de ces articulations, arthrite, hydarthrose, tumeur blanche, ankylose, etc.

C. Les **muscles** du larynx sont sujets à plusieurs maladies, aux convulsions, aux paralysies, à l'atrophie musculaire progressive.

Les *convulsions* se rencontrent dans le *spasme de la glotte* et dans *l'éclampsie*, dont le spasme n'est qu'une variété ; dans la *chorée*, dans *l'hystérie*, dans le *faux croup* (1) et quelquefois dans l'*épilepsie*. L'étude

---

(1). Quelques auteurs considèrent encore le faux croup comme une laryngite ; la plupart ne voient dans cette maladie qu'un spasme du larynx avec congestion de la muqueuse.

de l'action de ces muscles nous fait comprendre pourquoi ces malades, les hystériques et les éclamptiques surtout, font entendre des sons discordants, qu'on a pu quelquefois comparer aux aboiements d'un chien. En effet, la contraction désordonnée de ces muscles fait que la dilatation et la constriction convulsive et irrégulière de la glotte déterminent sur le courant d'air de l'expiration des effets variés selon la force des convulsions. On comprend aussi la possibilité d'un phénomène rare, il est vrai, mais parfaitement constaté : je veux parler de l'asphyxie par occlusion complète de la glotte survenant pendant ces convulsions.

La *paralysie* des muscles du larynx se montre à la suite des lésions du nerf récurrent ou du spinal qui lui donne naissance. Elle se montre souvent aussi dans la convalescence d'une maladie aiguë, fièvre typhoïde, par exemple (Gubler) ; à la suite de la laryngite diphthéritique ou croup (paralysie diphthéritique, Orillard, Maingault). Dans toutes ces paralysies on comprend que le défaut d'action des muscles amène l'aphonie complète, ou simplement la raucité de la voix, si la paralysie n'est pas complète. Les usages des muscles nous font entrevoir aussi la possibilité de l'asphyxie, chez certains individus, par occlusion de la glotte, dans les paralysies complètes.

La science fourmille d'observations d'aphonie, mais il est remarquable que les auteurs de ces observations se soient attachés à ne vouloir pas chercher la cause et le siége de cette aphonie (1). Pourquoi n'existerait-il pas dans les muscles du larynx une *contraction* de ces muscles qui, en immobilisant la glotte, empêcherait la production des sons? Cette aphonie peut dépendre d'une *paralysie* des muscles du larynx de cause *hystérique*. Pourquoi aussi les muscles du larynx seraient-ils privilégiés, lorsque tous les autres muscles striés peuvent être frappés de *paralysie rhumatismale?* Espérons que la pathologie des muscles du larynx fera des progrès, et nous ne désespérons pas de voir décrire des *paralysies saturnines* de ces muscles. M. Duchenne (de Boulogne), dans son remarquable ouvrage sur l'électrisation localisée (1861, 2e édition), cite deux curieuses observations de paralysie des muscles du larynx guérie par l'électrisation. Le sujet d'une de ces observations est une demoiselle de Lille, chez laquelle les muscles du larynx se sont paralysés à la suite d'une pharyngite aiguë, et qui est restée aphone pendant plusieurs années. Le sujet de la seconde est une dame, non hystérique, qui a eu une aphonie dont on n'a jamais soupçonné la cause. Pourquoi ce cas ne serait-il pas une contracture de ces muscles?

L'*atrophie musculaire progressive* doit exercer sur les muscles du larynx la même action que la paralysie. La science est pauvre d'observations sur ce point de pathologie.

(1) Selon le docteur Krishaber, l'aphonie nerveuse est due le plus souvent à la paralysie du muscle crico-thyroïdien.

D. La **muqueuse laryngée** est sujette à de fréquentes maladies : *Congestion du larynx*, indiquée par M. Monneret ; inflammation ou *laryngite ; œdème du larynx ; ulcérations ; croup* ou *laryngite diphthéritique*. Toutes ces maladies ont pour caractères communs de gêner la respiration et de déterminer au niveau de la région laryngée une sensation de corps étranger plus ou moins gênante, et surtout d'altérer plus ou moins profondément le timbre de la voix. L'altération de la voix est peu intense si les cordes vocales ne sont pas lésées, tandis que le malade est aphone lorsqu'une lésion, peu considérable du reste, siége sur ces replis.

Dans ces dernières années, la pathologie du larynx a fait d'immenses progrès, que l'on doit à l'introduction dans la science de nouveaux instruments destinés à l'exploration de la cavité de cet organe. MM. Czermack, Fauvel, Fournier, Krishaber, Moura Bourouillou ont fait construire plusieurs variétés de *laryngoscopes*, au moyen desquels on peut lire sur la muqueuse laryngée les lésions qu'on y rencontre. Avec ces instruments on peut non-seulement étudier la conformation normale du larynx, examiner le jeu des cordes vocales et des aryténoïdes, mais encore les altérations sans nombre qui autrefois passaient inaperçues de la plupart des médecins. C'est avec ces instruments qu'on distingue l'œdème le moins considérable du tissu cellulaire sous-muqueux du larynx, les *granulations laryngiennes* accompagnant presque nécessairement l'angine glanduleuse si bien décrite par M. N. Gueneau de Mussy. Nous engageons fortement les élèves à se familiariser de bonne heure avec le maniement du laryngoscope, et nous sommes convaincu que celui qui aura vu dans un larynx, après avoir étudié cet appareil, n'oubliera jamais la glotte et les cordes vocales. L'utilité de ce moyen d'exploration est incontestable, et nous-même nous en avons retiré d'excellents avantages.

Enfin tout le monde sait aujourd'hui qu'au moyen du laryngoscope on parvient à reconnaître la présence, au niveau des cordes vocales, de petits *polypes* dont on ne pouvait autrefois soupçonner l'existence.

Les études anatomiques du larynx nous font comprendre que la moindre *lésion* congestive, inflammatoire ou ulcéreuse des cordes vocales, en altérant la surface polie de ces replis, empêche leur jeu régulier et altère la voix. Les dimensions de la glotte, peu étendues relativement à celles du reste de la cavité laryngée, nous expliquent l'obstruction de cet espace par les fausses membranes dans le *croup*, et la nécessité où l'on se trouve, pour éviter l'asphyxie, de pratiquer une ouverture sur la face antérieure de la trachée et d'y placer une canule destinée à remplacer la portion supérieure du tube aérien oblitéré au niveau de la glotte. L'œdème sous-muqueux du larynx se montre assez fréquemment, soit qu'il suive une laryngite aiguë, soit qu'il constitue un symptôme d'anasarque, soit enfin qu'il annonce la présence d'une ulcération de la muqueuse laryngée ou d'une lésion profonde des cartilages ossifiés du larynx. Cet œdème est d'autant plus marqué que le tissu cellulaire sous-muqueux est plus lâche. Nos connaissances anatomiques nous indiquent que les points de la muqueuse les plus lâchement unis aux parties sous jacentes sont les replis aryténo-épiglottiques. C'est aussi en ce point que l'œdème est très-marqué. Il soulève la muqueuse à ce niveau, et forme deux bourrelets mobiles qui gênent considérablement l'expiration et qui tendent à obstruer le larynx en se précipitant dans sa cavité lorsque le vide se fait dans le poumon pendant l'inspiration. On donne pour principal caractère de cette maladie, une *inspiration longue, pénible et sifflante*, tandis que l'*expiration est à peu près normale*. Cette maladie a reçu la dénomination très-impropre d'œdème de la glotte ; impropre, car il est à remarquer que cet œdème siége toujours à l'orifice supérieur du larynx et jamais au niveau de la glotte.

E. Les **nerfs du larynx** peuvent être affectés. La physiologie expérimentale nous apprend du reste que la section du nerf récurrent détermine la *paralysie* de tous les muscles du larynx, et que celle du nerf laryngé supérieur détermine l'*insensibilité* de la muqueuse, de même qu'un certain degré de raucité de la voix, dû à la paralysie du crico-thyroïdien. Un certain nombre d'*aphonies* tiennent certainement au défaut d'action des muscles du larynx, ainsi que nous l'avons dit plus haut ; mais il est très-probable qu'il existe des aphonies dépendant d'un défaut d'innervation des nerfs récurrents. Cela se voit dans l'hystérie, et ce phénomène est ordinairement dû au défaut d'action du nerf sur les muscles intrinsèques du larynx.

ARTICLE II

TRACHÉE

La trachée est un canal toujours ouvert, étendu du larynx aux bronches et destiné à être parcouru par l'air de la respiration (voy. *fig.* 78).

Situation. — Elle est située en partie dans le cou, en partie dans le thorax, d'où la division de ce conduit en deux portions, *portion cervicale* et *portion thoracique*.

Direction. — Ce conduit est dirigé verticalement dans le cou, mais il s'incline un peu à droite vers son extrémité inférieure.

Forme. — La trachée est cylindrique à la partie antérieure, et cette forme est due à la présence d'anneaux cartilagineux incomplets. Elle est aplatie sur sa face postérieure à cause de l'absence d'anneaux cartilagineux en arrière. De là la division de la trachée en deux parties : une *portion cartilagineuse* en avant, et une *portion membraneuse* en arrière. La trachée représente donc un cylindre dont on aurait enlevé le quart postérieur. Vers la partie inférieure, la trachée est un peu aplatie d'avant en arrière et le diamètre transversal est un peu plus considérable que dans le reste de l'étendue de ce canal.

Limites. — La trachée est limitée en haut par le corps de la sixième vertèbre cervicale, et de la quatrième lorsque la tète est étendue sur le cou. Ce point constitue aussi la limite de l'œsophage, du larynx et du pharynx. La limite inférieure correspond au corps de la troisième vertèbre dorsale.

Dimensions. — La longueur de la trachée est de 12 à 13 centimètres. Son diamètre transversal est, en moyenne, chez l'homme de $0^m,022$ et chez la femme de $0,018$. L'antéro-postérieur est chez l'homme de $0,018$ et de $0,015$ chez la femme. Les dimensions transversale et antéro-postérieure de la trachée sont en rapport avec le volume des poumons. La trachéite et la bronchite chronique augmentent son calibre.

La trachée est susceptible d'un racourcissement de 3 à 4 centimètres; pendant les efforts de toux, par exemple ; elle s'allonge au contraire dans la déglutition pendant que le larynx est élevé.

Rapports. — 1° *Dans la portion cervicale* on trouve :

En avant de la trachée et immédiatement appliqués sur ce conduit de haut en bas, l'isthme du corps thyroïde, le plexus veineux thyroïdien et l'artère thyroïdienne de Neubauër, quand elle existe. Plus superficiellement, on trouve les muscles sterno-thyroïdiens et plus superficiellement encore les muscles sterno–hyoïdiens. Entre les muscles sterno-thyroïdien et sterno-hyoïdien droits et les mêmes muscles du côté gauche on trouve sur la ligne médiane la ligne blanche cervicale antérieure, portion d'aponévrose cervicale située en avant de la trachée.

En arrière de la trachée se trouve l'œsophage qui lui est uni par un tissu cellulaire un peu dense et qui la déborde un peu du côté gauche.

Sur les côtés, la trachée est en rapport avec les lobes du corps thyroïde, avec l'artère carotide primitive en dehors de laquelle se trouve la jugulaire interne. Le nerf récurrent est situé aussi sur les côtés de la trachée; seulement il faut remarquer que celui du côté gauche est placé dans l'angle qui sépare la trachée de l'œsophage, tandis que celui du côté droit se cache derrière la partie droite du canal aérien. Les artères thyroïdiennes inférieures sont placées aussi au voisinage de la trachée.

2° *Dans sa portion thoracique*, la trachée présente les rapports suivants. *En avant* et de haut en bas, elle est en rapport avec la terminaison du tronc veineux brachio-céphalique gauche et avec le tronc artériel brachio-céphalique. *En arrière*, elle est en rapport avec l'œsophage dont la sépare un tissu cellulaire assez lâche. L'œsophage déborde un peu à gauche la trachée pour se mettre en rapport avec la bronche gauche. *Sur les côtés*, la trachée est en rapport : à droite, avec la plèvre médiastine et le poumon droit; à gauche, avec la crosse de l'aorte et le nerf récurrent gauche. Au *niveau de sa bifurcation*, la trachée affecte des rapports importants. Elle a, en avant d'elle et un peu au-dessous, la bifurcation de l'artère pulmonaire ; au-dessous, le péricarde et les oreillettes. Elle est entourée par les nombreuses ramifications du pneumogastrique et du grand sympathique qui constituent le plexus pulmonaire. Elle est en rapport de tous côtés avec des ganglions lymphatiques. Enfin, on trouve à son angle de bifurcation, entre les deux bronches, un petit ligament triangulaire qui remplit cet angle et qui semble destiné à prévenir le trop grand écartement des deux bronches.

Structure. — La structure de la trachée diffère selon qu'on examine ses trois quarts antérieurs, portion cartilagineuse, ou son quart postérieur, portion membraneuse.

Portion cartilagineuse. — Cette portion est formée de haut en bas par une série d'anneaux cartilagineux séparés par des anneaux membraneux. Les cerceaux cartilagineux manquent en arrière et représentent les trois quarts antérieurs d'un anneau complet. Dans la trachée, il y a environ seize anneaux. Ils présentent tous une face antérieure et une face postérieure, un bord supérieur et un bord inférieur, et deux extrémités. Ils sont quelquefois bifurqués, peuvent présenter des irrégularités sur leurs bords. Le dernier de ces anneaux a une disposition spéciale; son bord inférieur se porte en bas en forme d'éperon, et se porte en arrière ; il a la forme d'un triangle dont le bord supérieur forme le dernier anneau de la trachée et dont les bords latéraux constituent le premier anneau des bronches. Entre les anneaux cartilagineux se voient les zones fibreuses qui se dédoublent au niveau des cartilages pour les envelopper, de telle sorte que ces cartilages peuvent être considérés comme situés dans l'épaisseur d'un tube fibreux étendu du larynx aux bronches.

Portion membraneuse. — Cette portion de la trachée est dépourvue de cartilage; elle est formée d'arrière en avant : 1° par une couche fibreuse élastique mince, se continuant sur les bords de la portion membraneuse avec les bords de la portion cartilagineuse; 2° par une couche de fibres musculaires lisses, dirigées transversalement et insérées par leurs deux extrémités aux extrémités des cerceaux de la trachée ; 3° enfin par quelques faisceaux longitudinaux élastiques soulevant la muqueuse et situés entre la couche musculaire et la couche muqueuse.

Une membrane muqueuse recouvre la face interne des deux portions de la trachée ; elle est de couleur rosée, très-adhérente aux parties sous-jacentes, et présente environ 1 millimètre d'épaisseur. Cette membrane est formée de deux couches : l'une superficielle, constituée par des cellules d'épithélium cylindrique à cils vibratiles ; l'autre profonde, présentant des éléments de tissu lamineux et de tissu élastique. Des glandes en grappe peu volumineuse existent à la face profonde de la muqueuse ; elles sont surtout nombreuses au niveau de la portion membraneuse. A ce niveau aussi, quelques-unes sont plus profondément situées dans l'épaisseur de la couche musculaire, et le canal excréteur de ces glandes traverse l'épaisseur de la muqueuse en décrivant des flexuosités. La muqueuse trachéale est peu sensible. Nous avons pratiqué plusieurs fois la trachéotomie, et nous nous sommes assuré que les irritations de la muqueuse ne sont pas perçues par les malades. Nous ferons remarquer aussi que c'est à la sensibilité de la muqueuse du larynx et au spasme de ses muscles qu'il faut rapporter les accès de suffocation et non à la muqueuse trachéale, comme le disent quelques auteurs.

Vaisseaux et nerfs de la trachée. — Les *artères* de la trachée proviennent des artères voisines : de la thyroïdienne inférieure pour la partie supérieure de la trachée ; des bronchiques, des œsophagiennes et des médiastines pour la partie inférieure. Les *veines* se jettent dans les veines du voisinage, bronchiques, œsophagiennes ou thyroïdiennes inférieures. On remarque deux petits troncs veineux descendant le long des parties latérales de la trachée et recevant, au niveau de chaque anneau cartilagineux, deux veinules qui en parcourent les bords. Ces veines offrent une certaine analogie avec les veines azygos et les veines intercostales.

Les *lymphatiques* de la trachée naissent de la muqueuse et vont se jeter dans les ganglions qui entourent ce conduit.

Les *nerfs* proviennent, dans la moitié supérieure de la trachée, du nerf récurrent, et, dans la moitié inférieure, du plexus pulmonaire et des nerfs cardiaques.

Applications pathologiques.

La plupart de ces applications découlent directement des rapports qu'affecte la trachée avec les organes du voisinage.

Le rapport intime du **corps thyroïde** qui entoure la trachée rend compte des phénomènes de suffocation et même de l'asphyxie qui peuvent s'observer chez les malades affectés de *goître*. La présence du **plexus veineux thyroïdien** sur la face antérieure de la trachée gêne ordinairement l'opérateur qui pratique la *trachéotomie*. Ce sont ces veines qui fournissent le sang pendant l'opération. Cette *hémorrhagie*, comme on le sait, n'a rien d'inquiétant, attendu qu'elle s'arrête presque toujours spontanément dès que la respiration se rétablit. Il est prudent, cependant, de les écarter du fond de la plaie, au moment où l'on pratique l'opération. La présence possible de l'**artère thyroïdienne de Neubauër** doit rendre l'opérateur circonspect, et lui fait un devoir d'explorer la face antérieure de la trachée avant de procéder à l'ouverture de ce conduit. La disposition des muscles sterno-hyoïdien et sterno-thyroïdien sur la face antérieure de la trachée trace, pour ainsi dire, au chirurgien la ligne qu'il doit suivre pendant l'opération. Cette opération se fait, par le procédé ordinaire, sur la face antérieure de la trachée, depuis le cartilage cricoïde jusqu'à 2 centimètres au-dessus du sternum. En étudiant les rapports de la trachée à ce niveau, nous avons vu que l'instrument tranchant doit traverser la peau, le tissu cellulaire sous-cutané, où l'on trouve quelquefois la veine jugulaire antérieure, l'aponévrose cervicale superficielle entre les muscles sterno-hyoïdien, enfin le plexus veineux thyroïdien et la trachée.

Les rapports de la trachée avec l'**œsophage** nous expliquent la suffocation qui peut survenir lorsqu'un *corps étranger* s'arrête dans l'œsophage. Ce corps déprime la portion membraneuse de la trachée, et gêne plus ou moins la respiration.

Nous avons vu, il y a un instant, le rétrécissement de la trachée produit par la compression du corps thyroïde. On peut voir aussi ce conduit se rétrécir à la suite de lésions de la muqueuse, par suite de la *rétraction du tissu inodulaire*. M. Moissenet a cité le cas d'une jeune fille, morte à la suite de la cicatrisation d'une ulcération syphilitique de la muqueuse de la trachée; M. Demarquay en a cité un semblable. Dans ce cas, le rétrécissement de la trachée était arrivé à un tel degré, que ce conduit ne pouvait plus servir à la respiration (1).

(1) M. Demarquay compte aujourd'hui dans sa pratique plusieurs cas de rétrécissement de la trachée. Parmi ces malades, il en a eu deux guéris complétement après l'opération.

Les *tumeurs du médiastin* exercent aussi leur action sur la trachée.
C'est ainsi qu'on voit les tumeurs des ganglions lymphatiques, *tuberculeuses, cancéreuses*, comprimer la trachée, et donner naissance à un
bruit de souffle tout spécial, sur lequel insiste M. Barth, bruit de
souffle qui se produit pendant le passage de l'air dans ce conduit. Les
anévrysmes de la crosse de l'aorte et du tronc *brachio-céphalique*
compriment aussi la trachée, la rétrécissent plus ou moins complètement, et peuvent, après avoir ulcéré ses parois, s'ouvrir dans la trachée et déterminer la mort du malade par *hémoptysie*.

La trachée est sujette à l'inflammation. La *trachéite*, ou simple
rhume, peut exister seule ou accompagner la bronchite. C'est à son
niveau que les malades ressentent la *douleur rétro-sternale* de la
bronchite. Cette douleur est évidemment produite par les tiraille-
ments de la trachée, que soulève le larynx, pendant les efforts de
toux.

ARTICLE III

BRONCHES

Les bronches sont deux tubes, étendus de la bifurcation de la trachée au hile du poumon.

Situation. — Ces conduits sont situés au-dessus des oreillettes,
et correspondent à l'espace qui sépare la troisième vertèbre dorsale
de la quatrième.

Direction. — Les bronches se dirigent obliquement de haut en
bas et de dedans en dehors. L'obliquité est plus marquée sur la
bronche gauche que sur la droite, qui est presque horizontale.

Dimensions. — La longueur des deux bronches n'est pas la
même. Celle du côté gauche est double de celle du côté droit. En effet,
elle a une longueur de 4 à 5 centimètres, tandis que celle du côté
droit n'a que 2 à 3 centimètres. Le calibre de la bronche droite est
aussi beaucoup plus considérable que celui de la gauche. La première
est presque aussi large que la trachée, tandis que la seconde est d'un
tiers plus étroite.

Forme. — Les bronches ont la forme de la trachée, c'est-à-dire
qu'elles sont cylindriques en avant et aplaties en arrière.

Rapports. — Ces deux canaux présentent des rapports communs. De plus, chaque bronche affecte des rapports particuliers avec
quelques organes.

1° *Rapports communs aux deux bronches.* — Les bronches se
portent au hile du poumon, et dans le trajet qu'elles parcourent,

elles affectent des rapports avec les organes qui forment avec elles le pédicule du poumon : artère et veines pulmonaires, artère et veine bronchiques, ganglions lymphatiques, nerfs, tissu cellulaire, plèvre.

L'artère pulmonaire, née de la bifurcation du tronc pulmonaire, se porte en dehors et en haut, en passant d'abord en avant, puis au-dessus de la bronche correspondante.

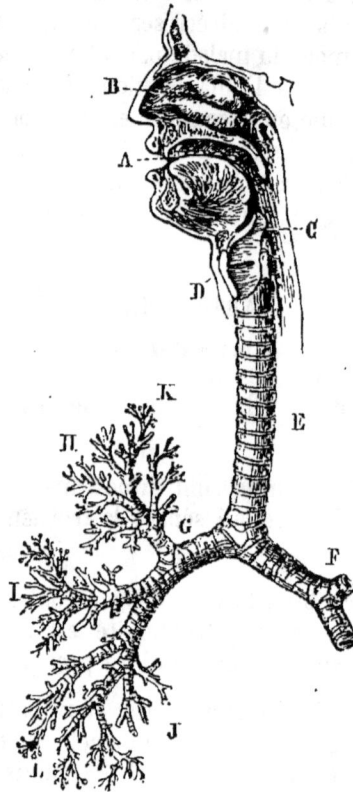

Fig. 78. — Voies respiratoires.

A, Bouche. — B, Fosses nasales. — C, Épiglotte. — D, Larynx. — E, Trachée. — F, Bronche gauche. — G, Bronche droite. — H, Ramifications bronchiques du lobe supérieur. — I, Ramifications du lobe moyen. — J, Ramifications du lobe inférieur.

Les veines pulmonaires, au nombre de deux pour chaque poumon, passent aussi au-devant de la bronche correspondante, pour se porter dans l'oreillette gauche.

L'artère et la veine bronchiques suivent la face postérieure de la bronche correspondante.

Les vaisseaux lymphatiques, venus du poumon, suivent la surface externe des bronches, et se jettent dans les ganglions nombreux qui entourent ces canaux.

Les nerfs du poumon, venus du pneumogastrique et du grand sympathique, entourent les bronches et pénètrent avec elles dans le poumon. Ajoutons que le tronc du pneumogastrique croise de haut en bas la face postérieure de la bronche correspondante.

Tous les organes qui constituent le pédicule du poumon sont réunis entre eux par du tissu cellulaire, qui établit une communication entre celui du médiastin et celui qui entoure les divisions bronchiques et les lobules pulmonaires.

Enfin, la plèvre forme autour de tous ces organes, qui constituent le pédicule du poumon, une gaine séreuse qui établit la continuité du feuillet pariétal et du feuillet viscéral de cette membrane.

2° *Rapports particuliers à chaque bronche*. — Deux canaux veineux sont en rapport avec la bronche droite; la *veine cave supérieure*, qui croise de haut en bas sa face antérieure, et la *grande veine azygos*, qui se jette dans la veine cave supérieure, après avoir contourné de bas en haut les parties postérieure et supérieure de la bronche droite.

Deux organes sont aussi en rapport avec la bronche gauche : la *crosse de l'aorte*, qui croise d'avant en arrière sa face supérieure, au moment où elle se sépare de la trachée, et l'*œsophage*, qui croise de haut en bas la face postérieure du même conduit, également au moment où il quitte la trachée. De plus, le *canal artériel* e le plexus cardiaque sont situés en avant de la bronche gauche.

Structure. — La structure des bronches est la même que celle de la trachée. On y trouve aussi des cerceaux cartilagineux incomplets, des fibres musculaires, une membrane fibreuse et élastique, les faisceaux élastiques sur la portion membraneuse, et la même membrane muqueuse.

Les *artères* des bronches viennent des bronchiques, les *veines* se ettent dans les veines bronchiques. Les *nerfs* proviennent du plexus pulmonaire et du récurrent gauche.

Applications pathologiques.

De même que pour la trachée, les applications pathologiques de ces conduits découlent de leurs rapports. Le voisinage immédiat de la **crosse de l'aorte** rend compte de la compression des bronches par es *anévrysmes* de cette artère, du bruit de souffle spécial qui annonce ette compression, et enfin de l'ulcération de ces conduits par la tumeur anévrismale qui peut s'ouvrir dans leur cavité et déterminer une hémorrhagie foudroyante. Ces tumeurs anévrysmales peuvent blitérer complètement, en l'aplatissant, l'une des bronches, et supprimer le murmure vésiculaire du poumon correspondant.

Les **ganglions** qui entourent les bronches dans l'épaisseur du pédicule pulmonaire et au niveau du hile deviennent fréquemment le siége de tubercules chez les enfants. Dans cette maladie, connue sous le nom de *phthisie bronchique*, et pouvant être indépendante de la phthisie pulmonaire, on voit les ganglions augmenter de volume, et souvent former de grosses masses qui exercent une compression plus ou moins considérable sur les bronches, et pouvant amener l'asphyxie.

Les *tumeurs du médiastin*, cancéreuses, fibreuses, etc., peuvent agir de la même façon et gêner la respiration.

Enfin, nous ferons remarquer que la différence de calibre des bronches entraîne une différence sensible dans *le bruit respiratoire* des deux poumons. La bronche droite, étant plus volumineuse que la gauche, admet une plus grande quantité d'air, et tous les médecins savent que le murmure vésiculaire, *à l'état normal*, est plus marqué à droite. Il n'est pas rare de voir certains médecins annoncer l'invasion du poumon droit par des tubercules pulmonaires, parce qu'ils prennent pour une respiration rude l'exagération normale du murmure au sommet du poumon droit.

ARTICLE IV

POUMONS

BIBLIOGRAPHIE

1603. Fabrice d'Acquapendente, De respirat. et ejus instrumentis. Venise.
1604. Cocus, Diss. de corde, arteriis et pulmonibus. Wittemberg.
1655. Sperling, De pulmonis diss. Wittemberg.
1661. Malpighi, Observationes anatomicæ de pulmonibus, et de pulmonibus epistolæ. Bologne.
1665. Bartholin, De pulmonum substantia et motu diatribe. Copenhague.
1676. Willis, De respirat. organis. et usu. (*Opera omnia*) Genève.
1718. Helvétius, Observ. sur le poumon de l'homme (*Mém. de l'Acad. des sc. de Paris*).
1748. Wohlsahrt, Diss de bronchiis varisque bronchialibus. Halle.
1752. Molinari, De structura pulmonum naturali et læsa. Vienne.
1756. Haller, Elementa physiologiæ, t. III.
1783. Hildebrand, Diss. de pulmonibus. Gœttingue.
1803. Reisschen, Diss. de pulm. structura. Strasbourg.
1821. Magendie, Structure du poumon de l'homme (*Journal de Magendie*).
1822. Reisschen, De fabrica pulmonum comment. Berlin.
1827. Home, Sur la structure des cellules pulmonaires (*Philos. Trans.*).
1828. Rathke, Nova acta. (*Acad. nat. curios.*).
1836. Bérard, Texture et développement du poumon. Paris.
1836. A. Bazin, 1° Sur la structure et la terminaison des bronches pulmonaires (*Comptes rendus de l'Acad. des sc.*).
1836. A. Bazin, 2° Sur la structure du poumon de l'homme et des animaux vertébrés (*Comptes rendus de l'Acad. des sc.*).

1838. Lereboulet, Anat. comp. de l'app. resp. dans les animaux vertébrés. Strasbourg.

1839. Giraldès, Sur la terminaison des bronches (*Bull. de la Soc. anat.*).

1842. Addison, Sur la terminaison des canaux aériens et la formation des cellules aériennes des poumons; en anglais (*Philos. Trans.*).

1842. Bourgery, *Comptes rendus de l'Acad. des sc.*, t. XV.

1842. Longet, *Comptes rendus de l'Acad. des sc. de Paris.*

1845. Rainey, Sur la structure intime du poumon; en anglais (*Trans. of the Med. Chir. Soc. of London*, t. XXVIII.)

1845. Moleschott, De Malpighianis pulmonum vesiculis dissert. anat. physiol. Heidelberg.

1845. Guillot (Natalis), Rech. anat. et pathol. sur la matière noire pulmonaire (*Arch. gén. de méd.*).

1846. Jarjavay, Lymphatiques du poumon (concours d'agrégation), Musée Orfila, f. 76.

1847. Rossignol, Recherches sur la structure intime du poumon de l'homme et des principaux mammifères (*Mém. des concours de l'Acad. roy de Belgique*).

1847. Alquié, Disposition des ramifications et des extrémités bronchiques démontrée à l'aide d'injections métalliques (*Comptes rendus de l'Acad. des sc.*, 22 nov. 1847, tome XXV, p. 745).

1847. H. Cramer, De penitiori pulmonum hominis structura. Berlin.

1848. Adriani, Dissert. inaug. de subtiliori pulmonum structura. Utrecht.

1848. Kostlin, Sur l'anatomie normale et pathologique du poumon; en allemand (*Archives de Griesinger*).

1850. Schultz, Disquisitiones de structura et textura canalium aeriferorum. Dorpat.

1852. Beale, Sur les vaisseaux du poumon; en anglais (*Monthly Journal*).

1856. Kölliker, Éléments d'histologie.

1856. Barth, Mémoire sur la dilatation des bronches (*Arch. de Méd.*, 1856, p, 469).

1857. Mandl, Recherches sur la structure intime du poumon. (*Gaz. hebd.* t. IV).

1858. Lefort (L.), Recherches sur l'anatomie du poumon. Thèse de Paris.

1860. Waters, De l'anatomie du poumon humain; en anglais. Londres.

1861. Deichler, Recherches sur l'histologie du tissu pulmonaire; en allemand. Gœttingue.

1862. Zenker (A.), Recherches sur l'anat. norm. et path. du poumon; en allemand. Dresde.

1862. Neale (J.), Traité de la physiol. et de l'anat. des poumons; en anglais. Londres.

1863. Milne Edwards, Traité d'anatomie et de physiologie comparée.

1863. Fort, Traité élémentaire d'histologie.—Exposition des opinions du professeur Ch. Robin.

1864. Sappey, Traité d'anatomie descriptive.

Les poumons sont deux organes spongieux, éminemment élastiques, essentiels à la respiration. — C'est dans le poumon, au fond des lobules pulmonaires, que se passe le phénomène de l'hématose, c'est-à-dire la transformation du sang veineux en sang artériel.

Les poumons sont situés dans la cavité thoracique au-dessus du diaphragme. Ils sont séparés l'un de l'autre par une cloison antéro-postérieure et verticale, très-épaisse, qui s'étend de la face postérieure du sternum à la colonne vertébrale. Cette cloison, qui porte le nom de *médiastin*, intercepte toute communication entre les deux côtés de la poitrine. Elle peut être comparée à une muraille dont le cœur, l'aorte, l'artère pulmonaire, les veines caves, la trachée et les bronches, etc., représenteraient les pierres, tandis que le tissu cellulaire qui réunit ces organes entre eux, de manière à former une cloison solide, tiendrait lieu du mortier qui réunit les pierres de la muraille.

Volume. — Le poumon est un organe très-volumineux qui présente les dimensions suivantes, considérées d'une manière absolue sur un poumon isolé.

D'après M. Sappey, chez un homme dont la poitrine est de moyenne capacité :

Le diamètre vertical postérieur est de 26 à 27 centimètres;

Le diamètre antéro-postérieur, étendu du bord antérieur au bord postérieur, est de 16 à 17 centimètres;

Le diamètre transversal est de 7 à 10 centimètres.

Par suite de la direction oblique en bas et en arrière de la base du poumon, il résulte que le diamètre vertical de cet organe est beaucoup moins étendu en avant.

Le volume des poumons varie selon l'âge, le sexe, les individus, les maladies, l'état d'inspiration ou d'expiration. De plus, le poumon n'a pas le même volume des deux côtés.

Les poumons sont un peu plus petits chez la femme. On trouve quelques différences individuelles peu importantes. Certaines maladies diminuent, tandis que d'autres augmentent le volume du poumon. Le poumon est plus volumineux pendant l'inspiration. Nous n'avons pas à nous occuper de ces questions en ce moment (*voy.* plus loin); mais nous voulons, dès à présent, examiner la différence de volume du poumon, selon les âges et celle des deux poumons.

1° *Différences de volume du poumon selon l'âge.* — Il est évident que le poumon augmente de volume à mesure que l'individu se développe depuis la naissance jusqu'à l'âge adulte. Mais ce qu'il importe de connaître, c'est la différence de volume qui existe entre les poumon d'un enfant qui n'a pas encore respiré et ceux d'un enfant qui a respiré.

Chez le premier, le poumon est réduit à une petite masse rougeâtre refoulée au sommet du thorax par le diaphragme, qui remonte quelquefois jusqu'à la troisième côte. Immédiatement après la naissance, le poumon, se dilatant par contraction des muscles inspirateurs et recevant du sang et de l'air augmente considérablement de volume, refoule le diaphragme en bas, et détermine, au bout de quelques heures seulement, la voussure de la paroi antérieure du thorax.

2° *Différences de volume des deux poumons.* — Les deux poumons ne sont pas égaux en volume. Le poumon droit présente un diamètre vertical plus court que le poumon gauche. Le poumon gauche présente un diamètre transversal plus court que le poumon droit. En tenant compte de ces différences, il est facile de voir que le poumon droit est un peu plus volumineux que le gauche. Il est facile d'apprécier les causes de ces différences de diamètre. En effet, le diamètre vertical du poumon droit est plus court parce qu'il est refoulé par le foie, tandis que le diamètre transversal du poumon gauche est diminué par la projection du cœur vers le côté gauche.

Couleur. — La couleur des poumons varie avec l'âge ; nous l'examinerons chez le fœtus, chez le nouveau-né, chez l'enfant, chez l'adulte et chez le vieillard. Les différences de coloration tenant aux maladies seront examinées plus loin.

1° *Couleur des poumons chez le fœtus.* — Avant la naissance, le poumon, à peu de chose près, représente la couleur du foie ; il est d'un rouge foncé, et cette couleur coïncide avec une consistance assez considérable de l'organe et avec un volume très-petit.

2° *Couleur des poumons chez le nouveau-né.* Au moment de la naissance, l'air, en pénétrant dans la poitrine, dilate subitement les poumons, qui augmentent de volume et de poids absolu en même temps qu'ils diminuent de poids spécifique. La couleur change également, et, sous l'influence de l'air et du sang pénétrant dans le poumon, cet organe prend une couleur rouge vif qu'il conserve pendant quelques jours. Cette couleur diminue peu à peu d'intensité, et après quelques jours de respiration le poumon du nouveau-né est rouge clair.

3° *Couleur des poumons chez l'enfant.* — Chez l'enfant, après les premiers mois, le poumon prend une teinte rosée qui diminue à mesure qu'il avance en âge, teinte qui disparaît insensiblement jusqu'à l'adolescence, époque à laquelle le poumon commence à se revêtir de la couleur qu'on pourrait appeler normale.

4° *Couleur des poumons chez l'adulte.* — A cet âge le poumon est d'un gris cendré. Cependant au niveau du bord postérieur cet organe est presque toujours coloré en rose ou en rouge vineux. On n'est pas bien certain si cette coloration est due à la stase sanguine chez les cadavres qu'on a l'habitude de placer après la mort dans le décubitus dorsal.

5° *Couleur des poumons chez le vieillard.* — Chez l'adulte on voit déjà se montrer sous forme de pointillé, de lignes, ou de taches, une matière noire à la surface du poumon. Cette matière augmente avec l'âge, de sorte que les poumons des vieillards ont une couleur presque noire. Cette matière noire n'est autre chose que du charbon transporté dans les voies respiratoires et pénétrant de proche en proche à travers le tissu pulmonaire, jusqu'à la surface du poumon qu'il colore. La distribution du charbon pulmonaire n'est pas irrégulière. Il se dépose en premier lieu entre les polygones que forment à la surface du poumon les lobules en se comprimant réciproquement. Il constitue là des lignes noires, s'entre-croisant et formant des polygones dont les côtés s'étendent insensiblement et finissent par former à la surface de ces organes de larges taches noires. M. Robin a démontré que la matière noire envahit quelquefois le tissu même du poumon, et qu'à ce niveau les petites bronches sont détruites.

Poids absolu des poumons. — Nous distinguons avec soin, parce qu'ici cette distinction a une grande importance, le poids absolu et le poids spécifique.

Le poids absolu du poumon présente une foule de variétés en rapport direct avec les variétés de volume; nous examinerons la différence de poids des poumons aux divers âges et la différence de poids qui existe entre les deux poumons.

1° *Différences aux divers âges.* — Sans parler des nombreux cas pathologiques qui déterminent une augmentation dans le poids de cet organe, nous dirons que le poids normal des deux poumons réunis est de 1,000 grammes à 1,200 grammes (Sappey). Il est important de connaître la différence de poids qui existe entre les poumons d'un enfant nouveau-né et ceux d'un enfant qui n'a pas respiré. En effet, chez l'enfant qui n'a pas respiré les poumons pèsent environ 60 à 65 grammes, poids qui équivaut à la cinquantième partie du poids du corps. Chez l'enfant qui a respiré, la quantité considérable du sang qui est portée aux poumons par l'artère pulmonaire augmente le poids de ces organes, qui est porté à 94 grammes, poids qui égale la trente-quatrième partie du poids du corps (1).

Le mode d'évaluation du poids absolu du poumon comparé au poids du corps est employé en médecine légale pour savoir si un enfant a respiré ou n'a pas respiré; il est connu sous le nom de *docimasie pulmonaire par la balance,* depuis Ploucquet.

2° *Différence de poids entre les deux poumons.* — Souvent les deux poumons sont égaux en poids; et lorsqu'il existe une différence, elle est à l'avantage du poumon droit, qui peut dépasser de 2 ou 3 onces le poids du poumon gauche.

_____

(1) Ces chiffres, indiqués par M. Sappey, diffèrent un peu de ceux de M. Cruveilhier, qui admet que chez l'enfant qui n'a pas respiré le poids des poumons égale la 60e partie du poids du corps, et la 30e chez celui qui a respiré.

Poids spécifique du poumon. — Les poumons sont plus légers que l'eau. Ils surnagent à la surface de ce liquide. Beaucoup de maladies diminuent ou augmentent ce poids spécifique (*voy.* Applications pathologiques.) Mais il existe une différence de poids spécifique qu'il importe au médecin légiste de bien connaître; je veux parler de celle qui existe entre les poumons d'un enfant qui n'a pas respiré et ceux d'un enfant qui a respiré. Chez le premier, les poumons, peu volumineux, durs, d'un rouge foncé, n'ont jamais reçu d'air; si vous les placez dans l'eau, ils s'enfoncent comme le ferait un morceau de foie : leur poids spécifique est de 1068 en moyenne, en prenant 1000 pour le poids de l'eau (Sappey). Chez l'enfant qui a respiré les poumons augmentent de volume, passent de la couleur rouge brun au rouge vif, ils augmentent de poids absolu, et si vous placez ces poumons dans l'eau, ils surnagent; leur poids spécifique n'est plus en moyenne que 0,490. D'après M. Sappey, en 1682, Schreger a appliqué à la médecine légale le mode d'évaluation du poids spécifique des poumons connu sous le nom de *docimasie pulmonaire hydrostatique.*

Propriétés du tissu pulmonaire. — Nous désignons sous cette dénomination commune la consistance, l'élasticité, la cohésion, la résistance et la crépitation des poumons.

1° *Consistance* — Le tissu du poumon est mou et présente une consistance analogue à celle d'une éponge. Telle est la consistance du poumon de l'adulte et de l'enfant qui a respiré. Chez l'enfant qui n'a pas respiré cette consistance est augmentée et le poumon présente une certaine fermeté.

2° *Élasticité* — L'élasticité du tissu des poumons est la principale de ses propriétés. En effet, cette élasticité (*voy.* plus loin) joue un grand rôle dans une foule de phénomènes physiologiques et pathologiques. Pour la démontrer, il suffit d'insuffler fortement un poumon et de le livrer ensuite à lui-même. On le voit se réduire à son volume primitif par la seule élasticité de son tissu, qui, en revenant sur lui-même, chasse l'air qui était contenu dans l'organe. On peut le démontrer encore en ouvrant la plèvre d'un animal et même d'un cadavre. Aussitôt cette cavité ouverte on voit le poumon qui revient sur lui-même et qui obéit à son élasticité. Pour comprendre cette expérience, il est bon de se rappeler que chez le vivant comme chez le cadavre dont les parois thoraciques sont intactes, le poumon est maintenu dans un état de dilatation permanente par le vide que tend à former la cavité de la plèvre, et que dans cet état l'air atmosphérique presse de dedans en dehors la surface intérieure des poumons. Mais lorsqu'on ouvre la plèvre, l'air, en pénétrant dans la cavité de cette séreuse, exerce une pression à la surface externe du poumon et fait équilibre à la pression qu'il exerce à l'intérieur de l'organe. Dès lors, le poumon obéissant à son élasticité revient sur lui-même, uniquement parce qu'il est élastique et non par la pression que l'air exerce à sa surface externe.

3° *Cohésion, résistance et crépitation.* — Le tissu pulmonaire est doué d'une grande cohésion. Il se déchire difficilement lorsqu'il est sain, même sous l'influence d'efforts considérables.

Il présente une grande résistance à l'insufflation, et, à l'exception de quelques médecins, on admet généralement aujourd'hui qu'il est impossible de déchirer les cellules du poumon par l'insufflation.

Lorsqu'on presse entre deux doigts le tissu du pulmonaire on a la sensation d'une crépitation particulière qui est attribuée par la plupart des auteurs à la rupture de quelques parois de cellules du poumon. Cette explication me parait invraisemblable, parce que les parois des cellules pulmonaires sont très-résistantes et que la moindre pression avec la pulpe du doigt suffit pour produire la crépitation. Il me semble qu'il est plus logique d'admettre que ce bruit est déterminé par le passage brusque de l'air d'une vésicule dans les vésicules voisines à travers des espaces plus ou moins comprimés, pendant que s'exerce la pression des doigts sur le tissu du poumon.

Forme, régions et rapports. (*Fig.* 79 et 85.) — Les poumons présentent la forme d'un cône aplati sur les côtés. Chaque poumon offre à l'étude, une face interne, une face externe, un bord antérieur, un bord postérieur, une base et un sommet.

Face interne — La face interne du poumon est concave; la concavité du poumon gauche est plus marquée que celle du poumon-droit.

On trouve sur la face interne le *hile* du poumon; il donne attache à la racine du poumon. Le hile est placé à égale distance du sommet et de la base, un peu plus près du bord postérieur que du bord antérieur. Il a 5 centimètres de hauteur sur 2 de largeur.

C'est au niveau du hile qu'est placé le pédicule pulmonaire ou *racine du poumon*, formé par les organes qui pénètrent dans le poumon, artères, nerfs et bronches ; par ceux qui sortent du poumon, veines, lymphatiques, et par une gaîne séreuse qui entoure tous ces organes et qui forme le seul moyen de communication entre le feuillet viscéral et le feuillet pariétal de la plèvre.

La face interne du poumon est en rapport avec le médiastin, dont elle est séparée par la plèvre médiastine. Le cœur et le péricarde séparent les deux poumons; en arrière du cœur se trouvent l'artère aorte et l'œsophage. Au-dessus du cœur les rapports ne sont pas les mêmes des deux côtés. A ce niveau la face interne du poumon gauche est en rapport un peu au-dessus du hile avec la crosse de l'aorte qui se creuse sur elle un sillon courbe à concavité inférieure, avec l'origine de l'artère sous-clavière et de la carotide primitive. La face interne du pou-

mon droit est en rapport direct avec la face droite de la trachée, l'œ-
sophage, la veine cave supérieure et la terminaison de la grande veine
azygos. Ajoutons pour terminer que le nerf pneumogastrique et le
nerf phrénique sont aussi en rapport avec la face interne du poumon
dans toute son étendue.

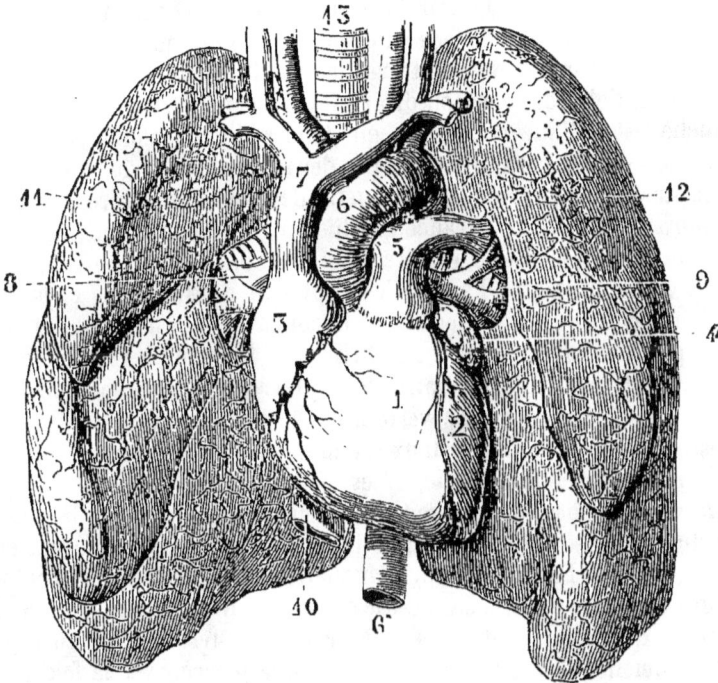

Fig. 79.—Rapports du cœur, des poumons et des gros vaisseaux
du médiastin.

1, Ventricule droit. — 2, Ventricule gauche. — 3, Oreillette droite. — 4, Oreillette
gauche. — 5, Artère pulmonaire. — 6, Artère aorte. — 7, Veine cave supérieure. —
8, Branche droite de l'artère pulmonaire. — 9, Branche gauche. — 10, Veine cave
inférieure. — 11, 12, Poumon. — 13, Trachée-artère.

Face externe. — La face externe du poumon est convexe et lisse. On
y trouve les scissures interlobaires qui divisent les poumons en plusieurs portions ou lobes. Sur le poumon gauche il existe une seule scissure oblique de haut en bas et d'arrière en avant qui divise le poumon
gauche en deux lobes. Sur le poumon droit il existe deux scissures
ayant la même direction. Elles sont confondues en arrière et séparées
en avant. Elles divisent le poumon en trois lobes, supérieur, moyen
et inférieur.

Toutes les scissures interlobaires pénètrent profondément jusqu'à la racine du poumon, et on voit la plèvre qui en tapisse les deux faces se réfléchir au fond de la scissure d'un lobe sur l'autre.

La face externe du poumon est en rapport, par l'intermédiaire de la plèvre, avec la face interne des côtes et des muscles intercostaux internes.

Bord antérieur. — Ce bord est mince et tranchant. A l'état normal, il s'avance un peu sur la face antérieure du cœur, qu'il recouvre en partie. Il est en rapport en avant avec les cartilages costaux et les bords du sternum. Celui du poumon droit est à peu près vertical, celui du côté gauche est oblique en bas et en dehors, il est refoulé par le cœur. Ajoutons que le bord antérieur des deux poumons envoie au-devant des gros vaisseaux du cœur une languette de tissu pulmonaire.

Bord postérieur. — Beaucoup plus long que l'antérieur, ce bord est étendu depuis la première côte jusqu'à la onzième, tandis que l'antérieur descend jusqu'à l'appendice xyphoïde du sternum. Le bord postérieur est très-épais et logé dans la concavité que forment les côtes à leur partie postérieure en se réunissant à la colonne vertébrale. Il est en rapport, par l'intermédiaire de la plèvre, et de dedans en dehors, avec le côté de la colonne vertébrale, le nerf grand sympathique, les vaisseaux et nerfs intercostaux, la face interne du muscle intercostal externe et la face interne des côtes.

Base. — La base du poumon est très-large et moulée sur la concavité du diaphragme. Cette base est oblique de haut en bas et d'avant en arrière; elle est bordée par une languette du poumon qui la contourne et qui s'insinue dans le cul-de-sac circulaire que forment par leur réunion le diaphragme et la face interne des côtes. Elle est en rapport, par l'intermédiaire du diaphragme et de la plèvre, avec le foie pour le poumon droit, avec le foie et la rate pour le poumon gauche. De plus, à sa partie postérieure la plus déclive, le poumon gauche est en rapport, par l'intermédiaire du diaphragme, avec le rein gauche et la capsule surrénale gauche.

Sommet. — Le sommet du poumon déborde la première côte d'une hauteur qui varie avec les sujets. Il vient se placer en arrière de la clavicule, et il n'est pas rare de le voir déborder cet os de 1 à 2 centimètres. La première côte imprime ordinairement sur lui un sillon circulaire par son bord interne. Au-dessus de la première côte, il est en rapport en avant avec le bord postérieur de la clavicule et le sterno-cléido-hyoïdien; en arrière, avec le col de la première côte, le ganglion cervical inférieur du nerf grand sympathique, l'artère intercostale supérieure et le premier nerf dorsal au moment où il monte au-dessus de la première côte; en dehors, avec l'insertion du scalène antérieur; en dedans, avec l'origine de la carotide primitive et de la sous-clavière qui contourne le sommet du poumon à gauche, et avec le tronc brachio-céphalique et l'origine de la sous-clavière qui le contourne aussi à droite. De plus, la veine sous-clavière et l'origine du tronc veineux brachio-céphalique passent au-dessus et un peu en avant du sommet du poumon.

Tous ces rapports se font par l'intermédiaire du cul-de-sac supérieur de la plèvre. Ajoutons, pour terminer, que le sommet du poumon présente à sa partie la plus culminante un point dur qui n'existe que chez les vieillards, et qui est dû probablement à la condensation du tissu pulmonaire à ce niveau.

Structure des poumons.

Dans la structure du poumon nous aurons à étudier : 1° les ramifications bronchiques ; 2° le tissu propre du poumon ; 3° les vaisseaux et les nerfs ; 4° la matière noire pulmonaire ; 5° le tissu cellulaire du poumon ; 6° le feuillet séreux qui le recouvre, et que nous étudierons plus loin en décrivant la plèvre.

1° Ramifications bronchiques. — En pénétrant dans le hile du poumon, la bronche gauche se divise en deux branches qui pénètrent dans les deux lobes, tandis que la bronche droite se divise en trois pour les trois lobes du poumon droit. Chaque division bronchique s'enfonce dans le lobe correspondant et se subdivise irrégulièrement. Il est à remarquer que les grosses divisions naissent dichotomiquement, tandis que d'innombrables petites divisions naissent sans régularité sur les divisions principales. Les parois des divisions bronchiques sont formées des mêmes éléments que les bronches et la trachée ; seulement ces éléments ont une disposition différente.

On trouve dans leur structure : 1° des cartilages ; 2° des fibres musculaires de la vie organique ; 3° des fibres élastiques ; 4° une muqueuse ; 5° des vaisseaux et des nerfs que nous étudierons avec ceux du poumon.

Les *cartilages* existent sur toute l'étendue des divisions bronchiques jusqu'à ce qu'elles présentent un demi-millimètre de diamètre. Là, en effet, elles se continuent avec les canalicules respirateurs ; là aussi, elles cessent de présenter une muqueuse séparable de leur paroi, et leur épithélium se transforme en épithélium pavimenteux. Les cartilages, au lieu de former des anneaux incomplets, comme à la trachée et aux bronches, forment ici des segments d'anneaux plus longs que larges, dentelés à leurs extrémités pour s'engrener avec les dentelures des segments du même anneau. Cette disposition des anneaux permet de comprendre comment les divisions bronchiques se rétrécissent et se dilatent.

Vers les petits canaux bronchiques qui n'ont que 1 millimètre de dia-

mètre environ, on ne trouve plus que des noyaux cartilagineux situés
au niveau de l'angle de bifurcation.

Les *fibres musculaires* des divisions bronchiques forment une couche
circulaire d'une épaisseur de quelques dixièmes de millimètre. Cette
couche est régulièrement étendue dans toute la longueur des canaux
bronchiques et située en dedans des cartilages. Elle est formée par des
fibres musculaires de la vie organique ; elle s'hypertrophie chez les
vieillards affectés de catarrhe chronique. Ces fibres musculaires constituent les muscles de Reissessen.

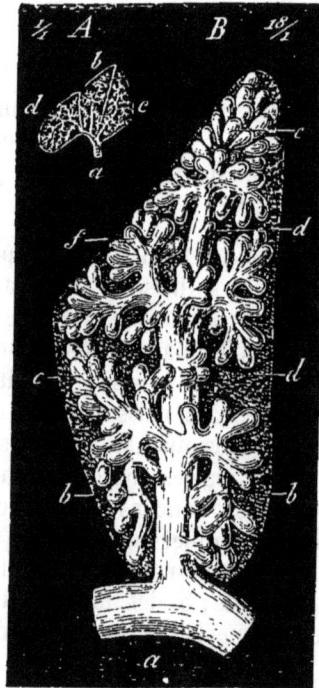

Fig. 80. — A, Lobule pulmonaire, dimensions normales.

a, Canalicule. — *b, c, d*, Limites du lobule.

B, Lobule pulmonaire primitif grossi adhérent à une petite bronche
par le canalicule respirateur.

a, Dernière ramification bronchique. — *b, b*, Lobules secondaires présentant des
culs-de-sac ou cellules pulmonaires. — *c*, Culs-de-sac ou cellules terminales du lobule.
— *d, d*, Cellules pulmonaires isolées sur la paroi du canalicule.

Une *membrane fibreuse élastique* existe aussi dans toute l'étendue
de ces canaux. Elle fait suite à celle de la trachée et des bronches ; elle

forme des tubes complets dans l'épaisseur desquels paraissent contenus les segments cartilagineux dont nous avons parlé plus haut; elle se continue aux extrémités déliées des divisions bronchiques avec la substance qui forme la paroi des canalicules respirateurs. Elle présente à sa face interne et dans toute son étendue des faisceaux de fibres élastiques longitudinaux qui ont la même longueur que les canaux et qui se divisent comme eux. Ces faisceaux élastiques font suite à ceux qu'on trouve sur la portion membraneuse de la trachée et des bronches; seulement, au lieu d'occuper un seul point de la circonférence des canaux bronchiques, ils en occupent toute la surface interne.

Les divisions bronchiques sont tapissées par une *membrane muqueuse* semblable à celle de la trachée et des bronches; elle se continue jusqu'aux dernières ramifications. Elle est très-adhérente aux couches sous-jacentes. Son derme est constitué par des faisceaux de fibres lamineuses serrés et entre-croisés et par quelques fibres lamineuses isolées mélangées à un certain nombre de fibres élastiques. L'épithélium qui la tapisse est un épithélium cylindrique à cils vibratiles. Des glandes en grappe simples se trouvent à sa face profonde; leur canal excréteur est long et chemine obliquement dans l'épaisseur de la muqueuse.

2° **Tissu propre du poumon.** — Ce tissu est formé d'éléments élastiques surtout et de quelques fibres musculaires de la vie organique. Il est formé par la réunion d'une foule de petits canaux s'insérant par l'une de leurs extrémités sur les dernières divisions bronchiques, et se ramifiant à l'autre extrémité pour se porter à de petits renflements creux qui constituent les *lobules pulmonaires.* Les petits canaux intermédiaires aux lobules et aux dernières divisions bronchiques forment les *canalicules respirateurs*.

Pour bien nous faire comprendre, nous dirons, en comparant le poumon à une glande en grappe, comme l'ont fait quelques anatomistes, que les lobules pulmonaires représentent les acini, les canalicules respirateurs formant les canaux sécréteurs, tandis que les divisions bronchiques, les bronches et la trachée représentent les canaux excréteurs.

Canalicules pulmonaires ou respirateurs. — Les *canalicules pulmonaires* sont de très-petits canaux qui partent des dernières ramifications bronchiques, et qui se rendent aux lobules. Il ne faut donc pas croire, comme beaucoup d'auteurs le disent, que le lobule est placé à l'extrémité des bronches; il en est séparé par les canalicules qui ne peuvent pas être considérés comme des ramifications bronchiques, attendu que leur paroi et celle des lobules sont formées par un tissu identique et bien différent de celui qui constitue la paroi de la bronche. Les tuyaux bronchiques sont des organes étrangers pour le parenchyme pulmonaire; ils ne servent qu'à porter l'air, tandis que les canalicules pulmonaires et les lobules sont le siége de l'hématose. Le lobule et le canalicule pulmonaire sont à la bronche ce que l'acinus et le tube sécréteur d'une glande en grappe sont au canal excréteur. Ceux-ci forment le parenchyme pulmonaire; ils ont la même structure, ils reçoivent les mêmes vaisseaux, l'artère pulmonaire; ils sont affectés des mêmes maladies. Ceux-là, au contraire, ont une structure différente de celle du parenchyme et analogue à celle de la trachée; ils reçoivent l'artère bronchique seulement, et leurs maladies sont différentes de celles du parenchyme pulmonaire (Ch. Robin).

La paroi des canalicules est formée par des fibres élastiques disposées circulairement et s'anastomosant avec les fibres élastiques placées au-dessus et au-dessous sur le même canalicule. On trouve aussi entre les fibres élastiques, dans l'épaisseur de la paroi du canalicule, des vaisseaux capillaires, des fibres lamineuses, des noyaux embryoplastiques, et quelques fibres musculaires de la vie organique. Les canalicules les plus voisins s'anastomosent entre eux par les fibres élastiques qui se portent de l'un à l'autre. Ils sont tapissés par une couche d'épithélium pavimenteux qui recouvre immédiatement le réseau capillaire provenant des vaisseaux pulmonaires. (Voy. *fig.* 81.) Ce réseau se continue avec celui qui tapisse la face interne du lobule. De même que le lobule, le canalicule respirateur ne possède pas une muqueuse séparable de sa paroi.

Le diamètre des canalicules est de 0^{mm},09.

Lobules pulmonaires. — Les *lobules pulmonaires* sont de petits renflements de quelques millimètres à 1 centimètre d'épaisseur, creusés, sur leur face interne, de cavités communiquant avec les canalicules respirateurs. Ces renflements sont séparés les uns des autres par des cloisons de tissu lamineux et placés aux extrémités des canalicules respirateurs, comme les grains de raisin aux extrémités de la grappe, comme les lobules des glandes en grappe aux extrémités des conduits sécréteurs. Les lobules sont polyédriques, ce dont on s'aperçoit en examinant la surface des poumons où ils forment, en se comprimant réciproquement, des polygones à trois, quatre, cinq et six côtés. Le canalicule respirateur se continue d'un côté avec les dernières ramifications bronchiques, tandis qu'il se *subdivise de l'autre côté en plusieurs rameaux* qui vont se terminer par groupes de huit à quinze culs-de-sac. Ces culs-de-sac sont arrondis et renflés vers le fond; ils sont pressés les uns contre les autres et séparés par leur propre paroi. Chaque cul-de-sac, plein d'air, présente une largeur de 0^{mm},10. Chez l'adulte et surtout chez le vieillard, ils augmentent de largeur. Les ramifications du canalicule respirateur et la paroi de ces culs-de-sac ont la même texture que le canalicule lui-même. Des fibres élastiques en constituent l'élément principal; quelques fibres lamineuses, quelques noyaux embryoplastiques et de rares fibres musculaires de la vie organique s'y rencontrent. Cette paroi est tapissée par une couche simple d'épithélium pavimenteux qui recouvre le réseau des vaisseaux capillaires.

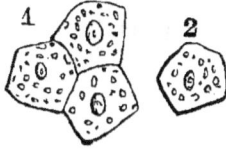

Fig. 81. — Épithélium pavimenteux simple tapissant les culs-de-sac pulmonaires et les canalicules.

5° **Vaisseaux et nerfs du poumon.** — Nous venons d'étudier les ramifications bronchiques dans le tissu pulmonaire et le tissu propre du du poumon, formant de petites masses creuses appendues aux extrémités de ces ramifications. On peut comparer l'ensemble de ces ramifications, des canalicules respirateurs et des lobules à une grappe de raisin. La trachée et les divisions bronchiques représentent l'axe et ses divisions principales; les lobules pulmonaires remplacent les grains de raisin, et les canalicules respirateurs représentent les dernières ramifications de la grappe qui supportent les grains. Pour se faire une idée exacte de la forme des lobules et de leurs rapports, on peut comparer les lobules se comprimant réciproquement et devenant polyédriques à ce qui se passe lorsqu'on comprime des grappes de raisin dans une boîte : les grains se pressent les uns contre les autres; ils forment des polyèdres; et ceux qui sont situés à la surface, sous le couvercle de la boîte, forment, par leur réunion, des lignes polygonales en tout semblables à celles que l'on trouve à la surface du poumon. Dans le poumon, les lobules affectent entre eux les mêmes rapports. Ceux du centre se compriment réciproquement; ceux de la surface montrent leur base à la surface du poumon.

C'est entre ces grains ou lobules et autour des ramifications bronchiques que se trouve le tissu cellulaire du poumon. C'est le long de ces ramifications que nous verrons cheminer les vaisseaux et les nerfs.

Les vaisseaux du poumon sont nombreux. Nous y trouvons l'artère pulmonaire, les veines pulmonaires, l'artère bronchique, la veine bronchique et les vaisseaux lymphatiques.

L'artère pulmonaire pénètre dans le poumon au niveau du hile, comme les autres vaisseaux, et suit les ramifications bronchiques. Elle se subdivise comme les conduits aériens et arrive aux dernières divisions. Là, elle forme un réseau autour des lobules et elle traverse la paroi des canalicules respirateurs et des lobules, pour former à leur surface interne un riche réseau capillaire.

Ce réseau capillaire se place immédiatement au-dessous de l'épithélium pavimenteux qui tapisse la face interne des lobules et des canalicules ; et c'est à ce niveau, à travers la paroi du capillaire et l'épithélium, que se produit le phénomène de l'hématose. Le réseau formé par ces capillaires est tellement serré, que les mailles qui séparent les vaisseaux sont plus petites que le diamètre de ces vaisseaux. Lorsqu'on examine au microscope ce réseau injecté, il paraît au premier abord n'être qu'une surface rouge.

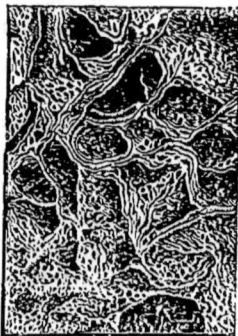

F. 82. — Réseau capillaire étalé à la surface interne des lobules pulmonaires (d'après J. Béclard).

Les *veines pulmonaires* naissent du réseau capillaire qui tapisse les canalicules et les lobules. Ces veines sortent des lobules par différents points de ses parois et viennent se réunir au niveau des dernières ramifications bronchiques. Elles suivent le trajet de ces ramifications, se réunissent entre elles à mesure qu'elles se rapprochent du hile du poumons. Arrivées au niveau du hile, ces veines, au nombre de deux pour chaque poumon, passent devant la bronche correspondante pour se jeter dans l'oreillette gauche. Elles sont dépourvues de valvules.

L'*artère bronchique*, venue de l'aorte thoracique, se porte à la surface de la bronche correspondante, qu'elle accompagne dans l'épaisseur du poumon jusqu'à ses dernières divisions. Dans tout ce trajet, cette artère se distribue aux éléments des divisions bronchiques et principalement à la membrane muqueuse. Les divisions de l'artère bronchique se terminent aussi dans les ganglions lymphatiques qui entourent les principales ramifications des bronches près du hile, et dans les parois des veines et des artères pulmonaires où elles se trouvent en petit nombre pour former les *vasa vasorum* de ces vaisseaux.

A sa terminaison, l'artère bronchique se continue avec la veine bronchique et s'anastomose avec la veine pulmonaire.

La *veine bronchique* naît des capillaires qui terminent l'artère bronchique. Cette veine se dirige vers le hile du poumon en suivant les divisions bronchiques. Arrivé au hile du poumon, le tronc de la veine bronchique droite se jette dans un des troncs veineux placés à la partie supérieure du thorax, le plus souvent dans la grande veine azygos. Celle du côté gauche se jette le plus souvent dans la petite veine azygos. Les veines bronchiques, comme les veines pulmonaires, sont dépourvues de valvules.

Les *vaisseaux lymphatiques* du poumon ont été découverts par Rudbeck. Willis, Mascagni et Cruikshanks en ont fait mention. C'est au professeur d'anatomie de la Faculté de Paris, M. Jarjavay (1), que revient l'honneur de les avoir complétement décrits à la suite d'un concours, en 1846. Voici le résumé de ses recherches :

Les lymphatiques du poumon sont très-nombreux ; ils naissent des lobules pulmonaires et de la muqueuse bronchique. Ceux de la muqueuse bronchique, après leur origine, traversent les parois des bronches et suivent ensuite leur direction jusqu'au niveau du hile du poumon. Les lymphatiques des lobules naissent à leur surface et forment deux espèces de réseaux, le *réseau sus-lobulaire* et le *réseau circum-lobulaire ;* le premier prend naissance à la surface des lobules, et le second à la base, au niveau de la surface libre du poumon où il forme de larges polygones qui circonscrivent cette base. De ces divers points les vaisseaux lymphatiques se portent aux ganglions situés au niveau du hile du poumon, et prennent pour y arriver deux voies différentes. Les uns suivent le trajet des bronches comme les vaisseaux pulmonaires et bronchiques : ce sont les *lymphatiques profonds ;* les autres rampent au-dessous de la plèvre qui ne fournit aucun lymphatique, et se portent au hile du poumon en suivant des directions variées. La plupart viennent de la surface externe du poumon ; les uns passent sur le bord antérieur qu'ils contournent, puis sur la face interne ; les autres contournent le bord postérieur, la base ou le sommet de cet organe pour venir se jeter, de même que les vaisseaux lymphatiques profonds, dans les ganglions situés à la racine du poumon. Les ganglions lymphatiques du poumon sont situés au niveau du hile autour des premières ramifications bronchiques. Ces ganglions pénètrent dans le tissu pulmonaire jusqu'à une profondeur de 2 à 4 centimètres. Ils sont nombreux et reçoivent les lymphatiques du poumon. Ces ganglions ont une couleur noire, due à l'absorption du charbon pulmonaire, qui pénètre en partie dans les vaisseaux lymphatiques et se rend aux ganglions.

Les *nerfs* du poumon proviennent du pneumogastrique et du grand sympathique, qui forment au niveau de la bifurcation de la trachée le plexus pulmonaire (*voy.* Névrologie). De ce plexus partent les nerfs qui

(1) *Archives générales de médecine,* description détaillée du travail de M. Jarjavay.

se jettent autour de la bronche qu'ils enlacent de leurs ramifications jusqu'aux dernières divisions bronchiques. Il est facile de suivre ces divisions nerveuses sur le trajet des bronches, mais lorsqu'on veut examiner la terminaison des filets nerveux dans le poumon, on éprouve de grandes difficultés. On ne connaît pas encore leur mode de terminaison.

4° **Tissu cellulaire du poumon.** — On le trouve dans le parenchyme pulmonaire. Il existe surtout au niveau des grosses bronches où il forme autour des ganglions bronchiques une atmosphère celluleuse. Il se prolonge dans le parenchyme, où il accompagne les divisions bronchiques. Il s'insinue entre les lobules, où il forme de très-minces cloisons. On en trouve aussi quelques fibres sous le feuillet pulmonaire de la plèvre, mais là il est impossible de l'isoler sous forme de lamelles.

5° **Matière noire pulmonaire** (*voy.* Couleur du poumon). — Appelée encore charbon pulmonaire, anthracosis, cette matière se rencontre dans les cloisons du tissu lamineux qui sépare les lobules, sous la plèvre pulmonaire, et dans l'épaisseur des ganglions lymphatiques qui entourent les grosses bronches à leur entrée dans le poumon. Cette matière noire ne se rencontre pas chez le fœtus, mais on la trouve chez les adolescents et les adultes, et surtout chez les vieillards. A la surface du poumon elle forme tantôt un piqueté noir, tantôt des taches larges ou linéaires, qui limitent la base des lobules et qui affectent la forme des polygones. Certains points peu étendus du parenchyme pulmonaire sont engoués de matière noire et ne servent plus à l'hématose. Cette matière noire se mélange de granulations calcaires et de granulations graisseuses qui se développent sur place. Quant à la matière charbonneuse, elle provient du dehors, soit des poussières qui arrivent dans le poumon pendant la respiration, soit du tube digestif, lorsqu'on y introduit du charbon. Dans ce cas il arrive au poumon par pénétration.

Remarques sur la structure du poumon. — Deux méthodes pouvaient être suivies pour étudier la structure du poumon. D'un côté, j'aurais pu, en m'arrêtant à chaque pas dans ma description, signaler quelles sont les opinions des divers auteurs sur tel ou tel point de la structure du poumon. Cette méthode eût jeté assurément de l'obscurité dans cette étude. D'un autre côté, je pouvais, et c'est ce que j'ai fait, décrire la structure de cet organe sans m'inquiéter des opinions des divers auteurs, me réservant de faire voir en quoi consistent les dissidences dans un chapitre spécial.

J'ai décrit la structure du poumon telle que l'entend notre professeur d'histologie, M. Ch. Robin. Elle me paraît simple, facile à comprendre, et c'est celle qui montre le mieux que les différences entre les divers auteurs ne sont pas aussi grandes qu'on le croirait au premier coup d'œil.

Et d'abord, je vais donner l'explication de quelques dénominations que l'on trouve dans certains livres et que l'on pourrait s'étonner de ne pas trouver mentionnés ici. On entend prononcer quelquefois les noms de *cellules pulmonaires*, *vésicules pulmonaires*, *alvéoles pariétaux*, *alvéoles terminaux*, *utricules*, *infundibulum*, *cavité terminale*, *bronche lobulaire*, *bronche extra-lobulaire*, *bronche intra-lobulaire*, *artères et veines lobulaires*, *lobules primitifs*, *lobules principaux*, *lobules secondaires*.

Dans notre description, nous avons vu que le lobule est la petite cavité située à l'extrémité des canalicules respirateurs, et que plusieurs lobules viennent se rendre sur un canalicule, lequel se jette dans les dernières ramifications bronchiques. Nous avons vu aussi que chaque lobule présentait à sa surface interne une foule de culs-de-sac, séparés par des cloisons incomplètes, permettant à tous les culs-de-sac de communiquer entre eux dans le même lobule. Voilà une description simple, dépourvue de ces dénominations souvent embarrassantes. Eh bien, certains auteurs appellent *bronche lobulaire* (Sappey), bronche *intra-lobulaire* (Lefort), le canalicule respirateur. Le *lobule primitif* de M. Sappey est le lobule que nous venons de décrire ; ce lobule constitue le *lobule secondaire* de M. Lefort. M. Sappey donne le nom d'*alvéoles terminaux* aux culs-de-sac situés au fond du lobule et celui d'*alvéoles pariétaux* à ceux qui sont situés sur les côtés. Ces culs-de-sac ont été appelés par quelques auteurs *cellules pulmonaires* et *vésicules pulmonaires*. Les expressions d'*infundibulum* et d'*utricule* sont employées par M. Rossignol (*voy.* Bibliographie). En 1846, M. Rossignol, médecin belge, fit connaître le résultat de ses recherches sur la structure du poumon, et beaucoup d'auteurs admettent aujourd'hui son opinion. Cet observateur a parfaitement décrit le lobule primitif du poumon et les alvéoles qui se trouvent sur les parois des canalicules au voisinage des lobules. Il appelle *infundibulum* la cavité du lobule et il applique la dénomination d'*utricules* aux culs-de-sac, aux alvéoles qui sont situés à la paroi interne du lobule. M. Mandl (1857) donne le nom de *cavité terminale* à l'infundibulum. Enfin on appelle bronche *extra-lobulaire* la dernière division bronchique qui n'affecte plus de rapports avec les lobules, et les noms d'*artère et de veine lobulaires* sont appliqués aux artères et aux veines du poumon au moment où elles naissent des lobules.

Pour résumer les opinions des auteurs sur la structure du poumon, on peut dire qu'ils sont tous d'accord sur la structure de cet organe, si on n'excepte le lobule. C'est pour le lobule seulement qu'ils ne sont pas complètement d'accord. 1° Les uns veulent que la cavité du lobule soit une cavité unique avec des dépressions ou alvéoles sur les parois (Ros-

signol, Kölliker, Mandl, Ch. Robin, Sappey); 2° d'autres veulent que
chaque cul-de-sac du lobule communique avec un seul canalicule
(Willis, Reissessen, Bazin, Lereboullet): 3° d'autres auteurs veulent
que l'intérieur du lobule soit cloisonné dans toute son étendue et que
les cellules limitées par les cloisons communiquent toutes les unes avec
les autres dans un même lobule (Malpighi, Magendie, Reiney); 4° enfin
il existe une quatrième opinion représentée par un seul auteur,
Bourgery. Pour cet auteur le lobule serait une agglomération de canaux
entrelacés communiquant tous les uns avec les autres, et qu'il appelle
canaux labyrinthiques.

Usages et résumé de physiologie. — Le poumon, l'un des organes qui composent le trépied vital de Bichat avec le cœur et le cerveau,
sert à l'importante fonction de la respiration. C'est au fond des lobules
pulmonaires et des canalicules respirateurs que se passe le phénomène
le plus essentiel, l'hématose. C'est là en effet que l'air de la respiration
vient se mettre en contact avec le réseau capillaire du poumon, c'est là
que se passe le phénomène d'endosmose gazeuse du sang vers l'air
atmosphérique et de l'air vers le sang.

Phénomènes mécaniques de la respiration. — Nous avons déjà vu
que l'air est apporté aux poumons par l'arbre respiratoire qui est
toujours béant; nous avons étudié, dans la Myologie, les muscles
qui agrandissent la cavité thoracique, muscles inspirateurs, qui concourent simultanément à produire le phénomène de l'inspiration.

L'*inspiration*, en dilatant la poitrine, détermine le vide dans les
cavités du poumon, vide que remplit instantanément l'air atmosphérique obéissant à son propre poids,

L'inspiration a donc pour but de mettre en contact l'air extérieur
avec le sang du poumon; c'est là que se passent les phénomènes physiques et chimiques de la respiration dont nous parlerons bientôt. Mais
auparavant je veux rappeler en deux mots le dernier temps des phénomènes mécaniques de la respiration, c'est-à-dire l'expiration.

L'*expiration* est destinée à chasser du poumon l'air qu'il contient et
qui a déjà servi à l'hématose. Ce phénomène diffère de l'inspiration :
1° par sa durée; 2° par le bruit que détermine l'air en traversant de bas
en haut le tube respiratoire. La *durée de l'expiration* est d'un tiers plus
longue que celle de l'inspiration. Le *bruit de la respiration* ou murmure
vésiculaire se fait entendre dans l'expiration comme dans l'inspiration,
seulement ce bruit ne se produit que dans les deux premiers tiers de
la durée de l'expiration. Dans l'expiration normale, celle qui se produit
à l'état de repos, pendant le sommeil, il n'existe pas de puissance
musculaire déterminant le retrait de la cavité thoracique, et l'expiration
se fait simplement par le retour à leur état primitif des organes qui

constituent les parois de la cavité thoracique et de ceux qui y sont contenus. En effet, les côtes, les cartilages costaux et par-dessus tout le poumon, sont élastiques. Lorsque les muscles inspirateurs se contractent, ils augmentent activement la capacité du thorax ; dès qu'ils cessent de se contracter, les parties déplacées reviennent à leur forme primitive en vertu de leur élasticité. Quoique toutes ces parties soient élastiques, il faut bien reconnaître qu'elles sont dominées par l'élasticité du poumon, et l'on peut dire que l'expiration se fait par la seule élasticité de cet organe. Des expériences nombreuses démontrent cette élasticité (*voy.* p. 663).

Ce que nous venons de dire s'applique simplement, comme nous l'avons déjà fait remarquer, à l'expiration normale et lente qui se produit pendant le repos. Mais il faut bien distinguer de cette expiration ce qu'on désigne habituellement sous le nom d'expiration forcée. L'expiration forcée consiste dans l'expulsion brusque de l'air contenu dans la cavité thoracique, comme, par exemple, dans la toux. Pour produire ce phénomène, l'élasticité du poumon, qui est une propriété inhérente au tissu pulmonaire, sur laquelle la volonté n'a pas d'influence, étant forcée d'obéir aux lois physiques, ne peut revenir sur elle-même ni plus vite ni moins vite à tel ou tel moment. Aussi les muscles, puissances actives sur lesquelles la volonté a une influence, se contractent-ils pour rétrécir la cage thoracique et précipiter le retour du poumon sur lui-même. Ce sont les muscles expirateurs (voy. *Myologie*).

Lorsqu'on veut faire un effort, on commence par faire une inspiration profonde, généralement proportionnée au degré de la résistance à vaincre ; puis les muscles expirateurs se contractent à leur tour avec énergie. Mais, au moment où ces derniers muscles entrent en action, les lèvres de la glotte se rapprochent par la contraction de leurs muscles constricteurs, et le chemin de l'air se trouve fermé. Les muscles expirateurs, tendant à diminuer les divers diamètres de la poitrine, pressent sur les gaz contenus dans le poumon. La cage thoracique, pressée ainsi entre la résistance élastique des gaz contenus dans les poumons et la puissance active des muscles expirateurs, se trouve solidement fixée, et le tronc fournit un point d'appui solide aux muscles qui doivent se contracter pour surmonter la résistance.

La *fixation* de la cage thoracique, sur laquelle s'insèrent le plus grand nombre des muscles du tronc et une partie des muscles des membres supérieurs, est ce qu'il y a de plus essentiel dans le phénomène de l'effort. La fermeture *absolue* de l'ouverture glottique ne s'observe que dans les efforts violents. Au moment de l'effort, l'air comprimé dans les poumons sort avec bruit par la glotte, toutes les fois que celle-ci n'est pas fermée (Béclard).

Phénomènes physico-chimiques de la respiration. — Les phéno-

mènes physico-chimiques de la respiration consistent dans les modifications qui surviennent dans l'air inspiré et dans le sang lorsque
ces deux éléments sont en contact.

L'air inspiré et supposé pur est formé de 79,1 d'azote et 20,9 d'oxygène, sur 100 parties, en volume. En poids, l'air renferme 76,9 d'azote,
23,1 d'oxygène. Nous faisons abstraction de la petite quantité d'acide
carbonique et de vapeur d'eau contenus dans l'air.

Au contact du sang et de l'air au fond des lobules pulmonaires il
se fait des échanges gazeux (bien entendu au travers de la paroi des
capillaires et de l'épithélium qui tapisse le lobule). Cet échange de gaz,
endosmose et exosmose, consiste dans deux courants en sens opposés,
l'un d'acide carbonique, qui se porte du sang vers l'air, et l'autre
d'oxygène, qui va de l'air vers le sang. Ajoutons qu'avec l'oxygène on voit
certaines substances volatiles s'introduire également dans le sang. De
même, avec l'acide carbonique exhalé par le sang, on voit s'échapper
certains principes tels que : aldéhyde, éther, principe odorant de l'ail, etc.

Il existe un rapport constant entre la quantité d'oxygène absorbée
par le sang et celle d'acide carbonique qu'il exhale. Il est admis que
pour 4,87 d'oxygène absorbés par le sang, il y a 4,26 d'acide carbonique
exhalés. L'excès d'oxygène sur l'acide carbonique est destiné à former
de l'eau en se combinant avec l'hydrogène natif dans le système circulatoire.

Si nous examinons l'air expiré, nous verrons qu'il diffère complètement de ce qu'il était auparavant : 1° il y a moins d'oxygène et plus
d'acide carbonique, comme nous venons de le voir ; 2° on y trouve un
peu d'azote provenant de la décomposition de matières azotées ; 3° on
y trouve une matière organique, décelée par l'acide azotique qui la
colore en jaune, lorsqu'on fait traverser ce liquide par un courant d'air
expiré, décelée aussi par la solution d'azotate d'argent qui se colore en
rose par la même expérience ; cette matière organique donne une
odeur fétide à l'air confiné dans lequel on a longtemps séjourné, elle
constitue probablement les miasmes ; 4° on trouve encore dans l'air
expiré une certaine quantité de vapeur d'eau, d'autant plus abondante
que la respiration se fait plus lentement et que l'air ambiant est plus
sec ; 5° la température de l'air expiré est augmentée et se rapproche
d'autant plus de la température du corps, qu'elle peut égaler, que la
respiration est plus lente.

La quantité d'air de chaque inspiration est évaluée en moyenne
à 1/2 litre, tandis qu'il peut atteindre 3 et 4 litres dans une forte
inspiration.

Une foule de causes peuvent faire varier la proportion d'acide carbonique exhalé et d'oygène absorbé ; *mais le rapport entre ces deux
gaz reste toujours le même.*

Les *animaux plus petits que l'homme,* eu égard à leur poids, absorbent une plus grande quantité d'oxygène et exhalent une plus grande quantité d'acide carbonique ; il en est de même pour l'enfant.

Cette exhalation et cette absorption gazeuses sont beaucoup amoindries par le *froid*, par le *sommeil*, par l'*alimentation insuffisante* et l'*inanition* et par la *vitesse* de la respiration.

Mais la cause la plus curieuse qui fait varier cette proportion, c'est l'influence du *sexe*. Il résulte des expériences de MM. Andral et Gavarret que chez l'homme l'exhalation de l'acide carbonique augmente graduellement depuis 8 ans jusqu'à 30 ans. A cette époque elle se maintient pendant quelque temps stationnaire, puis elle décroît insensiblement jusqu'à l'extrême vieillesse, où l'exhalation de l'acide carbonique devient à peu près ce qu'elle était chez l'enfant de 8 ans. Chez la femme, ce phénomène se comporte comme chez l'homme, si ce n'est pendant la période de la vie où elle est réglée. En effet, quand la menstruation apparaît, l'exhalation d'acide carbonique reste stationnaire jusqu'à l'époque de la ménopause, c'est-à-dire pendant 25 à 35 ans. Phénomène bien curieux, lorsque la menstruation est suspendue soit par accident, soit naturellement par la grossesse, on voit momentanément le chiffre de l'acide carbonique s'élever.

Applications pathologiques.

L'importance des nombreuses maladies qui affectent le poumon nous fera pardonner, je l'espère, la longueur de ce chapitre. Nous croyons fermement que l'élève le lira avec fruit, après avoir étudié l'anatomie et la physiologie de cet organe important. Ferais-je mieux de prendre tour à tour la forme, la couleur, le volume, le poids et la structure du poumon, afin de montrer de quelle manière les maladies du poumon les altèrent? Dois-je plutôt prendre une à une les maladies de cet organe, et en présenter à l'élève un aperçu? J'aime mieux suivre ce dernier plan, qui m'exposera moins que le premier à de fréquentes répétitions, et qui permettra au lecteur de voir d'un seul coup d'œil toutes les maladies qui affectent le poumon. Est-il besoin de dire que nous ne parlerons que des phénomènes pathologiques qui découlent directement de la description anatomique et physiologique qui précède?

Cet organe si important est sujet à un grand nombre de maladies. Les unes affectent les divisions bronchiques, d'autres affectent les lobules. Quelques-unes affectent l'ensemble des éléments qui constituent le poumon; d'autres n'occupent que le tissu cellulaire. On en trouve enfin quelques-unes qui affectent le système nerveux de cet organe.

La *bronchite*, ou inflammation, de même que la *dilatation*, affecte les ramifications bronchiques.

La bronchite siége sur les grosses ou sur les petites bronches. L'épaississement peu considérable de la muqueuse de ces conduits ne détermine aucun phénomène bien important lorsque l'inflammation envahit les grosses divisions, mais quand la phlegmasie atteint les petites bronches (bronchite capillaire), l'épaississement de la muqueuse suffit pour oblitérer en partie ces conduits, et empêcher la libre circulation de l'air entre les divisions bronchiques et les lobules. Cet obstacle au passage de l'air dans les lobules nous explique la dyspnée intense qui accompagne la bronchite capillaire, et la cyanose de la face, qui est due à une hématose incomplète. Dans les premiers jours de l'inflammation des bronches, une petite quantité de mucus est exhalé à la surface de la muqueuse bronchique, et donne lieu au *râle sibilant*, bruit de sifflement, déterminé par le passage de l'air au travers de ces mucosités épaissies. Quelques jours plus tard, les mucosités étant plus abondantes, le râle muqueux se montre avec mélange de râle sous-crépitant, surtout à la base du poumon.

Les bronches sont quelquefois affectées de dilatation, dilatation qui peut se montrer sur un seul point ou sur plusieurs points à la fois. La dilatation des bronches, étudiée surtout par M. Barth, en 1856, siége tantôt au milieu du poumon, tantôt à la base ou au sommet. Les portions dilatées se remplissent de mucus qui est expulsé de temps à autre, et donnent au médecin tous les symptômes locaux des cavernes pulmonaires.

Une seule maladie affecte spécialement le lobule pulmonaire. C'est l'*emphysème vésiculaire*, coïncidant ordinairement avec une bronchite, et caractérisé par la dilatation des culs-de-sac qui constituent les lobules pulmonaires. Dans cette maladie, le tissu de paroi de lobule perd de son élasticité, il devient plus blanc et plus dense, et l'on voit souvent la cavité d'un lobule considérablement augmentée par la dilatation de ses culs-de-sac. Cette maladie affecte surtout le bord antérieur et le sommet du poumon. Elle est caractérisée par la dilatation du poumon, amenant la voussure du thorax partielle ou générale, par la diminution du murmure vésiculaire et par des accès de suffocation. Ces accès de suffocation tiennent le plus souvent à une bronchite concomitante, quelquefois aussi à un élément nerveux, l'asthme; et c'est précisément la combinaison de ces maladies qui fait que les médecins s'entendent si peu sur l'emphysème.

Le tissu pulmonaire peut être affecté par la *congestion*, l'*apoplexie*, la *pneumonie*, la *gangrène*, le *cancer*, les *tubercules*.

Si la *congestion* est active et primitive, elle est caractérisée par l'afflux du sang vers le poumon, sans rupture vasculaire. Cet état est quelquefois passager; il précède ordinairement l'inflammation du poumon, mais il peut avoir une existence propre (voy. *Diction. de diagn.*, de Woillez, p. 18; et *Guide du médecin praticien*, par Valleix, revu par Racle et Lorain). La congestion peut être passive comme dans la fièvre typhoïde; on lui a donné dans cette maladie le nom de *pneumonie hypostatique*. Cette congestion passive est due, dans cette affection, au décubitus dorsal du malade et à la dilatation générale des capillaires. Elle siège à la base et des deux côtés. Un type de congestion passive est aussi celle qui se montre dans les maladies du cœur; la congestion est due ici à un obstacle à la circulation cardiaque.

On voit quelquefois le tissu pulmonaire devenir le siége de congestion chronique pouvant être prise pour la phthisie pulmonaire. Cet état d'hypérémie pulmonaire, dont les caractères ne sont pas encore bien nettement déterminés, se rencontre à tout âge, et bien plus fréquemment chez les enfants. Telles sont, du moins, les idées que professe un observateur distingué, M. Bouchut, à l'hôpital des Enfants.

L'afflux sanguin dans le poumon est poussé quelquefois au point de déterminer la rupture du tissu pulmonaire et la formation de foyers hémorrhagiques. C'est l'*apoplexie pulmonaire* qui accompagne surtout les fièvres graves et les désorganisations de la valvule mitrale, ainsi que l'a démontré un des médecins les plus distingués, M. Gueneau de Mussy.

La *pneumonie* affecte tous les éléments du parenchyme pulmonaire. Le froid frappe les poumons, un phénomène va se développer. Aussitôt le sang afflue vers le poumon et le congestionne, c'est le premier degré de la pneumonie ou *engouement*. Peu de temps après, la stase du sang survient dans les capillaires, puis la rupture des petits vaisseaux, et la coagulation du sang dans les capillaires, et en dehors d'eux. De la fibrine est exsudée par ce tissu malade. Cette fibrine, en se coagulant, se confond avec le sang extravasé et avec le tissu pulmonaire, pour constituer le deuxième degré de la pneumonie ou *hépatisation rouge*. Enfin, plus tard, si la résolution n'a pas lieu, il se forme des petits points grisâtres qui indiquent que la suppuration survient, c'est l'*hépatisation grise* ou troisième degré. Anatomiquement, tous les symptômes locaux de la pneumonie peuvent s'expliquer : 1° le *point de côté* est une névralgie intercostale, due à l'anastomose du nerf grand sympathique avec les nerfs intercostaux, d'après la même théorie que j'ai donnée pour expliquer la névralgie lombo-abdominale dans les maladies de l'utérus (1); 2° la *dyspnée* s'explique par l'état du point malade qui ne sert plus à l'hématose, et qui n'admet plus l'air; 3° la *toux* est un phénomène commun à toutes les maladies du poumon, et n'a pas besoin d'explication; 4° le poumon malade ne

(1) Fort, *Réflexions sur la névralgie lombo-abdominale*, Adrien Delahaye, 1863.

fonctionnant pas, dans le cas où il est en totalité pris d'inflammation. le poumon sain y supplée, et présente le phénomène de la *respiration supplémentaire* ou *puérile*; 5° le poumon enflammé est un tissu dur, très-résistant; il transmet plus facilement à la main, qui est appliquée sur le thorax, les vibrations imprimées aux tubes aériens par la voix du malade; aussi les *vibrations thoraciques* sont-elles augmentées; 6° par la même raison, le point du poumon enflammé, à moins qu'il ne soit central, doit donner un certain degré de *matité* à la percussion; 7° à l'auscultation, dans le premier degré ou engouement, le déplissement des culs-de-sac des lobules congestionnés détermine le *râle crépitant*. Dans le deuxième degré qui survient rapidement, le poumon induré transmet facilement à l'oreille qui ausculte les vibration de l'air contre les parois de l'arbre respiratoire, d'où le *souffle tubaire*, sorte de souffle bronchique à timbre métallique. Le même phénomène fait retentir dans l'oreille qui ausculte la voix du malade, sous le nom de *bronchophonie*. Il semble que la voix sorte de la poitrine, et pénètre directement dans l'oreille. Nous ne pouvons abandonner ce sujet, sans dire que la couleur rouillée des crachats est due à une plus ou moins grande quantité de sang extravasé, mélangé à du mucus. Ces *crachats rouillés* sont très-visqueux, et adhèrent fortement au vase qui les contient.

Il n'est pas rare de voir la *gangrène* atteindre le poumon; le plus souvent cette désorganisation du tissu pulmonaire est due à une embolie qui obture une branche plus ou moins considérable de l'artère pulmonaire. C'est quelquefois l'inanition (Guislain). Douleur, toux, matité, râle sous-crépitant, souffle bronchique, tels sont les symptômes qui sont communs à cette maladie et à plusieurs autres, mais le tissu pulmonaire gangréné détermine la couleur verdâtre des crachats, et surtout une fétidité extrême de ces produits, fétidité telle que l'haleine du malade est insupportable, et qu'elle peut remplir de son odeur toute une salle d'hôpital.

Des produits morbides envahissent quelquefois le poumon. Dans quelques cas, le *cancer* encéphaloïde se substitue au tissu pulmonaire sain, et remplit plus ou moins complètement l'un des côtés de la cavité thoracique. Les symptômes qu'il détermine ont beaucoup d'analogie avec la pleurésie, ainsi que M. Gallard en a cité des exemples dans ces dernières années, dans la *Gazette des hôpitaux*.

Le *tubercule* se développe fréquemment dans le poumon, *phthisie pulmonaire*. Ce tubercule, manifestation de la diathèse tuberculeuse, débute par le sommet du poumon pour se rapprocher ensuite insensiblement de la base. Il débute par de petits points grisâtres, devenant blancs plus tard et s'agrandissant. Plus tard, enfin, ils se ramollissent du centre à la circonférence, détruisent en l'ulcérant le tissu pulmonaire jusqu'à ce qu'ils rencontrent une bronche qu'ils détruisent, et dans laquelle ils se vident. Le tubercule envahit rapidement toute l'étendue du poumon, et exerce sur ce tissu une action destructive, puisque le poumon se creuse de cavités ou cavernes, communiquant avec les bronches, par lesquelles ces cavités se sont vidées. Le tubercule voisin de la surface du poumon envahi détermine fréquemment des pleurésies partielles ou générales, et est la cause ordinaire de ces fréquentes adhérences que l'on rencontre à la surface des poumons des phthisiques. Sans parler de l'état général que causent les tubercules pulmonaires, nous ferons voir que la plus grande partie des symptômes locaux découlent naturellement de l'anatomie et de la physiologie de cet organe.

1° Des *douleurs réflexes* s'observent dans les muscles qui entourent le thorax ; 2° la *toux* existe, symptôme commun à toutes les maladies du poumon ; 3° la *dyspnée* est due à la quantité de tubercules développés dans le poumon, et à la congestion qui accompagne ordinairement le tubercule ; 4° l'*hémoptysie* du début est due à une espèce de *molimen hemorrhagicum*, mal expliqué de nos jours, et celle de la fin est due, dit-on, à l'ulcération des vaisseaux par les tubercules ramollis ; 5° le *défaut de dilatation* d'un côté du thorax est dû à l'adhérence du poumon aux parois thoraciques et à la perte d'élasticité du poumon ; 6° le *rétrécissement du thorax*, la saillie des clavicules et des omoplates, l'augmentation des fosses sus-claviculaires et sous-claviculaires, la saillie antérieure du sternum, toutes ces altérations dans la conformation extérieure du thorax sont dus à la destruction du poumon. Il faut savoir, en effet, que, par suite de l'ulcération de ce tissu et de la production des cavernes, le poumon se rétracte et diminue considérablement de volume ; 7° l'*augmentation des vibrations thoraciques*, surtout dans la fosse sous-claviculaire, est due à l'induration du poumon par les tubercules ; 8° la *matité*, plus marquée aussi au sommet du poumon, est due à la même cause.

A l'auscultation, le bruit de l'*expiration prolongée*, le *froissement pulmonaire* et la *rudesse* de la respiration sont dus à la présence de tubercules dans le tissu du sommet du poumon et aux saillies qu'ils déterminent à la surface interne des petites bronches. Plus tard le *bruit de craquement* indique un commencement de ramollissement des tubercules. Réunis en masse autour des divisions bronchiques d'un certain calibre, ils déterminent la production du *souffle bronchique* et de la *bronchophonie*. Ramollis et peu développés, ils sont la cause de *râles muqueux*. Lorsqu'ils ont formé des cavernes, on entend le *gargouillement*, si elles sont pleines de liquide, et la *respiration caverneuse*, si elles sont pleines d'air. Dans les cavernes considérables on peut quelquefois entendre le tintement métallique.

Les tubercules pulmonaires se développent primitivement, cela est au moins probable, entre les lobules pulmonaires.

Il ne m'appartient pas de faire ici de la thérapeutique. Cependant je ne puis m'empêcher de faire remarquer qu'il y a bon nombre d'affections pulmonaires chroniques que l'on médicamente inutilement pendant des années. La plupart de ces maladies chroniques, et surtout la phthisie au début, lorsque sa marche n'est pas rapide, se trouvent bien de l'emploi des eaux sulfureuses de Bonnes, de Cauterets et de Labassère. On voit tous les jours, dans ces stations thermales sulfureuses, la guérison de toux rebelles qui n'avaient pu céder à aucun traitement antérieur, et nous sommes persuadé que l'usage de ces eaux peut sinon guérir les tubercules, du moins ralentir considérablement leur marche au début, en atténuant l'intensité des congestions et des pneumonies partielles qui se montrent autour des foyers tuberculeux (1).

ARTICLE V

PLÈVRES

Les plèvres sont deux membranes séreuses, situées dans la cavité thoracique, indépendantes l'une de l'autre et destinées à faciliter le glissement des poumons dans cette cavité. Les plèvres sont séparées par la cloison nommée médiastin. Ces deux membranes étant identiques, nous allons procéder à l'étude de l'une d'elles.

La plèvre représente un sac sans ouverture qui recouvre le poumon et qui se réfléchit sur le pédicule pulmonaire auquel il forme une gaine, pour tapisser ensuite la surface interne de la cavité qui contient le poumon. Cette membrane est partout continue et présente deux surfaces : l'une superficielle ou libre qui limite la cavité de la plèvre; l'autre profonde ou adhérente qui adhère à la surface du poumon, à la face supérieure du diaphragme, à la face interne des côtes, etc.

Comme toutes les séreuses, la plèvre présente deux feuillets : l'un *viscéral*, appliqué sur le poumon ; l'autre, *pariétal*, tapissant la paroi de la cavité. Nous étudierons ces deux feuillets et la cavité qui les limite.

1° **Feuillet viscéral.** — La plèvre viscérale ou pulmonaire (*fig.* 85) recouvre le poumon dans toute son étendue. Elle est transparente et adhère intimement au tissu de l'organe, de telle sorte qu'il est impossible de l'en séparer. C'est elle qui donne au poumon son aspect lisse et poli. Elle ne présente nulle part, à la surface du poumon, d'adhérence avec la plèvre pariétale, de sorte que le poumon sain peut

(1) Consultez pour l'auscultation l'excellente thèse de M. A. M. Bureau-Riofrey, 20 novembre 1832.

glisser avec facilité dans la cavité thoracique. Elle tapisse les faces des lobes du poumon qui limitent les scissures interlobaires et se réfléchissent d'un lobe à l'autre au fond des scissures.

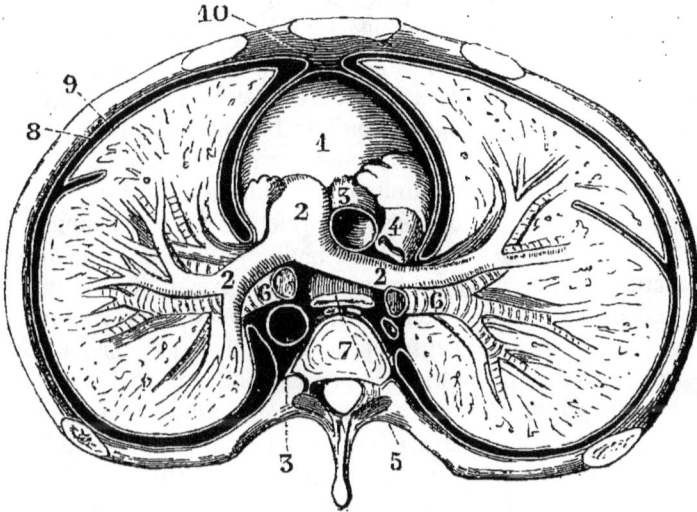

Fig. 85. — Coupe transversale et horizontale du thorax.

1, Cœur. — 2, Artère pulmonaire. — 3, 3, Coupe de l'aorte. — 4, Coupe de la veine cave supérieure. — 5, Coupe de l'œsophage. — 6, Bronches. — 7, Corps de la troisième vertèbre dorsale. — 8, Feuillet pariétal de la plèvre. — 9, Feuillet viscéral de la plèvre. — 10, Péricarde.

2° Feuillet pariétal. — La plèvre pariétale recouvre la face interne des côtes, le médiastin et le diaphragme, et comme elle est partout continue à elle-même, elle détermine la formation de deux culs-de-sac, l'un supérieur, qui forme une sorte de calotte au-dessus du sommet du poumon, l'autre inférieur, qui entoure la circonférence de la base du poumon et qui est situé entre la face supérieure du diaphragme et les dernières côtes. La plèvre pariétale n'est pas la même dans toute son étendue; elle diffère sur les côtes, sur le diaphragme et sur le médiastin, et dans ces points elle prend des noms différents : *plèvre costale, plèvre diaphragmatique* et *plèvre médiastine.*

La *plèvre costale* est épaisse et doublée d'un feuillet aponévrotique qui la sépare de la face interne des côtes. Ce feuillet lui donne une certaine épaisseur et permet de la décoller dans toute son étendue. En augmentant l'épaisseur de la plèvre, il altère aussi sa transparence, qui n'est plus aussi nette que celle de la plèvre viscérale. La plèvre costale est en rapport avec la face interne des côtes et les muscles intercostaux internes. A la partie postérieure des côtes, elle recouvre les muscles intercostaux externes dont elle est séparée par le nerf et les vaisseaux intercostaux; elle recouvre aussi la tête des côtes et le nerf grand sympathique pour se réfléchir sur les côtés de la colonne vertébrale et se continuer avec la plèvre médiastine. Au moment où celle du côté gauche se réfléchit sur la colonne vertébrale, elle recouvre l'aorte thoracique. A la partie antérieure des côtes, la plèvre costale recouvre les cartilages costaux et, vers les trois ou quatre premières côtes, elle se prolonge jusqu'à la face postérieure du sternum, où elle s'adosse à celle du côté opposé, après avoir tapissé les vaisseaux mammaires internes, et le muscle triangulaire du sternum. La plèvre gauche est, dans sa partie inférieure, refoulée un peu à gauche par le cœur.

La *plèvre diaphragmatique* tapisse la face supérieure du diaphragme, auquel elle adhère intimement. A ce niveau, elle est mince et ne peut être séparée que difficilement du muscle qu'elle recouvre.

La *plèvre médiastine* tapisse le médiastin et forme la paroi interne de la cavité qui contient le poumon. Elle se continue en haut avec le cul-de-sac supérieur de la plèvre, en bas, avec la plèvre diaphragmatique, en avant et en arrière, avec la plèvre costale. Elle présente une certaine épaisseur et se continue au niveau du pédicule du poumon avec le feuillet viscéral par la gaîne séreuse qu'elle forme aux organes qui constituent le pédicule.

La plèvre médiastine affecte les rapports suivants : celle du côté droit recouvre, d'avant en arrière, le péricarde et le cœur dont elle est séparée par le nerf phrénique et les vaisseaux diaphragmatiques supérieurs, la veine cave supérieure, la trachée, l'œsophage, le tronc brachiocéphalique, la face droite de la colonne vertébrale et à la partie supérieure le nerf pneumogastrique. Celle du côté gauche recouvre, d'avant en arrière, le péricarde et le cœur, le nerf phrénique et les vaisseaux diaphragmatiques supérieurs, comme celle du côté droit ; le tronc de l'artère pulmonaire, la face gauche de la crosse de l'aorte et de l'aorte thoracique, le côté gauche des gros vaisseaux qui partent de la crosse de l'aorte, l'œsophage, le nerf pneumogastrique gauche dans toute son étendue.

Le *cul-de-sac supérieur de la plèvre* déborde la première côte et forme au sommet du poumon un couvercle membraneux immédiatement appliqué sur lui et affectant les mêmes rapports.

Le *cul-de-sac inférieur de la plèvre* forme une gouttière interposée à la face supérieure du diaphragme et à la face interne des côtes. Ce cul-de-sac inférieur, beaucoup plus déclive en arrière qu'en avant, correspond : en avant, à l'extrémité antérieure de la septième côte; sur les côtés, à l'extrémité des huitième, neuvième et dixième côtes; en arrière, au bord supérieur de la douzième. Cependant, sur les côtés, un intervalle de 0^m,03 environ sépare ce cul-de-sac de l'extrémité antérieure des côtes, tandis qu'en avant il est séparé de la septième côte par un intervalle de $0^m,02$.

La plèvre costale et la plèvre diaphragmatique, qui forment le cul-de-sac inférieur, s'écartent l'une de l'autre pendant l'inspiration, car en ce moment le poumon se dilatant, et augmentant d'étendue dans tous les sens, s'insinue entre ces deux feuillets par la circonférence de sa base. Pendant l'expiration, la base du poumon remonte de 0,07 environ, selon les recherches de M. Sappey, et les plèvres diaphragmatique et costale s'adossent l'une à l'autre dans toute cette étendue.

Ces détails font comprendre comment tous les organes de cette région changent de rapport pendant les deux temps de la respiration. Ils nous font comprendre, entre autres choses, comment un instrument piquant, introduit en arrière, dans le onzième espace intercostal, atteindra successivement la plèvre, la base du poumon, le diaphragme, le péritoine et les viscères abdominaux. Si cet instrument est introduit horizontalement pendant l'expiration, le poumon ne sera pas blessé.

Mode de communication entre les deux feuillets. — Le feuillet viscéral, après avoir recouvert le tissu pulmonaire et tapissé les deux faces des scissures interlobaires, atteint le hile du poumon, et là il se porte autour des organes qui constituent le pédicule pulmonaire, pour leur former une gaîne complète. Cette gaîne se confond, de l'autre côté, avec la plèvre médiastine. C'est dans l'intérieur de cette gaîne que se trouvent la bronche, les vaisseaux pulmonaires artériels veineux et lymphatiques, les vaisseaux et les ganglions bronchiques, les nerfs pulmonaires et une certaine quantité de tissu cellulaire qui réunit tous ces organes. Ce tissu cellulaire établit une communication entre celui qui est contenu dans le médiastin et celui qui entoure les divisions bronchiques dans le tissu pulmonaire. Ceci explique comment l'œdème interlobulaire du poumon peut arriver jusqu'au tissu cellulaire sous-cutané du cou, en passant par le pédicule pulmonaire et le médiastin.

Le *ligament du poumon* constitue aussi un moyen de communication entre les deux feuillets. On désigne ainsi un repli de la plèvre situé entre le pédicule pulmonaire et le diaphragme d'une part, le médiastin et la face interne du poumon, d'autre part. Ce repli, analogue aux ligaments triangulaires du foie, est simplement un adossement de la plèvre médiastine sur elle même, se confondant avec le feuillet viscéral de la face interne du poumon.

Cavité de la plèvre. — Comme la cavité de toutes les séreuses, celle-ci n'existe qu'à l'état virtuel, et ne se montre réellement que lorsqu'elle devient le siège d'un épanchement gazeux ou liquide, ou bien lorsqu'on l'insuffle. Les deux feuillets, pariétal et viscéral, sont toujours en contact et glissent l'un sur l'autre. Un liquide très-peu abondant facilite ces glissements. Venu par exhalation des vaisseaux de la plèvre, ce liquide, à l'état normal, n'est jamais assez abondant pour pouvoir être recueilli en certaine quantité. La *sérosité pleurale* est citrine, et contient toujours en suspension quelques leucocytes pâles, peu grenus, devenant quelquefois granuleux; on y trouve aussi quelques cellules épithéliales en suspension (Robin). La cavité pleurale est partout limitée par la couche épithéliale de la séreuse.

Structure. — La plèvre est formée de deux couches. L'une, superficielle, épithéliale, est constituée par un épithélium pavimenteux simple, épithélium formant, chez le fœtus, une couche régulière et partout continue, disparaissant par places chez l'adulte; l'autre, profonde, diffère sur le feuillet pariétal et viscéral : 1° sur le feuillet viscéral, cette couche est très-mince, très-adhérente au tissu pulmonaire et formée presque uniquement par des éléments élastiques et lamineux; 2° sur le feuillet pariétal on trouve la même couche élastique et de plus un mélange de faisceaux de fibres lamineuses entre-croisés, et de quelques noyaux embryoplastiques (Robin) formant une couche continue qui double la couche élastique sous-épithéliale et qui présente une certaine épaisseur sur le médiastin, et surtout à la face interne des côtes.

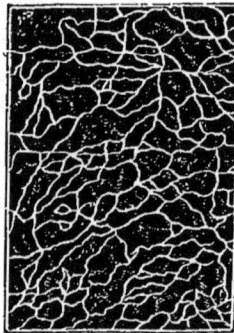

Fig. 84. — Réseau capillaire des membranes séreuses
(d'après J. Béclard).

Les artères de la plèvre proviennent des diaphragmatiques supérieures et inférieures pour la plèvre diaphragmatique. La plèvre médiastine les reçoit des médiastines postérieures, du tronc de la diaphragmatique supérieure, directement de la mammaire interne sous le nom de médiastines antérieures, et de quelques rameaux des artères bronchiques. Les artères intercostales fournissent à la plèvre costale. Quant à la plèvre pulmonaire, elle n'offre pas de vaisseaux.

Les veines suivent le trajet des artères.

l n'existe pas de glandes dans la plèvre. Cependant on a décrit comme telles des dépressions du feuillet épithélial entre les faisceaux lamineux et élastiques profonds.

Les lymphatiques et les nerfs de la plèvre ne sont pas connus.

Usages. — La plèvre a pour fonction : 1° de faciliter les mouvements du poumon par le glissement du feuillet viscéral sur le feuillet pariétal; 2° d'attirer vers tous les points de la cavité thoracique la surface du poumon. Cette attraction du tissu pulmonaire est uniforme sur toute la surface de cet organe, et déterminée par le vide qui tend à se faire entre les deux feuillets.

Applications pathologiques.

Les considérations médicales et chirurgicales se pressent en foule sous la plume après la description de la plèvre; elles sont tellement importantes, que nous ne pouvons nous dispenser de dire un mot de la plupart d'entre elles. Parmi les maladies qui affectent la plèvre, il en est quelques-unes dont l'étude est singulièrement facilitée par l'examen préalable de la description anatomique de cette séreuse. Nous jetterons les yeux surtout sur les perforations et sur les épanchements gazeux de plèvre, sur ses épanchements liquides; nous examinerons aussi l'inflammation de cette séreuse.

Avant de commencer l'exposé succinct des maladies, je veux dire deux mots des conséquences pathologiques qui résultent des rapports de la plèvre.

1° Les rapports de la plèvre viscérale nous expliquent la facilité avec laquelle la phlegmasie du poumon se communique à la plèvre pour constituer une pleuropneumonie ;

2° Les rapports des deux feuillets entre eux nous expliquent comment des fausses membranes développées dans la cavité de la plèvre peuvent faire adhérer les deux feuillets et gêner considérablement les mouvements de glissement du poumon ;

3° Les rapports de la plèvre pariétale nous expliquent la fréquence de la *pleurésie* dans la fracture des côtes, l'inflammation de cette membrane consécutive aux *abcès* de la paroi thoracique, la *perforation* par un abcès de ces parois, comme cela est arrivé au fils de J. L. Petit, qui avait un abcès du creux axillaire. Ils nous expliquent aussi ces cas dans lesquels on a vu des abcès du foie, des kystes du foie, après avoir déterminé des adhérences du péritoine, s'ouvrir dans la plèvre et déterminer la formation d'une pleurésie. On comprend que le poumon adhère aussi au diaphragme et que le liquide soit évacué par la bou-

che à la suite d'ulcération du tissu pulmonaire, comme cela s'est
vu quelquefois.

On est à peu près d'accord aujourd'hui pour admettre que les gaz
ne se développent pas spontanément dans la cavité pleurale, et qu'ils
proviennent du dehors, soit par une perforation du poumon, soit par
une plaie du thorax ; cet épanchement gazeux constitue le *pneumothorax*.

Lorsqu'il existe une *perforation des poumons*, elle se fait de la
plèvre vers le poumon ou du poumon vers la plèvre. Dans le premier
cas c'est le liquide de la pleurésie qui exerce une action *ulcérative* sur
le tissu pulmonaire et qui, après avoir atteint une ramification bronchique, est rejeté au dehors. Dans le second cas, c'est le plus souvent une
caverne pulmonaire qui s'ouvre dans la plèvre. Le pneumothorax
n'existe pas toujours seul, et fréquemment on trouve au fond de la plèvre
un épanchement plus ou moins abondant; la maladie prend alors le
nom d'*hydropneumothorax*. Dans la perforation du poumon, les
symptômes sont une conséquence forcée de la suppression subite de la
fonction de l'organe pulmonaire. En effet, dès que cette perforation a
lieu, l'air pénètre dans la plèvre au moyen de la perforation, et le poumon élastique revient sur lui-même et s'affaisse. La respiration ne se
fait plus de ce côté, ce qui explique la *dyspnée extrême* de ces ma-
ades immédiatement après la perforation, de même que la *cyanose
de la face* et la *respiration supplémentaire* du côté sain. La cavité
pleurale se remplissant d'air, on comprend la *résonnance* tympanique
de ce côté du thorax, l'absence du murmure vésiculaire et des vibrations thoraciques. S'il y a hydropneumothorax, la succussion du thorax
donne un bruit particulier de *fluctuation* analogue à celui que l'on
obtient en agitant une bouteille à demi pleine de liquide. Un symp-
tome spécial à la perforation du poumon consiste dans le *tintement
métallique* perçu à l'auscultation. Ce phénomène est dû probablement
au sifflement que détermine l'air en pénétrant dans la plèvre à travers
la perforation, et en faisant vibrer les lèvres de l'ouverture. Ceci indique
que ce bruit n'est perçu que pendant l'inspiration. Disons, avant de
passer aux plaies pénétrantes, qu'un signe important de la rupture
d'un foyer tuberculeux du poumon dans la plèvre consiste dans une
douleur extrêmement aiguë et subite qui surprend les malades au
moment de l'accident et qui se montre au niveau de la perforation.

Si la connaissance de ces symptômes découle naturellement des
études anatomiques et physiologiques que nous venons de faire, il faut
dire qu'il en existe un sur lequel insistait Aran et qui est d'une explication bien difficile : je veux parler de l'anesthésie qui se montre sur la
peau du thorax, dans le point correspondant à l'épanchement gazeux.

Si c'est une *plaie* qui a déterminé la perforation de la plèvre, cette
plaie peut être *étroite* ou *large*. Dans le premier cas, il peut arriver

que les lèvres de la plaie se rapprochent complétement et ne permettent pas à l'air de pénétrer dans le thorax ; ou bien la plaie ne se ferme pas complétement et l'air pénètre dans le thorax en faisant entendre un sifflement au niveau de l'ouverture à chaque inspiration. Dans le cas de plaie large, la plèvre est pourvue d'une large ouverture qui donne accès à une grande quantité d'air à la fois. Dans ce cas, l'air qui vient presser le poumon fait équilibre à celui qui existe dans sa cavité. Dès lors le tissu pulmonaire obéissant à son élasticité s'affaisse.

Une plaie de la plèvre peut être produite pendant un effort violent. D'après l'étude du mécanisme de l'effort, on doit comprendre que, dans ce cas, si le poumon n'est pas perforé, cet organe fait immédiatement issue au dehors de la poitrine et constitue une *hernie du poumon*.

Épanchements liquides de la plèvre. Une hydropisie de la plèvre, *hydrothorax*, une inflammation, *pleurésie*, une *hémorrhagie*, donnent les mêmes symptômes locaux. Dans tous ces cas nous avons dans la cavité pleurale un liquide interposé entre le feuillet pariétal et le feuillet viscéral de la plèvre. Ce liquide agit sur les parois qui le contiennent, et comme le poumon se laisse plus facilement refouler que la paroi costale, il agit sur cet organe qu'il comprime. Les phénomènes locaux dépendent donc ici et de la suppression de la respiration du côté malade, et de la présence d'un liquide dans la cavité de la plèvre.

La première de ces causes explique la *dyspnée* qui accompagne les épanchements pleuraux, l'*asphyxie* imminente si l'épanchement est double et abondant, la *cyanose* de la face, l'exagération du murmure vésiculaire du côté sain.

La présence de ce liquide nous explique la *dilatation* du thorax lorsque l'épanchement est abondant, la *voussure* des muscles intercostaux refoulés par le liquide chez les personnes amaigries ; la *matité* absolue au niveau du liquide occupant les parties les plus déclives, quelle que soit la position du malade, excepté dans quelques cas. Ces épanchements expliquent encore l'absence du murmure vésiculaire au niveau du liquide, l'absence de *vibrations thoraciques* et la présence du *souffle bronchique* et de l'*égophonie*, qui peuvent quelquefois faire défaut. De même que dans le pneumothorax, il existe dans ces épanchements un symptôme qui n'a pas encore reçu d'explication satisfaisante : je veux parler du *bruit skodique* signalé par Skoda dans la pleurésie au-dessous de la clavicule du côté malade. Ce bruit consiste dans une augmentation de la sonorité normale.

Inflammation de la plèvre. — Lorsque la plèvre s'enflamme, le premier phénomène qui se passe, phénomène analogue à celui de la péritonite, consiste dans la *desquamation* du point enflammé. En même temps la surface libre de la plèvre devient poisseuse et comme *chagrinée*. Elle devient le siége d'une exhalation de lymphe plastique, et si on ausculte la poitrine du malade à ce moment, on perçoit un *bruit de frottement* correspondant à l'inspiration et à l'expiration ; la plèvre se vascularise; elle devient le siége d'abondantes arborisations vasculaires et l'exhalation du liquide fibrineux augmente considérablement pour constituer l'épanchement pleural. La fibrine se dépose sur les parois de cette cavité et constitue les *fausses membranes*, se montrant aussi bien sur le feuillet pariétal que sur le feuillet viscéral, et plus épaisse dans la partie déclive de la plèvre. Quelquefois le liquide est presque nul, les fauses membranes existent seules et constituent une *pleurésie sèche*. — La pleurésie détermine une douleur de côté très-vive, *point pleurétique* attribué par quelques auteurs à une névralgie intercostale, tandis que M. Beau, affirmant avoir trouvé les nerfs intescostaux rouges, injectés, augmentés de volume, dit que cette douleur appartient à la névrite.

Lorsque l'inflammation affecte la plèvre qui recouvre le diaphragme (pleurésie diaphragmatique), il existe une douleur extrêmement vive à la région épigastrique, au-dessous du sternum. Cette douleur, qui correspond à l'épaule du côté correspondant, accompagne une dyspnée intense. (*Voy.* l'excellent mémoire de M. N. Gueneau de Mussy, sur la pleuresie diaphragmatique. *Arch. gén. de méd.*, p. 18.)

Il se passe des phénomènes importants, lorsque l'épanchement de la pleurésie vieillit dans la poitrine d'un malade. Le poumon est refoulé par l'épanchement pleural en haut et en dedans. Des fausses membranes entourent le poumon revenu sur lui-même et s'organisent à sa surface ; elles deviennent fibreuses, cartilagineuses, voire même calcaires. Eh bien, pendant que ces fausses membranes s'organisent à la surface du poumon, le tissu pulmonaire s'altère et perd en partie ses propriétés; il perd surtout cette extensibilité et par conséquent l'élasticité dont il jouissait autrefois. On prévoit la conséquence de ces modifications lorsque l'absorption ou l'évacuation du liquide aura lieu. Il y aura une tendance au vide dans la plèvre, et ce vide devra être comblé ou par de l'air, ou par les tissus voisins. Si l'air pénètre dans la plèvre pendant l'évacuation du liquide, on aura un pneumothorax ou un hydropneumothorax; mais le plus souvent, surtout lorsque l'absorption du liquide est spontanée et graduelle, c'est la paroi thoracique qui se laisse déprimer par la pression atmosphérique et qui se porte au-devant du poumon : de sorte que la dépression latérale du thorax est une des meilleures preuves de l'existence d'une pleurésie chronique.

Voilà ce que nous voulions dire des maladies de la plèvre. Nous sommes forcé d'être bref, un livre de la nature de celui-ci ne comportant pas des descriptions pathologiques. Nous croyons cependant en avoir dit assez pour que l'élève puisse se faire une bonne idée de ces maladies si faciles aujourd'hui à reconnaître, depuis qu'Avenbrugger, Laënnec et M. Piorry ont fait faire de si grands progrès à la percussion et à l'auscultation. Qui ne connaît aujourd'hui toutes les ressources du stéthoscope que le hasard fit inventer à Laënnec en 1816? Qui oserait nier les avantages du plessimétrisme?

ARTICLE VI

CORPS THYROIDE

BIBLIOGRAPHIE

1708. Evertzen, Diss. de gland. thyreoidea. Leyde.

1742. Lauth, De gland. thyreoid. Strasbourg.

1750. Lalouette, Recherches sur la thyroïde.

1750. Gunz, Observ. anat. sur la thyroïde.

1753. Bœcler, De thyreoideæ, thymi et gl. supraren. functionibus. Strasbourg.

1772. Mieg, Specim. observ. anat. Bâle.

1806. Meckel (J. F.), Sur la thyroïde.

1822. Hedenus, Tract. de gl. thyr. tam sana quam morbosa. Leipsig.

1823. Huschke, dans *Isis*, 1826. Progr. de pulmonum quadruplicitate. Iena, 1823, et dans *Encyclopédie anatomique* en 1845.

1825. Mœhning, Anatomia normalis physiol. et patholog. thyroideæ. Berlin.

1836. King, Sur la structure et les fonctions de la thyroïde (*Guy's Hospital Reports*).

1836. Wuerst. Dissertatio de gl. thyroïd. Berlin.

1841. Schwager-Bardeleben. Obs. microsc. de glandularum ductu excret. carentium structura. Thèse. Berlin.

1847. Panagiotides et Wagener, Quelques observ. sur la glande thyroïde; en allemand (*Frorieps Notizen*).

— Panagiotides, De glandul. thyreoideæ structura penitiori. Thèse. Berlin.

— Ecker (A.), Essai d'une anatomie des formes primitives du goître; en allemand (dans *Journal de médecine rationnelle* de Henle et Pfeuffer, et dans l'article *Glandes vasculaires sanguines* du *Dictionnaire de physiologie* de Wagner)

— Rokitansky, De l'anatomie du goître; en allemand (*Journal des médecins viennois*, et *Mém. de l'Acad. imp. de Vienne*, 1849).

1852. Legendre (E. R.), De la thyroïde. Thèse de Paris.

1855. Kohlrausch, Des glandes vasculaires sanguines; en allemand (*Arch. de Muller*).

1856. Kölliker, Éléments d'histologie.

1860. Liégeois, Thèse d'agrégation.

1865. Robin, *Dict. de Nysten*, 12e édit.

Corps thyroïde. — (Θυρεοειδής, de θυρεός, bouclier, et εἶδος, ressemblance.) On devrait dire thyréoïde, mais l'usage, ici plus fort que la grammaire, a fait adopter le mot th roïde.

Cet organe est une glande vasculaire sanguine, située au-devant de la partie supérieure de la trachée.

La partie moyenne rétrécie, qu'on appelle *isthme*, réunit les deux parties latérales ou *lobes*; ceux-ci se prolongent en haut et en bas, et forment, par ces prolongements, les *cornes*.

D'une couleur rose terne, d'une consistance un peu ferme, cette glande est recouverte, au niveau de l'isthme, par les deux muscles sterno-thyroïdiens et le feuillet aponévrotique qui les réunit. Elle recouvre à ce niveau les premiers cerceaux (4 ou 5) de la trachée et souvent le cartilage cricoïde. Les lobes se portent de chaque côté de la trachée. S'ils sont peu développés, ils se placent devant la carotide primitive et la jugulaire interne; s'ils sont volumineux, ils déplacent ces vaisseaux pour s'interposer à eux et à la trachée. Ils sont recouverts par les muscles sterno-thyroïdiens, sterno-hyoïdiens, omoplato-hyoïdiens, et sur les côtés par le sterno-cléido-mastoïdien; ils s'appuient contre la colonne vertébrale, dont ils sont séparés par le muscle long du cou.

Cet organe présente au bord supérieur de l'isthme un petit prolongement, *pyramide de Lalouette*, qui se porte vers l'os hyoïde, quelquefois plus haut. Ce prolongement, qui manque quelquefois, a été l'objet de nombreuses recherches, car beaucoup d'auteurs s'imaginaient trouver à son centre un canal excréteur qui n'a jamais pu être démontré.

Le corps thyroïde, moins volumineux chez l'homme, concourt à arrondir le cou de la femme et à lui donner une forme gracieuse, lorsque le développement n'en est pas trop considérable. Lorsqu'il s'hypertrophie, il constitue une maladie endémique dans certaines vallées, le *goître*.

Le corps thyroïde est enveloppé par une membrane fibreuse, mince, qui envoie entre les lobules de minces cloisons.

Il reçoit de nombreuses artères : deux artères thyroïdiennes supérieures venant de la carotide externe; deux artères thyroïdiennes inférieures venant de la sous-clavière. Ces quatre artères arrivent chacune à une corne du corps thyroïde et se ramifient le long du bord externe, du bord supérieur et inférieur et de la face profonde de cet organe. Quelquefois une thyroïdienne moyenne ou de Neubauër, qui se rend au bord inférieur de l'isthme, sur la ligne médiane, est fournie par le tronc brachio-céphalique. Les veines sont nombreuses et volumineuses; les supérieures correspondent aux artères et vont se jeter soit directement dans la jugulaire interne, soit dans la linguale ou la faciale. La veine inférieure gauche se rend dans le tronc veineux brachio-céphalique gauche; la veine thyroïdienne droite se jette au point de réunion des deux troncs veineux brachio-céphaliques ou à la partie supérieure de la veine cave supérieure.

Les lymphatiques se rendent dans de petits ganglions placés au pourtour de la glande.

Les nerfs viennent des deux nerfs laryngés, du ganglion cervical inférieur et, suivant Berres, du grand hypoglosse.

Le corps thyroïde est formé d'une enveloppe fibreuse, d'un élément anatomique particulier, la vésicule close, de vaisseaux et de nerfs.

L'*enveloppe* est composée de nombreux faisceaux de fibres lamineuses entre-croisées, entre lesquels on trouve quelques fibres élastiques très-fines. Cette membrane mince envoie vers le centre du corps thyroïde quelques prolongements peu considérables dans lesquels on trouve aussi des fibres élastiques (*fig.* 85).

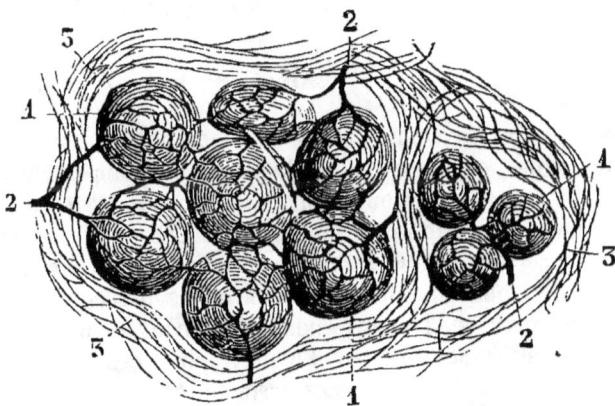

Fig. 85. — Deux lobules du corps thyroïde entourés de tissu lamineux.

1; 1, 1, Vésicules closes. — 2, 2, 2, Artères de ces vésicules. — 5, 5, 5, Tissu lamineux entourant les lobules.

Les *vésicules closes* sont nombreuses dans cette glande, elles sont contiguës; cependant elles ne sont pas assez serrées les unes contre les autres pour devenir polyédriques. La plupart d'entre elles sont séparées par une mince couche de tissu lamineux, dense et très-résistant. Ces vésicules ont un diamètre qui varie de $0^{mm},1$ à 1 millimètre; elles ont une paroi propre, homogène, transparente, très-adhérente au tissu ambiant, épaisse de $0^{mm},05$; elles renferment un liquide limpide, assez épais, peu visqueux. La surface interne de leur enveloppe est tapissée par une couche d'épithélium nucléaire à noyaux sphériques contenant ou non un nucléole. Parmi ces noyaux d'épithélium on trouve quelques cellules sphériques à un ou deux noyaux. On trouve quelques-unes de ces cellules en suspension dans le liquide. Quelquefois ce liquide tient en suspension des *sympexions* (1) transparentes, arrondies ou contour-

(1) M. le professeur Robin a donné ce nom à des corps solides, incolores,

nées, réfractant la lumière. Ces vésicules se réunissent par groupes de vingt à trente pour constituer un lobule polyédrique séparé des lobules voisins par les cloisons celluleuses. Les artérioles rampent entre les lobules et viennent à la surface de la vésicule où elles se divisent brusquement en capillaires très-fins qui entourent la vésicule d'un riche réseau. De ce réseau capillaire naissent brusquement aussi des veinules volumineuses qui cheminent entre les lobules et qui vont constituer les veines thyroïdiennes. Les lymphatiques viennent probablement des vésicules et se jettent dans les ganglions périphériques; ils sont munis d'un très-grand nombre de valvules. Les veines contractent une adhérence intime avec le tissu glandulaire, et quand on les coupe, elles restent béantes, comme les veines sus-hépatiques dans le foie.

Applications pathologiques.

Le corps thyroïde peut être affecté d'inflammation, de cancer, de tubercules, etc., mais ces maladies s'y développement rarement. Celles qu'on y trouve surtout sont : le goître, les kystes du corps thyroïde. Un moyen de diagnostic applicable à toutes les tumeurs du corps thyroïde consiste dans l'adhérence intime de cette glande au larynx et dans les mouvements d'ascension et de descente de ces tumeurs accompagnant le larynx pendant les mouvements de déglutition. Le goître est caractérisé par l'hypertrophie des éléments du corps thyroïde; il est fréquent dans certains pays, où il se montre à l'état endémique. Dans quelques contrées, en Italie, en Suisse, dans certaines vallées des Pyrénées, les habitants sont atteints en même temps de *goître* et d'*idiotie*. Tout le monde sait aujourd'hui que leur réunion constitue le *crétinisme*. Le goîtreux et l'idiot sont deux malades distincts et le goîtreux idiot est un crétin. Il se développe dans le corps thyroïde des *kystes* plus ou moins volumineux et simulant le goître. Ces kystes ont ceci de singulier, c'est que lorsqu'on évacue

transparents, peu réfringents, qu'on trouve dans les vésicules closes de la glande thyroïde normale et surtout hypertrophiée. On les trouve dans les vésicules closes de la rate et dans les ganglions lymphatiques des malades, dans les petits kystes des glandes du corps et du col de l'utérus. On les trouve presque constamment dans le liquide des vésicules séminales. Ces corps sont arrondis, réguliers, à contours sinueux dans la glande thyroïde et les kystes de l'utérus, plus irréguliers dans les ganglions lymphatiques et dans la rate. Ils sont quelquefois si nombreux dans le liquide des vésicules séminales, qu'ils se touchent et les remplissent complétement. Leur composition est azotée, peu connue. Ils se distinguent par leur homogénéité des calculs ou concrétions à lignes concentriques, régulières et élégantes qu'on trouve dans la prostate.

le liquide qu'ils contenaient, leur surface interne exhale du sang en grande quantité et peut déterminer des hémorrhagies inquiétantes.

Ajoutons, pour terminer, qu'on pratique rarement l'extraction des tumeurs du corps thyroïde, parce que cet organe est entouré de vaisseaux volumineux et que son tissu est abondamment pourvu d'artères qui donnent lieu à des hémorrhagies dont il est souvent difficile de se rendre maître.

ARTICLE VII

THYMUS

BIBLIOGRAPHIE

706. Verreyen, Resp. ad exercit. anat. de thym. Louvain.
720. Duverney, Obs. novæ circa structuram thymi. (*Comm. Petropol.*)
811. Lucas, Recherches anatomiques sur le thymus de l'homme et des animaux; en allemand. Francfort-S.-M.
812. Lucas, Observations anatomiques sur les diverticulums de l'intestin et les cavités du thymus; en allemand. Nuremberg.
826. Becker, Diss. de glandulis thoracis lymph. et thymo. Berlin.
832. Cooper (A.), Sur l'anatomie du thymus; en anglais. Londres.
845. Simon (J.), Essai physiologique sur le thymus; en anglais. Londres.
— Ecker (A.), Art Glandes vasculaires sanguines; en allemand. (*Dictionnaire de physiologie* de Wagner.)
852. Naugsted, Thymi in homin et præser. animal. descript. Hafn.
856. Kölliker, Éléments d'histologie.
860. Liégeois, Thèse d'agrégation.

Le thymus est une glande vasculaire sanguine située à la partie supérieure du médiastin antérieur, derrière le sternum, et les muscles sterno-thyroïdien et sterno-hyoïdien.

Il se montre sur l'embryon vers le troisième mois; il augmente de volume jusqu'à la fin de la deuxième année, ensuite il s'atrophie peu à peu jusqu'à l'âge de 10 à 12 ans, époque à laquelle on ne trouve à sa place qu'un peu de tissu cellulo-adipeux.

Lorsqu'il est développé, chez l'enfant naissant, par exemple, il a la forme d'un triangle à base inférieure, à sommet supérieur; il est aplati d'avant en arrière et il présente une surface grenue.

Il recouvre le péricarde, les gros vaisseaux qui partent des ventricules du cœur, la veine cave supérieure et les troncs brachio-céphaliques, surtout celui du côté gauche.

Il se prolonge supérieurement jusqu'au corps thyroïde, avec lequel il est toujours continu. Il est divisé en deux lobes allongés réunis à la partie inférieure par du tissu lamelleux peu résistant et séparés à la partie supérieure par la trachée.

Les artères de cet organe viennent de la thyroïdienne inférieure et des médiastines antérieures. Les lymphatiques se jettent dans les ganglions de la partie inférieure du cou, et de là dans la partie supérieure du canal thoracique ou dans la grande veine lymphatique droite. Les nerfs viennent, selon M. Huschke, des nerfs pulmonaires et des nerfs cardiaques.

Le thymus est composé d'une foule de grains glanduleux ou *vésicules closes*, ovoïdes, de $0^{mm},3$ à 1 millimètre de diamètre; une couche de tissu lamineux les sépare les uns des autres; quelquefois on trouve plusieurs grains glanduleux qui se touchent immédiatement, sans cloison lamineuse intermédiaire.

Chaque vésicule close ou grain glanduleux a une paroi propre peu résistante, sans stries, contenant de fines granulations, sans noyau. Le contenu du grain glanduleux est formé par un liquide, un épithélium nucléaire, quelques cellules épithéliales arrondies renfermant un ou deux noyaux semblables aux noyaux de l'épithélium nucléaire et quelques cellules épithéliales pavimenteuses.

Les vaisseaux serpentent dans les cloisons de tissu lamineux qui séparent les grains glanduleux, ils vont se répandre à la surface des follicules clos et pénètrent dans la cavité où ils forment, entre les éléments de l'épithélium, un réseau des plus riches.

Deux membranes enveloppent le thymus. L'une, superficielle, est celluleuse et renferme un grand nombre de vaisseaux, elle revêt les deux lobes et n'envoie dans l'épaisseur de la glande aucun prolongement. L'autre, profonde, est mince, fibroïde; elle envoie des prolongements entre les lobules, elle a une épaisseur de $0^{mm},001$ à $0^{mm},002$.

Existe-t-il une cavité dans les lobes du thymus?

Les anatomistes s'accordent aujourd'hui pour reconnaître que la cavité centrale du thymus est le résultat d'un commencement d'altération cadavérique.

CHAPITRE XVII

APPAREIL DE LA DIGESTION

L'appareil de la digestion est formé par la réunion d'un très-grand nombre d'organes. Les uns constituent un grand canal, le *canal alimentaire* ou *tube digestif*; les autres, qu'on désigne sous le nom d'*annexes du tube digestif*, sont placés sur le trajet du canal alimentaire.

Cette division, la première qui se présente naturellement à l'esprit, est toute physiologique. En effet, le canal alimentaire, par les mouvements de ses parois et de quelques organes du voisinage, détermine les phénomènes mécaniques de la digestion. Le long de ce canal on voit les annexes constituées par des glandes fournir des liquides qu'elles déposent sur la muqueuse du tube digestif pour réagir chimiquement sur les aliments et les transformer en substances assimilables. Ces organes tiennent sous leur dépendance les phénomènes chimiques de la digestion. Nous verrons que la rate, considérée comme un annexe du tube digestif, présente des caractères tout particuliers.

ARTICLE I

CANAL ALIMENTAIRE

Le canal alimentaire, ou tube digestif, est un long tuyau à peu près droit à ses deux extrémités, très-flexueux à sa partie moyenne. Il s'étend de la bouche à l'anus. Si nous l'examinons de haut en bas, nous le trouvons formé par la *bouche*, le *pharynx*, l'*œsophage*, l'*estomac*, l'*intestin grêle* et le *gros intestin*. Considéré d'une manière générale, on peut le diviser en deux parties, la portion sus-diaphragmatique et la portion sous-diaphragmatique. A un autre point de vue, on peut le diviser en trois parties : une portion ingestive, étendue de la bouche à l'estomac ; une portion digestive, qui comprend l'estomac et l'intestin grêle, et une portion éjective constituée par le gros intestin.

§ I. — Bouche.

La *bouche*, ou *cavité buccale*, est une cavité située à la partie supérieure du canal alimentaire, et divisée en deux parties par les arcades dentaires. La portion qui se trouve en avant est connue sous le nom de vestibule de la bouche ; celle qui est en arrière forme la bouche proprement dite.

Le *vestibule* a la forme d'un fer à cheval à concavité postérieure. Il est limité en avant par les lèvres et les joues, et en arrière par les arcades dentaires. Ses deux extrémités correspondent à la dernière petite molaire chez l'enfant, pendant toute la durée de la première dentition, et à la dernière grosse molaire chez l'adulte. A ce niveau le vestibule de la bouche communique avec la cavité buccale proprement dite par un orifice situé derrière la couronne des dernières molaires. Cet orifice, dans lequel on peut introduire l'extrémité du doigt, même lorsque les arcades dentaires sont rapprochées, est limité en arrière par un repli muqueux, concave en avant et s'étendant de la mâchoire supérieure à la mâchoire inférieure. Cet orifice peut laisser passer une sonde et servir à porter des aliments liquides ou demi-liquides dans la bouche d'un malade dont les muscles masticateurs sont contracturés, comme dans le tétanos. En dehors de ce repli muqueux qui forme la limite postérieure de l'orifice de communication de la cavité buccale et du vestibule de la bouche se trouve un cul-de-sac situé entre ce repli muqueux, qui est en dedans, et le bord antérieur de l'apophyse coronoïde du maxillaire inférieur qui est en dehors.

Faisant abstraction du vestibule, nous considérerons à la cavité buccale six parois, antérieure, postérieure, latérales, supérieure et inférieure.

La paroi antérieure est formée par les lèvres. La paroi postérieure ou isthme du gosier est un orifice qui fait communiquer la bouche avec le pharynx. Les joues forment les parois latérales. Sur la paroi supérieure on voit la voûte palatine et le voile du palais, tandis que la paroi inférieure est constituée par le plancher de la bouche et par la langue. Après avoir décrit toutes les parois de cette cavité, nous décrirons la muqueuse buccale qui en tapisse la surface interne.

A. **Paroi antérieure ou lèvres.** — Cette paroi est complète lorsque la bouche est fermée et présente seulement une ligne transversale que les peintres décrivent sous le nom de bouche. Elle présente une ouverture dont l'étendue varie lorsque les lèvres s'écartent. Chaque lèvre présente à étudier deux faces, deux bords, deux extrémités et leur structure.

1° *Face antérieure* ou *cutanée*. — Cette face n'est pas la même dans les deux lèvres. 1° A la lèvre supérieure on voit un sillon vertical médian, concave en avant, étendu de la sous-cloison du nez au bord libre de la lèvre. Les deux bords de ce sillon forment la limite interne d'un long triangle sur lequel s'implantent les poils des moustaches, triangle limité en bas par le bord libre de la lèvre, et en haut par le sillon *naso-labial*. 2° A la lèvre inférieure, la face antérieure présente une légère convexité très-régulière, interrompue seulement sur la ligne médiane par une dépression peu marquée.

2° *Face postérieure* ou *muqueuse*. — La face postérieure, concave, repose sur les gencives et sur la face antérieure des dents. Elle présente, à la lèvre supérieure, un repli muqueux médian, étendu de cette face aux gencives, c'est le *frein de la lèvre*. On trouve un repli semblable, mais bien moins développé, à la lèvre inférieure.

3° *Bord adhérent*. — Ce bord se confond en avant avec la peau du reste de la face. Il est limité, à la lèvre supérieure, par la base du nez au milieu, et le sillon naso-labial sur les côtés. A la lèvre inférieure, il est limité par un sillon concave en haut, *sillon mento-labial*. En arrière, le bord adhérent des lèvres se confond avec les gencives et forme un cul-de-sac muqueux divisé en deux parties sur la ligne médiane par le frein de la lèvre.

4° *Bord libre*. — Le bord libre des lèvres est rosé et arrondi. Sa couleur cesse brusquement en avant par une ligne très-régulière qui le sépare nettement de la peau, et en arrière elle se confond sur un angle arrondi avec la face postérieure. A la lèvre supérieure, il présente un tubercule médian au-dessous du sillon de la face antérieure, et de chaque côté une légère dépression. A la face inférieure, ce bord présente une dépression médiane, et de chaque côté une légère convexité qui se met en rapport avec la concavité de la lèvre supérieure. Le bord libre des lèvres présente une longueur moyenne de 5 à 7 centimètres. M. Sappey indique le chiffre de 3 à 5 centimètres comme longueur moyenne. Ce chiffre est évidemment au-dessous de la vérité, et s'il est exact, il faut dire que M. Sappey a eu le rare bonheur de toujours rencontrer de bien petites bouches.

5° *Extrémités*. — Les deux extrémités de la lèvre supérieure se réunissent à celles de l'inférieure pour former les angles ou commissures.

6° *Structure*. — Quatre couches distinctes constituent les lèvres. On y trouve, en outre, du tissu cellulaire, des vaisseaux et des nerfs. D'avant en arrière, les couches sont superposées dans l'ordre suivant : couche cutanée, couche musculaire, couche glanduleuse, couche muqueuse.

La *couche cutanée* ou *peau* des lèvres présente la structure de la peau en général, si ce n'est qu'elle renferme une grande quantité de follicules pileux et de glandes sébacées, et que sa face profonde donne insertion aux fibres de la couche musculaire sous-jacente.

La *couche musculaire* se compose d'un grand nombre de muscles (dix-neuf). Ces muscles, qui ont déjà été décrits (*voy.* Myologie), appartiennent tous à la face, et ils prennent pour la plupart leur point d'insertion fixe sur les surfaces osseuses qui avoisinent la bouche, tandis que leur extrémité mobile vient s'insérer à la face profonde du derme de la peau. Au moment de leur insertion à la lèvre, ces muscles s'insinuent entre la peau et la face antérieure de l'orbiculaire, qui occupe une grande partie de la hauteur des lèvres, mais surtout le bord libre. Les muscles des lèvres sont ainsi répartis. *L'orbiculaire* occupe le bord libre des deux lèvres et entoure l'orifice buccal. La lèvre supérieure reçoit l'insertion des muscles *canin*, *élévateur propre* de la lèvre supérieure, *élévateur commun* de l'aile du nez et de la lèvre supérieure. La lèvre inférieure contient les fibres du *carré* du menton et du *triangulaire* des lèvres. Le muscle de la houppe du menton s'y trouve aussi, mais il faut remarquer qu'il est dirigé en bas et en avant, et que son point d'insertion mobile est la face profonde de la peau du milieu du menton. Enfin les commissures reçoivent le *grand zygomatique*, le *petit zygomatique* et le *risorius de Santorini*.

La *couche glanduleuse* est formée par l'agglomération de petites glandes en grappe, dont le volume varie depuis celui d'un grain de millet jusqu'à celui d'un pois. Ces glandes, dites *labiales* à cause de leur situation, concourent à la sécrétion de la salive mixte. Elles sont juxta-posées et forment un plan sous-muqueux très-régulier.

La *couche muqueuse* tapisse la face postérieure des lèvres. Elle est mince, et sa minceur permet de constater au moyen de la pointe de la langue la présence des glandules en grappe sous-jacentes.

Entre les diverses couches qui constituent les lèvres on trouve du *tissu cellulaire,* un peu plus abondant en arrière des muscles qu'au-dessous de la peau. La face profonde de la peau reçoit, en effet, l'in-sertion des muscles nombreux qui convergent vers l'orifice buccal, de sorte que le tissu cellulo-graisseux de cette région s'infiltre pour ainsi dire entre les faisceaux musculaires.

Les *artères* des lèvres proviennent de la faciale sous le nom d'artères coronaires. Elles se placent près du bord libre et sont plus rap-prochées de la muqueuse que de la peau. On peut, en pinçant le bord libre de la lèvre entre les doigts, percevoir les battements artériels du côté de la muqueuse. Ces artères s'anastomosent sur la ligne médiane à plein canal avec celle du côté opposé et forment autour de l'orifice buccal un cercle artériel complet. De ce cercle partent de nombreuses ramifications qui se perdent dans l'épaisseur des lèvres. Parmi ces ra-mifications on en trouve une volumineuse qui se porte vers le lobule du nez, et qui s'anastomose avec les artères de l'aile du nez.

Les lèvres reçoivent d'autres artères. La lèvre supérieure reçoit quel-ques branches de l'artère sous-orbitaire. L'artère dentaire inférieure en envoie quelques-unes dans la lèvre inférieure.

Les *veines* forment un réseau sous-cutané qui donne naissance à de petits troncs. Ceux de la lèvre supérieure, après avoir communiqué avec les veines de la cloison du nez, se jettent dans la veine faciale. Ceux de la lèvre inférieure descendent et se jettent dans la veine sous-mentale (Sappey).

Les *lymphatiques* sont nombreux dans les lèvres. Ils naissent de la muqueuse et surtout de la peau par un réseau à mailles très-fines. Ceux de la lèvre supérieure forment de petits troncs qui suivent la direction de la veine faciale et se jettent dans les ganglions sous-maxillaires postérieurs. Les lymphatiques de la lèvre inférieure se di-visent en trois groupes : un groupe médian qui descend verticalement vers les deux ganglions situés sous la peau du milieu de la région sus-hyoïdienne, et deux groupes latéraux qui se portent en bas et en arrière pour se jeter dans les ganglions sous-maxillaires antérieurs.

Les nerfs proviennent du grand sympathique, du facial et du tri-jumeau. Le premier arrive aux lèvres avec les artères coronaires; il préside à la circulation et à la sécrétion des glandes labiales. Le facial anime les muscles, et le trijumeau donne aux lèvres la sensibilité par le rameau sous-orbitaire pour la lèvre supérieure, et par le nerf mentonnier pour la lèvre inférieure.

Usages. — Les lèvres ont des usages variés. Elles concourent à l'articulation des sons, et les lettres qu'elles forment pour leur mouvement sont appelées labiales : β, π, φ, et leurs dérivées. Les lèvres servent à la préhension des aliments solides chez un grand nombre d'animaux, et des aliments liquides chez l'homme. Ces replis servent aussi à la succion. L'enfant, en effet, pour opérer la succion, moule, pour ainsi dire, le bord libre de ses lèvres sur le mamelon de la mère, pour empêcher toute communication entre l'air extérieur et la cavité buccale.

Enfin, les lèvres servent à la mastication, en ramenant sous les arcades dentaires les aliments qui tombent dans le vestibule de la bouche.

Développement. — Les lèvres se développent aux dépens des cinq bourgeons qui doivent former la bouche de l'embryon. La lèvre inférieure, chez l'embryon, est divisée en deux parties jusqu'au vingtième jour, époque à laquelle les deux parties se soudent sur la ligne médiane. La lèvre supérieure, chez l'embryon, est divisée en trois parties jusqu'au quarantième jour, une partie médiane correspondant à la cloison du nez et à la portion médiane de la lèvre supérieure et deux parties latérales qui correspondent aux deux larges surfaces situées de chaque côté du sillon vertical médian de la lèvre.

Applications pathologiques.

L'adhérence des fibres musculaires à la face profonde du derme des lèvres empêche les *collections purulentes* de se former au-dessous de la peau ; c'est pourquoi, dans les phlegmons des lèvres, le pus s'infiltre entre les divers éléments qui composent les couches superficielles de ces replis.

Cette disposition rend compte de cette sorte d'étranglement qui accompagne ces phlegmons, de la difficulté que l'on éprouve à faire sortir le pus après l'incision, et enfin de l'œdème de voisinage qui les accompagne si fréquemment. Une indication ressort naturellement de la disposition des artères coronaires dans les plaies des lèvres ; c'est qu'il faut lier les deux bouts de l'artère blessée, parce que le sang est fourni des deux côtés par les artères faciales.

Par la terminaison des lymphatiques on peut prévoir d'avance où siégeront les *engorgements ganglionnaires* symptomatiques d'une maladie des lèvres, gerçures, épithélioma ulcéré, chancres.

Les lèvres peuvent être *paralysées* du sentiment dans les lésions du trijumeau ou d'une de ses branches, et du mouvement par les lésions du facial. Lorsque les muscles sont paralysés, la prononciation des consonnes labiales est difficile ou impossible, la mastication est gênée, la succion est presque impossible, en un mot les mouvements des lèvres sont à peu près abolis.

Les lèvres sont quelquefois frappées d'un arrêt de développement (*bec-de-lièvre*). L'histoire de leur développement nous fait voir que si la lèvre inférieure est arrêtée dans son évolution avant le vingtième jour de la vie embryonnaire, il reste une scissure médiane et le bec-de-lièvre occupe la ligne médiane. Ces cas sont rares, il n'en existe que trois ou quatre dans la science. Si la lèvre supérieure est arrêtée dans son développement avant le quarantième jour, il pourra arriver, ou que l'une des parties latérales ne se réunira pas à la portion médiane (on aura alors un bec-de-lièvre unique, division située toujours au-dessous de la narine et jamais sur la ligne médiane), ou que la partie médiane et les deux parties latérales seront complétement séparées (on aura alors un bec-de-lièvre double, division occupant le dessous des deux narines et présentant sur la ligne médiane, et suspendu à la sous-cloison du nez, un tubercule incomplétement développé). Lorsque le bec-de-lièvre n'occupe que les lèvres on le dit *simple*, mais lorsque la division s'étend à la voûte palatine et même plus loin on dit que le bec-de-lièvre est *compliqué* (1).

B. **Paroi postérieure.** — La partie postérieure de la cavité buccale est formée par un orifice, *isthme du gosier*. Cet orifice est limité en bas par la base de la langue, en haut par la luette et le bord libre du voile du palais, et sur les côtés par les piliers antérieurs de ce voile. Cet orifice qui fait communiquer la bouche et le pharynx est le point qui sépare le premier du second temps de la déglutition.

C. **Parois latérales.** — Elles sont constituées par les joues. La *joue* est une région étendue verticalement de l'arcade zygomatique au bord inférieur de la mâchoire. Elle est limitée en avant par le sillon naso-génien, qui la sépare du nez, et le sillon naso-labial, qui la sépare de la lèvre, tandis qu'en arrière elle se prolonge jusqu'au bord postérieur de la branche du maxillaire inférieur.

On trouve dans la joue quatre couches distinctes, qui sont de dehors au dedans : la peau, l'aponévrose, les muscles et la muqueuse. Indépendamment de ces couches, on y trouve quelques glandes, des vaisseaux, des nerfs, du tissu cellulaire et le conduit excréteur de la glande parotide qui traverse la région.

La *peau* ne présente ici aucun caractère important. On sait que chez l'homme on y trouve des poils vers la partie postérieure. Le tissu sous-cutané est chargé de graisse et il s'accumule surtout dans l'angle rentrant, qui sépare le bord antérieur du masséter de la face externe du buccinateur. Il constitue là une masse énorme, variable selon les sujets

(1) Voir pour les détails les descriptions et les beaux dessins de M. Sappey.

et ne disparaissant jamais complétement ; c'est la *boule graisseuse* de Bichat, autour de laquelle M. Verneuil a décrit une bourse séreuse.

L'*aponévrose* de la joue est formée par les feuillets fibreux, qui recouvrent le buccinateur et le masséter (*voy.* Myologie). Cette aponévrose a les mêmes limites et les mêmes insertions que les muscles ; seulement au niveau du bord antérieur du masséter les aponévroses buccinatrice et massétérine, en se confondant, forment l'angle rentrant dont nous venons de parler et qui loge la boule graisseuse de Bichat.

Les *muscles* de la joue sont constitués par le buccinateur dans la plus grande partie de son étendue et par le masséter en arrière. Ces muscles ont déjà été décrits dans la Myologie. Seulement, nous ferons remarquer ici que le buccinateur est assez mince et qu'il est traversé de dehors en dedans par le canal de Sténon. On trouve encore dans la joue quelques petits muscles qui se rendent aux lèvres, tels que les zygomatiques et le risorius de Santorini.

La *muqueuse* de la joue est mince, tapissée d'épithélium pavimenteux (*voy.* Muqueuse buccale).

Les *glandes* de la joue n'occupent pas la face profonde de la muqueuse, comme l'a démontré M. Sappey. Elles se montrent en petit groupe sur la face externe du buccinateur, au niveau du point où le canal de Sténon traverse ce muscle. Ce groupe de glandes en grappe sera bientôt décrit sous le nom de *parotide accessoire*.

Les *artères* de cette région viennent de la maxillaire interne. Ce sont surtout l'artère buccale, qui se termine dans l'épaisseur de la joue, et quelques rameaux des artères alvéolaire, sous-orbitaire et faciale.

Les *veines* se jettent dans les veines correspondantes.

Les *lymphatiques* naissent de la peau et de la muqueuse et se dirigent en arrière et en bas, dans les ganglions parotidiens et sous-maxillaires postérieurs

Les *nerfs* viennent de deux sources ; du facial qui anime le muscle buccinateur, et du trijumeau qui donne la sensibilité à la peau et à la muqueuse, et le mouvement au masséter.

Le *canal de Sténon* traverse d'arrière en avant cette région et se place à un centimètre environ au-dessous de l'arcade zygomatique. Vers le bord antérieur du masséter, ce canal se dévie de sa direction primitive et traverse obliquement en dedans l'épaisseur du buccinateur. Il soulève ensuite la muqueuse et s'ouvre par un petit orifice au niveau du collet de la deuxième grosse molaire de la mâchoire supérieure.

D. **Paroi supérieure.** — Connue sous le nom de palais, la paroi supérieure ou voûte peut être divisée en deux parties, une antérieure, c'est la *voûte palatine* ou portion dure du palais, l'autre postérieure, c'est le *voile du palais* ou portion molle du palais.

42.

1° *Voûte palatine.*

La voûte palatine ou portion dure du palais est uniquement formée par les os recouverts de muqueuse. Pour les os (*voy.* Ostéologie). La muqueuse sera étudiée plus loin (*voy.* Muqueuse buccale).

Voile du palais.

Préparation. — La meilleure manière, sans contredit, de préparer le voile du palais consiste à faire la coupe du pharynx comme si l'on voulait préparer ce conduit. On divise ensuite verticalement, et sur la ligne médiane, la paroi postérieure du pharynx de manière à découvrir la face supérieure du voile du palais. Les deux portions latérales du pharynx étant écartées, on voit, de haut en bas, les orifices postérieurs des fosses nasales, le bord postérieur de la cloison du nez, la face supérieure du voile du palais, l'isthme du gosier, la base de la langue et le larynx.

On incise la muqueuse de la face supérieure du voile du palais sur la ligne médiane et on la dissèque en se rapprochant des parties latérales, qu'on découvre insensiblement ; on met ainsi à nu les muscles palato-staphylin et péri-staphylin, en même temps qu'on étudie les glandes de la face profonde de la muqueuse. On suit le péri-staphylin interne jusqu'à son insertion supérieure, puis on le rejette vers la partie inférieure pour découvrir le péri-staphylin externe, que l'on peut voir se réfléchir sur le crochet de l'aile interne de l'apophyse ptérygoïde. Ensuite, on continue à disséquer la muqueuse vers le bord libre du voile du palais et vers les piliers, pour découvrir les muscles pharyngo-staphylin et glosso-staphylin, de même que l'amygdale qui les sépare.

Pour découvrir les nerfs et les vaisseaux qui se rendent au voile du palais, il faut faire une petite incision au sommet de l'apophyse ptérygoïde, entre les deux ailes, au-dessous de l'orifice du canal palatin postérieur. On rencontre bientôt, en procédant avec ménagement, les vaisseaux et les nerfs qui sortent par le trou et qui se rendent au voile du palais.

Ce voile du palais, portion molle du palais, est une cloison mobile, située en arrière de la voûte palatine, entre l'arrière-cavité des fosses nasales et la bouche.

Nous étudierons dans le voile du palais la conformation extérieure, la structure, les usages et les applications pathologiques.

La conformation extérieure varie selon qu'on l'examine du côté des fosses nasales et du côté de la bouche. On distingue au voile du palais deux faces et quatre bords.

La *face inférieure ou buccale* est concave, rosée, et présente une crête médiane antéro-postérieure, *raphé*. On voit sur cette face des trous nombreux qui sont les orifices des glandes sous-muqueuses. Cette face est plus étendue transversalement, 4 à 5 centimètres, que d'avant en arrière, 3 à 4 centimètres.

La *face supérieure ou nasale* est plus colorée que la face inférieure et présente une grande longueur, 4 à 5 centimètres, et peu de largeur, 2 1/2 à 3 centimètres.

Le *bord antérieur* s'insère sur le bord postérieur de la voûte palatine.

Le *bord postérieur* est libre ; il présente sur la ligne médiane un prolongement, luette, et de chaque côté de la luette deux replis muqueux qui décrivent une arcade en se portant en bas et en dehors, piliers du voile du palais.

Luette. — La luette est un petit appendice qui a 1 centimètre à 1 centimètre et 1/2 de long ; il se termine en pointe et présente une conformation qui varie avec les individus. Elle est quelquefois tellement développée qu'elle arrive au contact de l'épiglotte et qu'elle détermine un chatouillement incommode qui est le point de départ de toux rebelles, qui peuvent simuler le début de la phthisie pulmonaire.

Piliers. — Les piliers du voile du palais sont au nombre de quatre. Ils partent de la base de la luette et se dirigent à droite et à gauche. Les deux piliers du même côté s'écartent insensiblement en s'éloignant du voile du palais et limitent une cavité, *fosse amygdalienne* qui renferme l'amygdale. Le *pilier antérieur* descend au-devant de l'amygdale et se porte à la base de la langue en limitant l'isthme du gosier. Il contient dans son épaisseur le muscle glosso-staphylin ou palatuglosse. Le *pilier postérieur* descend en arrière de l'amygdale et se porte sur les parois latérales du pharynx. Il contient dans son épaisseur le muscle pharyngo-staphylin. Il est situé dans la cavité du pharynx, comme l'amygdale, et limite avec celui du côté opposé un orifice analogue à l'isthme du gosier et qui sépare la cavité des fosses nasales de la cavité du pharynx.

Les *bords latéraux* du voile du palais sont adhérents ; ils se confondent avec les tissus voisins. D'avant en arrière, ces bords son confondus avec la partie postérieure des gencives supérieures, avec le sommet de l'apophyse ptérygoïde et avec les parois latérales du pharynx.

Structure. — Dans la structure du voile du palais nous étudierons un squelette fibreux, des muscles, des vaisseaux, des nerfs, du tissu cellulaire, des glandes et la membrane muqueuse qui le recouvre.

Squelette fibreux.

La charpente fibreuse du voile du palais est constituée par une mince aponévrose qui s'insère au bord postérieur de la voûte palatine et au sommet de l'aile interne de l'apophyse ptérygoïde, et qui se porte en arrière pour se perdre dans l'épaisseur du voile du palais, dont elle n'occupe que la moitié antérieure. C'est sur ce feuillet aponévrotique que s'insèrent en grande partie les muscles du voile du palais. Il est situé au-dessous de la muqueuse nasale et du muscle péri-staphylin interne et au-dessus des autres muscles.

Muscles.

Les muscles sont au nombre de six de chaque côté de la ligne médiane. Ils sont peu volumineux et assez grêles. Le nom de tous ces muscles se compose de deux mots réunis; le dernier est le mot staphylin, de σταφυλὴ, luette, et le premier rappelle l'organe sur lequel le muscle prend insertion, ex.: glosso-staphylin, ou la situation du muscle, ex: péri-staphylin.

Les six muscles du voile du palais sont :
- Glosso-staphylin.
- Pharyngo-staphylin.
- Péri-staphylin interne.
- Péri-staphylin externe.
- Palato-staphylin.
- Occipito-staphylin.

Glosso-staphylin. — Ce muscle occupe l'épaisseur du pilier antérieur du voile du palais.

Il *s'insère* en haut à la face inférieure de l'aponévrose du voile du palais.

De là il se dirige en bas et un peu en avant en formant un faisceau situé dans l'épaisseur du pilier antérieur pour se terminer à la langue, dont il concourt à former les fibres longitudinales superficielles.

Le muscle glosso-staphylin est *constricteur* de l'isthme du gosier.

Pharyngo-staphylin. — Ce muscle occupe l'épaisseur du pilier postérieur du voile du palais.

Il *s'insère* en haut, à la face inférieure du voile du palais, par un faisceau principal qui se réunit à deux faisceaux plus petits. L'un de ces faisceaux s'insère sur le cartilage de l'orifice de la trompe d'Eustache, tandis que l'autre naît de la face supérieure de l'aponévrose du voile du palais (Sappey).

Ces trois vaisseaux convergent, constituent le pilier postérieur et se portent comme le pilier sur les parties latérales de la face interne du pharynx. Arrivés sur le pharynx, les fibres de ce muscle s'étalent à la face interne de l'aponévrose du pharynx. Les fibres les plus internes arrivent vers la ligne médiane et s'insèrent sur l'aponévrose du pharynx en s'entre-croisant avec celles du côté opposé; les moyennes se perdent sur l'aponévrose, tandis que les plus externes se portent en avant et s'insèrent au bord postérieur du cartilage thyroïde.

Les fibres internes qui s'entre-croisent sur la ligne médiane constituent une ouverture analogue à l'isthme du gosier et qui sépare la cavité pharyngienne de l'arrière-cavité des fosses nasales.

Le muscle pharyngo-staphylin est *constricteur* de cet orifice. Il complète ainsi l'occlusion des fosses nasales pendant la déglutition. Il concourt aussi à l'élévation du pharynx et du larynx pendant la déglutition. Enfin par quelques fibres ce muscle concourt à la dilatation de la trompe d'Eustache.

Péri-staphylin interne. — Le point fixe de ce muscle est placé sur les côtés du voile du palais.

Il *s'insère* au sommet du rocher et à la partie inférieure de la portion cartilagineuse de la trompe d'Eustache.

De là, ces muscles se dirigent en bas et en dedans vers le voile du palais, pour s'insérer à la face supérieure de l'aponévrose du voile du palais, en se confondant sur la ligne médiane. De la fusion de ces deux muscles résulte une sangle dont les deux points fixes sont situés à la base du crâne et dont le point mobile correspond au voile du palais.

La direction et les insertions de ce muscle montrent d'une façon évidente qu'il est *élévateur* du voile du palais (1).

Dans sa moitié supérieure le péri-staphylin interne est placé en arrière du ptérygoïdien interne et du péri-staphylin externe, en dehors de la muqueuse. Dans sa moitié inférieure il est situé entre la muqueuse nasale et l'aponévrose du voile du palais.

Péri-staphylin externe. — Charnu dans sa moitié supérieure, tendineux dans sa moitié inférieure, ce muscle *s'insère* en haut dans la fossette scaphoïde, qui est située au-dessus de la fosse ptérygoïde, et par quelques fibres à la portion cartilagineuse de la trompe d'Eustache.

De là il se dirige verticalement en bas, en suivant l'aile interne de l'apophyse ptérygoïde. Arrivé au crochet qui termine cette aile, le muscle devient tendineux et se réfléchit à angle droit sur ce crochet, dont il est séparé par une petite synoviale. Il se porte ensuite transversalement en dedans en s'épanouissant, pour se confondre avec celui du côté opposé et s'insérer à la face inférieure de l'aponévrose du voile du palais.

Dans sa moitié supérieure ce muscle est situé en dedans du ptéry-

_____

(1) Je doute que ce muscle dilate la trompe d'Eustache, car le voile du palais, si mobile, ce me paraît pouvoir dans aucun cas lui fournir de point fixe.

goïdien interne et en avant du péri-staphylin interne. Dans sa moitié inférieure il est situé au-dessous de l'aponévrose du voile du palais, au-dessous des muscles glosso-staphylin et pharyngo-staphylin.

Ce muscle est *tenseur* du voile du palais. Il appartient au groupe des muscles réfléchis, et nous savons que les muscles réfléchis tirent le point mobile vers leur point de réflexion. Par son faisceau de la trompe d'Eustache, il dilate ce conduit (Valsalva).

Palato-staphylin. — Petit muscle vermiforme, tellement rapproché de celui du côté opposé qu'ils semblent n'en former qu'un seul, qu'on appelait autrefois *azygos* de la luette.

Ce muscle *s'insère* en avant à l'épine nasale postérieure et en arrière à la face profonde de la muqueuse qui entoure la luette. Il est situé entre la muqueuse nasale et l'aponévrose du voile du palais. Il est élévateur de la luette.

Occipito-staphylin. — M. Sappey donne ce nom à quelques fibres du constricteur supérieur du pharynx, qui s'insèrent à l'aponévrose du voile du palais. Nous mentionnons seulement ce muscle, car il est bien mieux placé dans les muscles du pharynx.

Vaisseaux et nerfs.

Les *artères* du voile du palais sont au nombre de deux de chaque côté. La *palatine supérieure*, venue de la maxillaire interne, descend le long du canal palatin postérieur jusqu'au voile du palais ; arrivée là, elle donne des rameaux au voile du palais et se termine surtout à la voûte palatine à la face profonde de la muqueuse. La palatine inférieure venue de la faciale s'applique aux parties latérales du pharynx, pour se terminer plus haut, dans le voile du palais et dans les tissus environnants.

Les *veines* se jettent, après avoir traversé les parois du pharynx, dans la jugulaire interne ou l'un de ses affluents,

Les *lymphatiques* naissent des deux faces. Ils se dirigent en arrière et de chaque côté. Ils suivent le pilier postérieur du voile du palais, et viennent se jeter dans les ganglions, situés entre les muscles styliens et sur les côtés du larynx.

Les *nerfs* du voile du palais peuvent être distingués en végétatif, moteurs et sensitifs.

Le *nerf végétatif* est constitué par quelques filets que le *grand sympathique* envoie au voile du palais avec les artères palatines.

Les nerfs moteurs viennent du facial, du spinal et du trijumeau.

Le *facial* anime les muscles péri-staphylin interne et palato-staphylin, par le nerf *grand pétreux superficiel*, qui traverse le ganglion sphéno-

palatin et qui prend, au delà du ganglion, le nom de nerf palatin moyen.
Il anime aussi le glosso-staphylin par un filet qui va du facial au stylo-
glosse et au glosso-staphylin.

Le *spinal* anime, par quelques filets, le pharyngo-staphylin et
l'occipito-staphylin. Enfin le péri-staphylin externe est animé par un filet
de la portion motrice du trijumeau. Les nerfs sensitifs proviennent du
trijumeau, du glosso-pharyngien et du pneumogastrique.

Le *trijumeau* abandonne au voile du palais des rameaux palatins
sensitifs, venus du ganglion sphéno-palatin. Le glosso-pharyngien et le
pneumogastrique abandonnent aussi quelques rameaux sensitifs aux
piliers du voile du palais.

Tissu cellulaire.

Le tissu cellulaire existe en petite quantité dans le voile du palais, il
occupe l'interstice des organes qui concourent à former ce repli membraneux. Dans l'épaisseur de la luette il est un peu plus abondant.

Muqueuse.

La muqueuse qui recouvre le voile du palais se continue de la face
supérieure à la face inférieure, en passant sur le bord libre. Elle présente ceci de particulier, qu'elle diffère totalement sur ces deux faces.
Celle qui recouvre la face supérieure a une couleur foncée et présente
les caractères identiques à ceux de la muqueuse pituitaire. Comme la
pituitaire elle est recouverte d'un épithélium cylindrique à cils vibratiles. La muqueuse de la face inférieure du voile du palais a les caractères de la muqueuse buccale. Comme la muqueuse buccale, elle est
recouverte d'un épithélium pavimenteux stratifié.

Glandes.

Les glandes du voile du palais sont en grand nombre. Elles occupent
les deux faces et sont placées au-dessous de la muqueuse. Celles de la
face supérieure ou nasale du voile du palais sont des glandes analogues
à celles de la pituitaire, tandis que celles de la face inférieure sont des
glandes en grappes, comme les autres glandes de la cavité buccale. Elles
sont très-nombreuses et font saillie chez quelques sujets.

Usages. — Le voile du palais est mobile et ses mouvements se
montrent dans plusieurs actes; pendant la phonation, la déglutition
et la succion.

1° Pendant la phonation, le voile du palais s'élève pour empêcher l'air de pénétrer dans les fosses nasales, et lorsque pour une cause quelconque l'élévation de cet appareil n'est plus possible, le courant d'air passe en partie par la bouche, en partie par les fosses nasales et la voix est nasillarde.

2° Pendant la déglutition des liquides et des solides, le voile du palais est soulevé aussi par le muscle péri-staphylin interne et tendu par le péri-staphylin externe. En même temps le palato-staphylin entre en contraction et relève la luette pour mieux assurer l'occlusion de la partie postérieure des fosses nasales. Pour compléter encore cette occlusion, le muscle pharyngo-staphylin et l'occipito-staphylin se contractent aussi. Le soulèvement et la tension du voile du palais ont pour but d'empêcher les aliments de refluer par les fosses nasales, pendant la déglutition, et d'opposer au bol alimentaire un plan résistant, au moment où la langue le chasse vers le pharynx en le comprimant contre la voûte palatine.

3° Pendant la succion, le voile du palais est abaissé sur la base de la langue ; il ferme complétement en arrière la cavité buccale, et il fait communiquer librement les fosses nasales avec le pharynx et le larynx. Lorsque la cavité buccale est suffisamment remplie de liquide, le voile du palais s'élève, et un mouvement de déglutition s'opère. Il s'abaisse de nouveau et se relève ensuite, etc. — Le voile du palais se comporte de la même manière lorsqu'on boit *à la régalade*, c'est-à-dire en versant du liquide d'une certaine hauteur dans la cavité buccale.

Développement. — Le voile du palais se développe par deux moitiés latérales marchant à la rencontre l'une de l'autre et provenant des bourgeons maxillaires supérieurs de l'embryon. La soudure des deux moitiés du voile du palais est complète vers le quarantième ou le cinquantième jour de la vie embryonnaire.

Applications pathologiques.

Les maladies qui affectent cet appareil ne sont pas nombreuses, mais elles ont pour la plupart une importance qu'il est bon de signaler. Sans parler de la *palatite* ou *angine gutturale*, qui peut affecter le voile du palais et se montrer à l'état d'inflammation franche ou d'inflammation syphilitique, je ferai remarquer qu'on y trouve fréquemment des pertes de substance, des paralysies et des vices de conformation.

Les pertes de substance sont ordinairement produites par des *ulcérations*, presque toujours syphilitiques, qui perforent cette membrane. L'étude physiologique du voile du palais nous laisse deviner que ces perforations sont caractérisées par une voix nasillarde et par le reflux des aliments et des boissons dans les fosses nasales à travers la perforation. Ces perforations, lorsqu'elles ne sont pas trop considé-rables, sont traitées par suture ou staphyloraphie, opération qui ne réussit pas dans tous les cas, tant s'en faut.

Lorsque des *ulcérations syphilitiques* menacent de déterminer la perforation du larynx, il faut en arrêter les progrès par un traite-ment antisyphilitique. On se trouve bien du moyen préconisé par un des plus éminents dermatologistes et syphiliographes de notre époque, M. Cazenave, et qui consiste dans l'application quotidienne sur l'ulcé-ration d'un collutoire préparé avec 30 grammes de miel de Narbonne, et 1 gramme de proto-iodure de mercure.

La *paralysie* du voile du palais est fréquente et variée. On peut l'obser-ver à la suite d'une fièvre grave (Gubler), et elle guérit ordinairement pendant la convalescence. Elle succède souvent à la variole. On la voit fréquemment aussi se montrer à la suite de l'angine couenneuse (Oril-lard); elle appartient dans ce cas à la classe des paralysies diphthéritiques. Enfin, la paralysie du voile du palais s'observe dans certains cas de paralysie du nerf facial. Dans ces derniers cas, la paralysie n'affecte que les muscles palato-staphylin et péri-staphylin interne, du même côté que la paralysie faciale. Cette paralysie est due à la lésion du grand nerf pétreux superficiel, qui part du facial au niveau de l'hiatus de Fallop, et qui traverse le ganglion sphéno-palatin pour former ensuite le nerf palatin moyen (Longet, 1848). On comprend que la paralysie du voile du palais n'accompagne pas la paralysie faciale lorsque la cause siège plus bas que l'hiatus de Fallope. Toutes ces paralysies ont les caractères communs; le voile du palais ne peut plus être relevé, la voix devient nasonnée, et les aliments, de même que les boissons, refluent vers les fosses nasales. Dans la paralysie qui accompagne la paralysie faciale, la luette est déviée du côté opposé à la paralysie par celui des deux palato-staphylins qui n'est pas affecté. Ce symptôme n'est pas constant.

Les *vices de conformation* du voile du palais consistent dans un défaut de réunion des deux moitiés latérales de cet appareil. Souvent ce défaut de réunion s'étend à toute la voûte palatine, et dans ces cas la cavité buccale et les fosses nasales ne font qu'une seule et même ca-vité, *gueule-de-loup*. Ce vice de conformation complique quelquefois le bec-de-lièvre.

Paroi inférieure. — La paroi inférieure de la cavité buccale est formée par la langue et par le plancher de la bouche (*voy.* Langue.) Le plancher de la bouche n'est autre chose que la face supérieure de la région sus-hyoïdienne recouverte par la muqueuse buccale que nous allons étudier immédiatement.

Muqueuse buccale.

La cavité de la bouche est revêtue dans toutes ses parties par une membrane muqueuse qui se modifie en passant d'un point à un autre, tout en conservant dans ses divers points des caractères communs.

On lui donne le nom de *muqueuse palatine* sur la voûte palatine et sur le voile du palais ; sur la langue elle forme la *muqueuse linguale*, sur les lèvres la *muqueuse labiale*, sur les joues la *muqueuse génienne*. Enfin la muqueuse qui tapisse le bord alvéolaire des maxillaires constitue les *gencives*.

La muqueuse *palatine* appartient à la classe des membranes fibro-muqueuses. Confondue avec le périoste, elle est très-adhérente à la voûte palatine, surtout au niveau des sutures. Elle renferme des glandes en grappe et présente une saillie médiane et antéro-postérieure, et des papilles nombreuses répandues à sa surface.

Au niveau du bord alvéolaire des maxillaires, la muqueuse buccale forme une membrane dure et résistante, *gencives*, très-adhérente aussi au périoste de l'os. Cette membrane s'élève vers la couronne de la dent, dans une étendue de deux à cinq millimètres, en même temps qu'elle envoie un prolongement fort mince, *périoste alvéolo-dentaire*, entre la racine de la dent et l'alvéole.

Structure. — La muqueuse buccale est formée de deux couches, le *derme* profondément, et l'*épithélium* à sa surface libre.

Derme. — Le derme de cette muqueuse, très-épais à la voûte palatine, sur la face dorsale de la langue, très-mince au contraire sur la face inférieure de la langue, sur le plancher de la bouche, sur les joues et les lèvres, présente les caractères indiqués plus haut, et communs à toutes les muqueuses à épithélium pavimenteux.

Les glandes que l'on y trouve sont des *glandes en grappe* sécrétant de la salive (*voir* Glandes salivaires) ; elles y sont nombreuses, et prennent le nom des parties sur lesquelles on les remarque. Celles de la joue, admises par la plupart des anatomistes, sont niées avec raison par M. Sappey en tant que couche régulière. Ces glandes, en effet, n'existent pas sur la muqueuse génienne ; on en trouve quelques-unes à la partie postérieure de la joue, près des dernières dents molaires, sous la muqueuse, et surtout en dehors du muscle buccinateur, au niveau du point où le canal excréteur de la parotide (canal de Sténon) perfore ce muscle. Là, en effet, il y a une petite masse de glandes en grappe. Au niveau de la langue, ces glandes en grappe présentent une disposition spéciale ; elles représentent dans leur ensemble un fer à cheval concave en avant, dont la partie moyenne est appliquée sur sa face dor-

ale, à la base, tandis que les extrémités vont, en longeant les bords de
et organe, se terminer de chaque côté et au-dessous de la pointe. Les
landes de la base viennent s'ouvrir, pour la plupart, dans des dépres-
ions folliculiformes qui sont plus superficiellement placées ; celles des
arties latérales s'ouvrent dans les sillons qui séparent les papilles. Ces
landes se réunissent en groupe, à la partie postérieure, de chaque côté
es papilles caliciformes. Ce groupe s'appelle *glande de Weber*. Il vient
'ouvrir, par un orifice, le plus souvent unique, sur les côtés de la face
férieure de la langue et en arrière. Elles forment aussi un groupe en
rant, de chaque côté de la pointe et au-dessous, dans l'épaisseur des
uscles lingual inférieur et stylo-glosse ; elles s'ouvrent, par un canal
créteur, le plus souvent unique, sur les côtés de la face inférieure de
pointe. On connaît ce groupe de glandes sous les noms de *glande de*
landin, de glande de Nühn.

Il existe aussi à la base de la langue, en avant de l'épiglotte, en ar-
ère des papilles caliciformes, entre les deux amygdales, une couche de
ésicules *closes* qui offrent la plus grande analogie avec celles qui con-
ituent l'amygdale, de sorte qu'on pourrait considérer les deux amyg-
lès et ces vésicules close réunies comme un système de glandes
ésiculeuses en forme de fer à cheval, dont la concavité regarderait le
ile du palais. Ces vésicules se touchent ; elles soulèvent légèrement
muqueuse et sont placées immédiatement au-dessus de la couche de
andes en grappe sous-jacente.

La langue possède encore d'autres glandes. Ce sont de petites glandes
grappe situées en avant des papilles caliciformes ; elles sont peu
ombreuses et s'enfoncent au milieu des fibres musculaires de cet
gane.

La muqueuse qui tapisse la bouche est couverte d'une quantité in-
ombrable de *papilles*. C'est surtout au niveau de la langue qu'elles
nt développées. D'après leur forme et leur volume, on les a diverse-
ent classées ; M. Sappey est un des auteurs qui les ont décrites avec
plus de précision. Cet anatomiste les divise en quatre groupes : le
remier constitue les *papilles caliciformes*, le deuxième les *papilles*
ngiformes, le troisième les *papilles corolliformes*, le quatrième les
pilles *hémisphériques*.

Les papilles *hémisphériques* sont les plus simples ; elles sont con-
ituées par un petit prolongement du derme ne contenant point de
erfs, mais des vaisseaux. Ces papilles sont répandues dans la bouche
forment les papilles de la face inférieure de la langue, du plancher
la bouche, du voile du palais, des lèvres et des joues. Ces papilles
nstituent l'élément des autres papilles d'un ordre plus élevé, de telle
rte qu'on pourrait prendre celles-ci pour une agglomération de pa-
lles hémisphériques sous des aspects différents.

Les papilles *corolliformes* siègent à la face dorsale de la langue en

avant du V lingual, qui est formé par l'arrangement des papilles calici-
formés. Elles existent aussi sur la pointe, sur les bords et tout à fait à
la base, sur une étendue de quelques millimètres, immédiatement en
avant de l'épiglotte, derrière les vésicules closes. Elles forment là une
bande transversale. Les papilles corolliformes sont extrêmement nombreuses ; elles forment des lignes régulières séparées par des sillons,
qui partent du sillon médian de la langue et qui se dirigent obliquement
en avant et en dehors. Ces papilles sont découpées au niveau de leur
extrémité libre à la manière d'une corolle. Chaque prolongement est
muni d'un appendice épithélial plus long que la papille elle-même. Ce
sont ces papilles que quelques auteurs appellent *filiformes* ou *coniques*.
Elles présentent une longueur de $0^{mm},2$ à $0^{mm},5$. Elles sont formées de
fibres lamineuses et de fibres élastiques nombreuses. Au centre de
chaque papille on trouve une artère se continuant avec une veine qui
va se réunir aux veines voisines (*voy.* Langue).

Les papilles *fongiformes* sont plus volumineuses et moins nombreuses ; elles apparaissent sous forme de petites élevures rougeâtres
au milieu des papilles corolliformes. On ne les trouve que sur les deux
tiers antérieurs de la face dorsale de la langue, sur les bords et à la
pointe; elles sont éparses et au nombre de 150 à 200. Leur pédicule est
plus petit que le reste de la papille; elles ont la forme d'une massue ou
d'un champignon. Elles sont constituées par une élevure du derme,
surmontée dans tous ces points de papilles hémisphériques. Elles renferment moins de fibres élastiques que les précédentes. Les vaisseaux
y sont plus nombreux.

Les papilles *caliciformes* sont au nombre de dix à douze, situées à la
partie postérieure de la face dorsale de la langue. Elles sont disposées
sur deux lignes obliquement dirigées d'avant en arrière, de dehors en
dedans. Ces deux lignes se réunissent à angle aigu au niveau d'un trou
connu sous le nom de *trou borgne* de la langue, ou *foramen cæcum*.
Ce trou n'est autre chose que la dépression centrale d'une de ces papilles. Il constitue aussi le sommet du V lingual, dont les branches
sont formées par les autres papilles caliciformes, qui diminuent de volume à mesure qu'elles s'éloignent du trou borgne. Les papilles caliciformes sont constituées par une grosse papille centrale, analogues aux
papilles fongiformes, et recouverte comme elles d'une foule de papilles
hémisphériques. Cette papille centrale est entourée par un bourrelet
circulaire qui n'est autre chose qu'une élevure du derme. On y trouve
aussi à la surface des papilles hémisphériques. Les papilles caliciformes
se distinguent des autres par la grande quantité de nerfs qu'elles reçoivent.

Les *vaisseaux lymphatiques* forment des réseaux serrés sur la muqueuse buccale. Ces réseaux forment à la surface des papilles un plan
plus superficiel que celui des vaisseaux sanguins.

L'*épithélium* de la muqueuse buccale est un épithélium pavimenteux stratifié, continu sur toute l'étendue de la muqueuse. Au niveau du sommet des papilles fongiformes l'épithélium devient cylindrique, et là on ne trouve pas de papilles hémisphériques.

Les *artères* de la muqueuse buccale viennent de plusieurs sources. Celles de la muqueuse qui tapisse la voûte palatine viennent : 1° des palatines supérieures, branches de la maxillaire interne, qui descendent le long du canal palatin postérieur ; 2° des palatines inférieures, petites branches de la faciale ; 3° quelques rameaux proviennent de la pharyngienne inférieure. Au niveau de la langue, les artères de la muqueuse sont fournies par les ramifications de l'artère linguale. Les coronaires labiales fournissent leurs rameaux aux lèvres, la buccale à la joue. Quant aux gencives, celles de la mâchoire supérieure sont fournies par l'alvéolaire, la sous-orbitaire, la palatine supérieure et la sphéno-palatine. Celles de la mâchoire inférieure viennent de la sous-mentale et de la dentaire. Toutes ces artères forment dans l'épaisseur de la muqueuse un riche réseau d'où naissent un grand nombre de veines.

Les nerfs sont nombreux dans cette muqueuse.

Ils sont presque tous fournis par le trijumeau et le glosso-pharyngien. Le pneumogastrique fournit un rameau à la muqueuse de la base de la langue, c'est une des branches terminales du laryngé supérieur. Le reste de la muqueuse linguale reçoit ses nerfs du glosso-pharyngien qui anime le tiers postérieur et du lingual qui anime les deux tiers antérieurs ; ces deux nerfs président à la sensibilité tactile et à la sensibilité gustative. La muqueuse de la voûte palatine et du voile du palais reçoit ses nerfs du sphéno-palatin interne et des nerfs palatins qui proviennent du ganglion de Meckel. La muqueuse de la joue est animée par le nerf buccal, celle des lèvres reçoit des filets nerveux des rameaux sous-orbitaires du maxillaire supérieur, pour la lèvre supérieure, des rameaux mentonniers du dentaire pour la lèvre inférieure. Quant aux nerfs des gencives, ils proviennent de deux sources distinctes : d'une part, ils proviennent des nerfs les plus voisins ; c'est ainsi que les rameaux du sous-orbitaire donnent quelques filets aux gencives supérieures ; d'autre part, ils proviennent des nerfs contenus dans l'épaisseur de l'os. Le dentaire inférieur, contenu dans le canal dentaire, fournit aux gencives de la mâchoire inférieure ; le dentaire antérieur et les dentaires postérieurs fournissent aux gencives de la mâchoire supérieure.

§ II. — Pharynx.

Le pharynx est la portion du tube digestif qui fait suite à la cavité buccale et qui précède l'œsophage.

Situation. — Il est situé dans la région du cou, placé au-devant de
la colonne vertébrale et comme suspendu à l'apophyse basilaire de
l'occipital.

Limites. — Sa limite supérieure correspond à l'apophyse basilaire,
tandis qu'en bas il s'étend jusqu'à la sixième vertèbre cervicale.

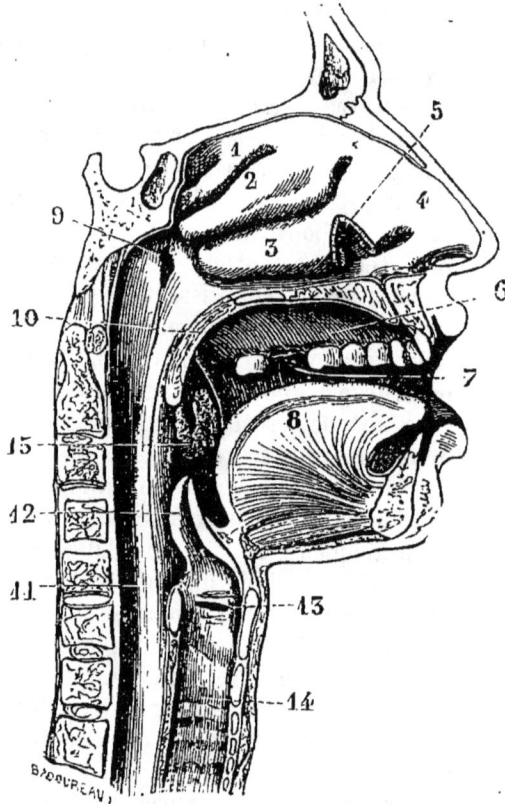

Fig. 86. — Coupe antéro-postérieure de la face et du cou, montrant
le pharynx, l'œsophage, les fosses nasales et le larynx.

1. — Cornet supérieur. — 2. Cornet moyen. — 3. Cornet inférieur. — 5. Portion de ce
cornet enlevée pour montrer l'ouverture du canal nasal. — 6. Voûte palatine. —
7. Deuxième grosse molaire enlevée pour montrer l'orifice du canal de Sténon. —
8. Coupe de la langue. — 9. Orifice de la trompe d'Eustache. — 10. Voile du palais.
— 11. Continuité du pharynx et de l'œsophage. — 12. Épiglotte. — 13. Larynx. —
14. Trachée. — 15. Amygdale.

Forme et direction. — Il est dirigé verticalement. Quant à sa
forme, elle est assez singulière, et je crois que c'est pour n'avoir pas

assez cherché à se rendre compte de sa forme, que beaucoup d'élèves n'ont jamais pu comprendre les détails anatomiques du pharynx. Ce n'est pas, comme on l'a dit, un canal, un entonnoir, c'est simplement une gouttière, c'est, si vous voulez, un cylindre appliqué contre la colonne vertébrale et ouvert par devant. Cette gouttière présente sa convexité du côté des vertèbres; sa concavité est en avant, et c'est elle qu'on aperçoit lorsqu'on examine le pharynx d'un malade; ses bords sont tournés en avant et insérés sur différents points qui seront indiqués avec la structure.

Pour être complet, j'ajouterai que cette gouttière se rétrécit vers la partie inférieure et qu'elle reçoit six ouvertures. Quatre d'entre elles se trouvent directement en avant du pharynx; ce sont, de haut en bas, l'ouverture postérieure des fosses nasales, celle de la bouche ou isthme du gosier, celle du larynx et celle de l'œsophage. Les deux autres sont situées à la partie supérieure du pharynx et sur les côtés; c'est l'orifice guttural de la trompe d'Eustache.

Dimensions et division. — La longueur du pharynx à l'état de repos est de 14 centimètres. Son diamètre transversal présente une plus grande étendue vers le milieu de sa longueur. En effet, au niveau du tiers supérieur, il est de 4 centimètres; au niveau du tiers moyen, il est de 5, et au niveau du tiers inférieur, il atteint à peine 2 centimètres.

Ces trois portions du pharynx ont reçu des noms qu'on a tirés de leurs rapports. On appelle *portion nasale* le tiers supérieur, tandis que la partie moyenne s'appelle *portion buccale*, et la partie inférieure *portion laryngienne*.

Rapports. — J'examinerai séparément ces rapports; en arrière, sur les côtés et en avant.

1° *En arrière*, le pharynx est en rapport avec l'aponévrose prévertébrale, qui le sépare des muscles prévertébraux et du corps des vertèbres. Il glisse facilement sur cette aponévrose au moyen d'un tissu cellulaire lâche, appelé *rétro-pharyngien*.

2° *Sur les côtés*, le pharynx affecte des rapports avec un grand nombre de vaisseaux et de nerfs. La partie supérieure de la carotide primitive et ses deux branches de bifurcation sont en contact avec le pharynx. La carotide interne quitte la paroi de ce conduit vers la base du crâne pour se porter dans le canal carotidien du rocher, et au niveau du point où elle est distante du pharynx elle se trouve à 10 millimètres seulement en dehors. La carotide externe, appliquée d'abord sur le pharynx, de même que l'origine des premières branches qu'elle fournit, linguale, faciale, thyroïdienne supérieure, se porte dans l'épaisseur de la glande parotide. Dans tout leur trajet les artères carotides primitive et interne séparent le pharynx de la veine jugulaire interne.

De nombreux ganglions lymphatiques se rencontrent sur les côtés du pharynx autour des artères carotides. L'un de ces ganglions, étudié spécialement par M. Sappey, est situé immédiatement au-dessous de la base du crâne et appliqué sur les côtés du pharynx; il est volumineux et constant.

Des nerfs nombreux sont en rapport avec le pharynx. Le glosso-pharyngien et le grand hypoglosse se portent en bas et en avant, accolés au pharynx en décrivant une courbe à concavité supérieure. La plus élevée des deux courbes appartient au glosso-pharyngien. Un peu plus bas et sur le pharynx se voit une troisième anse nerveuse; c'est le nerf laryngé supérieur, venu du pneumogastrique, qui ne contracte aucun rapport direct avec le pharynx. Ce nerf descend, en effet, du trou déchiré postérieur en suivant la face postérieure de la carotide interne et de la carotide primitive. Le nerf grand sympathique ne présente aussi que des rapports de voisinage, les trois ganglions de ce nerf étant échelonnés en dehors du nerf pneumogastrique. Je dirai, pour terminer, que le plexus pharyngien est situé sur les parties latérales du pharynx.

Le pharynx est en outre en rapport avec la partie supérieure du muscle ptérygoïdien interne et avec le sommet de la glande parotide.

3° *En avant*, le pharynx est largement ouvert et présente sa concavité. Mais les organes placés au-devant de lui lui forment, pour ainsi dire, une paroi antérieure qui lui manque; ce sont ces organes qui constituent les rapports antérieurs. On y trouve de haut en bas l'orifice postérieur des fosses nasales, la face supérieure du voile du palais, la luette, l'isthme du gosier, la portion verticale de la face dorsale de la langue, l'orifice supérieur du larynx, et enfin la face postérieure du larynx. Un organe est situé à l'intérieur du pharynx, c'est l'amygdale. Elle est placée immédiatement en arrière de l'isthme du gosier, protégée par le pilier antérieur du voile du palais. Elle est située immédiatement en dedans de l'aponévrose pharyngienne.

Structure. — Trois tuniques superposées constituent le pharynx. Ces tuniques sont, en procédant de dedans en dehors: couche muqueuse, couche fibreuse, couche musculeuse. Après leur étude, nous passerons en revue les vaisseaux et les nerfs.

1° *Couche muqueuse*.

La *muqueuse* pharyngienne recouvre toute l'étendue de la surface interne du pharynx et se continue sans ligne de démarcation sensible avec les muqueuses voisines, œsophage, larynx, bouche, fosses nasales et trompes d'Eustache. Elle recouvre aussi le pilier postérieur du palais et l'amygdale (*voy.* Amygdale).

Cette muqueuse, blanc rosé, est en général assez adhérente à la couche fibreuse sous-jacente, mais à la partie inférieure, sur la face postérieure du larynx, au moment où elle va se continuer avec celle de l'intérieur du larynx, elle est plissée et mobile sur un tissu cellulaire lâche.

L'épithélium qui la tapisse n'est pas le même dans toute son étendue. Il est pavimenteux stratifié dans les portions buccale et pharyngienne, tandis que dans la portion nasale il est cylindrique et pourvu de cils vibratiles comme celui des fosses nasales.

Des glandes en grappe nombreuses, simples, sont disséminées à la face profonde de la muqueuse; elles versent sur la surface libre un mucus visqueux, qui facilite le glissement du bol alimentaire.

Au moyen d'une loupe on aperçoit la surface de cette muqueuse hérissée d'une quantité innombrable de petites papilles, pouvant s'hypertrophier et produire une forme d'*angine granuleuse*.

2° *Couche fibreuse.*

La couche fibreuse du pharynx ou *aponévrose pharyngienne* occupe toute l'étendue du pharynx. C'est elle qui lui donne sa forme, c'est par elle qu'il prend ses insertions, c'est sur elle que les fibres musculaires se fixent en partie. Cette aponévrose est épaisse et résistante.

Elle a, comme le pharynx lui-même, la forme d'une gouttière allongée de haut en bas. Sa face interne est recouverte par la muqueuse qui lui est très-adhérente, et sa face externe est recouverte par les muscles du pharynx. De ses deux extrémités, l'inférieure se continue sans ligne de démarcation en s'amincissant avec la tunique celluleuse de l'œsophage, tandis que la supérieure se fixe à la base du crâne. Ce mode d'insertion se fait de la manière suivante : elle prend attache à l'apophyse basilaire de l'occipital par une petite languette médiane, et sur les côtés elle se fixe au sommet du rocher par une autre languette fibreuse analogue. Ces petites languettes séparées par des échancrures ne sont que des dentelures de l'aponévrose pharyngienne, et c'est à ces petites dentelures qu'on a décerné les noms pompeux d'*aponévrose céphalo-pharyngienne* et *pétro-pharyngienne*.

Après avoir indiqué comment sont disposées les deux faces et les deux extrémités de cette aponévrose en forme de gouttière, je vais examiner les deux bords qui regardent en avant et en dehors. Les bords de cette gouttière sont irréguliers, et cette irrégularité dépend de l'absence d'un support solide à la partie antérieure du cou; aussi ces bords s'insèrent-ils de haut en bas sur toutes les parties osseuses cartilagineuses et fibreuses, qui se trouvent au-devant du pharynx.

45

Si nous prenons, en effet, les parties situées au-devant du pharynx, nous trouvons de haut en bas, l'apophyse ptérygoïde, l'aponévrose buccinato-pharyngienne; plus bas, l'os hyoïde, la membrane thyro-hyoïdienne, les cartilages thyroïde et cricoïde. Ce sont précisément toutes ces parties qui vont servir de point d'implantation à la fibreuse.

Pour me résumer, je dirai que les bords de cette gouttière fibreuse s'insèrent de haut en bas, au bord postérieur de l'aile interne de l'apophyse ptérygoïde, à l'aponévrose buccinato-pharyngienne, à la partie postérieure de la ligne mylo-hyoïdienne, au ligament stylo-hyoïdien, aux grandes et petites cornes de l'os hyoïde, à la membrane thyro-hyoïdienne, au bord postérieur du cartilage thyroïde et à la face postérieure du cartilage cricoïde.

3° *Couche musculaire.*

Cette couche est formée par un ensemble de muscles appliqués à la face externe de l'aponévrose pharyngienne. Ces muscles sont au nombre de cinq de chaque côté de la ligne médiane, et parmi ces cinq muscles deux sont longs et trois larges.

Les deux muscles longs sont : le stylo-pharyngien et le pharyngo-staphylin.

Les trois muscles larges sont : les constricteurs supérieur, moyen et inférieur.

A. **Constricteur supérieur du pharynx**. — Muscle quadrilatère aplati, dont les fibres parallèles se dirigent horizontalement.

Son insertion *fixe* se fait sur la partie inférieure de l'aile interne de l'apophyse ptérygoïde, sur l'aponévrose du voile du palais, sur l'aponévrose buccinato-pharyngienne et sur la partie postérieure de la ligne mylo-hyoïdienne. — Son insertion *mobile* se fait en arrière sur la ligne médiane, à l'aponévrose pharyngienne. Quelques fibres s'entre-croisent avec celles du constricteur du côté opposé.

B. **Constricteur moyen.** — Muscle triangulaire, aplati.

Il s'insère en avant aux petites et aux grandes cornes de l'os hyoïde. De là ses fibres se portent en arrière, en divergeant comme les rayons d'un éventail. Les supérieures se portent en haut et en dedans et recouvrent le constricteur supérieur, les inférieures se portent en bas et en dedans, tandis que les moyennes sont transversales. Ces fibres, ainsi dirigées, arrivent à la ligne médiane en contournant la face externe de l'aponévrose pharyngienne sans y prendre insertion. Sur la ligne médiane, elles s'insèrent en partie sur l'aponévrose du pharynx, et s'entre-croisent en partie avec celles du constricteur moyen du côté opposé. On voit, en outre, quelques-unes des fibres inférieures de ce muscle se continuer avec celles du constricteur inférieur du côté opposé.

C. **Constricteur inférieur.** — Ce muscle occupe la limite inférieure du pharynx.

Il s'insère par son point fixe en avant sur les cartilages du larynx : 1° par un faisceau sur le bord postérieur du thyroïde et sur la portion triangulaire de la face externe de ce cartilage, située en arrière de la corde fibreuse ; 2° par un autre faisceau, sur les parties latérales du cartilage cricoïde.

De ces divers points, les fibres se portent en arrière, les inférieures horizontalement, les supérieures en haut et en dedans. Arrivées vers la ligne médiane, après avoir contourné l'aponévrose pharyngienne, ces fibres s'insèrent sur cette aponévrose, s'entre-croisent en partie avec celles du côté opposé et en partie s'entre-croisent avec les fibres inférieures du constricteur moyen du côté opposé.

Ce muscle, dont le bord inférieur est horizontal, présente un bord supérieur en pointe, qui recouvre le constricteur moyen.

D. **Stylo-pharyngien.** — Petit muscle long et grêle, faisant partie du bouquet de Riolan.

Il s'insère à la partie supérieure de l'apophyse styloïde. De là il se porte en bas, en dedans et en avant, pour s'insérer en s'épanouissant au bord postérieur du cartilage thyroïde.

A son origine, ce muscle s'applique à la face externe du constricteur supérieur, passe ensuite entre la face interne du constricteur moyen et l'aponévrose pharyngienne, où il s'épanouit pour se porter à ses insertions.

E. **Pharyngo-staphylin.** (*Voy.* Voile du palais.)

Des muscles du pharynx en général. — Ces muscles sont pairs et au nombre de cinq de chaque côté. Les trois constricteurs forment sur le milieu de la face postérieure de l'aponévrose pharyngienne une ligne solide, une sorte de couture, point d'entre-croisement des constricteurs droits et gauches. Ce raphé adhère intimement à l'aponévrose.

Ces fibres, parties de la ligne médiane, se portent en dehors et en avant sans adhérer à l'aponévrose, de sorte qu'à ce niveau on peut facilement les séparer. Puis elles forment des faisceaux plus ou moins considérables, qui prennent insertion sur les points osseux, fibreux et cartilagineux qui se trouvent à ce niveau.

Chacun de ces faisceaux était autrefois désigné d'après la nomenclature de Chaussier, et c'était certainement préférable. C'est ainsi qu'on appelait *crico-pharyngien* la portion du constricteur inférieur qui s'insère au cricoïde ; *thyro-pharyngien*, celle qui s'insère au thyroïde ; *hyo-pharyngien*, le constricteur moyen, et *ptérygo-pharyngien*, la portion du constricteur supérieur qui se fixe à l'apophyse ptérygoïde.

Les *rapports* de ces muscles sont les mêmes que les rapports généraux du pharynx. Ce sont ces muscles qui en forment la couche la plus extérieure. Ils sont tous en contact par leur face interne avec l'aponévrose. De plus, ils sont superposés comme les tuiles d'un toit ; le moyen recouvre le supérieur, l'inférieur recouvre le moyen.

Leur *action* est difficile à étudier isolément. Ils ont tous une action commune, c'est de rétrécir la cavité pharyngienne et de rapprocher la partie postérieure du pharynx, point mobile, de la partie antérieure. En raison de l'obliquité de leurs fibres, les constricteurs moyen et inférieur ont une action plus compliquée ; ils concourent à élever le pharynx par leurs fibres obliques. Que se passe-t-il alors ? Nous savons que l'aponévrose pharyngienne est fixée à la base du crâne par trois languettes aponévrotiques. Lorsque le constricteur moyen, par exemple, se contracte, ses fibres supérieures adhérant en haut à l'aponévrose et en bas à l'os hyoïde, doivent nécessairement soulever cet os, et par conséquent le larynx qui y est fixé. La même explication s'applique aux fibres obliques du constricteur inférieur. Or, comme d'un autre côté nous avons vu la charpente fibreuse du pharynx s'insérer sur ces divers points, nous pouvons conclure que l'action des muscles constricteurs est non-seulement de resserrer la cavité du pharynx et de comprimer le bol alimentaire pendant la déglutition, mais encore d'élever le larynx et l'extrémité inférieure du pharynx.

Ajoutons que l'élévation de la partie inférieure du pharynx venant au-devant du bol alimentaire est en grande partie déterminée par la contraction du stylo-pharyngien et du pharyngo-staphylin.

La *structure* de ces muscles pharyngiens est celle de tous les muscles extérieurs. Ils ont des fibres striées.

Vaisseaux et nerfs du pharynx.

1° **Artères.** — L'artère pharyngienne inférieure, branche de la carotide externe, et l'artère pharyngienne supérieure, de la maxillaire interne se distribuent au pharynx. Cette dernière, très-grêle, ne se rend qu'à la muqueuse de la partie supérieure du pharynx, au niveau de l'embouchure de la trompe d'Eustache. En outre, l'artère palatine inférieure, et les thyroïdiennes supérieure et inférieure lui abandonnent quelques rameaux.

2° **Veines.** — Les veines, nées des divers points du pharynx, en traversent les diverses couches et se portent en dehors des muscles, où elles s'anastomosent pour former un plexus veineux, qu verse son sang dans la jugulaire interne.

3° **Lymphatiques**. — Les lymphatiques sont nombreux et proviennent de la membrane muqueuse.

De ce réseau lymphatique on voit partir un grand nombre de vaisseaux, qui se dirigent vers deux points principaux. Les uns convergent en haut et en dehors vers la partie la plus élevée du pharynx, qu'ils traversent pour se jeter dans un ganglion situé à ce niveau au-dessous de la base du crâne (Sappey). Les autres se portent en bas vers la membrane thyro-hyoïdienne, qu'ils traversent de dedans en dehors pour se jeter dans les ganglions carotidiens situés au même niveau.

4° **Nerfs**. — Les nerfs du pharynx proviennent du plexus pharyngien, plexus inextricable, situé sur les parties latérales du pharynx, et formé par des ramifications des nerfs glosso-pharyngien, pneumogastrique, spinal et grand sympathique.

Usages. — Le pharynx est un canal à double usage. Il sert au passage de l'air de la respiration et au passage de l'aliment. C'est dans le pharynx que s'entre-croisent ces deux voies, qui ne peuvent jamais être parcourues en même temps. C'est pour cette raison que la respiration est impossible pendant la déglutition et *vice versâ*. Si volontairement, ou non, on fait une inspiration, si l'on rit par exemple, le courant d'air fait dévier de leur route les aliments solides ou liquides de leur route naturelle et les engouffre dans les voies respiratoires, d'où les accès de suffocation. Pendant la respiration, le pharynx est immobile, mais pendant l'acte de la déglutition, il agit énergiquement. C'est dans le pharynx que se passe le deuxième temps de la déglutition. Dès que le bol alimentaire se présente à l'isthme du gosier, où il est amené par les mouvements de la langue, l'extrémité inférieure du pharynx est brusquement soulevée pour le recevoir et le transporter immédiatement à l'orifice supérieur de l'œsophage.

Applications pathologiques

Parmi les nombreuses maladies qui peuvent affecter le pharynx, les suppurations et les inflammations non suppurées sont les plus fréquentes et en même temps les plus remarquables.

Les collections purulentes se développent le plus fréquemment dans le tissu cellulaire situé entre le pharynx et l'aponévrose prévertébrale. Ces abcès, dits *rétro-pharyngiens*, parfaitement étudiés de nos jours, survenant spontanément ou le plus souvent à la suite d'une carie vertébrale, soulèvent d'arrière en avant la paroi du pharynx et éprouvent une difficulté pour ainsi dire insurmontable à s'ouvrir dans la cavité pharyngienne. Après avoir soulevé fortement cette paroi, ils peuvent former une saillie telle qu'ils gênent la respiration et qu'ils obturent l'orifice supérieur du larynx. Dans ces cas, le chirurgien en ouvrant ces abcès dans le pharynx peut conjurer des accidents terribles. Dans d'autres cas, le pus éprouvant trop de résistance du côté du pharynx glisse le long de cet organe et de l'œsophage jusque dans le médiastin.

L'*amygdalite* se comporte, quant à l'évolution du tissu enflammé, d'une façon singulière, qui trouve son explication dans l'étude de l'anatomie du pharynx. En effet, l'amygdale enflammée n'a aucune tendance à se porter du côté de l'extérieur, elle se développe toujours vers la cavité pharyngienne et tend à obstruer l'isthme du gosier. Ce développement vers la ligne médiane est dû à la présence de l'aponévrose pharyngienne douée d'une grande résistance.

L'inflammation aiguë et chronique, les inflammations spécifiques affectent fréquemment la muqueuse pharyngienne. Parmi ces *angines*, il en est quelques-unes de très-remarquables. L'angine diphthéritique, par exemple, qui détermine si fréquemment des paralysies locales et même des paralysies de tout ou d'une partie du corps. L'une des plus fréquentes, sans contredit, de ces inflammations est l'*angine granuleuse*, si bien étudiée par M. N. Gueneau de Mussy. C'est une inflammation chronique de la muqueuse pharyngienne occupant souvent aussi la muqueuse laryngée. Elle est caractérisée par le développement exagéré des glandes du pharynx, qui se montrent sous forme de grosses granulations rouges, et par une sensation de gêne, de sécheresse, de douleur même de la région. Cette inflammation détermine de petits accès de toux, l'enrouement de la voix et cède merveilleusement à l'action des eaux sulfureuses. Ces maladies se voient en grand nombre aux eaux de Cauterets, où deux saisons suffisent ordinairement à guérir ou au moins à atténuer considérablement l'intensité de l'inflammation.

§ III. — Œsophage.

L'œsophage est un conduit étendu du pharynx à l'estomac.

Situation. — Il est situé dans le médiastin postérieur, qu'il dépasse en haut et en bas, au-devant de la colonne vertébrale.

Forme. — Ce conduit toujours fermé est aplati d'avant en arrière dans sa moitié supérieure, tandis que sa moitié inférieure est cylindrique.

Limites. — L'œsophage commence au niveau du corps de la 6e vertèbre cervicale et se termine au côté gauche de la 11e vertèbre dorsale.

Direction. — Son trajet n'est pas rectiligne. A son origine, il se porte immédiatement à gauche, où il déborde de quelques millimètres

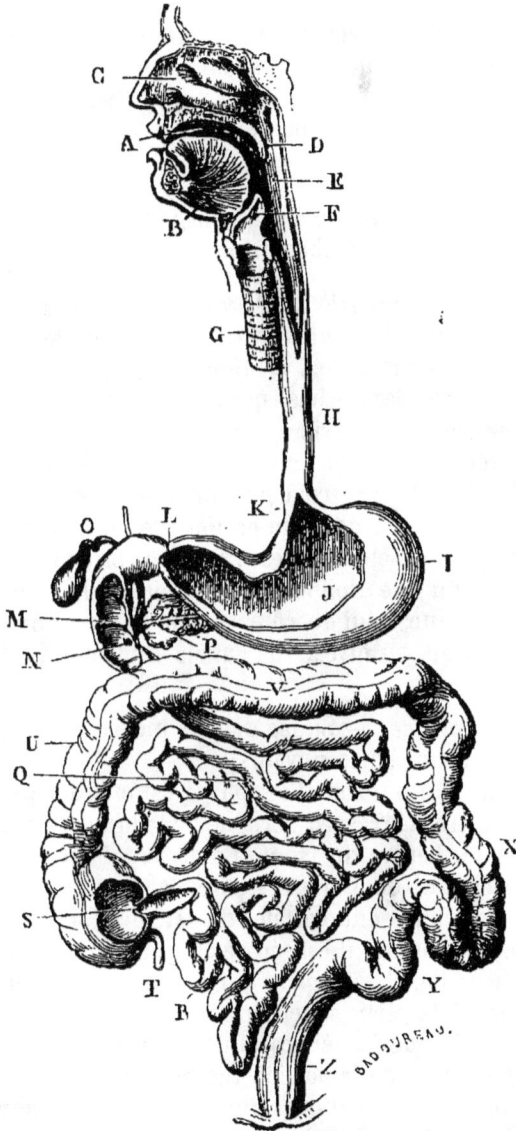

Fig. 87, montrant le canal intestinal dans toute sa longueur.

le côté gauche de la trachée. Un peu plus bas, il pénètre dans le thorax et se porte un peu à droite jusqu'à la 4ᵉ vertèbre dorsale. Arrivé là, i s'incline de nouveau à gauche jusqu'à sa partie inférieure ; en sorte que dans sa direction ce conduit présente deux courbures : une supérieure à concavité droite et une inférieure à concavité gauche

Dimensions. — La longueur moyenne de l'œsophage est de 22 à 25 centimètres. Son diamètre, lorsqu'il a été insufflé, est de 22 à 26 millimètres. Le point le plus étroit, 22 millimètres, se trouve placé au niveau de la 4e vertèbre dorsale. C'est une espèce de rétrécissement naturel.

Division. — On considère à l'œsophage trois portions, une cervicale, une thoracique et une abdominale.

Rapports. — 1° La portion cervicale comprend la portion d'œsophage surmontant un plan qui passerait par la fourchette du sternum. Elle mesure une longueur de 4 centimètres environ. Elle est en rapport, en avant, avec la trachée, qui lui adhère au moyen d'un tissu cellulaire assez dense ; en arrière avec la colonne vertébrale, et sur les côtés avec l'artère carotide primitive, le nerf récurrent, les lobes du corps thyroïde et l'artère thyroïdienne inférieure.

L'inclinaison à gauche de cette portion de l'œsophage fait que ce conduit n'affecte pas exactement les mêmes rapports avec les deux nerfs récurrents. Celui du côté droit est placé à droite de l'œsophage, derrière la trachée, tandis que celui du côté gauche se place sur la face antérieure de l'œsophage, au niveau de l'angle rentrant qu'il forme avec la trachée.

2° *Portion thoracique.* — Située dans le médiastin postérieur, cette portion présente les rapports suivants :

En avant et de haut en bas, l'œsophage est en rapport avec la face postérieure de la trachée, avec l'origine de la branche gauche et avec le péricarde, qui le sépare du cœur. En arrière il est en rapport avec la colonne vertébrale, dont il est séparé par le canal thoracique, la veine azygos, les artères intercostales du côté droit, et à la partie inférieure par l'aorte. A droite, il est séparé du poumon droit par la plèvre médiastine. A gauche, il est séparé du poumon gauche par la plèvre médiastine ; mais à la partie supérieure il est en rapport avec la crosse de l'aorte et l'origine de l'artère carotide primitive.

Dans toute l'étendue de la portion thoracique, on trouve un grand nombre de ganglions lymphatiques qui entourent ce conduit. Il est de plus en rapport avec le nerf récurrent gauche au-dessus de la crosse de l'aorte et au-dessous de cette artère avec les deux nerfs pneumogastriques, qui l'enlacent de leurs ramifications.

3° *Portion abdominale.* — Elle traverse l'orifice œsophagien du diaphragme au-devant de l'aorte. Cette portion, qui présente un à deux centimètres de longueur, est recouverte en partie par le péritoine ; à droite, elle est en rapport avec le lobe de Spigel.

Structure. — Trois tuniques superposées forment l'œsophage. Ces tuniques sont, en procédant de dedans en dehors : tunique muqueuse, tunique celluleuse, tunique musculaire. On y trouve aussi des vaisseaux et des nerfs.

1° *Tunique muqueuse*.— La muqueuse œsophagienne est blanchâtre. Elle présente des plis longitudinaux et des saillies nombreuses dues à la présence des glandes sous-jacentes. Ces glandes, disséminées à la face profonde de la muqueuse, sont des glandes en grappe simple qui viennent s'ouvrir à la surface pour y verser un liquide visqueux destiné à faciliter le glissement du bol alimentaire. Le derme de cette muqueuse ne diffère pas de celui de la muqueuse du pharynx ; quant à son épithélium, c'est un épithélium pavimenteux stratifié.

2° *Tunique celluleuse*. — C'est une lamelle cellulo-fibreuse assez résistante, qui fait suite à l'aponévrose pharyngienne, et qui se continue en bas avec la tunique celluleuse de l'estomac. Cette couche, intermédiaire à la muqueuse et à la musculeuse, sert de point d'insertion aux fibres musculaires.

3° *Tunique musculaire*. — L'œsophage est pourvu de fibres musculaires de la vie organique. Elles sont de deux ordres, les unes circulaires, les autres longitudinales. Les fibres circulaires sont régulièrement disposées et forment des anneaux plus ou moins complets. Les fibres longitudinales, plus superficielles que les autres, occupent toute la longueur de l'œsophage et se continuent sur l'estomac. A leur extrémité supérieure, ces fibres naissent du cartilage cricoïde par deux faisceaux qui se portent en bas et en arrière, en contournant les côtés de l'œsophage. Les fibres de ces faisceaux se dissocient et forment bientôt une couche plus ou moins régulière.

Les *artères* de l'œsophage proviennent de plusieurs sources. Les œsophagiennes *supérieures*, destinées à la portion cervicale, viennent de la thyroïdienne inférieure; les œsophagiennes *moyennes* viennent de l'aorte thoracique, et les œsophagiennes *inférieures* viennent de la diaphragmatique inférieure ou de l'artère coronaire stomachique.

Les *veines* naissent surtout de la muqueuse. Elles forment dans le tissu cellulaire sous-muqueux un réseau très-marqué, surtout à la partie inférieure. De ce réseau partent des troncs veineux qui vont se jeter irrégulièrement dans les veines qui entourent ce conduit.

Les *lymphatiques* naissent de la muqueuse. Ils se jettent dans les ganglions qui entourent l'œsophage.

Les *nerfs* sont fournis par le pneumogastrique, et quelques filaments proviennent de la portion thoracique du grand sympathique.

Usages. — L'œsophage est cette portion du tube digestif dans laquelle se passe le troisième temps de la déglutition. Le bol alimentaire chemine dans ce conduit fermé, par son propre poids et par les contractions des fibres musculaires qui entrent dans la composition de ses parois.

Applications pathologiques. — Des rapports de l'œsophage découlent quelques considérations de la plus haute importance. D'abord, on ne doit jamais oublier la déviation à gauche de la portion cervicale de ce conduit, car c'est seulement à gauche qu'il est accessible aux instruments lorsqu'on veut pratiquer l'opération de l'*œsophagotomie*.

Les rapports de ce conduit avec la portion membraneuse de la trachée expliquent pourquoi un corps étranger, un os par exemple, arrêté dans l'œsophage, peut comprimer la trachée au point de déterminer des accidents de suffocation.

Le contact de l'œsophage et de l'aorte qui se fait en deux points différents explique la possibilité d'un phénomène pathologique plusieurs fois observé ; l'ouverture spontanée d'un *anévrysme* de l'aorte dans l'œsophage et une hémorrhagie plus ou moins grave.

L'œsophage est quelquefois affecté de rétrécissements, et ceux-ci peuvent être inflammatoires, spasmodiques, organiques. Ce conduit peut encore être comprimé par des tumeurs de voisinage. Dans tous ces cas de rétrécissements, dont la variété *organique* représente les plus graves, le symptôme prédominant est une dysphagie en rapport avec le degré du rétrécissement. Les malades meurent souvent d'inanition, malgré l'estomac supplémentaire que forme en se dilatant la portion d'œsophage située au-dessus du point rétréci.

§ IV. — Estomac.

BIBLIOGRAPHIE.

1719. Helvétius. *Mém. de l'Acad. des sc.*
1732. Winslow. Exposit. anat.
1761. Bertin. *Mém. de l'Acad. des sc.*
1764. Haller. Elementa physiologiæ.
1820. A. Meckel. Structure de la muq. du tube digestif. (*Journal compl.*) (
1824. Rousseau. Muq. gastro-intestinale. (*Arch. gén. de méd.*)
1825. Billard. Muq. gastro-intestinale.
1836. Flourens. Anat. gén. de la peau et des muqueuses. (*Acad. des sc.*)
1837. Natalis Guillot. Rech. sur la muq. du tube digestif. (Journ. *l'Exp.*) (
1842. A. Gueneau de Mussy. Structure de l'estomac. (*Gaz. méd.*)
1843. Claude Bernard. Du suc gastrique. (Thèse pour le doctorat.)

Avant d'étudier les organes contenus dans la cavité abdominale, j'ai cru nécessaire d'indiquer les régions de cette cavité (*voy.* fig. 88)..

Faites passer deux lignes horizontales, l'une au-dessous des fausses côtes et l'autre au-dessus des crêtes iliaques ; vous divisez ainsi l'abdomen en trois zones. La supérieure est la *zone épigastrique*, la moyenne la *zone ombilicale* et l'inférieure la *zone hypogastrique*.

Conduisez une ligne verticale du milieu de l'arcade crurale vers le thorax, vous diviserez chaque zone en trois régions. La zone épigastrique sera divisée en *région épigastrique*, région de l'*hypochondre droit* et région de l'*hypochondre gauche*. La zone ombilicale sera divisée en *région ombilicale*, *flanc droit* et *flanc gauche*. La zone hypogastrique présentera aussi trois régions, la *région hypogastrique* au milieu, et la *région iliaque* ou *fosse iliaque* de chaque côté.

L'estomac est un gros renflement situé entre l'œsophage et l'intestin grêle.

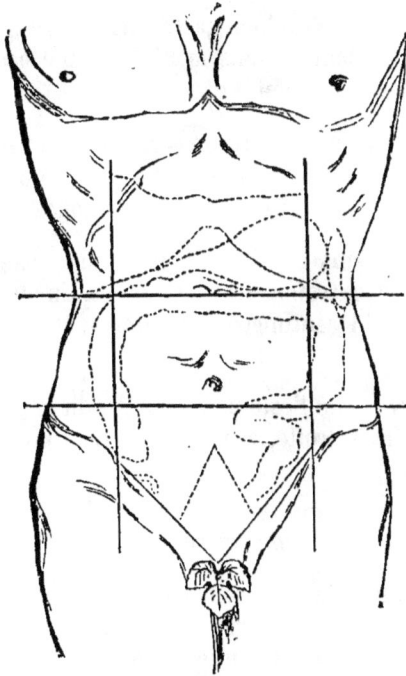

.Fig 88. — Division de l'abdomen en neuf régions.

Situation. — Il occupe la région épigastrique et empiète sur la région des hypochondres, de l'hypochondre gauche surtout. Il est placé au-dessous du foie, au-dessus du mésocôlon transverse et du côlon transverse, en avant du pancréas et de l'arrière-cavité des épiploens, en arrière de la paroi abdominale et des fausses côtes du côté gauche, dont il est séparé par le diaphragme.

Volume. — Son volume est fort variable selon les individus. D'une manière générale, il est réduit à un petit volume lorsqu'il est vide d'aliments, et peut augmenter considérablement lorsqu'il est à l'état de plénitude. Son volume diminue considérablement chez les personnes soumises à une abstinence prolongée ; on l'a même vu dans quelques-un de ces cas dans un état voisin de l'atrophie. Après chaque repas, devenu réceptacle des aliments, il détermine une voussure considérable de la région épigastrique.

Mobilité. — L'estomac est très-mobile et nous verrons bientôt dans quels sens s'exécutent ses mouvements. Il se déplace rarement, aussi est-il peu commun de le rencontrer dans les hernies. Il jouit donc d'une certaine mobilité sur place. La difficulté de déplacement est due à la présence de l'épiploon gastro-hépatique qui le fixe au foie, à l'adhérence du duodenum dans la région qu'il occupe et à l'œsophage qui soutient son extrémité gauche.

Forme. — On l'a comparé à une cornemuse, et mieux, comme le fait M. Sappey, à un cône dont la base située à gauche serait arrondie et dont l'axe décrirait une légère courbure à concavité supérieure.

Dimensions. — Dans son état de moyenne distension l'estomac présente un diamètre transversal de 25 centimètres, un diamètre antéro-postérieur de 11 centimètres, et un diamètre vertical de 8 centimètres et demi.

Direction. — L'axe de l'estomac n'est pas directement transversal ; il se porte de gauche à droite, et un peu de haut en bas.

Régions et rapports.

Pour faciliter l'étude de cet organe on considère à l'estomac : une face antérieure, une face postérieure, un bord supérieur, un bord inférieur, une grosse tubérosité, une petite tubérosité, une extrémité gauche ou *cardia*, une extrémité droite ou *pylore*.

1° Face antérieure. — Cette face convexe est en rapport avec le diaphragme qui la sépare des fausses côtes du côté gauche, avec le foie, avec la partie supérieure de la paroi abdominale. La partie la plus supérieure de la région épigastrique au niveau de l'appendice xyphoïde du sternum n'est pas en rapport avec l'estomac, car le bord antérieur du foie les sépare à ce niveau.

2° **Face postérieure.** — Cette face repose sur le mésocôlon transverse et sur le côlon transverse. Elle est en outre en rapport avec le pancréas, la troisième portion du duodenum, les vaisseaux mésentériques supérieurs, les vaisseaux spléniques. Le pancréas sépare l'estomac de l'aorte et de la veine cave inférieure. Il est séparé de l'estomac par l'arrière-cavité des épiploons.

3° **Bord supérieur.** — Le bord supérieur ou petite courbure s'étend du cardia au pylore, il n'est pas susceptible d'allongement. C'est au niveau de ce bord qu'on trouve un faisceau musculaire longitudinal, appelé *cravate de Suisse*. Il est en rapport avec le lobe de Spigel, le tronc cœliaque et le plexus solaire. Le long de ce bord sont situés un grand nombre de ganglions lymphatiques. C'est sur lui que s'insère le petit épiploon et que chemine l'artère coronaire stomachique.

4° **Bord inférieur.** — Appelé aussi grande courbure, ce bord donne insertion au grand épiploon. Il est placé contre la paroi abdominale, au-dessus du côlon transverse. Les artères gastro-épiploïques droite et gauche sont en rapport avec lui.

5° **Grosse tubérosité.** — La grosse tubérosité est le renflement qu'on voit à gauche de l'estomac. Elle répond à toute la portion d'estomac comprise en dehors de l'insertion du cardia. Située dans l'hypochondre gauche, elle est en rapport avec le diaphragme, qui la sépare des fausses côtes gauches, en avant; avec la queue du pancréas, l'extrémité supérieure du rein gauche, la capsule surrénale gauche et les vaisseaux spléniques, en arrière. La grosse tubérosité repose sur l'extrémité gauche de l'arc du côlon. Elle est en rapport par sa partie gauche avec la face interne de la rate qui s'applique contre l'estomac à l'état de plénitude de cet organe, et qui en est séparée par l'épiploon gastro-splénique à l'état de vacuité.

6° **Petite tubérosité.** — On a donné ce nom au renflement situé à droite de l'estomac au voisinage du pylore. Sa cavité est connue sous le nom d'*antre du pylore*. La petite tubérosité est en rapport, en avant, avec la paroi abdominale; en arrière, avec la tête du pancréas et la troisième portion du duodenum; en bas, avec l'extrémité droite de l'arc du côlon.

7° **Cardia.** — On donne ce nom à l'orifice œsophagien de l'estomac. Il est situé au-dessous et en arrière du foie, dont le bord postérieur présente une échancrure pour le recevoir. Il est en rapport en arrière avec les piliers du diaphragme. Il est entouré par le péritoine, et à sa droite commence le repli gastro-hépatique, tandis qu'à sa gauche se trouve un petit repli péritonéal, triangulaire, qu'on appelle gastro-diaphragmatique. Le tronc cœliaque est, en outre, situé à droite et un peu au-dessus du cardia.

Le cardia est remarquable par les plis rayonnés qu'on observe du côté de la muqueuse, et par la différence de coloration qui se montre là entre la muqueuse œsophagienne et la muqueuse stomacale. On remarque aussi à sa face interne une sorte de couronne formée par la saillie des glandes en tube de l'estomac.

8° **Pylore.** — C'est l'orifice droit de l'estomac, l'orifice duodénal. Cet orifice regarde en haut, à droite et en arrière. Une dépression circulaire indique son siége. Il est un peu dur au toucher, ce qui tient à l'épaississement considérable de ses parois. Il est situé en avant de la tête du pancréas et de l'artère hépatique, en arrière de la paroi abdominale, au-dessus du côlon transverse.

Le pylore présente la structure suivante : des fibres musculaires circulaires forment une sorte de sphincter. Ces fibres cessent d'exister brusquement au niveau de la valvule pylorique. A la face interne de ce sphincter, les tuniques celluleuse et muqueuse s'adossent à elles-mêmes pour former une valvule circulaire.

Valvule pylorique. — Cette valvule annulaire est percée au centre d'un trou ovalaire, admettant à peine l'extrémité du petit doigt. Vue du côté de l'estomac, cette valvule paraît peu saillante et dépasse à peine la surface interne de l'estomac ; vue du côté du duodenum, elle présente une large surface. Cette différence d'aspect des deux côtés tient à ce que le sphincter pylorique cesse brusquement d'exister à ce niveau, et présente du côté du duodenum une surface taillée à pic.

Structure.

Quatre tuniques superposées constituent l'estomac avec des vaisseaux et des nerfs. Les tuniques sont, en procédant de dehors en dedans, séreuse, musculaire, celluleuse, muqueuse.

Couche séreuse. — Cette couche est formée par le péritoine qui entoure l'estomac de toute part. Le péritoine est régulièrement étalé sur les deux faces de l'estomac ; il est plus adhérent au centre de ces faces que vers les limites, où il glisse sur du tissu cellulaire. Arrivés aux courbures de l'estomac, les deux feuillets du péritoine qui tapissent les faces s'adossent à eux-mêmes et forment des replis. L'un d'eux se porte de la petite courbure de l'estomac vers le foie (épiploon gastro-hépatique ou petit épiploon) ; un autre se porte de la grosse tubérosité vers le hile de la rate (épiploon gastro-splénique); le troisième s'étend de la grande courbure de l'estomac au côlon transverse (épiploon gastro-colique ou grand épiploon).

Couche musculaire. — Les fibres musculaires de l'estomac sont disposées de trois manières différentes. Les unes sont *circulaires*, les autres *longitudinales*; on en trouve quelques-unes qui ont une direction *oblique*.

Les *fibres circulaires* se trouvent dans toute l'étendue de l'estomac, depuis le cardia jusqu'au pylore. Elles forment sur le corps de l'estomac un plan très-mince qu'on aperçoit facilement à l'œil nu; mais au niveau du pylore, elles se multiplient et forment là une couche musculaire considérable qui joue le rôle d'un vrai muscle sphincter (sphincter pylorique). Les fibres circulaires forment des anneaux souvent complets, et se fixent par leurs extrémités sur la tunique celluleuse sous-jacente.

Les *fibres longitudinales* ne forment pas un plan régulier. Elles sont plus superficielles que les deux autres. On les rencontre à la petite courbure et aux deux extrémités de l'estomac. A la petite courbure, les fibres établissent la continuité entre celles de l'œsophage et celles du duodenum. Elles constituent un faisceau assez considérable, appelé *cravate de Suisse.* A l'extrémité gauche de l'estomac, sur le renflement de la grosse tubérosité, on voit une sorte d'éventail dont les irradiations partent du cardia ; c'est une partie des fibres longitudinales œsophagiennes qui se terminent à ce niveau. Sur la petite tubérosité on observe une disposition analogue, quoique plus irrégulière, due à l'insertion des fibres qui viennent du duodenum. D'après cette description, on voit que le corps de l'estomac est presque complétement dépourvu de fibres longitudinales.

Les *fibres obliques* ou *en anses* forment le plan le plus profond. Elles présentent une partie moyenne qui embrasse la grosse tubérosité de l'estomac, et deux extrémités qui viennent se fixer sur les deux faces de l'estomac, à une distance plus ou moins considérable de la grande courbure.

Ainsi superposées de dehors en dedans, plan longitudinal, plan circulaire, plan oblique, ces couches musculaires ne sont pas aussi distinctes que l'indiquent les descriptions. Et s'il est facile pour certaines fibres de dire à quel plan elles appartiennent, il faut convenir que cette détermination est impossible pour un grand nombre.

Couche celluleuse. — La couche cellulo-fibreuse sert d'insertion aux fibres musculaires de l'estomac; elle est sous-jacente à la muqueuse. C'est dans la tunique celluleuse que se divisent les vais-

seaux avant de se terminer dans la muqueuse. Cette couche est formée
par des fibres lamineuses entre-croisées.

Couche muqueuse. — La membrane muqueuse qui tapisse l'estomac se continue, d'un côté, avec la muqueuse œsophagienne, et, de
l'autre, avec la muqueuse intestinale. Sa couleur est d'un gris cendré
à l'état normal; son épaisseur, qui ne varie pas dans les divers points
de son étendue, est de 1 millimètre; elle est très-résistante. Mais tous
ces caractères s'altèrent facilement, soit sous l'influence des maladies
soit sous l'influence de l'état cadavérique. Il suffit, en effet, d'examiner
cette muqueuse quelques heures après la mort pour la trouver injec-
tée, amincie et ramollie sur certains points de son étendue.

La face superficielle est plissée lorsque l'estomac n'est pas distendu
les plis sont longitudinaux et transversaux. Elle présente aussi de petites saillies, désignées sous le nom de *mamelons*. La face profonde
adhère si intimement à la couche sous-jacente que celle-ci est entraînée par la muqueuse dans la formation des replis que l'on y trouve.

Le *derme* est constitué par une foule de faisceaux de fibres lamineuses entre-croisées, de quelques fibres élastiques, de matière
amorphe et de noyaux embryoplastiques. Quelques fibres cellules sont
disséminées entre ces éléments, mais profondément elles forment une
couche régulière en se mélangeant à des fibres lamineuses.

L'*épithélium* est cylindrique. Les cellules y forment une seule couche
très-régulière. Cette muqueuse ne présente pas de villosités.

Glandes de l'estomac. — Ces glandes, appelées aussi follicules
gastriques, sont répandues dans la muqueuse gastrique, enfoncées perpendiculairement dans la muqueuse. Elles présentent 1 millimètre de
longueur occupant par conséquent toute l'épaisseur de la muqueuse
et 0^{mm},1 de largeur. Elles sont plus volumineuses au niveau du pyloc
et au niveau du cardia; leur fond est bilobé au niveau du grand cul-
de-sac.

Elles sont constitués par une paroi propre, homogène, finement granuleuse, assez adhérente à la trame de la muqueuse. La paroi a une
épaisseur de 0^{mm},02; elle est tapissée à sa face interne par un épithélium nucléaire, qui remplit le fond du follicule. On trouve aussi sur
cette paroi des cellules sphériques très-granuleuses qui la tapisse
dans la moitié qui regarde l'embouchure; mais, tout près de l'orific
de la glande, ces cellules sont remplacées par des cellules cylindriques
Cette portion représente en effet le conduit excréteur de la glande, la
portion sécrétante étant représentée par le fond, recouvert par
noyaux et par les cellules sphériques. Les vaisseaux capillaires forment
un réseau à mailles longitudinales à la surface externe du follicule.

Cette manière d'envisager les glandes stomacales est de M. Sappey. MM. Robin et Kölliker ne partagent pas cette manière de voir. Pour ces auteurs, il y a des glandes *muqueuses* et des glandes à *suc gastrique*. Les glandes à suc gastrique sont des follicules, les uns simples, les autres composés et affectant la forme de petites glandes en grappe. Ces dernières avoisinent le cardia. A l'intérieur de ces glandes gastriques, on trouve de grandes cellules particulières, *cellules à pepsine*. Quant aux glandes muqueuses, elles avoisinent le pylore, ont une structure identique à celle des glandes à suc gastrique composées; mais elles sont *complétement dépourvues de cellules à pepsine.*

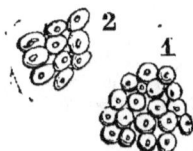

Fig. 89.

1. Épithélium nucléaire sphérique. — 2. Épithélium nucléaire ovoïde tapissant les glandes de l'estomac.

Artères. — Les artères de l'estomac proviennent du tronc cœliaque ou de ses branches. Elles occupent toutes les courbures de l'estomac. La coronaire stomachique longe la petite courbure avec la pylorique. La gastro-épiploïque droite et la gastro-épiploïque gauche sont situées sur la grande courbure. Enfin les vaisseaux courts se rendent à la grosse tubérosité de l'estomac. Ces troncs artériels sont placés entre les deux feuillets du péritoine qui viennent des deux faces de cet organe; ils occupent l'espace prismatique et triangulaire formé par les deux feuillets écartés et par l'estomac. De ces troncs artériels partent de nombreux rameaux pour les deux faces de l'organe: ces rameaux s'anastomosent fréquemment entre eux et arrivent dans la tunique celluleuse, d'où elles se répandent en nombreux capillaires dans la muqueuse. Les capillaires sont principalement destinés aux glandes de la muqueuse (voir *fig.* 90).

Veines. — Les veines de l'estomac se comportent comme les artères et portent le même nom. Elles sont dépourvues de valvules et vont se jeter dans le système de la veine porte. Plusieurs de ces veines se jettent directement dans le tronc de la veine porte, comme la veine coronaire stomachique, la veine pylorique et la gastro-épiploïque droite. Quant aux vaisseaux courts et à la veine gastro-épiploïque gauche, ils se jettent dans la veine splénique.

Lymphatiques. — Ces vaisseaux sont très-nombreux et naissent

de la muqueuse. Ils forment dans la tunique celluleuse un réseau à
mailles serrées, d'où partent de nombreux troncs qui se rendent dans
les ganglions lymphatiques situés au niveau des deux courbures de
l'estomac.

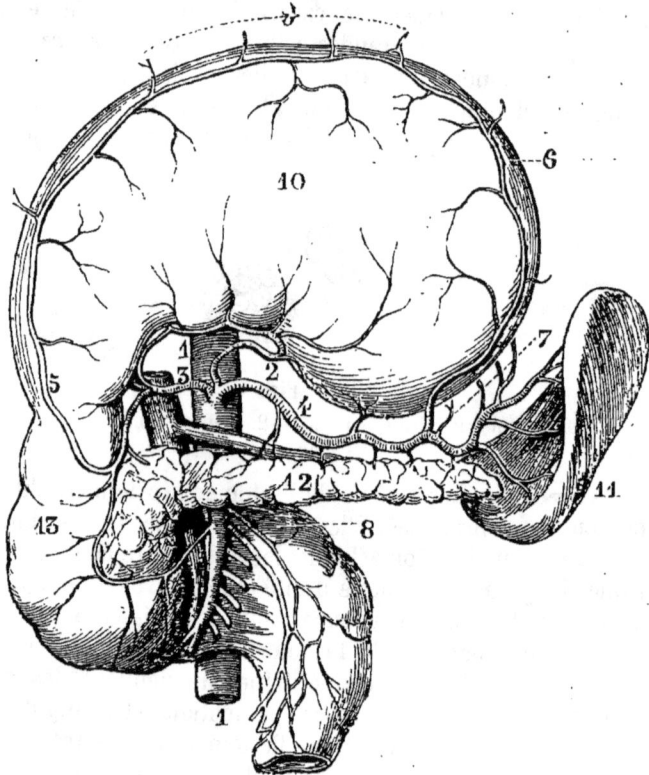

Fig. 90, montrant les vaisseaux de l'estomac (estomac renversé).

1. Aorte. — 2. Coronaire stomachique. — 3. Hépatique. — 4. Splénique. — 5. Gastro-
épiploïque droite. — 6. Gastro-épiploïque gauche. — 7. Vaisseaux courts. — 8. Mésentérique supérieure. — 9. Anastomose des gastro-épiploïques. — 10. Estomac. —
11. Rate. — 12. Pancréas. — 13. Duodenum.

Nerfs. — Les nerfs de l'estomac proviennent du pneumogastrique
et du grand sympathique.

§ V. — Intestin grêle.

On donne le nom d'intestin grêle à cette portion du tube digestif
intermédiaire à l'estomac et au gros intestin.

Dimensions. — L'intestin grêle a une longueur de 8 mètres environ. Son diamètre moyen est de 3 à 4 centimètres. Il diminue insensiblement de calibre de haut en bas, où il présente une largeur de 2 centimètres.

Direction. — A son origine, l'intestin grêle décrit une courbure autour de la tête du pancréas; puis il passe horizontalement au-dessous des vaisseaux mésentériques supérieurs, se porte à gauche et décrit une courbure à concavité droite; puis il se porte à droite, revient à gauche et ainsi de suite jusqu'à la fosse iliaque droite, où il se termine dans le cœcum. Ces replis intestinaux prennent le nom de *circonvolutions intestinales*.

Mobilité. — L'intestin grêle est extrêmement mobile, si ce n'est à son origine, qui est fixée autour de la tête du pancréas. Il se moule sur les organes du voisinage, remplit les vides qui se font par suite du déplacement des autres viscères, se précipite au dehors dès qu'une ouverture est faite à la paroi abdominale. Il est maintenu en position par le duodenum, qui est fixé à la paroi abdominale postérieure et par un large repli du péritoine (mésentère), repli vertical qui se fixe d'une part à la portion lombaire de la colonne vertébrale, et d'autre part à toute la longueur de l'intestin grêle.

Divisions. — On divise l'intestin grêle en deux portions : 1° le *duodenum*, nom donné par Hérophile à la première partie de l'intestin grêle, long de 12 travers de doigt; 2° l'*intestin grêle* proprement dit. Ce dernier se divise en jejunum et iléon. La limite entre ces deux dernières portions n'est pas bien marquée, et l'usage veut qu'on appelle *jejunum* les trois cinquièmes supérieurs, et *iléon* les deux cinquièmes inférieurs. C'est à ces deux dernières portions que s'appliquent les détails qui précèdent.

Rapport et forme. — L'intestin grêle est à peu près cylindrique. On peut lui considérer un *bord antérieur* convexe en rapport avec la paroi abdominale dont il est séparé par le grand épiploon. Chez le fœtus et le nouveau-né cependant, ce rapport est immédiat à cause de l'absence d'épiploon ; un *bord postérieur*, concave qui donne attache au mésentère ; *deux faces latérales* en contact avec celles des circonvolutions voisines.

L'intestin grêle est en rapport avec presque tous les points des parois qui limitent la cavité abdominale. Il plonge dans le bassin, il se porte dans les flancs où il recouvre le colon ascendant et le colon descendant; il recouvre la colonne vertébrale, l'aorte et la veine cave inférieure. Il est placé au-dessous du côlon transverse et du mésocôlon transverse qui forment, pour ainsi dire, une cloison séparant l'estomac qui est au-dessus de l'intestin grêle qui se trouve au-dessous.

Duodenum.

C'est la première portion de l'intestin grêle.

Limites. — Il est limité en haut par le pylore, en bas par les vaisseaux mésentériques supérieurs, qui passent au-dessus de lui et qui rétablissent la limite entre le duodenum et l'intestin grêle.

Direction et division. — On lui considère trois portions; la première ou portion pylorique qui se porte en haut, à droite et en arrière; la deuxième dirigée verticalement, et la troisième horizontalement. L'ensemble de ces trois portions forme un fer à cheval à concavité gauche qui embrasse la tête du pancréas.

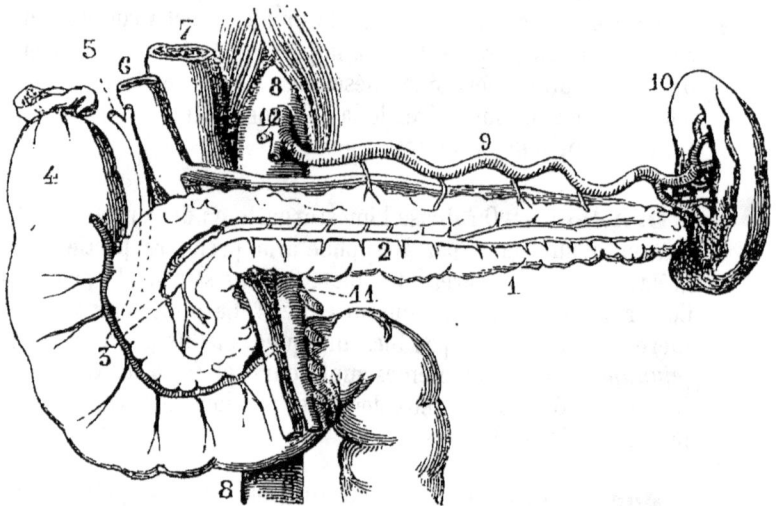

Fig. 91, montrant les rapports du duodenum avec le pancréas.

1. Pancréas. — 2. Canal pancréatique.—3. Embouchure de ce canal dans le duodenum. — 4. Duodenum. — 5. Canal cholédoque.—6. Veine porte. — 7. Veine cave inférieure. —8. Aorte. — 9. Artère splénique. —10. Rate. — 11. Artère mésentérique supérieure. — 12. Tronc cœliaque.

Mobilité. — Le duodenum est mobile dans la première portion, fixe dans les deux autres. Les deux dernières portions sont fixées par le péritoine contre la paroi abdominale postérieure. On ne rencontre jamais le duodenum dans les hernies.

Dimensions. — La première portion a une longueur de 5 centimètres La deuxième est longue de 6 à 7 centim., de même que la troisième.

Rapports. — 1re *portion*. — Elle est en rapport, en avant, avec le foie et le col de la vésicule biliaire; en arrière, avec le tronc de la veine porte, l'artère hépatique et la gastro-épiploïque droite. Ajoutons, en outre, que le petit épiploon se prolonge à la partie supérieure de la première portion, tandis que le grand épiploon se prolonge à sa partie inférieure.

2e *portion*. — Elle est en rapport, en avant, avec le coude que forme le côlon ascendant avec le côlon transverse; en arrière avec le hile du rein, le canal cholédoque, le canal pancréatique et la veine cave inférieure; en dehors, avec le côlon ascendant; en dedans, avec la tête du pancréas qui adhère intimement aux tuniques du duodenum. Le péritoine applique cette portion du duodenum contre les parties profondes de la cavité abdominale et ne recouvre pas sa face postérieure, de sorte qu'on pourrait pénétrer dans cette portion de l'intestin par sa face postérieure, sans blesser le péritoine (*fig.* 90 et 91).

3e *portion*. — Dans son trajet horizontal, cette portion est en rapport, en avant, avec le bord adhérent du mésocôlon transverse dont les deux feuillets l'embrassent. Le feuillet supérieur la sépare de l'estomac, tandis que le feuillet inférieur la sépare de l'intestin grêle. Au-devant de cette portion sont encore situés les vaisseaux mésentériques supérieurs; en arrière, elle est en rapport avec l'aorte, la veine cave inférieure et les piliers du diaphragme (*fig.* 91).

La structure est la même que celle de l'intestin grêle en général.

Structure.

L'intestin grêle est formé de quatre tuniques superposées. Ces tuniques sont de dehors en dedans: séreuse, musculaire, celluleuse, muqueuse. Des vaisseaux et des nerfs complètent cette structure (*fig.* 92).

Couche séreuse. — Formée par le péritoine, cette couche est partout continue, excepté sur les deux dernières portions du duodenum. Dans toute la portion mobile de l'intestin, le péritoine entoure complétement ce conduit et s'adosse à lui-même en arrière pour former le mésentère. Sur le bord antérieur ou convexe de l'intestin, le péritoine est plus adhérent que sur les autres points; il adhère très-lâchement au niveau du bord postérieur. Sur la deuxième et sur la troisième portion du duodenum, cette séreuse passe au-devant et les applique contre la partie postérieure de la cavité abdominale. Sur la première portion du duodenum, le péritoine se comporte comme sur l'estomac en le comprenant entre deux feuillets.

Couche musculaire. — Cette couche est formée par deux ordres de fibres, circulaires et longitudinales. Les premières forment un plan profond et régulièrement étendu du pylore au cœcum. Les fibres longitudinales, superposées aux autres, s'étendent du pylore au cœcum. Les faisceaux aplatis que forment ces fibres recouvrent toute la surface de l'intestin. Cependant au niveau de son bord concave ou adhérent, l'intestin est plus mince et plus fragile, à cause de la grande ténuité de ces faisceaux à ce niveau.

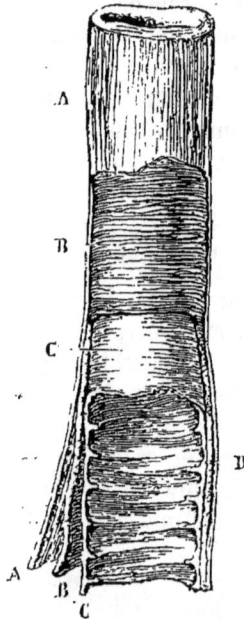

Fig. 92, montrant la structure de l'intestin.

A, A.—Fibres musculaires longitudinales.—B, B. Fibres musculaires circulaires.—
C, C. Tunique muqueuse.—D, D. Valvules conniventes.

Couche celluleuse. — Formée uniquement de tissu cellulaire, cette couche est située entre la musculaire, qui y prend des insertions, et la muqueuse. Elle se laisse facilement infiltrer par la macération dans l'eau. Elle envoie des prolongements au centre des valvules conniventes ; c'est aussi sur elle que repose le fond des glandes en tube de la muqueuse.

Couche muqueuse. — La muqueuse de l'intestin grêle présente des caractères particuliers qui la distinguent de celle de l'estomac et de celle du gros intestin. C'est à sa surface que se fait presque uniquement l'absorption intestinale; c'est aussi à sa surface que nous trouverons très-développées les conditions qui favorisent l'absorption.

La face externe de la muqueuse est adhérente à la tunique cellu=leuse; la face interne libre est hérissée de saillies ou *villosités*, de replis de la muqueuse ou *valvules conniventes*, et criblée de trous nombreux, orifices glandulaires.

La muqueuse est formée de deux couches, le derme et l'épithélium. L'épithélium forme une couche simple à la surface de la muqueuse, c'est un épithélium cylindrique.

Le derme est formé de faisceaux de fibres lamineuses diversement entre-croisées. Entre ces faisceaux on rencontre de la matière amorphe et des noyaux embryoplastiques. On y trouve quelques fibres musculaires de la vie organique, plus abondantes à la face profonde de la muqueuse.

Villosités. — Les villosités sont de petites saillies filiformes, tantôt aplaties, le plus souvent coniques. Ces villosités hérissent la surface de

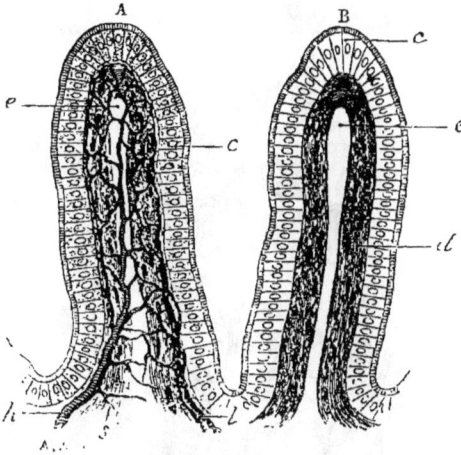

Fig. 93. — Structure des villosités (d'après M. J. Béclard).

A. — Villosité avec ses vaisseaux. — *c*. Épithélium cylindrique. — *e*. Origine du chylifère. — *h*. Artère. — *l*. Veine. — *s*. Substance de la villosité.
B. — Villosité sans vaisseaux sanguins. — *c*. Épithélium cylindrique. — *d*. Substance
de la villosité. — *e*. Origine du chylifère.

la muqueuse, et l'on trouverait difficilement un point qui en fût dé-
pourvu. M. Sappey en a compté 1000 sur un centimètre carré, et ce savant évalue à plus de 10,000,000 le nombre des villosités de la muqueuse intestinale.

Ces prolongements ont une longueur moyenne de quelques dixièmes de millimètre qui n'arrive que très-rarement à 1 millimètre.

La villosité est recouverte par l'épithélium cylindrique de la muqueuse. La partie centrale est une saillie de la muqueuse qui possède les mêmes éléments que le derme, c'est-à-dire fibres lamineuses, substance amorphe, noyaux embryoplastiques et quelques fibres lisses.

La villosité, organe d'absorption, est très-vasculaire. Des artères nombreuses s'y rendent, elles se ramifient dans son épaisseur et donnent naissance aux veines, qui convergent sur deux ou trois branches, lesquelles donnent naissance à un tronc volumineux qui parcourt l'axe de la villosité. Les lymphatiques des villosités ou chylifères naissent par une extrémité dilatée au centre de la villosité par une espèce d'ampoule centrale. Cette opinion est généralement admise. M. Sappey cependant croit que les chylifères naissent par un réseau serré à la surface des villosités (fig. 94).

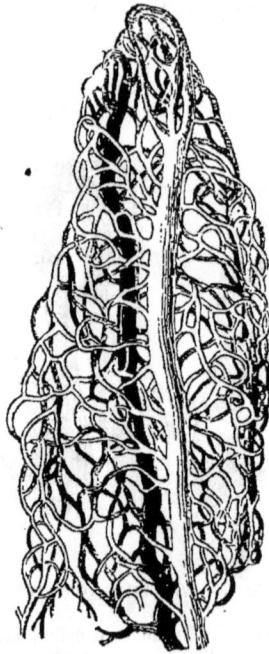

Fig. 94, montrant les vaisseaux des villosités (d'après M. J. Béclard).

Valvules connivents. — Les valvules connivents ou de Kerkring sont de simples replis de la muqueuse siégeant sur toute l'étendue de la muqueuse intestinale, excepté dans la partie la plus inférieure de l'intestin et dans la première portion du duodenum. Elles sont très-abondantes dans la première partie de l'intestin grêle, surtout dans les deuxième et troisième portion du duodenum. Ces replis n'occupent pas toute la circonférence de l'intestin, mais une partie seulement, les deux tiers, les trois quarts. Leurs extrémités se perdent insensiblement sur les parois de la muqueuse. Leur bord libre est toujours incliné du côté de l'anus, entraîné qu'il est par les matières alimentaires. Les valvules conniventes sont hérissées de villosités ; elles présentent au centre du repli un prolongement de la tunique celluleuse qui porte les vaisseaux et les nerfs aux villosités de ces replis. Il y a des valvules conniventes de toutes les dimensions. M. Sappey en a compté de 800 à 900.

Glandes de l'intestin grêle. — L'intestin grêle est pourvu de quatre espèces de glandes, deux glandes simples, deux glandes composées. — Les glandes simples sont les glandes de Lieberkühn et les follicules clos. Les glandes composées sont les glandes de Brunner et les glandes de Peyer. Les glandes simples existent dans toute l'étendue de l'intestin grêle ; quant aux dernières, celles de Brunner siégent seulement dans le duodenum, tandis que celles de Peyer siégent uniquement à la partie inférieure de l'intestin grêle.

1° *Glandes de Lieberkühn.* — Ces glandes forment une couche continue et siégent dans toute l'étendue de la muqueuse intestinale, à la surface des valvules conniventes et dans leurs intervalles, et à la surface des follicules clos. Ce sont des glandes en cœcum comme celles de l'estomac, avec cette différence que celles de l'intestin grêle sont plus élargies vers le fond.

Leur longueur moyenne est de $0^{mm},12$. Leur diamètre est de $0^{mm},05$ au fond de la glande et de $0^{mm},02$ vers l'embouchure.

Ces glandes sont dirigées perpendiculairement à la muqueuse. Leur base repose dans l'épaisseur du chorion muqueux, et leur orifice vient s'ouvrir à la surface de la muqueuse entre les villosités.

Leur nombre est considérable, et M. Sappey croit qu'il varie entre 40 et 50 millions.

Ces glandes sont constituées par un paroi propre, mince et transparente, tapissée à l'intérieur par une couche d'épithélium nucléaire.

2° *Follicules clos.* — Les vésicules closes de l'intestin grêle existent partout. Elles sont profondément situées dans l'épaisseur de la muqueuse. Leur volume varie ; il en est de microcospiques, tandis que d'autres ont le volume de la tête d'une grosse épingle. Elles sont recouvertes de villosités et de glandes en tube ou de Lieberkühn. Autour de quelques-unes on voit les villosités former une espèce de couronne. Ces follicules ont une paroi propre, homogène, transparente, sans ouverture. La paroi est tapissée à sa surface interne par un épithélium nucléaire qui remplit aussi la cavité du follicule, et au milieu duquel on trouve quelques cellules d'épithélium pavimenteux (*fig.* 95).

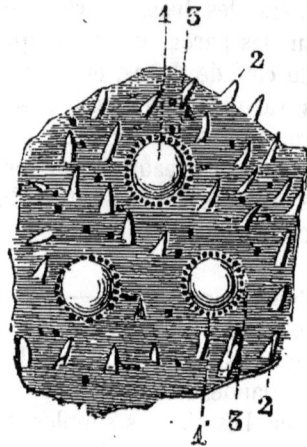

Fig. 95, montrant la muqueuse intestinale.

1, 1. Follicules clos. — 2, 2. Villosités. — 5, 5. Orifices des glandes de Lieberkühn.

3° *Glandes de Brunner*. — Glande en grappes, occupant seulement le duodenum, et appelées aussi pour cette raison glandes duodénales, siégeant au-dessous de la muqueuse. Elles sont très-abondantes sur la première portion du duodenum, moins abondantes sur la seconde, moins encore sur la troisième, où elles disparaissent complétement. Les unes ont le volume d'une tête d'épingle, d'autres sont grosses comme de petits pois et très-sensibles au toucher. Ces glandes ont la structure des glandes en grappe et représentent exactement des lobules isolés des glandes salivaires ou du pancréas.

4° *Glandes de Peyer*. — On appelle ainsi des groupes plus ou moins considérables de vésicules closes placées dans la muqueuse de l'intestin grêle; ces glandes, appelées aussi *plaques de Peyer*, sont en nombre variable, de 35 à 40, selon M. Sappey, qui les a étudiées avec le soin qu'il apporte ordinairement à l'étude de l'anatomie. Elles sont disposées sur le bord convexe de l'intestin grêle, dans le cinquième inférieur de ce tube; leur grand axe est dirigé dans le sens du grand axe de l'intestin; leur forme est ovale. Elles sont plus ou moins étendues, de 2 centimètres à 10 centimètres; tantôt elles sont recouvertes par des replis muqueux, tantôt la muqueuse est régulièrement étalée à leur surface : de là deux espèces de plaques de Peyer, que M. Sappey distingue avec soin : 1° les *plaques plissées*, 2° les *plaques lisses* (*fig.* 96).

Ces glandes sont constituées par un assemblage de vésicules closes. Celles-ci sont juxtaposées; elles soulèvent légèrement la surface libre de la muqueuse, tandis que la paroi opposée repose sur le tissu cellulaire sous-muqueux; elles ont de $0^{mm},02$ à 1 millimètre de diamètre.

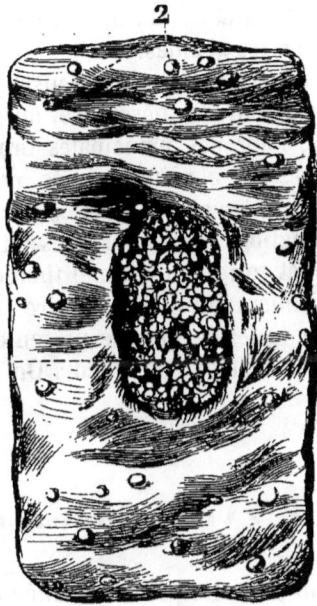

Fig. 96. — Muqueuse intestinale montrant une plaque de Peyer et des follicules clos.

leur paroi est de $0^{mm},01$ à $0^{mm},02$; le contenu est pour ainsi dire privé de liquide; il n'en existe qu'une très-faible quantité qui sépare les éléments qui y sont contenus. Elles sont exactement remplies par un épithélium nucléaire. Les vaisseaux qui s'y rendent, traversent la paroi de la vésicule et vont former des mailles fines entre les noyaux l'épithélium. Entre les diverses vésicules closes on voit se placer les glandes de Lieberkühn; les villosités sont très-nombreuses à la surface des plaques de Peyer. Ces vésicules sécrètent un liquide qui passe à travers la paroi et non par déchirure de cette paroi, comme quelques auteurs l'ont admis.

Vaisseaux et nerfs. — Les *artères* de l'intestin grêle viennent de la mésentérique supérieure. Le duodenum reçoit en outre la pancréatico-duodénale, branche de la gastro-épiploïque droite. Ces artères se ramifient dans l'épaisseur du mésentère, et envoient des branches qui s'anastoment entre elles pour former des arcades. De ces arcades partent d'autres branches qui s'anastomosent de nouveau, de sorte que ces vaisseaux constituent des séries d'arcades artérielles au nombre de trois, quatre et cinq avant d'arriver à l'intestin grêle.

Des dernières arcades partent des rameaux, qui se distribuent aux deux faces de l'intestin et s'épuisent dans la muqueuse, et mieux dans les villosités et dans les glandes.

Des *veines* nombreuses et volumineuses naissent des artères et se rendent dans l'épaisseur du mésentère, où elles constituent la grande veine mésaraïque, l'une des principales branches de la veine porte.

Les lymphatiques ou *chylifères*, nés des villosités, forment des troncs qui suivent le trajet des vaisseaux mésentériques supérieurs, traversent les ganglions mésentériques, et viennent se jeter dans le réservoir de Pecquet, origine du canal thoracique.

Les *nerfs* proviennent du plexus solaire. Ils se rendent à l'intestin grêle en suivant le trajet de l'artère mésentérique supérieure, sous le nom de plexus mésentérique supérieur. On ne connaît pas leur mode de terminaison.

§ VI. — Gros intestin.

Le gros intestin est cette portion renflée du tube digestif, étendue de l'intestin grêle à l'anus.

Direction. — Après avoir reçu l'intestin grêle à angle presque droit le gros intestin s'élève verticalement jusqu'au foie; arrivé là, il se porte à gauche le long de la paroi abdominale jusqu'à la rate. Il se dévie de nouveau en ce point et descend verticalement jusqu'à la crête iliaque, au niveau de laquelle il décrit des flexuosités en se dirigeant à droite et en dedans, et plongeant dans l'excavation pelvienne. La direction générale du gros intestin est telle qu'il embrasse dans sa course l'intestin grêle tout entier.

Division. — L'origine du gros intestin un peu renflée dans la fosse iliaque droite, constitue le *cæcum*. La portion suivante jusqu'au foie porte le nom de *côlon ascendant*, viennent ensuite le *côlon transverse* et le *côlon descendant*. Au niveau de la fosse iliaque gauche, il constitue le *côlon iliaque* ou S iliaque, qui prend le nom de *rectum* dans le petit bassin.

Conformation extérieure. — Le gros intestin n'est point cylindrique et uni comme l'intestin grêle; il présente sur la plus grande partie de sa longueur trois dépressions longitudinales entre lesquelles on voit une série très-nombreuse de saillies et de dépressions.

Longueur. — La longueur moyenne est, suivant M. Sappey, de 1ᵐ,65.

Cœcum et valvule iléo-cœcale (fig. 97).

On donne le nom de *cœcum* au cul-de-sac qui constitue l'origine du gros intestin.

Limites. — Il est limité par une ligne horizontale passant par la valvule iléo-cœcale.

Forme. — Il représente une calotte à concavité dirigée en haut et surmontée vers son sommet d'un prolongement ou *appendice cœcal.* Son axe se dirige en haut, en dehors et en arrière.

Situation. — Le cœcum est situé dans la fosse iliaque. droite, il repose sur l'aponévrose iliaque derrière la paroi abdominale. Il est peu susceptible de déplacement; aussi son développement se fait-il presque toujours sur place. Il est rare de le rencontrer dans les hernies.

Rapports. — Le cœcum est en rapport en arrière et en bas avec le muscle psoas-iliaque droit, en avant et en bas avec l'angle rentrant, qui forment en se réunissant la fosse iliaque et la paroi abdominale antérieure, en avant avec cette même paroi qui est soulevée quand des matières fœcales s'accumulent dans le cœcum. Lorsqu'il est peu volumineux, il est en rapport en avant et sur les côtés avec les circonvolutions intestinales.

Tantôt le cœcum repose directement sur le tissu cellulaire de la fosse iliaque, tantôt il en est séparé par le péritoine qui forme quelquefois à ce niveau un repli, *mésocœcum.*

L'*appendice vermiculaire du cœcum* est un petit cordon, vestige du pédicule de la vésicule ombilicale du fœtus; il est fixé au sommet du cœcum et renverse tantôt d'un côté, tantôt de l'autre. Il est presque toujours appliqué contre le muscle iliaque. Cet appendice, ordinairement creux, communique avec l'intérieur du cœcum par un orifice plus ou moins étroit. Sa longueur varie depuis 4 jusqu'à 10 centim.

La valvule *iléo-cœcale*, appelée encore *valvule de Bauhin* et vulgairement *barrière des apothicaires*, est formée par deux replis membraneux, limitant un orifice qui fait communiquer l'intestin grêle et le gros intestin.

Vue du côté de l'intestin grêle, on voit le calibre de ce conduit diminuer graduellement pour se terminer par une ouverture elliptique au niveau du bord libre de ces replis. Du côté du gros intestin, c'est une ouverture horizontale, en forme de boutonnière placée sur le paroi interne du cœcum.

Cette ouverture s'efface lorsque le cœcum se dilate, par suite de la superposition des deux lèvres qui la limitent.

Aux extrémités de l'ouverture se voit une sorte de bride qui semble relier les deux lèvres. Celle que l'on voit en arrière est plus marquée que l'antérieure. On les connaît sous le nom de *freins* de la valvule.

Les deux lèvres de cette ouverture ne sont pas situées sur le même plan, la lèvre supérieure est plus rapprochée de la cavité du cœcum et elle déborde en bas l'ouverture, de sorte qu'une pression venant à agir de l'intérieur du cœcum sur la lèvre supérieure, celle-ci s'applique sur l'inférieure et ferme l'ouverture. Tel est le mécanisme qui empêche les matières de remonter du cœcum dans l'intestin grêle.

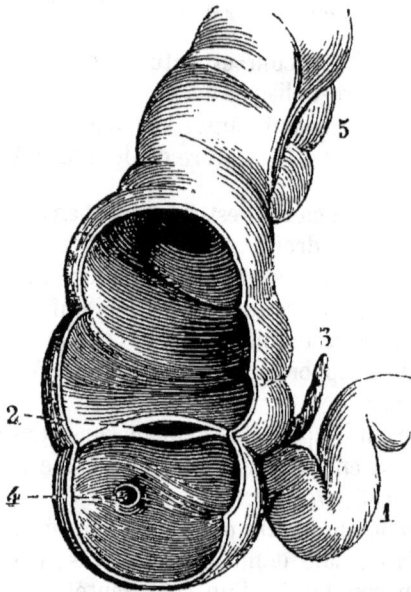

Fig. 97. — Valvule iléo-cœcale et cœcum.

Intestin grêle. — 2. Valvule. — 3. Appendice vermiculaire du cœcum. — 4. Orifice de cet appendice dans le cœcum. — 5. Gros intestin.

Les lèvres de la valvule iléo-cœcale ne sont pas deux membranes séparables de l'intestin; elles sont formées par un adossement de l'intestin grêle à lui-même, par une sorte d'invagination de l'intestin grêle dans le cœcum. Toutes les parties du tube ne prennent point part à cette invagination. En effet, lorsque avec un scalpel bien tranchant on divise en dehors de la valvule le péritoine et les fibres musculaires longitudinales, si l'on vient à exercer une traction même peu énergique sur l'intestin grêle, on voit les lèvres de la valvule disparaître et l'intestin s'allonger par leur dédoublement. Ce qui veut dire que les parties de l'intestin grêle qui prennent part à la constitution de la valvule sont la tunique muqueuse, la tunique celluleuse et les. fibres circulaires de la tunique musculaire.

Côlon ascendant.

Cette portion du gros intestin, limitée en bas par la valvule iléo-cœcale, en haut par la face inférieure du foie, est profondement située dans la région lombaire. Elle est fixée dans cette région par le péritoine, qui passe au-devant d'elle, et qui dans quelques cas s'adosse à lui-même à la face postérieure du côlon pour former le *mésocôlon ascendant*. Susceptible de dilatation et de rétrécissement, ses rapports varient moins cependant que ceux de beaucoup d'autres portions du tube digestif. Le côlon ascendant est en rapport, en avant et sur les côtés, avec les circonvolutions de l'intestin grêle, en arrière, avec le carré des lombes et le rein droit.

Côlon transverse.

Le côlon transverse ou *arc du côlon* sépare les côlons ascendant et descendant. Il décrit une courbe à convexité antérieure et suit le contour de la paroi abdominale entre les régions épigastrique et ombilicale.

Il est retenu à la colonne vertébrale par un repli péritonéal extrêmement mince et large, le *mésocôlon transverse*. Il est en rapport, en avant, avec la paroi abdominale dont il est séparé par les deux feuillets antérieurs du grand épiploon; en arrière, avec l'insertion du mésocôlon transverse; en haut, avec la grande courbure de l'estomac, et en bas avec les circonvolutions intestinales. En outre, le coude qu'il forme avec le côlon ascendant est en rapport, en avant, avec la paroi abdominale, en haut et en arrière, avec la petite tubérosité de l'estomac, la seconde portion du duodenum, la vésicule biliaire. Le coude qu'il forme avec le côlon descendant est en rapport avec la portion gauche du diaphragme et avec la rate.

Côlon descendant.

L'analogue du côlon ascendant, il est limité en haut par le coude qu'il forme avec le côlon transverse, et en bas par la crête iliaque. Le côlon descendant est en rapport en avant et sur les côtés avec les anses intestinales, et en arrière avec le rein gauche et le carré des lombes. Le péritoine se comporte à son égard comme il se comporte avec le côlon ascendant.

Côlon iliaque ou S iliaque.

Il occupe la fosse iliaque du côté gauche. A ce niveau, le gros intestin décrit deux grandes courbures en forme de S, qui sont retenues à la fosse iliaque par un long repli du péritoine, *mésocôlon iliaque*.

Le côlon iliaque est limité par la crête iliaque en haut et la symphyse sacro-iliaque gauche en bas.

Il est très-mobile et il entre assez souvent dans la composition des hernies. Il présente les rapports suivants. Il repose sur l'aponévrose iliaque et le psoas-iliaque. Il est recouvert de tous côtés par les circonvolutions intestinales. En outre, il croise les vaisseaux spermatiques, et les vaisseaux iliaques du côté gauche.

Rectum.

Le rectum est cette dernière portion du gros intestin étendue de la symphyse sacro-iliaque gauche à l'anus.

Longueur. — Sa longueur est en moyenne de 20 centimètres.

Direction. — Sa cavité est toujours fermée comme celle de l'œsophage, celle de l'urèthre, à moins qu'il ne contienne des matières fécales. Il décrit dans son trajet des courbures latérales et des courbures antéro-postérieures.

Il décrit deux courbures antéro-postérieures, une concave en avant, moulée sur celle du sacrum, une autre concave en arrière, embrassant le coccyx par sa concavité. Des deux courbures latérales, la supérieure, plus marquée est concave à gauche; l'inférieure, située à la partie inférieure du sacrum et peu marquée, présente une concavité droite.

Calibre. — Les diamètres du rectum se réduisent à peu de chose lorsque cet intestin est vide; il peut ne pas dépasser alors le calibre de l'intestin grêle; mais, lorsqu'il se dilate par suite de l'accumulation des matières fécales, il déplace les organes voisins, les refoule et peut envahir la presque totalité de l'excavation pelvienne. Cet état habituel chez beaucoup de sujets gêne singulièrement le jeu des organes qui sont contenus avec le rectum dans l'excavation pelvienne.

Division. — On est dans l'habitude de diviser le rectum en trois portions. Cette division me paraît irrationnelle et ne repose sur aucune considération importante. J'aime mieux, et il y aura ici un grand intérêt pratique, diviser le rectum en deux portions, une supérieure, recouverte par le péritoine, et une inférieure, dépourvue de cette séreuse. Il n'est pas inutile d'indiquer la longueur de ces deux portions, qui diffèrent dans les deux sexes. Les auteurs ne s'accordent pas à ce sujet. Selon M. Sappey, la distance qui sépare l'anus du cul-de-sac péritonéal serait de 5 à 6 centimètres chez l'homme, et de 6 centim. chez les femmes. Cette distance serait de 2 à 3 pouces pour M. Velpeau, de 4 pouces selon Lisfranc, Sanson et Malgaigne. M. Richet admet 10 centim. Il est probable que tous ces observateurs n'ont pas tous opéré leurs recherches dans les mêmes conditions, et il est utile de savoir que l'embonpoint du sujet augmente considérablement la distance qui sépare l'anus du cul-de-sac péritonéal. L'état de vacuité ou de plénitude de la vessie est aussi une des causes qui font varier le point où se trouve le cul-de-sac péritonéal.

Rapports. — 1° *Portion supérieure ou péritonéale.* — Cette portion qui comprend la plus grande partie de la première courbure antéro-postérieure du rectum est en rapport, en avant, avec le péritoine qui la sépare de la vessie chez l'homme, de l'utérus et du vagin chez la emme. Le péritoine forme là un cul-de-sac plus spacieux chez l'homme, dans lequel viennent s'accumuler les anses intestinales. Sur les côtés, il est en rapport aussi avec le péritoine, qui remonte insensiblement jusqu'à la partie postérieure, où il s'adosse à lui-même pour former le *mésorectum*. En arrière, il est en rapport, avec le sacrum, l'artère sacrée moyenne, et lorsqu'il est fortement dilaté avec le muscle pyramidal et le plexus sacré. Un tissu cellulaire lâche et chargé de graisse le sépare du sacrum (*fig.* 98 et 99).

2° *Portion inférieure.* — Ces rapports varient chez l'homme et chez la femme.

Chez l'homme, la portion inférieure du rectum est en rapport, en avant et de haut en bas, avec le bas-fond de la vessie, les vésicules séminales, la prostate et une partie de la portion musculeuse de l'urèthre; en arrière, avec le sommet du sacrum, la face antérieure et la pointe du coccyx; sur les côtés et de haut en bas avec le tissu cellulaire sous-péritonéal et le muscle releveur de l'anus qui sépare le rectum de la fosse ischio-rectale. La partie la plus inférieure du rectum est située au milieu des muscles du périnée et entourée par le sphincter externe de l'anus.

Chez la femme, la portion inférieure du rectum est en rapport, en avant, avec le vagin dans une grande partie de son étendue, où il constitue la cloison recto-vaginale; en arrière, avec le sacrum et le coccyx; sur les côtés, avec le muscle releveur de l'anus qui sépare le rectum de la fosse ischio-rectale. A son extrémité anale, le rectum plonge au milieu des muscles du périnée, comme chez l'homme.

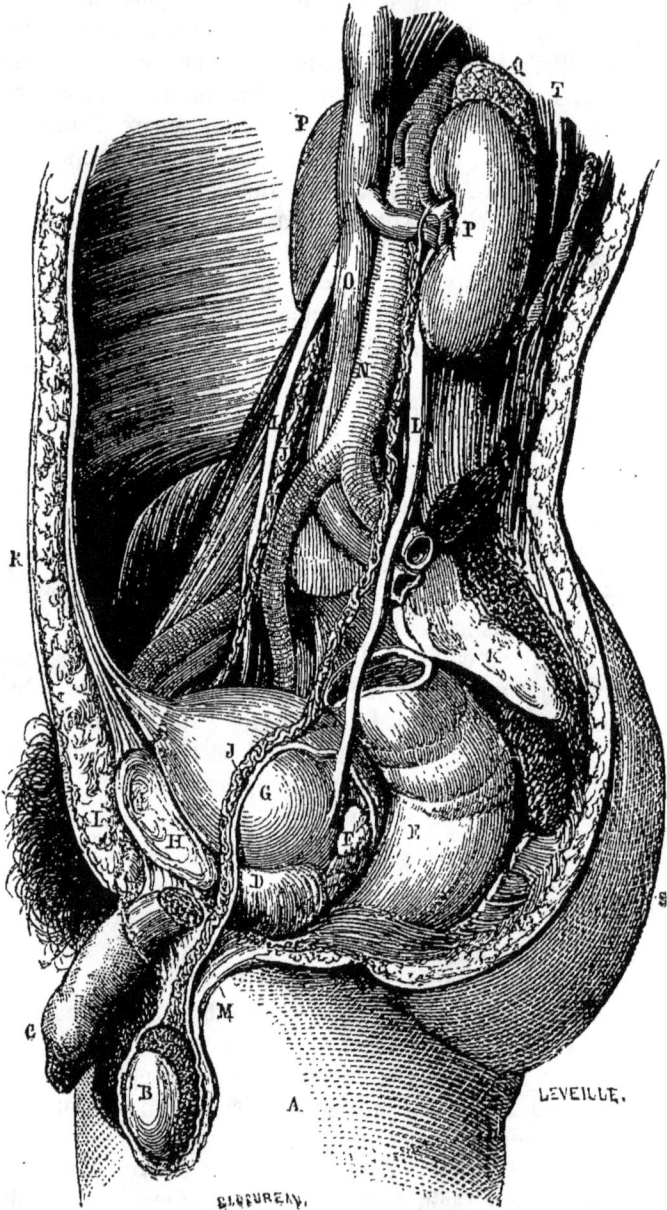

Fig. 98. — Coupe antéro-postérieure du bassin montrant les rapports du rectum chez l'homme.

La courbure inférieure du rectum est plus marquée chez l'homme que chez la femme, de telle sorte que l'anus de l'homme est situé à

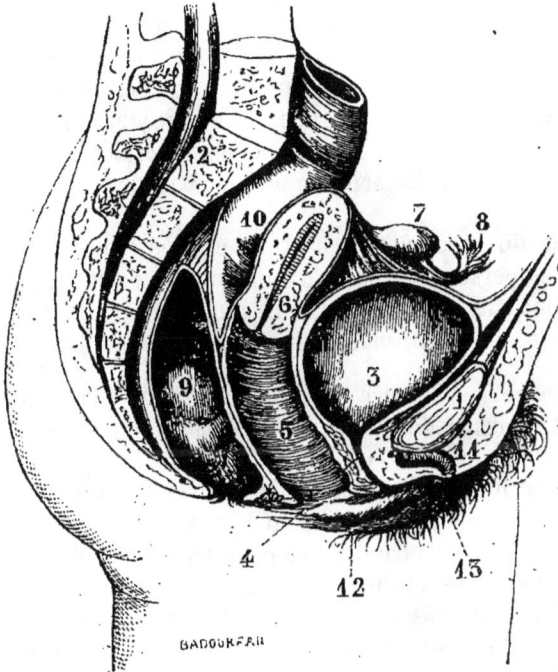

Fig. 99. — Coupe antéro-postérieure du bassin, montrant les rapports du rectum chez la femme.

1. Pubis. — 2. Sacrum. — 3. Vessie. — 4. Urèthre. — 5. Vagin. — 6. Utérus. — 7. Ovaire. — 8. Trompe de Fallope. — 9. Rectum. — 10. Cul-de-sac péritonéal recto-vaginal. — 11. Mont de Vénus. — 12. Grande lèvre. — 13. Partie supérieure de la nymphe gauche et clitoris.

^{cm},5 au-devant de la pointe du coccyx, tandis que celui de la femme est situé à 3 centimètres.

Structure du gros intestin.

Le gros intestin est formé de quatre couches superposées qui sont, en procédant de dehors en dedans, tunique séreuse, tunique musculaire, tunique celluleuse, tunique muqueuse. Des vaisseaux et des nerfs complètent cette structure.

Couche séreuse. — Le péritoine se comporte avec le gros intestin d'une façon telle qu'il faut l'examiner sur tous les points :

1° Sur le cœcum, nous avons vu que le péritoine passe au-devant du cœcum, et l'applique contre la fosse iliaque. Dans quelques cas, il li forme un *mésocœcum*. 2° De même sur les côlons ascendant et descendant, le péritoine passe au-devant de lui, l'applique contre le rein et lui forme quelquefois un *mésocôlon* ascendant ou descendant. 3° Le côlon transverse est complétement entouré par le péritoine, qui forme en arrière de lui le *mésocôlon* transverse, et en avant les deux feuillets postérieurs du grand épiploon. 4° Au niveau du côlon iliaque, l'intestin est complétement entouré du péritoine qui forme un *mésocôlon* iliaque. 5° Enfin, au niveau du rectum, le péritoine ne recouvre que la moitié supérieure de cet organe.

Sur toute l'étendue du gros intestin on voit, plus ou moins développés, surtout chez les personnes douées d'embonpoint, de petits paquets jaunâtres; ce sont des paquets graisseux qui soulèvent le péritoine, et connus sous le nom d'*appendices épiploïques*.

Couche musculaire. — Formée de deux ordres de fibres, les unes longitudinales et superficielles, les autres circulaires et profondes. Les dernières forment une couche régulière dans toute l'étendue de l'intestin, si ce n'est au niveau du rectum. Les autres forment trois bandelettes qui semblent prendre naissance au niveau de l'appendice vermiculaire du cœcum. Ces trois bandelettes divergent, l'une se porte sur la face antérieure du cœcum et du côlon ascendant, les deux autres sont situées de chaque côté de la face postérieure. Ces trois bandelettes continuent leur trajet sur le côlon transverse et sur le côlon descendant. Arrivées au côlon iliaque, on peut à peine distinguer ces trois bandelettes, qui forment une couche uniforme au niveau du rectum. La longueur de ces bandelettes est beaucoup moindre que celle du gros intestin, et cependant elles s'étendent d'une extrémité à l'autre de ce tube. Il fallait, pour que l'adhérence de ces bandes à l'intestin se fît dans toute l'étendue, que celui-ci fût plissé, et c'est ce qui a lieu; il se plisse de sorte qu'au niveau de ces bandelettes l'intestin présente des lignes aplaties longitudinales, au nombre de trois, entre lesquelles se voient trois séries de bosselures et de dépressions, résultat de ce plissement, qui ne se montre pas dans les dernières portions du gros intestin.

Couche celluleuse. — Analogue à celle de l'intestin grêle, elle réunit la musculeuse à la muqueuse.

Couche muqueuse. — Comme celle de l'intestin grêle, elle est partout formée d'une simple couche d'épithélium cylindrique et d'un derme peu épais comme celui de la muqueuse de l'intestin grêle. Elle diffère de celle-ci par l'absence de valvules conniventes, de villosités, de glandes de Peyer et de glandes de Brunner. Les seules glandes que l'on y trouve, sont des follicules clos, des glandes en tube et les glandes utriculaires, sur lesquelles M. Sappey insiste.

Les *follicules clos*, analogues à ceux de l'intestin grêle, sont très-variables quant à leur nombre. Ils sont plus abondants dans le côlon, et partout ils sont recouverts par les glandes en tube.

Les *glandes en tube* sont un peu plus volumineuses que celles de l'intestin grêle, mais elles ont la même forme. Elles sont aussi très-abondantes et présentent une structure identique.

Les *glandes utriculaires* sont des glandes en forme de follicules s'ouvrant à la surface de la muqueuse par un orifice très-apparent. Ces glandes existent normalement et seulement, selon M. Sappey, dans le gros intestin. Ce sont des follicules volumineux, un peu aplatis, qui varient du volume d'un grain de millet à celui d'une lentille.

Ces glandes se composent d'une tunique externe, granuleuse, et d'une couche interne formée par l'épithélium de la muqueuse.

Vaisseaux et nerfs.

1° **Artères.** — Les artères du gros intestin proviennent de plusieurs sources. La mésentérique supérieure fournit les artères coliques droites au cœcum, au côlon ascendant et à la moitié droite du côlon transverse. La mésentérique inférieure fournit les artères coliques gauches à la moitié gauche du côlon transverse, au colon descendant, au côlon iliaque et à la partie supérieure du rectum (*fig.* 100).

2° **Veines.** — Les veines du gros intestin nées de la muqueuse et aussi des autres couches se divisent en deux groupes ; celles de la moitié droite se jettent dans la grande veine mésaraïque, tandis que celles de la moitié gauche se jettent dans la petite veine mésaraïque. Ces veines constituent deux des principales origines de la veine porte.

3° **Lymphatiques.** — Les vaisseaux lymphatiques ont été peu étudiés, et dans cette région leur injection est difficile. Néanmoins, on a pu les voir se confondre dans leur trajet avec les vaisseaux sanguins.

4° **Nerfs.** — Les nerfs arrivent au gros intestin par l'intermédiaire des artères. Le plexus mésentérique supérieur fournit à la moitié droite du gros intestin, et le plexus mésentérique inférieur à la moitié gauche.

Structure du rectum.

Le rectum présente les mêmes tuniques que le gros intestin, seulement elles présentent ici quelques modifications.

1. **Couche séreuse.** — Le péritoine, formant la couche séreuse, n'en

recouvre que les deux tiers supérieurs; il se porte ensuite sur ses
côtés, en remontant pour venir s'adosser à lui-même à la partie postérieure du rectum et former un *mésorectum*.

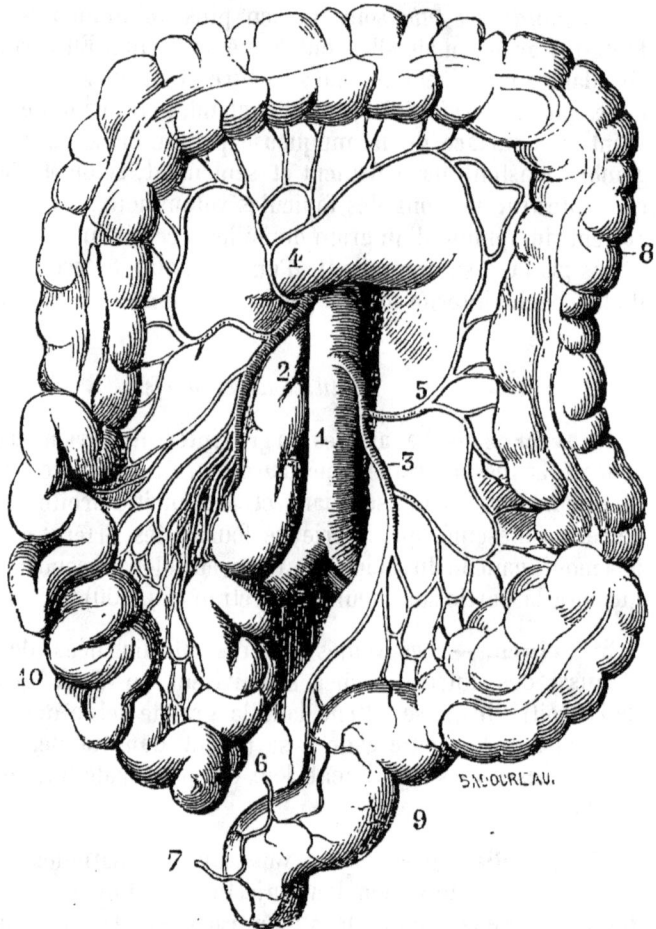

Fig. 100. — Vaisseaux du gros intestin.

1. Aorte. — 2. Mésentérique supérieure. — 3. Mésentérique inférieure. — 4. Colique
supérieure droite. — 5. Colique supérieure gauche. — 6. Hémorrhoïdales supérieure
et moyenne. — 7. Hémorrhoïdale inférieure. — 8. Gros intestin. — 9. Rectum. —
10. Intestin grêle cachant le cœcum.

Couche musculaire. — Les fibres musculaires qui forment cette
couche sont les unes superficielles et longitudinales, les autres profondes et circulaires.

Les premières font suite à celles du côlon iliaque et se dirigent vers l'anus en formant deux bandelettes, l'une assez large sur la face antérieure du rectum, l'autre grosse et épaisse sur sa face postérieure. Arrivées à la partie inférieure du rectum, ces fibres se termineraient, selon M. Sappey, de la manière suivante : Les plus profondes arrivent à l'anus et se fixent à la face profonde de la peau de la région anale, soit directement, soit après avoir traversé le muscle sphincter externe de l'anus. Les fibres longitudinales du rectum, moins profondes que les précédentes, se continuent de chaque côté du rectum avec les fibres du muscle releveur de l'anus, de manière à former avec ces muscles des anses à concavité supérieure. Quelques-unes se continuent avec la portion musculeuse de l'urèthre. Enfin, les plus superficielles se terminent ainsi : en arrière, elles forment un faisceau qui se redresse en haut pour s'insérer au sommet du sacrum : c'est le *faisceau rétracteur de l'anus*; en avant, quelques-unes se fixent à l'aponévrose prostato-péritonéale ; et sur les côtés, certaines fibres s'insèrent à l'aponévrose périnéale profonde.

Les fibres circulaires du rectum forment une forte couche non interrompue sur toute la longueur du rectum et d'inégale épaisseur. Les points épaissis sont appelés sphincters.

Le plus important de ces sphincters est, sans contredit, le *sphincter interne*, situé en dedans du sphincter externe, dont la description appartient à celle du périnée. Ce muscle a une hauteur moyenne de 4 centimètres. Il n'a pas de limite précise en haut où il se confond insensiblement avec les fibres circulaires du rectum; en bas, il est limité par une ligne circulaire qui sépare la peau de la muqueuse. Indépendamment du sphincter interne, dont l'existence est constante, nous trouvons le *sphincter supérieur*, étudié par M. Nélaton, et celui qu'a décrit M. O'Beirne. M. Nélaton a fait voir que fréquemment, au niveau de la base de la prostate, à 6 ou 8 centimètres au-dessus de l'anus, on rencontre un épaississement de fibres circulaires de 3 à 4 millimètres d'épaisseur. Ce sphincter supérieur est rarement complet. Le plus souvent il n'occupe que la moitié ou les 3/4 de la circonférence du rectum; et dans quelques cas, au lieu d'un seul faisceau, on en trouve deux, trois ou quatre superposés, que l'on peut étudier en renversant le rectum sur lui-même et disséquant du côté de la muqueuse. C'est au niveau de ce sphincter supérieur que siègent ordinairement les rétrécissements pathologiques du rectum. Quant au sphincter supérieur d'O'Beirne, cet auteur a décrit comme tel des fibres circulaires qui siègent sur le tiers supérieur du rectum, et qui sont ordinairement un peu plus épaisses que sur le reste de cet intestin. Selon cet auteur, ce sphincter aurait pour usage de retenir les matières fécales qui s'accumulent dans l'S iliaque. Ces fibres circulaires limitent la partie supérieure de l'*ampoule rectale*. (On appelle ainsi une portion du rectum un peu plus large et surtout plus dilatable que les autres, siégeant vers la partie moyenne du rectum, où les fibres circulaires sont moins accusées que sur les autres points.)

Couche celluleuse. — Elle fait suite à celle du côlon iliaque; vers la partie inférieure, son adhérence est plus faible, de sorte qu'à ce niveau la muqueuse rectale se détache facilement et se laisse entraîner au dehors.

Couche muqueuse. — La muqueuse rectale présente les caractères généraux de la muqueuse du gros intestin. Elle en diffère cependant par quelques points. Elle est pourvue de glandes plus volumineuses que le reste de la muqueuse. On y trouve deux espèces de replis vers la partie inférieure ; les uns, verticaux, partent de l'anus et remontent à quelques centimètres, pour se perdre insensiblement sur la muqueuse ; ils sont connus sous le nom de *colonnes de l'anus.* Au niveau même de l'anus, à l'extrémité inférieure de ces colonnes muqueuses, on trouve plusieurs replis muqueux à 1 centimètre de l'ouverture, qui ont une certaine analogie avec les valvules sigmoïdes de l'aorte et dont la concavité regarde en haut : ce sont les valvules *semi-lunaires* du rectum, qui forment là une couronne très-régulière sur la limite de la peau et de la muqueuse. On trouve fréquemment sur la muqueuse du rectum vers l'épaississement que M. Nélaton désigne sous le nom de sphincter supérieur, un repli muqueux circulaire souvent incomplet, que quelques anatomistes désignent sous le nom de *valvule de Houston.*

Vaisseaux et nerfs. — 1° *Artères.* — Les artères du rectum, appelées hémorrhoïdales, sont au nombre de trois de chaque côté. Les hémorrhoïdales supérieures qui se rendent à la partie supérieure et postérieure du rectum sont deux branches terminales assez volumineuses de la mésentérique inférieure. Les hémorrhoïdales moyennes, variables pour le nombre et le volume, étudiées avec soin par M. Dolbeau, sont en général très-petites et proviennent de l'artère iliaque interne. Les hémorrhoïdales inférieures, peu volumineuses, mais très-nombreuses ordinairement, sont fournies par la honteuse interne au moment où elle s'applique à la face interne de l'ischion. Toutes ces artères traversent les tuniques musculeuses et celluleuses, auxquelles elles abandonnent quelques rameaux, et se terminent dans la muqueuse.

2° *Veines.* — Les veines du rectum, veines *hémorrhoïdales,* sont nombreuses et volumineuses à leur origine. Au niveau de la partie inférieure du rectum, elles s'anastomosent avec quelques branches veineuses qui vont se jeter dans la veine iliaque interne, mais presque toutes remontent le long du rectum et se jettent dans la veine porte.

Dans le tiers inférieur du rectum il existe un riche réseau veineux sous-muqueux situé dans la tunique celluleuse même de cet intestin ; c'est le *plexus hémorrhoïdal*.

3° *Lymphatiques*. — Étudiés surtout par M. Sappey, les vaisseaux lymphatiques du rectum naissent en grand nombre de la muqueuse et vont se jeter dans de nombreux ganglions situés sur les faces postérieure et latérales du rectum, le long des vaisseaux hémorrhoïdaux supérieurs. Ces ganglions forment une chaîne qui se continue avec celle de la région lombaire.

4° *Nerfs*. — Les nerfs du rectum proviennent du grand sympathiques et des nerfs de la vie animale. Il reçoit le plexus hémorrhoïdal supérieur et une partie du plexus hypogastrique.

ARTICLE II

ANNEXES DU TUBE DIGESTIF

Par annexes du tube digestif on entend un certain nombre d'organes glanduleux situés sur le trajet du canal intestinal et destinés à verser dans sa cavité des liquides qui servent à l'élaboration des substances alimentaires et à leur conversion en chyle.

Nous y trouvons les glandes salivaires, les amygdales, le foie, la rate et le pancréas.

§ I. — Glandes salivaires.

BIBLIOGRAPHIE.

1827. E. WEBER. Sur la structure de la parotide de l'homme (en allemand) dans *Meckel's Archiv.*

1830. J. MULLER. De la structure des glandes, de leur développement dans l'homme et les animaux. (Travail remarquable). Leipzig, grand in-4°.

1842. A. SÉBASTIAN. Recherches anatomiques, physiologiques et pathologiques des glandes labiales.

1848. N. WARD. Article *Salevary-glands*, dans *Todd's Cyclopedia of Anatomy*, t. IV, p. 422.

1852. TRIQUET. Nouvelles recherches anatomiques et pathologiques de la région parotidienne. (*Arch. de méd.*, t. XXIX.)

1857. SAPPEY. Glandes salivaires. (*Anat. descript.*, t. III.)

1858. P. TILLAUX. Sur la structure de la glande sublingale, dans *Gazette médicale*, n° 38.

1858. BERNARD. Sur la structure des glandes salivaires. (*Mém. de la Soc. de biologie*, t. IV.)

Les glandes salivaires sont des glandes en grappes composées, situées au voisinage de la bouche et destinées à fournir la *salive*. Les unes sont

placées sous la muqueuse de la cavité buccale, on les appelle *intra-*
pariétales ou *glandes muqueuses;* les autres, situées en dehors de cette
cavité, sont appelées *extra-pariétales.* Les premières ont été étudiées
avec la muqueuse buccale ; ce sont des lobules isolés de glandes salivaires disséminés à la face profonde de la muqueuse. Nous nous occuperons des autres, qui sont au nombre de trois de chaque côté de la
ligne médiane ; la glande *sublinguale*, la glande *sous—maxillaire* et la
glande *parotide.* Ces trois glandes forment au niveau du maxillaire
inférieur une chaîne presque continue. Elles ont une structure identique, et elles concourent toutes à la formation de la salive mixte.
J'indiquerai d'abord la structure de toutes les glandes salivaires.

Structure des glandes salivaires.

Ces glandes ont la structure des glandes en grappes ; elles présentent
seulement quelques caractères qui les distinguent de ce groupe de glandes. Je commencerai par présenter quelques généralités sur les glandes
en grappes, et terminerai par les caractères des glandes salivaires.

Caractère des glandes en grappe. — Les glandes en grappes sont
caractérisées par la présence d'un canal excréteur dont les ramifica-
ions très-déliées présentent à leur extrémité un petit grain appelé
grain glandulaire ou *acinus* (de ἄκινος, grain de raisin). Lorsqu'il n'y
a qu'un acinus à l'extrémité du canal, on dit que la glande est simple ;
lorsqu'il y en a plusieurs, la glande est dite composée. L'acinus n'est
pas un cul-de-sac ; ce n'est pas l'extrémité fermée du canal excréteur,
comme le croyait Malpighi, mais la réunion de plusieurs culs-de-sac
microscopiques sécréteurs, dont la structure est différente de celle du
conduit excréteur. Ces culs-de-sac, dont le nombre varie de 5 à 50,
s'ouvrent tous dans une branche du conduit excréteur, et sont entourés
d'une mince couche de tissu lamineux et de fibres musculaires de la
vie organique qui donnent à leur ensemble l'aspect d'un petit grain.
Cette mince couche de tissu lamineux et musculaire ne s'enfonce presque pas entre les culs-de-sac, qui sont juxtaposés ; les vaisseaux sanguins se trouvent dans cette couche et ne pénètrent pas entre les
culs-de-sac ; ils forment des mailles semblables à celles qu'ils forment
dans le tissu lamineux, un peu plus serrées dans quelques glandes.
Les acini des glandes en grappe composées sont séparés les uns des
autres par du tissu lamineux, dans lequel on rencontre quelques fibres
musculaires de la vie organique, et souvent quelques cellules adipeuses .

La paroi propre des culs-de-sac de l'acinus a une épaisseur variable
d'une glande à l'autre ; elle est tapissée à sa face interne par un épi-

thélium qui quelquefois remplit complétement le cul-de-sac. La texture du conduit sécréteur est identique à celle du cul-de-sac [1].

Dès que les conduits sécréteurs, provenant des culs-de-sac glandulaires, se réunissent pour former le conduit excréteur commun, la texture n'est plus la même. Le conduit excréteur est formé par une couche de tissu lamineux, avec une plus ou moins grande quantité de fibres élastiques. Il est le plus souvent dépourvu de fibres musculaires. A la face interne du conduit excréteur on trouve une simple couche épithéliale, mais il n'y a pas de muqueuse. L'épithélium est toujours différent de celui qui tapisse les conduits sécréteurs et les culs-de-sac glandulaires.

Caractères des glandes salivaires. — Les acini des glandes salivaires sont remarquables par le volume considérable de leurs culs-de-sac ; ils sont plus volumineux que le conduit sécréteur qui part de l'acinus pour se rendre au canal excréteur. La paroi des culs-de-sac est de 0^mm,005 à 0^mm,006 ; elle est très-résistante et revêtue à sa face interne d'un épithélium qui n'est pas le même pendant la période de repos et pendant la période d'activité de la glande. C'est un épithélium pavimenteux simple quand la glande est à l'état de repos ; quand elle fonctionne, c'est un épithélium amorphe, homogène, qui subira une segmentation en cellules pendant le repos de la glande (*fig.* 101).

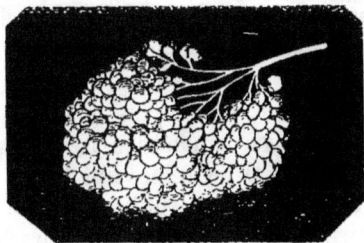

Fig. 101. — Figure schématique montrant une glande en grappe composée.

Les petits canaux qui partent des acini se réunissent avec ceux des acini du même lobule. Ils se réunissent ensuite aux canaux qui proviennent des lobules voisins et forment ainsi plusieurs canaux d'un certain volume, qui convergent, pour constituer le canal excréteur qui vient déposer le produit de la sécrétion sur la muqueuse buccale.

[1] N'oublions pas que le conduit sécréteur s'étend de l'acinus au conduit excréteur.

1° Glande sublinguale.

Placée au-dessous de la langue, dans le plancher de la bouche, la glande sublinguale est la moins volumineuse de toutes les glandes salivaires.

Volume et forme. — Cette glande ressemble à un haricot d'un volume ordinaire. Cependant sa surface n'est pas unie et présente de nombreuses bosselures.

Direction. — Son grand axe est dirigé d'avant en arrière et de dedans en dehors.

Poids et dimensions. — Son poids est de 2 à 3 grammes; sa longueur de 2 à 3 centimètres. Sa largeur de 1 centimètre, et son épaisseur de 1/2 centimètre.

Rapports. — Elle est placée de telle façon qu'elle présente une extrémité antérieure et interne, une extrémité postérieure et externe, une face interne, une face externe, un bord supérieur et un bord inférieur.

L'*extrémité antérieure* est en contact avec celle du côté opposé. Au-dessous du point où ce contact a lieu se trouve le tendon du muscle génio-glosse.

L'*extrémité postérieure* paraît se continuer avec le prolongement antérieur de la glande sous-maxillaire sur la face supérieure du muscle mylo-hyoïdien.

La *face interne* est en rapport avec les muscles lingual inférieur et génio-glosse. Elle est croisée de bas en haut et d'arrière en avant par le canal de Warthon, le nerf lingual et les veines linguales.

La *face externe* est logée dans la fossette sublinguale qui se trouve sur la face interne du maxillaire inférieur, près des apophyses géni.

Le *bord supérieur* est placé sous la muqueuse. C'est le long de ce bord que s'ouvrent les conduits excréteurs de la glande.

Le *bord inférieur* est situé dans l'angle rentrant formé par la réunion du mylo-hyoïdien et du génio-glosse.

(On peut se rendre compte de la situation, de la direction et de la forme de la glande sublinguale en faisant le vide dans la cavité buccale, comme si l'on voulait pratiquer la succion. Le vide étant fait, il suffit de porter la pointe de la langue en bas dans la région de la glande pour explorer cette glande recouverte de la muqueuse.)

Structure. — La glande sublinguale présente une disposition toute spéciale. D'abord, elle n'est pas entourée d'une enveloppe fibreuse.

Ensuite, tous ses lobules ne se réunissent pas pour former un canal excréteur commun. Cette glande est simplement un petit groupe de glandes muqueuses très-rapprochées les unes des autres. Ces glandes sont, en effet, séparables, et on voit que chacune d'elles a un canal excréteur particulier que l'on peut isoler des autres. Cette disposition a été mise en évidence dans ces derniers temps par M. Tillaux.

Les *conduits excréteurs* de la glande sublinguale sont diversement décrits par les auteurs. Pourquoi cette divergence d'opinion? Pour l'honneur de la science et pour celui des auteurs qui ont écrit, il vaut mieux garder le silence. J'ai fait des recherches nombreuses à ce sujet, et je me rattache complétement à l'opinion de M. Sappey, qui est toujours là pour trancher les questions difficiles par l'expérience et ses patientes observations.

Ces conduits sont au nombre de cinq ou six; ils s'ouvrent sur la muqueuse buccale, au niveau du bord supérieur de la glande, après avoir reçu chacun un grand nombre de petits conduits provenant des lobules glandulaires. L'un de ces conduits se dirige vers l'embouchure du canal de Warthon pour s'ouvrir sur les côtés du frein de la langue. Aucun d'eux ne paraît s'ouvrir, contrairement à l'opinion de beaucoup d'auteurs, dans le conduit de Warthon.

Les conduits excréteurs de la glande sublinguale sont injustement connus sous le nom de *conduits de Rivinus*. M. Sappey a démontré que Rivinus ne les a jamais vus, et qu'on devrait les appeler conduits de Frédéric Walther, du nom de l'anatomiste qui les a le premier exactement décrits, en 1724, dans un travail remarquable. On appelle généralement *canal de Bartholin* le conduit excréteur oblique qui s'ouvre sur les côtés du frein de la langue, et que Bartholin, après Rivinus toutefois, n'avait vu que sur quelques animaux.

Vaisseaux et nerfs. — La glande sublinguale reçoit les artères de la sublinguale et de la sous-mentale. Les veines se jettent dans la veine linguale. Les nerfs sont des ramifications du lingual. Les lymphatiques ne sont pas connus.

2° *Glande sous-maxillaire.*

Glande en grappe composée, située dans la région sus-hyoïdienne, dans la fossette sous-maxillaire du maxillaire inférieur. Elle est d'une couleur jaunâtre, d'une consistance un peu ferme. Elle remplit le angle que forment par leur réunion le maxillaire inférieur et le muscle digastrique.

Forme. — La glande sous-maxillaire se moule dans l'angle que forme le muscle mylo-hyoïdien avec le maxillaire inférieur, sur lequel il s'insère. Elle a, par conséquent, la forme d'un prisme triangulaire.

Volume et poids. — Elle est moins volumineuse que la parotide, et beaucoup plus que la glande sublinguale. Son poids est de 8 grammes environ.

Rapports. — Comme un prisme triangulaire auquel je l'ai comparé, elle présente trois faces, trois bords et deux extrémités. Les trois faces sont externe ou *osseuse*, interne ou *musculaire*, inférieure ou *cutanée*. Les extrémités sont antérieure et postérieure.

Face externe. — Elle est en rapport avec l'os creusé à ce niveau d'une fossette. Moins étendue que les deux autres, cette face est séparée de l'os par les ganglions sous-maxillaires, au nombre de six à huit, et par le nerf myloïdien du dentaire inférieur. Vers son bord inférieur, cette face est en rapport avec l'artère et la veine sous-mentale.

Face interne. — Elle est en rapport avec le muscle mylo-hyoïdien dont elle embrasse le bord postérieur, avec le muscle hyoglosse qui sépare la glande de l'artère linguale, et avec le nerf grand hypoglosse. Cette face se prolonge souvent et recouvre le tendon moyen du muscle digastrique.

Face inférieure. — Elle est plus étendue que les deux autres. Elle est en rapport avec le feuillet superficiel de l'aponévrose cervicale, avec le peaucier et la peau. La veine faciale croise cette face presque verticalement. On y trouve aussi quelques ramifications du nerf facial et du plexus cervical.

Extrémité antérieure. — Elle s'applique contre le ventre antérieur du digastrique.

Extrémité postérieure. — Elle est adossée à l'extrémité inférieure de la parotide, dont la sépare une cloison fibreuse dépendant de l'aponévrose cervicale superficielle.

Indépendamment de ces régions, la glande sous-maxillaire présente deux prolongements. Le prolongement antérieur, né de la face interne de la glande, embrasse le bord postérieur du mylo-hyoïdien, se porte sur la face buccale de ce muscle contre le lingual inférieur, et vient ordinairement se mettre en contact avec l'extrémité postérieure de la glande sublinguale. Le prolongement postérieur part de la même face et se continue quelquefois avec les glandes muqueuses situées au niveau de la dernière grosse molaire.

Structure. — La glande sous-maxillaire est contenue dans un dédoublement de l'aponévrose cervicale superficielle, qui lui tient lieu de gaine fibreuse. Son tissu propre a été décrit plus haut. Cette glande reçoit des *artères* de la faciale principalement, et accessoirement de la sous-mentale. Les *veines* se jettent dans la faciale et dans la sous-mentale. Les *lymphatiques* ne sont pas connus. Les *nerfs* proviennent du ganglion sous-maxillaire (voy. *Nerf lingual*).

Le conduit excréteur de la glande sous-maxillaire, ou *conduit de Warthon*, naît de la face interne de la glande, et reçoit aussitôt après deux petits conduits provenant des deux prolongements de la glande. Le conduit de Warthon se porte en avant et en dedans vers le frein de la langue, à la partie inférieure duquel il s'ouvre en s'adossant à celui du côté opposé. Au niveau de son ouverture il existe une petite saillie.

Sa longueur est de 4 à 5 centimètres, son calibre de 2 à 3 millim. Les rapports sont les suivants. Il se place immédiatement après son origine, entre le mylo-hyoïdien et le lingual inférieur. Plus loin il se trouve entre le génio-glosse et la face interne de la glande sublinguale. Avant sa terminaison il est sous-muqueux; le nerf lingual, situé en dehors de lui, l'accompagne dans une grande partie de son trajet. Ce conduit a une paroi extrêmement mince. Il est formé de deux couches, l'une externe, fibreuse, très-élastique, et contenant quelques fibres musculaires de la vie organique, l'autre interne, muqueuse. Ce conduit, très-dilatable, revient facilement sur lui-même, en raison de son élasticité. Il reçoit quelques branches nerveuses du ganglion sous-maxillaire.

3° *Glande parotide.*

La plus volumineuse de toutes les glandes salivaires, la glande parotide occupe la région parotidienne.

Forme. — Cette glande présente une forme très-irrégulière, car elle se moule sur les parois très-anfractueuses de la région qu'elle occupe. Les auteurs cependant lui donnent la forme d'un prisme triangulaire.

Poids et volume. — Son poids moyen est, selon M. Sappey, de 25 à 28 grammes. Elle s'étend, en hauteur, depuis l'articulation temporo-maxillaire jusqu'à quelques millimètres au-dessous de l'angle de la mâchoire. En profondeur, elle s'étend jusqu'au pharynx. D'avant en arrière, cette glande remplit l'espace qui sépare la branche de la mâchoire du muscle sterno-mastoïdien.

Couleur. — La parotide est d'une couleur jaunâtre qui se confond avec la couleur du tissu adipeux environnant. Ce qui l'en distingue, c'est que le tissu de la glande est un peu plus foncé, plus dur au toucher, et qu'on voit manifestement les cloisons celluleuses qui en séparent les lobules.

Rapports. — Elle est en rapport avec tous les organes qui forment les parois de l'excavation parotidienne. On y trouve des os, des aponévroses, des muscles, des vaisseaux et des nerfs. En outre, il existe quelques organes importants qui traversent la glande.

A. *Rapports de la surface de la glande parotide.*

1° Os. — Elle est en rapport avec le bord postérieur de la branche du maxillaire qu'elle embrasse, en avant; avec le bord antérieur à l'apophyse mastoïde, en arrière; avec le conduit auditif externe, en daut; avec l'apophyse styloïde et l'apophyse transverse de l'atlas, en arrière et profondément.

2° Aponévrose. — Une aponévrose entoure cette glande, mais elle n'est pas complète. Elle manque dans le point où la glande correspond à l'interstice des ptérygoïdiens, au niveau du pharynx et au-dessous du conduit auditif externe. Dans les autres points, elle sépare la glande des organes environnants. On la trouve sur la face externe de la glande où elle a une certaine épaisseur, sur la face postérieure où elle sépare la glande de l'apophyse styloïde, de l'atlas, des muscles styliens, de l'artère carotide interne et de la veine jugulaire interne. On en trouve encore une partie qui sépare la parotide de la sous-maxillaire.

3° Muscles. — En arrière, la parotide est en rapport avec le muscle sterno-mastoïdien et le digastrique qui se trouve en dedans de lui, avec les muscles et les ligaments qui constituent le *bouquet de Riolan.* En avant, elle est en rapport avec les muscles ptérygoïdiens. Entre ces muscles et la branche de la mâchoire, il existe un espace triangulaire, qui reçoit un prolongement de la glande parotide. Profondément, la glande arrive au niveau du pharynx, dont la sépare une petite quantité de tissu cellulo-adipeux.

4° Vaisseaux. — L'artère carotide interne et la veine jugulaire interne, qui sont parallèles, sont en contact avec la face postérieure de la glande parotide par l'intermédiaire de l'aponévrose.

5° Nerfs. — Plusieurs nerfs sont en rapport avec la parotide. Ces nerfs sont le glosso-pharyngien, le pneumogastrique, le spinal, le grand hypoglosse et le grand sympathique.

Enfin, en dehors, par l'intermédiaire de l'aponévrose, la glande parotide est en rapport avec la partie postérieure du peaucier, des rameaux du plexus cervical superficiel et la peau.

B. *Rapports intérieurs de la glande parotide.*

Des organes importants et assez nombreux traversent l'épaisseur de cette glande et doivent rendre très-circonspect l'opérateur, qui doit diriger un instrument piquant ou tranchant dans cette région. 1° L'*artère carotide externe* la traverse de bas en haut, elle est partout entourée de tissu glanduleux, excepté dans quelques cas où elle se creuse seulement une gouttière sur sa face postérieure. Toujours rapprochée de la face postérieure de la glande, cette artère donne naissance dans son épaisseur même, aux branches suivantes : auriculaires postérieures et antérieures, maxillaire interne et temporale superficielle. 2° La *veine jugulaire externe* traverse aussi la glande. Elle est située en dehors de l'artère carotide externe, et reçoit les branches veineuses correspondant aux branches artérielles, nées dans l'épaisseur de la glande. On trouve assez rarement une branche veineuse transversale, qui se porte de la jugulaire externe à la jugulaire interne. 3° De nombreux *ganglions lymphatiques* se trouvent dans l'épaisseur de la glande. Ces ganglions intra-parotidiens sont assez nombreux; on ne sait pas encore quels sont les lymphatiques qui s'y rendent. Il n'en est pas de même d'autres ganglions placés en dehors de la glande, et sur lesquels nous reviendrons. 4° Le *nerf facial* traverse la parotide. Sorti de l'aqueduc de Fallope par le trou stylo-mastoïdien, ce nerf se porte en avant, en bas et en dehors à travers la glande parotide, dont il parcourt le tiers supérieur. Arrivé au niveau du bord antérieur de la glande, il se dégage entre ce bord et la face externe du masseter, pour se ramifier dans l'épaisseur des muscles de la face. 5° Le *nerf auriculo-temporal* traverse aussi l'extrémité supérieure de la glande avant de contourner le col du condyle du maxillaire inférieur.

Pour résumer sous une autre forme les rapports de la glande parotide, nous dirons qu'elle a la forme d'un prisme triangulaire. Sa *face externe* est en rapport avec des ganglions lymphatiques, l'aponévrose parotidienne, le peaucier, des filets du plexus cervical et la peau. Sa *face antérieure* est en rapport avec le bord postérieur de la branche de la mâchoire, les deux muscles ptérygoïdiens et l'interstice de ces muscles, dans lequel la parotide envoie un prolongement. Sa *face postérieure* est en rapport avec l'apophyse mastoïde, le sterno-mastoïdien, le digastrique, l'apophyse styloïde, les muscles styliens, l'apophyse transverse de l'atlas, la veine jugulaire interne, l'artère carotide interne, et les nerfs glosso-pharyngien, pneumogastrique, spinal, grand hypoglosse et grand sympathique. Son *bord antérieur* empiète sur la face externe du masséter qu'il recouvre en partie. Son *bord postérieur* correspond au sterno-mastoïdien. Son *bord interne* s'enfonce vers le pharynx, dont il est séparé par un intervalle de quelques millimètres rempli de tissu cellulaire.

Structure. — La parotide a une assez grande consistance, due aux prolongements fibreux que l'enveloppe envoie entre les lobules. Le tissu propre a été étudié plus haut. De tous les lobules partent de petits conduits qui se réunissent entre eux, et qui forment un canal commun, le *conduit de Sténon.*

Le conduit de Sténon doit être étudié sans injection préalable, parce que la matière à injection en remplissant le canal le fait dévier de sa situation normale. C'est pour cette raison que la description de M. Sappey diffère de celle des auteurs. Le conduit de Sténon se dégage de la glande vers le tiers supérieur de son bord antérieur, et se porte, en avant et un peu en haut, à 1^{cm},5 environ au-dessous de l'arcade zygomatique. Parvenu au bord antérieur du masseter, ce conduit s'incline en dedans et traverse le muscle buccinateur jusqu'à la muqueuse de la joue. Arrivé à la muqueuse, il la soulève dans une étendue de 1^{cm},5 à 2 centim., et va s'ouvrir par un orifice très-petit sur la face interne de la joue, au niveau du collet de la deuxième grosse molaire de la mâchoire supérieure.

Deux couches constituent ce conduit, l'une externe fibreuse, l'autre interne, muqueuse.

La paroi du conduit de Sténon est très-résistante, très-épaisse et son calibre est très-petit. Dans son trajet à travers le muscle buccinateur et sous la muqueuse de la joue, il est réduit à une paroi extrêmement mince.

On trouve souvent sur le trajet du conduit de Sténon, au niveau du point où il traverse le buccinateur, un petit lobe isolé, dont le conduit excréteur se jette dans celui de Sténon ; ce lobe est désigné sous le nom impropre de *parotide accessoire.*

Vaisseaux et nerfs. — Les artères de la parotide sont fournies par la carotide externe, l'auriculaire postérieure, la temporale superficielle. Les veines se jettent dans la jugulaire externe pendant que celle-ci traverse la glande. Les lymphatiques ne sont pas connus. Les nerfs viennent de l'auriculo-temporal principalement, et de la branche auriculaire du plexus cervical.

Usage. — Les glandes salivaires servent à la sécrétion de la salive (*voy.* p. 765 pour les détails). Cette sécrétion intermittente se montre au moment de la mastication; elle est accélérée par les mouvements de la mâchoire inférieure et par l'excitation que détermine sur la muqueuse buccale le contact des aliments.

§ II. — Amygdale.

On donne ce nom à une glande vasculaire sanguine placée dans le pharynx en arrière de l'isthme du gosier. On l'appelle aussi tonsille.

Situation. — L'amygdale est située dans la fosse amygdalienne, entre le pilier antérieur et le pilier postérieur du voile du palais.

Forme et volume. — Elle a la forme et le volume d'une grosse amande. Mais ce volume est susceptible d'augmentation, et il est très-fréquent de voir des amygdales assez volumineuses pour déborder les piliers du voile du palais.

Direction. — Elle a une direction oblique de haut en bas et d'avant en arrière, comme le pilier postérieur du voile du palais, dont elle suit la direction.

Variétés. — Cet organe varie comme les sujets. J'ai indiqué le type ordinaire ; mais il n'est pas rare de voir des amygdales plus ou moins volumineuses. On en voit qui se dirigent verticalement ; on en voit aussi qui sont aplaties.

Rapports. — Cette glande présente une face interne libre, une face externe adhérente, un bord antérieur, un bord postérieur ; une extrémité supérieure et une extrémité inférieure.

Face interne. — Libre, cette face proémine dans la cavité du pharynx. Elle est convexe et présente de petits orifices visibles à l'œil nu, qui conduisent dans des cavités ou lacunes amygdaliennes.

Face externe. — Adhérente, cette face n'est point recouverte par la muqueuse comme la face interne ; elle est en rapport avec le muscle amygdalo-glosse et l'aponévrose pharyngienne, qui la sépare de l'artère carotide interne. Elle en est séparée par un intervalle de 10 millim. environ.

Bord antérieur. — Appliqué contre le pilier antérieur du voile du palais à sa partie supérieure, il en est séparé à sa partie inférieure par un angle, dont l'ouverture regarde en bas.

Bord postérieur. — Il est parallèle du pilier postérieur, dont il est séparé par une dépression que forme la muqueuse en se portant du pilier sur l'amygdale.

Extrémité supérieure. — Cette extrémité est placée au-dessous du point de réunion des deux piliers, dans une excavation, *fosse sus-imygdalienne*, qu'un repli muqueux cache en partie. Pour voir cette fosse, il faut soulever ce repli.

Extrémité inférieure. — Elle correspond aux parties latérales de la base de la langue, dont la sépare un intervalle d'un centimètre environ.

Structure. — L'amygdale est recouverte par la muqueuse pharyngienne, qui se prolonge sur elle pour s'étendre ensuite à la langue en bas, et au voile du palais en haut. Elle s'enfonce dans l'amygdale en divers points de la face interne, et forme en se déprimant des culs-de-sac connus sous le nom de *lacunes* de l'amygdale. Il en existe quelques-unes plus volumineuses à l'extrémité supérieure de l'amygdale, dans la fosse sus-amygdalienne. Ces culs-de-sac ont une profondeur plus ou moins considérable; quelques-uns sont si profonds qu'ils atteignent presque la surface externe de l'amygdale; ils sont plus larges vers le fond qu'à la surface de la glande; c'est pour cela que leurs orifices paraissent sous forme de points ou de lignes très-courtes.

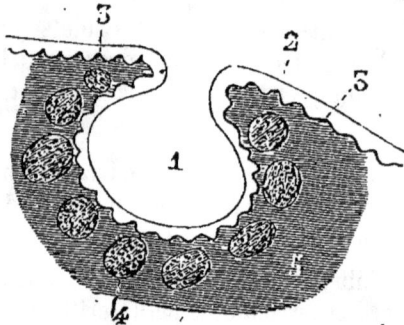

Fig. 102.—Coupe d'une lacune amygdalienne : on voit dans ses parois les follicules clos.

1. Lacune.— 2. Surface de l'amygdale.—5, 3. Papilles de la muqueuse.

Les vésicules closes qu'on trouve dans l'amygdale sont situées à la face profonde de la muqueuse, d'autres sont situées plus profondément encore. On en trouve de même espèce sur la base de la langue dans l'espace qui sépare les deux amygdales; ces vésicules closes présentent $0^{mm},2$ à $0^{mm},5$ de diamètre; elles sont sphériques, ovales, ou piriformes; en certains points, elles se réunissent par groupes de 15 à 20; entre les groupes il existe des cloisons de tissu lamineux dans lesquelles rampent les vaisseaux; chaque vésicule a une paroi granuleuse, grisâtre, sans stries; elle a une épaisseur de $0^{mm},006$ à $0^{mm},007$; le contenu est grisâtre, demi-liquide; il est formé en grande partie par un épithélium nucléaire sphérique, dont les noyaux ont $0^{mm},008$ de diamètre; on y trouve aussi quelques cellules sphéroïdales et un ou deux noyaux.

Entre les groupes de vésicules closes et les vésicules elles-mêmes se trouvent des cloisons minces de tissu lamineux.

Les artères de l'amygdale sont fournies par la pharyngienne inférieure, par la palatine supérieure, par la palatine inférieure et par la linguale. Elles se terminent à la surface des vésicules closes, où elles forment de petites mailles arrondies; de chaque vésicule naissent ordinairement deux veinules qui se dirigent vers la face externe de l'amygdale pour former un petit plexus veineux qui constitue une dépendance du plexus pharyngien.

On ne connait pas les lymphatiques des amygdales.

Les nerfs émanent du nerf glosso-pharyngien; on ne sait pas comment ils se terminent. Quelques filaments viennent aussi du nerf pneumogastrique.

Usages. — On ne connaît pas les usages des amygdales. Il est probable qu'elles ont une médiocre importance. On peut affirmer cependant qu'il sort des lacunes amygdaliennes un liquide visqueux qui se répand à la surface de la muqueuse de cette région, et qui facilite le glissement du bol alimentaire.

§ III. Foie.

BIBLIOGRAPHIE.

1654. GLISSON. 1661, BARTHOLIN, STÉPHANI. 1706, BIERWITE. 1710, BIANCHI. 1711. HELVÉTIUS. 1720, VATER. 1748, FRANKEN, GUNZ. 1752, PELT. 1759, SHEEL. 1775, AMBODICK. 1783, MAYER. 1793, SAUNDERS.

1811. MARIA. Essai sur le foie. Turin.

1833. KIERNAN. Anatomie et physiologie du foie. (*Philosophical Transact.* Londres.

1833. PHILIPPS. Sécrétion du foie, usages de la bile. (London, *Gaz. méd.*, t. XII.)

1833. VOISIN. Nouvel aperçu sur la physiologie du foie et les usages de la bile. Paris.

1838. DUJARDIN et VERGER. Recherches anatomiques et microscopiques sur le foie des mammifères.

1841. ZAMBRON. Structure du foie. (*Arch. de méd.*)

1843. S. WEBER. Structure intime du foie de l'homme et de quelques animaux. (en allemand, dans *Muller's Archiv.*)

1848. N. GUILLOT. Structure du foie des animaux vertébrés (*Annales des sciences naturelles.*)

1849. RETZIUS. Structure intime du foie. (En allemand dans *Muller's Archiv.*)

1851. WEJA. Contribution à l'anatomie de texture du foie. (En allemand, dans *Muller's Archiv.*)

1852-1853. LEREBOULLET. Mémoire sur la structure intime du foie et sur le foie gras. (*Compt. rend. de l'Acad. des sc.*)

1856. L. BEALE. Lecture on the minute Anatomy of the Liver. (*Medical. Times and Gaz.*, n° 299, 302, 303, 306.)

1856 DU MÊME. On the ultimate arrangement of the Biliary ducts. (*Philosoph. Transact.*, t. CXLVI, av. planches.)

1856. DU MÊME. On some points in the Anatomy of the Liver of man and vertebrate Animals. Londres, in-8°, avec 60 planches d'après la photographie.

1858. DU MÊME. On preparing injectees preparation of the Liver. (*Archives of Medicine de Beale.*)

1858. Braun. Des cellules hépathiques et des changements qu'elles subissent sous l'influence des réactifs chimiques. (*Dissert. Gryph.*)

1856. Kolliken. Histologie.

1857. Sappey. Anatomie du foie. (Travail remarquable, dans *Anat. descrip.*, t. III.)

1859. Schiff. De la nature des granulations qui remplissent les cellules hépatiques (*Compt. rend. de l'Acad. des sc.*)

1861. Schröder V. D. Kolk. Recherches sur le foie de l'éléphant. (En hollandais dans *Verlagen dar Koninkl. Akad. V. Wetenschappen natuurk.*, t XII.

1863. Fort. Traité élémentaire d'histologie.

Consultez aussi les *Leçons de physiologie expérimentale* de M. Cl. Bernard.

Le foie, l'un des viscères les plus importants, est la plus volumineuse de toutes les glandes.

Situation. — Le foie est situé dans l'hypochondre droit, dans la région épigastrique et un peu dans l'hypochondre gauche, au-dessous du diaphragme, au-dessus de l'estomac, de la rate, du pancréas et des intestins.

Mobilité. — Il est sujet à peu de déplacements, et l'on ne connaît guère que les épanchements liquides de la plèvre droite qui puissent déterminer son abaissement. Il est maintenu dans sa position par les ligaments suspenseur, coronaire et triangulaires. Il est soutenu encore par la masse intestinale qui lui forme un coussin gazeux. Le foie présente cependant des mouvements isochrones aux mouvements de la respiration. Il s'abaisse en effet quand le diaphragme s'abaisse pendant l'inspiration, il remonte au contraire pendant l'expiration. On se rend bien compte de ce phénomène, lorsqu'on introduit des aiguilles ou un trocart explorateur dans un kyste du foie.

Forme. — Il est difficile de déterminer sa forme. Cependant on peut dire qu'il a la forme d'un segment d'ovoïde qui comprendrait toute la grosse extrémité de l'ovoïde et la moitié supérieure de la petite. Cette glande est moulée sur les organes qui l'entourent.

Couleur. — Il est rouge brun, un peu plus foncé chez l'enfant.

Poids et volume. — Cet organe très-volumineux ne dépasse pas à l'état normal le rebord des fausses côtes. Il présente chez l'adulte les dimensions suivantes, selon M. Sappey : Diamètre transversal, 28 centimètres ; diamètre antéro-postérieur, 20 centimètres; diamètre vertical, 6 centimètres. Ce volume est variable, et sans parler des variations de volume qui sont placées sous l'influence pathologique, je rappellerai que la respiration n'est pas sans influence sur ces variations. Pendant une respiration active, lorsqu'on fait de grandes inspirations, on accélère la circulation de la veine cave inférieure, et par conséquent des veines sus-hépatiques; le volume du foie peut diminuer ainsi de 1 à 2 centimètres dans le sens vertical. Lorsque au contraire on retient la respiration, le sang s'accumule dans ces veines, et le foie augmente de volume de la même quantité. M. Piorry montre chaque jour aux élèves cette influence de la respiration sur le volume du foie.

Le volume du foie est considérable chez l'enfant et surtout chez le fœtus. A l'âge d'un mois le foie de l'embryon remplit la plus grande partie de la cavité abdominale. Vers quatre mois, le bord antérieur du foie correspond à l'ombilic. Puis il remonte insensiblement, de sorte que vers l'âge de six ans ce bord antérieur se place au niveau du rebord des fausses côtes, position qu'il occupera plus tard.

Le poids du foie est de 1451 grammes chez le cadavre. Le poids du foie à l'état physiologique, par conséquent rempli de sang, est de 1937 grammes (Sappey).

Régions et rapports du foie.

Le foie présente à étudier une face supérieure, une face inférieure, un bord antérieur, un bord postérieur, une extrémité droite et une extrémité gauche.

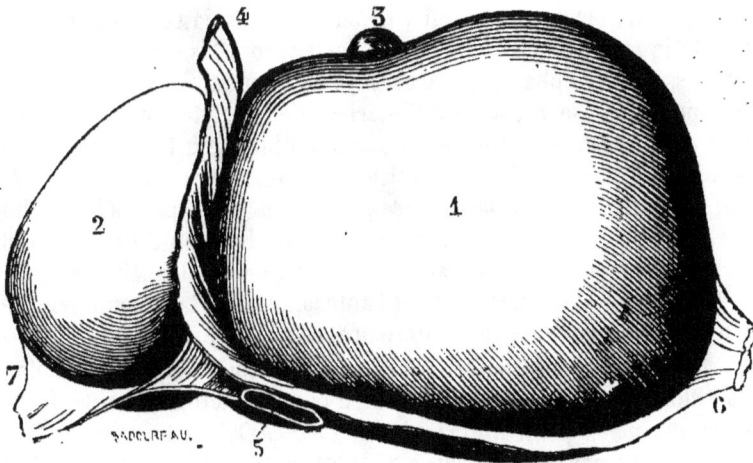

Fig. 103. — Face supérieure du foie.

1. Lobe droit. — 2. Lobe gauche. — 3. Fond de la vésicule biliaire. — 4. Ligament suspenseur du foie. — Coupe de la veine cave inférieure.

Face supérieure. — Cette face est convexe et lisse. Elle est en rapport avec le diaphragme qui la sépare des poumons et du cœur. Sur cette face s'insère d'avant en arrière le ligament suspenseur du foie, repli du péritoine qui divise la face supérieure de cet organe en deux parties, lobe droit et lobe gauche. Cette face est, en outre, en rapport avec une portion de la paroi abdominale au niveau de l'appendice xyphoïde du sternum. (*fig.* 103.)

Face inférieure. — Très-irrégulière, la face inférieure est à peu près plane, si l'on examine le foie renversé sur une table, tandis que dans sa position normale elle est légèrement concave et dirigée obliquement de haut en bas et d'arrière en avant.

La face inférieure du foie présente trois sillons, deux saillies et quatre dépressions.

Les *sillons* sont situés sur le milieu de la face inférieure et forment, d'après la comparaison de Meckel, la lettre H. L'un, étendu du bord antérieur au bord postérieur, divise le foie en deux lobes, droit et gauche. C'est le sillon *antéro-postérieur, longitudinal* ou de la *veine ombilicale*. Il contient la veine ombilicale ou le cordon fibreux qui la remplace chez l'adulte. Ce sillon est quelquefois converti en canal dans une partie de son étendue par un pont de tissu hépatique. Le *sillon transverse* ou *hile* du foie est perpendiculaire au précédent ; il est plus rapproché du bord postérieur du foie que du bord antérieur. Ce sillon a 7 centimètres de longueur et une profondeur considérable; c'est par ce sillon que passent la plupart des organes qui pénètrent dans le foie ou qui en sortent. Ceux qui y pénètrent sont : la veine porte, l'artère hépatique, les nerfs. Ceux qui en sortent sont les conduits biliaires et les vaisseaux lymphatiques. A ce niveau la membrane fibreuse qui enveloppe le foie se continue à l'intérieur de l'organe sous le nom de *capsule de Glisson*, pour former une gaîne fibreuse à tous les organes qui pénètrent par le hile. Le troisième sillon est appelé *sillon de la vésicule biliaire et de la veine cave inférieure*. Il est parallèle à celui de la veine ombilicale et s'étend comme lui du bord antérieur au bord postérieur du foie. Le sillon transverse tombe perpendiculairement sur lui et le divise en deux parties, dont l'antérieure loge la vésicule biliaire et la postérieure la veine cave inférieure. (*fig.* 104.)

Les *saillies* sont au nombre de deux. Elles sont placées au milieu de ces sillons et séparées l'une de l'autre par le sillon transverse. L'antérieure, *éminence porte antérieure* ou *lobe carré* du foie, est limitée par le sillon transverse en arrière, la vésicule biliaire à droite et le sillon antéro-postérieur à gauche. La postérieure, *éminence porte postérieure* ou *lobe de Spigel*, est située en arrière du sillon transverse, entre la partie postérieure du sillon longitudinal qui loge le canal veineux chez le fœtus et le sillon de la veine cave inférieure.

Les *dépressions* se trouvent à droite et à gauche des sillons de la face inférieure. L'une, assez étendue, est située sur le lobe gauche, c'est la dépression *gastrique*. Les trois autres sont situées sur le lobe droit;

l'antérieure est la dépression *colique*, la moyenne la dépression *rénale* et la postérieure la dépression *surrénale*.

Les rapports de cette face inférieure sont les suivants : Elle est en rapport avec des organes de l'*appareil digestif* ; la grosse tubérosité de l'estomac répond au lobe gauche, le pylore et la première portion du duodénum correspondent aux environs du sillon transverse ; le coude droit du côlon est logé dans la dépression colique. L'extrémité gauche du foie recouvre un peu l'extrémité supérieure de la rate. Enfin le bord supérieur du pancréas, sans être en contact avec le foie, est peu éloigné de cette glande. Elle est en rapport avec des organes de l'*appareil urinaire* ; avec la face antérieure et l'extrémité supérieure du rein

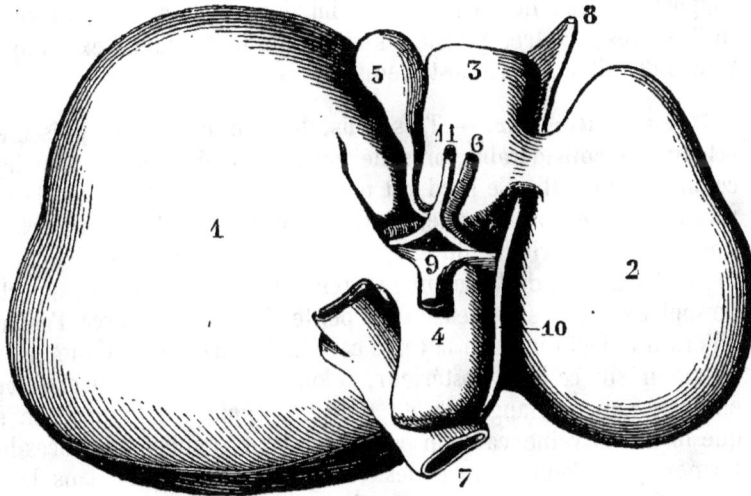

Fig. 104.— Face inférieure du foie.

1. Lobe droit.— 2. Lobe gauche. — 3. Lobe carré.— 4. Lobule de Spigel.— 5 Vésicule biliaire. — 6. Artère hépathique. — 7. Veine cave inférieure.— 8. Veine ombilicale. — 9. Veine porte. — 10. Canal veineux.— 11. Canal cholédique.

droit qui se creuse sur lui une fossette, de même que la capsule surrénale droite. Ces rapports sont immédiats, et le péritoine ne s'interpose pas entre le foie et le rein. Elle est en rapport aussi avec une grande quantité de *vaisseaux* et de *nerfs*. Dans le sillon transverse se rencontrent une foule de ces organes ; dans le sillon longitudinal on trouve la veine ombilicale chez le fœtus. Cette veine se bifurque au niveau du sillon transverse et fournit une *branche de communication transversale* qui se jette dans la branche gauche de la veine porte et avec elle dans le foie, et une branche qui se porte dans la veine cave inférieure, à gauche du lobe de Spigel, sous le nom de *canal veineux*. On voit par là que chez le fœtus le sang de la veine ombilicale se divise en deux courants au niveau du foie, l'un qui traverse le foie et l'autre qui se rend directement dans la veine cave inférieure. En outre, le lobe de Spigel est en rapport par sa face inférieure avec le tronc cœliaque. Ce lobe envoie vers le lobe droit du foie un petit prolongement qui sépare la fossette de la vésicule biliaire de la gouttière de la veine cave inférieure. (*fig.* 104.)

Bord antérieur. — Le bord antérieur du foie, mince et tranchant, correspond au rebord des fausses côtes qu'il dépasse rarement. Ce bord, vers le côté gauche, se met un peu en rapport avec la paroi abdominale au niveau de l'appendice xyphoïde du sternum. On y trouve deux échancrures sur les côtés du lobe carré du foie; l'une, droite est en rapport avec le fond de la vésicule biliaire qui le déborde de quelques millimètres; l'autre, gauche, assez profonde, indique l'extrémité antérieure du sillon antéro-postérieur.

Bord postérieur. — Très-épais, le bord postérieur présente une échancrure considérable, près de son extrémité gauche, pour loger la colonne vertébrale. Ce bord est plus épais à droite qu'à gauche; dans presque toute son étendue, surtout à droite, il est en rapport direct avec la face inférieure du diaphragme, sans intermédiaire de péritoine. Au niveau de la colonne vertébrale, ce bord est en rapport avec l'œsophage, qui s'y creuse une petite échancrure, avec l'aorte, les piliers du diaphragme et la veine cave inférieure. Cette veine se creuse un sillon sur ce bord postérieur, sillon très-profond, converti souvent en canal par une languette de tissu hépatique. Au fond de ce sillon que forme la veine cave on voit un grand nombre d'orifices béants formés par l'embouchure des veines sus-hépatiques dans la veine cave. (*fig.* 104.)

Extrémité droite. — Très-volumineuse, cette extrémité remplit l'hypochondre droit; elle est en rapport avec le diaphragme qui la sépare des fausses côtes. Elle mesure à la percussion 12 à 14 centimètres, ce qui veut dire que le foie est comme refoulé dans cette région.

Extrémité gauche. — Elle est amincie et plus ou moins allongée, suivant les sujets. Elle s'insinue ordinairement entre le diaphragme et l'extrémité supérieure de la rate chez les très-jeunes sujets. Chez l'adulte, le plus souvent, cette extrémité recouvre la grosse tubérosité de l'estomac.

Vasa aberrantia. — On rencontre quelquefois sur le foie des adultes et des vieillards, et plus souvent sur l'extrémité gauche, de petits tubes blanchâtres ramifiés. Ces tubes sont des conduits biliaires visibles par suite de l'atrophie de quelques lobules environnants; ils communiquent avec les conduits biliaires et peuvent être injectés. Ce sont ces canaux que les auteurs ont appelés *vasa aberrantia*. On les rencontre aussi sur les points du foie qui ont subi une pression plus ou moins considérable, ayant déterminé pour ainsi dire l'atrophie partielle de cet organe.

Structure du foie.

La structure du foie comprend l'étude des enveloppes, du tissu propre du foie, des vaisseaux et des nerfs. Nous terminerons par l'étude de l'appareil biliaire.

Les enveloppes de cette glande sont au nombre de deux, le péritoine et la tunique propre.

Péritoine. — Le péritoine ou tunique séreuse recouvre presque toute l'étendue de la surface du foie. Le bord postérieur, la fossette de la vésicule biliaire et la dépression rénale en sont seuls dépourvus.

A la face supérieure ou convexe on voit le péritoine s'adosser à lui-même vers le milieu de la glande, former le ligament suspenseur et tapisser ensuite la face inférieure du diaphragme. Vers le bord postérieur, cette membrane se réfléchit aussi vers la face inférieure du diaphragme pour la tapisser en formant un cul-de-sac que l'on peut explorer en passant la main au-dessous de ce muscle. Ce cul-de-sac est divisé en deux parties par le ligament suspenseur. Au moment où ce feuillet péritonéal se réfléchit, il constitue ce qu'on nomme improprement le feuillet supérieur du *ligament coronaire*. Vers les extrémités de la glande, le péritoine se porte sur le diaphragme pour former à droite le feuillet supérieur du *ligament triangulaire droit* et à gauche le feuillet supérieur du *ligament triangulaire gauche*.

A la face inférieure du foie, on voit les deux feuillets du petit épiploon se séparer au niveau du sillon transverse. L'*antérieur* se porte en avant et s'étale pour recouvrir le lobe carré, la vésicule biliaire et les deux lobes. Il se réfléchit ensuite sur le bord antérieur pour se continuer avec le péritoine de la face supérieure. A ce niveau il forme un repli au niveau de la veine ombilicale, repli qui continue le ligament suspenseur et qui se prolonge jusqu'à l'ombilic. Le *postérieur* se porte en arrière, forme la paroi supérieure de l'arrière-cavité des épiploons et se réfléchit au niveau du bord postérieur du foie pour descendre au-devant du pancréas. Au niveau de ce point de réflexion, il constitue le feuillet inférieur du ligament coronaire. C'est entre ce feuillet et le supérieur que le bord postérieur du foie se trouve en contact immédiat avec le diaphragme, de sorte qu'on pourrait pénétrer dans le foie par la partie postérieure du tronc sans léser le péritoine. De la face inférieure du foie, comme de la face supérieure, la séreuse se porte à droite et à gauche sur le diaphragme pour former le feuillet inférieur des ligaments triangulaires droit et gauche.

Tunique propre, tunique fibreuse. — La membrane fibreuse qui entoure le foie est très-adhérente à la séreuse, dont on ne peut la séparer. Elle adhère aussi au tissu du foie par de minces prolongements qu'elle envoie dans son épaisseur. Cette membrane très-mince est formée de fibres lamineuses. La tunique fibreuse recouvre toute la surface du foie; parvenue au niveau du hile, elle se réfléchit dans l'intérieur du foie et forme un tube ramifié qui accompagne les organes qui passent par le hile jusqu'au voisinage des lobules.

Tissu propre du foie. — On appelle ainsi la substance hépatique dans laquelle se ramifient les vaisseaux et qui donne naissance aux conduits biliaires. Ce tissu propre est divisé en petites masses, de la grosseur de grains de millet, qu'on appelle lobules. Leur nombre est évalué, par M. Sappey, au chiffre de 1 100 000 à 1 200 000, 500 environ par centimètre cube.

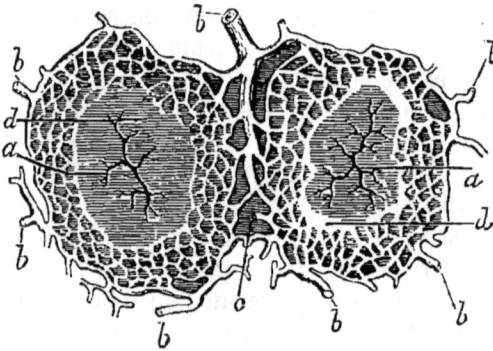

Fig. 105. — Deux lobules du foie.

a, a. — Veines sus-hépatiques. — *b, b, b.* Ramifications de l'artère hépatique et de la veine porte. — *d, d.* Masse du lobule.

Quel est l'élément glandulaire du foie? Comment les canaux biliaires se terminent-ils dans cet organe? Quels rapports affectent avec ces canaux les vaisseaux si nombreux du foie? Qu'est-ce que le lobule?

Voilà une foule de questions dont on désire connaître la solution lorsqu'on étudie le foie. Et, disons-le de suite, les auteurs ne se sont guère entendus là-dessus.

Il existe sur le mode d'arrangement du foie presque autant d'opinions que d'auteurs. En présence de toutes ces opinions contradictoires, notre embarras serait grand, si nous ne restions fidèle au principe que nous nous sommes posé, de n'entrer dans aucune discussion. Nous allons indiquer l'opinion de M. le professeur Ch. Robin.

Le foie a deux fonctions : celle de *sécréter la bile* et celle de *fabriquer du sucre*. Pour ces deux produits, le foie a un appareil particulier. Il doit être considéré comme la réunion de deux glandes dont les éléments sont mélangés : 1° une glande en grappe qui sécrète la bile ; 2° une glande vasculaire sanguine qui forme le sucre. Ces glandes ont chacune leurs éléments distincts.

La glande en grappe a pour éléments les acini situés aux extrémités des canaux biliaires, comme les acini des glandes salivaires aux extrémités du conduit. Autour de ces acini, sur leur paroi, viennent se diviser les capillaires de l'artère hépatique.

La glande vasculaire sanguine a pour élément glandulaire des cellules spéciales formant des masses autour desquelles et dans lesquelles se rendent les ramifications de la veine porte ; c'est de là aussi que partent les radicules des veines sus-hépatiques.

1° *Appareil sécréteur de la bile.* — Les *acini* de la portion qui sécrète la bile sont en communication directe avec les canaux biliaires. Ils sont fermés de toutes parts, et se terminent par des culs-de-sac sur la paroi externe desquels se ramifie l'artère hépatique. Ces culs-de-sac sont disséminés au milieu des autres vaisseaux, qui ne font que les côtoyer, et de l'élément destiné à la formation du sucre. Les *culs-de-sac* des acini n'arrivent pas au contact ; ils ont une certaine analogie avec les glandes de Meïbomius, ils ont la forme de feuilles de fougère. Le fond des culs-de-sac est plus large que le conduit commun, ils sont larges de $0^{mm},05$ à $0^{mm},03$. Les acini varient dans leurs dimensions, ils ont de $0^{mm},2$ à $0^{mm},4$.

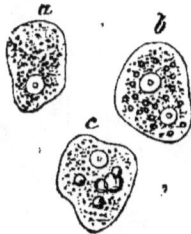

Fig. 106. — Variétés de cellules hépatiques (d'après Béclard).

a. Cellule à contenu finement granulé et transparent. — *b.* cellule avec des granulations jaunes. — *c.* Cellule contenant en outre des gouttelettes de graisse.

Chaque cul-de-sac a une paroi propre, transparente, très-mince, plus mince que la couche d'épithélium qui la double. Cette paroi se continue directement avec celle des conduits biliaires sécréteurs. Le cul-de-sac est tapissé par un épithélium pavimenteux à petites cellules polyédriques, transparentes, contenant chacune un noyau ovoïde remplissant presque complètement la cellule. A la surface externe des culs-de-sac se trouve un riche réseau provenant de l'*artère hépatique* et nullement des autres vaisseaux. Les capillaires qui font suite à l'artère hépatique vont se jeter dans la veine sus-hépatique. Des acini

partent les canaux sécréteurs qui s'anastomosent plusieurs fois entre
eux ; ils sont en contact avec les canaux sécréteurs voisins. Formés
d'une paroi analogue à celle des culs-de-sac, ils sont tapissés par une
couche d'épithélium pavimenteux semblable à celui qui tapisse les culs-
de-sac, couche beaucoup plus épaisse que la paroi propre. Cet épithélium pavimenteux est remplacé par un *épithélium à cils vibratiles* au
moment où les canaux deviennent canaux excréteurs. Ce changement
a lieu au niveau des canaux biliaires qui présentent plus de $0^{mm},1$.
C'est là aussi que cessent les éléments de la capsule de Glisson.
On trouve dans les canaux sécréteurs de la matière biliaire incolore qui remplit aussi les culs-de-sac. Cette matière devient brunâtre, verdâtre, lorsque le foie a macéré dans les acides étendus.

Devenus *excréteurs*, les canaux se dirigent en convergeant vers le hile du
foie ; ils sont constitués par une couche de fibres lamineuses et élastiques au milieu desquelles on trouve de rares fibres musculaires de la vie
organique. Ces fibres musculaires deviennent abondantes, au contraire,
dans les gros canaux excréteurs de la bile qui sont placés sous le foie.

2° *Appareil formateur du sucre ou portion glycogénique du foie.*
— La portion glycogénique fait partie des glandes vasculaires sanguines. Nous allons voir ici, en effet, le sang apporté à des cellules spéciales,
être élaboré et rejeté ensuite dans un système spécial, le système des
veines sus-hépatiques. Du contact du liquide sanguin avec les cellules
résulte la formation du sucre. Ces cellules ou *cellules hépatiques* ont

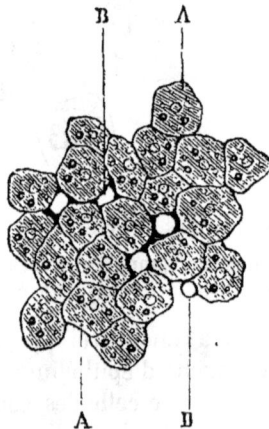

Fig. 107. — Cellules formant un grain glanduleux.
A, A. Cellules. — *B, B.* Coupe des canalicules biliaires.

chacune $0^{mm},02$ à $0^{mm},03$ de diamètre, elles se réunissent en se juxtaposant et forment de petites masses de 1 à 2 millimètres de diamètre
qui forment les *grains glanduleux* du foie ou *lobules*. Ces cellules sont

polyédriques, elles renferment un ou deux noyaux, difficiles à constater chez l'homme. Entre les amas de cellules ou grains glanduleux du foie on trouve de minces *cloisons* plus ou moins visibles, selon les espèces animales; très-visibles chez le porc, très-peu chez l'homme. Ces cloisons, qui s'insèrent d'un côté sur les prolongements de la capsule de Glisson, sont formées de matière amorphe et de corps fusiformes fibro-plastiques. Les vaisseaux sanguins se détachent de la veine porte et forment dans ces grains glanduleux des mailles étroites, plus étroites que les capillaires qui les forment. Lorsque le foie est injecté et qu'on coupe ces lobules, on voit qu'ils sont aussi riches en vaisseaux au centre qu'à la circonférence. Quelques-uns de ces vaisseaux quittent leur lobule pour passer dans un autre à travers la cloison mince du tissu qui les sépare. Les capillaires de chaque lobule se dirigent vers le centre à travers les cellules hépatiques, avec lesquelles ils sont en contact, et vont former l'origine des veines sus-hépatiques.

Les grains glanduleux ou lobules du foie n'ont *aucune communication* avec les conduits sécréteurs de la bile; seulement, au voisinage des conduits biliaires, on voit les acini s'enfoncer entre les lobules hépatiques.

D'après l'étude de la disposition des divers éléments anatomiques, on voit que dans le foie il y a deux fonctions bien distinctes; l'une, la sécrétion de la bile, qui ne diffère pas des autres sécrétions; l'autre, la formation de sucre. Le sucre est formé dans l'épaisseur du foie, dans les vaisseaux capillaires intermédiaires à la veine porte et aux veines sus-hépatiques. Cette formation résulte du contact des vaisseaux avec les cellules hépatiques; elle s'explique par la présence dans ces cellules d'un principe immédiat non azoté, que M. Claude Bernard a découvert et qui porte le nom de *principe* ou *matière glycogène*. La transformation de cette matière en sucre n'a pas lieu seulement au contact du plasma du sang, mais encore au contact de tous les liquides animaux. *La matière glycogène peut être préparée et recueillie.* Pour cela on broie le foie d'un animal, au moment où l'on vient de le tuer, et on le traite par l'eau bouillante. On passe à travers un linge et on ajoute au liquide quatre à cinq fois son poids d'alcool à 40°, qui forme un précipité de matière glycogène. Pour purifier cette matière de tout principe azoté qu'elle pourrait contenir, on la fait bouillir dans une solution concentrée de potasse caustique, qui est sans action sur elle. On filtre, et le liquide filtré est traité par l'alcool comme la première fois. La matière glycogène se dépose, on la lave à plusieurs reprises avec l'alcool et on la fait sécher. Lorsqu'elle est desséchée, elle se présente sous la forme d'une poudre blanche amorphe, neutre, inodore et insipide. Cette substance se dissout dans l'eau, elle est insoluble dans l'alcool. L'iode la colore en violet ou en rouge violacé. Au contact de la levûre, elle ne fermente pas, elle ne réduit pas non plus le liquide cupro-potassique. Tous les agents qui transforment l'amidon et la dextrine en glycose transforment la matière glycogène en glycose. Elle dévie à droite le plan de polarisation de la lumière polarisée.

Quelques auteurs ont dit qu'il n'y avait là rien qui autorisât à dire que le foie est l'organe de formation du sucre, qu'il est le siége de cet acte important, la *glycogénie*, puisque la matière glycogène peut se rencontrer ailleurs. Il est vrai que cette matière se trouve dans beaucoup de régions du corps, surtout chez le fœtus ; mais la quantité que l'on y trouve est vraiment trop minime, si on la compare à celle du foie, pour songer un instant à ne pas faire de cette glande l'organe essentiel de la glycogénie.

La formation du sucre dans le foie est liée intimement à l'influence du système nerveux, agissant sur les vaisseaux sanguins du foie qui lui apportent les matériaux nutritifs. Ainsi, en coupant le pneumogastrique on supprime la formation du sucre dans le foie. Si l'on excite le bout périphérique de ces nerfs par le galvanisme ; si l'on pique la moelle allongée un peu au-dessus du nerf pneumogastrique, sur le plancher du quatrième ventricule, la fonction glycogénique du foie est surexcitée, une grande quantité de sucre se forme, s'accumule dans le sang et passe ensuite dans l'urine. On doit remarquer ici que l'action nerveuse, qui excite le foie, se propage comme à l'état normal, c'est-à-dire du foie aux centres nerveux, et de ceux-ci vers le foie, par l'intermédiaire de la moelle et du grand sympathique. On peut ainsi produire un *diabète artificiel*, comme l'a montré le savant professeur du Collége de France. Aujourd'hui les médecins connaissent une autre espèce de diabète, c'est le *diabète traumatique*, qui s'est montré chez l'homme à la suite de chutes ou de chocs ayant déterminé une lésion des centres nerveux, dans le point que l'expérience avait montré être en rapport avec la production du sucre dans le foie.

Vaisseaux et nerfs. — Les vaisseaux et les nerfs du foie pénètrent par le hile et se ramifient dans l'épaisseur de la glande jusqu'aux lobules. Dans tout leur trajet ils sont contenus dans la capsule de Glisson.

Capsule de Glisson. — On appelle ainsi la portion de membrane fibreuse du foie qui se réfléchit dans l'épaisseur de cet organe, au niveau du hile, et non la tunique fibreuse elle-même. Elle forme aux vaisseaux et aux nerfs un tube qui se ramifie comme ces vaisseaux. Elle renferme les nerfs du foie, les conduits biliaires et tous les vaisseaux du foie, excepté les veines sus-hépatiques. Par sa surface externe la capsule de Glisson est adhérente aux lobules du foie au moyen de prolongements cellulo-fibreux peu développés. Chez l'homme la capsule de Glisson cesse d'exister avant l'arrivée des vaisseaux aux lobules.

Artère hépatique. — Venue du tronc cœliaque, cette artère arrive au hile du foie et pénètre dans la capsule de Glisson. Elle se ramifie jusqu'aux lobules et se termine en capillaires sur la paroi des acini.

Veine porte.— Cette veine amène au foie le sang de toute la portion sous-diaphragmatique du tube digestif et de ses annexes. Elle se place dans le hile du foie, derrière l'artère hépatique, et pénètre dans la capsule de Glisson. Elle se ramifie à la manière de l'artère hépatique dans cette capsule et se termine par des capillaires autour des cellules hépatiques.

Veines sus-hépatiques. — Ces veines naissent des capillaires de la veine porte et de l'artère hépatique par un petit tronc qui part du centre du lobule. Elles se dirigent toutes, en s'anastomosant, vers le bord postérieur du foie, où elles se jettent dans la veine cave inférieure. Les orifices par lesquels elles s'abouchent dans la veine cave sont béants, nombreux et assez développés. Tandis que les ramifications de la veine porte et de l'artère hépatique sont transversales, celles des veines sus-hépatiques sont antéro-postérieures. Ces veines restent béantes quand on les coupe, à cause de leur disposition en sinus veineux, à la surface externe desquels le tissu du foie adhère solidement. Ce sont les seuls vaisseaux du foie qui ne soient pas contenus dans la capsule de Glisson.

Veine ombilicale. — Oblitérée et transformée en cordon fibreux après la naissance, perméable chez le fœtus, la veine ombilicale venue du placenta, parcourt le cordon ombilical, traverse l'ombilic et arrive dans le sillon longitudinal de la face inférieure du foie. Elle est située dans le bord inférieur du ligament suspenseur du foie. La veine ombilicale parcourt d'avant en arrière le sillon dans lequel elle est contenue, et arrivée au niveau du hile, elle se bifurque. La branche qui continue le trajet primitif de la veine se jette dans la veine cave sous le nom de *canal veineux*, en côtoyant le côté gauche du lobule de Spigel, tandis que l'autre se jette dans la branche gauche de la veine porte sous le nom de *canal de communication* de la veine ombilicale avec la veine porte.

Vaisseaux lymphatiques. — Ces vaisseaux ont été étudiés par M. Sappey (Acad. des sciences, 1852). Ils naissent autour des lobules par un réseau superposé à celui des vaisseaux sanguins. Ils suivent ensuite la direction de la veine porte et de l'artère hépatique, et sont contenus comme ces vaisseaux dans la capsule de Glisson. Ils se rendent au hile du foie et se jettent dans les ganglions qui s'y trouvent.

Nerfs. — Les nerfs du foie proviennent de plusieurs sources. Par le hile pénètrent les ramifications terminales du pneu mo — ique gauche, quelques branches du pneumogastrique droit et le plexu. hépatique, émanation du plexus solaire. Par le bord postérieur de cet organe on voit pénétrer quelques branches du phrénique droit. Les premiers sont, comme les vaisseaux, contenus dans la capsule de Glisson.

Appareil biliaire.

L'appareil formateur et excréteur de la bile est un appareil de sécrétion complet, dans lequel on trouve : 1° un organe sécréteur, le foie ; 2° des conduits vecteurs qui portent le produit de la sécrétion, les conduits biliaires et le canal hépatique ; 3° un organe de dépôt ou réservoir, la vésicule biliaire ; 4° un conduit excréteur qui porte la bile dans l'intestin, le canal cholédoque.

Conduits biliaires. — Les conduits biliaires naissent des acini du foie, et se portent, en s'anastomosant et en suivant les ramifications

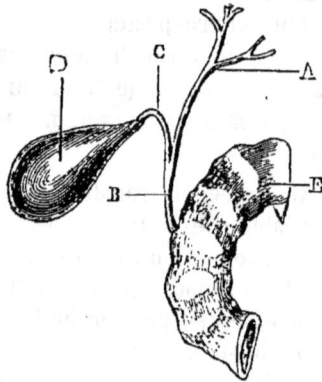

Fig. 108. — Montrant l'appareil biliaire et une portion du duodenum.

A. Réunion des conduits biliaires formant le conduit hépatique. — B. Canal cholédoque. — C. Conduit cystique. — D. Vésicule biliaire. — E. Duodenum.

de la veine porte, vers le hile du foie. Ces conduits sont contenus dans la capsule de Glisson. A leur origine, ces tubes sécrètent comme les acini et ont la même structure (voy. Tissu propre du foie). Un peu plus loin, la structure de ces tubes change et ils deviennent simplement conduits vecteurs. Tous ces conduits viennent former, au niveau du hile, deux troncs qui s'anastomosent pour donner naissance au conduit hépatique.

Canal hépatique. — Ce canal s'étend de la terminaison des conduits biliaires dans le hile du foie, au canal cholédoque. Il a au plus

centimètres de longueur et 4 millimètres de diamètre. Ce canal se
place en avant de la branche droite de bifurcation de la veine porte ;
sa partie inférieure il est situé à droite du tronc de la veine porte,
uis il se réunit à angle aigu au canal cystique. (*fig.* 108, 109.)

Vésicule biliaire. — Réservoir de la bile situé dans la fossette
ystique, à la face inférieure du foie, à droite du lobe carré.

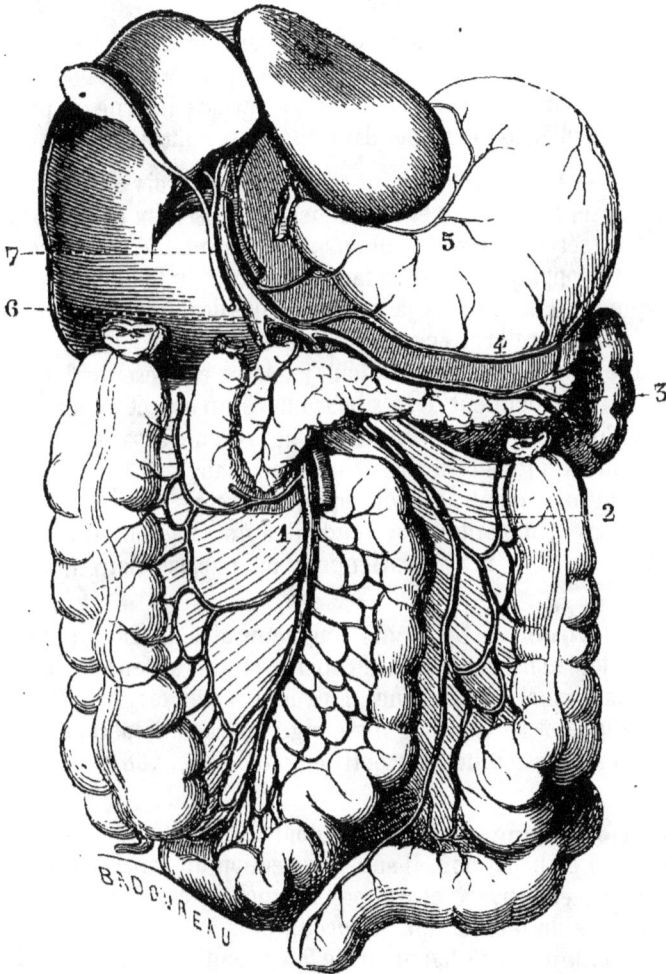

g. 109, montrant la veine porte se rendant au foie, et l'appareil biliaire.

La vésicule biliaire est dirigée en bas, en avant et à droite.
Sa longueur est de 7 à 8 centimètres; son diamètre varie selon qu'elle
t plus ou moins dilatée par la bile, mais en moyenne il ne dépasse pas
à 3 centimètres.

Elle à la forme d'une poire et présente un fond, un corps et un col.

Le *fond* de la vésicule déborde le foie et se met en rapport avec la paroi abdominale, où il peut être senti par la percussion.

Le *corps* est en rapport, en haut, avec le tissu du foie; en bas, avec le péritoine, qui l'applique contre la glande. Il repose sur l'extrémité droite du côlon transverse, qui est souvent coloré par la bile, chez le cadavre seulement.

Le *col* est placé au-devant du sillon transverse et de la branche droite de la veine porte. Il repose sur la première portion du duodénum. Il est contourné sur lui-même en S. A sa surface interne il présente deux replis valvulaires correspondant aux deux courbures.

Structure. — La vésicule biliaire est formée de trois couches superposées, séreuse, musculaire et muqueuse, de vaisseaux et de nerfs.

La tunique séreuse se voit seulement sur la moitié inférieure de la vésicule qu'elle applique contre la face inférieure du foie.

La tunique musculaire sous-jacente présente des fibres longitudinales superficielles et des fibres circulaires profondes.

La tunique muqueuse a une couleur jaunâtre et présente des saillies entre-croisées, qui donnent à sa surface libre un aspect aréolaire. Elle est revêtue d'un épithélium cylindrique, et présente à sa face profonde des glandes identiques à celles des conduits biliaires.

Les artères proviennent de la cystique. Les veines se jettent dans la veine porte. Les lymphatiques se rendent à un ganglion situé près du col de la vésicule. Les nerfs proviennent du plexus solaire (*fig.* 109).

Canal cystique. — De même longueur et d'un calibre un peu moindre que le canal hépatique, le canal cystique s'étend de la vésicule biliaire au canal cholédoque. Flexueux à son origine, il devient ensuite rectiligne et se réunit à angle aigu au canal hépatique. Il est placé entre les deux feuillets du petit épiploon. (*fig.* 108.)

Canal cholédoque. — C'est un canal formé par la réunion des canaux cystique et hépatique. Il suit la direction du canal hépatique et se porte en bas, en arrière et un peu à gauche, vers la partie postérieure et interne du duodénum. Beaucoup plus long que les deux précédents, ce conduit a une longueur de 7 à 8 centimètres. Il est situé, à son origine, dans le petit épiploon, en avant de la veine porte, à droite de l'artère hépatique, plus bas il se creuse une gouttière sur la tête du pancréas et s'accole au canal pancréatique avant de pénétrer dans le duodénum. Ces deux canaux, parallèles et accolés, s'engagent dans l'épaisseur des fibres musculaires du duodénum, soulèvent la muqueuse dans une étendue de 1 1/2 à 2 centimètres, et s'ouvrent, chacun par un orifice distinct, dans l'ampoule de Vater.

L'*ampoule de Vater* est une saillie de la muqueuse, du volume d'un gros pois, située à la partie moyenne et postérieure de la deuxième portion du duodénum. Elle est formée par plusieurs replis muqueux à la partie supérieure desquels les canaux cholédoque et pancréatique versent leur contenu.

Structure des conduits biliaires. — Ces conduits sont formés de deux couches : une couche externe musculaire présentant des fibres longitudinales superficielles et des fibres circulaires profondes, et une couche muqueuse mince et tapissée par de l'épithélium cylindrique. Dans tout leur trajet on trouve des glandes nombreuses, glandes en grappe, situées dans l'épaisseur de leur paroi, qu'elles dépassent quelquefois par leur fond. Ces glandes sont extrêmement nombreuses et servent probablement à la sécrétion du mucus, l'un des éléments de la bile.

(Avant de terminer cet article, je ne saurais trop recommander aux élèves la lecture et la méditation des belles pages que M. Sappey a écrites sur le foie. Si M. Sappey a son opinion, et elle est peut-être la plus vraie, on ne peut s'empêcher de dire qu'il est le seul auteur qui ait parfaitement décrit le foie. Sa description, un peu longue, est irréprochable ; elle est complète et doit être lue par quiconque veut approfondir l'étude du foie.)

Usages. — Le foie sert à la sécrétion de la bile et à la formation du sucre (*voy.* Structure, p. 779). La sécrétion biliaire est une sécrétion continue qui s'accélère au moment de la digestion. Entre les repas, la bile sécrétée passe dans les canaux biliaires et arrive dans le canal hépatique et le canal cholédoque. A ce moment, l'orifice de l'ampoule de Vater est plus étroit que le canal cholédoque, de sorte que la bile s'accumule dans ce canal et remonte ainsi dans le canal cystique et dans la vésicule biliaire. L'appareil biliaire est donc complétement rempli dans l'intervalle des repas. Au moment du repas, les aliments arrivent dans le duodenum, excitent par action réflexe l'appareil biliaire dont les parois se contractent pour verser abondamment la bile dans le duodenum au moment de la digestion.

Applications pathologiques.

Le foie est un des organes les plus importants, non-seulement au point de vue anatomique et physiologique, mais encore sous le rapport de la pathologie. Ses maladies sont fréquentes : on y trouve la *congestion*, l'*inflammation* et les *abcès*, l'*apoplexie*, la *transformation graisseuse*, la *cirrhose*, les *kystes* et des produits morbides tels que *cancer* et *tubercule*. Enfin on trouve dans les voies biliaires des concrétions plus ou moins volumineuses, *calculs biliaires.* La *colique hépatique* se rattache à l'existence de ces calculs biliaires.

1° Congestion. — L'afflux dans le foie d'une quantité de sang plus considérable qu'à l'état normal constitue la congestion ou hypérémie. Étudiée avec soin par M. le professeur Monneret et par Frerichs, cette maladie est caractérisée par l'augmentation de volume de l'organe que l'on peut constater au moyen de la percussion, par une gêne, une pesanteur, siégeant à l'hypochondre droit. Fréquemment les malades atteints de cette maladie présentent une teinte ictérique de la sclérotique.

2° Inflammation. — L'inflammation du foie ou hépatite se montre assez rarement dans nos climats; elle est, au contraire, très-fréquente dans les pays chauds. Elle peut se montrer à l'état aigu ou à l'état chronique. L'hépatite aiguë s'accompagne souvent de l'inflammation du péritoine qui entoure le foie, ce qui donne, dans ces cas, une *hépato-péritonite.* Les symptômes qui caractérisent l'hépatite sont : une *douleur* très-aiguë dans l'hypochondre droit, douleur augmentant par la percussion et le mouvement et s'irradiant dans l'épaule droite; l'*augmentation de volume* du foie, l'*ictère* et tous les symptômes de la fièvre qui accompagne ordinairement les phlegmasies viscérales. L'hépatite chronique est rare; elle est caractérisée par les mêmes symptômes; mais ils sont moins accentués que dans l'état aigu.

3° Abcès. — Les abcès du foie sont ordinairement la suite de l'hépatite. Leur diagnostic présente certaines difficultés. S'ils sont superficiels et qu'ils soulèvent la paroi abdominale, on peut arriver à un diagnostic précis; mais lorsque l'abcès est central, on ne peut le reconnaître que par des symptômes rationnels, tels que frissons légers survenant après la manifestation de l'hépatite aiguë, diminution de la douleur dans l'hypochondre. Les rapports du foie expliquent les divers procédés employés pour ouvrir les abcès de cette glande. Il est impossible de donner issue au pus d'un abcès situé au centre du foie ou à sa face inférieure sur un point rapproché de son bord postérieur; mais lorsque l'abcès est en contact avec la paroi abdominale, on a recours à l'ouverture de la collection purulente. Il est indispensable, avant d'ouvrir ces abcès, de déterminer une adhérence entre le péritoine qui recouvre l'abcès et le péritoine pariétal qui recouvre la paroi abdominale, afin d'éviter que le pus ne s'écoule dans le péritoine. C'est précisément la manière différente dont les médecins ont agi pour déterminer ces adhérences qui font varier les procédés. Dans celui de Graves, on fait une incision sur la paroi abdominale jusqu'à un point très-voisin du péritoine et l'on remplit la plaie de charpie; le péritoine enflammé au fond de la plaie adhère à celui qui recouvre l'abcès, et au bout d'un temps variable l'abcès s'ouvre spontanément, le plus souvent à la suite d'un éternument ou d'un effort de toux. Dans celui de Bégin on procède de la même façon, seulement on a soin, dès que l'adhérence s'est faite entre les deux feuillets du péritoine, de plonger un bistouri au fond de la plaie et d'ouvrir l'abcès. Le procédé de Récamier consiste à appliquer sur la paroi de l'abdomen, au niveau de l'abcès, un fragment de potasse caustique; on fend au bout de quelques jours l'eschare qui s'est formée, on place au fond de la plaie une nouvelle quantité de caustique, et l'on continue la même opération jusqu'à ce qu'on arrive sur la collection purulente, qui s'ouvre avec facilité. Dans ce procédé, les feuillets péritonéaux adhèrent entre eux par l'action de la potasse caustique au fur et à mesure que celle-ci se rapproche de l'abcès.

4° **Transformation graisseuse.** — Désignée encore sous le nom d'état gras du foie, cette lésion qui se rencontre surtout dans la phthisie pulmonaire, consiste dans une augmentation considérable de l'élément gras du foie. A l'état normal, il existe dans les cellules du foie des granules graisseux qui augmentent de volume dans cette maladie, et qui, en déterminant l'augmentation de volume de chaque cellule, déterminent aussi celle de la glande elle-même et changent sa couleur rouge brun en fauve ou blanc jaunâtre.

5° **Cirrhose.** — Cette maladie est caractérisée par le développement dans le tissu du foie d'une substance blanchâtre, formant des cloisons dans l'intérieur de cet organe. Cette substance paraît être une sorte de multiplication des éléments de la capsule de Glisson; elle renferme une grande quantité de matière amorphe granuleuse, de la matière amorphe fibroïde, un grand nombre d'éléments fibro-plastiques et quelques faisceaux de fibres du tissu cellulaire. Ce tissu morbide de nouvelle formation est ordinairement le produit d'une inflammation lente déterminée par les alcooliques dans le tissu du foie (cette maladie se voit surtout chez les ivrognes); lorsque l'inflammation existe, le foie est augmenté de volume, premier degré; mais plus tard, après la formation du tissu morbide, le volume du foie diminue considérablement et peut être réduit à celui des deux poings. Ce qui domine dans cette maladie, c'est l'atrophie du foie déterminée par la rétraction de cette substance blanchâtre. Cette rétraction, analogue à celle du tissu inodulaire, est lente et graduelle, elle atrophie le tissu du foie, détruit certains tubes sécréteurs, diminue le volume d'un certain nombre de cellules d'épithélium et comprime les vaisseaux. Si nous nous rappelons la circulation de la veine porte et la continuité de cette veine avec les veines sus-hépatiques à travers le foie, nous pressentons ce qui doit arriver après cette compression. Tous les canaux que le sang traversait dans le foie se trouvant comprimés, celui-ci l'accumule dans la veine porte, la distend, presse sur ses parois, et laissant échapper par filtration son sérum dans la cavité péritonéale, détermine la production d'un ascite. Celle-ci augmente sans cesse, et il arrive un moment où elle gêne tellement, par compression, la circulation de la veine cave inférieure, que les extrémités inférieures deviennent le siége d'une infiltration considérable. Si nous ajoutons aux deux symptômes *ascite* et *œdème* des membres inférieurs une *teinte* jaunâtre particulière, appelée cirrhotique, des *épistaxis* fréquentes (Monneret) et un contraste frappant entre la portion sus-diaphragmatique du corps amaigrie et la portion sous-diaphragmatique tuméfiée, nous aurons un tableau complet de la maladie. Inutile d'ajouter que par la percussion on se rend compte de l'atrophie du foie et que cette atrophie incurable amène nécessairement la mort du malade, soit par asphyxie, par suite de la compression du diaphragme par le liquide de l'ascite, soit par péritonite après l'opération de la ponction, etc.

6° **Kystes**. — Il se développe quelquefois dans le foie, des sacs membraneux renfermant un liquide : ce sont des kystes, dont les uns, les *kystes séreux*, ne contiennent qu'un liquide composé d'eau pure, tandis que les autres, de beaucoup les plus fréquents, renferment des vers vésiculeux et ont reçu, pour cela, le nom de *kystes hydatiques*. Ces kystes présentent tous les caractères des tumeurs du foie ; quant à distinguer les kystes séreux des kystes hydatiques, la chose est impossible, à moins qu'on ne rencontre, ce qui n'est pas commun, une sorte de frémissement par la percussion (*frémissement hydatique*). Les kystes hydatiques contiennent une grande quantité de petites poches ou vésicules de la grosseur d'une noisette, d'une noix, d'un œuf, poches qui renferment un liquide et un certain nombre d'*échinocoques*. Ces vers vésiculeux ne sont pas le produit d'une génération spontanée : ils proviennent du dehors, et quelques auteurs admettent aujourd'hui que les hydatides ne sont que des embryons de ténia égarés et ayant éprouvé un développement incomplet. (De Siebold et Küchenmeister).

7° **Cancer**. — Le cancer du foie est un des plus fréquents. Il se montre tantôt sous forme d'une tumeur unique d'un volume variable, tantôt sous forme de tumeurs multiples répandues à la surface ou dans l'épaisseur du foie, tantôt à l'état d'infiltration dans l'épaisseur de cet organe. La variété la plus fréquente est l'*encéphaloïde*, et quant à la lésion, elle consiste très-souvent dans une hypergenèse des éléments épithéliaux du foie. Difficile à distinguer quand il est infiltré et même quand il se présente sous forme de tumeurs multiples, le cancer du foie, formant une tumeur plus ou moins volumineuse, détermine des symptômes communs aux tumeurs du foie. En outre, le cancer du foie s'accompagne ordinairement de la teinte *jaune paille* que détermine ordinairement le cancer, de douleurs dans l'hypochondre droit et quelquefois de la présence de tumeurs cancéreuses dans d'autres régions du corps.

8° Tubercules. — On rencontre rarement le tubercule du foie; lorsqu'il existe, il est le plus souvent disséminé à la surface de l'organe; il est une des manifestations de la diathèse scrofuleuse.

9° Calculs et colique hépatique. — Des concrétions se font quelquefois dans la bile et se déposent soit dans les conduits biliaires, soit dans la vésicule. Ces concrétions, dont le nombre et le volume peuvent varier, sont onctueuses, verdâtres ou jaunâtres, parfois blanches; elles sont formées de cholestérine, et présentent alors une certaine dureté, ou de matière colorante qui leur donne une consistance molle.

Il arrive que ces concrétions passent de la vésicule dans les canaux excréteurs de la bile ou qu'elles descendent des conduits biliaires contenus dans le foie. Dans les deux cas, si le calcul ne passe pas facilement dans l'intestin, il distend les canaux excréteurs et les parcourt dans un laps de temps ordinairement très-long, de quelques heures à deux ou trois jours. Cette distension produit des accès de douleurs et la rétention de la bile dans le foie, d'où l'ictère. Ce sont précisément les douleurs atroces qui constituent les coliques hépatiques.

10° Tumeurs du foie. — Lorsqu'on est en présence d'une tumeur du foie, on est bien souvent embarrassé; car elles déterminent toutes des symptômes communs avec des variétés nombreuses pouvant toutes se montrer pour chaque espèce de tumeur; de sorte qu'on peut poser en principe qu'il existe des cas où il est complétement impossible d'établir, par les symptômes locaux, le diagnostic d'une tumeur de cette glande; ces tumeurs sont des *cancers*, des *kystes*, des *abcès*. Toutes ces tumeurs déterminent de la gêne ou de la douleur. Elles peuvent toutes déterminer une saillie de la paroi abdominale et de la matité à la percussion; enfin, elles peuvent être perçues par la palpation. Les bosselures du cancer, la surface arrondie et lisse des kystes et des abcès, aideront certainement au diagnostic. Mais si l'on réfléchit à la présence fréquente de ces tumeurs sur la face inférieure du foie, on verra de quelle difficulté le diagnostic est entouré. Ici la tumeur est bien rarement accessible à la main du médecin, et c'est aux troubles fonctionnels qu'il faut s'en rapporter, troubles fonctionnels qui sont identiques pour toutes ces tumeurs. En effet, qu'une tumeur siégeant à la face inférieure du foie comprime les canaux excréteurs de la bile, le malade présentera un ictère dont l'intensité sera en rapport avec le degré de compression. Que la tumeur comprime la veine porte, le malade présentera de l'ascite. Que ce soit enfin la veine cave qui soit comprimée, l'œdème des membres inférieurs se montrera aussitôt.

47

Pour que l'ascite se développe, il n'est pas toujours nécessaire que la veine porte soit comprimée; l'irritation que la tumeur exerce sur le péritoine qui la recouvre suffit très-souvent pour former ce liquide.

Ce diagnostic sera bien plus difficile si l'on réfléchit que les tumeurs voisines de la face inférieure du foie, celles du pancréas et du rein droit, par exemple, peuvent déterminer les mêmes symptômes. En somme, les tumeurs du foie sont d'un diagnostic presque impossible lorsqu'elles ne sont pas accessibles aux mains du médecin.

§ IV. Rate.

BIBLIOGRAPHIE.

1669. MALPIGHI. De liene. (*Bibliothèque anat.*)

1706. LEEUWENHOE K. Obs. gén. sur la rate. (En anglais, dans *Philos. Transact. of London.*)

1716. ELLER. Dissert. de liene. Leyde.

1723. STUCKELEY. Anat. phys. et path. de la rate. En anglais. Londres.

1735. SCHULZE. Diss. de splene canibus exciso. Haller.

1753. ALBINUS De liene. (*Annot. Acad.*)

1754. LASSONE. Hist. anat. de la rate. (*Mém. de l'Acad. de Paris.*)

1803. ASSOLANT. Recherches sur la rate. Thèse.

1830. DOBSON. Recherches expérimentales sur la structure et la physiologie de la rate. En anglais. Londres.

1832. ECKER. Glandes vasculaires sanguines. (En allemand dans *Journal de physiologie de Wagner*, t. III.)

1834. MULLER. Structure des corpuscules propres de la rate chez quelques herbivores. En allemand (dans *Arch. d'anat. et de phys.*)

1835. GIESKER. Recherches anat. et phys. sur la rate. En allemand. Zurich.

1841. SCHWAGER BARDELEBEN. Observ. microscop. de glandularum ductu excret. carentium structura. Berlin.

1849. KÖLLIKER. Article *Spleen*, dans *Tod'ds Cyclopædia of anatomy.* Juin.

1854. FORRET. Sur la rate, dans *Archiv. für physiologische Heilkunde.*

1857. LEYDIG. Article *Nebennieren* dans *Lehrbuch der Histologie.* Francfort.

1860. PEYRANI. Anatomia e fisiologia de la milza. Turin.

1860. LIÉGÉOIS. Anat. et physiol. des glandes vasculaires sanguines. (Thèse de concours. Paris, 1860.

La rate est une glande vasculaire sanguine située dans l'hypochondre gauche, entre le diaphragme et la grosse tubérosité de l'estomac (*fig.* 90).

Couleur. — Cet organe présente une couleur lie de vin.

Forme. — Il a la forme d'un croissant, dont la concavité repose sur la grosse tubérosité de l'estomac.

Consistance. — Sa consistance est peu considérable, et son tissu se laisse facilement déchirer.

Nombre. — C'est un organe unique, mais quelquefois on trouve plusieurs rates. Dans ce cas, l'une est principale, les autres sont surnuméraires. Ces rates surnuméraires ne sont que des lobules de la rate qui sont restés séparés, et qui reçoivent chacuns une des ramifications de l'artère splénique.

Poids et volume. — Le poids moyen de la rate est de 195 grammes, lorsqu'elle est séparée du cadavre. Celui de la rate, remplie du sang qu'elle contient chez le vivant, serait de 225 grammes. (Sappey.) Cet organe présente une longueur de 12 centimètres, une largeur de 8 centimètres et une épaisseur de 3 centimètres.

Mobilité. — Elle est très-mobile et ses rapports sont variables. Ces déplacements peuvent être anormaux, pathologiques ou physiologiques. Les déplacements physiologiques sont placés sous l'influence de la contraction du diaphragme, de l'ampliation de l'estomac, de la grossesse, etc.

Rapports.

La rate présente une face externe, une face interne, un bord antérieur, un bord postérieur, une extrémité supérieure et une extrémité inférieure.

Face externe. — Elle est convexe et unie. Elle est en rapport avec le diaphragme qui la sépare des fausses côtes et de la base du poumon gauche.

Face interne. — Elle présente une série de trous disposés sur une ligne verticale, et qui constituent le hile de la rate. La portion de face interne, qui est placée en avant du hile, est un peu plus grande que l'autre, à peu près plane, et se met en rapport avec la grosse tubérosité de l'estomac. La partie postérieure de cette face est en rapport avec le pilier gauche du diaphragme, et la queue du pancréas.

Bord antérieur. — Mince et tranchant, ce bord convexe est en rapport avec le diaphragme et un peu avec la paroi abdominale.

Bord postérieur. — Moins convexe et un peu plus épais que l'autre, ce bord est en rapport avec la partie supérieure du rein gauche et la capsule surrénale gauche. Les deux bords de la rate présentent ordinairement des incisures plus ou moins profondes, indice de la division primitive de la rate en plusieurs lobes.

Extrémité supérieure. — Un peu plus grosse que l'autre, cette extrémité est en rapport avec le diaphragme et quelquefois avec l'extrémité gauche du foie, surtout chez l'enfant.

Extrémité inférieure. — Elle est en rapport avec le coude gauche du côlon transverse. M. Sappey décrit un petit sac séreux accroché comme un nid de pigeon à la partie latérale gauche du diaphragme, et dans lequel l'extrémité inférieure de la rate serait reçue. (*fig. 90.*)

On appelle encore l'extrémité supérieure *tête*, et l'extrémité inférieure *queue*.

Structure.

La structure de la rate comprend deux membranes qui l'enveloppent, l'une séreuse, l'autre fibreuse qui forme la charpente de l'organe, des vaisseaux et nerfs, une substance molle intérieure ou bouc splénique, et des follicules clos ou *corpuscules* de Malpighi.

Membrane séreuse. — Formée par le péritoine, cette membrane très-mince et très-adhérente à la membrane fibreuse recouvre complétement la rate. Elle s'adosse à elle-même au niveau du hile, et forme un repli qui se porte à la grosse tubérosité de l'estomac, *épiploon gastro-splénique*. Elle forme un repli analogue, mais très-petit, qui s'étend de la partie supérieure de la face interne de la rate à la partie supérieure du pilier gauche du diaphragme, *ligament phréno-splénique*. De l'extrémité inférieure de la rate part un autre petit repli péritonéal, qui se porte vers la queue du pancréas, *ligament pancreatico-splénique*.

Membrane fibreuse. — La membrane fibreuse ou tunique propre de la rate est l'analogue de celle qui enveloppe le foie; elle est contractile, élastique. Comme celle du foie, elle se réfléchit au niveau du hile, pour pénétrer dans la rate, en accompagnant les vaisseaux. Cette portion réfléchie, qui forme dans le foie la capsule de Glisson, constitue ici la *capsule de Malpighi*. Des cloisons plus ou moins minces se détachent de la face interne de la tunique propre et de la surface externe de la capsule de Malpighi; elles s'entre-croisent pour former une charpente fibreuse creusée de cavités ou cellules communiquant les unes avec les autres. Cette tunique contient dans son épaisseur des fibres de tissu lamineux et des fibres élastiques. A la surface interne de cette tunique, on en trouve une seconde très-mince qui la double et qui se prolonge sur les cloisons; elle est pourvue de fibres musculaires de la vie organique très-petites qui se trouvent aussi dans les cloisons. La présence des fibres élastiques et musculaires dans la tunique propre de la rate donne à cet organe deux propriétés : 1° l'élasticité, qui ne peut être révoquée en doute; 2° la contractilité, qu'on démontre facilement en plaçant aux deux extrémités de la rate les deux conducteurs d'un appareil électro-magnétique énergique sur un animal vivant. On peut ainsi, chez le chien, déterminer un raccourcissement de 2 centimètres :

M. Claude Bernard obtient des phénomènes de contraction beaucoup plus prononcés et plus rapides en galvanisant directement les nerfs qui pénètrent dans son épaisseur. C'est en agissant sur les nerfs venus de la moelle que la strychnine exerce son influence sur la rate.

Les fibres musculaires ont une forme spéciale qui les distingue de celles qu'on rencontre dans les autres parties du corps; elles sont petites, incurvées sur elles-mêmes, et contiennent un noyau allongé faisant généralement saillie à la surface et du côté de la concavité.

Vaisseaux et nerfs. — Les vaisseaux n'ont pas tout à fait la même constitution que ceux du système circulatoire général. Les branches de l'artère splénique se divisent en capillaires fins qui se ramifient, les uns sur les cloisons pour aller concourir à la formation des veines, les autres à la surface des vésicules closes, d'où partent d'autres capillaires qui vont se réunir aux précédents. Ces capillaires ne sont nulle part perforés et ne sont le siège d'aucune déchirure, lorsque la rate augmente de volume. Les veines ont ici une texture particulière. Avant de pénétrer dans la rate, la veine splénique contient une tunique adventice très-épaisse et une couche de fibres musculaires. Au moment où la veine pénètre dans les viscères, les deux tuniques se confondent avec les nombreuses cloisons qui y existent, et après un trajet de 2 centimètres environ, les branches veineuses se trouvent réduites à leur tunique interne; elles constituent de véritables sinus. Les veines nées des capillaires nombreux de cet organe s'anastomosent fréquemment entre elles par des rameaux volumineux, et donnent à la rate une certaine analogie avec les tissus érectiles. Lorsque la rate se tuméfie, les veines sont gorgées de sang.

La circulation de la rate présente ceci de particulier, c'est que chaque branche artérielle pénétrant par le hile, se distribue à un compartiment distinct de la rate sans s'anastomoser avec les branches voisines. Chaque branche artérielle possède une veine correspondante, de telle sorte qu'on peut injecter chaque branche avec une matière de coloration différente et obtenir une rate dont les divers points injectés auraient une coloration bien distincte des points voisins.

Les *lymphatiques* superficiels de la rate paraissent ne pas exister chez l'homme, d'après M. Sappey. Les lymphatiques profonds ont été distingués par cet habile anatomiste au moyen du procédé suivant : il a injecté les vaisseaux, artère ou veine, avec une solution de gomme colorée; ce liquide est passé par transsudation dans les vaisseaux lymphatiques. Ils laissent probablement des vésicules closes et suivent dans tout leur trajet la veine splénique. Il en existe ordinairement un pour chaque branche veineuse, de sorte qu'au niveau du hile, il n'existe que 5 à 8 lymphatiques profonds. Ils vont se jeter dans les ganglions que l'on rencontre autour de la queue du pancréas.

Les nerfs viennent du plexus solaire. Ils constituent le plexus splé
nique, qui se porte à la rate, en suivant le trajet de l'artère splénique.
On ne connaît pas leur mode de terminaison.

Boue splénique ou **pulpe splénique.** — Elle forme le parenchyme de la rate; elle remplit les aréoles circonscrites par les prolongements de la tunique fibreuse. Elle est rouge, très-molle; elle
s'altère rapidement chez le cadavre. Cette pulpe est essentiellement
constituée par un *épithélium nucléaire* sphérique, sans nucléole, ayant
une grande ressemblance avec les leucocytes, mais offrant des réac-
tions chimiques différentes. Cet épithélium n'est pas, comme le leu-
cocyte, dissous par l'acide acétique et gonflé par l'eau. On trouve dans
la pulpe splénique, mais en petit nombre, des *cellules polyédriques*
renfermant un noyau central. Chez quelques sujets elles sont plus
nombreuses; on y trouve aussi des corps plus ou moins volumineux

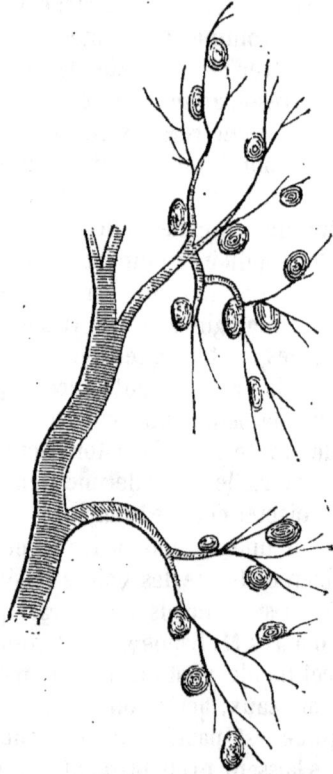

Fig. 110, montrant une branche de l'artère splénique avec des corpuscules
de Malpighi sur le trajet des ramifications.

qu'on a pris pour des cellules contenant des globules sanguins. Ces
prétendues cellules sanguines ne sont que les cellules précédentes,

plus volumineuses et granuleuses. Les granulations qu'elles contiennent sont, les unes grisâtres, les autres rouges et formées d'hématosine. C'est la présence de cette hématosine qui avait fait prendre ces granulations pour des globules sanguins. Au milieu de tous ces éléments se trouvent les vésicules closes (*fig.* 110).

Vésicules closes. — Les vésicules closes sont nombreuses dans la rate; elles se rencontrent sur les parois des vacuoles, sur le trajet des petits vaisseaux, au centre de la boue splénique. On peut les voir souvent à l'œil nu, sous forme de granulations grisâtres, demi transparentes; elles sont arrondies, larges de 0^{mm},1 à 0^{mm},2, et composées d'une paroi propre, épaisse de 0^{mm},04, striée, finement granuleuse, et d'une cavité complétement remplie d'épithélium nucléaire sphérique, contenant de fines granulations, et de quelques cellules moins nombreuses d'épithélium pavimenteux. Ces vésicules closes sont, comme on le voit, bien plus des corps solides pleins que des vésicules. On les désigne quelquefois sous le nom d'acini, de globules granuleux de Malpighi, de glomérules de Malpighi.

Pour nous résumer et pour présenter en quelques mots le tissu de la rate, nous comparerons cet organe à une masse remplie de cavités séparées par des cloisons incomplètes et communiquant toutes les unes avec les autres. Dans ces cavités nous trouvons : 1° la terminaison des artères en capillaires, dont les uns se jettent sur les parois des vésicules, tandis que les autres, accolés aux cloisons, se continuent avec les veines; 2° l'origine des veines par des renflements réduits à leur unique interne seulement et constituant une sorte de tissu érectile; 5° des cellules d'épithélium nucléaire; 4° des cellules polyédriques; 5° des corps particuliers renfermant des granulations grisâtres et rougeâtres, prises par quelques auteurs pour des globules sanguins; 6° des vésicules closes ou corpuscules de Malpighi. C'est l'ensemble de toutes ces parties contenues dans les aréoles de la rate qui constitue la boue ou la pulpe splénique.

Usages. — La rate sert-elle à détruire l'excès des globules rouges? ou bien à former des globules blancs? Cet organe est-il seulement un diverticulum du système sanguin, etc., etc.? On ne sait rien de précis sur ces usages. Des expériences de M. Béclard, il résulte que les globules rouges sont plus abondants dans l'artère splénique que dans la veine. On sait qu'après les repas et surtout après l'ingestion de liquides la rate augmente de volume, et semble recevoir l'excès de liquide, contenu momentanément dans les voies de la circulation.

Applications pathologiques.

Le *cancer*, les *tubercules*, les *kystes* peuvent affecter la rate, mais ces maladies sont excessivement rares. Ce que l'on voit beaucoup plus fréquemment, c'est l'*hypertrophie* de cet organe, consécutive à la fièvre intermittente ou accompagnant la *leucocytémie*. Dans la fièvre intermittente, la rate se gonfle considérablement pendant les accès pour revenir ensuite à son volume normal; mais lorsque la fièvre intermittente se prolonge longtemps, et qu'elle passe à l'état chronique, la rate acquiert un volume énorme. Cette hypertrophie, permanente, est un des caractères principaux de la cachexie qui se montre alors, et qui est connue sous le nom de *cachexie paludéenne*. La rate s'hypertrophie aussi dans la leucocytémie, maladie caractérisée par l'augmentation considérable des globules blancs du sang et la diminution des globules rouges. Ce changement de rapport entre les globules blancs et rouges s'accompagne souvent en même temps que l'hypertrophie de la rate (splénomégalie), de l'augmentation de volume des ganglions lymphatiques. Lorsque ces derniers seuls sont envahis, on dit qu'il y a *leucocytémie lymphatique*, tandis que la leucocytémie splénique est caractérisée par l'hypertrophie de la rate.

§ V. Pancréas.

BIBLIOGRAPHIE.

1643. WIRSUNG. Icon. ductus pancreatis. Padoue.

1666. GRAAF. Traité de la nature et des usages du suc pancréatique.

1671. SWALVE. Sur le pancréas. Amsterdam.

1682. BRUNNER. Experimenta nova circa pancreas et diatribe. Amsterdam.

1750. BEHR. Diss. de pancreate ejusque liquore. Strasbourg.

1732. WINSLOW. Expos. anat.

1771. SANTORINI. Diss. de hepato, liene et pancreate. Turin.

1810. HILDEBRANT. Destination du pancréas. (En allemand, *Mém. de la Soc. physiol. médical d'Erlangen*, t. II.

1830. BÉCOURT. Recherches sur le pancréas.

1851. VERNEUIL. Anatomie du pancréas. (*Gaz. méd.*, n° 25 et 26.)

1852. MOYSE. Étude historique et critique sur le pancréas.

1857. SAPPEY. Anat. descript, t. III.

1860. W. TURNER. Des injections transparentes dans l'étude de la structure du pancréas de l'homme. (En anglais, dans *Quart. Journ. of Microscop. Science.*)

1864. ZEUKER. Pancréas accessoire dans la paroi de l'intestin (*Archiv. fur Pathol. Anat., und Physiol.*, t. XI.)

Consultez aussi les *Leçons de physiologie expérimentale* de M. Cl. Bernard, et son mémoire sur le pancréas en 1856.

Le pancréas est une glande en grappe composée, destinée à la sécrétion du suc pancréatique et placé transversalement au-devant de la colonne vertébrale sur les limites des régions épigastrique et ombilicale.

Consistance et forme. — D'une consistance un peu ferme, cette glande est aplatie d'avant en arrière et allongée dans le sens transversal.

Couleur et mobilité. — Elle est d'une couleur blanc-grisâtre et peu mobile. On ne la rencontre jamais dans les hernies, et sa fixité est due au duodenum, qui entoure complétement sa tête, et au péritoine qui applique le corps et la tête du pancréas contre la paroi postérieure de l'abdomen. La partie gauche est cependant un peu mobile.

Division. — La forme allongée du pancréas et le renflement de son extrémité droite a fait diviser cet organe en partie moyenne ou corps, extrémité droite ou tête, extrémité gauche ou queue. La tête est séparée du corps par une échancrure, située sur le bord inférieur de l'organe, échancrure dans laquelle passent les vaisseaux mésentériques supérieurs.

Poids et volume. — Son poids moyen est de 65 grammes. Sa longueur est de 15 à 16 centimètres, sa hauteur de 4 centimètres et son épaisseur de 1 1/2 à 2 centimètres.

Rapports.

On lui considère généralement une face antérieure, une face postérieure, un bord supérieur, un bord inférieur, une extrémité droite et une extrémité gauche.

Face antérieure. — Recouverte par le péritoine, cette face est en rapport avec la première portion du duodenum et l'estomac dont elle est séparée par l'arrière-cavité des épiploons. (*fig.* 111.)

Face postérieure. — *Au niveau de la tête*, cette face est en rapport avec le tronc de la veine porte et la veine cave inférieure. *Au niveau du corps*, elle est en rapport avec l'aorte, l'origine de l'artère mésentérique supérieure, la veine splénique et l'origine de la veine porte que forment, en se réunissant, la splénique et les deux mésaraïques, avec les piliers du diaphragme et la deuxième vertèbre lombaire. Au niveau de la queue, cette face est en rapport avec la capsule surénale gauche et quelquefois avec la face antérieure du rein. Ces rapports au niveau de la tête et du corps se font sans intermédiaire du péritoine.

Bord supérieur. — Le bord supérieur du pancréas est plus épais que l'inférieur, au point que dans certains cas cette glande a la forme d'un prisme triangulaire. Ce bord est creusé d'une gouttière dans sa moitié gauche qui loge l'artère splénique, tandis que la veine est en arrière de l'artère et un peu sur la face postérieure de l'organe, Il est encore en rapport avec le tronc cœliaque, le lobule de Spigel, le plexus solaire et une chaîne de ganglions lymphatiques. (*fig.* 111.)

Bord inférieur. — Ce bord correspond au bord postérieur du mésocôlon transverse ; il est en rapport de droite à gauche, avec la troisième portion du duodénum, avec les vaisseaux mésentériques supérieurs qui y déterminent une échancrure et avec l'intestin grêle dont le sépare le mésocôlon transverse. (*fig.* 111.)

Extrémité droite. — Cette extrémité appelée aussi *tête* ou *extrémité duodénale*, est embrassée par le duodénum qui décrit autour d'elle une courbure en fer à cheval. Ce rapport est intime, car la tête du pancréas est creusée dans le sens vertical d'une gouttière qui reçoit le duodénum, et l'on trouve même quelques grains glanduleux de cet organe qui s'insinuent entre les éléments qui constituent cette portion d'intestin. Elle est en rapport en avant avec le pylore, la première portion du duodénum et l'artère gastro-épiploïque droite ; en arrière avec la veine cave et la veine porte, rapport déjà signalé. Enfin à son union avec le duodénum, le pancréas est en rapport avec deux ou trois troncs lymphatiques volumineux qui passent entre ces deux organes pour se jeter dans le canal thoracique, et avec le canal cholédoque qui se creuse une gouttière dans le tissu du pancréas près du duodénum au moment où il s'unit au canal pancréatique. (*fig.* 111.)

Extrémité gauche. — Cette extrémité est ordinairement effilée, quelquefois arrondie. Elle est en rapport avec la face interne de la rate à laquelle elle est unie par un petit repli séreux, *épiploon pancréatico-splénique*, dans lequel on trouve quelques ganglions lymphatiques. Elle est encore en rapport avec l'artère gastro-épiploïque gauche qui passe au devant d'elle.

Structure.

Le pancréas se compose d'un tissu propre d'où naît un canal excréteur, de vaisseaux et de nerfs.

Tissu propre. — Le tissu propre du pancréas, analogue à celui des glandes salivaires, est entouré d'une enveloppe cellulo-fibreuse qui envoie des prolongements entre les lobes et les lobules. Ce tissu est formé de petites masses ou lobules d'où partent de petits conduits qui vont se rattacher au canal excréteur commun, comme les grains de raisin se rattachent à la grappe. Comme toutes les glandes en grappe, le pancréas présente des acini où grains glanduleux d'où partent des conduits sécréteurs. Ces acini sont remarquables par leur volume ; les culs-de-sac qui les constituent sont beaucoup plus gros que ceux des glandes salivaires et mesurent 0,^{mm}05. Les acini sont entourés d'une couche celluleuse et musculaire très-mince ; leur paroi est résistante, mince, homogène, et leur surface interne est tapissée d'épithélium pavimenteux qui en remplit complétement la cavité. Les conduits sécréteurs qui partent des acini ont la même structure.

Canal excréteur. — Les conduits sécréteurs se jettent dans de plus gros conduits dont la structure change, et qui ont pour fonction de charrier le produit de la sécrétion. Ces conduits excréteurs se jettent dans un canal commun, qui parcourt la glande de la queue vers la tête, situé au centre même de la glande, plus près de la face antérieure, et qu'on appelle *Canal pancréatique* ou *de Wirsung*. Ce conduit augmente de volume à mesure qu'il se rapproche du duodenum, il reçoit, che-

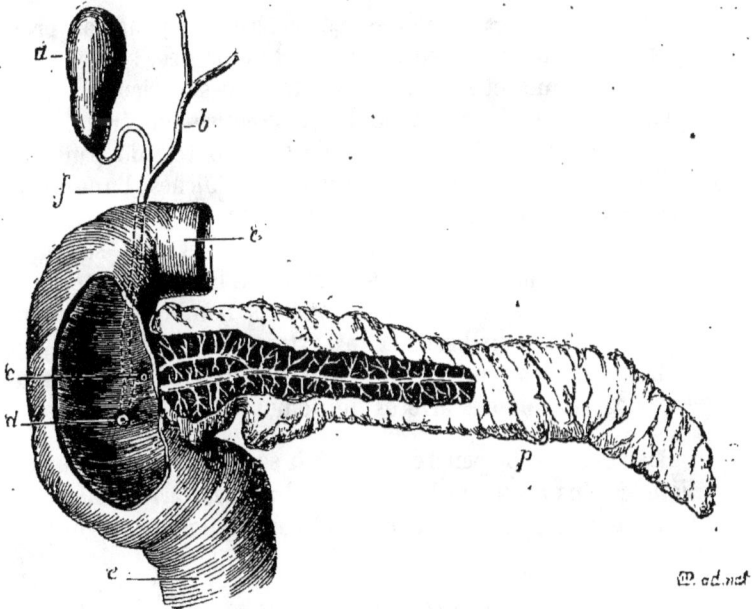

Fig. 111. Pancréas, duodenum et appareil biliaire.

a. Vésicule biliaire. — *b*. Canal hépatique. — *c*. Embouchure du canal pancréatique accessoire. — *d*. Embouchure du canal cholédique et du canal pancréatique. — *e, e*. — Duodenum. — *f*. Canal cholédoque. — *p*. Pancréas.

min faisant, les petits conduits qui viennent des lobules du pancréas et se jette, en s'inclinant en bas, dans la deuxième portion du duodenum au niveau de l'ampoule de Vater. Au moment où il atteint le duodenum, il s'accole au canal cholédoque et soulève avec lui la tunique muqueuse de cet intestin. Ils s'ouvrent isolément dans la cavité de l'ampoule de Vater, le cholédoque en avant de l'autre ; et là un éperon sépare l'embouchure du canal de Wirsung de celle du canal cholédoque qui est plus large.

Indépendamment du canal de Wirsung, on trouve souvent un *canal pancréatique accessoire*. C'est un petit conduit qui a le tiers du calibre du conduit principal et qui est situé dans la tête du pancréas, au-dessus de l'autre. Ce conduit s'ouvre par son extrémité gauche dans le conduit principal et par son extrémité droite dans le duodenum, à 2 centimètres au-dessus de l'ampoule de Vater. Dans son trajet il reçoit les conduits excréteurs d'un grand nombre de lobules qui composent la tête du pancréas. (*fig.* 111.)

Les deux conduits pancréatiques sont formés de fibres lamineuses et de fibres élastiques, et tapissés à leur face interne par une couche simple d'épithélium pavimenteux.

Vaisseaux et nerfs. — Les artères du pancréas proviennent de plusieurs sources. Plusieurs, peu volumineuses, sont fournies par l'artère splénique, et se jettent dans le bord supérieur du pancréas; une plus considérable vient de la pancréatico-duodénale, branche de la gastro-épiploïque droite et se distribue à la tête du pancréas; enfin la mésentérique supérieure fournit deux branches, l'une qui se rend à la tête et l'autre au corps de la glande.

Les *veines* suivent le trajet des artères et vont se jeter dans des troncs qui concourent à la formation de la veine porte.

Les *lymphatiques* se jettent dans les nombreux ganglions que l'on trouve sur les deux bords et aux extrémités du pancréas.

Les *nerfs* proviennent tous du plexus solaire; ils arrivent au pancréas par la voie des artères qui leur servent de soutien.

Usages. — Le pancréas sert à la sécrétion du suc pancréatique. Ce liquide, plus abondant au moment du repas, arrive au duodenum par l'ampoule de Vater et par le canal pancréatique accessoire.

Applications pathologiques.

Les maladies du pancréas sont peu connues. Leur diagnostic pendant la vie est très-obscur, en raison de la situation profonde de la glande. Nous ne connaissons rien sur l'*inflammation* du pancréas; elle n'existe peut-être pas. Les traités de pathologie ne parlent ni d'*abcès* ni de *gangrène* du pancréas. On ne constate guère dans cette glande que des tumeurs de mauvaise nature débutant par le pancréas et envahissant peu à peu les organes voisins. Ces tumeurs, dans beaucoup de cas, viennent des environs et envahissent consécutivement cette glande. Le *diabète* est-il une maladie de pancréas? Quelques auteurs le décrivent avec les autres maladies de cette glande, mais il est probable qu'il est complétement étranger à son développement.

APPENDICE AU CHAPITRE XVII.

Résumé de la digestion.

Tous les organes qui ont été étudiés dans ce chapitre concourent à cette grande fonction de nutrition, la *digestion*. Quelques-uns de ces organes, placés à la suite les uns des autres, constituent le tube digestif ou canal alimentaire dans lequel se passent les phénomènes mécaniques de la digestion ; les autres ou annexes du tube digestif sont des glandes qui concourent par leur produit de sécrétion à la manifestation des phénomènes chimiques. Voilà donc une division bien naturelle de cette fonction. Étudions d'abord les phénomènes mécaniques, nous envisagerons ensuite les seconds.

1° *Phénomènes mécaniques de la digestion.*

Si nous étudions ces phénomènes en procédant de haut en bas dans leur ordre de succession naturel, nous trouvons : la préhension des aliments, la mastication et l'insalivation, la déglutition, la digestion stomacale, la digestion intestinale et l'absorption, enfin la digestion dans le gros intestin et la défécation.

Préhension. — Cet acte a une grande importance chez beaucoup d'animaux, qui prennent les aliments avec leurs lèvres ; mais, chez l'homme, l'importance de ce phénomène se borne à la préhension des aliments liquides. Qu'un homme boive dans un verre, qu'un enfant suce le sein de sa mère, le même mécanisme intervient. Les lèvres sont d'abord appliquées exactement sur le liquide du verre ou sur le sein, puis, par un mouvement de la langue, qui fonctionne à la manière d'un piston, le vide est produit dans la cavité buccale ; aussitôt la pression atmosphérique s'exerçant sur le liquide du verre ou sur le sein chasse le contenu dans la cavité buccale où le vide existe, et cette cavité se remplit. Pendant ce temps, le voile du palais abaissé sur la langue ferme la cavité buccale et la respiration peut s'opérer par le nez. De temps en temps, lorsque la bouche est suffisamment pleine, la respiration cesse pour un instant, le voile du palais s'élève, l'individu produit un mouvement de déglutition, et ainsi de suite, sans que ses lèvres quittent le sein ou le verre.

Mastication et insalivation. — Les aliments étant introduits dans la bouche, les mâchoires sont mises en mouvement pour opérer la mastication (*voy.* Artic. temporo-max.). Pendant ce temps, les joues, les lèvres et la langue, au moyen de leurs muscles, ramènent sous les arcades dentaires tout ce qui est tombé dans la bouche ou dans le vestibule, jusqu'à ce que la matière alimentaire soit suffisamment broyée. En même temps les glandes salivaires sécrètent la salive qui vient humecter les aliments tout en les élaborant et concourir à la formation du bol alimentaire.

Déglutition. — Les aliments étant broyés et mélangés à la salive, forment une pâte assez consistante que l'on avale par petites masses plus ou moins volumineuses qu'on appelle *bols alimentaires*. Le bol alimentaire une fois formé, est amené à la base de la langue, au niveau de l'isthme du gosier, par la contraction de la langue qui exerce une pression de la pointe vers la base sur la voûte palatine en écrasant le bol alimentaire. Pendant ces mouvements, le voile du palais est relevé et tendu pour offrir aux aliments un plan résistant. Ces mouvements constituent le premier temps de la déglutition. Pendant toute sa durée, le bol alimentaire est sous l'influence de la volonté.

Au moment où le bol alimentaire franchit l'isthme du gosier, commence le second temps, et dès ce moment la volonté ne peut plus rien sur sa marche. Au moment où il se présente à cet orifice, l'extrémité inférieure du pharynx est soulevée par un mouvement convulsif, reçoit le bol alimentaire et le porte aussitôt à l'entrée de l'œsophage. Ce mouvement est instantané et déterminé par la contraction des muscles pharyngo-staphylin et stylo-pharyngien, qui soulèvent en même temps le larynx.

Le troisième temps de la déglutition comprend le temps que met le bol alimentaire à parcourir l'œsophage. Ce temps est le plus long. Le bol alimentaire est entraîné par son propre poids et aussi par la contraction des fibres musculaires de l'œsophage.

Digestion stomacale. — Les aliments solides et liquides, après avoir parcouru l'œsophage, arrivent et s'accumulent dans l'estomac, où ils doivent séjourner pendant un temps variable selon les individus, mais en moyenne pendant deux à trois heures. Pendant ce temps, l'estomac est fermé au niveau de ses deux orifices : 1° au niveau du cardia par l'extrémité inférieure de l'œsophage, qui est toujours fermé ; 2° au niveau du pylore, par le sphincter pylorique, épaississement des fibres circulaires de l'estomac qui se contracte pendant la digestion stomacale et empêche les aliments de passer dans le duodenum. Pendant la digestion stomacale, l'estomac exécute des mouvements destinés à mettre constamment de nouvelles portions alimentaires en rapport avec le suc gastrique. Ces mouvements, déterminés par les fibres musculaires de l'estomac, sont vermiculaires et néanmoins assez énergiques pour faire décrire aux aliments qui y sont contenus un mouvement de rotation continu. Pendant ces mouvements, les aliments, au contact du suc gastrique, se ramollissent et prennent la consistance d'une pâte molle grisâtre qu'on appelle *chyme*.

Une expérience bien simple met en évidence la contraction des fibres musculaires de l'estomac. Faites boire à un chien une grande quantité de lait, ce liquide sera coagulé par le suc gastrique; au bout d'un quart d'heure ou d'une demi-heure, ouvrez son estomac, vous y trouverez une grande masse coagulée sur laquelle les fibres musculaires des parois seront exactement marquées.

La digestion stomacale nous amène naturellement à parler de quelques phénomènes mécaniques qui se passent dans l'estomac, la régurgitation, l'éructation et le vomissement.

Régurgitation. — C'est un acte involontaire chez la plupart des individus, volontaire chez quelques-uns, qui consiste à ramener dans la bouche une partie des aliments qui sont contenus dans l'estomac. Cet acte est l'analogue de la rumination. Un physiologiste, M. Gosse, s'est servi de ce moyen pour faire des études sur les phénomènes chimiques de la digestion stomacale.

Éructation. — Ce phénomène consiste dans l'expulsion au dehors de gaz contenus dans l'estomac. On appelle *rôt* le bruit que produisent les gaz en passant de l'œsophage dans le pharynx et en déterminant es vibrations de l'ouverture supérieure de l'œsophage. L'éructation est ordinairement involontaire, souvent elle est sous l'influence de la volonté.

Vomissement. — Le vomissement est un acte anormal qui consiste dans le rejet par la bouche des matières alimentaires contenues dans l'estomac.

Dans cet acte, les organes qui entrent en jeu sont : l'estomac et les muscles qui limitent de tous côtés la cavité abdominale. De nombreuses expériences ont montré la part peu active que l'estomac prend au vomissement, et aujourd'hui tout le monde connaît l'expérience de Mandie dans laquelle il a fait vomir un animal dont il avait remplacé l'estomac par une vessie de porc. Il ne faudrait pas dire cependant que son action est nulle; ses fibres musculaires se contractent assez énergiquement, mais cette contraction ne suffit pas à expulser le connu.

La puissance qui détermine le vomissement, c'est la contraction des muscles abdominaux et du diaphragme. Ces muscles agissent de concert et par leur contraction, diminuent la capacité de l'abdomen. En diminuant la cavité abdominale, ces muscles exercent une compression sur tous les viscères. C'est par ce mécanisme que se produisent le vomissement, la défécation, la miction. On admet généralement, et cette opinion est basée sur de nombreuses expériences, que l'action du diaphragme est plus énergique que celle des muscles abdominaux. Pendant que ces contractions se produisent, les muscles du périnée ne restent point inactifs. Les deux releveurs de l'anus surtout se contractent; ils s'élèvent vers la cavité abdominale en diminuant leur concavité et concourent au resserrement de la cavité abdominale.

L'estomac comprimé laisse échapper son contenu, qui parcourt rapidement l'œsophage, le pharynx et la bouche. Si le vomissement est brusque et que le voile du palais n'ait pu encore être relevé, les matières alimentaires sortent en même temps par les fosses nasales.

L'effort que nécessite le vomissement est quelquefois considérable; il détermine la congestion de la face, quelquefois des ecchymoses sous-conjonctivales et sous-cutanées à la face et, dans des cas rares, la rupture de quelque gros vaisseau et la mort presque instantanée.

Le vomissement survient souvent dans le cours de certaines maladies. Il est quelquefois produit par action réflexe, comme dans la titillation du voile du palais. Dans un grand nombre de cas, le vomissement suit l'ingestion de substances vomitives. Les vomitifs n'ont pas une action directe sur l'estomac, et ce n'est pas parce qu'ils sont mis en contact avec la muqueuse stomacale que se produit le vomissement. L'expérience a montré que la substance doit être dissoute, en partie au moins, dans l'estomac et être absorbée. Dès qu'elle arrive, après l'absorption, et par le torrent de la circulation, au système nerveux central, celui-ci réagit et le vomissement a lieu. Ce qui prouve qu'il en est ainsi, c'est qu'on détermine le vomissement en injectant une solution d'émétique dans les veines et même dans le tissu cellulaire sous-cutané. La section des nerfs pneuma-gastriques n'empêche nullement le vomissement.

Digestion intestinale et absorption. — Les aliments, après avoir subi la digestion stomacale, passent dans le duodenum par le pylore, dont la contraction cesse. Ils subissent l'action du suc pancréatique et de la bile et s'écoulent lentement le long de l'intestin grêle pendant un temps variable. Leur marche est favorisée par les contractions intestinales. Les fibres longitudinales, en se contractant, font cheminer les matières de l'intestin de haut en bas, *mouvements péristaltiques*, tandis que les fibres circulaires tendent à les faire rétrograder de bas en haut, *mouvements antipéristaltiques*. Dans leur trajet intestinal, les matières alimentaires sont liquides et verdâtres jusqu'à leur entrée dans le cœcum.

C'est dans l'intestin grêle que se fait l'absorption des matières alimentaires et fort peu dans l'estomac et dans le gros intestin. Les villosités si nombreuses qui recouvrent la muqueuse intestinale sont constamment baignées par la bouillie alimentaire : c'est de cette bouillie qu'elles retirent le *chyle*.

Le chyle, ou partie assimilable des aliments, est destiné à pénétrer dans le système circulatoire pour en renouveler les globules. Deux

voies lui sont offertes : celle de la veine porte et celle des chylifères. En effet, ces deux espèces de vaisseaux contenus dans la villosité
absorbent ce liquide, avec cette différence que le vaisseau chylifère
prend tous les éléments du chyle, tandis que les veines prennent le
chyle, les matières grasses exceptées.

Quant au mécanisme de la pénétration du chyle dans les villosités,
on croit, aujourd'hui, qu'elle se fait par imbibition et qu'elle est favorisée par la contraction des fibres musculaires de l'intestin. Malgré
cette explication, il me paraît difficile de comprendre comment les
matières grasses, qui ne sont qu'émulsionnées, c'est-à-dire divisées et
non dissoutes, pénètrent la substance de la villosité.

Des chylifères, le chyle est porté dans le canal thoracique où il se mélange à la lymphe et de là dans le système sanguin, au point de réunion de la veine jugulaire interne et de la sous-clavière gauche.

Digestion dans le gros intestin. — Arrivées dans le cœcum,
les matières alimentaires s'y accumulent et durcissent. En s'élevant
peu à peu dans le cœcum, elles appuient sur la lèvre supérieure de la
valvule iléo-cœcale qu'elles pressent contre la lèvre inférieure pour
fermer ainsi l'ouverture de cette valvule. Du cœcum, les matières
cheminent dans le colon ascendant, le colon transverse et le colon descendant, où elles forment des masses arrondies plus ou moins volumineuses, *bols fécaux.* Ces masses sont transportées dans le colon
iliaque par les contractions des parois du gros intestin; elles s'accumulent dans le colon iliaque où elles peuvent être perçues par la palpation. De là elles passent dans le rectum, et s'accumulent en plus ou
moins grande quantité dans l'ampoule rectale pour être expulsées.

Défécation. — La défécation est un acte mécanique qui consiste
dans l'expulsion des matières fécales hors du rectum.

Le mécanisme de la défécation ne diffère pas de celui du vomissement. Lorsque le besoin d'aller à la selle se fait sentir, les muscles de
la paroi abdominale et le diaphragme se contractent et rétrécissent la
cavité abdominale dont les organes sont comprimés. Le rectum, comme
l'estomac, reçoit une pression sur tous les points de sa surface, et les
matières fécales sont chassées par l'anus avec plus ou moins d'effort
selon leur consistance. Pendant que les muscles précédents se contractent, les muscles du périnée ne restent pas inactifs. Le releveur
de l'anus soulève l'extrémité inférieure du rectum qu'il porte au-devant des matières fécales, en même temps qu'il dilate l'anus et qu'il
contribue en s'élevant à diminuer en partie la cavité abdominale. Le
sphincter anal se contracte de temps en temps pour couper les matières qui traversent l'anus.

Il ne faut pas croire que le mécanisme de la défécation soit tout à
fait identique à celui du vomissement. Dans le vomissement, nous

avons vu l'estomac à peu près sans action ; dans la défécation, au contraire, les fibres musculaires du rectum se contractent avec assez de force sur les matières fécales, au point que quelquefois cette contraction suffit à leur expulsion.

L'acte de la défécation est ordinairement précédé du besoin d'aller à la selle, besoin qui se fait sentir dans la partie inférieure du rectum et qui se manifeste par de la pesanteur dans cette région. Ce besoin, dont on place le vrai siége dans l'isthme de l'encéphale, est quelquefois tellement impérieux que la volonté ne suffit pas à retenir les matières fécales qui s'écoulent au dehors. Plusieurs causes déterminent ce besoin : les tumeurs de la partie inférieure du rectum, l'inflammation de cette région, la titillation et la présence de corps étrangers dans l'anus. Le besoin d'aller à la selle est quelquefois déterminé par l'imitation. Disons enfin que l'acte de la défécation se reproduit en moyenne toutes les 24 heures et que l'habitude a une influence considérable sur le retour du besoin d'aller à la selle. Les médecins utilisent quelquefois cette influence de l'habitude sur la défécation pour se rendre maîtres de certaines constipations opiniâtres.

2° *Phénomènes chimiques de la digestion.*

On entend par phénomènes chimiques les actes qui se passent au contact des aliments et des liquides sécrétés par les annexes du tube digestif, et qui ont pour but de transformer les aliments en matière assimilable. La dissolution et l'assimilation des aliments, tel est le rôle des liquides du tube digestif.

À ce point de vue, on peut diviser les aliments en *féculents*, *gras* et *albuminoïdes*. La fécule, la graisse et l'albumine sont les types de ces aliments. Au point de vue de l'étude des phénomènes de la respiration et de la nutrition, on les divise en *aliments plastiques* et *aliments respiratoires*. Les premiers sont des substances quaternaires, azotées, qui servent à la rénovation des tissus; les seconds, substances ternaires, non azotées, servent à la respiration. Chaque espèce d'aliment, féculent, gras et albuminoïde, est soumise à l'influence directe d'un ou de plusieurs des liquides du tube digestif : les féculents, par exemple, sont transformés par la salive, les albuminoïdes par le suc gastrique, etc.

Les liquides versés dans le tube digestif par les glandes qui y sont annexées, sont de haut en bas : la salive, le suc gastrique, la bile, le suc pancréatique et le suc intestinal.

Salive. — Liquide alcalin, visqueux, transparent, fourni par les glandes salivaires. Toutes les glandes salivaires réunies sécrètent en moyenne, 1 kilogramme de salive en 24 heures. Ce liquide contient pour 1000 grammes (d'après Frerichs) : eau 994,1 ; ptyaline ou diastase salivaire

1,4 ; mucus et épithélium 2,1 ; matières grasses 0,1 ; sulfocyanure de potassium 0,1 ; sels divers 2,2. De tous les éléments constitutifs de la salive, le plus important est un ferment qui donne à ce liquide ses propriétés. Désigné par Berzelius sous le nom de *ptyaline* et par M. Mialhe sous celui de *diastase salivaire*, ce liquide a pour unique propriété d'agir sur les féculents. Il les transforme d'abord en dextrine, puis en glucose, et c'est à l'état de glucose que les féculents sont absorbés à la surface de l'intestin. Cette transformation commence dans la bouche, se continue dans l'œsophage et surtout dans l'estomac.

Toutes les glandes salivaires ne sécrètent pas la même salive. Celle qui provient de toutes les glandes réunies, constitue la *salive mixte* ou *complète*. Elle a des caractères différents de la salive fournie par les glandes en particulier. Ces salives ont été de la part de M. Cl. Bernard l'objet d'une étude spéciale.

Les caractères précédents s'appliquent à la salive mixte.

La *salive parotidienne* est sécrétée abondamment pendant le repas et non dans les intervalles. La quantité de salive sécrétée par la parotide est supérieure à celle des autres glandes réunies. Cette salive est aqueuse et très-fluide au moment de la sécrétion et après le refroidissement. C'est la salive parotidienne surtout qui agit chimiquement en pénétrant le bol alimentaire.

La *salive sous-maxillaire* est limpide au moment de la sécrétion et visqueuse après refroidissement.

La *salive sublinguale* est visqueuse au moment de la sécrétion et après refroidissement, de même que la salive fournie par les glandes muqueuses de la cavité buccale.

Toutes ces salives visqueuses ont pour effet d'agglutiner les parcelles qui forment le bol alimentaire, et d'envelopper ce bol d'une couche visqueuse qui facilite son glissement.

Suc gastrique. — Le suc gastrique est un liquide transparent, fluide, à réaction acide. La muqueuse stomacale ne fournit le suc gastrique en certaine quantité qu'au moment du repas ou lorsqu'on introduit un corps étranger dans l'estomac. MM. Bidder et Schmidt évaluent à 500 grammes la quantité de ce liquide sécrété en une heure.

Le suc gastrique contient 99 parties d'eau sur 100. Il contient aussi des sels, un acide libre, l'*acide lactique* qui donne au suc gastrique son acidité, et une substance organique, la *pepsine*.

Le suc gastrique, par la pepsine qu'il renferme, agit uniquement sur les *matières albuminoïdes* qu'il transforme en une substance présentant les mêmes éléments de composition que l'albumine, c'est l'*albuminose* ou *peptone* qui pénètre par l'absorption dans le sang.

Suc intestinal. — On donne ce nom à l'ensemble des liquides qui sont sécrétés à la surface de la muqueuse intestinale par les glandes de Lieberkühn, les glandes de Brunner et les autres glandes de cette muqueuse.

Le suc intestinal concourt à la dissolution de tous les aliments ; il complète le rôle de la salive en transformant les féculents en sucre, celui du suc gastrique en transformant en albuminose les matières albuminoïdes, et celui du suc pancréatique en émulsionnant les matières grasses.

Tous ces phénomènes de transformation des aliments se passent dans l'intestin grêle. Dans cet intestin, les matières alimentaires, devenues liquides, verdâtres et odorantes, présentent une réaction alcaline. A mesure que les matières arrivent dans le cœcum, elles augmentent de densité, leur couleur se fonce et leur réaction est acide. L'acidité ne provient pas d'une sécrétion particulière du cœcum, mais de la formation d'acides organiques, produits de décomposition.

Arrivées dans le gros intestin, les matières alimentaires dépourvues de tout ce qu'elles contenaient d'assimilable, constituent les *excréments*. Ceux-ci se composent : 1° du résidu non digéré des aliments ; 2° du mucus intestinal et du résidu de bile.

Des gaz se développent pendant la digestion. Ceux du gros intestin partent quelquefois par l'anus avec plus ou moins de violence. Ces gaz sont formés d'hydrogène, d'acide carbonique, d'azote, d'hydrogène carboné et d'hydrogène sulfuré, qu'on rencontre surtout dans la dernière partie du gros-intestin.

Bile. — La bile est un liquide alcalin, verdâtre, d'une saveur amère.

Ce liquide contient pour 100 parties, d'après M. Frerichs : Eau 86, cholate et choléate de soude 9,10 ; cholestérine 0,26 ; margarine et oléine 0,92 ; mucus et matières colorantes 2,95 ; sels 0,77.

Le choléate et le cholate de soude sont deux sels à base de soude formés par les acides choléique et cholique. Ce dernier acide ne diffère du premier qu'en ce qu'il contient un peu de soufre.

Les matières colorantes de la bile sont au nombre de trois, la *cholépyrrhine* ou matière brune ; la *biliverdine* ou matière verte, et la *bilifulvine* ou matière jaune.

On n'a pas encore dit le dernier mot sur l'action de la bile dans la digestion. Aujourd'hui on admet généralement qu'elle concourt avec le suc pancréatique à émulsionner les matières grasses. Elle n'a aucune action sur les féculents ; peut-être complète-t-elle l'action du suc gastrique en agissant sur les matières albuminoïdes.

Suc pancréatique. — Ce liquide, fourni par le pancréas, est incolore, un peu visqueux, se prenant en masse par la chaleur comme une dissolution d'albumine. La réaction est alcaline.

Analysé par plusieurs physiologistes, il a donné des résultats quelquefois un peu différents. Voici l'analyse de MM. Tiedmann et Gmelin. Pour 100 parties de suc pancréatique : Eau, 91,72 ; matière organique analogue à l'albumine et sels insolubles, 3,55 ; matière soluble dans l'alcool et sels solubles dans l'alcool, 3,86 ; matière soluble dans l'eau et sels solubles dans l'eau, 1,53.

Le suc pancréatique a une action spéciale sur les matières grasses qu'il émulsionne, c'est-à-dire qu'il les divise en particules extrêmement fines qui sont tenues en suspension dans le liquide de la digestion. C'est à l'état de division extrême que les matières grasses sont absorbées.

MM. Sandras, Bouchardat, Donders et Lenz ont démontré expérimentalement que le suc pancréatique agit sur les féculents à la manière de la salive et qu'il les transforme en glucose. Il complète, par conséquent, l'action de la salive.

CHAPITRE XVIII

APPAREIL URINAIRE

Préposé à la sécrétion de l'urine, cet appareil de sécrétion complet se compose : 1° du *rein*, organe sécréteur ; 2° de l'*uretère*, conduit vecteur ; 3° de la *vessie*, réservoir ou organe de dépôt ; 4° de l'*urèthre*, conduit excréteur. Ce dernier conduit, servant à la fois à l'émission de l'urine et à celle du sperme, sera étudié après l'appareil de la génération.

ARTICLE PREMIER

REINS

BIBLIOGRAPHIE.

1563. Eustachi. De renibus (*Explic. tab. anat.*)
1651. Highmore. Opera omnia.
1666. Malpighi. Opera omnia. De renibus.
1684. Fallopii. Opera omnia.
1711. Bellini. De structura et usu renum. Lugdini Batav.
1744. Bertin. Mém. pour servir à l'hist. des reins. (*Mém. de l'Acad. des sc.*)
1749. A. Ferrein. De la structure des viscères glanduleux. (*Mém. de l'Acad. des sc.*)
1788. Schumlansky. De structura renum.
1818. Eysenhardt. De structura renum. Berolini.

1830. J. Müller. De gland. secern. structura.

1839. Cayla. Obs. d'anat. microscop. sur les reins des mammifères. Thèses de Paris.

1842. Boumann. Structure et usages des corpuscules de Malpighi. (En anglais, dans *Trans. Philos.* Londres.)

1858. Isaacs. Recherches sur la structure des reins. (*Journ. de Physiol.*)

1863. Fort. Traité élémentaire d'histologie.

1864. Sappey. Anatomie descriptive.

1865. Sée. Structure des reins. (*Arch. gén. de méd.*)

Les reins sont des organes préposés à la sécrétion de l'urine. Ils ont été regardés jusqu'à ce jour comme des glandes, mais on tend aujourd'hui à n'admettre comme glandes que les organes qui fabriquent quelque principe s'ajoutant aux éléments de la sécrétion qui viennent du sang. Les reins se laissent simplement traverser par les éléments de l'urine, à la manière d'un filtre; c'est vers ces organes que se rendent tous ces éléments, primitivement contenus dans le sang. Pour cette raison, les reins font partie des organes appelés parenchymes non glandulaires.

Situation. — Situés sur les côtés de la colonne vertébrale, dans la région lombaire, les reins occupent la partie la plus élevée et la plus profonde de la cavité abdominale, au-dessous du foie, entre le péritoine et le muscle carré des lombes.

Les deux reins ne sont pas placés à la même hauteur. Celui du côté droit est placé un peu plus bas que l'autre, à cause de la présence du foie qui le refoule vers la partie inférieure. Cependant il ne faut pas exagérer ce déplacement qui est souvent presque insensible, ainsi que l'a fait remarquer M. Sappey.

Direction. — Les reins sont appliqués contre le carré des lombes, et dirigés de haut en bas; cependant, par leur extrémité supérieure, ces organes sont plus rapprochés que par l'inférieure.

Nombre et forme. — Au nombre de deux, les reins ont la forme d'un haricot, dont le hile regarderait la ligne médiane.

Mobilité. — Ces organes sont immobiles dans la position qu'ils occupent, et jamais on ne les a vus entrer dans la composition des hernies. Ils sont fixés dans la région lombaire par le tissu cellulo-graisseux qui les entoure, par le péritoine qui passe au-devant d'eux, et surtout par les vaisseaux rénaux.

On observe quelquefois des déplacements du rein, les uns congénitaux, les autres accidentels. Les premiers se reconnaissent à ce que l'artère rénale provient de l'artère la plus voisine du rein déplacé; c'est le plus souvent une des artères du bassin. Dans les déplacements accidentels, l'artère vient toujours de l'aorte, seulement elle a subi une élongation plus ou moins considérable. Les déplacements accidentels se montrent bien plus fréquemment chez la femme, et on remarque aussi que le rein droit se déplace plus souvent que le gauche.

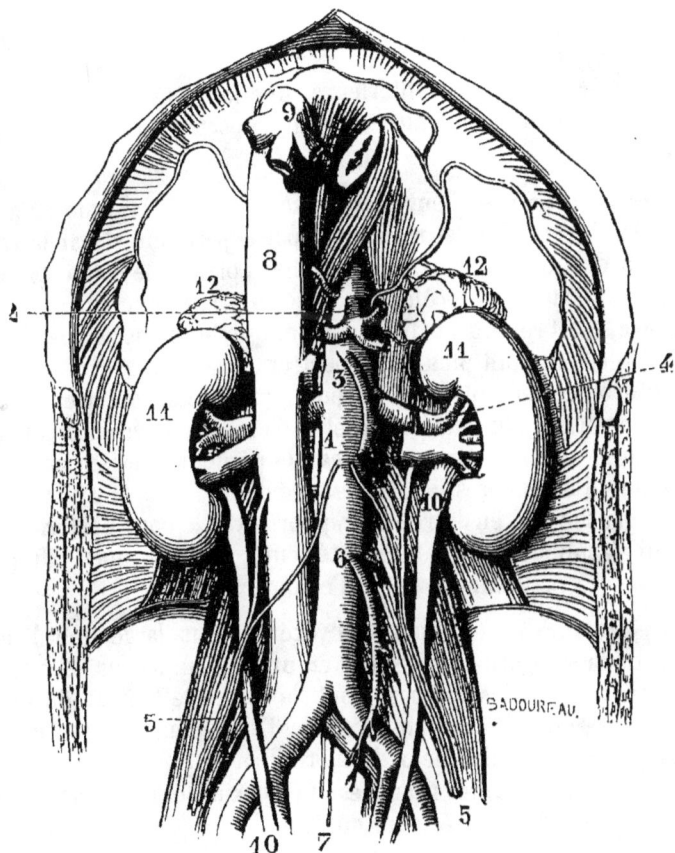

Fig. 112, montrant les deux reins et l'uretère.

1. Aorte. — 2. Tronc cœliaque. — 3. Artère mésentérique supérieure. — 4. Artère rénale. — 5. Artère spermatique. — 6. Artère mésentérique inférieure. — 7. Artère sacrée moyenne. — 8. Veine cave inférieure. — 9. Veine sus-hépatique. — 10. Uretère. — 11. Reins. — 12. Capsule surrénale.

Poids et volume. — D'après les recherches patientes de M. Sappey, sur quarante reins, les dimensions de ces organes sont les suivantes, à deux millimètres près : longueur, $0^m,12$; largeur, $0^m,07$; épaisseur, $0^m,03$. Ces organes ont sensiblement le même volume dans les deux sexes.

Son poids est de 171 grammes ; celui du côté gauche est souvent un peu plus lourd que celui du côté droit.

Couleur et consistance. — D'un rouge sombre, le rein est formé d'un tissu très-ferme, dont la densité est supérieure à celle de toutes les autres glandes

Régions et rapports.

Le rein présente une face antérieure, une face postérieure, un bord interne, un bord externe, une extrémité supérieure et une extrémité inférieure.

Face antérieure. — Convexe et lisse, cette face regarde en avant et un peu en dehors. Elle est recouverte par le péritoine et par le côlon ascendant à droite, descendant à gauche. Lorsque le côlon est distendu et dépourvu de mésocôlon, il cache en partie cette face; lorsque, au contraire, il est revenu sur lui-même, et que le mésocôlon est formé, le rein et le côlon n'ont plus de rapport entre eux.

Le rein droit est en outre en rapport, par la face antérieure, avec la deuxième portion du duodenum et avec la face inférieure du foie, dans sa moitié supérieure; à ce niveau le péritoine n'existe pas, et le foie se creuse d'une dépression, *fossette rénale*.

Le rein gauche est, en outre, en rapport avec le bord postérieur de la rate qui s'applique sur sa face antérieure, avec la queue du pancréas et avec la grosse tubérosité de l'estomac.

Face postérieure. — Moins convexe et plus large que l'antérieure, cette face regarde en arrière et un peu en dedans. Elle est en rapport avec le carré des lombes, dont la sépare le feuillet antérieur de l'aponévrose du muscle transverse de l'abdomen, et avec le diaphragme qui la sépare des deux dernières côtes (rapport un peu plus étendu à gauche). Quelques branches du plexus lombaire sont aussi en rapport avec la face postérieure du rein.

Bord interne. — Ce bord concave présente une vaste échancrure vers sa partie moyenne. Cette échancrure ou *hile* du rein laisse passer les vaisseaux et les nerfs qui pénètrent dans l'organe. Elle est plus apparente sur la face antérieure, d'où la plus grande étendue de la face postérieure du rein. Ce bord repose sur le muscle psoas.

Bord externe. — Convexe et arrondi, le bord externe repose sur le diaphragme et le bord externe du carré des lombes.

Extrémité supérieure. — Recouverte par la capsule surrénale, l'extrémité supérieure répond à la douzième vertèbre dorsale. Elle est plus volumineuse que l'inférieure et plus rapprochée de la colonne vertébrale. Celle du côté droit est placée entre la partie inférieure du foie et le diaphragme; celle du côté gauche est située entre le diaphragme et la queue du pancréas.

Extrémité inférieure. —Moins volumineuse que la supérieure, elle repose sur le carré des lombes.

Variétés anatomiques.

Variétés de situation. — Nous avons vu que les reins, situés dans la région lombaire, se déplacent quelquefois vers les parties inférieures, *reins flottants*.

Variétés de direction. — On voit assez rarement les deux reins se rapprocher et arriver au contact par l'une de leurs extrémités, plus fréquemment par l'extrémité inférieure. Ainsi dirigés, les deux reins forment une sorte de fer à cheval, dont la partie moyenne repose sur la colonne vertébrale.

Variétés de nombre. — On ne connaît pas de cas authentique d'absence des deux reins. Quelquefois l'un de ces organes peut manquer, et dans ce cas il est fréquent de voir le rein existant acquérir un volume assez considérable. Lorsqu'il n'existe qu'un seul rein, il peut occuper sa place ordinaire, ou se placer en travers sur la colonne vertébrale, le hile regardant en bas.

Quelques auteurs ont signalé trois, quatre et même cinq reins. Dans ces cas, on doit admettre que, lors du développement, quelques lobes du rein se sont isolément développés, comme cela se voit quelquefois pour la rate.

Variétés de volume. —On voit quelquefois le rein s'atrophier et être réduit au quart de son volume normal. Dans certains cas, il s'hypertrophie, mais son volume alors ne dépasse que de 1 à 2 centimètres les dimensions normales. On voit fréquemment la longueur de ces organes varier, selon les individus, depuis 10 centimètres jusqu'à 15 centimètres. On voit aussi des variétés de poids, depuis 107 grammes jusqu'à 264 grammes, pour un seul rein.

Structure du rein.

Nous étudierons ici les enveloppes du rein, son tissu propre, ses vaisseaux et ses nerfs. Les enveloppes sont au nombre de deux : l'extérieure cellulo-graisseuse, l'intérieure fibreuse.

Enveloppe cellulo-graisseuse. — C'est l'atmosphère graisseuse du rein. Cet organe est entouré d'une couche de tissu cellulaire dans laquelle on trouve de nombreux pelotons adipeux. Ce tissu est en continuité avec le tissu cellulaire sous-péritonéal, et adhère à l'enveloppe fibreuse du rein par des cloisons minces et peu résistantes. L'inflammation de cette couche constitue la périnéphrite.

Enveloppe fibreuse. — L'enveloppe fibreuse, ou tunique propre du rein, est une membrane mince, composée de fibres lamineuses, et contenant quelques fibres élastiques. Cette membrane adhère au tissu propre du rein par de minces prolongements qui se déchirent avec la plus grande facilité quand on dépouille le rein de sa tunique propre. Vers le hile, elle se continue avec la membrane extérieure du bassinet et de l'uretère.

Tissu propre. — Lorsqu'on divise un rein avec un instrument tranchant, du bord convexe vers le bord concave, et dans le sens vertical, on aperçoit à la surface de la section deux parties : l'une centrale, rouge, qui regarde le hile, est formée par la réunion de petits cônes, et a reçu le nom de substance *tubuleuse, intérieure* ou *médullaire;* l'autre entoure la première, et forme à la surface du rein une couche de 3 à 6 millimètres; elle est moins foncée que la première, et a reçu le nom de *substance corticale* ou *glanduleuse.*

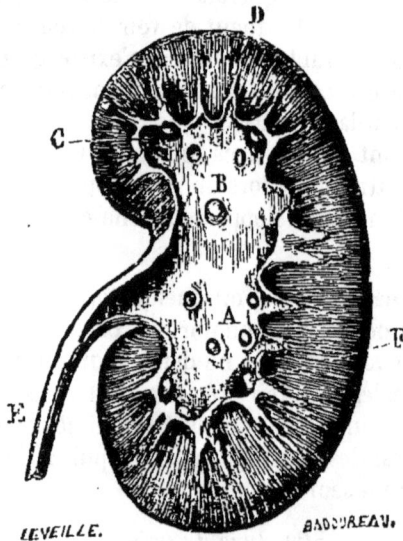

Fig. 113. — Coupe verticale et transversale du rein, montrant les pyramides de Malpighi, les mamelons, les calices, le bassinet et l'uretère.

A. Intérieur du bassinet. — B. Mamelon ouvert dans un calice. — C. Coupe d'un mamelon et d'un calice. — D. Tubes composant les pyramides de Malpighi. — E. Uretère. F. Mamelon et coupe d'un calice.

Ces deux substances ne sont pas si différentes qu'on pourrait le croire au premier abord, car la plupart des éléments qui se trouvent dans l'une se rencontrent dans l'autre.

Substance tubuleuse. — Cette substance est uniquement formée par des tubes disposés en gros faisceaux coniques, au nombre de 8 à 18, dont le sommet ou *mamelon* s'ouvre dans un calice, au niveau du hile, tandis que la base élargie est placée vers la périphérie du rein, sous la substance corticale. Ces gros faisceaux coniques sont appelés *pyramides de Malpighi.*

Entre les pyramides de Malpighi, on voit des prolongements, venus de la substance corticale, qui séparent les pyramides. Ces prolongements, ou *colonnes de Berlin*, ont la même structure que la substance corticale. En examinant de près la coupe des pyramides de Malpighi, on voit manifestement qu'elle est composée de tubes qui se portent du sommet vers la base de la pyramide.

Substance corticale. — On y trouve les mêmes tubes, seulement ils sont flexueux au lieu d'être rectilignes; on y trouve aussi une disposition particulière des vaisseaux sanguins.

Si l'on étudie, avec le secours du microscope, le tissu propre du rein, on y trouve des tubes, des fibres lamineuses, et un corpuscule particulier appelé glomérule de Malpighi. Comme ce corpuscule est formé par l'artère du rein, nous l'étudierons avec les vaisseaux.

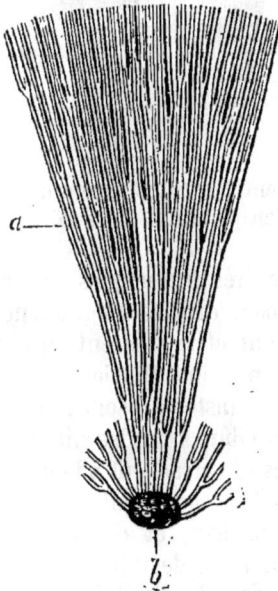

g. 114. — Disposition des tubes urinifères dans la pyramide de Malpighi.
a. Tubes. — *b.* Mamelon.

Les tubes propres du rein, appelés encore *tubes urinifères, canalicules urinifères, tubuli,* sont en nombre considérable. Ce sont des

tubes dont l'une des extrémités est ouverte dans les calices où elle verse
l'urine, et dont l'autre extrémité est située dans l'épaisseur du parenchyme rénal où elle se termine tantôt en s'anastomosant avec d'autres
tubes pour former des anses, tantôt en formant un simple cul-de-sac,
tantôt, et le plus souvent, en se dilatant sous forme d'ampoule.

Si l'on suit ces tubes de leur extrémité ouverte à leur extrémité
fermée, on voit qu'ils partent du sommet de chaque mamelon par
une vingtaine d'orifices, qu'ils s'enfoncent dans l'épaisseur de la
substance rénale en ligne droite, et en se divisant chacun en plusieurs

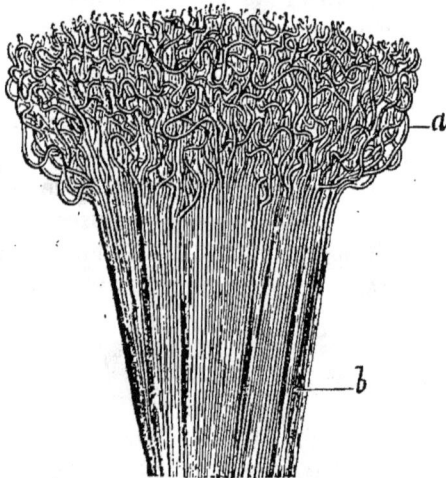

Fig. 115, montrant comment les tubes droits de la substance tubuleuse
deviennent flexueux en pénétrant dans la substance corticale.

branches, et qu'une fois arrivés à quelques millimètres de la surface
du rein, ils s'infléchissent pour décrire un grand nombre de flexuosités.
Ces tubes flexueux s'enlacent et se mettent en rapport avec les capillaires qui affectent une disposition spéciale.

Un grand nombre d'anatomistes se sont livrés à l'étude de la substance du rein, ce qui contribue à rendre difficile l'étude de ce parenchyme. Trois noms propres se rattachent à l'étude des tubes : Malpighi,
Bellini et Ferrein. Le gros faisceau tubuleux qui part du mamelon où
il est ouvert par plusieurs orifices, et qui s'enfonce dans la substance
du rein en s'élargissant par suite des divisions des tubes, a été comparé par Malpighi à une pyramide. De là le nom de *pyramide de Malpighi* qui lui a été donné; il en existe un nombre variable dans
chaque rein, de 8 à 18. Bellini a étudié la disposition de ces tubes,
et a fait connaître les ramifications successives et nombreuses des
différents tubes qui entrent dans la constitution de la pyramide de

Malpighi. Ces tubes ramifiés ont été appelés *tubes de Bellini*. Enfin, Ferrein a étudié surtout leur terminaison, leurs flexuosités dans la substance corticale du rein. Aussi appelle-t-on ces tubes de la substance corticale *tubes de Ferrein*. On appelle encore *pyramide de Ferrein*, l'ensemble des tubes de Ferrein partant d'un même tube de Bellini. Nous voyons par ce rapide exposé que la pyramide de Malpighi se compose de tubes de Bellini, et que les tubes de Bellini sont formés par la réunion des tubes de Ferrein.

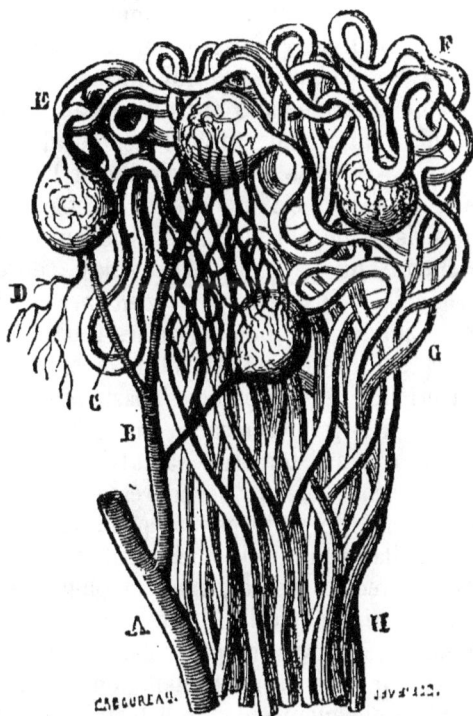

Fig. 116, montrant la terminaison de l'artère rénale et ses rapports avec les tubes du rein. On y voit 4 capsules de Müller.

A. Artère rénale. — B. Ramification de cette artère. — C. Artère afférente du glomérule. — D. Artère efférente. — E, E. Flexuosités des tubes de Ferrein. — G. Tubes de Ferrein au moment où ils se continuent avec la pyramide de Malpighi. — H. Tubes droits des pyramides.

Les tubes urinifères ont partout les mêmes dimensions; ils sont un peu plus étroits chez les jeunes sujets que chez l'adulte, où ils présentent une largeur de $0^{mm},040$ à $0^{mm},060$. Ces tubes sont constitués par une substance homogène, transparente, hyaline. Ils sont tapissés par un épithélium pavimenteux, dont les cellules renferment un ou deux noyaux volumineux, sphériques. Dans certains tubes, on trouve un

épithélium nucléaire dont les noyaux sont exactement semblables à
ceux qui sont contenus dans les cellules pavimenteuses. On trouve
quelquefois dans un même tube plusieurs rangées d'épithélium pavimenteux et d'épithélium nucléaire.

On appelle *capsule de Müller* ou *capsule du glomérule* une dilatation
du cul-de-sac terminal des tubes urinifères. Ce renflement communique avec la cavité du tube, et présente 0^{mm},1 à 0^{mm},2 de diamètre.

On trouve dans la capsule de Müller un glomérule de Malpighi. Dans
certains cas une capsule est commune à deux tubes urinifères ; alors
on trouve au centre un glomérule commun à ces deux tubes.

Les tubes du rein se réunissent en faisceaux autour desquels on
trouve des *faisceaux lamineux* qui forment par leur entre-croisement une trame intermédiaire aux divers faisceaux du tube. Ces éléments sont disséminés dans toute l'étendue de la substance rénale.

Vaisseaux sanguins. — Le rein reçoit l'artère rénale. Celle-ci
passe entre la veine qui est en avant et le bassinet ; elle arrive dans le
rein, en se divisant en plusieurs branches qui pénètrent toutes dans
les prolongements que la substance corticale envoie entre les pyramides de Malpighi, sous le nom de *colonnes de Bertin*. Arrivées à
la base des pyramides, au moment où les tubes deviennent flexueux,
à l'union de la substance corticale et de la substance tubuleuse, ces
branches artérielles se ramifient, s'anastomosent. De leurs anastomoses, partent d'autres rameaux qui s'anastomosent entre eux.
L'ensemble de ces anastomoses vasculaires forme entre les deux
substances un riche réseau. De ce réseau à mailles quadrilatères
partent des capillaires qui se dirigent perpendiculairement vers la surface
du rein. Ces capillaires artériels cheminent entre les tubes et se continuent ensuite avec les veines, mais la plupart vont former le *Glomérule de Malpighi*. Pour cela, ils arrivent auprès de la capsule de
Müller, s'enfoncent à travers sa paroi dans la cavité de la capsule, et
ils forment là, par leur entrelacement, un petit amas vasculaire arrondi qu'on a appelé glomérule de Malpighi. Les anses de ces capillaires présentent leur convexité du côté de la paroi du glomérule. Les
glomérules sont visibles à l'œil nu, la substance corticale du rein en est
parsemée, on peut les enlever avec la pointe d'une épingle. Les capillaires qui constituent le glomérule sont très-fins. On trouve sur leur
paroi des noyaux courts, mais très-nombreux. Le glomérule n'est pas
directement en rapport avec la cavité du canalicule urinifère, il en est
séparé par l'épithélium du tube qui se prolonge sur lui, de telle
sorte qu'on pourrait considérer la capsule de Müller comme une enveloppe propre au glomérule, enveloppe qui serait constituée du côté
du tube par l'épithélium, et sur les autres points par la matière amorphe transparente du tube. On pourrait dire encore que le glomérule
de Malpighi est un amas de petits capillaires en anse qui est venu se

placer à l'extrémité d'un tube entre la couche amorphe et la couche épithéliale.

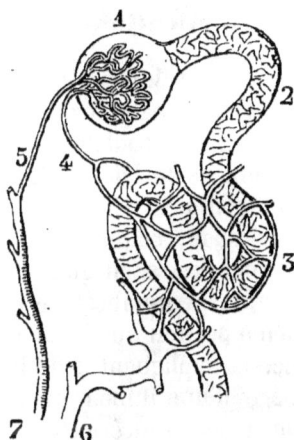

Fig. 117. — Rapport de l'artère rénale avec un tube du rein.

, Capsule de Müller et glomérule de Malpighi. — 2. Tube propre du rein. — 3. Réseau capillaire autour du tube. — 4. Artère efférente du glomérule. — 5. Artère afférente. — 6. Veine rénale. — 7. Artère rénale.

La *veine rénale* prend naissance dans les capillaires du rein. Le capillaire artériel sort du glomérule ou niveau du point où il a pénétré, t non sur le point opposé. Il constitue à son origine de petits vaisseaux veineux qui grandissent peu à peu par l'addition de vaisseaux voisins, et qui vont se jeter dans le tronc de la veine rénale ou émulente. A la surface du rein, les réseaux veineux ont quelquefois la forme de tourbillons, d'étoiles ; on appelle ces petits points *étoiles e Verreyen*.

Vaisseaux lymphatiques. — Il existe dans le rein des lymphatiques superficiels et des lymphatiques profonds. Ils sont difficiles à étudier, s superficiels surtout. Cruiksanck a pu en injecter deux sur un rein à partie atrophié qui contenait des calculs. Il a vu que ces lymphatiques se dirigent vers le hile du rein où ils s'accolent à la veine rénale our se jeter dans les ganglions lymphatiques lombaires.

Les lymphatiques profonds ont été vus par le même auteur. Il a lié veine rénale sur un animal vivant, et comprimé la substance du in. Il s'est produit une infiltration sanguine, et les lymphatiques profonds sont devenus très-manifestes par l'absorption du sang infilé. Ces vaisseaux se portent sur la veine rénale, ils ont la même direction et la même terminaison que les lymphatiques superficiels.

Nerfs. — Les nerfs du rein proviennent du plexus rénal; ils suivent la direction des artères et se perdent sur leur paroi. On ne sait pas comment ils s'y terminent.

Applications pathologiques.

L'élève lira avec fruit la sécrétion urinaire avant d'entrer dans l'étude des considérations pathologiques.

Des *rapports* du rein découlent une foule de considérations très-importantes au point de vue de la pathologie. Les rapports avec le péritoine expliquent comment on peut ouvrir un abcès périrénal sans intéresser cette séreuse; comment les abcès sous-péritonéaux de la fosse iliaque peuvent arriver jusqu'au rein. Ses rapports avec l'intestin expliquent comment un abcès du rein peut s'ouvrir dans le côlon et dans la deuxième portion du duodenum. Ses rapports avec la rate, le foie et le pancréas expliquent la difficulté qu'il y a dans certains cas de préciser le siége d'une tumeur de la région du rein, et la facilité avec laquelle une tumeur cancéreuse du rein se propage à ces organes, et *vice versa*. Ce que l'on observe surtout assez fréquemment, c'est le cancer du rein, du foie et de la tête du pancréas qui envahit ces trois organes en même temps.

De nombreuses maladies peuvent affecter le rein; les principales sont : la néphrite, l'albuminurie, la maladie de Bright, le cancer, le tubercule, les kystes et les calculs rénaux.

1° Néphrite. — C'est l'inflammation du rein. Elle peut se montrer à l'état aigu et chronique. A l'état aigu, elle est caractérisée anatomiquement par une augmentation de volume du rein, par une grande vascularisation, par le ramollissement fréquent de ce tissu, et par la présence de petites collections purulentes disséminées dans sa trame. Elle donne lieu aux symptômes suivants : *douleur lombaire* s'irradiant dans l'aine, et simulant la névralgie lumbo-abdominale, *diminution* dans la quantité de l'urine sécrétée; présence d'une certaine quantité d'*albumine* dans l'urine. Enfin, un ensemble de symptômes généraux graves, simulant souvent un *état typhoïde*. Cette maladie est grave et détermine assez rapidement la mort. Elle n'a pas toujours la même gravité, et ses variétés dépendent de ses causes; ainsi il existe des néphrites traumatique, calculeuse, rhumatismale, goutteuse, etc.

La *Périnéphrite* est l'inflammation du tissu cellulo-graisseux qui entoure le rein. Elle se termine presque toujours par suppuration; le pus s'étale au-dessous du péritoine, le soulève et forme une tuméfaction sensible quelquefois à travers la paroi abdominale, et presque toujours à la région lombaire par laquelle on donne le plus souvent issue à la collection purulente.

2° Albuminurie. — Cette maladie qui n'est souvent qu'un symptôme, est caractérisée par la présence d'une certaine quantité d'albumine dans l'urine. Il est toujours utile d'examiner l'urine des malades, car il arrive souvent qu'on découvre une albuminurie que rien ne pouvait faire soupçonner. On place un peu de l'urine examinée au fond d'un tube à expérience, et l'on chauffe à la flamme d'une lampe à alcool; l'albumine se précipite sous forme de flocons, si elle est abondante; dans le cas contraire, elle trouble simplement le liquide du tube. On peut se contenter de verser dans l'urine de l'acide nitrique qui coagule l'albumine, mais il ne faut pas en ajouter en grand excès, parce qu'il dissout le précipité. Lorsqu'il y a de petites traces d'albumine à découvrir, on se trouve bien de combiner les deux procédés ; on ajoute un peu d'acide nitrique à l'urine, et l'on chauffe.

3° Maladie de Bright. — C'est une dégénérescence graisseuse du rein dont l'albuminurie est le principal symptôme. Sans qu'on puisse en soupçonner la cause (on accuse souvent le froid), les cellules d'épithélium qui tapissent les tubes du rein se remplissent de granulations graisseuses qui les distendent. Celles-ci altèrent la couleur du rein qui devient jaunâtre par places d'abord, en totalité ensuite. Un grand nombre de ces cellules devenues graisseuses se détachent du tube, et sont entraînés avec l'urine, dans laquelle on peut les retrouver. Il arrive même qu'on trouve dans l'urine de petits filaments, formés par des séries de cellules détachées d'un même tube. Cette desquamation des tubes du rein facilite le passage de l'albumine à travers leur paroi, et cette albuminurie persiste et fait des progrès jusqu'à la mort. Pendant la vie, les malades atteints de cette affection deviennent le siége d'infiltrations et de collections séreuses. On en rencontre dans toutes les séreuses et dans le tissu cellulaire de toutes les régions du corps. Ces infiltrations et collections s'expliquent par la désalbuminisation du sang qui devient moins plastique. Les conditions de densité étant détruites, il se passe un phénomène d'exosmose général, et le sérum du sang filtre à travers la paroi des capillaires.

4° Cancer. — On trouve le plus souvent dans le rein le cancer encéphaloïde. Qu'il se développe primitivement dans l'organe sécréteur de l'urine, ou que celui-ci soit envahi consécutivement par une tumeur cancéreuse du voisinage, du foie ou du pancréas par exemple, cette maladie se reconnaît aux mêmes caractères. On constate une *tumeur* plus ou moins volumineuse à travers la paroi abdominale, des *douleurs* lancinantes qui manquent assez souvent, et enfin une altération de l'urine, consistant dans la présence d'une plus ou moins grande quanlité d'*albumine* et de *sang*. Ce pissement de sang ou hématurie est un des principaux caractères du cancer du rein.

5° Tubercules. — Le rein ne présente jamais de tubercules s'il n'en existe pas déjà dans le poumon; on les trouve, lorsqu'ils existent, disséminés à la surface de cet organe; il est très-rare qu'on trouve des cas comme ceux qu'a cités M. Rayer, dans lesquels la substance rénale était complétement transformée en matière tuberculeuse.

6° Kystes. — Les kystes du rein sont rares (*V.* Kystes du foie, avec lesquels ils sont identiques). Dans les kystes hydatiques, on observe quelquefois des hydatides rendues avec les urines.

7° Calculs rénaux. — Des concrétions se montrent quelquefois dans les tubes du rein, et donnent le plus souvent lieu à une inflammation *néphrite calculeuse*. Très-souvent ces concrétions se font dans le bassinet qu'elles irritent et qu'elles enflamment, *pyélite*. Chez certains malades, ces concrétions du bassinet sont immobiles; mais chez d'autres, quelques-unes se détachent du bassinet et descendent le long de l'uretère jusqu'à la vessie. Cette progression du calcul ne diffère pas de celle du calcul biliaire dans les canaux biliaires. De même que ceux-ci déterminent de la douleur, de même les calculs urinaires font atrocement souffrir les malades pendant leur marche; ils donnent lieu à des accès de douleur, *colique néphrétique*, et de plus à la présence du sang dans l'urine.

ARTICLE II

CALICES, BASSINET, URETÈRE.

Le conduit qui porte l'urine du rein dans la vessie est appelé *uretère*. Vers la partie supérieure, au niveau du hile du rein, il est dilaté, et cette dilatation constitue le *bassinet*. Le bassinet, poche membraneuse, au lieu de se fixer tout autour du hile, se divise en un certain nombre de petits tubes de 1 centimètre de long, qui viennent s'insérer chacun autour du sommet d'une pyramide de Malpighi. Ces tubes, appelés *calices*, peuvent être considérés comme autant de cylindres membraneux, dont une extrémité embrasse le mamelon de la pyramide qui y verse l'urine, et dont l'autre extrémité se confond avec la substance des cylindres voisins pour former le bassinet.

Le nombre des calices est ordinairement inférieur à celui des pyramides, parce qu'on voit souvent deux pyramides s'aboucher dans le même calice.

Le bassinet est placé derrière l'artère rénale, et entouré de tissu cellulo-graisseux.

L'uretère a une *longueur* moyenne de 25 à 30 centimètres et un *diamètre* qui diminue à mesure qu'on se rapproche de la vessie ; on peut le comparer à celui d'une plume d'oie à sa partie supérieure, et d'une plume de corbeau à sa partie inférieure. Il est *dirigé* de haut en bas, et un peu de dehors en dedans.

Il est en *rapport*, dans sa portion abdominale, avec le muscle psoas, sur la face antérieure duquel il est appliqué jusqu'au détroit supérieur du bassin. Il est appliqué contre ce muscle par le péritoine qui passe au-devant de lui, et par les vaisseaux spermatiques qui le croisent sur sa face antérieure, en descendant obliquement en bas et en dehors.

Dans sa portion pelvienne, l'uretère est placé entre le rectum et la vessie, en avant des vésicules séminales et des canaux déférents chez l'homme.

En arrivant à la vessie, l'uretère s'insinue d'abord entre les fibres musculaires de cet organe, puis il soulève la muqueuse dans une étendue de 1 centimètre 1/2 à 2 centimètres, pour s'ouvrir enfin aux angles postérieurs du trigone vésical. Son ouverture est limitée par une ligne courbe que forme le bord de la muqueuse. Cette courbe présente une concavité qui regarde le col de la vessie, et la muqueuse soulevée forme à l'orifice de l'uretère une sorte de valvule qui concourt à empêcher le retour de l'urine vers le rein.

Structure. — Trois tuniques composent l'uretère, le bassinet et les calices.

La tunique externe *celluleuse* est formée de faisceaux de fibres lamineuses entre-croisées.

La tunique moyenne *musculaire*, la plus épaisse, est formée de fibres de la vie organique, disposées selon deux plans, longitudinal et circulaire suivant quelques auteurs, irrégulièrement selon M. Sappey.

La tunique interne *muqueuse* est mince, blanchâtre et recouverte par des épithéliums de toutes les variétés, excepté l'épithélium à cils vibratiles.

ARTICLE III

VESSIE.

Situation. — La vessie, ou réservoir de l'urine, est située dans le petit bassin, entre la symphyse pubienne et le rectum chez l'homme, entre la symphyse et l'utérus chez la femme.

Forme. — Ovale chez l'homme adulte, son grand diamètre est oblique de haut en bas, et d'avant en arrière. Chez l'enfant, elle a la forme d'une poire, dont le sommet regarderait l'ombilic ; et chez la

femme, la vessie devient très-large soit à cause des dimensions considérables des diamètres horizontaux de son bassin, soit à cause du
séjour de l'urine plus longtemps prolongé chez elle que chez l'homme.

Dimensions. — Les dimensions de ce réservoir sont très-variables.
Elle se rétracte complétement, et se cache derrière le pubis lorsqu'elle
est vide. Lorsqu'elle est dilatée, au contraire, elle s'élève dans la cavité abdominale, et peut envahir la région épigastrique dans certaines
rétentions d'urine. Mais dans son état de moyenne dilatation elle contient 500 à 600 grammes de liquide.

Mobilité. — La vessie n'a pas des mouvements de totalité, mais
elle s'élève dans la cavité abdominale à mesure qu'elle se remplit de
liquide, Pendant qu'elle s'élève, elle s'applique par son sommet à la
paroi abdominale antérieure; et si son ampliation continue, elle vient
former à l'hypogastre une tumeur arrondie.

Elle est fixée dans la position qu'elle occupe par sa partie inférieure
qui adhère au périnée, et son sommet est toujours dirigée vers l'ombilic, à cause de l'insertion de l'ouraque, ligament qui s'étend de l'ombilic au sommet de la vessie.

Corps de la vessie. Surface extérieure et rapports.

Pour faciliter l'étude des rapports de la vessie, on lui considère six
régions : une face antérieure, une face postérieure, deux faces latérales, un sommet et une base.

Face antérieure. — Dans l'état de rétraction de la vessie, cette
face est en rapport avec le pubis et la symphyse pubienne ; dans l'état
de plénitude, la vessie s'applique contre la paroi abdominale. Toutefois,
comme le fait voir M. Sappey, le péritoine se déprime entre cette
paroi et la vessie, de manière à former un cul-de-sac qui n'est distant
de la symphyse que de 5 à 4 centimètres, dans l'état de dilatation
excessive.

Face postérieure. — Dans l'état de moyenne dilatation, cette
face, plus convexe que l'antérieure, regarde en arrière et un peu en
haut. Nous établirons sa limite au cul-de-sac du péritoine. Elle sera,
par conséquent, un peu plus étendue chez l'homme, car chez lui le
cul-de-sac est plus inférieur. Cette face, recouverte par le péritoine,
est en rapport avec le rectum chez l'homme, et les deux tiers supérieurs du corps de l'utérus chez la femme. Elle est séparée de ces organes dans les deux sexes par un cul-de-sac péritonéal, plus large chez
l'homme, et dans lequel se placent des anses intestinales lorsque les
organes qui limitent le cul-de-sac reviennent sur eux-mêmes. Vers la

partie inférieure de cette face, le cul-de-sac péritonéal est limité de chaque côté par des replis antéro-postérieurs, qu'on a improprement appelés *ligaments* postérieurs de la vessie.

Faces latérales. — Ces faces se montrent lorsque la vessie se remplit. Elles sont en rapport avec le releveur de l'anus et le muscle obturateur interne, avec le canal déférent et avec les artères ombilicales oblitérées chez l'adulte. Il existe en outre sur les côtés de la vessie un cul-de-sac péritonéal qui ne descend pas jusqu'à la partie inférieure de cet organe, et qui est formé par le péritoine qui passe de la fosse iliaque interne sur la vessie.

Sommet. — Le sommet de la vessie regarde l'ombilic. Il présente trois cordons et trois replis péritonéaux. L'ouraque forme le cordon médian, et les artères ombilicales constituent les cordons latéraux. Chaque cordon soulève un repli du péritoine. L'ouraque est une sorte de ligament, vestige de la vésicule allantoïde, conservant quelquefois sa perméabilité.

Base. — La base de la vessie doit être divisée en deux parties : l'une antérieure, correspondant au trigone vésical, c'est la base proprement dite ; l'autre postérieure, ou *bas-fond* de la vessie. Le bas-fond forme une sorte de cul-de-sac peu prononcé en arrière du trigone ; l'urine y séjourne quelquefois, et c'est là que se développent le plus fréquemment les calculs vésicaux.

La base de la vessie, étendue du cul-de-sac péritonéal au canal de l'urèthre, est en rapport, chez l'homme, avec le rectum, dont elle est séparée par l'aponévrose prostato-péritonéale, avec les vésicules séminales et les canaux déférents qui sont appliqués contre la vessie. Par leur adossement, ces deux réservoirs forment la cloison recto-vésicale. Chez la femme, elle est en rapport de haut en bas avec la partie inférieure du corps de l'utérus, avec le col et avec la face antérieure du vagin. Le rapport est plus intime entre la vessie et le vagin qu'entre la vessie et le col utérin. Les uretères sont aussi en rapport, par leur partie terminale, avec la face inférieure de la vessie.

Surface intérieure de la vessie.

La surface intérieure de ce réservoir présente une teinte blanc-grisâtre, et vers la partie inférieure une surface triangulaire lisse, qu'on a appelée *trigone vésical*. C'est un triangle équilatéral, situé en avant du bas-fond, et présentant une ouverture à chacun des angles. L'angle antérieur est formé par l'orifice de l'urèthre, et les deux angles latéraux par les orifices des uretères. Les côtés du triangle varient selon l'état de vacuité ou de plénitude de la vessie, depuis 2 centimètres jusqu'à 5 centimètres. Les parois de la vessie sont plus épaisses au niveau du trigone.

Il est rare que la surface interne de la vessie soit parfaitement unie. Il arrive quelquefois qu'on y trouve quelques faisceaux musculaires hypertrophiés, faisant saillie à l'intérieur de l'organe ; on appelle ces vessies *vessies à colonne*. D'autres fois, on voit la muqueuse se déprimer entre les divers faisceaux musculaires, et former de petites cavités ou cellules, *vessie à cellules*.

Structure de la vessie.

Trois tuniques forment la vessie : l'externe est séreuse, la moyenne musculaire, et l'interne muqueuse. On y trouve encore des vaisseaux et des nerfs.

Tunique séreuse. — Dépendante du péritoine, cette tunique recouvre le sommet, la face postérieure et les faces latérales de la vessie. Elle passe ensuite sur les parties environnantes, en formant un cul-de-sac qui entoure l'organe, et qui est bien plus prononcé en arrière. En avant, le péritoine se porte de la vessie sur la paroi abdominale ; en arrière, sur l'utérus chez la femme, et le rectum chez l'homme ; et, sur les côtés, il se porte vers la fosse iliaque interne. Il semble que la vessie ait été introduite par le périnée dans l'excavation pelvienne, en soulevant le péritoine. Lorsqu'elle se distend, le péritoine l'accompagne, et le cul-de-sac qui l'entoure ne s'efface pas.

Tunique musculaire. — La tunique musculaire présente de nombreuses variétés, et les descriptions qu'on en a données présentent aussi de notables différences. M. Sappey a étudié ces fibres avec un soin tout particulier ; voici le résumé de ses recherches.

Les fibres musculaires forment trois plans : le superficiel est formé de fibres *longitudinales* ; le moyen est formé de fibres *circulaires* ; et le profond est *plexiforme*.

Les fibres *longitudinales*, de couleur rouge, partent de la partie postérieure de la base de la prostate, de ses parties latérales et du pubis. Les postérieures suivent la face postérieure de la vessie, où elles forment un ruban large de 3 à 4 centimètres, puis elles s'épanouissent sur les côtés de la vessie pour se confondre avec les fibres latérales.

Les fibres latérales, assez minces, montent le long des faces latérales de l'organe, et s'avancent ensuite en avant pour se continuer avec d'autres fibres, et en arrière pour former des anses auto de l'embouchure des uretères.

Les fibres antérieures naissent du pubis par deux petits tendons, connus sous le nom de ligaments antérieurs de la vessie (*V. Périnée*), et se portent sur la face antérieure de la vessie, en formant un plan régulier, qui bientôt s'épanouit à la manière d'un éventail. Les fibres moyennes de cet éventail remontent vers l'ouraque, qu'elles entourent à la manière d'une écharpe, tandis que les autres fibres s'inclinent sur les côtés pour se continuer avec les fibres latérales.

Les fibres *circulaires* forment de haut en bas sur la vessie un plan régulier; elles sont moins accusées sur la face postérieure de l'organe.

Les fibres *plexiformes*, d'une extrême pâleur, sont placées au-dessous de la muqueuse. Ce sont elles qui déterminent les saillies de la face interne de la vessie. Les faisceaux de ces fibres affectent une disposition variable, mais la plupart sont longitudinaux. Ils se continuent en haut avec les fibres musculaires de l'ouraque, et en bas ils sont en continuité avec les fibres musculaires de l'urèthre et des uretères.

Chez la femme, les fibres longitudinales qui s'inséraient à la prostate de l'homme, prennent leur point de départ sur l'aponévrose périnéale profonde.

Tunique muqueuse. — La membrane muqueuse mince et unie adhère intimement aux fibres musculaires. Elle est formée de tissu lamineux recouvert de cellules épithéliales stratifiées. Ces cellules forment un épithélium mixte, comme sur la muqueuse de l'uretère; on y trouve des cellules pavimenteuses, cylindriques et sphériques. Les glandes de la vessie, admises par les uns, rejetées par les autres, paraissent ne pas exister.

Vaisseaux et nerfs. — La vessie reçoit de très-nombreuses *artères* vésicales, qu'on peut diviser en antérieures, postérieures, inférieures et supérieures. Elles sont fournies par les artères du voisinage, hypogastrique, obturatrice, honteuse interne, ombilicale, hémorrhoïdale moyenne, utérine et vaginale. Chacune concourt, pour sa part, à fournir des branches vésicales. Parmi ces branches, la plus développée naît de l'hypogastrique, et se porte à la face inférieure de la vessie.

Les *veines* descendent sans suivre le trajet des artères, et se jettent dans le plexus veineux vésico-prostatique, situé autour du col et de la prostate. Les antérieures vont se jeter dans le plexus veineux de Santorini.

Les *lymphatiques* n'ont jamais été démontrés, malgré les assertions contraires de quelques auteurs.

Les *nerfs* viennent du plexus hypogastrique; les uns appartiennent au système nerveux de la vie animale, les autres à celui de la vie organique.

Col de la vessie.

On appelle *col vésical* la partie de la vessie qui précède l'urèthre. Le col présente de l'intérêt au point de vue d'un muscle particulier, appelé *sphincter vésical*. Ce sphincter, formé de fibres de la vie organique, comme celles du corps de la vessie, est situé partie dans l'épaisseur de la prostate, partie au-dessus. Il est formé de fibres circulaires, et mesure 10 à 12 millimètres de largeur et 3 à 4 millimètres d'épaisseur. C'est ce muscle qui empêche l'urine de se porter au dehors et le sperme de pénétrer dans la vessie.

Le col vésical est entouré par le plexus veineux vésico-prostatique.

Applications pathologiques.

Une foule de considérations pratiques du plus haut intérêt découlent de l'étude exacte des rapports de la vessie. L'étude des rapports avec le péritoine explique comment on peut pratiquer la ponction de la vessie immédiatement au-dessus du pubis, sans léser la séreuse, lorsque l'organe est distendu. Elle nous explique encore la possibilité d'y pénétrer par le périnée, pour extraire les calculs dans l'opération de la taille.

Par ses rapports avec le rectum chez l'homme, on comprend la possibilité de l'établissement d'une fistule recto-vésicale, l'exploration facile par le toucher rectal de la face postérieure de la vessie, de la prostate et des vésicules séminales, enfin la ponction possible de la vessie à travers le rectum.

Les rapports avec le col de l'utérus nous expliquent la formation des fistules vésico-utérines, et son peu d'adhérence avec le col utérin explique comment M. le professeur Jobert de Lamballe a pu exécuter son procédé de l'opération des fistules vésico-vaginales, en faisant glisser la paroi vésicale sur le col utérin. Ces rapports expliquent encore pourquoi les maladies de l'utérus se transmettent avec facilité à la vessie (cancer par exemple), et pourquoi cet organe éprouve si souvent des symptômes sympathiques des lésions utérines.

Les rapports avec le vagin expliquent la facilité avec laquelle se produit la cystocèle vaginale. Le rapport est si intime entre le vagin et la vessie que celle-ci est toujours entraînée dans le prolapsus de la paroi antérieure du vagin. Ces rapports expliquent encore comment, pendant l'accouchement, la tête de l'enfant, par une pression trop prolongée, détermine une gangrène de la cloison vésico-vaginale et une fistule consécutive.

Des maladies nombreuses et fréquentes peuvent affecter la vessie; les principales sont : l'inflammation, le cancer, des maladies des nerfs qui se rendent à la vessie, incontinence d'urine, névralgie et paralysie de la vessie, et la rétention d'urine.

1° Inflammation. — L'inflammation ou *cystite* peut se montrer à l'état aigu ou chronique. Aiguë, elle peut être légère ou intense. Enfin, la cystite peut affecter isolément le corps et le col de la vessie.

La cystite légère est caractérisée par un *embarras* dans la région hypogastrique, des *contractions douloureuses* de la vessie, des *mictions fréquentes*. Enfin, au bout de peu de temps, on voit une certaine quantité de mucus déposé au fond du vase qui contient l'urine.

Dans la cystite intense, *douleurs* vives à l'hypogastre, sensations de *tension douloureuse* derrière le pubis; *ténesme vésical*, c'est-à-dire envie de rejeter de l'urine, sans pouvoir satisfaire à ce désir; *miction fréquente*; *urines rares* et fortement colorées; et accidents fébriles coïncidant avec les symptômes locaux.

La cystite chronique ou *catarrhe de la vessie* est caractérisée par un sentiment de *gêne* à l'hypogastre, par une légère douleur dans les dernières contractions de la vessie, et par la petite quantité d'urine que rend fréquemment le malade. L'urine présente un *nuage* plus ou moins épais, résultat du mucus exhalé par la muqueuse; lorsque la cystite date d'un certain temps, on observe un véritable dépôt au fond du vase, qui peut faire croire à la présence du pus.

2° Cancer. — Le cancer se développe primitivement dans la vessie, ou bien il n'est que l'extension d'un cancer du voisinage. Il s'infiltre d'abord dans les parois vésicales qu'il durcit, en les rendant plus épaisses, puis il s'ulcère. Il détermine des douleurs dans la région hypogastrique, le refoulement de l'utérus et du rectum. La miction est douloureuse, difficile; quelquefois il y a rétention d'urine. L'urine est souvent teinte de sang. Enfin, souvent l'ulcération envahit la cloison recto-vésicale chez l'homme, vésico-vaginale chez la femme, d'où la production d'une fistule qui laisse écouler l'urine par l'anus ou par le vagin. Ajoutons que l'urine a une odeur fétide, et que le malade présente tous les symptômes qui caractérisent la cachexie cancéreuse.

3° Incontinence d'urine. — Cette maladie est caractérisée par l'écoulement involontaire de l'urine hors de la vessie. Il y a une incontinence d'urine permanente; elle se montre surtout chez les vieillards, et très-souvent elle est due à une paralysie du col de la vessie. L'incontinence d'urine intermittente se montre surtout chez les enfants, et ses causes sont très-obscures.

4° Névralgie. — La névralgie de la vessie est une douleur vive qui se manifeste au niveau du col de cet organe. Elle présente des accès douloureux comme les autres névralgies, et des besoins d'uriner fréquents. Le cathétérisme est très-douloureux, et cause un sentiment de brûlure. Les urines le plus souvent ne sont pas modifiées.

Paralysie. — Fréquemment on observe la paralysie de cet organe et si elle envahit quelquefois la totalité de la vessie, elle peut aussi affecter séparément le corps et le col. La *paralysie du corps* indépendante de celle du col est caractérisée uniquement par la rétention d'urine. Ce liquide s'accumule dans la vessie, dont les parois ne sont plus contractées, il ne peut s'échapper en vertu de la résistance du sphincter vésical qui possède toute sa tonicité. Arrivé à un certain degré d'extension, le corps de la vessie réagit par son élasticité seulement et non par sa contractilité. Cette résistance étant supérieure à celle du sphincter, celle-ci est vaincue et l'urine s'écoule goutte à goutte, *par regorgement*. La paralysie du col est caractérisée par l'incontinence d'urine, le sphincter paralysé ne peut plus retenir l'urine et les fibres musculaires du corps de l'organe en vertu de leur force tonique apportent un obstacle à l'ampliation de la vessie.

Rétention d'urine. — Ce symptôme s'observe très-fréquemment, surtout chez les vieillards, il peut être dû à un obstacle à l'émission de l'urine, comme rétrécissement de l'urèthre, contracture du col, etc., ou bien à une lésion de l'innervation de la vessie telle que paralysie du corps. Lorsque la rétention d'urine se montre, ce liquide s'accumule dans le corps de la vessie qu'elle distend quelquefois au point d'occuper la plus grande partie de la cavité abdominale. Le cathétérisme fait disparaître momentanément ce symptôme, mais comme il se renouvelle fréquemment, il en résulte une altération de la muqueuse des voies urinaires et de l'urine elle-même.

L'urine devient alcaline et répand une odeur ammoniacale lorsqu'elle a longtemps séjourné dans la vessie. La muqueuse de ce réservoir, celle de l'uretère et le rein lui-même s'enflamment insensiblement, de sorte que cystite et néphrite compliquent souvent les maladies qui déterminent la rétention d'urine.

ARTICLE IV

CAPSULES SURRÉNALES

On donne ce nom à une glande vasculaire sanguine située à l'extrémité supérieure du rein auquel elle adhère plus ou moins intimement.

Les capsules surrénales sont aplaties d'avant en arrière et concaves au niveau de leur base qui embrasse l'extrémité rénale. Elles empiètent un peu par leur base sur la face antérieure du rein et non sur la face postérieure ; elles sont plus épaisses au niveau de leur bord interne, surtout du côté droit, parce que la capsule surrénale touche la veine cave inférieure qui la déprime légèrement.

Le sommet regarde en haut, en avant et en dedans. La face antérieure est couverte à droite par le foie auquel elle est adhérente, à gauche par la rate et la grosse tubérosité de l'estomac. La face postérieure repose sur la portion lombaire du diaphragme ; les bords sont convexes.

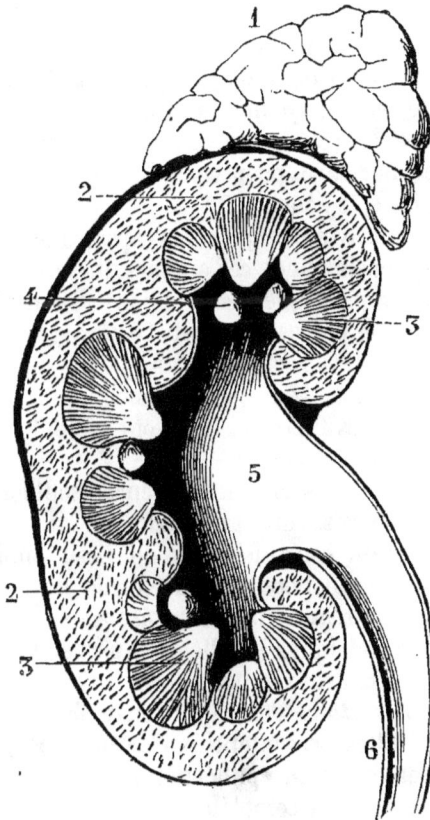

Fig. 118, montrant la capsule surrénale en rapport avec le rein.

1. Capsule surrénale. — 2. Substance corticale du rein. — 3. Pyramide de Malpighi. 4. Mamelon ou sommet de la pyramide. — 5. Bassinet. — 6. Uretère.

Les surfaces des capsules surrénales paraissent plissées, tuberculeuses, ridées ; on remarque sur la face antérieure plusieurs sillons dans lesquels rampent des vaisseaux, et au niveau de la base une scissure ou *hile* par laquelle sort la veine capsulaire.

Elles sont d'une couleur brun jaunâtre à l'extérieur, et d'une couleur brun foncé au centre. A l'état normal, elles sont assez consistantes.

Une capsule les entoure ; au-dessous de la capsule, se trouve leur parenchyme, composé lui-même d'une couche externe, brun jaunâtre, c'est la *substance corticale*, et d'une couche interne brune, c'est la *substance médullaire*. La substance corticale est beaucoup plus ferme que la substance médullaire ; celle-ci est très-fragile, et elle s'altère avec la plus grande facilité. Aussi est-il commun d'y trouver une cavité centrale que quelques anatomistes considèrent comme normale. Les artères de chaque capsule surrénale viennent de trois sources : la supérieure vient de la diaphragmatique inférieure ; l'inférieure naît de la rénale, et la moyenne du tronc même de l'aorte.

Les veines se réunissent pour former un tronc qui se jette dans la veine cave inférieure pour celle du côté droit, dans la veine rénale pour celle du côté gauche.

Les vaisseaux lymphatiques des capsules surrénales naissent à la surface et dans l'épaisseur de ces organes, ils se réunissent à ceux des reins et se jettent dans les mêmes ganglions. Les nerfs sont très-nombreux ; ils constituent le plexus surrénal. Ce plexus, très-considérable, tire son origine : 1° du plexus solaire, 2° du plexus diaphragmatique inférieur, 3° du plexus rénal, 4° du petit splanchnique, 5° de la partie terminale du phrénique. Ces filets nerveux sont surtout abondants au niveau du bord externe de l'organe.

Structure. — Les capsules surrénales sont formées d'une enveloppe, de vésicules, de vaisseaux et de nerfs.

L'*enveloppe* est constituée par du tissu lamineux qui se prolonge dans l'épaisseur de l'organe sous forme de minces cloisons, remarquables par leur régularité. Ces cloisons, en s'entre-croisant, limitent des cavités cylindriques parallèles et perpendiculaires à la surface de l'organe. Ces cylindres viennent s'ouvrir dans la substance médullaire.

Les *vésicules closes* des capsules surrénales sont disséminées dans ces organes. Elles présentent une paroi mince, transparente, fragile, un liquide contenant un épithélium nucléaire sphérique en si grande quantité qu'il remplit complètement la vésicule, quelques granulations graisseuses et des granulations moléculaires azotées. On trouve en outre au milieu de la trame cellulo-vasculaire de ces organes quelques cellules polyédriques isolées au centre, formant de petits amas vers la superficie et contenant deux à quatre noyaux. Ces amas de cellules affectent avec les vaisseaux les mêmes rapports qu'affectent les grains glanduleux de la portion glycogénique du foie avec la veine porte et la veine sus-hépatique.

Entre ces éléments, cellules et vésicules, on trouve des vaisseaux sanguins et lymphatiques, des nerfs, des fibres lamineuses et de la matière amorphe transparente.

Les *vaisseaux artériels*, après avoir cheminé pendant un certain temps dans les cloisons lamineuses, se rendent aux vésicules et aux amas de cellules pour se ramifier à leur surface; ils ne pénètrent jamais au centre de la vésicule. De ces capillaires partent des veines dépourvues de valvules; elles se renflent brusquement après leur origine, surtout vers le centre. Au niveau de la portion corticale, les veines ont la structure des sinus de la dure-mère.

Les cellules centrales se détruisent facilement et très-rapidement après la mort. Il résulte de cette altération la formation d'une cavité au centre des capsules surrénales, cavité que quelques anatomistes ont voulu considérer comme normale. Dans cette cavité on trouve un liquide contenant des cellules, des noyaux, des granulations graisseuses et des globules de sang libre. Ce liquide résulte simplement de la dissolution de quelques cellules et de l'extravasation d'une petite quantité de sang.

Développement. — Les capsules surrénales naissent d'un blastème qui touche aux corps de Wolff, mais elles ne sont pas confondues avec eux. Chez l'homme elles sont d'abord plus volumineuses que les reins qu'elles recouvrent; puis, vers la dixième semaine, ceux-ci les égalent en volume. Chez les mammifères, les capsules surrénales sont toujours plus petites que les reins, quelle que soit l'époque à laquelle on les examine.

Meckel a vu la rate au deuxième mois de la vie intra-utérine; elle est moins volumineuse, proportionnellement au reste du corps, dans les premiers temps de la vie.

La *composition chimique* des glandes vasculaires sanguines n'est pas très-connue. Cependant, pour ce qui concerne les capsules surrénales, M. Vulpian, professeur agrégé de la Faculté de médecine de Paris, dans une note lue à l'Académie des sciences, a signalé dans ces organes l'existence d'une matière particulière qui se colore en rose par l'iode et prend une teinte glauque par les sels de fer. Il signale aussi parmi les subtances qui déterminent la coloration rose ou une teinte analogue, les chlorures de manganèse, de cobalt, de nickel, le chlorure de platine, le chlorure d'or, dont l'action est vive et instantanée; le bichlorure de mercure dissous à l'aide de quelques gouttes d'alcool; le sesqui-oxyde de fer, après que l'eau contenant les capsules écrasées a été soumise à l'ébullition. M. Vulpian a remarqué que cette substance est plus abondante pendant la vie extra-utérine que pendant la vie fœtale. Cette substance se rencontre aussi dans le sang des veines capsulaires, et non dans celui des artères (Liégeois).

Physiologie. — Les capsules surrénales jouissent d'une grande sensibilité. M. Brown-Séquard, en les pinçant, a reconnu qu'elles sont plus sensibles que la peau des membres.

Chez les cochons d'Inde, M. Brown-Séquard a vu que la section latérale des portions dorsale et lombaire de la moelle épinière produisait
d'abord de la congestion, et, après plusieurs mois, une sorte d'hypertrophie des capsules surrénales. Il a trouvé aussi une congestion de ces
organes dans quelques cas de fracture de la colonne vertébrale.

Il y a quelques années M. Brown-Séquard a appelé l'attention des
physiologistes sur un rôle particulier des capsules surrénales, rôle qui
serait en rapport avec la destruction du pigment. Il arriva à cette con-
clusion en rapprochant les faits qu'Addison avait recueillis sur des malades atteints de *peau bronzée*, de ceux qu'il avait observés lui-même
en expérimentant sur les animaux. Sur 65 cas de maladie de peau
bronzée, Addison avait signalé la coexistence du dépôt de pigment
dans la peau avec une altération profonde des deux capsules. La mort
était survenue dans tous les cas.

Dans les expériences que M. Brown-Séquard a faites, les animaux
mouraient tous dans un temps généralement très-court ; dans les dernières heures de la vie, ils étaient pris de convulsions épileptiformes
avec tendance à rouler tantôt d'un côté, tantôt de l'autre. Le sang de
ces animaux contenait plus de pigment qu'on n'en rencontre ordinairement.

L'opinion de M. Brown-Séquard fut combattue d'abord par Gratiolet
qui, sur des cochons d'Inde, s'était aperçu que l'ablation de la capsule
surrénale gauche n'amenait pas toujours la mort, tandis que l'extirpation de celle du côté droit faisait périr l'animal par suite d'une inflammation du foie et du péritoine.

M. Philippeaux, de son côté, vit survivre à l'ablation des capsules
surrénales quatre rats albinos, et plus tard des animaux à poils colorés.
A la même époque, mon excellent maître, M. Martin-Magron, conserva
pendant sept semaines un chat auquel il avait enlevé les deux capsules
surrénales. Pendant toute la vie de l'animal, M. Martin-Magron a examiné chaque jour le sang avec M. Ordonnez, et ces deux observateurs
n'y ont jamais trouvé de pigment.

Cette question est aujourd'hui encore le sujet de controverses, qui
trouveraient leur place dans un mémoire spécial sur les capsules surrénales. Je me contenterai de dire que M. Brown-Séquard base son
opinion : 1° sur ce que la mort suit nécessairement l'extirpation des
capsules ; 2° sur ce qu'on rencontre du pigment dans le sang des animaux qui ont subi cette opération ; 3° sur ce que, dans la maladie
d'Addison, les capsules surrénales sont toujours atteintes. Or, 1°
M. Philippeaux, M. Harley et beaucoup d'autres, ont conservé en bonne
santé des animaux albinos ou non auxquels les capsules avaient été certainement enlevées. 2° Le sang du chat conservé par M. Martin-Magron
a été examiné chaque jour, et l'on n'y a pas trouvé de pigment. 3° Quant
à la maladie d'Addison, d'une part, on l'a rencontrée chez des indivi-

lus dont les capsules surrénales étaient saines, et de l'autre, une altéation profonde de ces organes, et même leur absence congénitale, n'a as été suivie de cette maladie. (Liégeois, thèse, p. 860.)

Résumé de physiologie de l'appareil urinaire.

La sécrétion urinaire est une sécrétion continue et excrémentitielle, 'est-à-dire que l'urine n'est pas reprise par le sang après qu'elle a été rmée. Nous examinerons d'abord l'urine, puis le mécanisme de sa rmation ; nous étudierons ensuite la marche de l'urine dans les voies rinaires.

De l'urine. — Liquide jaunâtre, d'une odeur particulière, limpide. a quantité d'urine rendue en vingt-quatre heures peut varier depuis 50 jusqu'à 2,000 grammes. Dans la saison chaude, dans les élévations e température, dans les exercices violents qui déterminent une sueur pondante, l'urine diminue de quantité. Elle augmente, au contraire, ns les conditions opposées.

D'après Lehmann 1000 parties d'urine humaine contiendraient :

Eau.	932,0
Urée.	32,0
Acide urique.	1,1
Créatine, créatinine, etc.	1,5
Matières extractives.	11,5
Mucus vésical.	0,1
Sulfate de potasse, sulfate de soude.	7,5
Phosphate de soude, phosphate acide d'ammoniaque.	4,0
Chlorure de sodium, chlorure d'ammonium.	3,7
Phosphate de chaux, silice.	1,1
Lactates.	1,7

Formation de l'urine. — L'urine se forme dans les reins, et ur plus préciser, au niveau des glomérules de Malpighi. Le sang rive en abondance dans l'artère rénale et se distribue aux glomé-les de Malpighi. Arrivés là, les éléments de l'urine se séparent du ng et passent dans le tube urinifère comme un liquide à travers un bre. Quelle est la force qui fait passer ces éléments dans les tubes au reau du glomérule? L'épithélium qui existe au niveau du glomérule -il une action quelconque sur cette extraction? Cela est probable, iis non démontré. Cette propriété du tissu du rein est facile à com-endre, mais difficile à expliquer, comme, du reste, le mécanisme de ites les sécrétions.

Marche de l'urine. — L'urine étant formée, passe dans les tubes

propres du rein. Elle s'écoule peu à peu dans les calices, dans le bassinet, dans l'uretère et arrive à la vessie. Plusieurs causes déterminent
le passage de l'urine du rein dans la vessie. En premier lieu, l'urine est
poussée dans les tubes urinifères par les nouvelles portions de liquides
que le rein secrète; cette force, *vis a tergo*, joue un rôle considérable
dans l'écoulement de l'urine. Vient ensuite la pesanteur, qui a une
action peu marquée, car dans le décubitus horizontal la sécrétion urinaire ne se ralentit pas. Les contractions de l'uretère concourent aussi
à la progression de l'urine. Ces contractions ont été vues par Müller et
Ludwig. M. Goubaux, professeur d'anatomie à l'école d'Alfort, a étudié
cette contraction chez le cheval, et M. Vulpian sur d'autres animaux.

L'urine arrive goutte à goutte dans la vessie où elle s'accumule.
Elle distend insensiblement ce réservoir jusqu'à ce que l'envie d'uriner
se fasse sentir. Alors la vessie se contracte et chasse le liquide sécrété
par le canal de l'uretère.

Comment l'urine ne remonte-t-elle pas vers sa source pendant la
contraction de la vessie? Pourquoi ne s'écoule-t-elle pas constamment
au dehors? Au moment où le réservoir urinaire se contracte, les tuniques de cet organe sont amincies et distendues, et la muqueuse qui
recouvre l'orifice de l'uretère joue le rôle d'une valvule qui s'applique
sur l'orifice. En outre le poids du liquide concourt à refouler cette
valvule de haut en bas et à compléter, pour ainsi dire, l'occlusion de
l'orifice de l'uretère.

Le *besoin d'uriner* se fait sentir lorsque la vessie commence à être
distendue. Ce besoin, qui a son siége dans le système nerveux, comme
tous les besoins, se fait sentir aussi dans la plupart des maladies de la
vessie et il est déterminé surtout par l'inflammation.

Entre le moment où nous voulons uriner et celui où l'urine s'écoule il
se passe toujours un certain temps qui est dû à ce que les parois vésicales sont pourvues de fibres musculaires de la vie organique dont la
contraction est toujours lente à s'établir. Et comme elle est lente à s'é-
teindre, cette contraction est cause aussi de l'impossibilité où l'on est
d'interrompre brusquement le jet d'urine pendant la miction. La volonté n'a donc qu'une influence limitée sur la contraction de cet
organe, qui reçoit cependant les nerfs du plexus hypogastrique, plexus
mixte, dans lequel se trouvent en certaine proportion les nerfs de la
vie animale.

L'*expulsion* de l'urine, qui constitue le phénomène de la *miction*,
est déterminée par la seule contraction des parois vésicales ; les muscles
abdominaux et le diaphragme entrent en contraction seulement lorsque
nous voulons précipiter le jet de l'urine. Voici le mécanisme : A l'état
de repos, le col vésical est maintenu fermé par la tonicité du sphincter,
ce qui permet à l'urine de s'accumuler dans la vessie. La force tonique
du sphincter est donc supérieure à [celle des fibres musculaires du

corps de la vessie, car si elle était moindre, l'urine s'écoulerait sans cesse au dehors. Au moment où l'on veut uriner, les parois vésicales se contractent, pressent sur la masse de liquide contenu dans la vessie et la poussent vers l'orifice du col jusqu'à ce que cette force de contraction ait vaincu la résistance du col qui s'ouvre pour livrer passage à l'urine. La disposition des fibres longitudinales aide puissamment à la dilatation du col, car leurs extrémités s'entrecroisant au niveau du sphincter avec les fibres circulaires, sont attirées en haut et en arrière pendant la contraction de la vessie, de telle façon quelles deviennent une cause de dilatation active pour le col.

L'urine, en s'écoulant, traverse l'urèthre, et pendant ce temps les muscles du périnée sont inactifs. Mais au moment où le liquide est complétement expulsé de la vessie, les muscles bulbo-caverneux, ischio-caverneux et transverses se contractent pour chasser les dernières gouttes qui remplissent la partie postérieure de l'urèthre.

Un léger *frisson*, qui n'est pas désagréable, se fait sentir au moment où la miction s'opère, et il se fait remarquer surtout lorsque le besoin d'uriner a été impérieux. Il est dû, très-probablement, au déplacement des viscères qui descendent vers le petit bassin pour combler le vide que laisse la vessie.

Calculs urinaires. — Ce sont des amas de matière saline que l'urine dépose dans son parcours à travers les voies urinaires. On ignore complétement quelles sont les influences qui déterminent ces dépôts. On a remarqué qu'ils sont héréditaires et qu'ils se montrent surtout chez les individus qui font usage d'une nourriture très-substantielle. Combien ne rencontre-t-on pas de calculeux qui se trouvent dans des conditions opposées ! Ces calculs sont dits *rénaux* quand ils se développent dans le rein, et *vésicaux* lorsqu'ils prennent naissance dans la vessie. On en rencontre trois espèces principales, et chaque espèce présente des variétés. 1° Calculs d'acide urique et d'urates; 2° calculs d'oxalate et de carbonate de chaux; 3° calculs de phosphate d'ammoniaque et de magnésie.

On trouve aussi dans l'urine expulsée des dépôts qui se forment par le refroidissement de ce liquide. Ils sont dus à l'augmentation de la densité de l'urine, et on les rencontre souvent dans les maladies fébriles. Ces dépôts sont formés ordinairement d'acide urique ou d'urates qui se précipitent par le refroidissement de l'urine.

Élimination de substances absorbées. — Les substances introduites dans le tube digestif et absorbées sont portées dans le torrent de la circulation. Quelques substances ont une sorte de prédilection pour certains organes ; c'est ainsi que le plomb est porté au foie par la circulation, que l'alcool s'accumule dans le foie et dans le cerveau. Beaucoup de ces substances se portent vers le rein, et dans cet organe d'élimination, les unes sont éliminées sans éprouver de modification, les autres sont modifiées ou transformées. Celles qui sont rendues en nature, sont des substances qui ne se décomposent pas facilement et qui ne forment pas avec les tissus du corps des composés insolubles : tels sont, le nitrate de potasse, le ferro-cyanure de potassium, les matières odorantes de l'ail, de l'assa-fœtida, du castoréum, de la valériane, du safran, etc., les matières colorantes de la gomme-gutte, de la garance, de l'indigo, des mûres, etc. On. retrouve aussi dans l'urine la quinine et la strychnine.

La *rapidité* avec laquelle les substances absorbées apparaissent dans l'urine, est en rapport avec le temps qui s'est écoulé depuis l'ingestion du dernier repas. Plus on s'éloigne du moment de la digestion, plus l'absorption est rapide et l'élimination aussi, d'où il faut conclure qu'il vaut mieux administrer à jeun une substance que l'on désire voir rapidement absorbée. M. Erichsen a fait des expériences sur des sujets atteints d'extroversion de la vessie, et il s'est servi du ferro-cyanure de potassium. Voici ce qu'il a constaté :

MOMENT D'ADMINISTRATION DU SEL.	TEMPS ÉCOULÉ JUSQU'A SON APPARITION DANS L'URINE.
11 heures après le repas.	1 minute
4 heures id.	2 minutes
1 heure 1/2 id.	6 minutes 1/2
25 minutes id.	14 minutes
2 minutes id.	30 à 40 minutes.

Il est, je crois, inutile d'ajouter que la présence de ce sel est reconnue dans l'urine au moyen d'un autre sel de fer, tel que le perchlorure qui forme avec le ferro-cyanure de potassium, du bleu de Prusse.

CHAPITRE XIX

APPAREIL GÉNITAL DE L'HOMME

Les organes qui président chez l'homme à la fonction génitale constituent un appareil de sécrétion complet dont le produit est le sperme. Le testicule est l'organe *sécréteur;* le conduit *vecteur* est formé par l'épididyme et le canal déférent ; la vésicule séminale forme le *réservoir* du sperme; enfin le canal éjaculateur et l'urèthre forment par leur réunion le canal *excréteur.*

Nous étudierons : 1° le testicule ; 2° l'épididyme et le canal déférent; 3° la vésicule séminale ; 4° le canal éjaculateur et l'urèthre. Nous compléterons cette étude par celle du périnée.

Sous le titre des parties accessoires nous étudierons aussi les enveloppes du testicule et le cordon spermatique.

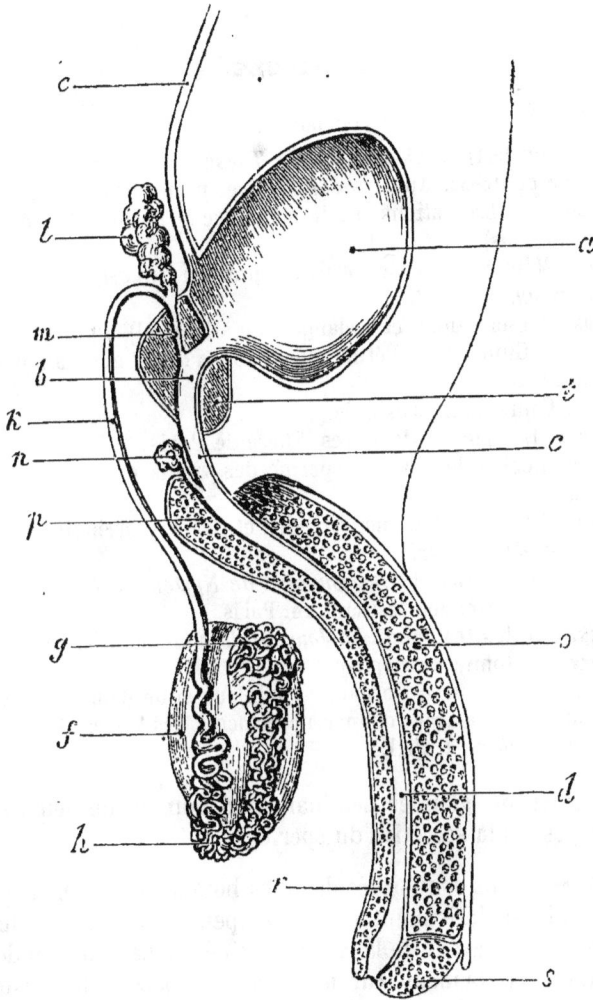

Fig. 119. — Appareil génital de l'homme.

Vessie. *b*. Portion prostatique de l'urèthre. *c*. Portion membraneuse. *d*. Portion spongieuse. *e*. Uretère. *f*. Testicule. *g*. Tête de l'épididyme. *h*. Queue de l'épididyme. *k*. Canal déférent. *l*. Vésicule séminale. *m*. Canal éjaculateur. *n*. Glandes de Méry ou de Cooper. *o*. Corps caverneux. *p*. Bulbe. *r*. Paroi spongieuse de l'urèthre. *s*. Gland et fosse naviculaire.

A. PARTIES ESSENTIELLES DE L'APPAREIL GÉNITAL DE L'HOMME

ARTICLE I

TESTICULE

BIBLIOGRAPHIE

1778. Monro. De testibus et seminis. In *Thesaurus medicus.*
1824. Prevost et Dumas. Annales des sciences naturelles.
1830. A. Cooper. Observations sur la structure et les maladies du testicule (en anglais).
1835. Lauth. Mémoire sur le testicule humain. In *Mém. de la Soc. de Strasbourg.*
1837. Krause. Observations et mélanges (en allemand). In *Muller's Archiv.*
1841. Kolliker. Guide pour l'étude des organes de la génération (en allemand). Berlin.
1844. Donné. Cours de microscopie.
1851. Leconte. Ectopies testiculaires. Thèse de Paris.
1852. Duplay. Recherches sur le sperme des vieillards. In *Arch. gén. de méd.*
1856. Godard. Études sur la monorchidie et la cryptorchidie. In *Mém. de la Soc. de biologie.*
1858. Robin. Art. *Sperme* du *Dictionnaire de Nysten.* Nᵉ édit.
1859. Royet. De l'inversion testiculaire. Paris.
1861. Lewin. Sur les testicules. In *Journal de clinique allemand.*
1864. Sappey. Anatomie descriptive.
    Giraldès. Note sur un organe glanduleux situé dans le cordon spermatique et pouvant donner naissance à des kystes. In *Bull. de la Soc. de chir.*, t. VIII.

Les testicules ou glandes séminales, au nombre de deux, sont des organes préposés à la sécrétion du sperme.

Situation. — Ils sont situés dans les bourses (voy. enveloppes du testicule) qui les maintiennent comme suspendus au-dessous de la racine de la verge, en avant de la région périnéale. La situation des deux testicules n'est pas la même car le gauche est placé ordinairement un peu plus bas que celui du côté droit (1 à 2 centimètres).

Nombre. — Ces organes sont ordinairement au nombre de deux. Mais il est assez fréquent de rencontrer des sujets qui n'ont qu'un testicule et d'autres qui en sont complétement dépourvus. Par contre on a cité des exemples de sujets porteurs de trois testicules. On a beaucoup discuté sur cette absence de testicules: voici l'état actuel de la science. Il est excessivement rare de voir l'absence de deux et même d'un testicule. Dans presque tous les cas les testicules existent, mais ils sont cachés, soit dans le canal inguinal, soit dans la fosse iliaque, c'est-à-dire que le testicule a été arrêté dans sa marche descendante.

Les sujets qui ne portent dans les bourses qu'un testicule sont dits *monorchides* ; ceux qui en sont dépourvus portent le nom de *cryptorchides*. Et l'on dit alors, pour exprimer l'anomalie de situation du testicule, qu'il y a ectopie (de εκ hors, τοπος, lieu). Selon la situation qu'occupe anormalement le testicule on dit qu'il y a ectopie *abdominale*, *inguinale*, *cruro-scrotale*, *crurale* et *périnéale*.

Dans ces dernières années l'ectopie testiculaire a été l'objet d'importants travaux de la part de Godard et de MM. Lecomte, Follin et Goubaux. Ces auteurs ne s'accordent point sur l'un des points les plus importants de ces anomalies, c'est-à-dire sur la fécondité des sujets monorchides et chryptorchides. On voit d'un côté Godard, et son opinion me paraît d'un grand poids, affirmer que les testicules contenus dans le canal inguinal, la cavité abdominale, etc., fournissent un sperme parfait et conclure à la fécondité des hommes affectés d'ectopie ; tandis que de l'autre côté MM. Goubaux et Follin prétendent que tout testicule en état d'ectopie contient un sperme sans animalcules, d'où l'opinion que les cryptorchides sont inféconds et que le pouvoir fécondant des monorchides dépend uniquement du testicule apparent.

Selon Godard, ce testicule, en état d'ectopie, serait seulement moins volumineux et moins consistant qu'à l'état normal.

L'absence complète d'un testicule a cependant été observée. Cet état constitue l'*anorchidie*. L'anorchidie peut présenter plusieurs degrés : 1° le testicule seul est absent, 2° le testicule et l'épididyme manquent, 3° ces deux organes et le canal déférent font défaut, 4° enfin tout l'appareil est complétement absent.

Des auteurs ont cité des exemples de trois et quatre testicules chez le même individu. Ces observations ne sont pas très-authentiques et l'on croit généralement que des tumeurs graisseuses ou autres ont pu en imposer pour un testicule supplémentaire.

Mobilité. — Les testicules sont doués d'une grande mobilité. Ils se déplacent facilement pendant le rapprochement des cuisses et dans les divers mouvements de notre corps ; la séreuse qui les entoure facilite ce déplacement. Ils présentent aussi un déplacement ascensionnel par les contractions du muscle crémaster, déplacement qui se manifeste brusquement, pendant le coït par exemple. Dans ces cas le testicule est porté vers l'anneau inguinal et les enveloppes restent pendantes au-dessous. Sous d'autres influences, celle du froid par exemple, le testicule est aussi soulevé, mais ici ce déplacement est déterminé par la contraction lente et vermiculaire du dartos qui, en se contractant, entoure et entraîne avec lui la glande séminale.

Poids. — Chaque testicule avec l'épididyme présente un poids moyen de 21 grammes (Sappey).

Volume. — M. Sappey exprime ainsi les dimensions des testicules : ces chiffres sont les moyennes de mesures prises sur 30 testicules. Longueur, 4 c. 2. Largeur, 2 c. 5. Hauteur, 3 c.

Consistance. — Ces organes sont d'une consistance molle et élastique. Leur contenu demi-liquide et leur enveloppe fibreuse leur donne une consistance comparable à celle du globe oculaire.

Direction. — Suspendus à l'extrémité inférieure du cordon spermatique, les testicules sont dirigés d'avant en arrière, de haut en bas, et de dehors en dedans.

Forme. — Le testicule a la forme d'un rein qui adhérerait au cordon spermatique par le hile et qui serait libre dans les bourses par tous les autres points. On pourrait dire encore qu'il a la forme d'un œuf aplati sur les côtés. D'après cette forme on peut considérer à cet organe deux faces, deux bords et deux extrémités.

Faces. — Les faces sont convexes, et la convexité de la surface externe est plus marquée.

Bords. — Le bord inférieur, convexe et libre, regarde un peu en avant. Le bord supérieur, presque rectiligne, et même un peu concave regarde un peu en arrière. Il est recouvert par l'épididyme qui empiète un peu sur la face externe de la glande. Les vaisseaux testiculaires sont aussi en rapport avec ce bord ; ils côtoient le bord interne de l'épididyme.

Extrémités. — Les extrémités sont arrondies, l'antérieure présente immédiatement au-dessous de la tête de l'épididyme une saillie de la grosseur d'une lentille, d'une couleur variable connue sous le nom d'*hydatide de Morgagni*. Cette saillie que l'on rencontre à tout âge, même chez le fœtus n'est autre chose qu'un kyste analogue à ceux qu'on trouve fréquemment autour de l'ovaire.

Structure.

Le testicule est formé par une enveloppe fibreuse, une substance molle appelée pulpe du testicule, des vaisseaux et des nerfs.

Enveloppe fibreuse. — L'enveloppe fibreuse, blanchâtre, a reçu le nom de tunique albuginée. Elle a 1 millimètre d'épaisseur la partie antérieure du bord supérieur où elle présente un ment assez considérable faisant saillie du côté du centre de la glande et désigné sous le nom de *corps d'Hygmore* ou *médiastin du testicule*. Cette tunique est résistante comme la sclérotique à laquelle on peut la comparer ; c'est elle qui donne au testicule sa consistance.

Elle est recouverte par le feuillet viscéral de la tunique vaginale excepté un niveau de la tête et de la queue de l'épididyme qui lui adhèrent. Des fibres entrecroisées forment sa trame. On voit en outre à sa face interne des prolongements celluleux et minces partir du corps d'Hygmore et se porter dans l'épaisseur de la trame testiculaire qu'ils divisent en un nombre considérable de masses ou lobules. C'est sur ces cloisons cellulo-fibreuses que rampent les vaisseaux avant de se distribuer à la pulpe elle-même.

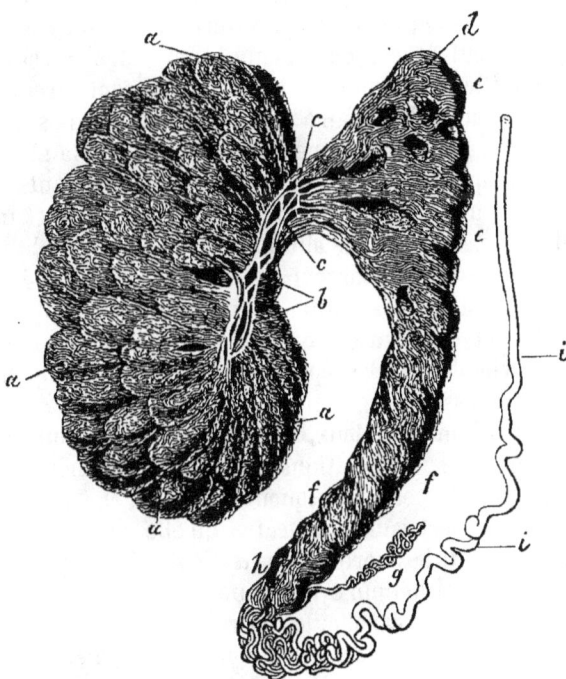

Fig. 120. — Testicule dépouillé de la tunique albuginée. On y voit aussi l'épididyme et le canal déférent.

aaa. Lobules du testicule montrant les canalicules spermatiques flexueux. *b*. Canaux séminifères droits. *cc*. Rete vasculosum testis. *d*. Cônes efférents. *ee*. Tête de l'épididyme. *ff*. Corps de l'épididyme. *g*. Vas aberrans. *h*. Queue de l'épididyme. *i*. Portion testiculaire du canal déférent. *l*. Portion funiculaire du canal déférent.

Pulpe. — La *pulpe du testicule* est molle, jaunâtre et formée par l'agglomération d'une grande quantité de tubes dits *canaux séminifères* ou *canalicules spermatiques*. Ces canalicules forment de petites masses contenues entre les cloisons provenant de la tunique albuginée. Ce sont les *lobules*. Chaque lobule a une forme allongée; son extrémité la plus grêle regarde le bord supérieur de la glande et mieux le corps d'Hygmore, tandis que l'autre extrémité plus volumineuse regarde la surface interne de l'enveloppe fibreuse. On peut par une dissection minutieuse séparer l'ensemble des lobules de la tunique albuginée. Ils forment alors une masse bosselée dont chaque bosselure représente une extrémité de lobule (voy. fig. 120).

Les lobules sont isolés et il est facile d'injecter du côté de l'épididyme quelques lobules indépendamment des autres. Il faut dire cependant qu'il n'est pas rare de trouver des anastomoses entre les tubes de quelques lobules voisins. Chaque lobule est formé par un tube simple enroulé sur lui-même. Ce tube ouvert du côté du corps d'Hygmore se termine en cul-de-sac ou cœcum à son autre extrémité. Il est quelquefois ramifié, mais ses ramifications dépassent rarement le chiffre de 4 à 6. Il est facile de se faire une idée de la composition du lobule en saisissant avec les mors d'une pince la pulpe de la glande après avoir incisé la tunique albuginée. On voit de longs filaments suivre les mors de la pince à une distance de 30 à 40 centimètres et même plus si le testicule n'a pas encore été altéré.

Chaque tube a une largeur de 0^m1. L'épaisseur de la paroi est de 0^m01. La paroi est résistante, granuleuse et présente des stries longitudinales et onduleuses. Sa surface interne est tapissée par une épaisse couche de cellules épithéliales tantôt sphériques, souvent polyédriques et assez irrégulières. Ces cellules épithéliales contiennent un noyau pâle ou granuleux, rond ou ovale, volumineux et contenant un nucléole. Des granulations graisseuses se montrent quelquefois dans ces cellules, elles masquent le noyau et donnent à la pulpe du testicule cet aspect jaune-rougeâtre qu'elle présente quelquefois. Au moment où les tubes sortent du testicule, l'épithélium qui les tapisse passe à l'état d'épithélium cylindrique.

A mesure que les canalicules spermatiques se rapprochent du corps d'Hygmore pour verser le sperme dans l'épididyme, ils changent de direction et en même temps d'aspect. A leur origine, ils sont flexueux et présentent de nombreuses ondulations jusqu'au moment où ils se rapprochent du bord supérieur de la glande. Arrivés là, ces conduits, moins flexueux, deviennent à peu près parallèles, et se dirigent vers le corps d'Hygmore. On leur donne le nom, dans ce trajet très-court, de *canaux séminifères droits*. Arrivés au corps d'Hygmore, ces canaux, considérablement réduits dans leur nombre, pénètrent la substance fibreuse de ce corps, et s'envoient dans son épaisseur quelques anastomoses qui représentent un réseau. On a donné à cette partie des conduits séminifères dans l'épaisseur du corps d'Hygmore le nom de *rete vasculosum testis*. Ces canaux convergent les uns vers les autres, et, au moment où ils abandonnent le bord supérieur du testicule pour se jeter dans la tête de l'épididyme, ils sont au nombre de 12 environ. Ce sont ces 12 conduits, marquant la terminaison des canalicules spermatiques et l'origine de l'épididyme, qu'on appelle *cônes efférents du testicule*.

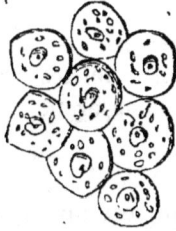

Fig. 121. — Epithélium sphérique, tapissant la face interne des canalicules spermatiques.

On admet généralement qu'il existe dans chaque testicule environ 275 lobules.

Le nombre des canalicules serait de 840 (Lauth) à 1,100 (Sappey).

Tous les canalicules spermatiques placés bout à bout représenteraient une longueur de 1,574 mètres (Monro), 583 mètres (Lauth), 850 mètres (Sappey).

La longueur de chaque tube isolé est, selon M. Sappey, de 75 à 80 centimètres.

Vaisseaux et nerfs. — Les *artères* proviennent de la spermatique branche de l'aorte, et de l'artère déférentielle venue de la vésicale inférieure ou de l'hémorrhoïdale moyenne, le long du canal déférent. Cette dernière s'épuise presque complètement dans l'épididyme. Quant à l'artère spermatique, au niveau du testicule, elle se divise en deux branches : l'artère épididymaire pour l'épididyme, et l'artère testiculaire qui pénètre dans le testicule, par son bord supérieur, au niveau de la tête de l'épididyme.

Les ramifications se divisent ensuite en deux groupes; les unes se portent à la surface interne de la tunique albuginée, tandis que les autres se ramifient dans les cloisons celluleuses qui séparent les lobules.

Devenus capillaires, ces vaisseaux forment de petites mailles autour des canalicules qu'ils enlacent, sans jamais pénétrer dans l'épaisseur de leur paroi.

De ces capillaires naissent les *veines*, qui sortent du testicule, au niveau de la tête de l'épididyme, pour cheminer ensuite le long du bord interne de ce corps.

Les lymphatiques naissent des canalicules, et se portent vers le bord supérieur de l'organe, où ils se jettent autour de l'artère spermatique qu'ils accompagnent. Ils vont se jeter dans les ganglions lombaires.

Les *nerfs* viennent du plexus spermatique et du plexus déférentiel, fournis par le grand sympathique. On n'a pas pu les suivre jusque sur les canalicules; il semble qu'ils se perdent sur les vaisseaux avant d'y arriver.

Développement du testicule. — Le testicule présente dans son évolution deux périodes bien distinctes avant et après la naissance. Avant la naissance, il n'est pas apparent; au moment de la naissance, il se montre dans les bourses.

Corps de Wolf. — Le corps de Wolf, qui joue un grand rôle dans le développement du testicule, est un organe glanduleux de peu de durée, et qui n'existe que dans les premiers mois de la vie intra-utérine. Il est allongé et situé dans la région rénale, sur les côtés de la colonne vertébrale. Il est pourvu d'un conduit excréteur, qui s'ouvre dans la partie inférieure du tube digestif. Le corps de Wolf disparaît avant la fin du deuxième mois de la vie intra-utérine. Pendant qu'il existe, le testicule se développe à son côté interne, et lui adhère assez intimement. Sur son côté externe se développe l'épididyme qui est uni au testicule par un petit filament passant au-dessus de l'extrémité supérieure du corps de Wolf.

Avant la fin du deuxième mois, le corps de Wolf disparaît, l'épididyme et le testicule se réunissent. A ce moment, le testicule est placé au-dessous du péritoine, au-devant du muscle psoas; il soulève un peu le péritoine, qui s'adosse à lui-même, en arrière du testicule, et lui forme un repli *méso-testis*, analogue au *méso-côlon*, au *méso-rectum*, etc.

Le testicule doit descendre dans le scrotum. Pour effectuer cette migration du testicule, la nature a placé un cordon, appelé *gubernaculum testis* par Hunter. Ce cordon s'insère par son extrémité supérieure à la partie inférieure du testicule, et par son extrémité inférieure il se divise en trois faisceaux : un externe, qui se fixe à l'arcade crurale, au niveau de l'épine iliaque antéro-inférieure; un interne, qui pénètre dans le canal inguinal, et va s'insérer à l'épine du pubis; et un moyen, qui passe dans le canal inguinal, et va se fixer au fond du scrotum. Ce cordon, ou *gubernaculum testis*, est placé sous le péritoine, au-devant du psoas. Il est formé de fibres musculaires striées et d'un faisceau cellulo-vasculaire. Ce faisceau, qui constitue l'axe du cordon, forme la division du gubernaculum qui se porte au fond du scrotum; les fibres musculaires, en se séparant en bas, constituent les deux faisceaux latéraux du gubernaculum, qui viennent d'être indiqués.

Vers la fin du troisième mois de la vie intra-utérine, le testicule quitte la région rénale, et se dirige vers le canal inguinal, où il arrive au sixième mois. A cette époque, il pénètre dans le canal, et atteint l'anneau inguinal. Enfin, dans le cours du neuvième mois, il sort du canal et descend dans les bourses. La descente du testicule dans les bourses ne se fait quelquefois qu'après la naissance.

Il semble que le gubernaculum attire en bas le testicule, car le péritoine se déprime au niveau du canal inguinal, à mesure que le testicule s'en rapproche. Plus le testicule avance dans sa marche, plus la dépression du péritoine augmente, jusqu'à ce qu'elle arrive au fond des bourses, où elle constituera la tunique vaginale. Au moment où cette dépression du péritoine traverse le canal inguinal, les deux faisceaux latéraux musculaires se renversent, de sorte que leur extrémité testiculaire, qui était supérieure, devient inférieure. Voici donc, au moment de la naissance, deux phénomènes nouveaux : le passage du testicule de la cavité abdominale dans les bourses, et le prolongement du péritoine dans le même lieu.

Cette migration du testicule nous explique ou plutôt aide la mémoire pour l'étude du développement des bourses. Sans admettre, avec Carus, que le testicule déprime par sa propre force la paroi abdominale qui serait fermée, et tout en épousant l'opinion de M. Sappey qui veut que la descente du testicule s'opère par l'absence de développement du gubernaculum, nous ferons remarquer que si *l'on suppose* le canal inguinal fermé à cette époque, ce qui n'existe pas, la descente du testicule nous fait comprendre la formation des bourses. En effet, avant le neuvième mois de la vie intra-utérine, le scrotum et le dartos existent seuls dans les bourses, les autres tuniques n'existent pas ; mais si nous *supposons* la paroi abdominale refoulée, nous verrons que les plans que repousse devant lui le testicule, correspondent précisément aux quatre tuniques les plus intérieures.

Nous venons de voir le péritoine s'enfoncer dans les bourses. Ce prolongement constitue la *tunique vaginale*; sur un plan plus antérieur existe le *fascia transversalis*, qui s'enfonce dans le canal inguinal et dans les bourses pour doubler la tunique vaginale et former la *tunique fibreuse*, commune au testicule et au cordon. En continuant son trajet, le testicule, entraînant péritoine et fascia transversalis, entraînerait aussi la partie inférieure du petit oblique et du transverse pour former la *tunique érythroïde*. C'est cette explication de Carus qui a fait dire à quelques auteurs que le crémaster et la tunique musculaire étaient formés par les muscles de la paroi abdominale. Enfin, le testicule, arrivant à l'anneau inguinal, entraînerait l'aponévrose d'enveloppe du grand oblique, qui recouvre l'anneau inguinal, et qui formerait la *tunique celluleuse*. Si l'on compare le nombre des couches des bourses à celui des couches de la paroi abdominale, on voit qu'elles se correspondent, à l'exception de l'aponévrose du grand oblique, qui présente une ouverture naturelle. Ainsi, si nous les prenons sur la paroi abdominale, du péritoine vers la peau, dans le sens du refoulement, s'il avait lieu, nous voyons le péritoine former la tunique vaginale; le fascia transversalis, la tunique fibreuse; les muscles petit oblique et transverse, le crémaster; l'aponévrose d'enveloppe du grand oblique, la tunique celluleuse. Viennent ensuite le dartos et le scrotum qui préexistaient. Cette théorie, qui est fausse, est fort utile pour la mémoire de l'élève.

Comment la tunique vaginale se sépare-t-elle du péritoine. — Au moment de la migration du testicule, les deux feuillets se forment. D'abord la dépression péritonéale qui précède le testicule, et qui est produite par le gubernaculum, formera le feuillet pariétal de la séreuse, tandis que le testicule lui-même, enveloppé par une autre portion du péritoine, entraîne avec lui le feuillet viscéral. Donc, au moment de la naissance, il existe une cavité séreuse dans les bourses, cavité qui communique librement avec celle du péritoine, par l'intermédiaire d'un canal séreux contenu dans le canal inguinal et le long du cordon. Ce canal est appelé *canal vagino-péritonéal.* C'est lui qui laisse passer l'intestin ou le liquide dans la hernie congénitale et l'hydrocèle congénitale. Mais d'ordinaire les choses ne se passent pas ainsi, et le canal s'oblitère en même temps qu'au niveau de la partie inférieure du cordon le feuillet pariétal et le feuillet viscéral de la tunique vaginale se confondent. L'occlusion du canal vagino-péritonéal se fait après la naissance. Elle est complète vers le sixième mois, et à son niveau on voit une dépression qui forme la *fossette inguinale externe.* Comme je viens de le faire pressentir, le canal reste toujours perméable chez quelques sujets.

Applications pathologiques.

Les maladies du testicule sont très-fréquentes et très-variées. L'on y rencontre principalement l'inflammation ou *orchite,* les *tubercules,* le *cancer,* la *syphilis,* enfin des *kystes* et des *épanchements sanguins.*

L'**orchite** ou inflammation a ordinairement pour siége l'épididyme; rarement la glande elle-même est affectée. Elle peut être aiguë ou chronique. A l'état *aigu* elle se reconnaît facilement et accompagne presque toujours la blennorrhagie, dont l'écoulement diminue au moment où l'épididymite se montre. Elle est caractérisée par : *douleurs vives* dans la région malade, augmentant surtout par la marche et par la pression du testicule; *rougeur et tuméfaction* du scrotum; quelquefois *fièvre.* La lésion consiste dans une tuméfaction de l'épididyme avec congestion, et dans la production d'une lymphe plastique qui réunit les lobes de l'épididyme et qui obture même le canal. Cette obstruction du canal persiste pendant un grand nombre d'années et le testicule du côté malade reste infécond pendant ce temps (Gosselin). Il existe en même temps un peu de vaginalite, et cette inflammation détermine dans la tunique vaginale un peu d'épanchement, en sorte que la tuméfaction du scrotum est due à l'épididyme tuméfié et à l'épanchement de la tunique vaginale. Elle guérit facilement. L'orchite *chronique* est d'un diagnostic plus difficile, elle présente bien les mêmes symptômes, mais moins marqués. C'est une augmentation de volume, et c'est à peine s'il y a de la douleur et un peu de coloration. On la reconnaît surtout par les commémoratifs et par l'absence des signes qui caractérisent les autres tumeurs. Les malades, dit-on, éjaculent un sperme sanguinolent.

Les **tubercules** se montrent dans le testicule comme dans le poumon, ils présentent le même développement. Ils se multiplient, se ramollissent et déterminent autour d'eux des inflammations locales, qui font adhérer entre elles et au foyer tuberculeux les enveloppes du testicule. Le scrotum rougit et se tuméfie sur un point qui devient fluctuant et qui finit par s'ouvrir et donner issue à un pus mêlé de débris tuberculeux et quelquefois de canalicules spermatiques. En même temps on constate une augmentation de volume du testicule et même du scrotum. Cette maladie est peu douloureuse par elle-même et la douleur qui se montre parfois est due à l'inflammation des enveloppes.

Elle détermine un état général cachectique qui aide au diagnostic. Enfin celui-ci sera éclairé surtout par l'auscultation, car dans le doute, s'il y a des tubercules pulmonaires, on pourra affirmer qu'il y a des tubercules testiculaires. L'absence de tubercules pulmonaires n'implique pas nécessairement celle des tubercules du testicule, car on sait que M. Louis a fait une exception en faveur des organes génitaux lorsqu'il a énoncé sa loi.

Le **cancer** encéphaloïde est la variété que l'on rencontre le plus souvent dans le testicule. Il augmente rapidement de volume et forme une tumeur *ovoïde*, souvent *volumineuse*, présentant des petites *bosselures*, et en même temps des points de sa surface *indurés* et d'autres *ramollies*. On voit serpenter dans la peau du scrotum des *veines* dilatées et bleuâtres.

On peut constater en même temps si la maladie est ancienne, par la présence de tumeurs dans les régions iliaques et lombaires formées par les *ganglions cancéreux*.

En même temps le cancer agit sur l'état général, et le malade souvent amaigri, présente une teinte *jaune paille* caractéristique de la *cachexie cancéreuse*.

Rarement le cancer du testicule arrive à l'ulcération. Dans quelques cas on voit des tumeurs cancéreuses des autres viscères se montrer en même temps.

Le **testicule syphilitique** ou **vénérien** est un des accidents tertiaires de la syphilis. Il est toujours indolore et s'il présente peu de symptômes, on peut au moins dire qu'ils sont importants : *Absence de douleur, tuméfaction* du testicule qui n'arrive jamais à un volume considérable ; *petites indurations*, que l'on peut sentir par le toucher à la surface de la tumeur ; *perte de la sensation pénible* qu'on éprouve à l'état normal pendant la pression du testicule ; enfin autres *manifestations syphilitiques* existant en même temps chez le malade.

Le traitement antisyphilitique guérit bien cet accident, mais il ne faut pas oublier de prévenir le malade de la disparition possible de son testicule à la suite de ce traitement, précaution sans laquelle il ne manquerait de dire à son chirurgien qu'il est cause de cette disparition.

Des **Kystes** se rencontrent quelquefois dans le testicule ; ils renferment un liquide séreux et quelquefois lactescent, dans lequel on a souvent trouvé, dit M. Richet, des *cadavres de spermatozoïdes.*

L'épanchement sanguin constitue l'hématocèle du testicule.

ARTICLE II

ÉPIDIDYME, VAS ABERRANS ET CANAL DÉFÉRENT

Épididyme. On donne ce nom à un petit corps allongé, situé sur le bord supérieur du testicule, et formé par un long tube replié sur lui-même, et dont les circonvolutions sont adhérentes entre elles.

L'épididyme a la même *longueur* que le testicule.

Il est *situé* sur le bord supérieur de cet organe, dont il recouvre une petite portion de la face externe.

Sa *conformation* lui a fait considérer par les anatomistes une partie moyenne, libre de toute adhérence au testicule, le *corps* ; une partie antérieure plus volumineuse, la *tête* ; et une partie postérieure amincie, la *queue.*

Son *adhérence* n'est pas la même dans tous les points. La tête est intimement unie au testicule, au niveau du corps d'Hygmore. C'est à ce niveau que les cônes efférents du testicule se réunissent pour former le canal de l'épididyme. La queue adhère fortement à la tunique albuginée, par l'intermédiaire d'un tissu très-dense. Quant au corps de l'épididyme, il peut être comparé à une anse de panier, au-dessous de laquelle la tunique vaginale se déprime en cul-de-sac.

Les *rapports* de l'épididyme sont les suivants : sa face supérieure t recouverte par le feuillet viscéral de la tunique vaginale.

La face inférieure adhère à la tunique albuginée, excepté au niveau la partie moyenne où l'on trouve la tunique vaginale. Son bord exrne aminci est appliqué contre la face externe du testicule par la tuque vaginale. Son bord interne plus épais est en contact avec les isseaux testiculaires et avec l'origine du canal déférent.

Structure. — L'épididyme est un canal tortueux, replié sur lui-ème, dont les replis sont réunis entre eux par un tissu cellulaire nse.

Ce canal déroulé a une longueur de 11^m,40, selon Monro, 6^m,30, lon Lauth, et 6 mètres selon M. Sappey.

Le diamètre de ce canal est de 0^m,35. Vers la queue de l'épididyme diamètre serait un peu plus grand. (Sappey et Monro).

A son origine, c'est-à-dire au niveau de la tête, ce canal reçoit tous s vaisseaux efférents ; au niveau de la queue il se dégage de ses xuosités et prend le nom de canal déférent.

La manière dont il s'enroule sur lui-même est des plus singulières. est un canal qui décrit d'abord des circonvolutions qui lui donnent une aisseur de 1 millimètre. Ce cordon décrit à son tour des circonvolutions us grandes qui forment un cordon encore plus volumineux. Celui-ci crit à son tour des flexuosités qui augmentent son épaisseur. Enfin 1 quatrième ordre de circonvolutions forment, en s'accolant, ce corps nnu sous le nom d'épididyme.

Le canal de l'épididyme est ainsi constitué : à l'intérieur, on trouve ae couche d'épithélium cylindrique, à la surface externe une couche llulo-fibreuse assez mince, et au milieu une couche de fibres muscu-lres longitudinales. Avant l'origine du canal déférent on voit s'ajouter telques fibres circulaires.

Les *artères* de l'épididyme viennent d'une branche de la spermatique de la déférentielle, les *veines* se réunissent aux veines spermatiques; s lymphatiques se portent autour de l'artère spermatique comme ceux i testicule. Les *nerfs* sont formés par le plexus spermatique et le exus déférentiel.

Vas Aberrans — On nomme ainsi un petit diverticule de l'épidi-· me de 2 à 3 centimètres de long que l'on rencontre quelquefois rs la queue de cet organe.

C'est un canal couché le long de l'épididyme, terminé d'un côté en ll-de-sac et s'ouvrant de l'autre dans le canal de l'épididyme au niveau i la queue ou à l'origine du canal déférent.

Le *calibre* est à peu près le même que celui du canal de l'épididyme, pendant vers son embouchure il se rétrécit un peu.

Vers son extrémité fermée il est enroulé et lorsqu'on le déroule on peut voir qu'il atteint en général une longueur de 5 à 10 centimètres et qu'il peut atteindre jusqu'à 25 centimètres.

Ses usages sont inconnus. Des auteurs l'ont considéré comme un vestige du corps de Wolf ; M. Sappey croit, et cette opinion paraît vraisemblable, que ce canal est un simple diverticule de l'épididyme au même titre que les diverticules qu'on rencontre sur le trajet des canalicules séminifères, du canal déférent et des vésicules séminales.

Canal déférent. — Conduit vecteur du sperme, le canal déférent s'étend de l'épididyme à la vésicule séminale.

Il présente 40 à 45 centimètres de *longueur* sur 2 millimètres de diamètre environ. Son *calibre* augmente insensiblement jusqu'à 4 millimètres à mesure qu'il se rapproche de la vésicule séminale.

Les *parois* sont très-épaisses et son calibre très-petit admet à peine une soie de sanglier. Cette épaisseur fait qu'il peut être facilement senti à travers les parties molles dans le cordon spermatique, et isolé des autres éléments du cordon, comme cela se pratique dans l'opération du varicocèle.

On lui considère plusieurs portions qui tirent leur nom de la position qu'il occupe. Du testicule à la vésicule séminale, on trouve successivement la portion *testiculaire*, la portion *funiculaire*, la portion *inguinale* et la portion *pelvienne*.

La portion *testiculaire* présente une longueur de 5 centimètres environ. Faisant suite à la queue de l'épididyme, elle remonte le long de ce corps pour se mêler ensuite aux éléments du cordon. Dans cette première portion le canal déférent présente des flexuosités disposées de telle façon qu'on l'a comparé à une natte de cheveux.

La portion *funiculaire* qui fait suite à la précédente se place dans l'épaisseur du cordon spermatique en arrière des vaisseaux spermatiques et en avant d'un très-petit groupe de veines (voy. cordon spermatique).

La portion *inguinale* qui réunit la précédente à la portion pelvienne est située dans le canal inguinal au-dessus de l'arcade crurale. Les vaisseaux spermatiques sont placés au-dessus du canal déférent tandis qu'au-dessous, entre ce canal et l'arcade crurale, se trouve le petit groupe de veines déjà mentionné et l'artère déférentielle.

La portion *pelvienne* sort de l'orifice péritonéal du canal inguinal, croise la face supérieure du psoas et des vaisseaux iliaques externes pour se porter ensuite sur les parties latérales de la vessie puis sur la partie inférieure jusqu'à la rencontre de la vésicule séminale. En sortant du canal inguinal, le canal déférent présente une courbe qui embrasse celle que décrit l'artère épigastrique à son origine. Sur les côtés de la vessie il soulève légèrement le péritoine. Enfin à la partie inférieure de ce réservoir, le canal déférent est placé entre la vessie et rectum dans le triangle qu'interceptent les deux vésicules séminales. n arrivant dans ce triangle il croise obliquement la direction de l'u- etère.

Structure. — Ce conduit est formé de trois couches. La plus impor- inte ou moyenne, est *musculaire.* Des fibres longitudinales en consti- ient la partie superficielle, tandis qu'à la partie profonde on trouve es fibres circulaires. Cette couche est celle qui donne au canal on épaisseur et sa consistance. La couche externe est *celluleuse* t mince. La couche interne ou *muqueuse* est très-mince aussi, et ta- issée par un épithélium cylindrique. Ces trois couches adhèrent en- èrement entre elles. Dans la portion du canal déférent qui avoisine les ésicules séminales, ce conduit présente des *dilatations* irrégulières, es diverticules peu profonds d'autant plus nombreux qu'il se rap- roche de la vésicule. On rencontre aussi des *follicules* dans les parois u canal déférent au voisinage de la vésicule, dans une étendue de 2 à centimètres. Ces follicules sont très-rapprochés et arrivent presque contact. Ils ont une forme cylindrique et une longueur de $0^{mm},1$.

Un épithélium nucléaire ovoïde tapisse ces follicules, et en remplit omplétement le fond. Ils sécrètent un liquide brunâtre qui se mélange sperme à son passage dans le canal.

ARTICLE III

VÉSICULES SÉMINALES

Les vésicules séminales sont deux petites poches allongées et servant e réservoir au sperme.

Situation. — Au nombre de deux, les vésicules sont placées entre le ectum et la vessie, en arrière de la prostate.

Direction. — Dirigées de dehors en dedans, d'arrière en avant et e haut en bas, elles interceptent un espace triangulaire au niveau du- uel le rectum et la vessie s'adossent.

Forme et dimensions. — Très-allongées, les vésicules séminales résentent une surface bosselée. Elles sont aplaties d'avant en arrière t présentent une extrémité postérieure ou fond, une extrémité anté- ieure ou sommet, une face antérieure ou vésicale, une face posté- ieure ou rectale, et deux bords, interne et externe. Elles présentent à 7 centimètres de longueur, 1 1/2 de largeur et 1/2 d'épais- eur.

Mobilité. — Les vésicules séminales sont peu mobiles. Leurs mou- ements très-peu étendus sont simplement des déplacements produits par la dilatation du rectum ou de la vessie. Du reste, elles sont intimement unies à ce dernier organe par un tissu cellulaire et musculaire très-dense.

Rapports. — Dans toute leur étendue elles sont enveloppées par un tissu d'aspect cellulo-fibreux dans lequel M. Rouget a décrit des fibres musculaires de la vie organique auxquelles il fait jouer un grand rôle dans le phénomène de l'éjaculation.

Par l'intermédiaire de ce tissu elles présentent les rapports suivants : la *face antérieure* est en rapport avec la vessie, la *face postérieure* avec le rectum ; le *bord interne* en rapport avec le canal déférent du même côté forme avec celui du côté opposé un triangle au niveau duquel le rectum et la vessie sont adossés. Le *bord externe* est en rapport avec les veines vésicales du tissu cellulaire et musculaire. L'*extrémité postérieure* est entourée par du tissu cellulo-graisseux et arrive quelquefois au contact du péritoine. Le *sommet* ou extrémité antérieure se rapproche de celui du côté opposé et adhère à la prostate qu'il pénètre dans une étendue de quelques millimètres. Au niveau de ce sommet se trouve un petit conduit de quelques millimètres de long qui s'adosse au canal déférent pour se confondre avec lui et donner naissance au canal éjaculateur. A ce niveau les deux canaux déférents arrivent presque au contact.

Structure. — La vésicule séminale n'est pas une poche analogue à la vessie et à la vésicule biliaire. Elle n'est pas non plus comparable à l'épididyme qui est un canal enroulé sur lui-même, c'est un canal qui présente, après une dissection minutieuse, 14 centimètres de long sur 6 à 7 millimètres de large. Le long de ce canal sont échelonnés des diverticules ou prolongements nombreux, irréguliers, dont la profondeur varie depuis 1 jusqu'à 6 centimètres. Ces prolongements de même que le canal sont pelotonnés sur eux-mêmes pour donner naissance à ces poches réduites à une longueur de 5 à 7 centimètres. Le tissu qui les entoure sert à faire adhérer entre eux les diverticules et les replis du conduit principal.

Comme les canaux déférents les vésicules séminales sont formées de trois couches. La *couche externe* est fibreuse, mince, la *couche moyenne* musculaire, épaisse, est formée par des fibres longitudinales, circulaires et obliques qui l'entrecroisent irrégulièrement. La *couche interne* ou muqueuse est formée d'éléments cellulaire et élastique et tapissée par une couche d'épithélium cylindrique.

Les *artères* sont fournies par l'hémorrhoïdale moyenne ou la vésicale inférieure. Les *veines* se jettent dans le plexus vésico-prostatique. Les *lymphatiques*, nombreux, se jettent dans les ganglions placés sur les parties latérales du petit bassin. Les *nerfs* viennent du plexus hypogastrique.

Usages. — Les vésicules séminales servent de réservoir au sperme permettent à l'homme de rejeter une certaine quantité de ce liquide à moment de l'éjaculation. Quelques animaux, le chien, par exemple, à sont dépourvus, et c'est pour cette raison que l'éjaculation a lieu lentement chez lui et que le contact du mâle et de la femelle se prolonge pendant un temps assez considérable. En outre les vésicules séminales exhalent un liquide particulier qui se mélange au sperme et a augmente, a-t-on dit, les propriétés fécondantes.

ARTICLE IV

CONDUITS ÉJACULATEURS

Ce sont deux conduits situés au centre même de la prostate, parallèles, et s'étendant du sommet des vésicules séminales à la portion ostatique du canal de l'urèthre.

Ces deux conduits sont obliques, d'arrière en avant et de haut en is. Ils présentent une longueur de 2 centimètres 1/2 à 3 centimètres. is conduits sont parallèles et adossés, cependant au niveau de leur trémité postérieure formée par la réunion du canal déférent et de la sicule séminale ils s'écartent de quelques millimètres, de même qu'à ur extrémité antérieure ils sont séparés par l'utricule prostatique et sommet du veru-montanum de chaque côté duquel ils s'ouvrent.

Les conduits éjaculateurs complétement cachés dans la prostate sont latables. Leur paroi est très-mince ; elle est formée par les mêmes uches que le canal déférent.

B. PARTIES ACCESSOIRES DE L'APPAREIL GÉNITAL DE L'HOMME.

ARTICLE V

ENVELOPPES DU TESTICULE

Connues vulgairement sous le nom de bourses, les enveloppes du sticule sont au nombre de six. En procédant du dehors en dedans ces veloppes sont le scrotum, le dartos, la tunique celluleuse, la tunique usculaire, la tunique fibreuse et la tunique vaginale. Ces tuniques nt superposées. Douées d'une minceur considérable, elles forment testicule une enveloppe commune peu épaisse. Elles sont unies entre les, d'une manière générale, par un tissu cellulaire lâche. Il est difficile de les séparer et l'on peut à volonté créer, par un tour de scall, un nombre plus ou moins considérable de couches. Ce qui existe état normal existe, à plus forte raison, à l'état pathologique et lorsque le chirurgien est en face d'une tumeur des bourses, une hernie par exemple, il doit savoir qu'il ne faut pas compter avec le nombre des couches à inciser sans s'exposer à de fâcheux mécomptes.

Parmi les enveloppes du testicule les deux superficielles sont communes aux deux testicules. Les autres sont doubles.

§ Ier. Scrotum.

On donne ce nom à la peau des bourses. Continu avec la peau du pénis en avant, du périnée en arrière et des cuisses sur le côté, le scrotum est remarquable par sa minceur, par la grande quantité de pigment qu'il renferme, par le développement énorme de ses follicules pileux, par la rareté des poils qui y sont implantés et par les rides nombreuses qu'il forme lorsqu'il se rétracte.

Le scrotum, présente en outre sur la ligne médiane, une crête saillante ou raphé médian.

La face profonde adhère au dartos dans toute son étendue.

§ II. Dartos.

Jusqu'à ce jour les anatomistes s'accordaient à dire que le dartos faisait suite au tissu cellulaire sous-cutané du reste du corps, et qu'il représentait le tissu sous-cutané du scrotum modifié par la présence d quelques faisceaux musculaires. On admettait aussi que sur la ligne médiane le dartos formait une cloison verticale. M. Sappey a fait une étude spéciale des enveloppes du testicule ; il a particulièrement modifié la description du dartos et sa description nous paraît d'une exactitude remarquable. D'après cette description, le dartos forme une enveloppe commune aux deux testicules.

La face superficielle adhère intimement au scrotum qu'elle n'abandonne jamais.

La face profonde est en contact avec un tissu cellulo-graisseux qui la sépare des enveloppes profondes.

Le dartos est formé par un mélange de fibres élastiques, de fibres de tissu cellulaire et surtout de fibres musculaires lisses. Ces fibres musculaires qui forment deux couches sont surtout abondantes vers le raphé médian où elles s'entrecroisent pour passer de droite à gauche et *vice versa*. Au niveau du raphé médian cependant, quelques-unes remontent pour s'appliquer à une cloison spéciale dont il sera bientôt question.

Le dartos n'est pas une tunique particulière, c'est une couche du scrotum, couche formée par l'élément musculaire de la peau, tandis que les autres éléments forment le scrotum proprement dit. Il n'y a onc plus ici un tissu spécial, *dartoïque* inventé par M. Cruveilhier; le microscope fait voir que ce tissu est de nature musculaire.

S'il est facile de voir comment le scrotum se continue avec la peau es régions environnantes, il n'est plus aussi aisé de voir quelles sont es limites du dartos. Quelques auteurs admettent qu'il se continue vec le tissu cellulaire sous-cutané. Il n'en est rien. Vers la partie supérieure des bourses, les éléments du dartos disparaissent et sont remlacés par des lames plus ou moins épaisses de tissu élastique, de sorte que le dartos formerait une couche musculaire à la partie inférieure t élastique à la partie supérieure.

Ces lames élastiques sont désignées par M. Sappey qui les a étudiées e premier, *appareil de suspension et de cloisonnement des bourses*. e sont elles qui par leur adhérence au scrotum et leur fixité à la raine des bourses rendent cette racine immobile. Il est à remarquer, en ffet que la distension du scrotum a lieu ordinairement par sa propre lasticité et bien rarement aux dépens de la peau des régions voisines.

Cet appareil élastique est constitué à la partie postérieure par une lame lastique qui s'insère en haut sur l'aponévrose périnéale inférieure et qui e confond en bas avec la face profonde du scrotum. Sur les côtés on voit les lames élastiques descendre des branches descendantes du pubis et scendantes de l'ischion et se perdre à la face profonde du scrotum. En vant, se voient de nombreux faisceaux élastiques qui viennent de la égion hypogastrique et qui, en descendant, se divisent en deux parties; es uns, médians, constituent le *ligament suspenseur* de la verge ui adhère à la racine de la verge et se bifurque pour entourer cette acine. Quelques fibres s'insèrent à la face inférieure de la verge, tanlis que les autres forment, en s'épanouissant, une cloison médiane, ntéro-postérieure qui s'insère sur la ligne médiane du scrotum et livise l'intérieur des bourses. C'est cette cloison que les auteurs ont rise pour la cloison du dartos. Les fibres élastiques qui forment les arties latérales de ces faisceaux, recouvrent la partie supérieure lu cordon spermatique et vont s'insérer à la face profonde du scro-um.

§ III. Tunique celluleuse.

Admise par les uns, rejetée par les autres, cette tunique est double. Dn la voit manifestement se continuer en haut avec l'aponévrose d'enreloppe du muscle grand oblique de l'abdomen, et si elle n'est pas disincte comme membrane séparable, elle n'en existe pas moins et facilite l'étude des enveloppes du testicule.

La tunique celluleuse est formée de tissu cellulaire lâche, présentant quelquefois un peu de graisse. C'est elle qui facilite le glissement

de la tunique musculaire lorsque celle-ci se contracte et qu'elle
soulève brusquement le testicule.

§ IV. Tunique musculaire.

La tunique musculaire appelée aussi *érythroïde* est une couche
mince formée par les faisceaux musculaires du crémaster. Variable selon les individus, cette tunique est réduite à quelques fibres musculaires chez quelques sujets délicats tandis que chez les hommes fortement musclés elle peut acquérir un développement considérable. Elle
est formée par des fibres musculaires qui se terminent à des hauteurs
variables en s'insérant sur la tunique fibreuse. Ces fibres rassemblées
en faisceaux au niveau du cordon constituent le muscle *crémaster* que les
uns considèrent comme une dépendance du petit oblique et du transverse
de l'abdomen (Cloquet, Richet) tandis que d'autres le décrivent comme
un muscle isolé (Sappey, Cruveilhier). Les fibres qui constituent cette
tunique sont des fibres musculaires de la vie animale ou striées.

§ V. Tunique fibreuse.

Commune au testicule et au cordon, cette tunique est formée d'éléments de tissu cellulaire condensés. Douée de peu de résistance, elle
présente une face interne tapissée par le feuillet pariétal de la tunique
vaginale et une face externe qui donne insertion aux fibres musculaires
de la tunique érythroïde.

§ VI. Tunique vaginale.

Membrane séreuse présentant deux feuillets. Le feuillet pariétal
tapisse la face interne de la tunique fibreuse, le feuillet viscéral recouvre le testicule et la face supérieure de l'épididyme. Ces deux feuillets sont en communication au niveau de la partie inférieure des vaisseaux spermatiques au moyen d'une gaîne séreuse qui se continue en
haut avec le feuillet pariétal et à la partie inférieure avec le feuillet viscéral. Cette gaîne n'est pas plus élevée d'un côté que de l'autre.

Le feuillet pariétal présente une couche celluleuse profonde et une
couche superficielle formée par un épithélium pavimenteux. Le feuillet
viscéral est formé par la seule couche épithéliale sur le testicule
mais au niveau du corps de l'épididyme ce feuillet présente les deux
couches du feuillet pariétal. A ce niveau la tunique vaginale forme un
cul-de-sac qui s'enfonce entre le corps de l'épididyme et le testicule.
Ce cul-de-sac présente son ouverture au niveau du bord externe de
l'épididyme et son fond au niveau du bord interne où il s'adosse au

uillet qui recouvre le côté interne du testicule pour former avec lui
ne sorte de mésentère.

La cavité de la tunique vaginale comme celle de toutes les séreuses
st une cavité virtuelle qui ne devient apparente que par l'insufflation.
njection, ou la présence d'un liquide de nature pathologique. La tuque vaginale a pour usage de faciliter les mouvements du testicule.

Applications pathologques.

Les enveloppes du testicule sont le siége fréquent de lésions diverses.
: but de ce livre ne me permet pas de m'étendre sur toutes leurs ma-
dies ; j'indiquerai seulement les plus importantes, et ce qu'il est in-
spensable à l'élève de connaître.

On rencontre fréquemment l'*infiltration* du tissu cellulaire des
urses, l'*hydrocéle*, l'*hématocéle*.

L'**infiltration** est l'hydropisie du tissu cellulaire. Appelée encore
drocèle du scrotum, cette lésion est très-rarement isolée, et alors
e est le plus souvent déterminée par des inflammations locales. Dans
majorité des cas l'infiltration des bourses accompagne l'hydropisie
s maladies de cœur, de foie ou de la maladie de Bright. Son diagnostic
t des plus faciles.

L'**hydrocèle** proprement dite, est l'épanchement d'un liquide
reux dans la tunique vaginale. Ce liquide, dont le développement
t ordinairement lent et dont l'origine est presque toujours inconnue,
ccumule dans la vaginale et la distend insensiblement jusqu'à un
gré très-variable, selon les individus, depuis le volume du poing
;qu'à celui d'une tête d'enfant. Ordinairement d'un seul côté, l'hydro-
le forme une tumeur ovoïde à grand axe vertical. La surface est uni-
·me et lisse, et peut être souvent limitée par le palper, du côté du
nal inguinal. Elle est élastique, et si on la place entre l'œil et la
mme d'une bougie, on constate sa *transparence* en même temps
'on aperçoit un point obscur formé par le testicule, qui est porté
bas et en arrière par suite de l'expansion de la tunique vaginale. La
sition du testicule a fait donner comme règle d'introduire à la partie
périeure de la tumeur le trocart qui doit la vider. Lorsqu'on peut
re refluer le liquide de l'hydrocèle dans la cavité abdominale on est
suré de la persistance, après la naissance, du canal vagino-péritonéal
l'hydrocèle est dite *congénitale*.

L'**hématocèle** a aussi pour siége la tunique vaginale. C'est l'accu-
ılation de sang dans cette séreuse. Elle reconnaît presque toujours
ur cause un choc et au début elle s'accompagne presque toujours

d'une infiltration sanguine dans l'épaisseur de la peau (ecchymose)...
Elle a beaucoup d'analogie avec l'hydrocèle, et lorsque le sang est le
liquide et que l'ecchymose a disparu, on ne peut guère être fixé ques
par le défaut de transparence de la tumeur. Il arrive souvent, lorsque
la lésion est ancienne, que les parois de la tunique vaginale deviennent
le siége de dépôts fibrineux, et que les dépôts se transforment en substance cartilagineuse et même calcaire, au point que certaines héma-
tocèles ont une coque épaisse et comme osseuse.

Le diagnostic des tumeurs des bourses est difficile, et l'élève doit se
familiariser de bonne heure avec elles. La connaissance exacte de toutes
ces tumeurs sera pour lui de la plus grande difficulté s'il n'a pas
préalablement étudié l'anatomie de cette région.

ARTICLE VI

CORDON SPERMATIQUE

On donne ce nom à l'ensemble des organes qui se portent de l'anneau inguinal au testicule. Parmi ces organes, les uns constituent le
cordon proprement dit, ils pénétrent d'une part dans le testicule,
d'autre part dans le canal inguinal ; les autres forment les enveloppes
des premiers, ils se confondent d'un côté avec les plans de la paroi
abdominale, tandis que de l'autre côté ils entourent le testicule.

Partie centrale du cordon spermatique. — Cette partie qui
constitue la partie essentielle du cordon est formée par le canal déférent, les artères spermatique et déférentielle, les veines spermatiques,
les lymphatiques du testicule et les nerfs. Tous ces organes sont unis
entre eux par un tissu cellulaire lâche.

Canal déférent. — Placé en arrière des éléments du cordon, il donne
au doigt qui le presse la sensation d'une plume de corbeau. En arrière
de lui on trouve un petit groupe de veines spermatiques.

Artère spermatique. — Cette artère, unique, est placée à la partie
antérieure du cordon à quelques millimètres en avant du canal déférent. Tantôt elle est placée en avant du faisceau principal des veines
spermatiques, tantôt elle est au centre de ces veines.

Artère déférentielle. — Elle est accolée au canal déférent, auquel
elle donne des rameaux dans son trajet. Son calibre est très-petit.

Veines spermatiques. — Ces veines sont nombreuses, et forment
deux groupes : un groupe principal, composé de plusieurs veines volumineuses qui entourent l'artère spermatique, et qui sont placées en
avant du canal déférent; et un groupe accessoire, formé de deux ou
trois petites veines, qui se placent derrière ce canal.

Lymphatiques. — Venus du testicule et de l'épididyme, les lymphatiques entourent l'artère et les veines spermatiques.

Nerfs. — Ils viennent du grand sympathique, et forment le plexus spermatique qui accompagne l'artère spermatique, et le plexus déférentiel qui descend avec le canal déférent.

Tissu cellulaire. — Un tissu cellulaire lâche réunit tous ces organes, et les unit à la tunique fibreuse.

Vers la partie inférieure, avant d'arriver au testicule, tous ces organes sont entourés par une gaîne séreuse, dépendante de la tunique vaginale.

Tous ces organes se confondent avec le testicule; mais de l'autre côté que deviennent-ils? Ils pénètrent tous dans le canal inguinal qu'ils parcourent dans toute son étendue jusqu'à l'orifice péritonéal de ce canal où ils se séparent, de sorte que la partie essentielle du cordon spermatique est contenue en partie dans le canal inguinal, en partie dans les bourses.

Enveloppes du cordon spermatique. — Le cordon n'est pas formé uniquement par le canal déférent et les organes vasculaires et nerveux que nous venons d'étudier; il est formé aussi par plusieurs couches de tissu, dépendantes des enveloppes des testicules. De dedans en dehors, ces enveloppes sont : la tunique fibreuse, la tunique musculaire et la tunique celluleuse.

Tunique fibreuse. — Elle entoure, à sa partie inférieure, la surface externe de la tunique vaginale, tandis qu'en haut elle pénètre dans le canal inguinal avec les éléments essentiels du cordon qu'elle accompagne jusqu'au fascia transversalis, avec lequel elle se confond. C'est la plus profonde de ces enveloppes.

Tunique musculaire. — C'est le crémaster, dont les fibres sont interposées à la tunique fibreuse et à la tunique celluleuse. Il se continue autour du testicule, sous le nom de tunique érythroïde, tandis que de l'autre côté il se perd dans le canal inguinal.

Tunique celluleuse. — Continue en bas avec la tunique celluleuse des bourses, en haut avec l'aponévrose d'enveloppe du grand oblique, cette couche forme la partie la plus superficielle du cordon spermatique. (*Voy.* Vaisseaux et Nerfs, page 869.)

ARTICLE VII

VERGE OU PÉNIS

La verge est l'organe de la copulation. Flasque, pendant et d'un petit volume à l'état de repos, cet organe se redresse et devient rigide et volumineux à l'état d'activité. La description anatomique et la conformation extérieure de cet appareil ne présentent aucune considération importante; et chaque organe qui entre dans sa composition devant être étudié séparément, nous entrerons immédiatement dans l'étude de sa structure.

La verge se compose d'une partie centrale : l'urèthre et les corps caverneux; d'enveloppes, au nombre de quatre; de vaisseaux et de nerfs.

Lorsqu'on examine la verge à l'état d'érection, on remarque qu'elle représente un prisme triangulaire ayant une face supérieure et deux latérales, un bord inférieur et deux latéraux. La face supérieure correspond aux corps caverneux, tandis que le bord inférieur est formé par l'urèthre.

L'urèthre ne fait partie de la verge que par sa portion antérieure. Il sort du périnée, se place au-dessous des corps caverneux dans le sillon qui résulte de leur réunion, et présente à sa partie terminale un renflement qui coiffe l'extrémité des corps caverneux, à la manière d'un casque : c'est le gland. Le gland et l'urèthre seront étudiés plus tard (*V.* Urèthre).

§ Iᵉʳ. Corps caverneux.

On appelle corps caverneux deux cylindres formés de tissu érectile, et destinés à donner à la verge la rigidité nécessaire pour la copulation.

Ces cylindres sont adossés comme les canons d'un fusil double. Ils présentent deux faces et deux extrémités.

La *face supérieure* est parcourue d'avant en arrière par un sillon, sensible au toucher pendant l'érection. La *face inférieure* présente un sillon analogue, un peu plus profond, qui loge le canal de l'urèthre. L'*extrémité antérieure* des corps caverneux est arrondie, et forme une double tête, qui est complétement recouverte par le gland. Au niveau de l'*extrémité postérieure*, les deux corps caverneux se séparent et vont s'insérer, en s'amincissant, sur les branches ascendante de l'ischion et descendante du pubis. Ces prolongements constituent les *racines* des corps caverneux.

À l'état de repos, les corps caverneux présentent une longueur de 14 à 15 centimètres et une largeur de 2 à 3 centimètres 1/2. À l'état d'érection, ils ont une longueur de 20 centimètres environ sur une largeur de 3 à 4 centimètres 1/2.

Rapports. — Par la face supérieure, les corps caverneux sont en rapport avec les vaisseaux dorsaux de la verge et avec le ligament suspenseur qui s'insère au point de réunion des deux racines. Par la face inférieure ils sont en rapport avec l'urèthre, et par les faces latérales avec les enveloppes de la verge. L'extrémité antérieure est en rapport avec le gland qui la coiffe. L'extrémité postérieure est en rapport, au niveau de la séparation des deux racines, avec le canal de l'urèthre qui passe au-dessous des corps caverneux; le ligament suspenseur de la verge s'insère à ce niveau; enfin, les racines sont en rapport avec le muscle ischio-caverneux en bas et la branche ischio-pubienne en haut.

Structure. — Les corps caverneux ont la structure de tous les tissus érectiles, c'est-à-dire qu'ils sont formés par une membrane qui les limite, par des prolongements qui s'entre-croisent pour limiter des aréoles, et par des vaisseaux qui affectent une disposition particulière.

La membrane qui limite les corps caverneux, est blanchâtre, de nature fibreuse. Partout continue à elle-même, cette membrane a une épaisseur de 1 à 2 millimètres. Elle est constituée surtout par des fibres de tissu lamineux entre-croisées, par quelques fibres élastiques et une certaine quantité de fibres musculaires de la vie organique. Les deux corps caverneux ne sont pas séparables. Ils se confondent sur la ligne médiane, et leurs cavités communiquent à travers une cloison médiane incomplète qui a pu être comparée à un peigne, à cause de· sa disposition.

A l'intérieur de la membrane enveloppant les corps caverneux, on trouve un tissu spongieux rougeàtre, formé par des trabécules qui s'entre-croisent. Ces trabécules partent de la surface interne de la membrane fibreuse, et s'entre-croisent pour limiter des aréoles ou cellules communiquant toutes entre elles, de telle sorte qu'il suffit d'injecter les corps caverneux par un seul point pour en déterminer l'érection complète. La structure de ces trabécules n'est pas la même que celle de l'enveloppe fibreuse et de la cloison médiane; elles sont constituées presque uniquement par du tissu musculaire de la vie organique (Rouget, Sappey), et ne contiennent qu'une très-faible quantité d'éléments lamineux et élastiques.

En d'autres termes, trois éléments anatomiques entrent dans la structure des corps caverneux : les éléments musculaire, lamineux et élastique; le premier prédomine d'une manière remarquable dans les trabécules de l'intérieur des corps caverneux, tandis que les deux autres sont prédominants dans l'enveloppe fibreuse et la cloison médiane.

Vaisseaux des corps caverneux. — Les *artères* des corps caverneux (*V.* Artères de la verge) sont remarquables par les nombreux rameaux qu'elles donnent, et par les bouquets de ramuscules que ces rameaux fournissent. Ces ramuscules pénètrent dans l'épaisseur des trabécules, en décrivant des flexuosités, et en s'enroulant sur eux-mêmes. Müller a, le premier, vu cette disposition, et a donné à ces artères le nom d'*artères hélicines*. Ces ramuscules s'ouvrent dans les aréoles, et y versent le sang qui en remplit la cavité. Les *veines* prennent naissance à ce niveau même, et l'on peut dire que les aréoles du tissu du corps caverneux ne sont que les extrémités veineuses dilatées, et que les artères et les veines se continuent à ce niveau sans intermédiaire de capillaires. Ce qui permet de parler ainsi, c'est que les parois de ces aréoles sont tapissées par l'épithélium pavimenteux de la surface interne des veines. Nous verrons plus loin ce que deviennent ces vaisseaux. Les *nerfs* se perdent sur les parois artérielles et dans l'épaisseur des trabécules musculaires.

§ II. Enveloppes de la verge.

D'après M. Sappey, la verge présente quatre tuniques : les trois premières occupent toute la longueur de la verge, et forment le prépuce ; la plus profonde recouvre seulement le corps du pénis.

De dehors en dedans ces quatre tuniques sont, cutanée, musculaire, celluleuse et élastique.

Peau. — La peau de la verge est remarquable par sa couleur foncée, sa souplesse, sa finesse et son élasticité. Elle contribue à former le prépuce (*V.* Prépuce). Son derme est dépourvu, comme celui du scrotum, de fibres musculaires ; il est formé uniquement de fibres lamineuses et élastiques. On ne trouve jamais de graisse accumulée au-dessous de cette couche.

Enveloppe musculaire. — Au-dessous de la peau, il existe une couche de fibres musculaires lisses, analogue au dartos, et décrite pour la première fois par M. Sappey, sous le nom de muscle *péri-pénien*. Ces fibres musculaires ont une disposition circulaire ; quelques-unes sont obliques. Elles s'insèrent, pour la plupart, sur la peau de la ligne médiane de la face supérieure de la verge. Elles entrent dans la constitution du prépuce.

Enveloppe celluleuse. — C'est une couche de tissu cellulaire lâche, placée au-dessous du muscle péri-pénien, et destinée à faciliter ses glissements. Cette couche se prolonge dans l'épaisseur du prépuce.

Enveloppe élastique. — Cette enveloppe est la plus profonde. Minces et transparente, elle fait suite aux fibres élastiques du ligament suspenseur de la verge, et entoure complétement le pénis. Elle recouvre immédiatement les corps caverneux et la portion spongieuse de l'urèthre ; et elle envoie un prolongement entre l'urèthre et les corps caverneux, de sorte que le canal est contenu dans un dédoublement de cette membrane. Cette enveloppe est extrêmement adhérente à ces parties, de même qu'aux artères, aux veines et aux nerfs qui la traversent, ou qui sont sous-jacents.

Prépuce. — Le prépuce est un repli membraneux qui forme une couronne autour du gland. Sa longueur varie avec les sujets.

Il présente une surface externe ou cutanée, une surface interne o muqueuse en rapport avec le gland, un bord antérieur ou orifice préputial, et un bord postérieur qui se continue sans ligne de démarcation avec les enveloppes de la verge. L'orifice préputial est quelquefois rétréci, au point de ne pouvoir laisser passer le gland. Cet état du prépuce constitue le phimosis, qui peut être congénital ou accidentel.

Le prépuce est très-mobile, et se porte facilement en arrière de la couronne du gland. Chez quelques sujets, à l'état normal, le gland est découvert; et, dans ces cas, la muqueuse préputiale prend les caractères de la peau. Vers la partie inférieure, au-dessous du méat urinaire, le prépuce adhère au gland, au moyen d'un repli muqueux triangulaire; c'est le frein de la verge, dont un des bords adhère à la face inférieure du gland; l'autre bord adhère au prépuce, tandis que le troisième, inférieur, est libre. On trouve dans ce repli des faisceaux musculaires et quelques vaisseaux.

La *structure* du prépuce est la suivante : Il est formé de trois couches repliées sur elles-mêmes, et formant, par conséquent six plans. Les trois couches sont les trois premières enveloppes de la verge. La plus superficielle, qui forme la peau du prépuce, arrivée à son bord libre, se réfléchit pour former la muqueuse; elle se confond avec celle de la base du gland. Au-dessous d'elle, se trouve la couche musculaire qui se réfléchit aussi de la même façon jusqu'à la base du gland, où elle cesse d'exister. On peut donner à ces faisceaux le nom de *sphincter du prépuce.* Enfin, la troisième couche ou celluleuse s'adosse à elle-même, et forme la partie la plus centrale de ce repli. Lorsqu'on exerce une traction sur la peau de la verge, et qu'on la porte en arrière, le prépuce disparaît en se dédoublant, et ce dédoublement se fait aux dépens du tissu cellulaire, qui forme la partie centrale.

Vaisseaux et nerfs des bourses, du cordon spermatique et de la verge.

1° Artères. — L'artère fémorale, l'iliaque interne et l'iliaque externe fournissent toutes ces artères.

Le scrotum reçoit sur ses côtés et en avant les honteuses externes, venues de la fémorale, et la terminaison de la honteuse interne à sa partie postérieure. Ces rameaux se terminent dans le scrotum et dans la cloison médiane des bourses.

Le cordon reçoit l'artère funiculaire, fournie par l'épigastrique, branche de l'iliaque externe. Cette artère se ramifie dans les enveloppes du cordon, et s'anastomose avec les honteuses externes qui cheminent dans l'épaisseur du scrotum.

Le pénis reçoit des ramifications des honteuses externes et les deux branches terminales de la honteuse interne, c'est-à-dire dorsale de la verge, et caverneuse. Les premières se rendent aux enveloppes, tandis que les deux dernières, tout en fournissant, chemin faisant, quelques rameaux à la peau du pénis, se portent dans l'épaisseur de cet organe. La dorsale de la verge, double, s'insinue entre la couche élastique du pénis et la face supérieure des corps caverneux, donne, chemin faisant, quelques ramuscules à la paroi des corps caverneux, et va se terminer dans le gland (*V.* Urèthre). La caverneuse, double aussi, se porte dans le corps caverneux par sa partie supérieure et interne. En pénétrant dans le corps caverneux, cette artère donne un rameau rétrograde à la racine, et se continue en avant dans l'épaisseur du corps caverneux.

2° *Veines.* — Les veines des bourses et du cordon sont irrégulières, et ne suivent pas le trajet des artères. Les unes se jettent dans la saphène interne, d'autres se portent dans la veine honteuse interne. Les veines du pénis, comme celles des membres, comme celles de la langue, doivent être divisées en superficielles et profondes. Les veines superficielles proviennent des enveloppes du pénis; elles se portent en arrière, forment le plus souvent un tronc veineux à la face supérieure de la verge, *veine dorsale superficielle*, qui va se jeter dans la saphène interne, à sa terminaison. Les veines profondes se rendent à un tronc médian et antéro-postérieur, qui chemine entre la couche élastique et le sillon dorsal de la verge, pour se jeter ensuite dans le plexus de Santorini.

3° *Lymphatiques.* — Les lymphatiques de la peau des bourses et de la peau de la verge sont extrêmement nombreux, ils se portent tous dans les ganglions inguinaux supérieurs.

4° *Nerfs.* — Les nerfs du scrotum proviennent de la terminaison du honteux interne à la partie supérieure du scrotum. On voit aussi quelques ramifications des branches collatérales du plexus lombaire.

Le cordon spermatique reçoit ses nerfs du nerf grand-abdominogénital et du génito-crural.

La verge reçoit ses nerfs de la terminaison du honteux interne.

ARTICLE VIII

URÈTHRE ET PÉRINÉE CHEZ L'HOMME

§ Ier. Urèthre.

L'urèthre est un canal destiné à l'excrétion de l'urine et du sperme. Il s'étend depuis le col de la vessie jusqu'au méat urinaire; il concourt à former la plus grande partie de la verge.

Nous étudierons ce canal dans l'ordre suivant : Situation ; forme et

lirection; dimensions et division; mobilité; conformation extérieure
t rapports; conformation intérieure; structure.

Situation. — L'urèthre est situé en partie dans le périnée, en
artie dans la verge, d'où la division de ce conduit en deux portions :
ortion périnéale et *portion pénienne.*

Forme et direction. — A l'extérieur, il représente un tube pré-
entant des renflements et des rétrécissements alternatifs; il paraît
rès-irrégulier. Du côté interne, c'est un canal à surface unie quoique
lilaté et rétréci en certains points.

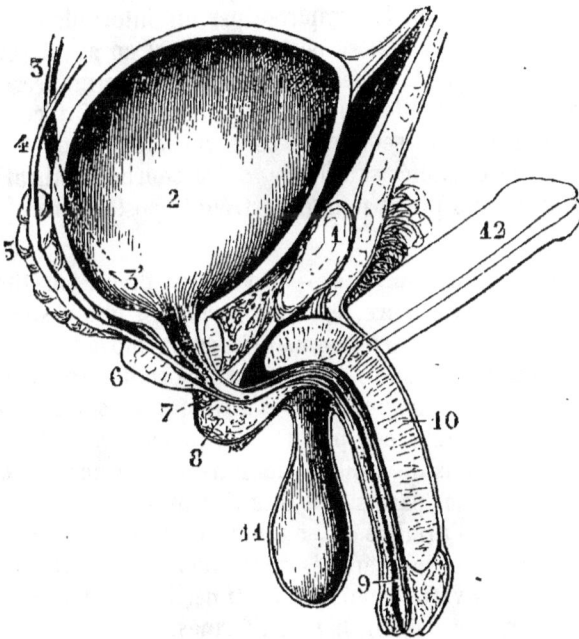

Fig. 122. — Vessie, urèthre, verge.

. Coupe de la symphyse pubienne. — 2. Vessie. — 3, 3. L'uretère s'ouvrant dans la
vessie. — 4. Canal déférent. — 5. Vésicules séminales. — 6. Prostate. — 7. Glandes
de Méry ou de Cooper. — 8. Bulbe. — 9. Fosse naviculaire. — 10. Corps caverneux.
11. Scrotum. — 12. Verge relevée, en érection.

L'urèthre, depuis la vessie jusqu'au méat urinaire, décrit deux
ourbures, lorsque la verge est à l'état de repos. La courbure postéieure est concave en haut et assez petite, la courbure antérieure est
oncave en bas, de sorte que ces deux courbures réunies représentent
ssez exactement une S. Lorsque la verge est à l'état d'activité, la cour-
iure antérieure disparaît, et la postérieure persiste seule. La courbure
iostérieure presque fixe, mérite quelques considérations. On a beaucoup

discuté sur sa longueur et ses rapports. M. Sappey et M. Richet sont les auteurs qui paraissent se rapprocher le plus de la vérité.

La courbure postérieure de l'urèthre, étendue du col de la vessie à l'angle de l'urèthre (1), c'est-à-dire au point où la verge pendante est maintenue par le ligament suspenseur, est de 8 centimètres, et la ligne droite qui réunirait les deux extrémités de la courbe est de 7. Cette ligne traverse la symphyse, tout près de sa partie inférieure; elle n'est pas horizontale, mais oblique d'avant en arrière et de bas en haut, car l'extrémité postérieure de la courbe est plus élevée que l'antérieure. Pour parler un autre langage, nous dirons que l'urèthre, à son origine, séparé de la symphyse par un intervalle de 5 centimètres à 5 centimètres 1/2, se porte en bas et en avant, en décrivant une courbe distante de 1 centimètre 1/2 à 2 centimètres de la symphyse, et qu'il remonte ensuite pour continuer sa courbe jusqu'à l'angle uréthral, mais seulement dans une étendue de 1 centimètre. En un mot, l'extrémité antérieure de la courbe uréthrale est placée 2 ou 3 centimètres plus bas que l'extrémité postérieure.

Division et dimensions. — On a aussi divisé l'urèthre, d'après sa conformation extérieure, en trois portions : une postérieure, contenue dans la prostate, *portion prostatique;* une moyenne, *portion membraneuse;* et une antérieure, dont les parois sont formées par du tissu spongieux, *portion spongieuse.* Nous reviendrons sur cette division.

Nous ne nous occuperons pas des dimensions en largeur, car plus loin nous étudierons le calibre de l'urèthre et les dimensions des organes situés sur les parois, tels que la prostate.

La longueur de l'urèthre est, en moyenne, de 16 centimètres. Mais il existe de nombreuses variétés individuelles, et l'urèthre présente une longueur qui varie depuis 14 centimètres jusqu'à 24 centimètres chez des hommes également bien conformés.

La longueur totale de l'urèthre subit une modification par les progrès de l'âge, qui peut déterminer une augmentation de 1 centimètre.

Chez l'enfant naissant, l'urèthre n'a que 6 centimètres de longueur; à cinq ans, il en a 7; à dix ans, de 8 à 9; à quinze ou seize ans, de 12 à 14; enfin, il a 16 centimètres de 18 à 20 ans (Sappey).

Quelle est la longueur de chacune des trois portions isolées de l'urèthre. La portion prostatique a, en moyenne, 2 centimètres 1/2; la portion membraneuse, 1 centimètre 1/2; et la portion spongieuse, 12 centimètres. Les deux premières portions et une partie de la troisième forment la courbure postérieure.

(1) On appelle angle de l'urèthre l'angle que forme la portion pendante de l'urèthre avec l'extrémité de la courbe de la portion périnéale.

Mobilité. — L'urèthre est très-mobile dans sa partie antérieure, fixe dans sa partie postérieure. La portion fixe correspond à la courbure postérieure ou périnéale. Nous verrons bientôt que cette fixité est due à des plans fibreux résistants, situés dans l'épaisseur du périnée. Cependant, cette fixité n'est pas telle qu'elle ne permette l'introduction dans la vessie d'un instrument rectiligne.

Conformation extérieure et rapports. — Vu extérieurement, l'urèthre présente, à son extrémité postérieure, un renflement anduleux, connu sous le nom de prostate. En avant de la prostate, le canal s'amincit considérablement dans une étendue de 1 centimètre 1/2. Il présente ensuite un renflement sur sa face inférieure, et plus loin un renflement sur sa face supérieure, et à l'extrémité libre ; le renflement postérieur constitue le *bulbe*, et le renflement antérieur, le *gland*. Entre ces deux renflements, l'urèthre est volumineux, à cause du tissu spongieux qui constitue ses parois. Ce sont ces variétés de conformation qui ont fait diviser l'urèthre en trois portions : prostatique, membraneuse et spongieuse.

Rapports de la portion prostatique. — Cette portion de l'urèthre est entourée par la prostate, si bien qu'on ne peut pas l'en séparer. La prostate repose, par sa face inférieure, sur l'aponévrose périnéale moyenne ; elle est placée entre les deux muscles releveurs de l'anus, dont elle est séparée par l'aponévrose pubio-rectale. En arrière, elle est en rapport avec l'aponévrose prostato-péritonéale, qui la sépare du rectum ; et en avant elle est séparée de la symphyse pubienne par des veines.

Rapports de la portion membraneuse. — Appelée par quelques auteurs musculeuse, cette portion est divisée, vers son milieu, en deux parties par l'aponévrose périnéale moyenne qu'elle traverse. La partie qui se trouve placée entre la prostate et l'aponévrose, longue de quelques millimètres, est située dans la cage prostatique, et en rapport avec le muscle de Wilson et le plexus de Santorini. La partie qui se trouve en avant de l'aponévrose périnéale moyenne, longue aussi de quelques millimètres, est en grande partie recouverte par le bulbe. Entre les deux feuillets de l'aponévrose moyenne, cette portion est en rapport avec le muscle de Guthrie.

Rapports de la portion spongieuse. — La portion spongieuse est située dans le sillon inférieur des corps caverneux, qu'elle déborde en arrière et en avant. Dans ce sillon, cette portion est maintenue par un dédoublement de la tunique élastique qui entoure la verge.

En arrière, la portion qui déborde les corps caverneux, est un renflement, connu sous le nom de *bulbe* ; il est placé sur la face inférieure de l'urèthre. Ce renflement présente sur la ligne médiane une petite dépression qui lui donne un aspect bilobé. Il est en rapport, à sa partie supérieure, avec l'aponévrose périnéale moyenne; et, à sa partie inférieure, avec le muscle bulbo-caverneux qui le recouvre.

La portion spongieuse qui déborde les corps caverneux en avant, et qui termine la verge, constitue le gland. Il coiffe l'extrémité antérieure des corps caverneux, à laquelle il adhère intimement.

Conformation intérieure. — Le canal de l'urèthre est fermé comme l'œsophage, et ses parois sont appliquées sur elles-mêmes. Cependant, il est très-dilatable, et il peut admettre une sonde de 1 centimètre de diamètre.

En examinant le calibre de ce canal, on voit qu'il n'est pas le même partout, et qu'il existe trois points dilatés et trois points rétrécis. En procédant d'avant en arrière, on trouve un premier point rétréci ou méat urinaire. En arrière de ce point est une dilatation correspondant au gland, c'est la *fosse naviculaire*; en arrière de cette dilatation, le canal se rétrécit de nouveau dans toute l'étendue de la portion spongieuse jusqu'au bulbe, où il se dilate de nouveau pour former le *cul-de-sac du bulbe*. Immédiatement en arrière de ce cul-de-sac, se trouve un point plus étroit, qui indique le commencement de la portion membraneuse; ce point s'appelle *collet du bulbe*. Enfin, plus en arrière, est la dilatation prostatique, qui précède l'orifice vésical. Lorsqu'on examine la surface interne du canal de l'urèthre, abstraction faite des points dilatés et rétrécis qui viennent d'être indiqués, on y remarque des plis longitudinaux, dus à la rétractilité de cette membrane. On y remarque aussi des saillies et de nombreux orifices. Un mot d'abord des extrémités du canal.

Le *méat urinaire*, qui forme l'extrémité antérieure, est une fente verticale, de 6 à 7 millimètres de long, dont les lèvres sont appliquées l'une contre l'autre. A son niveau, la muqueuse uréthrale se continue avec celle du gland.

L'*orifice postérieur* ou *vésical* est toujours fermé par la tonicité du sphincter de la vessie. Cet orifice n'a aucune forme déterminée, ou plutôt varie beaucoup quant à sa forme. Cependant, chez les vieillards, il est modifié par la présence de la *luette*, saillie qui s'élève insensiblement de la paroi inférieure du col, qui augmente insensiblement, et qui modifie l'aspect de cet orifice. Cette saillie est quelquefois un obstacle au cathétérisme.

A la paroi supérieure de la fosse naviculaire, on aperçoit très-fréquemment un repli valvulaire. Cette *valvule*, décrite, pour la première fois, par M. Alphonse Guérin, présente un bord libre, tourné vers le méat urinaire. Elle intercepte, entre sa face supérieure et la paroi supérieure de la fosse naviculaire, un espace, dans lequel l'extrémité de la sonde peut s'engager

Au niveau de la prostate, on trouve sur la paroi inférieure du canal éthral une saillie antéro-postérieure blanchâtre, appelée *veru-mon-num*. Cette saillie a 1 millimètre d'épaisseur ordinairement, 1 à millimètres de hauteur, et 13 millimètres de longueur; elle se perd sensiblement en avant, et donne naissance à plusieurs petits prolon-ments, appelés *freins* du veru-montanum.

Sur le point le plus culminant de cette saillie, se trouve un orifice, i conduit dans une dépression de 1 centimètre de profondeur en-on, dépression connue sous le nom d'*utricule prostatique*. Cette pression est un cul-de-sac, dont on ne connaît pas les usages, placé tre les deux conduits éjaculateurs.

De chaque côté de l'orifice de l'utricule, sur le veru-montanum, trouve un orifice de 1 millimètre de diamètre; ce sont les orifices s conduits éjaculateurs qui versent le sperme dans l'urèthre.

Au même niveau, de chaque côté du veru-montanum, on aperçoit e rangée de petits orifices, au nombre de cinq à huit, de chaque té. Ces orifices, rangés en séries linéaires antéro-postérieures, sont embouchures des conduits prostatiques, qui portent là le produit sécrétion de la prostate.

On trouve encore, le long de la paroi supérieure du canal de l'urè-re, sur la portion spongieuse, plusieurs petits orifices qui regardent . avant. Ces orifices conduisent dans des cavités ou *lacunes de Morga-i*. Ils sont quelquefois un obstacle à l'introduction de la sonde qui engage. C'est à cause de la conformation intérieure de l'urè-re, qu'on recommande d'introduire la sonde, en frottant avec le bec paroi inférieure dans la portion spongieuse, et la paroi supérieure ns les portions prostatique et membraneuse. Les lacunes de Morga-i n'existent pas uniquement à la paroi supérieure de l'urèthre, elles stent sur toute sa surface, mais plus nombreuses en haut. Ces orifices sont autre chose que l'embouchure des canaux des glandes de tre, et Morgagni avait donné le nom de *foramina* aux plus grands, de *foraminula* aux autres.

Structure.

Dans l'étude de la structure de l'urèthre, nous avons à examiner, allant de dedans en dehors: 1° la couche muqueuse; 2° la couche isculaire; 3° les tissus qui recouvrent la couche musculaire, et dans quels nous trouvons la prostate, le bulbe, le gland, etc.; 4° enfin, vaisseaux et les nerfs.

1° Muqueuse de l'urèthre. — Généralement blanche, la mu-euse uréthrale présente une coloration rosée, au niveau de la portion isculeuse, coloration due à la stase sanguine. Elle est très-adhérente à couche musculaire par sa face externe.

La face interne présente de nombreux *plis* longitudinaux, dus au

retrait de la couche musculaire. Elle présente aussi des *papilles* très—
accusées, au niveau de la fosse naviculaire, et plus difficiles à voir sur
le reste de la muqueuse. On y trouve aussi des orifices qui ont été
décrits plus haut.

La muqueuse de l'urèthre est formée de deux couches : la plus
superficielle est constituée par plusieurs couches d'épithélium cylindrique; des éléments élastiques et quelques éléments lamineux forment
la plus profonde. On y trouve aussi de nombreuses glandes muqueuses. Ces glandes ont la structure des glandes en grappe, et même
elles se rapprochent considérablement des petites glandes, dont l'agglomération forme la prostate. On pourrait dire qu'il existe entre
ces glandes et la prostate le même rapport qu'entre les glandes muqueuses de la bouche et la parotide. Ces glandes, que l'on trouve sur
les trois portions de l'urèthre, sont beaucoup plus nombreuses à la
paroi supérieure. On en trouve de petites, qui s'ouvrent perpendiculairement sur la surface muqueuse de l'urèthre, et de plus volumineuses, dont le conduit excréteur se porte en avant : telles sont celles
qu'on a appelées lacunes de Morgagni. L'orifice de ces conduits, selon
M. Sappey, prend souvent l'aspect d'une valvule; et, pour cet anatomiste, la valvule de M. Guérin ne serait que le bord postérieur d'un
grand orifice simulant une valvule.

2° Couche musculaire. — Cette couche, située en dehors de la
muqueuse, présente une épaisseur de 1 millimètre. Elle est formée de
fibres antéro-postérieures, parfaitement régulières et uniformes dans
les portions membraneuse et spongieuse, irrégulières dans la portion
prostatique, où l'on voit la muqueuse se déprimer en plusieurs
points. Ce sont ces fibres irrégulièrement saillantes qui constituent le
veru-montanum et les freins du veru-montanum. Les fibres musculaires de cette couche sont toutes longitudinales, et se continuent avec
les fibres de la vessie. Elles adhèrent intimement, par leur face
externe, à la prostate, au muscle de Wilson, et au tissu spongieux
de la portion spongieuse.

3° Tissus placés en dehors de la tunique musculaire. —
Prostate. — La prostate est une glande en grappe, située dans l'é-
paisseur du périnée, au niveau du col de la vessie, autour de l'origine
de l'urèthre.

Forme. — La prostate a la forme d'un cône qui aurait été comprimé
de haut en bas.

Direction. — Son axe est oblique d'arrière en avant et de haut en
bas.

Volume. — Son volume n'augmente pas chez les vieillards, comme
la plupart des auteurs le pensent, et lorsque cette augmentation de volume se montre, elle est due à un état pathologique (Sappey). D'après

et anatomiste, les dimensions de cet organe seraient les suivantes : diamètre transversal, 4 centim. 2 mill.; diamètre, antéro-postérieur cent. 7 mill. Longueur de la face antérieure, 2 cent. 4 mill.; longueur de la face postérieure, 3 cent.

Couleur. — Cette glande a une couleur jaune rougeâtre.

Consistances. — Elle est très-dure au toucher, elle crie presque sous scalpel. On peut la sentir facilement par le toucher rectal.

Rapports intérieurs. — La prostate est traversée par plusieurs ormes. Elle présente à sa partie antérieure le canal de l'urèthre. Ce mal traverse complétement la glande, mais il est plus rapproché de face antérieure. Il y a union intime entre les parois du canal et la ande prostate. Si l'on prend le centre du canal et qu'on mesure la stance qui le sépare de la surface de la prostate, on trouve qu'il est paré : 1° de la face antérieure par un intervalle de 5 millim.; 2° de la ce postérieure par un intervalle de 17 millim.; 3° de la face latérale r un intervalle de 15 millim. Un intervalle de 25 millim., le sépare point qui réunit la face postérieure à la face latérale.

La prostate est traversée en outre par les conduits éjaculateurs oy. plus haut). On trouve également dans son épaisseur entre ces nduits, l'utricule prostatique. Enfin les conduits prostatiques traver- nt cette glande pour s'unir sur la paroi du canal uréthral. Ajoutons ur terminer que l'extrémité antérieure des vésicules séminales et des naux déférents s'enfoncent dans la partie postérieure de la glande.

Rapports extérieurs. — La prostate présente quatre faces, antérieure, stérieure, latérales, une base et un sommet.

La face antérieure est séparée des pubis par un intervalle de 2 à 3 ntim., elle est en rapport avec les ligaments antérieurs de la vessie le plexus de Santorini. La face postérieure est séparée du rectum r l'aponévrose prostato-péritonéale, et par une couche de tissu cel- o-musculaire, analogue à celui qui entoure les vésicules séminales. e repose par sa partie inférieure, sur la face supérieure de l'aponé- ose périnéale moyenne.

Les faces latérales sont en rapport avec la face interne du releveur l'anus, avec l'aponévrose pubio-rectale et une couche de tissu cel- o-musculaire.

La base est en rapport avec la vessie en avant et avec les vésicules ninales en arrière.

Le sommet qui précède la portion membraneuse est placé derrière symphyse et le plexus veineux de Santorini.

Structure. — Nous étudierons dans cette structure, les acini de la nde, les canaux sécréteurs et excréteurs, les vaisseaux, les nerfs, les res musculaires et le tissu lamineux.

Les acini présentent ici des caractères tout particuliers. Ils forment des groupes ou glandes distinctes qui s'ouvrent isolément de chaque côté du verumontanum. La prostate ne serait donc qu'un assemblage de douze ou quinze glandes beaucoup plus petites qu'elles. Les culs-de-sac des acini sont très-larges; ils présentent $0^{mm},06$ à $0^{mm},07$, largeur égale à celle du conduit commun. La paroi propre des culs-de-sac est très-mince, elle a $0^{mm},002$ à $0^{mm},003$, très-adhérente à la trame environnante, facile à déchirer; ils ont sur cette glande une disposition qu'ils n'affectent pas ailleurs; ils sont échelonnés de distance en distance le long des conduits sécréteurs et sont séparés les uns des autres par des intervalles de $0^{mm},01$ à $0^{mm},09$, dans lesquels se trouvent les éléments de la trame. L'épithélium qui les tapisse est en partie à cellules sphériques, en partie à noyaux.

Les canaux sécréteurs ont une paroi propre qui fait suite au cul-de-sac; ils sont tapissés par un épithélium pavimenteux à cellules un peu irrégulières, granuleuses à l'intérieur, irrégulièrement disposées à la face interne des tubes. Presque constamment les culs-de-sac sont remplis d'une matière jaunâtre, demi-solide, granuleuse.

Les conduits excréteurs ont une paroi propre composée de fibres lamineuses, de matière amorphe, de fibres-cellules en quantité au moins égale, mais ils ne contiennent pas de fibres élastiques. Lorsque les canaux formés par les tubes sécréteurs présentent $0^{mm},2$ à $0^{mm},3$, l'épithélium qui les tapisse prend peu à peu la forme cylindrique. Dans les tubes un peu plus larges, les cellules épithéliales présentent quelques cils vibratiles. Ces cellules épithéliales contiennent autour du noyau des granulations graisseuses d'un jaune foncé, volumineuses.

Les artères proviennent des artères vésicales inférieures, des hémorrhoïdales moyennes, et de l'artère honteuse interne; elles se ramifient au milieu de la trame qui sépare les lobules et les acini, pour se perdre en formant un riche réseau capillaire, à la face externe des culs-de-sac. Les veines se réunissent à d'autres veines du voisinage et concourent à former autour de la prostate une enveloppe vasculaire désignée sous le nom de plexus prostatique.

Les vaisseaux lymphatiques de la prostate ont été injectés par M. Sappey. Ils sortent de la prostate en formant quatre troncs; deux inférieurs qui se jettent dans les ganglions lymphatiques pelviens, et deux supérieurs qui vont se jeter dans les ganglions lombaires.

Les nerfs sont nombreux : ils sont formés de quelques tubes nerveux, minces, et surtout de fibres de Remak.

Les fibres musculaires forment autour de la prostate une couche d'un demi-millimètre d'épaisseur: elles s'entre-croisent et pénètrent dans la glande entre les lobules et les acini, où elles sont extrêmement abondantes. Ces fibres musculaires se continuent, quelques-unes

moins, avec les fibres musculaires de la vessie et avec celles du
uscle de Wilson.

Les fibres lamineuses sont disséminées dans la glande comme les
res musculaires ; elles forment aussi, en dehors de la couche mus-
laire, une couche à la prostate. C'est cette couche qui la fait adhérer
x parties avec lesquelles elle est en rapport.

Tissu spongieux de l'urèthre. — Autour du canal de l'urèthre
avant de la portion musculaire, on trouve une couche considérable
tissu spongieux. Il présente autour du canal une épaisseur de 2 à 3
llimètres et deux renflements, le bulbe et le gland.

Bulbe. — C'est le renflement postérieur, de la portion spongieuse
l'urèthre; il est en rapport en haut avec l'aponévrose périnéale
yenne, qui le sépare du muscle de Wilson, en bas avec l'aponévrose
inéale inférieure et les muscles bulbo-caverneux; au même niveau
trouve les glandes de Cooper, situées un peu en arrière, et la réu-
n des racines des corps caverneux un peu en avant. Le bulbe se rap-
che du rectum chez le vieillard ; tandis que chez les jeunes sujets
intervalle de 2 centim. le sépare de cet intestin; cet intervalle se
luit à 1 centim. chez le vieillard. Les aréoles, du bulbe commu-
quent avec celles du gland par l'intermédiaire de la paroi spongieuse
canal.

Gland. — Le gland ou renflement antérieur de la portion spon-
use recouvre l'extrémité antérieure des corps caverneux. Il a la forme
n cône dont la base déborde, de chaque côté, les corps caverneux en
mant un relief circulaire ou *couronne;* cette base est taillée oblique-
nt de haut en bas et d'arrière en avant. Derrière la couronne, dans
sillon qui la sépare du prépuce, se trouvent des glandes sébacées
umineuses qui sécrètent une matière caséeuse très-odorante; ce
t les glandes de Tyson. Le sommet situé en avant et en bas présente
néat urinaire; la surface est recouverte par la muqueuse qui pré-
te des papilles extrêmement nombreuses. Elle est interrompue en
par la présence du frein de la verge.

a structure du gland, du bulbe et des parois de la portion spon-
se, offre la plus grande analogie avec celle des corps caverneux.

Vaisseaux et nerfs. — Les *artères* proviennent de la honteuse
rne. L'artère bulbeuse pénètre dans le bulbe d'arrière en avant,
dis que la dorsale de la verge arrive vers la base du gland en se
ifiant. Les ramifications entourent une partie de la base du gland
la pénètrent. La portion spongieuse reçoit donc deux artères, une
chaque extrémité, et les aréoles du tissu communiquant entre
s, le sang de ces deux artères se mélange. Les *veines* vont se jeter,
unes dans le plexus de Santorini, les autres dans la honteuse

interne, d'autres enfin se portent avec quelques veines scrotales dans
la saphène interne. Les *lymphatiques* comme ceux de la peau de la
verge se rendent aux ganglions de l'aine. Les *nerfs* sont fournis par
le honteux interne.

§ II. Périnée.

La description que je donne du périnée diffère, quant à l'exposition, de
celle de certains auteurs en général, qui décrivent dans des chapitres fort
éloignés les muscles du périnée, l'aponévrose, les organes génitaux, les
vaisseaux et les nerfs. J'ai remarqué que cette région est généralement
mal connue des élèves, et moi-même, j'ai éprouvé de grandes difficultés
lorsque j'ai voulu l'étudier. Cette difficulté tient évidemment à l'exposition
vicieuse que je viens d'indiquer ; j'ai cru bien faire en réunissant toutes
ces parties sous forme de région et en les plaçant immédiatement après
les organes génitaux.

Avant d'entrer en matière, je ferai remarquer que la région est étudiée
en supposant le sujet debout, et pour éviter la confusion je ne me suis
servi que des mots supérieur, inférieur, qui équivalent aux mots profond
et superficiel de beaucoup d'auteurs. Je dois faire remarquer ensuite qu'on
l'étude de cette région est facilitée par l'étude préalable des muscles. Par
exemple, je crois impossible à un élève de connaître l'aponévrose périnéale
supérieure sans avoir préalablement étudié le releveur de l'anus. Je le
crois également incapable de comprendre la loge prostatique et le muscle
de Wilson sans l'étude préalable du canal de l'urèthre et de la prostate.

Je dois avouer que la description du périnée diffère un peu sur quelques
points dans les divers traités d'anatomie. La description qui me paraît le
plus exacte et sans contredit celle que M. Richet en donne dans son
Traité d'anatomie médico-chirurgicale. Non-seulement elle est la plus
exacte, mais encore elle est présentée avec cette méthode, cette lucidité
qui donnent un cachet particulier à toutes les descriptions de ce savant.
Dans la description qui suit, j'ai adopté la marche qu'a suivie M. Richet
et j'ai complété la description isolée de chaque muscle.

J'engage les élèves à préparer le périnée par la dissection ; mais si, par
une raison quelconque, ils ne peuvent se procurer des cadavres, je crois
qu'ils se serviront avec fruit des belles pièces de M. le docteur Auzoux, qui
a imité avec un grand talent la région périnéale en rapport avec la
description de M. Richet.

On appelle périnée les parties molles qui ferment le détroit inférieur
du bassin. Ces parties molles sont traversées par la partie inférieure
des organes génito-urinaires et du tube digestif. Cette région est divisée
presque naturellement en deux régions plus petites par une ligne
étendue d'un ischion à l'autre, c'est la *ligne bi-ischiatique.* La portion
de périnée qui se trouve en avant constitue la *région périnéale antérieure* ou périnée proprement dit ; l'autre forme la *région périnéale
postérieure* ou région anale.

A. *Région périnéale antérieure.*

Cette région est limitée en arrière, par la ligne bi-ischiatique; sur [le]s côtés par les branches ischio-pubiennes, et en avant par la région [du] scrotum. Lorsqu'on procède à sa dissection, on remarque qu'elle [es]t composée de neuf couches, qui sont les suivantes, en comptant [de]puis la peau jusqu'au péritoine : 1° peau; 2° tissu cellulaire sous-[cu]tané; 3° aponévrose périnéale inférieure; 4° couche musculaire in-[fé]rieure; 5° aponévrose périnéale moyenne; 6° couche musculaire [su]périeure; 7° aponévrose périnéale supérieure; 8° tissu cellulaire [so]us-péritonéal; 9° péritoine.

Si l'on fait abstraction de la peau et du péritoine doublés de leur [tis]su cellulaire sous-jacent, on voit que l'étude du périnée comprend [tro]is aponévroses superposées et séparées les unes des autres par des [co]uches musculaires.

1° Peau. — La peau de la région périnéale antérieure se continue [av]ec celle du scrotum en avant, de l'anus en arrière et des cuisses [su]r les côtés. On y voit sur la ligne médiane le raphé périnéal qui se [co]ntinue avec le raphé du scrotum. Cette peau est brune et présente [qu]elques poils.

2° Tissu cellulaire cutané. — Ce tissu forme deux couches, l'une [su]perficielle aréolaire, l'autre profonde lamelleuse : c'est dans la pre[mi]ère que s'accumule la graisse. La couche lamelleuse est épaisse et [rés]istante sur la ligne médiane, elle forme à ce niveau une bandelette [ét]endue de l'anus au scrotum, sous le nom d'aponévrose *ano-scrotale.* [Le] tissu cellulaire de cette région se continue avec celui des régions [voi]sines.

3° Aponévrose périnéale inférieure. — Cette aponévrose, ap[pel]ée aussi *superficielle*, mince, sépare le tissu cellulaire sous-cutané des [mu]scles superficiels du périnée. Elle est triangulaire; son bord posté[rie]ur arrive à la bi-ischiatique, se continue derrière le muscle trans-[ver]se avec le feuillet inférieur de l'aponévrose périnéale moyenne; ses [bor]ds latéraux s'insèrent sur les branches descendantes du pubis et [desc]endantes de l'ischion. Les deux angles postérieurs de cette aponé[vro]se s'insèrent sur l'ischion, tandis que l'angle antérieur se confond [ave]c l'enveloppe de la verge.

[Il est i]nutile de dire que la face supérieure de l'aponévrose périnale infé[rie]ure envoie des gaînes cellulo-fibreuses aux muscles de la couche [sup]erficielle. Nous avons déjà vu, maintes fois, que tous les muscles [de l']économie sont pourvus de gaînes plus ou moins résistantes.

4° Couche musculaire superficielle. — Lorsqu'on a enlevé [pa]r la dissection l'aponévrose périnéale inférieure, on trouve dans cette région une couche de muscles au nombre de trois de chaque côté de la ligne médiane. Ces trois muscles forment de chaque côté un triangle équilatéral, qui a reçu le nom de *triangle ischio-bulbaire*. Ce sont : en dehors, l'ischio-caverneux ; en arrière, le transverse ; en dedans, le bulbo-caverneux. Chez les sujets bien musclés, on trouve dans le triangle ischio-bulbaire un petit muscle découvert par M. Jarjavay, muscle ischio-bulbaire.

Ischio-caverneux. — Petit muscle allongé, situé à la partie interne des branches ascendante de l'ischion et descendante du pubis. Il s'insère, en arrière, à la tubérosité de l'ischion au-dessous du transverse, et en avant il s'insère sur la racine du corps caverneux à son point de réunion avec celle du côté opposé et sur le ligament suspenseur de la verge.

Il est peu développé et entoure les parties inférieure et interne des racines du corps caverneux.

Il a pour action d'attirer la verge en bas et en arrière et de comprimer les racines des corps caverneux pour chasser vers l'extrémité antérieure des corps caverneux le sang qu'elles contiennent.

Transverse. — Ce muscle est dirigé transversalement. Son épaisseur varie, mais en général il est assez mince. Il s'insère, d'une part, à la face interne de la tubérosité de l'ischion au-dessus de l'ischio-caverneux ; d'autre part, il s'insère en se confondant avec celui du côté opposé sur une intersection fibreuse qui sépare le sphincter externe de l'anus du bulbo-caverneux.

Lorsqu'il se contracte, il tend cette intersection qui devient ainsi le point fixe sur lequel le bulbo-caverneux prend son point d'appui lorsqu'il se contracte.

Bulbo-caverneux. — Ce muscle forme le côté interne du triangle ischio-bulbaire ; il est si bien confondu avec celui du côté opposé que les deux muscles sont inséparables, et qu'on les décrit ordinairement comme un seul muscle.

Il prend son point d'insertion fixe en arrière sur une intersection fibreuse commune à ce muscle, au sphincter externe et aux transverses. De là, ses fibres se portent en avant et s'insèrent sur la face inférieure du bulbe en se rapprochant de la ligne médiane à la manière des barbes d'une plume sur l'axe. Les fibres externes, au lieu de se fixer au bulbe, contournent la racine de la verge et vont s'entre-croiser sur le dos de cet organe. Ces fibres constituent le *muscle de Houston*.

Lorsque ce muscle se contracte, il chasse de l'urèthre les dernières gouttes d'urine et de sperme qui y sont contenues, d'où le nom que lui donnaient les anciens : *accelerator urinæ et seminis*. Il agit aussi dans l'érection en comprimant le bulbe par des mouvements convulsifs. Cette compression du bulbe chasse vers le gland, à travers les aréoles

u tissu spongieux de l'urèthre, le sang que contient son tissu. Chacune
e ces contractions détermine le soulèvement brusque de la verge et la
urgescence du gland.

Ischio-bulbaire. — M. Jarjavay a donné ce nom à des fibres que
on rencontre quelquefois dans le triangle ischio-bulbaire. Elles s'in-
èrent sur la face interne de l'ischion, pour se porter vers le bulbe.

Rapports de ces muscles. — Ces trois muscles forment les trois
ôtés du triangle ischio-bulbaire, dans lequel passe l'artère bulbeuse,
u milieu du tissu cellulo-graisseux de cette région. Ils sont placés
ntre deux aponévroses, l'aponévrose périnéale inférieure, qui se
rouve au-dessous, et l'aponévrose périnéale moyenne, qui se trouve
u-dessus. En outre, le bulbo-caverneux entoure le bulbe; l'ischio-
averneux entoure la racine du corps caverneux; il est situé en de-
ans de la branche ischio-pubienne. Le transverse forme la limite pos-
érieure de la région périnéale antérieure; c'est sur son bord posté-
ieur que se confondent l'aponévrose périnéale inférieure et la
loyenne; il limite en avant l'entrée de l'excavation ischio-rectale.

**5° Aponévrose périnéale moyenne ou ligament de Car-
assonne.** — Très-épaisse et résistante, cette aponévrose a une
orme régulièrement triangulaire. Nous étudierons ses trois bords,
es deux faces et sa structure. Ses bords latéraux s'insèrent sur la
ranche ischio-pubienne, un peu au-dessus de l'aponévrose inférieure.
on bord postérieur correspond à la ligne bi-ischiatique. Nous ver-
ons, avec la structure, comment il se termine. Cette aponévrose, par
on angle antérieur, au lieu de se porter sur la verge comme l'infé-
ieure, se fixe à la symphyse pubienne.

La *face inférieure* de l'aponévrose périnéale moyenne est en rapport
vec les muscles ischio-caverneux, transverse et bulbo-caverneux, avec
e bulbe et le triangle ischio-bulbaire.

Sa *face supérieure* est en rapport, sur la ligne médiane, avec la
rostate, le muscle de Wilson et le plexus de Santorini; et, sur les
ôtés, avec le releveur de l'anus dont elle est, en partie, séparée par
e prolongement antérieur de la fosse ischio-rectale. Sur cette face
upérieure s'insère, de chaque côté de la prostate, l'aponévrose pubio-
ectale ou latérale de la prostate.

Cette aponévrose présente un *orifice* à 2 centimètres ou 2 centi-
nètres 1/2 de la symphyse. C'est par là que passe le canal de l'urè-
hre. Cet orifice correspond à la partie moyenne de la portion mem-
raneuse de ce canal.

La *structure* de l'aponévrose périnéale moyenne mérite une grande
ttention; elle facilite l'étude de cette région très-compliquée. Elle
st formée de deux feuillets, entre lesquels on trouve plusieurs or-

ganes, et ces feuillets présentent les insertions indiquées plus haut.
Seulement ils se comportent, d'une manière toute particulière, au
niveau du bord postérieur de l'aponévrose.

Le feuillet inférieur, qui est placé à la face supérieure du muscle
transverse, passe derrière ce muscle, et descend vers le bord postérieur de l'aponévrose périnéale inférieure, avec laquelle il se confond, de sorte que ces deux aponévroses réunies forment une cage
fibreuse, ouverte en avant, fermée en haut, en bas et en arrière, et
contenant la couche musculaire inférieure.

Le feuillet supérieur, au niveau de la ligne bi-ischiatique, se divise
en trois parties : deux latérales, une médiane. Les parties latérales se
portent, avec le feuillet inférieur, vers l'aponévrose périnéale inférieure, et se confondent avec elle, de la même manière que ce feuillet
inférieur; mais la partie médiane, au lieu de descendre, remonte en
haut et en arrière, et vient se placer entre le rectum et la prostate,
sous le nom d'*aponévrose prostato-péritonéale*.

L'*aponévrose prostato-péritonéale* est donc une dépendance du
feuillet supérieur de l'aponévrose périnéale moyenne. Cette lamelle a
été décrite, pour la première fois, en 1837, par M. le professeur Denonvilliers. Elle forme la partie postérieure de la loge fibreuse prostatique. Ses bords sont peu marqués, et se confondent insensiblement
avec le tissu cellulaire du voisinage. Chez beaucoup de sujets, elle est
réduite à une lame celluleuse. M. Sappey décrit cette lame, comme
formée de tissu musculaire de la vie organique. Je crois qu'en combinant ces deux opinions, on aura la vraie structure de cette aponévrose; c'est une lame cellulo-fibreuse, contenant une grande quantité
de fibres musculaires de la vie organique, décrites dans cette région
par M. Rouget.

Dans l'épaisseur de l'aponévrose moyenne, c'est-à-dire entre les
deux feuillets, on trouve plusieurs organes : le muscle de Guthrie, les
glandes de Méry ou de Cooper, l'artère honteuse interne, et des veines
nombreuses.

Le *muscle de Guthrie* ou *ischio-uréthral*, ou *transverse profond* de
Cruveilhier, est un muscle rayonné, formé de quelques fibres qui
partent de la symphyse pubienne et de la branche descendante du
pubis, pour se fixer à la portion membraneuse de l'urèthre qui traverse l'aponévrose. Ce muscle, placé entre les deux feuillets de cette
aponévrose, dilate le canal de l'urèthre.

Les *glandes de Méry* ou *de Cooper*, ou *bulbo-uréthrales*, bien décrites, en 1849, par M. Gubler. dans sa thèse inaugurale, sont deux
petites glandes en grappe composée, de la grosseur d'un pois; on les
trouve dans le périnée entre les deux feuillets qui constituent le *ligament de Carcassonne* ou aponévrose moyenne du périnée. Elles sont
placées en arrière du bulbe; elles donnent naissance à un mince con-

iit excréteur qui va s'ouvrir sur la paroi inférieure de l'urèthre, à ie distance plus ou moins considérable, presque toujours en avant du *rumontanum*.

L'artère honteuse interne est située entre les deux feuillets du ligaent de Carcassonne, contre la branche ischio-pubienne (*V.* Vaisseaux nerfs).

Des *veines* nombreuses cheminent entre ces deux feuillets. Elles nt adhérentes à l'un et à l'autre. Elles cheminent irrégulièrement ns l'épaisseur de cette aponévrose, en s'anastomosant. Ces veines nt se continuer autour du col de la vessie avec le plexus veineux sico-prostatique. Elles augmentent considérablement de volume, à ssure qu'on avance en âge.

6° Couche musculaire supérieure. — Cette couche, dans puelle se trouve la prostate, est formée par trois muscles : le musc'e Wilson, sur la ligne médiane; et le releveur de l'anus, de chaque é. Ces muscles sont isolés les uns des autres par deux cloisons névrotiques, dont l'étude se rattache à la description de l'aponé-se supérieure. Un mot, d'abord, de la prostate.

Cette glande, qui a été décrite avec le canal de l'urèthre, repose sur ponévrose périnéale moyenne. Elle est située dans une cavité feriе de toutes parts, et à laquelle on peut considérer six parois. La 'oi inférieure est formée par le ligament de Carcassonne, ou aponé-se moyenne du périnée; la supérieure est formée par une dépennce de l'aponévrose supérieure, ou pour mieux dire par les liga-ents antérieurs de la vessie; les parois latérales sont formées par ponévrose pubio-rectale ou latérale de la prostate, qui sépare la glande releveur de l'anus; la paroi antérieure est formée par la symphyse bienne et une partie du pubis; la paroi postérieure est formée par ponévrose prostato-péritonéale qui sépare cette glande du rectum. toutes ces parois, cinq sont immédiatement appliquées sur la glande, ntérieure seule en est un peu éloignée, de sorte que la loge prostaue présente en avant de la glande une cavité entre le sommet de la nde et le pubis. C'est dans cette cavité qu'on trouve le muscle de lson, le plexus de Santorini, et l'origine de la portion membra-se de l'urèthre.

Muscle de Wilson. — Le muscle de Wilson est décrit différemment 'les auteurs. Disons d'abord que c'est un muscle de la vie orga-que. M. Sappey l'a étudié avec soin, et il s'est aidé du microscope, réactifs chimiques et de la dissection. Ce muscle est composé de sceaux musculaires entre-croisés dans tous les sens. Ces faisceaux, iés dans la partie antérieure de la cage prostatique, adhèrent à la nphyse et aux parois latérales, supérieure et inférieure de cette 'e, de même qu'à la portion membraneuse de l'urèthre. Les veines du plexus de Santorini sont situées dans l'épaisseur de cette masse musculaire. Contrairement à ce que disent les auteurs, M. Sappey affirme que ce muscle n'envoie aucun faisceau autour du canal de l'urèthre, attendu qu'autour de ce canal on trouve seulement des fibres striées.

Muscle du releveur de l'anus. — Le muscle releveur de l'anus est assez généralement mal compris des élèves, et je crois que la difficulté de son étude contribue considérablement à la difficulté apparente de l'étude du périnée.

Ce muscle, dont il importe de donner une description complète, est situé au-dessus de l'aponévrose moyenne, au-dessous de l'aponévrose supérieure.

Forme. — Il est aplati et large. Lorsqu'on l'examine du côté de la cavité pelvienne avec celui du côté opposé, ils forment une concavité supérieure, qui a une certaine analogie avec la concavité du dia-phragme, qui regarde en sens opposé.

Insertions. — Les insertions fixes de ce muscle se font à une corde fibreuse, étendue du corps du pubis à l'épine sciatique, et appliquée contre le muscle obturateur interne. On peut dire encore que cette corde fibreuse n'est qu'un épaississement de l'aponévrose qui recouvre la face interne de l'obturateur. Les insertions mobiles se font aux environs de l'anus, de la façon suivante. Les unes se continuent avec les fibres longitudinales du rectum ; d'autres s'entre-croisent avec celles du sphincter externe, et se fixent à la face profonde de la peau de la marge de l'anus ; d'autres, enfin, se confondent avec les fibres du sphincter et du transverse, et rendent la dissection de cette région extrêmement difficile.

Direction. — Considéré dans son ensemble, le muscle releveur de l'anus est dirigé de haut en bas et de dehors en dedans, de sorte que son insertion fixe est placée sur un point beaucoup plus élevé que l'insertion mobile. Considérées séparément, les fibres de ses diverses portions présentent une direction différente. Les antérieures, venues du pubis et de son voisinage, se portent directement en arrière, et glissent sur les parties latérales de la prostate, sans y prendre inser-tion. Les moyennes se dirigent obliquement en bas, en arrière et en dedans. Les postérieures, parties de l'épine sciatique et de son voisi-nage, sont transversales. Toutes ces fibres se portent vers le rectum et s'y comportent comme je viens de le dire.

Rapports. — Ce muscle a deux faces et trois bords. Il est très-étendu, et occupe les deux régions, périnéale antérieure et périnéale postérieure, de sorte que si les deux régions sont naturellement sépa-rées dans ces plans inférieurs, elles cessent de l'être ici. La face supérieure de ce muscle, concave, est en rapport avec l'aponévrose périnéale supérieure ; sa face inférieure est en rapport avec l'aponévrose moyenne du périnée en avant, et avec le tissu cellulo-graisseux de la fosse ischio-rectale en arrière. Mais nous savons, d'après ses insertions, que cette aponévrose est transversale, tandis que ce muscle est oblique en bas et en dedans. Aussi existe-t-il, entre ce muscle et le ligament de Carcassonne, un espace qui s'étend à toute la face inférieure du muscle ; cet espace, rempli de tissu cellulo-graisseux, est un prolongement antérieur de la fosse ischio-rectale. Le bord externe de ce muscle est en rapport avec le pubis, l'épine sciatique et la face interne de l'obturateur interne. Son bord interne, étendu du pubis au rectum, est en rapport avec la prostate, dont le sépare l'aponévrose pubio-rectale. Son bord postérieur transversal, étendu de l'épine sciatique au rectum, est parallèle au bord antérieur du muscle ischio-coccygien, qui semble continuer en arrière le releveur de l'anus.

Action. — Le releveur de l'anus tend à rapprocher ses insertions mobiles de ses insertions fixes. Il soulève l'anus en même temps qu'il tend à le dilater. Il agit donc dans la défécation. Il agit aussi dans tous les efforts, en diminuant sa concavité supérieure et en rétrécissant d'autant la cavité abdominale. A ce point de vue, on peut le considérer comme un petit muscle diaphragme.

7° Aponévrose périnéale supérieure. — Appelée aussi *aponévrose périnéale profonde* ou *aponévrose pelvienne*, ce feuillet aponévrotique est disposé comme il suit. D'abord, il faut dire qu'il n'est pas limité à la région périnéale antérieure, et qu'il s'étend en arrière comme le releveur de l'anus. Cette aponévrose occupe une étendue plus grande que le périnée, elle est plus étendue même que la face supérieure du releveur de l'anus, voici sa description ; ce n'est pas, à proprement parler une aponévrose distincte, mais bien la réunion d'un certain nombre de feuillets aponévrotiques. En un mot, elle est formée par la réunion des lames cellulo-fibreuses qui recouvrent la face pelvienne des muscles situés dans le petit bassin, c'est-à-dire du pyramidal, de l'obturateur interne, du releveur de l'anus et de l'ischio-coccygien. Toutes ces aponévroses qui ont les mêmes insertions osseuses que les muscles, se portent vers le périnée, et se confondent pour former un seul feuillet. Il s'agit maintenant de savoir comment cette aponévrose se comporte sur la ligne médiane et de connaître ses rapports.

Sur la ligne médiane, elle rencontre le rectum et la prostate. Au niveau du rectum, elle se perd sur les parois de ce conduit. En arrière du rectum, elle est continue et devient celluleuse à ce niveau. Au niveau de la prostate et jusqu'au pubis, cette aponévrose se comporte de la façon suivante : au lieu de se fixer à la prostate et de se continuer en avant d'un côté à l'autre, elle descend entre la prostate et le bord interne du releveur de l'anus pour s'insérer sur la face supérieure du ligament de Carcassonne, et c'est précisément cette portion qu'on appelle *aponévrose pubio-rectale.*

Décrite par M. Denonvilliers, en 1837, en même temps que l'aponévrose prostato-péritonéale, l'aponévrose pubio-rectale s'étend du pubis au rectum. Elle est un peu concave en dehors pour se mouler sur les fibres du releveur de l'anus. On considère 2 faces, 2 bords et deux extrémités à *l'aponévrose pubio-rectale* ou *latérale de la prostate.* La face interne un peu convexe est en rapport avec la face latérale de la prostate, plexus de Santorini et le muscle de Wilson, elle forme la paroi latérale de la loge prostatique. La face externe, concave, est en rapport avec le releveur de l'anus. Son bord supérieur se continue avec la portion d'aponévrose qui recouvre la face supérieure du releveur de l'anus. Son bord inférieur s'insère sur la face supérieure du ligament de Carcassonne, son extrémité antérieure est fixée au pubis, et son extrémité postérieure se confond avec les parois du rectum. En résumé, ce petit feuillet aponévrotique divise en 3 loges la couche musculaire profonde ou supérieure, la loge médiane où est contenu le muscle de Wilson, avec le plexus de Santorini et la prostate, et les loges latérales dans lesquelles sont contenus les muscles releveurs de l'anus.

De même que l'aponévrose prostato-péritonéale, celle-ci est considérée par M. Sappey, comme une lame musculaire. La vérité est qu'elle est fibreuse et musculaire à la fois.

Que devient cette aponévrose entre les deux releveurs de l'anus en arrière du pubis?

Nous venons de voir l'aponévrose périnéale supérieure s'incliner au niveau du bord interne du releveur de l'anus. La loge prostatique va donc rester ouverte par son côté supérieur? Non, cette loge est fermée par un feuillet fibreux, mais ne dépendant pas de l'aponévrose. Ce feuillet étendu du col de la vessie au pubis, se confond à droite et à gauche avec l'aponévrose périnéale supérieure, il est recouvert en haut par le péritoine, et en bas il est en rapport avec la loge prostatique. Il présente au milieu quelques petits orifices pour laisser passer des veines. Eh bien, ce feuillet fibreux formé de deux faisceaux parallèles et connu sous le nom de *ligaments antérieurs de la vessie,* ne sont autre chose, ainsi que l'a démontré M. Sappey, que les tendons antérieurs de fibres longitudinales de la vessie.

En résumé, l'aponévrose périnéale supérieure, formée par la réunion des aponévroses des muscles contenus dans le petit bassin, a la forme d'une coupe à concavité supérieure. Le bord de cette coupe s'insère sur les os du bassin aux mêmes points que les muscles, la face supérieure concave est recouverte par le péritoine et la face inférieure convexe recouvre les muscles du petit bassin, releveur de l'anus, ischio-coccygien, pyramidal, obturateur interne. Près de la ligne médiane, au niveau du bord interne du releveur de l'anus, elle s'insère sur le ligament de Carcassonne pour former l'aponévrose pubio-rectale. Au niveau de la ligne médiane même elle manque, et les ligaments antérieurs de la vessie, qui semblent se continuer avec elle complètent à ce niveau ce plan fibreux.

8° Tissu cellulaire sous-péritonéal. — Ce tissu est assez abondant, il se continue en haut avec celui des fosses iliaques; on y trouve des fibres musculaires de la vie organique (Rouget).

9° Péritoine (*voy*. Péritoine, Vessie, Rectum).

Résumons ces détails. On sait que la région périnéale antérieure est formée par une série de couches superposées. Dans cette région triangulaire, limitée par la ligne bi-ischiatique et par les branches ischio-pubiennes, nous avons vu en allant de bas en haut.

1° La *peau*, colorée, et présentant le raphé périnéal.

2° Le *tissu cellulaire sous-cutané*, divisé en deux couches et présentant à la couche profonde l'aponévrose ano-scrotale.

3° L'*aponévrose périnéale inférieure* se continuant avec l'enveloppe de la verge en avant et avec le feuillet inférieur de l'aponévrose moyenne en arrière, au niveau du bord postérieur du transverse.

4° La *couche musculaire superficielle* ou *inférieure* formée de chaque côté de la ligne médiane par les muscles transverse, bulbo-caverneux, ischio-caverneux et ischio-bulbaire quand il existe.

5° L'*aponévrose périnéale moyenne* ou *ligament de Carcassonne* triangulaire, séparant les deux couches musculaires et entre les deux feuillets qui la constituent, le muscle de Guthrie, les glandes de Méry, l'artère honteuse interne et des veines nombreuses. Cette aponévrose qui est traversée à sa partie antérieure par l'urèthre, présente en arrière une séparation des deux feuillets, le feuillet inférieur et les parties latérales du feuillet supérieur se continuent derrière le muscle transverse avec l'aponévrose périnéale inférieure, tandis que la partie moyenne du feuillet supérieur se porte en haut et en arrière pour former l'aponévrose prostato-péritonéale.

6° La *couche musculaire supérieure* ou *profonde* formée par le muscle de Wilson et le releveur de l'anus.

7° L'*aponévrose périnéale supérieure* ou *profonde* ou *pelvienne* formée par les feuillets aponévrotiques des muscles contenus dans le petit bassin, et sa dépendance l'aponévrose pubio-rectale.

8° Le *tissu cellulaire sous-péritonéal*.

9° Le *péritoine*.

Étudions maintenant la région périnéale postérieure, puis nous examinerons les vaisseaux et nerfs de ces deux régions.

B. *Région périnéale postérieure.*

La région périnéale postérieure ou anale comprend toute la portion
du périnée située en arrière de la ligne bi-ischiatique. Elle est limitée
en avant par cette ligne, sur les côtés par le bord inférieur du grand
fessier et en arrière par le coccyx. Nous trouvons au milieu de cette
région l'anus et le rectum, et de chaque côté la fosse ischio-rectale.

La **peau** de cette région est fine et présente quelques poils aux environs de l'anus chez l'homme. Vers cet orifice on voit aussi des plis
rayonnés qui sont déterminés par l'adhérence des fibres musculaires
du sphincter, du releveur de l'anus et du rectum à la peau. Au même
niveau, on trouve la peau toujours humide, et cette humidité est due à
la présence de nombreuses glandes qui sécrètent un liquide âcre et
odorant. La peau se déprime au niveau de l'anus et pénètre dans le
rectum à une hauteur d'un centimètre environ avant de se continuer
avec la muqueuse.

La **couche sous-cutanée** se divise en deux plans. Le plan superficiel formé d'un tissu cellulaire lamelleux disparaît presque complètement autour de l'anus où les fibres musculaires de cette région
s'implantent en partie sur la peau. Le plan profond, moins lamelleux,
n'existe pas autour de l'anus, mais de chaque côté du rectum, ce tissu
chargé de graisse remonte à une très-grande hauteur pour combler
une large cavité située entre le rectum et l'ischion, c'est le creux
ischio-rectal.

Plus profondément nous trouvons une couche musculaire formée
par le sphincter externe au milieu, et par le releveur de l'anus et
l'ischio-coccygien sur les côtés.

Sphincter externe. — Ce muscle est situé dans la région anale,
autour de l'extrémité inférieure du rectum qu'il embrasse.

Il s'insère en arrière sur une ligne fibreuse étendue de la pointe du
coccyx à l'anus. Parties de ce point, ses fibres décrivent des courbes
autour de l'extrémité inférieure du rectum et vont s'insérer en avant
sur une intersection fibreuse qui est commune au sphincter, aux
transverses et au bulbo-caverneux. Quelques fibres se fixent aussi à la
face profonde de la peau de cette région.

Ce muscle s'entre-croise avec les fibres du releveur de l'anus et avec
quelques fibres longitudinales du rectum. Sa face externe est en rapport avec le tissu cellulo-graisseux de la fosse ischio-rectale. Sa face
interne est en rapport avec le rectum et le sphincter interne qu'elle
déborde vers son bord inférieur de 4 à 5 millimètres.

Il sert par sa tonicité à maintenir l'occlusion de l'anus, et par ses contractions pendant la défécation il divise les matières fécales. Enfin il se contracte pendant l'érection et pendant l'éjaculation, pour fournir un point d'appui au bulbo-caverneux.

Sur les côtés de ce muscle, après avoir enlevé le tissu cellulo-graisseux abondant qui s'y trouve, on rencontre le releveur de l'anus et l'ischio-coccygien. Le premier a déjà été étudié.

Ischio-coccygien. — Petit muscle triangulaire, aplati, situé sur la paroi interne de la fosse ischio-rectale.

Il s'insère par son sommet à la face interne de l'épine sciatique et du petit ligament sacro-sciatique. De ce point les fibres divergent et se portent sur le bord du coccyx et le sommet du sacrum.

La face supérieure de ce muscle est en rapport avec l'aponévrose périnéale supérieure. La face inférieure forme une partie de la paroi inférne de la fosse ischio-rectale. Son bord antérieur est contigu au bord postérieur du releveur. Son bord postérieur est parallèle au pyramidal. Il semble former avec le releveur un seul plan musculeux.

Il a pour usage de relever le coccyx lorsqu'il a été abaissé.

Au-dessus de ce muscle, c'est-à-dire plus profondément, on trouve l'aponévrose périnéale profonde, le tissu cellulaire sous-péritonéal et le péritoine. L'aponévrose à son niveau se continue derrière le rectum ; elle est formée, comme nous l'avons déjà vu, par la réunion des feuillets aponévrotiques qui recouvrent les muscles pyramidal, obturateur interne, releveur de l'anus et ischio-coccygien. Le tissu cellulaire sous-péritonéal est assez abondant à ce niveau, il se continue avec celui de la région périnéale antérieure et avec celui des fosses iliaques. C'est là que fusent quelquefois les abcès de la fosse iliaque, les abcès par congestion même, pour s'ouvrir dans le rectum ou bien dans la fosse ischio-rectale, après avoir traversé l'aponévrose et le muscle ischio-coccygien. L'espace celluleux qui sépare l'aponévrose du péritoine au niveau du rectum est décrit par M. Richet, sous le nom d'espace *pelvi-rectal supérieur*, par rapport à l'inférieur ou fosse ischio-rectale. Le péritoine forme le plan le plus profond, il se réfléchit sur le rectum et la vessie.

On voit dans cette région que la limite entre les deux régions périnéales n'est pas bien tranchée vers les parties profondes.

En étudiant cette région, nous avons vu sur les côtés du rectum une cavité remplie de tissu cellulo-graisseux. Cette cavité est d'une trop grande importance pour que nous n'y revenions pas. Son étude, du reste, complétera celle du périnée.

Cette cavité est connue sous le nom de *fosse ischio-rectale, creux ischio-rectal.*

La fosse ischio-rectale est un espace profond, situé de chaque côté du rectum entre le rectum et la face interne de l'ischion. A l'état normal, elle est comblée par du tissu cellulo-graisseux, mais lorsque par la dissection elle a été débarrassée de ce tissu, elle se présente sous la forme d'une cavité qui présente une ouverture inférieure regardant la peau, un cul-de-sac supérieur ou fond, deux parois interne et externe et deux extrémités antérieure et postérieure.

L'*orifice* est limité par le sphincter externe de l'anus en dedans, par l'ischion en dehors, par le bord postérieur du muscle transverse en avant, par le bord inférieur du grand fessier et le grand ligament sacro-sciatique en arrière.

Le *fond* n'est pas situé directement au-dessus de l'orifice, il est placé sur la paroi externe et formé par l'insertion du bord supérieur du releveur sur l'obturateur interne.

La *paroi externe* est formée par la face interne de l'ischion et par l'obturateur interne qui recouvre cet os. Une aponévrose recouvre le muscle et le sépare du tissu cellulaire qui remplit la cavité; l'artère honteuse interne est appliquée contre l'ischion et l'obturateur dans un dédoublement de cette aponévrose. La paroi externe est verticale.

La *paroi interne* est formée par la face inférieure des muscles releveur de l'anus et ischio-coccygien, et par le sphincter externe de l'anus.

La paroi externe est immobile, tandis que la paroi interne change d'aspect selon que le muscle releveur de l'anus est relâché ou contracté. Lorsque ce muscle se contracte, la paroi interne se raccourcit, elle se tend; lorsqu'il est à l'état de repos, elle s'allonge et se rapproche un peu de la paroi externe.

L'*extrémité antérieure* de cette cavité est un espace situé au-dessus du transverse et de l'aponévrose moyenne, au-dessous du releveur de l'anus. Ce prolongement de la fosse ischio-rectale se prolonge assez loin en avant, et il est rempli aussi par le tissu cellulo-graisseux de cette fosse qui s'y introduit.

L'*extrémité postérieure* est un petit cul-de-sac au-dessus du bord inférieur du grand fessier.

Vaisseaux et nerfs du périnée.

Les *artères* des régions périnéales antérieure et postérieure viennent de la honteuse interne, branche de terminaison de l'hypogastrique. Cette artère sort du bassin par la grande échancrure sciatique et passe derrière l'épine sciatique qu'elle contourne pour rentrer dans le bassin par la petite échancrure. Elle s'applique ensuite à la face interne de l'ischion et du muscle obturateur interne, dans un dédoublement de l'aponévrose qui recouvre ce muscle, à trois centimètres et demi environ du bord inférieur de l'ischion. Puis cette artère se porte en avant, située à la face interne de la branche ischio-pubienne entre les deux

feuillets de l'aponévrose périnéale moyenne. Arrivée près de la symphyse, elle se bifurque en dorsale de la verge et caverneuse.

Dans son trajet, cette artère donne plusieurs branches *hémorrhoïdales inférieures*, qui traversent le tissu cellulaire de la fosse ischio-
rectale pour se terminer dans la partie inférieure du rectum. Vers le
muscle transverse, elle fournit l'*artère périnéale superficielle*, qui
descend en arrière du muscle transverse et qui se porte à la peau de
la région périnéale antérieure et de la partie postérieure des bourses.
Un peu plus loin, elle fournit l'*artère bulbeuse* ou *transverse* du périnée. Cette branche se porte au bulbe en traversant le triangle ischio-
bulbaire.

Indépendamment de ces artères, le périnée dans ses couches supérieures ou profondes reçoit des branches de la vésicale.

Les *veines* de la région périnéale antérieure se divisent en deux
groupes ; les unes se portent vers la honteuse interne qui accompagne
l'artère du même nom pour se jeter dans la veine hypogastrique. Les
autres sont situées en arrière de la symphyse. Elles reçoivent les veines
des corps caverneux, du gland, du bulbe, et constituent le plexus de
Santorini ; plexus, qui se prolonge vers le col de la vessie et la prostate
pour former le plexus veineux vésico-prostatique. Les veines de la région anale sont nombreuses ; les unes vont se jeter dans la honteuse
interne, mais le plus grand nombre gagne les parois du rectum pour
former l'origine de la veine porte.

Les *lymphatiques* superficiels se rendent dans les ganglions inguinaux. Les profonds se jettent dans les ganglions pelviens et lombaires.

Les *nerfs* sont fournis par le nerf honteux interne. Après avoir pris
naissance sur le plexus sacré, le honteux interne se porte en avant et
en bas sur la face interne de l'ischion avec l'artère honteuse interne.
A ce niveau, il se divise en deux branches, l'une inférieure ou périnéale,
l'autre supérieure ou dorsale de la verge. La *branche périnéale* se divise en un grand nombre de rameaux, qui se distribuent à la peau du
périnée, de la partie supérieure de la cuisse, du scrotum et de la face
inférieure de la verge, à la muqueuse de l'urèthre et aux muscles
sphincter externe de l'anus, bulbo-caverneux, ischio-caverneux et
transverse. La *branche dorsale* de la verge continue le trajet primitif
du nerf et se porte dans le sillon dorsal des corps caverneux qu'elle suit
jusqu'au gland, à la muqueuse duquel le nerf se distribue. Il donne,
chemin faisant, des rameaux à la peau des parties supérieure et latérale de la verge, de même qu'au prépuce.

CHAPITRE XX

APPAREIL GÉNITAL DE LA FEMME

L'appareil génital de la femme est un appareil de sécrétion ; l'ovaire représente l'*organe sécréteur*, la trompe de Fallope, le *conduit vecteur*, l'utérus, le *réservoir* et le vagin le *canal excréteur*. Le produit est le fœtus. Cette division si rationnelle qu'elle soit, ne se prête pas à une étude facile de l'appareil dans lequel plusieurs organes ne trouveraient pas leur place. A la manière de quelques anatomistes, je préfère la méthode qui consiste à étudier séparément les organes génitaux externes et les organes génitaux internes.

ARTICLE PREMIER

ORGANES GÉNITAUX EXTERNES OU VULVE.

L'ensemble de ces organes constitue la vulve ou le vestibule du vagin. On y trouve sur la ligne médiane et de haut en bas, le pénil ou mont de Vénus, le clitoris, le vestibule de la vulve, le méat urinaire, l'orifice du vagin et la membrane hymen, et la fosse naviculaire. Toutes ces parties médianes sont recouvertes et protégées par deux replis de chaque côté, l'un interne muqueux que forme la petite lèvre, l'autre externe muqueux et cutané qui constitue la grande lèvre. C'est dans cet ordre que nous étudierons toutes ces parties.

§ Ier. Pénil ou mont de Vénus.

On donne ce nom à cette saillie arrondie, située au-devant du pubis, au-dessus des grandes lèvres et couverte de poils abondants.

§ II. Clitoris.

Le clitoris est un petit organe érectile *situé* à la partie supérieure du vestibule de la vulve, à l'extrémité des petites lèvres.

Sa *forme* est variable. Ordinairement il ressemble à un cône à sommet libre. On l'a vu quelquefois bifide (Dolbeau). Dans presque tous les cas, il présente à sa face inférieure un sillon médian étendu de la base au sommet.

Sa *longueur* est en général de 3 à 4 millimètres à l'état de repos et de 8 à 10 millim, lorsqu'il est en érection. On trouve quelquefois des clitoris rudimentaires, comme aussi on en trouve de trèsvolumineux qui simulent un petit pénis. Ce sont des cas de ce genre qu'on a souvent pris pour de l'hermaphrodisme.

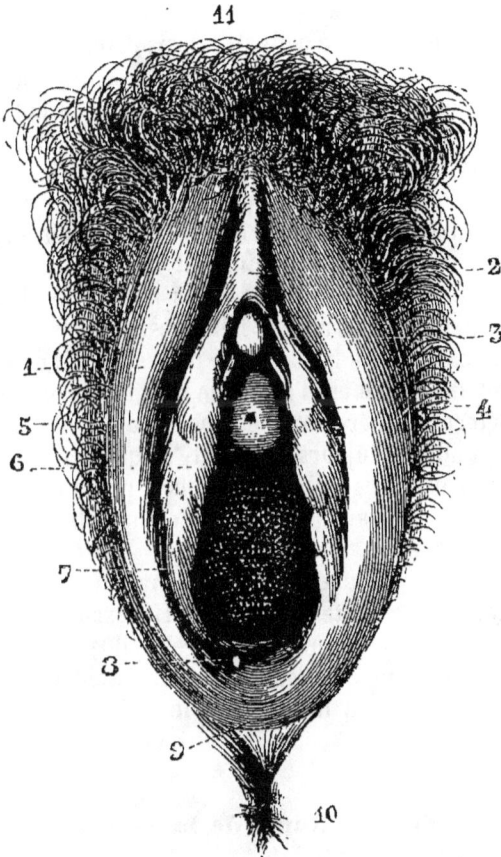

Fig. 125. — Vulve.

1. Grande lèvre. — 2. Extrémité supérieure des petites lèvres. — 3. Clitoris. — 4. Vestibule. — 5. Méat urinaire. — 6. Orifice du vagin. — 7. Membrane hymen. 8. Fosse naviculaire. — 9. Fourchette de la vulve. — 10. Anus. — 11. Mont de Vénus.

Sa *direction* est antéro-postérieure, mais lorsqu'il est en érection sa pointe est déviée en bas, comme pour se présenter à la face dorsale du pénis et s'exposer plus directement à ses frottements.

Ses *rapports* sont les suivants : il est placé à la partie supérieure du vestibule de la vulve, et protégé par les grandes lèvres qu'il faut écarter pour l'apercevoir. Sa partie supérieure à l'état de repos, est presque complétement recouverte par un repli des petites lèvres qu'on appelle prépuce. La partie inférieure est confondue en partie avec la branche inférieure de bifurcation des petites lèvres.

A l'état d'érection, le clitoris proémine en avant et se découvre en laissant le prépuce à sa base.

Sa *structure* est identique à celle des corps caverneux chez l'homme. Il présente comme eux deux corps caverneux et une cloison médiane incomplète. Comme eux, il a deux racines qui s'insèrent à la face interne de la branche ascendante de l'ischion. Comme eux, au niveau du point où les deux racines se réunissent, il présente un ligament suspenseur élastique qui va se fixer à la partie inférieure et antérieure de la symphyse pubienne ; comme eux, il est formé d'une enveloppe fibreuse, et de trabécules musculaires qui limitent des aréoles communiquant toutes entre elles. De même que les corps caverneux, le clitoris présente dans son épaisseur des artères hélicines.

Usages. — Le clitoris est la partie la plus sensible de l'appareil génital. A ce point de vue, il est l'analogue du gland chez l'homme. Son excitation en détermine l'érection, et ensuite un éréthisme général du système nerveux allant toujours croissant, jusqu'à un certain moment de paroxysme qui est brusquement remplacé par une détente, par un affaissement de tout l'organisme, détente comparable à celle qui suit l'éjaculation chez l'homme.

Selon M. Sappey, le prépuce du clitoris serait le siége spécial de la sensibilité de cet organe. Cette assertion mérite examen.

De petites glandes sébacées, analogues à celles du prépuce de l'homme, sont situés dans l'épaisseur du prépuce et fournissent une matière odorante analogue à celle que fournissent les glandes de Tyson chez l'homme.

§ III. Vestibule de la vulve.

On appelle ainsi une surface triangulaire d'une étendue de deux centimètres environ. Cette surface est limitée en haut par le clitoris, en bas par le méat urinaire et de chaque côté par les petites lèvres qu'il faut écarter pour l'apercevoir. Cette surface est plane et pourvue de petites papilles.

§ IV. Méat urinaire.

Le méat urinaire est un orifice arrondi de 3 à 4 millim. de large et très-dilatable. Il est situé au-dessous du vestibule et au-dessus de l'orifice du vagin. Au-dessous de lui se trouve un tubercule muqueux formé par l'extrémité antérieure de la colonne de la paroi supérieure du vagin. Un intervalle de 4 à 6 millim. le sépare de ce tubercule. En se rappelant ces rapports, il est assez facile d'introduire une sonde dans l'urèthre de la femme sans la découvrir. Pour cela il suffit, avec la pulpe de l'index gauche, de chercher le tubercule signalé ainsi que la petite surface qui est au-dessus et d'introduire immédiatement au-dessus le bec de la sonde qui pénètre ordinairement dans le canal. Cette opération n'est pas toujours facile, car il arrive fréquemment que le méat urinaire est dévié, et qu'au lieu de s'ouvrir en avant dans la vulve, il s'ouvre à la paroi supérieure du vagin. Cette déviation s'observe surtout pendant la grossesse, et quelquefois lorsque l'utérus est à l'état de vacuité chez les femmes qui ont eu un grand nombre d'enfants.

§ V. Orifice du vagin et membrane hymen (*voy*. VAGIN).

§ VI. Fosse naviculaire.

On donne ce nom à une dépression située entre l'orifice vaginal et la fourchette de la vulve. Cette dépression, qui disparaît quelquefois par déchirement après l'accouchement, est devenue dans certains cas le réceptacle du pénis pendant le coït. On a vu, en effet, des femmes dont l'orifice vaginal était complétement obturé, pratiquer le coït pendant plusieurs années et présenter une fosse naviculaire qui avait acquis par l'usage une profondeur de plusieurs centimètres.

§ VII. Petites lèvres.

Les *petites lèvres* ou *nymphes* sont deux replis muqueux, minces, situés à la face interne des grandes lèvres de chaque côté des organes situés sur la ligne médiane.

Ces replis très-minces ont ordinairement une hauteur de 3 à 4 millim. qui peut acquérir 2 à 4 centim. chez les femmes qui s'adonnent à la masturbation. Le *tablier des Hottentotes* n'est autre chose qu'un prolongement de ces replis muqueux qui peut acquérir presque 15 ou 18 centim. de longueur chez quelques peuplades de l'Afrique.

Les petites lèvres sont dirigées verticalement; leur extrémité inférieure se perd insensiblement sur les parois de la vulve; leur extrémité supérieure se divise en deux portions, dont l'une, supérieure, va se confondre avec celle du côté opposé en passant sur le clitoris auquel elle forme un capuchon ou prépuce, tandis que l'autre, inférieure, va s'insérer à la face inférieure du clitoris pour se confondre avec lui.

Ces replis muqueux ne possèdent aucun poil, ils contiennent un grand nombre de glandes sébacées et leur surface est parsemée de papilles nombreuses, qui lui donnent une exquise sensibilité.

§ VIII. Grandes lèvres.

On donne ce nom à deux saillies verticales étendues du pénil à la fourchette de la vulve et rapprochées de telle sorte qu'elles dérobent à la vue toutes les autres parties de la vulve. Une vulve bien conformée, présente seulement une fente verticale entre les deux grandes lèvres. La masturbation, les accouchements répétés, les inflammations de cette région déforment souvent la vulve et permettent d'apercevoir les petites lèvres.

Les grandes lèvres présentent une face externe cutanée, couverte de poils à la partie supérieure, une face interne muqueuse, dépourvue de poils et en contact avec la face interne de la grande lèvre du côté opposé, un bord libre parallèle à celui du côté opposé, un bord adhérent plus épais que le bord libre, une extrémité supérieure qui se perd insensiblement sur les côtés du clitoris, au-dessous du pénil, et une extrémité inférieure qui se réunit à celle du côté opposé en formant un repli à concavité supérieure. Ce repli constitue la *fourchette de la vulve*; il limite la partie inférieure de la fosse naviculaire. Dans la *structure* des grandes lèvres, on remarque : 1° du côté de la peau une grande quantité de pigment qui lui donne une couleur brun-foncé, des bulbes pileux, des glandes sébacées et des glandes sudoripares très-marquées; 2° dans l'épaisseur de ce repli, la présence d'un appareil élastique analogue à celui que nous avons vu dans les bourses; cet appareil a été décrit par M. Sappey. Tout le monde sait que M. Broca a décrit un sac dartoïque dans la grande lèvre, analogue au dartos. Ce *sac dartoïque* de M. Broca a fait son temps, il est remplacé par le *sac élastique* de M. Sappey. En effet, il ne présente que des fibres élastiques, tandis que le sac dartoïque devrait être formé presque uniquement de fibres musculaires. Ce sac élastique situé dans l'épaisseur de la grande lèvre a une grosse extrémité qui regarde en bas et une petite qui regarde en haut. La cavité de ce sac est remplie d'un tissu graisseux qui donne à la grande lèvre sa fermeté.

Ce sac élastique de même que le ligament suspenseur du clitoris est un prolongement des lames élastiques nombreuses qui descendent du pubis et de la symphyse et qui sont entremêlées de tissu cellulo-adipeux.

ARTICLE II

ORGANES GÉNITAUX INTERNES

Pour l'étude de ces organes, nous procéderons de l'extérieur vers l'intérieur, et nous étudierons : 1° le vagin ; 2° l'utérus ; 3° les annexes de l'utérus, qui sont l'ovaire, la trompe et le ligament rond, y compris un repli du péritoine, qui a reçu le nom de ligament large.

§ Ier. Vagin et urèthre.

Le vagin est un conduit membraneux, destiné à recevoir le pénis pendant l'acte du coït. Nous étudierons sa forme, sa longueur, son élasticité, ses parois, ses extrémités, ses rapports et sa structure.

Direction. — Il est dirigé de haut en bas et d'arrière en avant. Il décrit dans cette direction une courbe à concavité antérieure.

Forme. — Le vagin est aplati de haut en bas, et ses parois sont appliquées l'une contre l'autre, ce dont on s'assure facilement, en plongeant les regards dans un spéculum, au moment où on l'introduit dans le vagin. Vers son extrémité postérieure, ses deux parois sont séparées par le col utérin.

Longueur. — Les auteurs ne sont pas d'accord à ce sujet. En général, on dit que le vagin présente une longueur de 12 centimètres. M. Sappey indique, de l'ouverture vers la partie la plus reculée, une longueur de 9 centimètres 1/2.

Élasticité. — Ce conduit, étant élastique, s'allonge facilement, et s'élargit surtout considérablement, soit pendant l'accouchement, soit lorsqu'on pratique le tamponnement, et il faut remarquer que le fond est la partie la plus dilatable, tandis que l'orifice antérieur l'est fort peu. On s'aperçoit facilement de cette disposition, lorsqu'on a introduit un spéculum bivalve. L'orifice antérieur du vagin s'applique sur la partie arrondie du spéculum, tandis que les deux valves peuvent subir un écartement très-considérable dans le fond du vagin, sans provoquer de douleur.

Parois ou surface interne du vagin. — La surface interne du vagin présente une paroi supérieure, une paroi inférieure et deux bords. Dans toute son étendue, cette surface interne est rosée et parsemée d'un grand nombre de saillies qui présentent la disposition suivante : Très-accusées surtout dans la moitié antérieure du vagin ces saillies sont dirigées transversalement, et présentent quelquefois

des sinuosités. Au niveau de la ligne médiane, elles se réunissent
à une saillie antéro-postérieure, d'autant plus accusée, qu'on se
rapproche davantage de l'entrée du vagin. Cette saillie médiane,
plus marquée sur la paroi supérieure du vagin que sur la paroi inférieure, se termine à l'ouverture du vagin par un tubercule muqueux
très-accusé à la paroi supérieure, au-dessous du méat urinaire. Formées, d'après M. Sappey, par un épaississement des saillies transversales, ces deux saillies médianes constituent la *colonne antérieure* et
la *colonne postérieure* du vagin. Les nombreuses saillies ne s'effacent
pas par le coït et par l'accouchement, car elles ne sont pas des replis
de la muqueuse, comme on l'a souvent répété. Leur surface est parsemée d'un nombre considérable de papilles, analogues à celles qu'on
trouve sur le clitoris.

Extrémité antérieure. — L'extrémité antérieure du vagin, l'ouverture, est entourée par plusieurs organes, musculeux et érectiles,
dont l'ensemble constitue l'anneau vulvaire. Cette ouverture reste toujours la partie la plus étroite et la moins dilatable du vagin, quoiqu'elle se distende et se déchire même souvent, pendant l'accouchement. Elle est, chez quelques femmes, le siège d'une contraction volontaire qui comprime le pénis, lorsque le pourtour de l'anneau
vulvaire n'a pas été trop profondément déchiré pendant l'accouchement.

Chez la femme vierge, on trouve, au niveau de l'extrémité antérieure du vagin, la membrane *hymen*.

L'*hymen* est un repli de la muqueuse du vagin, contenant dans son
épaisseur quelques fibres musculaires, des fibres de tissu lamineux,
des vaisseaux et des nerfs, qui expliquent la petite hémorrhagie et la
douleur vive qui accompagnent sa rupture.

La présence de cette membrane chez une femme est une probabi-
lité en faveur de la virginité, mais non une certitude, car on a vu des
femmes, non-seulement devenir grosses malgré l'hymen, mais encore
présenter cette membrane au moment de l'accouchement.

L'absence de l'hymen n'est pas non plus un signe certain de déflo-
raison, car, outre que cette membrane peut manquer chez le nouveau-né, elle peut être déchirée accidentellement par une chute sur
le périnée, etc. Sa forme varie. Quelquefois cette membrane obture
complétement l'orifice du vagin, et le chirurgien est obligé de la déchirer, pour permettre l'écoulement du sang, à l'époque de la menstruation. Dans d'autres cas, l'hymen a la forme d'un croissant à
concavité supérieure, concavité qui regarde le tubercule antérieur du
vagin et le méat urinaire. On trouve souvent aussi la membrane hymen, en forme d'anneau, présentant, au centre, un orifice de dimensions variables. Lorsque l'hymen a été déchiré, les lambeaux qui

résultent de cette déchirure, se rétractent vers les bords de l'orifice du vagin, et forment de petites saillies, désignées sous le nom de *caroncules myrtiformes*. M. Sappey croit que ces prétendues caroncules ne sont que des saillies de la paroi vaginale, et que les lambeaux de l'hymen sont trop peu considérables pour les former.

Extrémité postérieure. — L'extrémité postérieure du vagin s'insère directement autour du col de l'utérus. Cette insertion très-solide limite, du côté de la cavité vaginale, un cul-de-sac circulaire, qui entoure le col utérin. Ce cul-de-sac, peu prononcé en avant, augmente de profondeur sur les côtés, et surtout en arrière. On a donné aux diverses portions de ce cul-de-sac les noms de cul-de-sac antérieur, cul-de-sac latéral, cul-de-sac postérieur. La différence qui existe entre la profondeur du cul-de-sac antérieur et celle du cul-de-sac postérieur est due à ce que l'insertion du vagin se fait beaucoup plus haut en arrière qu'en avant sur le col de l'utérus.

Rapports. — La face supérieure du vagin est en rapport avec la base de la vessie et avec l'urèthre. Elle adhère fortement à la vessie par un tissu cellulaire dense, et plus encore à l'urèthre, qui est, pour ainsi dire, creusé dans l'épaisseur de cette paroi. L'extrémité inférieure des uretères est aussi en contact avec cette paroi.

La face inférieure est en rapport d'arrière en avant : 1° avec le péritoine, qui recouvre la partie la plus reculée de cette paroi, dans une étendue de 1 centimètre 1/2 environ. Le péritoine forme là le cul-de-sac recto-vaginal ; il n'est séparé de la cavité du vagin que par l'épaisseur de sa paroi, d'où la possibilité de pénétrer dans le péritoine avec un instrument par le cul-de-sac vaginal postérieur ; 2° avec la paroi antérieure du rectum, dans une étendue de 3 à 5 centimètres ; 3° avec la partie postérieure de l'anneau vulvaire et les parties molles du périnée.

La cloison, qui réunit le vagin à la vessie, ou *cloison vésico-vaginale*, est plus solide que la *cloison recto-vaginale*, dont les parois sont unies par un tissu cellulaire un peu lâche. Ces cloisons sont quelquefois le siége de perforations, *fistules vésico-vaginales* et *recto-vaginales*, à travers lesquelles l'urine et les matières fécales s'écoulent pour sortir par le conduit vaginal.

Les bords du vagin sont en rapport de haut en bas : 1° avec la partie inférieure du ligament large ; 2° avec le tissu cellulaire sous-péritonéal, très-abondant à ce niveau ; 3° avec l'aponévrose périnéale supérieure ; 4° avec les muscles releveurs de l'anus, qui prennent quelques insertions sur le vagin ; 5° avec l'aponévrose périnéale moyenne ou ligament de Carcassonne ; 6° avec le bulbe du vagin.

Structure. — La structure du vagin comprend trois tuniques superposées, le bulbe du vagin, les vaisseaux et les nerfs.

Tunique externe. — Cette couche mince est composée d'un tissu cellulo-fibreux qui réunit le vagin aux organes qui sont en rapport avec lui.

Tunique moyenne. — Elle a une épaisseur de 2 millim. environ; celle de la paroi vaginale est de 3 à 4. Selon M. Sappey, elle est formée superficiellement de fibres longitudinales et profondément de fibres plexiformes, mais les deux couches ne sont pas séparables, et leurs fibres musculaires sont unies par des fibres lamineuses et des fibres élastiques. Les fibres longitudinales se portent en avant vers les branches ischio-pubiennes où elles s'insèrent. Leur extrémité postérieure se continue avec les fibres de l'utérus. Quelques-unes se portent plus en arrière dans l'épaisseur des ligaments utéro-sacrés.

Tunique interne. — Épaisse de 1 millim à 1 millim. 1/2, rosée, la muqueuse vaginale présente une face profonde fortement adhérente aux fibres musculaires, et une face superficielle recouverte de papilles et de saillies plus ou moins considérables. La muqueuse du vagin se réfléchit de cet organe sur le col de l'utérus pour se continuer au niveau de l'orifice du col avec la muqueuse utérine. Le derme est formé de fibres lamineuses, élastiques et musculaires entre-croisées. L'épithélium est formé de cellules pavimenteuses qui se continuent sur le col utérin pour faire place au niveau de l'orifice à l'épithélium cylindrique à cils vibratiles. On s'accorde généralement à dire que la muqueuse vaginale est dépourvue de glandes.

Bulbe du vagin. — Le bulbe du vagin est un organe érectile situé à l'entrée de l'orifice vaginal dont il occupe la moitié supérieure. Il est situé entre la muqueuse et le muscle constricteur du vagin. Il a la forme d'une besace reposant par sa partie moyenne amincie sur le méat urinaire, au-dessous du clitoris, et correspondant par ses deux extrémités un peu volumineuses aux extrémités du diamètre transversal de l'orifice vaginal. Son tissu est identique à celui des corps caverneux et de la portion spongieuse de l'urèthre. Il augmente de volume pendant l'érection du clitoris et il donne à la moitié supérieure de l'orifice du vagin une dureté qu'on ne trouve pas dans l'état de repos du clitoris.

Vaisseaux et nerfs. — L'*artère* du vagin ou artère vaginale vient de l'hypogastrique, elle se porte sur les bords du vagin et se ramifie dans ses deux parois. Ce conduit reçoit en outre des branches de l'utérine, de la vésicale inférieure et de l'hémorrhoïdale moyenne. Des *veines* nombreuses naissent des différents points de la muqueuse vaginale, traversent les couches moyenne et externe du vagin, et vont se jeter dans le plexus veineux qui longe les parties latérales du vagin pour se jeter ensuite dans les veines hypogastriques. Les *lymphatiques* se jettent dans les ganglions pelviens, excepté ceux du tiers antérieur de la muqueuse qui se rendent dans les ganglions inguinaux. Les *nerfs* sont fournis par le plexus hypogastrique.

Urèthre. — Pour terminer la structure du vagin, il nous reste à parler de l'urèthre de la femme, car ce conduit est creusé dans l'épaisseur de la paroi antérieure du vagin.

Long de 3 centimètres, en moyenne, l'urèthre occupe la ligne médiane de la paroi supérieure du vagin. Sa largeur est de 7 millimètres et il admet facilement des instruments de 10 millimètres. Comme chez l'homme, le méat urinaire est la partie la moins dilatable.

Il est en rapport inférieurement avec la paroi du vagin, et supérieurement avec les ligaments antérieurs de la vessie, le constricteur du vagin et le bulbe.

Ce canal est formé de deux couches, l'une externe *musculaire*, l'autre interne *muqueuse*. La première présente une épaisseur de 2 à 3 millimètres; elle est formée superficiellement de fibres circulaires faisant suite à celles du sphincter vésical, et profondément de fibres longitudinales, continuation des fibres de la vessie. La couche muqueuse présente des plis longitudinaux; elle est tapissée par une couche d'épithélium cylindrique. Son adhérence à la couche muqueuse est faible; ces deux couches sont séparées par un plexus veineux.

§ II. Utérus.

BIBLIOGRAPHIE

537. BONACCIOLI. De uteri partiumque ejus confectione, etc. Strasbourg.

554. SORANUS. De utera et pudendo muliebri liber. Paris.

672. SWAMMERDAN. Miraculum naturæ, seu uteri muliebris fabrica, notis in Horne, prodromum illustratum cum fig. Leyde.

684. MALPIGHI. Lettre sur la structure de l'utérus (anglais). In *Philos. Transact.*

684. DRELINCOURT. De fœminarum ovis hist. et physic. lucubr. Leyde.

691. NUCK. Adenographia curiosa et uteri fœminei anatome. Leyde.

712. VIEUSSENS. De structura uteri et placenta muliebris. Cologne.

726. RUYSCH. Trad. par Bohl. Tract. anat. de musculo in fundo uteri observato, antea a nemine desecto-anesteri.

727. VATER. Epist. ad Ruyschium in qua de musculo orbiculari in fundo uteri delecto gratulatus. Amsterd.

752. TISENNMANN. Tabulæ anatomicæ quatuor uteri duplicis observationem rariorem sistentes. Strasbourg.

777. HILL. De utero deficiente. Prague.

777. AZZOGUIDI. Observationes ad uteri constructionem pertinentes. Bologne.

782. LODER. Diss. de musculosa uteri structura. Iena.

792. DUISBURG. Diss. inaug. sistens. physiologiam et patholiam uteri. Iena.

1795. Titius. De uteri structura et ejusdem functionibus. Wittemberg.

1799. Tamm. Diss. de genitalium senus sequioris varietatibus. Halle.

1800. Joerg. Sur les organes génitaux chez l'homme et les mammifères pendant la grossesse et à l'état normal (en allemand). Leipzig.

1805. Lobstein. Fragment d'anatomie physiologique sur l'organisation de la matière dans l'espèce humaine. Paris.

1807. Reil. Des rapports et de la dépendance polaire des forces primitives de la nature dans la matrice pendant la grossesse (en allemand). In Arch. de physiol. de Reil.

1809. Osiander. Comment. anat. phys. qua edisseritur uterum nervos habere. Göttingue.

1813. Bell (Ch.). Sur la muscularité de l'utérus (en anglais). In Med. Chir. Trans.

1818. Chaussier. Lettres contenant quelques remarques sur la structure de l'utérus, dans la trad. du traité de Rigby et Stewart Duncan sur les hémorrhagies de l'utérus par madame Boivin.

1821. Bolloni. Mémoire sur la véritable structure de l'utérus (en italien). Rovigo.

1823. Tiedmann. Tabulæ nervorum uteri. Heidelberg.

1824. Boivin (madame). Dans le Mémorial de l'art des accouchements.

1826. Cassan. Recherches anat. et physiol. sur les cas d'utérus double et de superfétation. Thèse. Paris.

1833. Boivin (madame). Traité des maladies de l'utérus.

1836. Marc d'Espine. Description du col de l'utérus chez la femme jeune et nullipare, etc. In Arch. gén. de méd.)

1839. Rokitanski. Sur la duplicité de l'utérus (en allemand). Dans OEsterr. Jahrb.

1841. Lee (Robert). Anatomie des nerfs de l'utérus (en anglais). Londres.

1841. Jobert (A. J.). Recherches sur la disposition des nerfs de l'utérus. In Compt. rend. de l'Acad. des sc.

1842. Rendu. Recherches sur la disposition des nerfs du grand sympathique dans les organes génitaux de la femme. Thèse de Paris.

1842. Kresz. Recherches sur les cas d'utérus double.

1846. Bischoff. Des glandes utriculaires de l'utérus de la femme et de la part qu'elles prennent à la formation de la caduque (en allemand). In Arch. de Müller.

1846. Deschamps. Recherches d'anat. comp. sur la membrane interne de l'utérus et sur la caduque. In Gaz. méd.

1848. Robin. Mém. pour servir à l'histoire anatomique et pathologique de la muqueuse utérine. In Arch. gén. de méd.

1858. Guyon. Étude sur les cavités de l'utérus. Thèse.

1858. Aran. Études sur la statistique de l'utérus. In Arch. gén. de méd.

1863. Lefort (L.). Des vices de conformation de l'utérus. Thèse d'agrégat.

1864. Hélie. Recherches sur la disposition des fibres musculaires de l'utérus développé par la grossesse.

On consultera aussi avec fruit les ouvrages de Malgaigne, d'Aran, de MM. Richet et Sappey, ainsi que la thèse de M. Lala.

L'utérus est un organe destiné à recevoir le produit de la conception et à l'expulser au terme de la grossesse. C'est lui qui fournit aussi le sang de la menstruation. L'utérus présente à étudier sa situation, sa consistance, sa direction, sa mobilité, son poids, son volume, sa conformation extérieure et ses rapports, sa conformation intérieure et sa structure.

Situation. — L'utérus est situé dans le petit bassin entre le rectum et la vessie avec laquelle il est plus immédiatement en rapport ; il est placé au-dessus du vagin et au-dessous des circonvolutions intestinales qui le recouvrent, et qui le séparent du rectum.

Consistance. — Différent pendant la vie et après la mort, le tissu de l'utérus est mou pendant la vie comme celui des autres muscles ; il devient rigide après la mort. La mollesse de ce tissu est démontrée par les impressions que laissent sur son fond les anses intestinales (Depaul, Sappey). Cette mollesse de l'utérus pendant la vie rend compte de certains phénomènes curieux qui ont échappé à beaucoup d'anatomistes, et relatifs à la direction et à la mobilité de cet organe.

Direction. — La direction de l'utérus varie, et ces variations sont en rapport avec l'état de vacuité ou d'ampliation de la vessie, et aussi avec la mollesse du tissu utérin.

Lorsque la vessie est vide, le corps de l'utérus se porte en avant et le col un peu en arrière, comme dans l'antéversion ; si elle contient une certaine quantité d'urine, l'axe de l'utérus est oblique de haut en bas et d'avant en arrière ; enfin, si ce réservoir est distendu, le corps de l'utérus est porté en arrière et son axe est dirigé de haut en bas et d'arrière en avant. Lorsque le corps est incliné en avant on voit ordinairement un léger coude se montrer entre le col et le corps ; cet angle est déterminé par la pression qu'exercent sur le corps de l'utérus les circonvolutions de l'intestin. Cet angle disparaît lorsque la pression cesse, mais si la mort survient pendant que l'utérus est ainsi incliné, l'axe fléchi conserve cette direction à cause de la rigidité que prend le tissu de l'utérus.

On conçoit que la disposition du corps de l'utérus à se porter en avant soit bien plus marqué après l'accouchement, car la grossesse relâche les ligaments de l'utérus et augmente le poids de cet organe.

Mobilité. — Nous venons de voir que l'utérus jouit d'une certaine mobilité et que la partie supérieure de cet organe s'incline facilement soit en avant, soit en arrière. A l'état normal, il ne peut pas s'incliner sur les côtés à cause de la présence des ligaments larges ; il se déplace difficilement aussi, soit en bas soit en haut. Mais lorsqu'il devient, par suite d'un état pathologique, le siége d'une tuméfaction ; lorsqu'il se dilate par le développement du produit de la conception, ses moyens de fixité se relâchent et cet organe présente des inclinaisons variées. Les déplacements se voient fréquemment aussi, même après la disparition de la grossesse ou de l'état pathologique, parce que les ligaments qui le retenaient ont perdu une partie de leur résistance.

L'utérus est maintenu en position : 1° par les ligaments larges, re-

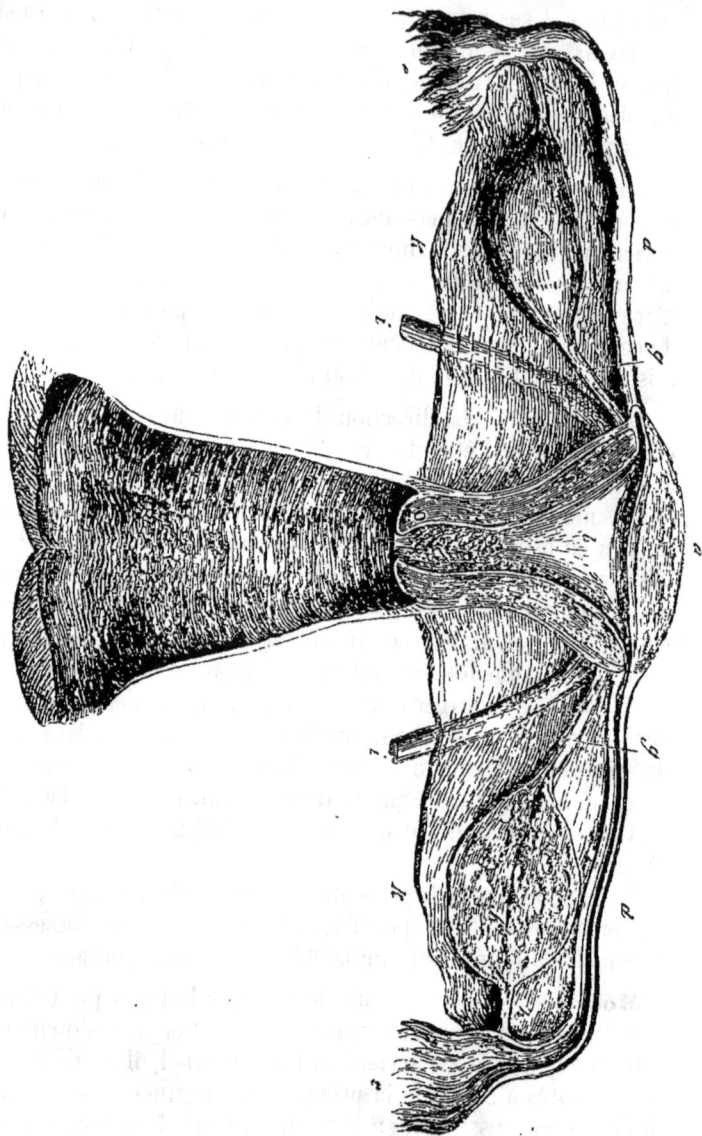

Fig. 124, montrant les organes génitaux de la femme.

a. Fond de l'utérus. — *b*. Cavité du corps de l'utérus. — *c*. Cavité du col et arbre de vie. — *d*, *d*. Trompes de Fallope dont l'une est divisée et l'autre entière. — *e*, *e*. Pavillon de la trompe — *f*, *f*. Ovaire dont l'un est divisé. — *g*, *g*. Ligament de l'ovaire. — *h*, *h*. Frange du pavillon de la trompe adhérant à l'ovaire. — *i*, *i*. Ligament rond. — *k*, *k*. Les deux ligaments larges. — *l*. Vagin.

plis péritonéaux qui se portent de ses parties latérales sur les côtés de l'excavation pelvienne ; 2° par les ligaments utéro-sacrés qui le fixent aux parties latérales et inférieure du sacrum ; 3° par les ligaments ronds qui vont s'insérer au pubis ; 4° par son adhérence à la vessie ; 5° par son insertion à l'extrémité postérieure du vagin.

Poids. — D'après M. Sappey, le poids moyen de l'utérus est de 42 grammes. Les plus petits ont un poids d'environ 32 grammes et les plus volumineux 55 grammes, en dehors de tout état pathologique.

Volume. — Les trois diamètres de l'utérus varient chez les nullipares et chez les multipares. Voici le résultat auquel est arrivé M. Sappey d'après des mesures prises sur huit femmes nullipares et sur huit multipares de seize à cinquante ans.

NULLIPARES		MULTIPARES.	
Longueur..	62 millim.	Longueur..	68 millim.
Largeur.	40	Largeur.	43
Épaisseur.	23	Épaisseur..	26

Ces dimensions doivent varier considérablement, car il est rare de trouver deux auteurs qui s'accordent sur ces chiffres.

Les dimensions augmentent sous l'influence de la menstruation. Au moment des règles, en effet, le sang gorge le tissu utérin qui double presque de volume à la manière des tissus érectiles, et cette congestion, d'après M. Rouget, est une vraie érection.

Selon Aran, la longueur de l'utérus augmente jusqu'à l'âge de trente ans pour diminuer ensuite à mesure que la femme avance en âge.

Les dimensions relatives du col et du corps varient avec l'âge. Chez l'enfant naissant et pendant les premières années, le col est plus volumineux et plus long que le corps, il forme les trois cinquièmes de la longueur totale de l'organe, plus tard le col diminue à mesure que le corps augmente et celui-ci finit par former les trois cinquièmes de la longueur de l'utérus. L'épaisseur du col est égale à celle du corps, la largeur est moins considérable.

Conformation extérieure et rapport. — L'utérus a la forme d'une poire un peu aplatie d'avant en arrière. Il présente une partie inférieure plus étroite, *le col*, et une partie supérieure plus large, *le corps*.

Le corps offre à étudier une face antérieure, une face postérieure, deux bords latéraux et le fond.

Face antérieure. — Un peu moins convexe que la postérieure, cette face est en rapport avec la vessie dont elle est séparée par un cul-de-sac du péritoine appelé *vésico-utérin*. Ce cul-de-sac ne s'élève pas à la même hauteur chez tous les sujets et on le voit quelquefois recouvrir toute l'étendue du col et arriver au contact du vagin.

Face postérieure. — Plus convexe, cette face présente une saillie médiane et verticale. Elle est recouverte par le péritoine qui se prolonge sur la partie postérieure du vagin pour former le cul-de-sac *recto-vaginal.* Ce cul-de-sac beaucoup plus considérable que l'antérieur reçoit les circonvolutions intestinales dans l'état de vacuité de la vessie. Lorsque ce réservoir est plein, les circonvolutions sont déplacées, et la face postérieure de l'utérus se renversant un peu en arrière, s'applique contre le rectum.

Bords. — Les bords de l'utérus sont sinueux; convexes en haut, ils deviennent légèrement concaves vers la partie inférieure. A la partie supérieure de ces bords on voit l'insertion de la trompe de Fallope, de l'ovaire et du ligament rond. Dans toute leur étendue on voit l'insertion des ligaments larges.

Fond. — Le fond de l'utérus est convexe, et recouvert par le péritoine. Il est situé à 2 centimètres ou 2 centimètres et demi au-dessous du détroit supérieur du bassin. Les anses intestinales le recouvrent. Le professeur P. Dubois indique le moyen de connaître si une femme a eu des enfants, en examinant le fond de l'utérus sur le cadavre. En effet, chez celle qui n'a pas eu d'enfant, le fond est horizontal et se continue directement avec les trompes de Fallope de sorte que les angles sont très-marqués. Chez la femme qui a eu des enfants, le fond de l'utérus est convexe et les angles en partie effacés.

Le col de l'utérus est la partie inférieure de cet organe. Il est divisé en deux portions par l'insertion du vagin, une portion sus-vaginale et une portion vaginale.

La portion sus-vaginale du col est en rapport en avant avec la vessie à laquelle elle est unie par un tissu cellulaire peu résistant, et en arrière avec le péritoine qui se prolonge sur le vagin. A cause de l'insertion plus élevée du vagin en arrière, cette portion du col est presque nulle en arrière et présente en avant une longueur de 1 centimètre et demi à 2 centimètres. Sur les côtés, la portion sus-vaginale est en rapport avec les ligaments larges et l'artère utérine qui se distribue au col. M. le professeur Jobert de Lamballe, a tiré un admirable parti du rapport qui existe entre le col utérin et la vessie, et surtout du glissement possible de la vessie sur le col pour l'opération de la fistule vésico-vaginale qui était autrefois considérée comme incurable.

La *portion vaginale* forme le *museau de tanche,* c'est elle que l'on aperçoit lorsqu'on introduit un spéculum. A ce niveau, le col a la forme d'un cône à sommet inférieur percé d'une ouverture. Ce cône est très-ferme, élastique, rosé, et pointu chez la jeune fille vierge. Son orifice est très-petit et arrondi, on ne voit alors rien qui ressemble aux lèvres qui se montreront plus tard. Le coït ne change rien à la forme du col ni à l'orifice, mais il détermine lorsqu'il est fréquemment répété, une diminution dans la fermeté du col qui, en même temps, prend une coloration plus foncée. Chez la femme qui a eu un enfant (unipare) le cône est moins pointu, sa consistance moins ferme, sa coloration plus foncée et son orifice prend l'aspect d'une petite fente transversale de 2 à 4 millimètres de long présentant sur l'extrémité gauche une ou deux petites incisures. Chez la femme qui a eu plusieurs enfants (multipare), le col tend à s'effacer, le cône qu'il forme diminue considérablement de longueur, il s'aplatit ; en même temps des incisures se voient tout autour de l'orifice et si le nombre d'enfants a été jusqu'à 7, 10, etc., le col disparaît complètement, et à sa place on ne trouve qu'un large orifice entouré de tubercules et de dépressions de toutes dimensions. Cette disposition du col utérin donne au doigt une sensation assez analogue à celle du cancer de cet organe.

Après un et surtout après plusieurs accouchements, l'orifice du col de l'utérus divise cet organe en deux parties ou lèvres. La lèvre antérieure sépare l'orifice du cul-de-sac antérieur du vagin, elle est peu saillante à cause de l'insertion vaginale sur un point très-rapproché de son extrémité libre. La lèvre postérieure sépare l'orifice du cul-de-sac postérieur. Cette lèvre a une longueur considérable qu'elle doit à l'insertion du vagin sur un point élevé de la partie postérieure. Lorsque l'utérus est vertical, les deux lèvres descendent à la même hauteur; et l'on conçoit que l'une d'elles descende plus bas lorsque l'utérus s'incline de son côté ou lorsqu'elle devient le siége d'une tuméfaction.

Conformation intérieure. — L'utérus présente une cavité qui occupe le corps et le col. Étudions-les séparément.

1° *Cavité du corps.* — Cette cavité est très-petite et de forme triangulaire. Les trois bords du triangle sont convexes du côté de la cavité chez la femme qui n'a pas eu d'enfants, rectiligne au contraire, et même concave chez la femme qui en a eu plusieurs. Les trois angles de cette cavité présentent chacun un orifice, l'orifice interne du col et l'orifice des deux trompes.

La cavité du corps est peu considérable, elle est très-resserrée entre les deux parois de l'utérus qui arrivent presque au contact. Cette cavité a une longueur de 22 millimètres.

2° *Cavité du col*, appelée aussi cavité cervicale.— La cavité du col est plus longue que celle du corps et mesure 25 millimètres. Cette cavité est fusiforme, c'est-à-dire renflée à sa partie moyenne, et aplatie d'avant en arrière. Sur les deux parois de la cavité du col on trouve une saillie verticale avec des ramifications comparables à celles d'une feuille de fougère. Ces saillies ramifiées constituent les *arbres de vie* du col de l'utérus. Leurs branches s'entre-croisent sur les bords de cette cavité.

L'arbre de vie de la paroi postérieure se dévie à gauché en s'approchant
de la cavité du corps où il disparaît. Celui de la paroi antérieure se
dévie à droite pour disparaître de la même façon.

La cavité du col présente deux orifices ; l'orifice externe, qui a été
étudié avec le museau de tanche, et l'orifice interne sorte de rétrécissement intermédiaire au corps et au col ; rétrécissement qui n'est pas
linéaire, mais qui a une longueur de 5 millimètres. M. Guyon l'appelle
portion intermédiaire aux deux cavités. C'est au niveau de cet orifice
que M. Richet décrit un anneau musculaire, sphincter de l'utérus.

La cavité du corps ayant 22 millimètres, celle du col 25, et celle de
l'orifice interne ou portion intermédiaire 5 ; nous avons 52 millimètres
pour la longueur totale de la cavité utérine, mais cette longueur a été
prise chez les nullipares. Chez les multipares elle s'élève à 57, dont 27
pour le corps, 24 pour le col et 5 pour la portion intermédiaire.

Structure de l'utérus.

Trois couches superposées forment cet organe, une couche séreuse,
une couche musculaire et une couche muqueuse. Des vaisseaux et des
nerfs complètent cette structure.

Couche séreuse. — Dépendante du péritoine, la couche séreuse
recouvre le fond de l'utérus ainsi que les deux faces. En avant elle
descend ordinairement jusqu'à la limite du col pour se réfléchir sur
la vessie et former le cul-de-sac vésico-utérin ; en arrière elle recouvre
l'utérus dans toute son étendue et se porte sur le vagin. Des parties
latérales de l'utérus le péritoine se porte sur les annexes et forme les
deux feuillets du ligament large (*voy.* péritoine). Sur toute l'étendue
des deux faces et du fond de l'utérus l'adhérence du péritoine au tissu
musculaire est intime.

Couche musculaire. — Cette couche est formée de fibres musculaires irrégulièrement distribuées et se prêtant difficilement à une description. Cependant on peut y constater trois plans, d'après M. Sappey.

Le *plan superficiel* placé au-dessous du péritoine, est formé de
faisceaux transversaux et d'un faisceau longitudinal. Les faisceaux transversaux partent de la ligne médiane et se portent vers les bords de
l'utérus. Ceux qui partent de la face antérieure convergent vers le
ligament rond, qu'ils constituent en même temps qu'ils envoient quelques fibres en dehors pour doubler le feuillet antérieur du ligament
large. Ceux qui partent de la face postérieure convergent aussi vers les
bords de l'utérus pour former le ligament de l'ovaire. A ce niveau on
voit certains faisceaux antérieurs se réunir à des faisceaux postérieurs.
Enfin, ceux qui naissent du fond de l'utérus se portent horizontalement
vers les trompes de Fallope qu'ils enlacent.

Le faisceau longitudinal, unique, est une bande musculaire de 1 centimètre de large environ, elle commence en avant au niveau du col, recouvre la ligne médiane de la face antérieure, et celle du fond qu'elle contourne pour descendre le long de la face postérieure et se perdre aussi sur le col ou peut-être se continuer en partie avec le vagin. Quelques auteurs admettent qu'à ses extrémités cette bande se continue avec les fibres circulaires du col.

Le *plan moyen* se dérobe à toute espèce d'investigation. Les fibres qui le constituent paraissent s'anastomoser fréquemment, de sorte que ce plan serait constamment plexiforme. Ce plan est extrêmement épais; à lui seul, il forme la presque totalité de la paroi utérine dans le corps comme dans le col.

Le *plan profond* est en contact avec la muqueuse utérine. Ce plan, manifeste surtout au niveau de l'orifice des trompes de Fallope et de l'orifice interne du col, est formé de fibres circulaires qui entourent chacun de ces orifices, de sorte qu'à ce niveau il existe trois groupes de fibres circulaires ayant chacune pour centre un orifice.

Au niveau du col, on trouve, à la surface, des fibres musculaires; au-dessous, des fibres plexiformes qui sont une continuation de celles du corps, et plus profondément, des fibres longitudinales et obliques qui forment les arbres de vie et qui s'entre-croisent sur les bords de la cavité cervicale.

Couche muqueuse. — La muqueuse utérine se continue en bas avec celle du vagin, en haut avec celle des trompes de Fallope. Elle est d'une épaisseur considérable, et c'est à cause de cette épaisseur qu'elle a si longtemps échappé aux investigations des anatomistes, qui croyaient trouver dans ce petit organe une muqueuse extrêmement mince. Elle a été découverte par M. Coste et étudiée par M. Robin.

La muqueuse présente une face adhérente confondue avec les fibres musculaires et une face libre recouverte d'épithélium cylindrique à cils vibratiles. Le derme de cette muqueuse est très-épais, 2 à 5 millimètres au niveau des faces de la cavité du corps, 1/2 millimètre au niveau des angles de cette cavité et sur le col. Ces chiffres indiqués par M. Sappey sont bien inférieurs à ceux qu'ont donnés MM. Coste et Ch. Robin, qui attribuent à la muqueuse une épaisseur de 4 à 6 millimètres au niveau des parois. Le derme contient les éléments suivants :

1° Quelques faisceaux de fibres lamineuses et des corps fibro-plastiques ; 2° noyaux embryo=plastiques en grand nombre ; 5° cellules identiques à celles de l'ovisac et auxquelles l'état de grossesse imprime les mêmes modifications qu'à celles de l'ovisac même (c'est à leur augmentation de volume et de nombre qu'est dû l'épaississement de la muqueuse dès le commencement de la grossesse ; cependant, dès le troisième mois, la muqueuse diminue d'épaisseur) ; 4° quelques fibres=

cellules disséminées ; 5° matière amorphe finement granuleuse, qui
sert à réunir ces divers éléments ; 6° glandes ou follicules généralement
assez flexueux et s'ouvrant par un orifice en forme de godet, et remplis
d'épithélium nucléaire. Ces follicules sont très-répandus dans la muqueuse utérine. Dans le corps, ils sont flexueux, simples ou bilobés, à la
face adhérente de la muqueuse ; ils s'ouvrent par une ouverture élargie
en godet dans la cavité utérine. Au fond du follicule, mais en remontant
vers l'orifice de la glande, on trouve un épithélium prismatique et même
quelques cellules recouvertes de cils vibratiles. Leur paroi mince est
très-adhérente au tissu ambiant.

Les follicules de la muqueuse du col de l'utérus sont plus larges et
plus courts. Ils ont jusqu'à 3 millimètres de long sur $0^{mm},1$ à 1 ou 2
millimètres de large. Ils augmentent de volume pendant la grossesse.
L'ouverture de ces follicules est très-étroite, elle est taillée en forme
de boutonnière. Comme dans le corps, les follicules du col sont souvent
bilobés. L'ouverture s'oblitère quelquefois, alors la glande augmente de
volume par suite de l'accumulation du liquide et constitue ce qu'on
appelait autrefois *œufs de Naboth*. C'est le liquide sécrété par les follicules qui forme le bouchon gélatineux du col pendant la grossesse.

Vaisseaux et nerfs. — Les *artères* de l'utérus sont l'utéro-ovarienne de l'aorte, l'utérine de l'hypogastrique et une petite branche de
l'épigastrique, qui vient de l'utérus et occupe le centre du ligament
rond. L'utéro-ovarienne arrivée aux angles de l'utérus, donne en
dehors une branche aux annexes, et en dedans une branche qui parcourt le bord de l'utérus pour s'anastomoser avec l'utérine. Cette dernière, après avoir cheminé dans l'épaisseur du ligament large, remonte
vers la précédente. De cette anastomose partent de nombreux rameaux
qui se rendent dans les parois de l'organe et qui affectent une direction
spirale. Cet enroulement des artères en tire-bouchon existe dans l'utérus à l'état de vacuité et pendant la grossesse. Les *veines* sont considérables surtout pendant la grossesse, on leur donne le nom de sinus
utérins ; leur paroi externe adhère intimement au tissu de l'organe, de
telle sorte qu'elles restent béantes lorsqu'on vient à diviser celui-ci.
Elles forment quatre groupes principaux, deux supérieurs, qui accompagnent les artères utéro-ovariennes et vont se jeter dans la veine
rénale gauche pour celui du côté gauche, et dans la veine cave inférieure pour celui du côté droit. Les deux groupes inférieurs accompagnent les artères utérines et vont se jeter dans les veines hypogastriques. Il existe encore de petites veines qui suivent l'artère dans
l'épaisseur du ligament rond. Les *lymphatiques* viennent de la muqueuse et de la couche musculaire. Ils forment aussi quatre groupes,
deux inférieurs, droit et gauche, qui suivent l'artère utérine pour se
rendre aux ganglions pelviens latéraux, et deux supérieurs, droit et

uche, qui suivent l'artère utéro-ovarienne pour se jeter dans les
inglions lombaires. Les *nerfs* viennent du plexus utéro-ovarien qui
:compagne l'artère de même nom. Le plexus hypogastrique en four-
it aussi qui se portent sur les côtés du col de l'utérus. Tous ces nerfs
: ramifient dans le corps et dans le col de cet organe. Il n'est pas
)uteux aujourd'hui que le col utérin possède des nerfs. (*Voy.* Utérus
:ndant la grossesse.)

§ III. Ovaires.

72. De Graaf (R. de). De mulierum organis generatione inservientibus.
Lugduni-Batavorum.

40. Négrier. Recherches anat. et physiol. sur les ovaires dans l'espèce
humaine. Paris.

43. Panck. Découverte de la liaison temporaire qui s'effectue entre le
pavillon de la trompe et l'ovaire peu après la conception (allemand). Dossart und Leipzig.

44. Donné. Cours de microscopie.

45. Huschke. Traité de splanchnologie des organes des sens. Trad. de
Jourdan.

45. Henle. Traité d'anatomie générale.

47. Kobelt. D'un annexe de l'ovaire de la femme (allemand), Heidelberg,

50. Follin. Recherches sur le corps de Wolff. Thèse inaugurale. Paris.

51. Richard. Anatomie des trompes utérines. Thèse inaugurale. Paris.

58. Rouget. Recherches sur les organes érectiles de la femme et sur
l'appareil musculaire tubo-ovarien. In *Journ. de phys. de
Br. Séquard*.

63. Klebs. Des œufs ovariens des mammifères et des oiseaux (allemand)
Arch. de Virchow.

65. Sappey. Anatomie descriptive.

Les ovaires sont les organes sécréteurs des ovules.

Situés dans l'aileron postérieur du ligament large, les ovaires font
illie sur la face postérieure de ce ligament, du côté du rectum.

Ils sont *maintenus* dans cette position par le feuillet du ligament
rge qui les entoure et par un cordon musculeux qui les fixe aux bords
: l'utérus et qu'on appelle *ligament de l'ovaire*.

Dirigés horizontalement, ces organes ont une couleur blanchâtre.
ur *surface* est régulière et lisse chez la fille vierge, puis elle se
uvre de cicatrices qui augmentent de nombre à mesure que la femme
ance en âge. Ces cicatrices correspondent à la rupture des vésicules
; de Graaf, rupture qui a lieu tous les mois au moment de la mens-
uation. (*Voy.* plus loin.)

Le *poids* des ovaires est de 6 à 8 grammes. Le diamètre transversal
t de 0^m,038, le vertical de 0^m,008, et l'antéro-postérieur de 0^m,015.

Ces organes ont la *forme* d'une amande. Ils offrent a étudier une extrémité interne, une extrémité externe, une face supérieure, une face inférieure, un bord antérieur et un bord postérieur.

L'*extrémité interne* donne insertion par sa partie inférieure au ligament de l'ovaire.

L'*extrémité externe* libre, donne insertion à une des franges du pavillon de la trompe de Fallope.

La *face supérieure* et la *face inférieure* sont recouvertes par le péritoine qui adhère intimement au tissu de l'ovaire.

Le *bord postérieur* est libre, convexe et recouvert aussi par le péritoine.

Le *bord antérieur* rectiligne, regarde le centre du ligament large et reçoit les vaisseaux et nerfs ovariens. Ce bord s'appelle *hile*.

Le *ligament de l'ovaire* est un cordon de 3 centimètres à 3 centimètres et demi de long sur 3 ou 4 millimètres de large. Il est situé dans le bord libre de l'aileron postérieur du ligament large. Il est formé de fibres lisses longitudinales qui se portent de la face postérieure de l'utérus à l'extrémité interne de l'ovaire.

Structure.

Tous les anatomistes se sont mépris sur la structure de ces organes. M. Sappey est venu tout dernièrement après des études très-longues et très-consciencieuses, nous éclairer sur la vraie structure de ces organes. Il avait été précédé dans ces recherches par Otto-Chorne.

D'abord M. Sappey nie l'existence d'une couche péritonéale à la surface de l'ovaire, elle est remplacée par une simple couche d'épithélium pavimenteux. Il récuse aussi la membrane fibreuse qu'on dit entourer l'ovaire et être l'analogue de la tunique albuginée du testicule. Il nie encore que la partie centrale de l'ovaire, la portion spongieuse, contienne des ovules. Voici le résultat des recherches de ce savant.

L'ovaire nous offre à étudier son tissu propre, des vaisseaux et des nerfs.

Tissu propre de l'ovaire. — Lorsqu'on divise un ovaire on trouve deux substances d'aspect différent. La superficielle est blanche et ferme, elle contient les ovules; la profonde est rougeâtre spongieuse et essentiellement composée de vaisseaux. M. Sappey appelle la superficielle, *portion glandulaire* et la profonde *portion vasculaire*.

1° *Portion glandulaire.* — C'est cette portion qu'on appelait autrefois tunique fibreuse; elle présente ordinairement 1 millimètre d'épaisseur. Elle renferme les ovules et mérite à ce titre le nom de *substance ovigène*. Elle est composée d'éléments musculaires et de fibres de tissu lamineux condensé. Ces éléments se continuant avec ceux de

à portion vasculaire renferment entre eux les vésicules de de Graaf
lans lesquelles sont contenus les ovules. Les vésicules de de Graaf
iégent uniquement dans la portion glandulaire ou ovigène, on n'en
rouve pas une seule dans la portion vasculaire. (*Voy.*, pour la structure
le la vésicule et de l'ovule, article Embryologie.)

2° *Portion vasculaire.* — Cette portion, dite encore bulbeuse, est rou-
eâtre, un peu molle. Elle est formée de fibres musculaires, de fibres
amineuses, de vaisseaux et de nerfs. Les fibres musculaires sont
rès-nombreuses, entre-croisées; les unes sont en totalité situées dans
ette portion vasculaire, tandis que d'autres sortent de l'ovaire par son
ord antérieur on *hile* pour se continuer avec les fibres musculaires
u'on trouve entre les deux feuillets du ligament large. Les fibres lami-
ieuses, moins nombreuses, sont entremêlées aux fibres musculaires.
'examen le plus minutieux ne fait découvrir aucune vésicule de de
raaf dans cette portion de l'ovaire. Baër avait donné le nom de *stroma*
ce tissu de la portion vasculaire dans lequel il croyait avoir vu les vé-
icules de de Graaf.

Vaisseaux et nerfs. — Les *artères* de l'ovaire sont des branches
è l'utéro-ovarienne qui passent dans le ligament large et arrivent au
ile dans lequel elles pénètrent par plusieurs troncs. Après avoir péné-
ré dans la portion vasculaire ou *bulbe* de cet organe, ces artères
e ramifient et s'enroulent en spirales comme dans l'utérus : ces spirales,
xtrêmement serrées, se voient dans la portion vasculaire et dans la
ortion glandulaire de l'ovaire.

Les *veines* naissent de ces artères et forment un réseau plexiforme
àns l'épaisseur du bulbe ; elles sortent ensuite par le hile, suivent le
ajet de l'artère en décrivant de nombreuses flexuosités et vont se jeter
ans la veine utéro-ovarienne.

Les *lymphatiques* sont superficiels et profonds. Ils se portent tous
ers le hile de l'ovaire et suivent le trajet des veines et des artères
our aller se jeter dans les ganglions lombaires. Les *nerfs* sont fournis
ar le grand sympathique, ils forment le plexus utéro-ovarien autour
e l'artère du même nom et arrivent à l'ovaire avec les branches arté-
elles.

§ IV. Trompes de Fallope.

Les trompes de Falloppe ou *trompes utérines*, sont deux conduits
endus de l'ovaire à l'utérus.

Elles sont *situées* dans l'aileron supérieur du ligament large.

Leur *direction* est transversale. Rectilignes du côté de l'utérus, elles
eviennent sinueuses à mesure qu'elles se rapprochent de l'ovaire.

Leurs *dimensions* sont les suivantes : longueur, 12 centimètres ; largeur, 4 millimètres vers l'utérus, 7 à 8 vers l'ovaire. Leur calibre augmente à mesure qu'on s'éloigne de l'utérus de sorte qu'elles admettent avec peine une soie de sanglier vers l'orifice utérin et une sonde ordinaire vers l'orifice ovarique.

Les *rapports* qu'elles affectent avec les parties voisines sont les suivants. Entourées par le péritoine, elles forment le bord libre de l'aileron supérieur. Leur extrémité interne s'insère aux angles de l'utérus à l'extrémité supérieure des bords de cet organe. Leur extrémité externe est placée au-dessus de l'ovaire qu'elle surmonte et auquel elle adhère par une frange du pavillon. Dans toute leur étendue, les trompes sont en contact avec les anses intestinales.

La *cavité* des trompes s'étend de la cavité utérine à la cavité péritonéale, de sorte qu'un instrument très-fin pénétrant par l'orifice externe et conduit dans la cavité de la trompe, pénétrerait dans la cavité utérine.

Le *pavillon* de la trompe est l'extrémité externe dilatée de ce conduit, extrémité autour de laquelle sont disposées des franges analogues à celles des pétales de certaines corolles. Ces franges présentent deel particulier qu'elles sont dentelées sur leur bord, et ces dentelures se voient parfaitement dans l'eau. L'une des franges du pavillon forme une gouttière qui conduit dans la cavité de la trompe et qui vient s'insérer par son extrémité inférieure sur la partie externe de l'ovaire. On observe quelquefois deux et même trois pavillons sur une même trompe. (A. Richard.)

Au niveau de l'orifice du pavillon, on voit le péritoine se continuer avec la muqueuse de la trompe, de sorte que la cavité péritonéale et la cavité utérine communiquent entre elles. C'est le seul exemple de la communication d'une séreuse et d'une muqueuse.

Structure. — Les trompes de Fallope se composent de 3 tuniques, de vaisseaux et de nerfs.

1° *Tunique externe.* — Formée par le péritoine, cette tunique séreuse adhère peu à la couche sous-jacente, elle se perd au niveau du bord libre du pavillon.

2° *Tunique moyenne.* — Cette tunique, musculaire, est formée de deux plans de fibres. Le plan superficiel présente des fibres longitudinales qui se continuent avec les fibres transversales de l'utérus. Le plan profond est formé par des fibres circulaires propres à la trompe.

3° *Tunique muqueuse.* — Continue en dedans avec la muqueuse utérine, en dehors avec le péritoine, cette tunique présente des plis longitudinaux qui ne s'effacent pas et qui s'appliquent les uns sur les autres. Très-adhérente à la tunique musculaire, la membrane muqueuse est recouverte d'un épithélium cylindrique à cils vibratiles.

Vaisseaux et nerfs. — Les artères proviennent de quelques rameaux le l'artère utéro-ovarienne. Les veines partent des différents points de a trompe et vont se jeter dans les branches d'origine de la veine utéro-varienne. Les lymphatiques suivent le trajet des vaisseaux utéro-ovaiens et vont se jeter dans les ganglions lombaires. Les nerfs émanent lu plexus utéro-ovarien fourni par le grand sympathique.

§ V. Ligaments ronds.

Les ligaments ronds sont deux cordons qui partent de la partie latérale, supérieure et un peu antérieure de l'utérus ; ils se portent dans e canal inguinal qu'ils parcourent dans toute son étendue.

A leur origine, ils sont formés par la continuation de quelques fibres isses de l'utérus, et dans leur moitié antérieure par des fibres striées. Après avoir traversé le canal inguinal leurs fibres s'insèrent sur la paroi nférieure de ce canal, sur l'épine du pubis et à la face profonde de à peau du pubis.

Ils soulèvent le péritoine et s'en forment un repli connu sous le nom l'aileron antérieur du ligament large. Dans leur trajet les ligaments ronds croisent la face supérieure des vaisseaux iliaques externes, du muscle psoas-iliaque, et embrassent par une concavité inférieure la oncavité supérieure de l'origine de l'épigastrique.

Une artère destinée à l'utérus est contenue dans les ligaments ronds. Elle vient de l'épigastrique et souvent de la funiculaire. Les veines, pourvues de valvules, sont assez nombreuses et vont se jeter dans la veine iliaque externe ou dans la veine épigastrique. Pendant la grossesse es veines deviennent considérables, on les a vues variqueuses. Les nerfs les ligaments ronds viennent de la branche génitale du nerf génito-rural.

L'étude du *canal de Nuck* se rattache à celle du ligament rond. Le anal de Nuck est un canal séreux, qui existe chez le fœtus et qui est ormé par le prolongement du péritoine sur le ligament rond. Voici omment il se forme : dans les premiers mois de la vie fœtale les deux rifices du canal inguinal sont superposés. Le ligament rond qui adhère u péritoine est extrêmement adhérent à la région des pubis. On comprend facilement qu'au moment où l'orifice abdominal s'écarte de l'autre le péritoine s'enfonce dans le canal où il est maintenu par le ligament rond ; c'est ce prolongement qu'on appelle canal de Nuck ; il est le plus souvent oblitéré à la naissance.

§ VI. Corps de Rosen-Müller.

Lorsque le corps de Wolff s'atrophie, il reste une partie de son canal excréteur et de ses canalicules qui descendent avec l'ovaire et qui se placent dans l'aileron supérieur du ligament large, entre l'ovaire et la trompe de Fallope. Ce sont ces tubes qui constituent le corps de Rosen-Müller. Il est rare qu'il dépasse une étendue de 7 à 8 millimètres. Il est formé par quinze à dix-huit canalicules microscopiques flexueux, présentant à leur origine une extrémité arrondie et se terminant dans un tube commun. Ce tube commun a une direction transversale, les petits canalicules sont verticaux. En pressant ces canalicules entre deux lames de verre on voit qu'ils forment une paroi tapissée à sa face interne par une couche épithéliale.

ARTICLE III

PÉRINÉE CHEZ LA FEMME

Comme chez l'homme, nous décrirons sous le nom de périnée les parties molles qui remplissent le détroit inférieur du bassin, et nous le diviserons par la ligne bi-ischiatique en deux régions : la région périnéale antérieure et la région périnéale postérieure ou anale. Cette dernière est identique à celle de l'homme avec cette seule différence que l'anus de la femme est placé un peu plus en avant que celui de l'homme.

Région périnéale antérieure.

Cette région présente les mêmes limites que chez l'homme, c'est-à-dire les branches ischio-pubiennes en avant et sur les côtés, et la ligne bi-ischiatique en arrière.

On trouve ici les mêmes couches que dans le périnée de l'homme, seulement elles sont moins accusées et les aponévroses surtout sont beaucoup plus minces. Cette région est traversée par le vagin et l'urèthre.

1° La peau et le tissu sous-cutané n'ont d'importance que dans l'étude de la vulve que nous avons déjà vue;

2° Au-dessous de la peau, on trouve l'aponévrose périnéale inférieure ou superficielle. Elle a les mêmes limites et les mêmes rapports que chez l'homme. Elle se confond avec l'enveloppe du clitoris, de même que chez lui elle se confond avec l'enveloppe de la verge. Elle en diffère en ce qu'elle est extrêmement mince, quelquefois simplement cellu-leuse et qu'elle se laisse traverser par les infiltrations liquides ;

3° Plus profondément se trouve une couche musculaire analogue à celle que nous avons vue chez l'homme. Cette couche est formée de chaque côté de la ligne médiane par trois muscles, qui forment un triangle. Le transverse du périnée forme le bord postérieur, l'ischio-clitoridien forme le côté externe et le constricteur du vagin le côté in-terne. On trouve aussi dans cette couche la glande vulvo-vaginale.

4° Plus profondément on voit l'aponévrose moyenne qui se continue avec l'inférieure en arrière du transverse. On ne peut pas, comme chez l'homme, reconnaître deux feuillets dans cette aponévrose, ni les fibres musculaires du muscle de Guthrie qui manque ici ;

5° Plus profondément encore nous trouvons le releveur de l'anus. Le muscle de Wilson n'existe pas ;

6° A la face supérieure des muscles releveurs de l'anus existe l'aponévrose périnéale supérieure ou profonde, identique à celle de l'homme;

7° Enfin, on trouve le tissu cellulaire sous-péritonéal et le péritoine.

Muscle ischio-clitoridien. — L'analogue de l'ischio-caverneux, ce muscle s'insère à la branche ascendante de l'ischion, au-dessus du transverse, il entoure la racine correspondante du clitoris et s'insère au ligament suspenseur de cet organe.

Muscle constricteur du vagin. — Ce muscle représente le bulbo-caverneux de l'homme. Il est formé de fibres arciformes, qui dé-rivent des courbes autour de l'ouverture du vagin.

En arrière, ce muscle se fixe au point fibreux commun au sphincter externe de l'anus, et aux transverses du périnée, en avant il vient s'insérer au ligament suspenseur du clitoris.

Ses fibres concourent à la formation de l'anneau vulvaire. Elles entourent en partie le bulbe du vagin. Ce muscle est constricteur de l'orifice vulvaire. Il est soumis à l'influence de la volonté, et souvent pendant l'accouchement il est déchiré.

Glandes vulvo-vaginales. — Découvertes par Bartholin, étudiées surtout par M. Huguier en 1850, les glandes vulvo-vaginales sont des glandes en grappe composées, analogues aux glandes salivaires et à la glande lacrymale. Au nombre de deux, elles ont le volume d'une amande d'abricot, et sont situées dans l'épaisseur de l'anneau vulvaire, de chaque côté de l'orifice du vagin. On peut les sentir en introduisant un doigt dans le vagin et en pinçant la partie inférieure de la grande lèvre, dans l'épaisseur de laquelle elles roulent comme un ganglion.

La glande vulvo-vaginale est en rapport en dedans avec les parois du vagin, et en dehors avec les fibres du constricteur du vagin.

Les acini de cette glande donnent naissance à de petits canalicules qui se réunissent pour former le canal excréteur, canal de 10 à 15 millimètres de long, s'ouvrant par un seul orifice à la partie antérieure de la membrane hymen vers les parties latérales de cette membrane.

Le liquide sécrété par ces glandes est acide et d'une odeur très-pénétrante, il lubréfie la vulve pour faciliter l'introduction du pénis dans le vagin. Chez quelques femmes, il s'échappe sous forme de jet, analogue à celui du sperme pendant l'éjaculation, et ce phénomène se produit sous l'influence d'excitations ou de désirs vénériens, etc.

ARTICLE IV

MAMELLES

BIBLIOGRAPHIE.

1077. Jean Schmid. Éphémérides de l'Acad. des œuvr. de la nature. Dans la collection académique. Dijon.

1816. Robert. Sur la structure de la mamelle. (*Journal gén. de médecine.*)

1827. Baer. Sur la structure de la mamelle; en allemand. (*Archives de Meckel.*)

1830. Rapp. De la mamelle; en allemand. (*Archives de Meckel.*)

1832. Rich. Owen. De la structure des mamelles; en anglais. (*Transactions philosophiques.*)

1856. Kölliker. Éléments d'hystologie humaine. Trad. franç. Paris.

1860. Delmas. Anatomie et pathologie du mamelon. Bordeaux.

1861. Duval. Du mamelon et de son auréole. Thèse de Paris.

1861. Corvisart. Sur les femmes multimammes. (*Journal de médecine de Corvisart*, t. IX.)

1861. Alexandre de Humboldt. De la mamelle et de la sécrétion du lait chez l'homme. (*Voyage aux régions équinoxiales du nouveau continent*, t. III.)

1861. Giraldès. Considérations sur l'anat. chirurgicale de la région mammaire (*Mém. de la Soc. de chir.*, t. II.)

1861 Manget. Biblioth. anatom., t. III.

Les mamelles sont deux glandes destinées à la sécrétion du lait.

Leur importance est telle, qu'elles ont servi à caractériser toute une classe d'animaux, les mammifères, animaux dont les femelles ont la propriété de mettre au monde des petits vivants (vivipares).

Nombre. — Au nombre de deux, ces organes existent dans les deux sexes avec cette différence que chez l'homme ils sont rudimentaires. Les mamelles sont, chez les femmes, comme chez les animaux en général, en nombre double de celui des petits. Il existe des anomalies portant sur le nombre de ces organes. Champion, de Bar-le-Duc, a observé une femme qui portait quatre mamelles; les deux supplémentaires étaient placées sous les aisselles et secrétaient du lait comme les autres. Jean Borel a vu une femme avec trois mamelles; la supplémentaire était situé au-dessous de la mamelle gauche normale et fournissait du lait. M. Marotte a vu une jeune fille de dix-sept ans portant deux mamelles supplémentaires dans les aisselles et fournissant du lait comme les autres. Percy rapporte qu'Anne de Boleyn, épouse de Henri VIII, fut cruellement punie par son époux pour lui avoir caché la présence d'un de ces organes supplémentaires.

On a observé également des mamelles supplémentaires chez l'homme,

rançois et Blandin citent deux exemples de quatre mamelles, l'un chez
m lieutenant d'artillerie, l'autre chez un chirurgien d'armée.

Siége. — Les mamelles siégent sur la face antérieure de la poitrine
le chaque côté du sternum, au-devant du grand pectoral. On cite quel-
ļues anomalies de siége. C'est ainsi qu'on a vu des femmes présenter
ıne mamelle dans le dos. Le docteur Robert (de Marseille) a commu-
ļiqué le fait d'une femme portant une mamelle supplémentaire sur la
ţuisse gauche, mamelle avec laquelle elle a allaité plusieurs enfants.

Volume et forme. — Le développement de ces glandes varie
ļeaucoup. Rudimentaire chez la jeune fille avant la puberté, cet organe
ţugmente rapidement de volume à ce moment. Il a une forme tantôt
rrondie, hémisphérique, tantôt il est piriforme, tantôt il est complé-
ement aplati, d'autrefois enfin il est flasque et tombant au-devant de
'épigastre, au point que la femme se voit contrainte de le soulever par
les moyens artificiels. Il existe certaines peuplades africaines dont les
emmes ont des mamelles pendantes jusqu'à l'aine et même jusqu'au
ţenou, tellement pendantes quelles les relèvent et les rejettent derrière
ļes épaules, pour allaiter leurs enfants qu'elles portent sur le dos.

Consistance. — Ces organes sont fermes et élastiques chez la jeune
fille vierge. Ils perdent de leur consistance par les attouchements répétés, par la grossesse. Il existe à cette règle de nombreuses exceptions.

Dimensions. — Il est difficile d'apprécier les dimensions des mamelles. Voici les résultats auxquels est arrivé M. Sappey qui indique en
moyenne : 11 à 12 centimètres transversalement, 10 verticalement et
de 5 à 6 d'avant en arrière. Il est inutile de faire remarquer qu'il existe
bon nombre de mamelles avec des dimensions très-différentes, et
quoique, en général, le volume de ces organes soit en rapport avec l'embonpoint du sujet, on ne peut établir aucune règle à ce sujet.

D'après les chiffres de M. Sappey, on voit donc que la mamelle est
en général plus étendue transversalement que de haut en bas.

Les mamelles ont rarement le même volume chez la femme, et ordinairement celle du côté gauche est un peu plus volumineuse que la
droite.

La mamelle offre à étudier une face antérieure, une face postérieure,
une circonférence.

Face antérieure, mamelon et auréole. — Très-lisse et très-
ļunie, la face antérieure de la mamelle est recouverte d'une peau extrê-
ļmement fine et blanche qui laisse voir par transparence la coloration
ļbleuâtre des veines sous-cutanées. Elle est recouverte d'une forêt de
ļpetits poils de duvet. Au centre même de cette face se trouve un gros
ļtubercule, ou *mamelon*, entouré d'un cercle brun, ou *auréole*.

1° *Mamelon*. — Le mamelon est une saillie de volume variable présentant une coloration rosée chez la femme qui n'a pas eu d'enfants, et brune chez celle qui a été mère. La coloration brune est due au pigment qui se développe au-dessous de l'épiderme. D'une consistance molle, le mamelon est susceptible d'érection, et prend alors la dureté du clitoris ou du corps caverneux. M. le docteur Delmas (de Bordeaux), dans un mémoire fort bien fait sur l'anatomie et la pathologie du mamelon, a publié un tableau dans lequel on voit 21 planches, montrant une variété infinie dans le volume et le nombre des mamelons. Les uns consistent en une dépression, d'autres sont cylindriques et petits, d'autres ont l'aspect d'une cerise, quelques-uns sont coniques, les uns sont petits, les autres volumineux. Parmi les derniers, il en existe un, observé par M. le docteur Pery (de Bordeaux). Ce mamelon monstrueux a le volume d'un petit œuf de pigeon, il a 18 millimètres de haut en bas, 15 transversalement et 25 d'avant en arrière; presque tous les cas qui sont relatés dans ce mémoire, ont été observés sur des Bordelaises. Le volume moyen du mamelon est de 8 à 10 millimètres en diamètre, et de 9 à 11 millimètres en longueur. Le mamelon présente une surface recouverte de papilles très-développées qui lui donnent un aspect rugueux.

Au sommet il présente 10 à 16 petits orifices qui constituent les embouchures des canaux galactophores.

2° *Auréole*. — Comme le mamelon, l'auréole est rosée chez la femme qui n'a pas eu d'enfants et brune chez celle qui a été mère. Elle entoure le mamelon, et à sa circonférence, elle se perd insensiblement sur la peau blanche. Chez la négresse, elle présente une teinte noire plus prononcée que le reste de la surface du sein.

Le diamètre de l'auréole est variable, il est de 5 centimètres ordinairement. Sa surface est extrêmement douce au toucher; elle présente des saillies qui sont dues à la présence de glandes sébacées. On y trouve peu de poils et de follicules pileux.

Face postérieure. — La face postérieure de la mamelle est plane, elle repose sur le muscle grand pectoral, dont le sépare une couche de tissu cellulaire dans lequel M. Chassaignac admet une bourse séreuse.

Circonférence. — Elle se confond avec la peau environnante. A la partie inférieure elle est accusée par un sillon peu profond en général. A la partie supérieure, la circonférence n'est pas marquée, la surface de la glande monte insensiblement vers la clavicule. A la partie interne, les circonférences des deux mamelles sont séparées par un sillon dans lequel ne s'accumule jamais de graisse et qui contribue à donner une forme si gracieuse, que ces organes bien constitués sont le plus bel ornement du corps de la femme.

Structure.

La mamelle se compose : 1° de la peau ; 2° de tissu graisseux, qui forme une grande partie de son volume ; 3° de la glande mammaire proprement dite ; 4° de vaisseaux et de nerfs.

Peau. Mamelon. Auréole. — La peau de la mamelle est extrêmement mince ; elle présente la structure de la peau, en général,

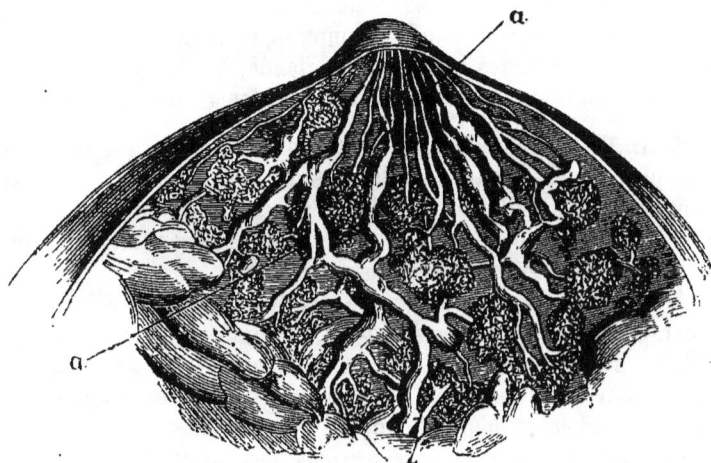

Fig. 125, montrant une coupe de la mamelle. On y voit les lobules de la glande, les canaux galactophores, les sinus ou dilatations qu'ils présentent sur leur trajet.

Le *mamelon* est formé, au centre, par les canaux galactophores, qui le parcourent de la base au sommet. Autour de ces canaux, on trouve un mélange de fibres musculaires de la vie organique, de fibres lamineuses et de fibres élastiques irrégulièrement distribuées. La surface de ce tubercule est formée par le derme et l'épiderme ; le premier est dépourvu de fibres musculaires ; l'épiderme est un épithélium pavimenteux, présentant à sa face profonde une couche de pigmentum. La surface de cet organe est hérissée de papilles, entre lesquelles se voient les orifices de nombreuses glandes sébacées, situées dans l'épaisseur du derme. Ces glandes sont au nombre de quatre-vingt à cent cinquante (Sappey).

L'*auréole* repose immédiatement sur la glande mammaire, sans intermédiaire de tissu graisseux. Elle est formée d'une couche épidermique, doublée de cellules pigmentaires ; plus profondément, du derme dépourvu de fibres musculaires; plus profondément encore, d'une couche musculaire, appelée, par M. Sappey, *muscle sous-aréolaire*. Ce muscle est formé de fibres musculaires concentriques au mamelon, cessant d'exister sur les limites de l'auréole; il a une épaisseur de 2 à 3 millimètres. Dans le derme de l'auréole, on a trouvé des glandes sébacées assez nombreuses et très-développées. Ces glandes forment pendant la grossesse de grosses saillies connues sous le nom de tuber-cules de Montgomery.

Tissu graisseux. — Le tissu graisseux de la mamelle n'existe pas au-dessous de l'auréole. Autour de ce point, il forme une couche épaisse, qui sépare la glande mammaire de la peau. Il envoie des pro-longements entre les lobules de la glande, prolongements présentant quelques cloisons fibreuses, difficiles à séparer par la dissection.

Glande mammaire. — La glande mammaire est une glande en grappe composée, située au-dessous du tissu graisseux, au-devant du grand pectoral. Elle est formée par un grand nombre de lobes, très-sensibles au toucher, et donne naissance aux conduits galactophores. Les lobes sont entremêlés de tissu graisseux.

Le *tissu propre* de la glande est formé par des acini, présentant quarante à cinquante culs-de-sac, tapissés par un épithélium nu-cléaire ovoïde. Des acini partent des canalicules sécréteurs, qui se réunissent en tronc, pour former des conduits excréteurs plus volu-mineux, qui constituent les canaux galactophores.

Les *canaux galactophores*, partis des lobes de la glande mam-maire, vont s'ouvrir, par autant d'orifices distincts, au sommet du mamelon, de sorte que cette glande serait comme la glande sublin-guale et la prostate, c'est-à-dire la réunion de plusieurs glandes en grappe, ayant chacune leur conduit.

Les conduits galactophores sont très-volumineux, et présentent des sinuosités dans leur trajet. En arrivant vers l'auréole, ils présentent des dilatations plus ou moins considérables, appelées *sinus*. Ces dilata-tions n'existent que pendant la sécrétion, car elles disparaissent dès que les canaux sont vides. Il n'y a aucune anastomose entre ces divers canaux, et chaque lobe possède son conduit indépendant.

Ces canaux sont formés de trois tuniques : l'interne est formée de substance amorphe sans épithélium pendant la lactation, et avec un épithélium pavimenteux, lorsque la glande est à l'état de repos. La tunique moyenne est constituée par une couche régulière de fibres musculaires longitudinales. Des fibres élastiques, anastomosées et dis-posées en réseau, forment la tunique externe.

Bidloo, Morgagni, Winslow, Meckel, M. Paul Dubois, ont vu quelques canaux galactophores s'ouvrir à la surface de l'auréole. M. Sappey nie absolument la possibilité de cette anomalie, et pour lui, le liquide que ces auteurs ont pris pour du lait, provenait des glandes sébacées de l'auréole. M. Sappey n'a peut-être point rencontré de ces mamelles. Quoi qu'il en soit, dans son mémoire, 1860, M. Delmas cite les observations de deux jeunes Bordelaises, qui auraient présenté, à n'en pas douter, l'écoulement du lait, non-seulement au niveau du mamelon, mais encore sur l'auréole. Les femmes de Bordeaux auraient-elles les seins autrement faits que les autres?

Vaisseaux et nerfs. — Les *artères* de la mamelle viennent de la mammaire interne et de la mammaire externe; et une partie, des intercostales. Elles se ramifient autour des acini, d'où naissent les *veines* qui vont se jeter dans les veines mammaire interne et mammaire externe. Les *lymphatiques* superficiels naissent de la peau de la mamelle, de l'auréole et du mamelon. Les profonds viennent de la glande mammaire; ils se portent vers les premiers, autour du mamelon, forment un réseau, d'où partent des troncs, qui vont se jeter dans les ganglions axillaires. Les *nerfs* sont fournis par les intercostaux correspondants.

Usages. — La mamelle sert à la sécrétion du lait. Cet organe commence à prendre de l'accroissement au moment de la puberté. Pendant la grossesse, la mamelle augmente de volume jusqu'à l'accouchement. Après l'accouchement, chez la plupart des femmes, on voit un gonflement rapide des mamelles, qui coïncide avec un mouvement fébrile : c'est la fièvre de lait. Pendant ce temps, et pendant toute la durée de la lactation, l'épithélium des acini disparaît, de même que celui des canaux galactophores.

Le mamelon est doué d'une extrême sensibilité chez beaucoup de femmes. Le froid l'impressionne très-désagréablement. Les excitations physiques et même morales en déterminent l'érection. Alors l'organe devient rigide, et il augmente de volume. Cette augmentation de volume ne saurait être mise en doute, elle est facile à observer; et, cependant, M. Sappey invoque la *diminution de volume* pendant l'érection, pour prouver que son tissu n'est pas érectile.

Applications pathologiques.

La mamelle est sujette à de nombreuses maladies dans le sexe féminin. On y voit prédominer les maladies inflammatoires et les affections cancéreuses. On constate souvent aussi l'hypertrophie partielle ou générale de cette glande, et quelquefois des tumeurs laiteuses (1).

Maladies inflammatoires. — Le mamelon peut être affecté, de

(1) Je n'indique que les maladies les plus fréquentes, et succinctement, n'oubliant pas que mon intention est de présenter à l'élève une transition insensible de l'anatomie à la pathologie.

même que l'auréole, de phlegmons, d'abcès, de gerçures, d'excoriations et d'eczéma. Les phlegmons et abcès sont ordinairement très-petits. Il déterminent des douleurs excessives et se terminent presque toujours favorablement. Ils doivent être ouverts de bonne heure pour empêcher la formation de cicatrices vicieuses par suite du décollement de la peau. Les *gerçures* et les *excoriations*, dues très-souvent à l'action irritante de la salive de l'enfant, sont quelquefois rebelles aux traitements employés et sont très-douloureuses. L'*eczéma* s'observe fréquemment dans cette région. Le médecin doit être prévenu que cet eczéma de l'auréole et du mamelon le met fréquemment sur la voie du diagnostic de la gale, car cette maladie parasitaire a le privilége de déterminer une éruption eczémateuse sur les seins.

Le tissu cellulo-graisseux, qui recouvre la glande mammaire, est quelquefois aussi le siége de *phlegmons* et d'*abcès*. Ceux-ci peuvent siéger aussi dans le tissu cellulaire sous-mammaire et dans l'épaisseur de la glande. Les *abcès* du tissu graisseux ou *sus-mammaires* sont ordinairement uniques, étendus ; et diffèrent des *abcès sous-mammaires* en ce que ces derniers soulèvent en masse la glande, et déterminent, lorsqu'on exerce sur celle-ci une pression d'avant en arrière, la formation d'un bourrelet circulaire qui entoure la circonférence de la mamelle et qui contient du pus. Les *abcès intra-mammaires* sont souvent multiples ; ils ne déterminent pas de changement de couleur à la peau.

Affections cancéreuses. — Le cancer de la mamelle est une des plus fréquentes chez la femme. On y rencontre toutes les variétés de cancer, mais les deux plus fréquents sont les cancers *squirrheux* et l'*encéphaloïde*.

Sans parler de certains cancers qui ont une physionomie spéciale ; je dirai que la plupart des tumeurs cancéreuses de cette glande ont des caractères communs. 1° Dans la première période ou d'*induration*, douleurs lancinantes ; augmentation irrégulière du volume du sein ; noyaux durs sensibles au toucher, souvent bosselés et entremêlés de points ramollis ; veines dilatées et bleuâtres à la surface de la tumeur ; et si la maladie date de longtemps, engorgements des ganglions axillaires. 2° Dans la deuxième période ou d'*ulcération*, il se fait une excoriation qui grandit et se transforme en un vaste ulcère dont les bords deviennent durs et souvent relevés. Cet *ulcère cancéreux* est caractérisé par une odeur fétide, des hémorrhagies fréquentes, et l'écoulement d'un liquide roussâtre, d'odeur nauséabonde, contenant en suspension des éléments anatomiques appelés par certains pathologistes *cellules* et *noyaux cancéreux*. Ce liquide roussâtre est connu sous le nom d'*ichor cancéreux*.

Hypertrophie. — L'hypertrophie générale de la mamelle s'observe

uelquefois, elle se distingue du cancer par l'absence de la plupart des
ɣmptômes précédents, elle n'a de commun avec lui que l'augmentation
ɛ volume. Mais ici la tumeur est régulière, très-volumineuse, avec peau
ɔrmale, ce qui se voit rarement dans le cancer. L'hypertrophie par-
ɛlle ou *tumeurs adénoïdes* de M. Velpeau, se rencontrent fréquem-
ɩent. Elles forment des noyaux ovoïdes, profonds, qui n'ont point
ɜ caractères du cancer. Ces tumeurs sont formées par un hyper-
ɩèse de l'épithélium des culs-de-sac mammaires en certains points
ɛ la glande.

Tumeurs laiteuses. — Appelées aussi galactocèles, ces tumeurs
ɔnt formées par l'accumulation du lait dans un point dilaté des con-
ɩits galactophores. Elles s'observent rarement.

CHAPITRE XXI

PÉRITOINE

Je place le péritoine après la description de tous les organes, de tous
ɜ appareils qui peuvent affecter avec lui les moindres rapports De cette
ɡon, les détails pourront en être mieux compris des élèves, et je ferai
ɱarquer qu'il est impossible de comprendre la description du péritoine
ɹ'on n'a étudié préalablement les viscères abdominaux. Je n'ai nullement
ɔpté la méthode des auteurs dans la description de cette séreuse, persuadé
ɹe je suis qu'elle est défectueuse. Voici l'ordre que j'ai suivi : J'ai fait
ɩr d'abord d'un coup d'œil l'ensemble de la séreuse; ensuite j'ai donné une
ɜscription générale du feuillet pariétal et du feuillet viscéral; j'ai montré
ɹels sont les moyens de communication entre ces deux feuillets et j'ai
ɨssé ces moyens de communication; enfin, j'ai étudié la structure de
ɩte membrane, sa cavité et ses usages. Après cette description générale,
ɹi indiqué la marche et les rapports du péritoine en décrivant d'abord la
ɹtion sous-ombilicale, ensuite la portion sus-ombilicale. Dans cette étude,
ɹi eu soin de donner une description détaillée des diverses parties qui ont
ɛu un nom, tels que *mésentère, épiploon*, etc.

Le péritoine est une membrane séreuse dont la surface est beau-
ɩp plus grande que celle de toutes les autres séreuses réunies.
ɹe recouvre tous les points de la paroi abdominale et tous les viscères
ɹi sont contenus dans l'abdomen.

Cette membrane est partout continue à elle-même. Cependant chez
femme elle présente un orifice qui la met en communication avec
ɩuqueuse de la trompe de Fallope. Tapissant d'une part la surface
ɩérieure de la cavité abdominale et d'autre part la surface des viscères
ɔdominaux, cette membrane, n'étant nulle part interrompue, doit
ɩcessairement former des replis séreux réunissant les parois aux
ɹcères et ceux-ci entre eux.

Le feuillet qui tapisse la cavité constitue le *feuillet pariétal*; celui qui recouvre les viscères est appelé *feuillet viscéral*; les *moyens de communications* entre ces deux feuillets sont formés par de nombreux replis séreux.

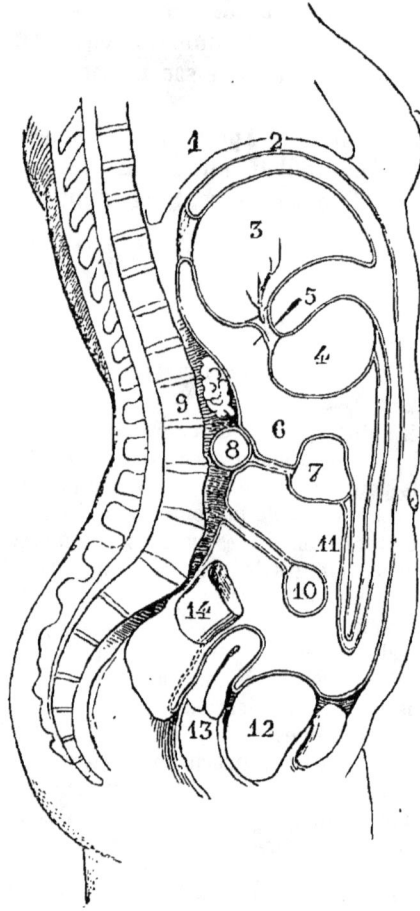

Fig. 126. — Figure schématique montrant la coupe du péritoine et des viscères situés sur la ligne médiane.

1. Diaphragme. — 2. Péritoine sous le diaphragme. — 3. Foie. — 4. Estomac. — 5. Petit épiploon. — 6. Arrière-cavité des épiploons. — 7. Côlon transverse. — 8. Troisième portion du duodenum. — 9. Pancréas. — 10. Intestin grêle. — 11. Grand épiploon. — 12. Vessie. — 13. Vagin. — 14. Rectum.

1° Du péritoine pariétal en général.

Le péritoine pariétal recouvre toutes les parois de la cavité abdominale. Il est plus épais, plus résistant et plus adhérent que le péritoine

iscéral, et peut être détaché des parties qu'il recouvre. On le sépare
vec assez de facilité du diaphragme, plus aisément encore de la paroi
bdominale, antérieure et latérale, et plus encore des fosses iliaques et
es parois du petit bassin. Un tissu cellulaire abondant le double dans
)ute son étendue. En petite quantité à la face inférieure du diaphragme,
? tissu cellulaire forme une couche assez marquée au niveau de la
aroi abdominale et surtout au niveau des fosses iliaques et du petit
assin où il devient assez souvent le siége d'inflammation. Au niveau
e l'ombilic, le péritoine offre une adhérence exceptionnelle (*voy.*
iuscles de l'abdomen), et en ce point le tissu cellulaire sous-périto-
éal disparaît. Sur tout le reste de la paroi abdominale antérieure,
? tissu lâche est assez abondant et constitue le *fascia propria*. Le
ssu cellulo-graisseux qui double le péritoire pariétal est très-abondant
1 niveau du rein où son inflammation n'est pas rare. Cette inflam-
lation constitue la périnéphrite.

2° *Du péritoine viscéral en général.*

Le péritoine viscéral est beaucoup plus mince que l'autre. Tandis que
: feuillet pariétal est opaque et cache le plus souvent la couche des
rganes sous-jacents, le feuillet viscéral est transparent et permet
'apercevoir la couleur des viscères qui en sont recouverts. Sur
ertains organes il est tellement mince qu'il est réduit à sa couche épi-
íéliale, et qu'il est confondu avec la substance du viscère, exemple :
ie, rate, ovaire. Sur d'autres organes, quoique assez ténu, il peut
tre séparé sous forme de membrane, ex : estomac, intestins, pancréas.
n remarque sur ce feuillet viscéral, et en certains points seulement,
es éraillures (foie, utérus) au niveau desquelles la surface péritonéale
st remplacée par la surface même de l'organe.

3° *Moyens de communication entre les deux feuillets.*

De la paroi de la cavité abdominale, on voit le péritoine se porter
ur les viscères en formant des replis. On voit aussi des replis qui
'étendent d'un organe à un autre organe.

Il existe dans la cavité abdominale trois espèces de replis.

a. Les uns se portent des parois de l'abdomen aux diverses portions
u tube digestif. On leur donne le nom de la portion du tube digestif
ur laquelle ils s'insèrent précédé du mot *méso*, ainsi le *méso-rectum*
st un repli du péritoine qui se porte du rectum à un point de la paroi
e la cavité, le *méso-côlon iliaque* est un repli analogue soutenant le
ôlon iliaque ; le *méso-côlon descendant*, le *méso-côlon transverse* et
? *méso-côlon ascendant* soutiennent le côlon descendant, le côlon
ransverse et le colon ascendant ; enfin au *mésentère* s'attache l'intes-

tin grêle. Tous ces replis formés par le péritoine qui entoure l'intestin se confondent sur la paroi postérieure de la cavité abdominale avec le feuillet pariétal de la séreuse.

b. D'autres s'étendent des parois de l'abdomen aux autres viscères ; ils ont reçu le nom de *ligaments*, ex : *ligament coronaire*, *ligaments triangulaires droit et gauche* étendus du foie aux parois de la cavité ; *ligaments larges* étendus des bords de l'utérus aux parties latérales du petit bassin.

c. D'autres enfin s'étendent entre les viscères ; on les appelle *épiploons*. Ceux-ci sont au nombre de trois, *l'épiploon gastro-hépatique* ou petit épiploon, rattachant l'estomac au foie, *l'épiploon gastro-colique* s'étendant de l'estomac au côlon tranverse, et *l'épiploon gastro-splénique*, allant de l'estomac à la rate.

Tous ces replis péritonéaux sont formés par deux feuillets de la séreuse. Ces deux feuillets sont séparés par du tissu cellulo-graisseux au milieu duquel on trouve ordinairement les vaisseaux et les nerfs qui se rendent aux viscères, et il faut bien remarquer que les nerfs et les vaisseaux ne peuvent prendre d'autre voie, car la cavité péritonéale, de même que les autres séreuses ne se laisse traverser par aucun vaisseau, par aucun nerf.

4° *Structure.*

Le péritoine est formé de deux couches, une couche superficielle, épithéliale, et une profonde, celluleuse. L'*épithélium* est un épithélium pavimenteux simple, constitué par une couche régulière de cellules polygonales aplaties et transparentes. Cette couche est partout continue chez le fœtus et le nouveau-né, tandis que chez l'adulte et le vieillard on trouve des points ou elle manque complétement. La *couche celluleuse* est formée par des fibres de tissu cellulaire isolées ou réunies en faisceaux. Ceux-ci s'entre-croisent irrégulièrement ou s'entremêlent en certains points avec de rares fibres élastiques. On y trouve aussi quelques vésicules graisseuses et même de petits pelotons graisseux. Dans les replis du péritoine, il s'accumule souvent une grande quantité de graisse ; par exemple, dans le mésentère, dans les épiploons et dans les appendices épiploïques du gros intestin. Des fibres musculaires lisses existent aussi à la face profonde du péritoine, elles ont été décrites avec soin par M. Rouget. Elles existent en grande quantité dans le mesentère et surtout à la face profonde du péritoine qui tapisse les parois et les organes de l'excavation pelvienne, Dans cette région, les fibres musculaires lisses sont extrêmement adhérentes à la face profonde de cette séreuse; elles se prolongent même autour de certains organes de cette région ; elles entourent les vésicules séminales, la prostate; elles forment, selon M. Sappey, ou plutôt elles doublent

s aponévroses prostato-péritonéales et latérales de la prostate, décrites
ir M. Denonvilliers. Ces fibres musculaires s'entremêlent avec des
iisseaux et simulent un tissu érectile (Rouget).

Le feuillet viscéral, considéré d'une manière générale, est beaucoup
lus mince que l'autre et formé souvent d'une simple couche épithé-
ile comme sur l'ovaire. Dans les points où il présente sa couche pro-
nde, celle-ci est mince, dépourvue de graisse et de fibres musculaires,
très-adhérente ordinairement aux organes sous-jacents.

Les artères du péritoine se distribuent à sa couche celluleuse ; on ne
s voit que sur le feuillet pariétal. Les lymphatiques appartiennent aux
ssus sous-jacents. Les nerfs ont été peu étudiés.

5° Cavité du péritoine.

Les deux feuillets de cette séreuse sont sans cesse appliqués l'un sur
iutre et limitent une cavité virtuelle, dans laquelle, à l'état normal,
i ne trouve ni gaz ni liquide. La surface épithéliale du feuillet viscéral
t en contact avec celle du feuillet pariétal ; elles sont recouvertes
une couche liquide onctueuse qui ne s'accumule jamais dans la ca-
lé et qui facilite le glissement des viscères qui y sont contenus. La
ivité péritonéale n'existe réellement qu'à l'état pathologique, comme,
ir exemple, lorsqu'un épanchement gazeux ou liquide s'y accumule.
le est complétement close, excepté cependant chez la femme, où elle
mmunique avec la cavité utérine par la trompe de Fallope ; c'est pré-
iément au niveau de l'orifice péritonéal de la trompe que se fait la
ntinuité de la séreuse avec la muqueuse. Cette communication expli-
le pourquoi on a vu, rarement il est vrai, des injections poussées avec
rce dans la cavité utérine passer dans la cavité abdominale et provo-
ier le développement d'une péritonite.

Le péritoine est doué à un haut degré de la faculté d'absorber. Rien
i plus aisé que de faire absorber une certaine quantité d'eau que l'on
jecte dans le péritoine d'un chien. L'absorption de l'iode dans les
jections que l'on a pratiquées à la suite de la paracentèse en sont
icore une preuve. Enfin, on sait aussi que des fragments de viande,
troduits dans la cavité péritonéale des animaux, ont pu être ab-
irbés.

6° Rapports du péritoine.

Comme tous les auteurs, nous divisons le péritoine en deux parties
ir un plan horizontal passant par l'ombilic, et nous étudierons d'a-
ird la portion sous-ombilicale, puis la portion sus-ombilicale. Dans
itte étude, nous suivrons insensiblement cette membrane dans tous
is points, en ayant soin de décrire séparément, à mesure que nous les
incontrerons, toutes les parties qui ont reçu un nom particulier.

A. **Portion sous-ombilicale du péritoine.**

Si l'on suit le péritoine à partir de l'ombilic, on voit qu'il descend pour recouvrir toute la partie inférieure de la paroi abdominale antérieure. Il se continue sur les côtés, le long de la face interne du muscle transverse, qu'il accompagne jusqu'à la paroi postérieure, où il rencontre le côlon ascendant à droite, descendant à gauche. Le plus souvent il recouvre la face externe du côlon, puis la face antérieure, puis la face interne, pour se continuer ensuite vers la colonne vertébrale en recouvrant la face antérieure du rein et le psoas, sur lequel il applique l'uretère et les vaisseaux spermatiques. Il laisse aussi la face postérieure du côlon en rapport avec la paroi postérieure de l'abdomen. Quelquefois, au lieu de passer seulement au-devant de cet intestin, il s'applique à lui-même sur la face postérieure du côlon et constitue le *méso-côlon.*

Méso-côlons ascendant et descendant. — On donne ce nom à deux replis du péritoine, identiques, s'étendant de la face postérieure du côlon de même nom à la paroi postérieure de l'abdomen. Ces replis, qui souvent n'existent pas, n'ont que quelques centimètres de longueur, 1 à 3 de largeur ; ils sont formés par le péritoine qui, après avoir recouvert les faces antérieure et latérales du côlon, s'adosse à lui-même sur la face postérieure, pour se continuer ensuite de chaque côté avec le péritoine pariétal. On trouve dans ces replis les artères coliques et les nerfs du grand sympathique qui les accompagnent.

Je reviens au péritoine que j'ai laissé sur la colonne vertébrale. Arrivé à ce niveau, il recouvre à droite la veine cave inférieure, à gauche l'artère aorte, s'adosse à lui-même pour former le *mésentère,* au bord antérieur duquel les deux feuillets se séparent pour contourner l'intestin grêle.

Mésentère. — Le mésentère est un repli du péritoine, étendu de la colonne vertébrale à l'intestin grêle ; il présente deux faces, deux bords et deux extrémités.

Les *faces* sont latérales, l'une regarde à droite, l'autre à gauche ; elles sont formées par la surface libre du péritoine, et sont en rapport avec les circonvolutions intestinales.

Le *bord postérieur* adhérent s'étend depuis le côté gauche de la deuxième vertèbre lombaire jusqu'au côté droit de la cinquième, de telle sorte que ce bord oblique mesure une longueur de 10 centimètres environ ; à son niveau, on voit les deux feuillets qui le constituent se séparer et se porter de chaque côté vers le psoas et le côlon.

Le *bord antérieur* est convexe. Si on le prend à l'extrémité supérieure du mésentère, on le voit se porter en avant et en bas, décrire

ne convexité antérieure, pour se terminer ensuite à l'extrémité infé-
ieure. Ce bord antérieur s'insère sur le bord postérieur de l'intestin
rêle et présente une longueur égale à celle de l'intestin (8ᵐ) qu'il
apporte depuis la terminaison du duodenum jusqu'au cœcum. Ce bord,
our se mettre en rapport avec les nombreuses circonvolutions de
intestin, présente une foule de replis ondulés. A ce niveau, on voit
s deux feuillets du mésentère se séparer, entourer l'intestin grêle
our se confondre ensuite.

L'*extrémité supérieure* du mésentère est effilée ; elle répond à la
euxième vertèbre lombaire et réunit les deux bords. Elle se termine
u niveau du point où la troisième portion du duodenum se sépare de
a colonne vertébrale pour donner naissance à la première circonvolu-
on de l'intestin grêle. En ce point, les deux feuillets de l'extrémité
upérieure se séparent, se portent à droite et à gauche pour former le
euillet inférieur du méso-côlon transverse et se continuer, au-dessous
u côlon transverse, avec le feuillet postérieur du grand épiploon.
'ajouterai que le feuillet droit, en concourant à la formation du méso-
ôlon transverse, recouvre la face inférieure de la troisième portion du
uodénum.

L'*extrémité inférieure* répond au côté droit de la cinquième vertèbre
ombaire. Elle est effilée comme la supérieure, car à ce niveau l'in-
estin grêle se porte en arrière et à droite pour se jeter dans le cœ-
um, et l'on voit les deux feuillets du mésentère se séparer et se porter
ers les fosses iliaques. Dans l'épaisseur du mésentère, on trouve de la
raisse, l'artère mésentérique supérieure, la grande veine mésaraïque et
s nerfs qui les accompagnent.

Je reviens au péritoine, qui recouvre la paroi abdominale anté-
ieure, c'est-à-dire au point où j'ai commencé sa description. On le
oit descendre de cette paroi vers le petit bassin et les fosses iliaques.

Avant d'arriver au petit bassin, le péritoine est soulevé par l'ou-
aque sur la ligne médiane, et par les artères ombilicales sur les côtés,
our former trois replis séreux qui se portent vers la vessie et qu'on a
ppelés *petites faux* du péritoine. Ces trois replis sont peu accusés,
ar dans les années qui suivent la naissance les artères ombilicales se
étruisent dans la partie qui avoisine l'ombilic (Robin). En passant de
a paroi abdominale sur la vessie, le péritoine s'applique à la symphyse
ubienne pour passer ensuite sur le sommet de la vessie. Du sommet
e cet organe, on le voit se continuer sur les faces latérales et sur la
ace postérieure. Des faces latérales il se réfléchit sur les parois laté-
ales du petit bassin, après avoir recouvert le releveur de l'anus, dont
est séparé par l'aponévrose périnéale supérieure. De la face postéieure de la vessie, *chez l'homme*, il se porte sur la face antérieure et
ur les faces latérales du rectum, en formant le *cul-de-sac recto-
ésical*, puis il s'adosse à lui-même et constitue le méso-rectum. On

voit donc que le péritoine forme autour de la vessie un cul-de-sac qu'on peut appeler *péri-vésical*, dont les culs-de-sac *vésico-utérin* chez la femme et *recto-vésical* chez l'homme ne sont que la partie postérieure.

Chez la femme, le péritoine se réfléchit de la face postérieure de la vessie sur la face antérieure de l'utérus et forme ainsi le *cul-de-sac vésico-utérin*. Il se porte ensuite sur le fond de cet organe, puis sur la face postérieure, qu'il recouvre dans toute son étendue ; il continue son trajet descendant sur la paroi postérieure du vagin, dans une étendue de 2 à 3 centimètres, pour se réfléchir, comme chez l'homme, sur le rectum. En se réfléchissant sur cet organe, il donne naissance au *cul-de-sac recto-vaginal*. Le péritoine qui recouvre les deux faces et le fond de l'utérus est très-adhérent. Vers les bords de cet organe, le feuillet péritonéal qui recouvre la face antérieure s'adosse à celui de la face postérieure et se porte avec lui sur les parois latérales du petit bassin, en formant un repli vertical dans lequel sont contenues les annexes de l'utérus et qu'on appelle *ligament large*.

Étudions séparément toutes ces régions du péritoine.

Cul-de-sac péri-vésical. — Je donne ce nom à la dépression circulaire qu'on trouve autour de la vessie. Il est formé par le péritoine, qui se réfléchit de la vessie sur la paroi abdominale, sur l'utérus (femme), sur le rectum (homme), et sur le releveur de l'anus. Ce cul-de-sac, d'autant plus profond qu'il est plus postérieur, change de position et de forme lorsque la vessie est dilatée par l'urine, ou que l'utérus est développé par le produit de la conception.

Lorsque la vessie se dilate, elle ne s'insinue pas entre le péritoine pariétal et la paroi abdominale, comme beaucoup d'auteurs le disent, mais comme le fait fort bien observer M. Sappey, le sommet de la vessie s'élève, et le cul-de-sac séreux qui se trouve entre ce réservoir et la paroi abdominale, se prononce davantage tout en remontant, de telle sorte que le fond de ce cul-de-sac est séparé du pubis par un intervalle de 2 à 3 centimètres lorsque la vessie est moyennement dilatée, et de 5 à 7 centimètres lorsqu'elle est très-volumineuse. Sur les côtés, le cul-de-sac péri-vésical est soulevé aussi de quelques centimètres par l'ampliation de la vessie.

Cul-de-sac recto-vésical. — Formé par le péritoine, qui se porte de la vessie sur le rectum, ce cul-de-sac diminue par l'ampliation de ces deux organes; il augmente, au contraire, lorsqu'ils se vident. Dans le premier état, la vessie et le rectum arrivent au contact; dans le dernier, au contraire, les anses intestinales comblent ce cul-de-sac. Très-adhérent à ces organes, le cul-de-sac recto-vésical présente sur ses parties latérales deux petits replis péritonéaux, doublés de tissu cellulo-fibreux, qui se portent des parties latérales de la vessie

u rectum; ces replis constituent les ligaments postérieurs de la ves-
e. Ce cul-de-sac adhère au rectum et à la vessie. Il arrive au contact
es vésicules séminales. La face profonde est doublée de tissu cellulo-
usculaire et donne insertion dans la partie la plus déclive à l'aponé-
rose prostato-péritonéale.

Cul-de-sac vésico-utérin. — Situé entre l'utérus et la vessie,
e cul-de-sac descend jusqu'au point de séparation du col et du corps
e l'utérus. Chez quelques sujets, il descend plus bas, et peut même
tteindre le vagin, sans que cette disposition soit en rapport avec la
rossesse'ou avec l'état des organes voisins. Ce cul-de-sac, très-res-
rré, n'admet pas les anses intestinales. Il est très-adhérent à ces
eux organes.

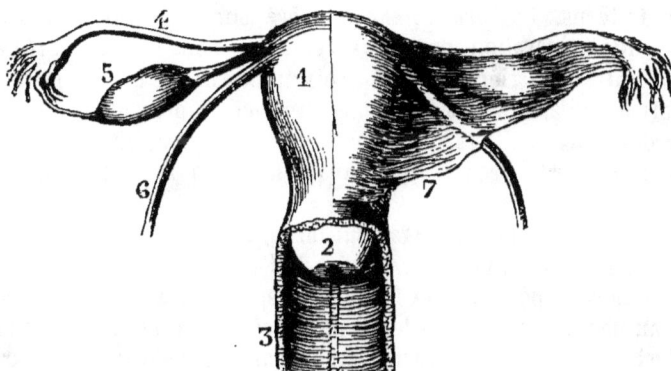

g. 127, montrant les organes génitaux de la femme. D'un côté on voit le
ligament large; de l'autre côté, le péritoine qui le constitue a été enlevé.

Corps de l'utérus. — 2. Col de l'utérus. — 3. Vagin. — 4. Trompe. — 5. Ovaire. —
6. Ligament rond. — 7. Ligament large.

Cul-de-sac recto-vaginal. — Analogue au cul-de-sac recto-vési-
al, large comme lui, ce cul-de-sac reçoit les anses intestinales; il
dhère intimement au vagin, et un peu moins au rectum. En avant de
e cul-de-sac, sur les côtés, on voit deux replis du péritoine partir du
oint de réunion du vagin et de l'utérus pour se porter en arrière et
n haut sur la face antérieure du sacrum, en contournant les parties
térales du rectum. Ces replis ou *ligaments utéro-sacrés* renferment
uelques fibres musculaires lisses, dont une partie se confond avec les
bres du rectum.

Ligaments larges. — Les ligaments larges sont deux replis du
éritoine, étendus des bords de l'utérus aux parties latérales des parois
u bassin. Verticalement dirigés, ces replis sont formés par les deux

feuillets venus des faces de l'utérus, et s'adossant au niveau de ces bords. Pour faire comprendre cette disposition, on peut dire encore que l'utérus est situé au milieu d'un repli du péritoine, allant d'un côté à l'autre du petit bassin.

Les ligaments larges, réunis à l'utérus, forment un plan à peu près vertical, qui divise la cavité du bassin en deux parties : l'une antérieure, qui renferme la vessie ; l'autre postérieure, qui contient le rectum. Chaque ligament large présente deux faces et quatre bords. La *face antérieure*, formée par le feuillet antérieur de ce repli, est en rapport avec la vessie ; elle se continue avec le péritoine, qui remonte vers la vessie, et qui forme le cul-de-sac péri-vésical. La *face postérieure* est en rapport avec le rectum, et se continue avec le péritoine de l'excavation pelvienne. Le *bord interne* adhère à l'utérus, et présente une séparation des deux feuillets qui se portent sur les deux faces de l'utérus. Le *bord externe*, inséré sur les parois du bassin, présente une séparation des deux feuillets, dont l'un se porte en avant, et l'autre en arrière, sur les parois du bassin. Le *bord inférieur*, en rapport avec l'aponévrose périnéale supérieure, présente un dédoublement des deux feuillets qui se portent en avant et en arrière. Le *bord supérieur* est libre ; à son niveau, les deux feuillets sont continus.

Entre les deux feuillets du ligament large, on trouve les annexes de l'utérus, ovaire, ligament rond et trompe de Fallope. Chacun de ces trois organes soulève le péritoine, et forme un repli ou *aileron*. Il y a trois ailerons au ligament large ; l'aileron postérieur, ou repli du péritoine, qui rattache l'ovaire au ligament large ; l'aileron antérieur, qui soutient le ligament rond ; et l'aileron supérieur, qui est formé par la saillie de la trompe de Fallope.

Du tissu cellulaire, abondant surtout vers le bord inférieur du ligament et vers le col de l'utérus, est placé entre les deux feuillets. On y trouve aussi du tissu musculaire de la vie organique (Rouget), formant deux lames bien distinctes. Ces deux lames musculaires bien distinctes, principalement pendant la grossesse, sont séparées par la lame celluleuse, de sorte qu'il existe cinq couches dans le ligament large : une celluleuse, deux musculaires et deux séreuses.

Je reviens au péritoine, que j'avais abandonné, à la partie inférieure de la paroi abdominale, pour l'étudier dans le petit bassin. Avant d'arriver à l'arcade crurale, de chaque côté de la ligne médiane, le péritoine recouvre l'artère épigastrique et les fossettes inguinales interne et externe (page 177). Il dépasse l'arcade crurale, et recouvre de dedans en dehors le septum crurale (page 254), les vaisseaux iliaques externes, et le muscle psoas-iliaque, sur lequel il remonte. Il revêt la face supérieure de l'aponévrose iliaque, dont il est séparé par du tissu cellulaire abondant, communiquant avec celui du petit bassin et de région du rein. Il se continue en dedans avec le péritoine du petit assin, en passant sur les vaisseaux iliaques externes.

Dans la fosse iliaque droite, le péritoine passe au-devant du cœcum, qu'il applique sur le muscle iliaque; plus rarement, il lui forme un méso-cœcum, analogue aux méso-côlons. Il se comporte de même sur ppendice vermiculaire du cœcum. Dans la fosse iliaque gauche, il comporte de la même manière, seulement il forme un repli séreux, lique en bas et en dedans, qui supporte le côlon iliaque : c'est le méso-côlon iliaque, repli qui se continue en dedans vers le méso-ctum.

Méso-côlon iliaque. — Repli séreux étendu de la fosse iliaque uche au côlon iliaque. Il est assez long, 6 à 10 centimètres. Il se rmine insensiblement en dehors vers le côlon descendant, en dedans, rs le rectum.

Méso-rectum. — C'est un repli séreux, triangulaire, étendu du ctum au sacrum. Il est formé par le péritoine, qui, après avoir re-uvert la face antérieure et les côtés du rectum, s'adosse à lui-même se porte à la face antérieure du sacrum, où les deux feuillets se sé-rent. Ce repli à sa partie supérieure s'incline à gauche et se continue ec le méso-côlon iliaque. Il renferme du tissu cellulo-graisseux, les isseaux et les nerfs hémorrhoïdaux supérieurs.

B. Portion sus-ombilicale du péritoine.

Commençons l'étude de cette portion du péritoine au même niveau e celle de la portion sous-ombilicale. De l'ombilic on peut suivre le ritoine sur la paroi abdominale antérieure, où il monte jusqu'à la e inférieure du diaphragme, qu'il recouvre dans la plus grande par-de son étendue. Immédiatement au-dessus de l'ombilic, on voit la ne ombilicale qui se porte de l'ombilic au sillon antéro-postérieur foie; cette veine dirigée en haut, en arrière et en dehors, soulève péritoine de manière à lui former un repli, connu sous le nom de ament falciforme ou suspenseur du foie.

Ligament suspenseur du foie ou falciforme. — Ce repli est mé par deux feuillets du péritoine adossés. Il est triangulaire. Ses es latérales sont lisses et s'étendent depuis l'ombilic jusqu'à la partie stérieure de la face supérieure du foie. Son bord inférieur mousse hferme la veine ombilicale, au-dessous de laquelle le péritoine se htinue comme au bord supérieur des ligaments larges. Ce bord se rd insensiblement à la face inférieure du foie. Le bord antérieur est rapport avec la paroi abdominale et avec la face inférieure du dia-ragme, qu'il divise dans la plus grande partie de son étendue. Le *bord postérieur* s'insère sur la face supérieure du foie, depuis la partie postérieure jusqu'au bord antérieur, qu'il embrasse pour rejoindre le bord postérieur du repli.

Ce repli divise le foie en lobe droit et lobe gauche. Verticalement dirigé entre le foie et le diaphragme lorsqu'on écarte ces deux organes, il se termine en arrière par une extrémité effilée comme en avant vers l'ombilic. Les deux feuillets s'écartent au niveau du bord supérieur et tapissent à droite et à gauche la face inférieure du diaphragme. Ils s'écartent aussi au niveau du bord inférieur pour s'étaler à droite et à gauche sur le foie.

Je reviens au péritoine à la face inférieure du diaphragme. Après avoir recouvert le diaphragme il se réfléchit sur la face convexe du foie en formant un cul-de-sac qui arrête la main lorsqu'on veut l'enfoncer entre ces deux organes. Ce cul-de-sac est divisé en deux parties par le ligament falciforme. Le feuillet qui forme le cul-de-sac constitue la lame supérieure du *ligament coronaire* et le feuillet supérieur des *ligaments triangulaires* droit et gauche.

En suivant le péritoine sur le foie on le voit arriver au bord antérieur de cet organe qu'il recouvre pour se porter ensuite à la face inférieure. En l'étudiant d'avant en arrière sur cette face inférieure, on voit qu'il se comporte différemment sur le tiers externe, le tiers interne et le tiers moyen. 1° Sur le tiers externe et interne il tapisse la face inférieure du foie jusqu'au diaphragme. Du côté externe il rejoint le diaphragme et s'applique au niveau de l'extrémité droite du foie au feuillet de la face supérieure pour constituer le *ligament triangulaire droit*. Du côté interne il se comporte de même et va former avec le feuillet supérieur le *ligament triangulaire gauche;* 2° sur le tiers moyen il arrive au niveau du sillon transverse du foie, où il se comporte d'une manière toute particulière (*voy.* plus bas).

Ligaments triangulaires droit et gauche. — Ce sont deux petits replis du péritoine variables en étendue, mais ne dépassant que bien rarement 3 à 5 centimètres. Ils sont constitués d'une façon identique. L'un se trouve à l'extrémité droite du foie, l'autre à l'extrémité gauche. Les feuillets de ces deux replis se continuent en arrière du foie avec ceux du ligament coronaire. Voici comment ils sont formés : aux extrémités de la face supérieure du foie on voit le péritoine se porter sur le diaphragme en remontant et former un cul-de-sac, qui se continue avec celui qui constitue le feuillet supérieur du ligament coronaire. Aux extrémités de la face inférieure, on voit également le péritoine se rendre sur le diaphragme pour descendre et se continuer avec le péritoine pariétal. Ces deux feuillets adossés constituent les ligaments triangulaires.

Je reviens au péritoine que j'ai laissé au niveau du sillon transverse lu foie. Arrivé là, il se porte vers la petite courbure de l'estomac en formant le feuillet antérieur du *petit épiploon*. Il descend ensuite sur la face antérieure de l'estomac jusqu'à la grande courbure, où il quitte cet organe pour former le feuillet antérieur du grand épiploon. Ce feuillet antérieur descend jusqu'au niveau du pubis pour remonter ensuite et former le feuillet postérieur du grand épiploon, qui arrive à la face inférieure du côlon transverse. Là, le péritoine recouvre la face inférieure du côlon et se porte transversalement en arrière en formant le feuillet inférieur du *méso-côlon transverse*, large cloison horizontale qui sépare l'intestin grêle de l'estomac, du foie, du pancréas et de la rate. Nous avons déjà vu (*voy.* mésentère) comment le feuillet inférieur du méso-côlon transverse se continue sur la ligne médiane avec les deux feuillets du mésentère (voy. *fig.* 126).

Le feuillet du péritoine qui recouvre la face antérieure de l'estomac ne va pas former seulement le grand épiploon, mais il se porte aussi à gauche pour former le feuillet antérieur de l'*épiploon gastro-splénique*. Il enveloppe la rate, et après l'avoir contournée, s'applique à lui-même, passe derrière les vaisseaux spléniques et la queue du pancréas jusqu'au pilier gauche du diaphragme, où il se continue avec le feuillet pariétal qui, à ce niveau, passe au-devant du rein gauche et de la capsule surrénale gauche.

Pour me faire comprendre, je vais reprendre ces dernières lignes en changeant mon premier mode d'explication.

Suivons le péritoine à partir de la face antérieure de l'estomac. De là il se porte : 1° *en haut* pour former le feuillet antérieur du petit épiploon et tapisser la partie antérieure de la face inférieure du foie ; 2° *en bas*, pour former la lame la plus antérieure du grand épiploon, descendre jusqu'au pubis, remonter en formant la lame la plus postérieure du grand épiploon, tapisser la face inférieure du côlon transverse et former enfin le feuillet inférieur du méso-côlon transverse avant de se continuer avec les deux lames du mésentère sur la ligne médiane et avec le péritoine pariétal sur les côtés de la colonne vertébrale ; 3° *à gauche*, pour former le feuillet antérieur de l'épiploon gastro-splénique, arriver au hile de la rate, contourner cet organe, revenir à la partie postérieure du hile, s'adosser lui-même pour former le feuillet postérieur de l'épiploon gastro-splénique, enfin se confondre au niveau du pilier gauche du diaphragme avec le péritoine pariétal ; 4° *à droite* pour continuer sur le pylore et la première portion du duodenum, le feuillet antérieur du grand et du petit épiploon.

Lorsqu'on étudie le péritoine sur le cadavre, on n'aperçoit dans la portion sus-ombilicale que ce qui vient d'être décrit, à moins qu'on ne déchire certains feuillets. La face postérieure de l'estomac et la face antérieure du pancréas, par exemple, ne sont pas accessibles aux regards. Si l'on passe le doigt au-dessous du foie au niveau du lobule de

Spigel, en arrière du petit épiploon, on aperçoit un trou qui admet à
peine deux doigts et qui conduit dans une cavité située au-dessous du
foie, au-dessus du méso-côlon transverse, en arrière de l'estomac et en
avant du pancréas. Cette cavité est l'*arrière-cavité des épiploons* et la
porte d'entrée, l'ouverture est connue sous le nom de *hiatus de Winslow*.

Hiatus de Winslow. — Orifice irrégulièrement arrondi, faisant
communiquer la cavité péritonéale avec un diverticulum de cette séreuse ou arrière-cavité des épiploons. Cet orifice est limité à sa partie
supérieure par le lobule de Spigel, à sa partie inférieure par la première
portion du duodenum, à sa partie postérieure par la veine cave inférieure, et à sa partie antérieure par le petit épiploon et la veine porte
qui est contenue entre ses deux feuillets. Cet orifice peut être comparé
au collet d'une hernie, et la cavité dans laquelle il conduit peut être
comparée au sac herniaire. On voit, en effet, au niveau de l'hiatus de
Winslow que le péritoine s'invagine dans cet orifice pour aller recouvrir
les parois de la cavité.

Arrière-cavité des épiploons. — C'est un espace limité principalement par le foie, le méso-côlon transverse, l'estomac et le pancréas.
Cette cavité présente deux prolongements, l'un dans l'épaisseur du
grand épiploon, l'autre dans l'épaisseur de l'épiploon gastro-splénique.
Au niveau de l'hiatus de Winslow, on voit le péritoine de la face inférieure du foie se continuer dans l'arrière-cavité; partout continu à
lui-même, il en recouvre toutes les parois. Parti de la portion du foie
qui forme paroi de cette arrière-cavité, il descend vers le petit épiploon, dont il forme le feuillet postérieur, tapisse la paroi postérieure de
l'estomac qu'il quitte au niveau de la grande courbure pour s'appliquer
contre la lame la plus antérieure du grand épiploon venue de la face
antérieure de l'estomac. Ce feuillet péritonéal arrive vers le pubis, remonte en s'appliquant à lui-même, entre lui et la lame la plus postérieure
du grand épiploon, tapisse la face supérieure du côlon transverse et
forme ensuite le feuillet supérieur du méso-côlon transverse. Ce feuillet
arrive à la colonne, remonte en recouvrant la deuxième et une partie
de la troisième portion du duodenum de même que la face antérieure
du pancréas, et se termine enfin à la face inférieure du foie où il se
confond avec lui-même après avoir formé au niveau du bord postérieur
de cet organe le feuillet inférieur du ligament coronaire.

Vers le côté gauche, l'arrière-cavité des épiploons forme un cul-de-sac
qui s'enfonce entre les deux feuillets de l'épiploon gastro-splénique,
comme cela se voit aussi pour le cul-de-sac qui se porte vers le grand
épiploon.

Petit épiploon ou épiploon gastro-hépatique. — On donne ce
nom à un repli du péritoine étendu du sillon transverse du foie à la
petite courbure de l'estomac. Il présente deux faces et quatre bords.

la *face antérieure* est formée par le feuillet péritonéal qui descend de
la face inférieure du foie sur la face antérieure de l'estomac. La *face
postérieure* regarde l'arrière-cavité des épiploons, elle est formée par le
péritoine de cette arrière-cavité, qui descend du foie sur la face postérieure de l'estomac. Le *bord supérieur* s'insère sur le sillon transverse
du foie où les deux feuillets se séparent. Le bord inférieur s'insère sur la petite courbure de l'estomac et sur le bord supérieur de la
première portion du duodenum. Le *bord droit* est libre et formé par
la réflexion du péritoine sur lui-même. Il constitue le bord antérieur de
l'hiatus de Winslow et s'étend du duodenum au foie. Le bord gauche
est très-court et se porte du cardia au foie.

On trouve dans le petit épiploon, du tissu graisseux, la veine porte,
l'artère hépatique, le canal cystique et le canal cholédoque, des lymphatiques et des nerfs qui vont au foie.

Grand épiploon ou **épiploon gastro-colique.** — On appelle grand
épiploon cet énorme repli péritonéal qui descend de l'estomac et du côlon pour se placer entre l'intestin qu'il recouvre et la paroi abdominale. Ce repli, qui n'existe pas dans les premières années de la vie, est
jaunâtre et recouvre les intestins, à la manière d'un tablier qui s'étend
jusqu'au pubis. Il est formé par les deux lames péritonéales qui descendent de l'estomac vers le pubis, en s'adossant. A ce niveau, ces deux
lames remontent en formant un cul-de-sac, jusqu'au côlon transverse ou
elles se séparent pour envelopper le côlon et former en arrière de cet
intestin le méso-côlon transverse. (Tous les feuillets de cet épiploon ne
sont pas séparables, ils n'existent même pas, et il est difficile de
montrer entre ces feuillets le cul-de-sac de l'arrière-cavité des épiploons) (voy. *fig.* 126).

On trouve dans le grand épiploon du tissu cellulo-graisseux, et les
artères épiploïques qui se portent de la grande courbure de l'estomac
au côlon transverse après avoir parcouru toute l'étendue du grand
épiploon.

Épiploon gastro-splénique. — C'est le repli du péritoine qui se
porte de la grosse tubérosité de l'estomac au hile de la rate. Il est
formé par quatre feuillets; les deux profonds sont un prolongement du
péritoine qui tapisse l'arrière-cavité des épiploons; on y trouve les vaisseaux spléniques.

Méso-côlon transverse. — Repli du péritoine étendu transversalement et horizontalement du bord postérieur du côlon transverse à
la paroi abdominale postérieure. Le *feuillet supérieur* est formé par le
péritoine de l'arrière-cavité des épiploons qui, en arrière, remonte pour
s'appliquer contre la colonne vertébrale le pancréas, la deuxième et la troisième portion du duodenum en passant sur la face antérieure de ces

organes. Le *feuillet inférieur* vers la ligne médiane forme le mésentère.

Ligament coronaire. — C'est un repli du péritoine situé au niveau du bord postérieur du foie entre ce bord et le diaphragme. Son feuillet supérieur est formé par le cul-de-sac que nous avons vu à la face supérieure du foie près du bord postérieur (page 938). Son feuillet inférieur se porte du foie sur le pancréas, il fait partie de l'arrière-cavité des épiploons. De chaque côté il se continue avec les ligaments triangulaires du foie. Ce ligament est fait de telle façon que les deux feuillets ne se touchent pas et qu'ils sont séparés par un assez grand intervalle au niveau duquel le bord postérieur du foie est en contact immédiat avec le diaphragme et reçoit des divisions du nerf phrénique droit.

Avant de terminer, je ferai remarquer qu'un certain nombre d'organes sont dépourvus de péritoine sur leur face postérieure, de sorte que ces organes peuvent être blessés par la partie postérieure du tronc sans lésion du péritoine. Exemple : bord postérieur du foie ; face postérieure du rein ; tête et corps du pancréas ; deuxième et troisième portions du duodenum, et souvent côlon ascendant et côlon descendant.

CHAPITRE XXII

PHYSIOLOGIE DE L'APPAREIL GÉNITAL DES DEUX SEXES ET EMBRYOLOGIE

Nous étudierons dans ce chapitre : 1° la *fonction du testicule*; 2° la *fonction de l'ovaire*; 3° l'acte qui met en contact l'élément mâle et l'élément femelle, c'est-à-dire la *copulation*; 4° le résultat de ce contact ou la *fécondation*; 5° le développement du produit fécondé ou l'*embryon*; 6° le *fœtus*; 7° l'*utérus* pendant la grossesse.

ARTICLE PREMIER

FONCTION DU TESTICULE

Le testicule a pour fonction de fournir le sperme. Cette sécrétion, continue, appartient au groupe des sécrétions récrémentitielles, comme la salive.

Ce liquide est sécrété par les tubes séminifères du testicule. De là il se porte vers le bord supérieur de l'organe, traverse les canaux séminifères droits, le réseau vasculaire de Haller, les cônes efférents et se rend à l'épididyme qu'il parcourt dans toute son étendue de même que le canal déférent jusqu'à son arrivée dans les vésicules séminales, d'où nous le verrons sortir pendant l'éjaculation.

Le sperme monte dans les voies spermatiques contre les lois de la pesanteur, et les forces qui déterminent son ascension sont surtout la *capillarité* et le *vis-a-tergo*, c'est-à-dire l'impulsion donnée au courant du sperme par les nouvelles portions sécrétées qui prennent place dans les canaux séminifères. Les contractions du canal déférent hâtent aussi la marche du sperme dans cette partie des voies spermatiques. Enfin il faut ajouter que la marche du sperme est accélérée par ce fait que le liquide pénètre d'espaces plus larges dans des espaces plus étroits. En effet il est évident que le calibre de l'épididyme, qui reçoit tous les canaux spermatiques, est de beaucoup inférieur à celui de ces canaux réunis.

En somme, la sécrétion du sperme se fait très-lentement. Elle est accélérée par l'acte du coït, par les désirs vénériens et même par toutes les excitations morales ou physiques qui portent sur les organes génitaux.

Le sperme est un liquide blanchâtre, épais et filant, d'une odeur caractéristique qui rappelle celle du *chlore*, d'une réaction alcaline.

Examiné au microscope, le sperme est un fluide qui contient en suspension des éléments divers, des granulations, des globules et surtout des petits corpuscules mouvants appelés *spermatozoïdes*. On y trouve aussi quelques cellules d'épithélium qui se sont détachées des voies spermatiques pendant le trajet du sperme.

Il faut savoir que le sperme éjaculé contient plusieurs liquides mêlés au produit de sécrétion du testicule : le liquide de la prostate, celui des glandules du canal déférent, des vésicules séminales, celui des glandes de Cooper et des glandes de Littre.

Le sperme est donc formé de deux parties, une partie liquide et des corpuscules flottants.

La partie liquide sert de véhicule aux spermatozoïdes qui y sont contenus et *ne possède par elle-même aucune propriété fécondante*. De nombreuses expériences faites par Spallanzani, MM. Prevost et Dumas prouvent surabondamment le fait. Avant que les expériences de Spallanzani ne fussent connues, les vapeurs émanées du sperme, disait-on, avaient la faculté de féconder et l'on conçoit quel rôle gigantesque joua cette *aura seminalis* dans les cas de grossesse illégitime, etc. L'*aura seminalis* n'existe plus aujourd'hui que dans l'histoire.

Quelle est donc la partie fécondante du sperme? Ce sont les spermatozoïdes qui se trouvent dans ce liquide, chez les animaux à l'époque du rut, et chez l'homme à toutes les époques de l'année. Leur présence dans le sperme se constate depuis le moment de la puberté jusqu'à un âge très-avancé ; et il ne faut pas croire, à la manière de certains esprits malicieux, que les vieillards ne puissent pas procréer M. Duplay père a démontré que les spermatozoïdes se rencontrent avec toutes leurs propriétés, même chez des vieillards de 86 ans.

Le spermatozoïde, appelé aussi *zoosperme, filament spermatique*, ou *animalcule spermatique* est un petit corps microscopique qui se développe au fond des canaux séminifères et qui a toutes les apparences d'un être vivant.

Il présente une partie renflée qu'on appelle *tête* et une partie effilée qui lui fait suite, c'est la *queue*. La tête aplatie a la forme d'une pointe de lance et mesure en longueur de $0^{mm},005$, en largeur $0,003$ et en épaisseur $0,002$. La queue est beaucoup plus longue et l'étendue totale du spermatozoïde est de $0^{mm},015$.

Ces petits filaments exécutent des mouvements au moyen de leur queue qu'ils font onduler. Dans leurs évolutions ils déplacent les petits corps qui se trouvent sur leur passage, les cristaux, par exemple. Selon Henle, la vitesse de leur marche et de $0^{mm},18$ par seconde, ou de 27 millimètres pour sept minutes et demie.

L'agilité des spermatozoïdes est la condition essentielle de la qualité fécondante du sperme, car ce liquide cesse d'être fécondant dès que les spermatozoïdes sont immobiles. Certaines conditions paralysent les spermatozoïdes, d'autres, au contraire, les favorisent et même les activent. Ainsi le froid, le chaud, le desséchement du sperme, les décharges électriques, les acides, la strychnine, les narcotiques, le mucus vaginal et le mucus utérin altérés font cesser les mouvements de ces petits corpuscules. D'autre part on les voit persister dans l'urine, le lait, la salive, le pus et le sérum du sang.

Les spermatozoïdes extraits du corps de l'homme peuvent conserver leur mobilité pendant 24 ou 36 heures lorsqu'ils sont maintenus à une douce température. Dans les organes génitaux de la femme on suit ces mouvements si curieux pendant 8 à 10 jours.

Les spermatozoïdes sont-ils des animaux ? Il est difficile de décider cette question. Cependant je dois avouer que je penche pour l'opinion qui considère les spermatozoïdes comme des êtres animés. Mon excellent maître M. le professeur Pajot trouve dans l'expérience suivante une preuve irrécusable en faveur de l'animalité. Si on étale sur un morceau de verre une certaine quantité de sperme et qu'on place une extrémité de ce verre sur la flamme d'une lampe, le liquide se dessèche à ce niveau et la couche de sperme se trouve partagée en trois parties ; une partie desséchée, une partie liquide et une intermédiaire visqueuse. Dans la partie desséchée les spermatozoïdes sont évidemment privés de leur mobilité; dans la partie liquide les mouvements sont les mêmes qu'à l'état normal; mais au niveau de la partie visqueuse on voit ces pauvres malheureux englués, les uns par la tête, les autres par la queue, exécuter des contorsions formidables du côté

₂ la partie libre pour éviter la mort. L'instinct de la conservation
ırle très-haut dans cette expérience qui, réunie aux conditions pré-
demment données dans lesquelles ces corpuscules perdent leurs mcu-
ıments, plaide en faveur de l'animalité.

Les spermatozoïdes sont homogènes et ne présentent point de struc-
re appréciable. Cependant quelques savants ont cru découvrir une
ırtie de leur organisation. Valentin, s'étant procuré le sperme d'un
ırs, a cru voir dans les spermatozoïdes un suçoir, un anus, un intes-
ı. Gerber a vu les organes de la génération chez les spermatozoïdes!
ıhwann affirme qu'il a vu un suçoir analogue à celui des douves.
ıfin, M. Pouchet, le croirait-on, décrit l'intestin des spermatozoïdes
, probablement pour les préserver du froid, il les revêt dans toute leur
endue d'un manteau d'épithélium!

l'our M. Robin les spermatozoïdes ne sont pas des animaux. Ce sont des
éments anatomiques dont les mouvements ne diffèrent pas des mou-
ments des cils vibratiles.

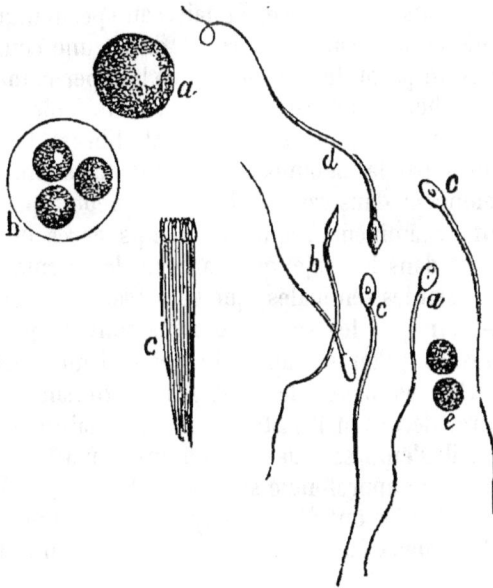

Fig 128 — Spermatozoïdes et vésicules spermatiques.

Vésicules spermatiques ou globules.— *b*. Trois vésicules spermatiques contenues
dans une vésicule mère. — *c*. Faisceau de spermatozoïdes. — *d*. Spermatozoïdes
ibres.

Développement. Dans les canalicules spermatiques, se dévelop-
ınt de petits corps semblables à l'ovule chez la femme, qui portent
nom d'*ovules mâles.* On les appelle aussi *vésicules mères* des sper-

matozoïdes. Comme l'ovule de la femme, l'ovule de l'homme est constitué par une enveloppe ou membrane vitelline, plus mince cependant,
et d'un contenu granuleux ou vitellus. Le vitellus présente le phénomène de la segmentation dans l'ovule mâle comme dans l'ovule femelle.
Seulement dans l'ovule femelle la segmentation se fait sous l'influence
de la fécondation, tandis que dans l'ovule mâle elle est spontanée. Le
résultat de la segmentation est la formation de *cellules embryonnaires*
mâles. Au lieu de se souder entre elles, comme cela s'observe dans
l'ovule femelle où elles vont constituer l'embryon, ces cellules restent
distinctes les unes des autres; leur forme change peu à peu ; d'un côté,
on voit un point qui s'allonge et s'effile pour constituer le cil ou la
queue; de l'autre côté, la masse de la cellule, qui diminue un peu de
volume, forme la tête du spermatozoïde. Les spermatozoïdes sont
alors libres dans la vésicule mère ou ovule mâle. S'ils sont peu nombreux, ils n'affectent pas de position déterminée; s'ils sont nombreux,
ils se groupent en séries, et, dans la constitution de ces faisceaux,
les spermatozoïdes présentent leur tête du même côté comme le feraient des soldats en exercice. Le faisceau spermatique s'applique à la
face interne de la vésicule mère et décrit une courbe concentrique
à celle de cette paroi de telle sorte que les spermatozoïdes se mordent
la queue. Au bout d'un certain temps, la vésicule mère se brise et se
dissout; les spermatozoïdes deviennent libres. Quelquefois au lieu
d'être formés par la métamorphose des cellules embryonnaires mâles,
ils se développent dans ces cellules, leur queue repousse la membrane
qui devient proéminente ; quelque temps après elle se rompt et se
dissout. C'est dans le trajet que parcourt le sperme depuis le testicule
jusqu'aux vésicules séminales, que se passent ces phénomènes; aussi
remarque-t-on que les spermatozoïdes sont de plus en plus nombreux à mesure qu'on se rapproche des vésicules séminales.

Pendant les vacances de 1677, un étudiant allemand nommé
Louis Hamm, découvrit l'existence des spermatozoïdes. Heureux de sa
découverte, il s'empressa de la communiquer à Leeuwenhoeck qui se
livra à une étude approfondie sur ces petits corps. Un grand nombre
de physiologistes les ont étudiés depuis, mais de nos jours les savants
qui les ont le mieux fait connaître sont MM. Robin et Kölliker.

ARTICLE II

FONCTION DE L'OVAIRE

Dans ce chapitre, nous étudierons l'*ovule* et la *vésicule* de de Graaf,
dans laquelle il est contenu, l'*évolution* de l'ovule, les modifications
que cette évolution amène dans les organes génitaux de la femme,
et la *menstruation*, phénomène qui n'est qu'un effet de l'évolution.

§ I. Vésicules de de Graaf.

Les vésicules de de Graaf, ou *ovisacs* ou *vésicules ovariennes*, bien .udiées pour la première fois, en 1672, par Regnier de Graaf, sont de elits sacs membraneux, au centre desquels on trouve l'*ovule*, disersés entre les éléments qui constituent la couche superficielle. (*Voy*. vaire.)

On les trouve dans l'ovaire, depuis la plus tendre enfance jusqu'à la lus extrème vieillesse. Seulement aux divers âges, ces vésicules n'ont as la même structure.

Il en existerait de deux à trois cents à divers degrés de développe-1ent (d'après la plupart des auteurs).

Elles ne sont pas disséminées sans ordre dans le parenchyme ovarien, t forment deux ou trois couches à la surface externe du parenchyme e l'ovaire. Vers le centre, elles sont groupées avec moins de régularité t manquent complétement au niveau du point de l'ovaire qui reçoit es vaisseaux et les nerfs, c'est-à-dire au niveau du bord antérieur.

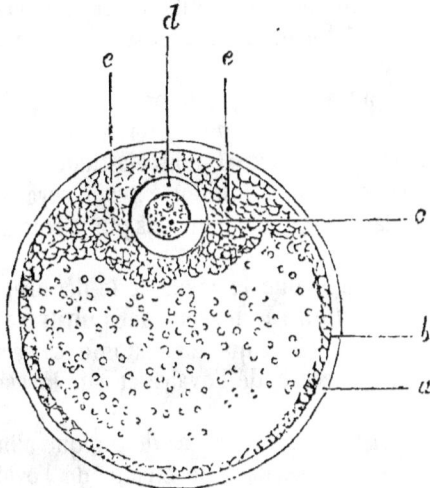

Fig. 129. — Vésicule ovarienne.

a. Paroi. — *b*. Membrane granuleuse. — *c, c*. Disque proligère. - *d*. Membrane vitelline ou paroi de l'œuf. — *e*. Vitellus.

Les vésicules de de Graaf sont visibles à l'œil nu, elles sont de la rosseur de la tête d'une petite épingle, il y en a de plus petites et 'autres plus volumineuses.

Elles ont une paroi peu vasculaire. Les éléments qui la constituent ont des fibres lamineuses formant une trame lâche, de petites cellules

polyédriques, à angles arrondis, quelquefois sphéroïdales, et de la matière amorphe interposée à ces éléments. Les cellules sont appelées
cellules de l'ovisac, ou *cellules de l'ovariule*, ou *cellules du corps
jaune.*

La paroi des vésicules de de Graaf adhère assez intimement au parenchyme ovarien par la surface externe.

Dans la vésicule, on trouve un *liquide*, un *épithélium* et l'*ovule*.

Le *liquide* est albumineux, il distend la tunique de la vésicule et en
détermine l'accroissement.

L'*épithélium* est prismatique ou formé de noyaux ovoïdes ou sphériques. On y trouve aussi quelques cellules munies de cils vibratiles.
Cet épithélium forme à la surface interne de la tunique propre de la
vésicule une couche uniforme et mince, qui a reçu le nom de membrane
granuleuse. Il forme en outre une petite masse qui entoure l'ovule au
centre de la vésicule, masse qu'on désigne sous le nom de *disque proligère.* Enfin, dans certains cas, on trouve des traînées épithéliales qui
vont de ce disque à la membrane granuleuse en traversant le liquide,
et qu'on appelle *retinacles.*

Chaque vésicule reçoit deux ou trois petits rameaux artériels qui s'é-
panouissent dans sa paroi et forment un réseau de *capillaires* très-
volumineux à mailles très-serrées.

Quelques anatomistes admettent que la paroi de la vésicule ovarienne est formée de deux tuniques, l'une externe vasculaire et élastique; l'autre interne non vasculaire et non élastique, de telle sorte
qu'après la rupture de la vésicule, la tunique externe revenant sur elle-
même en vertu de son élasticité, détermine des plis sur la tunique interne.

La structure de l'ovaire telle que je viens de le décrire, est celle de
la plupart des auteurs, mais tout récemment dans un travail couronné
et fort bien fait, M. Sappey a fait voir que les anatomistes se sont abusés
jusqu'à ce jour et sur la structure de l'ovaire et sur le siège des vésicules ovariennes.

Selon ce savant anatomiste, il n'existe pas de tunique albuginée, les
vésicules ne sont pas disséminées dans le stroma de l'ovaire, et leur
nombre est bien plus considérable qu'on ne l'a cru jusqu'à présent.

Pour lui, la portion de l'ovaire, appelée par les auteurs *tunique albuginée* ou *fibreuse*, est précisément la portion d'ovaire dans
laquelle siègent les vésicules de de Graaf, qui n'existent point dans la
partie centrale de l'ovaire. Cette couche ovigène n'a rien de commun
avec une tunique fibreuse.

La description de la vésicule telle que la donnent les auteurs, est
celle d'une de ses périodes; elle correspond à l'époque de la vie ou la
femme est réglée, c'est-à-dire de quinze à cinquante ans en moyenne.

Mais ces vésicules existent chez la petite fille avec une structure

bien différente. Selon M. Sappey, avant la puberté, les vésicules ovariennes ou ovisacs ont un diamètre de $0^m,02$. Leur paroi résistante n'est
pas vasculaire. Leur cavité est complétement remplie par des cellules
épithéliales et par l'ovule, et elle est dépourvue de liquide. D'après les
recherches minutieuses de M. Sappey, le nombre de ces vésicules serait,
chez les petites filles, de 600,000 à 700,000 environ pour les deux ovaires,
ou 1760 par millimètre carré; chez certains sujets le nombre dépasse
un million. M. Sappey fait remarquer qu'une femme porte dans ses
ovaires assez d'œufs pour mettre au monde autant d'individus qu'il en
existe dans quatre villes comme Lyon, Marseille, Bordeaux et Rouen, et
que deux femmes pourraient peupler Paris!!!

§ II. Ovule ou œuf.

Petit corps sphérique découvert par de Baër, en 1827, et contenu
dans la vésicule de de Graaf, au centre du disque proligère. L'œuf est
transparent et offre un diamètre de $0^m,01$. Il présente au microscope
une paroi, *membrane vitelline*, un contenu, *vitellus*, dans lequel on
trouve une cellule claire, *vésicule germinative*. Dans cette cellule on
trouve une tache arrondie, c'est *la tache germinative*.

La *membrane vitelline* est épaisse, transparente, hyaline, très-résis-
ante, homogène, amorphe et élastique; elle renferme le vitellus. Elle a
au microscope l'aspect d'un double anneau, parce qu'elle est transparente, et qu'on aperçoit seulement les deux lignes limitant sa paroi en
dedans et en dehors.

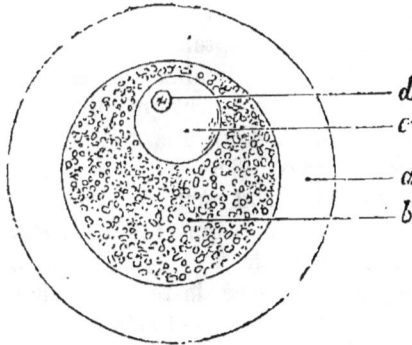

Fig. 130. — Ovule extrait de la vésicule de la figure. 129.

a. Membrane vitelline. — *b*. Vitellus. — *c*. Vésicule germinative. — *d*. tache
germinative.

Le contenu ou *vitellus* est une masse granuleuse, visqueuse, transparente et cohérente, qui constitue la partie la plus essentielle de l'œuf.

L'eau pénètre par endosmose la membraue vitelline et détermine la rétraction du vitellus.

La *vésicule germinative*, découverte par Purkinje chez les oiseaux, et en 1834 chez les mammifères par M. Coste, est une petite vésicule transparente et très-fragile. Située au milieu du vitellus où elle se cache quelquefois, cette vésicule est formée d'une enveloppe très-mince et d'un contenu liquide; à mesure que l'œuf approche de la maturité, la vésicule germinative se porte vers la périphérie.

Des taches plus ou moins étendues existent quelquefois sur la vésicule germinative; ces taches appelées *taches germinatives*, et découvertes par Wagner, sont obscures et arrondies; elles siégent sur un point de la paroi de la vésicule.

§ III. Fonctions, évolution de la vésicule ovarienne et de l'ovule.

La vésicule ovarienne n'est que le réservoir de l'ovule, elle n'a d'autres fonctions que de favoriser l'entrée de l'ovule dans la trompe de Fallope.

A l'époque de la puberté, on voit grossir un certain nombre de vésicules de de Graaf, qui acquièrent le volume de la tête d'une petite épingle, ou d'un grain de millet, quelques-uns même atteignent les dimensions d'un pois. Ce développement se fait par l'augmentation du liquide intérieur de la vésicule. Pendant ce temps ses parois deviennent vasculaires.

Tous les mois, une de ces vésicules doit se rompre pour livrer passage à l'ovule, et cette rupture se fait à chaque époque menstruelle, en vertu d'un travail particulier à la femme. Chez les animaux, cette rupture a lieu à l'époque du rut qui correspond à la menstruation.

Pendant la menstruation, une grande quantité de sang afflue vers les organes génitaux. C'est à ce moment qu'une des vésicules se distend considérablement sous l'influence du travail de congestion ovarique. La vésicule acquiert des proportions considérables, et l'on peut la voir atteindre le volume d'une noisette. Lorsqu'elle est arrivée à un certain degré, la résistance de la paroi de la vésicule est vaincue, elle se déchire, se rétracte brusquement par son élasticité, projette le liquide avec l'ovule qu'elle renferme vers l'orifice péritonéal de la trompe de Fallope, et la rupture se fait dans le point le plus saillant de la vésicule dont la paroi est amincie à ce niveau.

D'autres causes déterminent la rupture de la vésicule en dehors de l'époque menstruelle; telles sont le coït, les excitations des organes génitaux et même la seule approche du mâle. D'après M. Rouget, et M. Sappey adopte son opinion, le bulbe de l'ovaire se contracte et tend

ïnsi à refouler au dehors la vésicule, qui se déchire sous l'influence
le cette contraction, contraction que ces auteurs comparent à une vé-
ïtable érection.

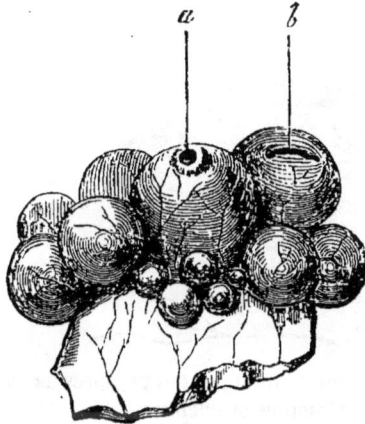

ig. 131. — Fragment d'ovaire d'une truie, montrant plusieurs vésicules
ovariennes à divers états de développement.

a. b. Variétés d'ouvertures dans les vésicules.

A l'état normal, et en dehors des causes qui viennent d'être énu-
ïérées, une vésicule ovarienne arrive à maturité tous les mois. Ce
hénomène se passe alternativement sur les deux ovaires, de sorte que
ans une période d'un an, on trouve les cicatrices de six vésicules
ömpues sur chaque ovaire.

L'ovule projetée par le retrait de la vésicule se porte dans la trompe
e Fallope qui a appliqué l'orifice de son pavillon sur l'ovaire, par
s contractions de ses parois. On conçoit que l'obstruction complète
e cet orifice par des fausses membranes, et que la déviation du pa-
llon entraîne l'impossibilité du passage de l'ovule et par conséquent
 stérilité. (Lorsque le passage de l'ovule ne peut avoir lieu, celui-ci
mbe dans la cavité pelvienne et disparaît.) Arrivé dans la trompe,
ovule marche vers l'utérus, et ses mouvements sont déterminés par
 contraction des fibres musculaires de la trompe. Quelques auteurs
öient que les cils vibratiles de la muqueuse déterminent ces mouve-
ients; l'expérience démontre que ces cils servent plutôt à faire che-
iner les spermatozoïdes vers l'ovaire. Le trajet de l'ovule dans la trompe
t très-long et d'après les expériences faites sur les animaux, on
oit pouvoir admettre qu'il dure de quatre à huit jours.

La rupture de la vésicule correspond aux derniers moments des
igles.

Le disque proligère qui entourait l'ovule dans la vésicule l'accom-

pagne dans la trompe, et en même temps l'ovule s'entoure d'une matière albumineuse, sorte de glu qui prend les spermatozoïdes à leur passage. Le vrai rôle de cette matière albumineuse, c'est de nourrir l'œuf
fécondé jusqu'à ce qu'il se développe des vaisseaux dans son épaisseur.

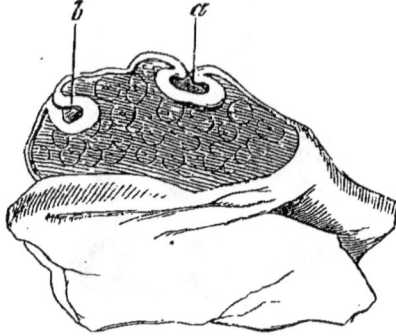

Fig. 132. — Ovaire de la femme quelque temps après la rupture de deux
vésicules ovariennes.

a. b. Vésicules rompues et commencement d'hypertrophie des parois.

Les phénomènes que détermine l'évolution de l'ovule dans les organes
génitaux sont immédiats ou consécutifs ; ils ont pour siége l'ovaire.

Les phénomènes immédiats sont les mêmes, que l'ovule expulsé soit
ou non fécondé ; ils consistent : 1° dans la production d'une petite hémorrhagie ; 2° dans le retrait de la paroi vésiculaire.

L'hémorrhagie provient de la rupture des vaisseaux qui se distribuent aux parois de la vésicule. Elle manque très-souvent (Coste), tandis que dans certaines circonstances elle peut être assez abondante
pour former dans le cul-de-sac recto-vaginal un épanchement auquel
on donne le nom d'*hématocèle rétro-utérine*. Dans la minorité des cas,
le sang peu abondant remplit simplement la cavité de la vésicule et se
coagule. Ce caillot se résorbe peu à peu et retarde la formation du
corps jaune.

Le retrait de la paroi vésiculaire détermine, selon les auteurs qui admettent deux tuniques dans la vésicule, le plissement de la tunique
interne non élastique. Les plis qu'elle forme sont comparables à des
circonvolutions cérébrales qui augmentent insensiblement de volume
jusqu'à ce qu'elles arrivent au contact (voy. *fig.*133). Pour les auteurs qui
n'admettent qu'une tunique dans l'ovisac, celle-ci s'hypertrophirait
par suite de la multiplication des cellules qu'elle renferme dans sa
paroi même.

En même temps, ces cellules se remplissent de granulations graisseuses jaunâtres. Un certain degré de congestion existe dans la paroi de
la vésicule et concourt à augmenter le volume de ce tissu nouveau qui
formera plus tard une cicatrice. On donne à ce tissu saillant jaune-rou-

âtre, résultant de la rupture d'une vésicule, le nom de _corps jaune_ ı _ovariule._

A mesure que les replis de la paroi interne de la vésicule s'avancent ırs le centre de la cavité, ils déterminent la résorption d'une sérosité ıaisse qui s'y était développée aussitôt après la chute de l'ovule. De ıuges que sont ces replis au début, ils deviennent bleuâtres ; ils ıssent, en un mot, par toutes les phases de coloration des infiltrations nguines, et après trente-cinq à quarante jours, la cicatrisation est à ıu près complète.

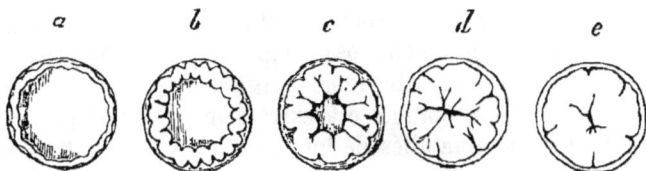

Fig. 133. — Formation des corps jaunes.

Paroi de la vésicule immédiatement après la rupture. — _b._ Plissement de la membrane interne non élastique. — _c._ Ces replis augmentent et forment des espèces de circonvolutions. — _d._ La cavité située entre ces replis se transforme en une fente. — _e._ Cicatrice.

Ce corps intermédiaire à la rupture de la vésicule et à la cicatrice t le _corps jaune de la menstruation._ Mais M. Coste a fait voir que le _rps jaune de la grossesse_ n'est pas tout à fait le même. En effet, ıand l'ovule a été fécondé, le corps jaune est volumineux. Entre les plis de la paroi de la vésicule s'interpose une substance amorphe, astique, et ce n'est qu'au troisième mois de la grossesse que ce corps une arrive à son apogée. Il occupe une surface double, triple de celle ı corps jaune de la menstruation. Vers le quatrième mois, il commence à s'atrophier, et, à l'époque de l'accouchement, il n'a plus que tiers de son volume primitif.

§ IV. Menstruation.

On donne ce nom à l'écoulement sanguin qui a lieu tous les mois ırs des organes génitaux de la femme.

La menstruation caractérise la femme, elle correspond à l'écoulement un liquide séreux qui existe à l'époque du rut chez certaines femelles 'animaux. Il faut dire cependant que quelques-unes présentent un ıoulement séro-sanguinolent (singes).

Lorsque la menstruation s'établit chez la femme, celle-ci est _íglée_, et à chaque époque menstruelle on a coutume de dire qu'elle a _s règles._ Les règles commencent à se montrer à la puberté, plus tôt dans les pays chauds, plus tard dans les pays froids. Chez les Françaises, elles apparaissent *d'une manière générale* à quatorze ans, et cessent vers cinquante ans, de sorte que la femme est *ordinairement* réglée pendant trente ans. Le moment où cesse la menstruation a reçu le nom de *ménopause* et l'âge auquel la ménopause se montre est appelé *âge critique*.

L'écoulement menstruel se renouvelle tous les mois, régulièrement chez certaines femmes, irrégulièrement chez d'autres. Chez ces dernières, on voit le plus souvent la menstruation se montrer tous les vingt-cinq ou vingt-six jours ; quelquefois tous les vingt jours, tous les quinze jours, et alors les phénomènes sont du ressort de la pathologie. Il faut dire cependant que chez beaucoup de femmes bien réglées, l'époque menstruelle avance tous les mois d'un à deux jours.

La *durée* de chaque menstruation est extrêmement variable. Certaines femmes *voient*, comme elles disent, pendant un jour, d'autres pendant cinq à six jours. En moyenne l'écoulement menstruel dure trois jours.

La *quantité* de sang exhalé pendant les règles est en moyenne de 250 grammes. On rencontre de grandes variétés à ce sujet.

Les *qualités* du sang ne diffèrent, dit-on, de celles du sang en général que par une légère diminution de la fibrine. Aussi le sang des règles est-il fluide, et lorsqu'une femme perd du sang en caillots on est autorisé à soupçonner une hémorrhagie morbide. Il est difficile d'admettre que ce sang soit presque semblable au sang normal lorsqu'on réfléchit aux expériences de MM. Andral et Gavarret qui démontrent que pendant la période de la vie où la femme est réglée, la quantité d'acide carbonique exhalée par le poumon ne subit aucun des changements qui se manifestent chez l'homme, tandis qu'au moment où la menstruation est suspendue par une cause quelconque, l'acide carbonique exhalé présente les mêmes modifications que dans le sexe masculin. (*Voy.* Respiration.)

Certaines conditions physiologiques *suspendent* le cours de l'écoulement menstruel ; ce sont la grossesse et le moment où la femme allaite. On voit cependant quelques nourrices avoir leurs règles, mais la menstruation ne s'observe pas dans la grossesse, où des hémorrhagies légères, résultant du décollement partiel du placenta, peuvent la simuler.

Le phénomène de la menstruation est intimement lié à celui de la ponte de l'œuf. Il semble que ce sang ait pour mission de préparer la cavité utérine à recevoir l'œuf fécondé. L'écoulement menstruel a lieu au moment où les organes génitaux internes sont turgescents et par conséquent lorsque l'ovaire congestionné couve, pour ainsi dire, la vésicule ovarienne qui se rompt à l'époque de sa maturité. On admet, en général, que l'ovule arrive à l'utérus vers la fin de l'écoulement menstruel.

Le *siége* de cette hémorrhagie naturelle est la muqueuse utérine, dont le sang s'échappe par de petites déchirures des vaisseaux capillaires. Quelquefois cette hémorrhagie se fait dans la trompe et le sang s'écoule dans le péritoine, ce qui serait, selon M. Trousseau, la cause la plus fréquente de l'*hématocèle retro-utérine*.

Pendant la menstruation, les organes génitaux se *modifient*. D'abord on observe la chute de l'épithélium de la muqueuse utérine, qui se renouvelle après chaque époque menstruelle. On observe aussi une congestion considérable et une augmentation de volume des organes génitaux internes et externes. L'ovaire est distendu; la trompe, les ligaments larges sont tuméfiés ; la paroi utérine est augmentée de volume, de même que les parois vaginales ; la vulve prend une coloration plus foncée ; enfin, le tissu cellulo-musculaire sous-péritonéal du petit bassin est turgescent. M. Rouget considère cet afflux de sang comme une véritable érection, et les tissus qui en sont le siège comme des tissus érectiles.

Quoique la menstruation soit un état physiologique, il n'en est pas moins vrai qu'elle détermine ordinairement certains troubles qui doivent faire considérer le moment dans lequel se trouve la femme à cette époque comme semi-pathologique.

1° De quelles précautions n'entoure-t-on pas, avec raison, une jeune fille au moment de la puberté? Avec quelle facilité se développent chez elle, à ce moment, certains états nerveux? Quoi de plus fréquent que l'apparition de la chlorose à cette époque de la vie?

2° Lorsque les règles sont établies, elles déterminent chez beaucoup de femmes une série de symptômes tels qu'ils caractérisent un état pathologique ; et certainement il existe au moins la moitié des femmes qui sont plus ou moins influencées par la menstruation.

L'examen local des organes génitaux révèle de la pesanteur au périnée, quelquefois des douleurs dans la même région. Du côté de l'état général, on constate des troubles nerveux variés : céphalalgie, symptômes nerveux (vapeurs), douleurs névralgiques lombo-abdominales (siégeant dans les lombes et au pli de l'aine), symptôme fréquent ; désirs vénériens quelquefois plus prononcés. En même temps, on observe souvent une certaine coloration plus ou moins foncée de la paupière inférieure, une diminution de l'appétit, de la constipation. Ces symptômes, la douleur lombo-abdominale surtout, sont si intenses chez certaines femmes, que celle-ci sont forcées de prendre le lit à l'époque des règles.

3° Enfin, à l'âge critique, à l'époque de la ménopause, on voit quelquefois certains états maladifs se manifester ; mais il faut avouer que l'on a une trop grande tendance à rapporter à l'âge critique tous les états anormaux qui peuvent se montrer à cette époque.

L'*aménorrhée* est caractérisée par l'absence des règles. Lorsque la menstruation s'accompagne de douleurs vives, on dit qu'il y a *dysmé-*

norrhée. La *métrorrhagie* est l'hémorrhagie de l'utérus en dehors des règles, et la *ménorrhagie* consiste dans une hémorrhagie utérine qui prolonge l'écoulement menstruel.

ARTICLE III

COPULATION

La copulation ou *coït* est l'acte par lequel les organes génitaux des deux sexes sont mis en rapport immédiat, en vue de la fécondation. Dans cet acte, plusieurs phénomènes s'accomplissent : l'érection dans les deux sexes et l'éjaculation chez l'homme.

Érection et éjaculation. — On donne le nom d'érection à la turgescence et à la rigidité du tissu érectile des organes génitaux, par suite de l'afflux du sang et de sa rétention dans ces organes. L'érection se montre dans les deux sexes, mais, tandis qu'elle est presque indispensable à l'homme pour l'introduction de la verge dans le vagin, elle peut faire défaut chez la femme sans pour cela porter obstacle à la fécondation.

Dans les deux sexes, les causes de l'érection sont les mêmes : toutes les excitations des organes génitaux morales et physiques, par conséquent masturbation, souvenir du coït, lectures érotiques, désirs vénériens. Elle peut être produite aussi par certaines maladies des organes génitaux, inflammation de la verge, prurit de la vulve, etc. L'érection est favorisée par la continence, la présence d'une grande quantité de spermatozoïdes dans le sperme, par la réplétion de la vessie.

Pendant l'érection, chez l'homme, la verge devient rigide et change de direction, elle se porte en haut et en avant. Lorsqu'elle est très-turgescente, au moment du coït, elle est agitée de saccades qui soulèvent brusquement le gland vers la paroi abdominale. Pendant ces saccades, le gland turgide prend un aspect luisant et une couleur rouge plus foncée. Ces mouvements sont dus à la contraction du bulbo-caverneux qui exprime le sang du bulbe et le chasse vers le gland.

Le mécanisme de l'érection est ainsi expliqué par la plupart des auteurs. Sous l'influence des contractions des muscles du périnée, et surtout du muscle de Wilson, les veines qui sortent de la verge sont comprimées et le sang s'accumule dans cet organe. Ce liquide, continuant à être porté par les artères dans les aréoles du tissu érectile, distend le tissu. La distension est limitée par la résistance de l'enveloppe fibreuse, et une partie du sang passe par les veines. L'érection est donc un arrêt partiel du sang dans les tissus érectiles, et on estime que la tension sanguine dans ces tissus, à ce moment, est la même que celle du sang artériel.

Les tissus érectiles de l'homme sont les *corps caverneux* et la portion *spongieuse de l'urèthre*. (*Voy.* Verge.)

Chez la femme, les tissus érectiles sont le *bulbe* du vagin et le *clitoris*. — L'érection se fait par le même mécanisme que chez l'homme. Pendant l'érection, le clitoris augmente de volume et de consistance, de même que le bulbe du vagin. Par le toucher, on peut se rendre compte de ce phénomène, et l'on sent manifestement son induration assez prononcée dans la moitié supérieure de l'anneau vulvaire.

Selon M. Sappey, l'érection serait déterminée par l'orgasme vénérien qui détermine l'afflux du sang artériel dans les corps caverneux de la verge et en même temps la contraction du muscle péri-pénien et des trabécules musculaires du tissu érectile. Le muscle péri-pénien, par ses contractions, comprime les veines qui partent de la verge, de sorte que la même cause produit dans les corps caverneux l'épanchement du sang et sa rétention.

Pour M. Robin, l'érection consisterait dans un afflux du sang dans les tissus érectiles déterminé par la paralysie des nerfs *vaso-moteurs* et par la dilatation subite des extrémités artérielles qui communiquent avec les aréoles du tissu érectile.

Chez l'homme, pendant l'érection, le liquide prostatique et celui des glandes de Cooper lubrifient le canal de l'urèthre et l'on voit apparaître un méat urinaire un liquide visqueux et transparent qui sert à préparer les voies au sperme et à faciliter l'introduction du pénis. Chez la femme au liquide est aussi répandu à la surface de la vulve par les glandes vulvo-vaginales et les follicules vulvaires, afin de rendre plus facile le glissement. On voit quelquefois ce liquide faire défaut chez la femme comme du reste l'érection à laquelle sa production est entièrement liée.

C'est le plus souvent lorsque les organes mâles et femelles sont à l'état d'érection que l'accouplement ou *coït* a lieu. Dans cet acte, le membre viril exerce des mouvements d'arrière en avant et d'avant en arrière dans la cavité vaginale. D'un autre côté, par des mouvements combinés du bassin, la vulve se porte au-devant de la verge et l'anneau vulvaire par ses contractions spasmodiques comprime le pénis. Dans ces mouvements les papilles de la verge sont excitées, de même que celles du clitoris qui est incliné en bas par son sommet et qui reçoit les frottements de la face dorsale de la verge. Cette excitation fait des progrès rapides pendant lesquels une sensation indéfinissable de bien-être s'empare des deux individus. En même temps la respiration et la circulation s'accélèrent; les muscles sont pris de mouvements convulsifs, une étreinte vigoureuse confond les deux êtres; enfin, dans un moment suprême, où tout est oublié, où la tête est en délire, où l'ébranlement nerveux est porté à son paroxysme le sperme s'écoule par jets saccadés du canal de l'urèthre. A ce moment, la volonté ne peut rien sur cet acte et la sortie du liquide doit avoir lieu. Immédiatement après, une détente complète du système nerveux, une fatigue musculaire plus ou moins considérable se font sentir et si l'amour ou autre excitant ne soutiennent point cet état de surexcitation nerveuse, le sommeil termine la scène. Telle est en général l'*éjaculation*.

Chez la femme, il n'y a pas d'éjaculation, à moins qu'on ne donne ce nom à l'excrétion brusque du mucus vaginal par la glande vulvo-vaginale pendant l'érection. Les mêmes sensations se font sentir chez elle, et l'acte se termine de la même manière que chez l'homme. La détente du système nerveux coïncide chez ce dernier avec l'éjaculation ; chez la femme, on ne connaît pas de phénomène en rapport avec cet affaissement si brusque du système nerveux. Il est probable qu'il existe quelque phénomène caché dans les profondeurs génitales de ce sexe (utérus, etc.) que nous ne connaissons pas encore.

Est-il indispensable que l'homme et la femme éprouvent ces sensations d'une suave volupté pour que la fécondation ait lieu? Non. Chez l'homme, le plaisir de l'acte est presque indispensable, car pour lui le coït est impossible sans érection ; mais chez la femme, ni l'érection, ni les sensations voluptueuses ne sont nécessaires à la fécondation ; il existe bon nombre de femmes qui ont conçu sans les avoir jamais éprouvées. En somme, l'érection dans les deux sexes est un phénomène qui sert à l'accomplissement du coït en permettant l'intromission du membre viril et en entourant de jouissance un acte qui n'inspire que dégoût sans ces conditions.

ARTICLE IV

FÉCONDATION

La fécondation est un phénomène des plus curieux résultant du contact de l'élément mâle et femelle. De nombreuses expériences démontrent que ces éléments doivent être dans un état d'intégrité parfaite. Nous savons déjà que l'élément mâle est le *spermatozoïde* et que l'élément femelle est l'*ovule*. (*Voy.* plus haut Sperme et Aura seminalis.)

Pendant la copulation, le sperme est déposé sur le col de l'utérus et dans le cul-de-sac vaginal qui l'entoure. Par capillarité et peut-être, a-t-on dit, par des mouvements d'aspiration du col utérin, le sperme pénètre dans la cavité utérine où il rencontre les cils vibratiles qui facilitent son mouvement ascensionnel. De la cavité utérine ce liquide passe dans les trompes de Fallope et les cils vibratiles de ces trompes font cheminer le spermatozoïde vers l'ovaire.

Si des vésicules de de Graaf sont près d'éclore, la fécondation peut avoir lieu, sinon les spermatozoïdes disparaissent au milieu des mucus.

Lorsque la fécondation doit avoir lieu l'ovule et le spermatozoïde vont au-devant l'un de l'autre. Lorsqu'ils se rencontrent le spermatozoïde enfonce sa tête dans l'épaisseur de l'ovule et disparaît. Dès ce moment l'ovule est fécondé et l'être nouveau naîtra de l'ovule qui tient en dissolution le spermatozoïde. Le lieu de la fécondation varie ; tantôt les deux éléments se rencontrent dans l'utérus, tantôt sur l'ovaire, le plus souvent dans les trompes de Fallope (toujours sur l'ovaire d'après M. Coste).

Une fois fécondé, l'ovule continue sa marche vers l'utérus où il se greffe. S'il s'arrête dans la trompe et qu'il s'y développe, il donnera lieu à une *grossesse tubaire extra-utérine*. Si une fois fécondé sur l'ovaire, ou à l'orifice du pavillon de la trompe, il glisse dans la cavité pelvienne par suite d'un mouvement maladroit de la trompe, et qu'il s'y développe il donnera lieu à une *grossesse péritonéale extra-utérine*.

D'après ce que nous savons sur l'ovulation spontanée et sur la menstruation, il est évident que le moment le plus favorable à la procréation est celui qui suit immédiatement l'écoulement menstruel. Cependant il ne faudrait pas dire avec certains médecins, qu'on peut se livrer au coït, sans chance de procréer, pendant les quinze jours qui précèdent les règles. Nous savons, en effet, que sous l'influence d'excitations vénériennes, le tissu de l'ovaire en se contractant peut expulser un de ces ovules prêts à éclore et donner un démenti à de pareilles affirmations. Enfin, y a-t-il un moment moins favorable à la fécondation ? Oui, ce moment coïncide avec les deux semaines qui précèdent les règles, mais il faut distinguer. Je crois qu'il y a à ce moment moins de danger qu'en tout autre temps si le coït s'accompagne d'accessoires avant l'acte, si le contact est longtemps prolongé, si le coït est répété plusieurs fois dans un assez court espace de temps. Il n'y aura aucun danger si le coït est consommé une seule fois et assez vivement, si je puis m'exprimer ainsi. Enfin, pour me faire comprendre, je dirai que les femmes qui n'ont pas d'érection et n'éprouvent aucune sensation voluptueuse pendant l'accomplissement de cet acte si naturel n'ont guère de chance d'être fécondées en dehors des jours qui suivent l'époque menstruelle. N'est-ce pas pour cette raison que les filles publiques sont si rarement fécondées en dehors de ces époques ?

Il n'y a pas très-longtemps que l'on a constaté la pénétration des spermatozoïdes dans l'ovule. M. Barry a signalé le premier fait en 1840. En 1854, M. Meissner a constaté cette pénétration dans l'ovule d'une lapine. M. Coste croit que cette pénétration jusqu'au vitellus est indispensable à la fécondation.

Les *fécondations multiples* dans lesquelles on observe le plus souvent deux jumeaux, trois, quatre et même cinq, sont dues à l'éclosion simultanée de plusieurs vésicules, ou à ce qu'une même vésicule contenait deux ovules, ce que l'on peut constater quelquefois. Certaines femmes présentent une certaine prédisposition aux grossesses multiples, et l'homme n'a aucune influence sur le nombre des enfants qu'il procrée. Dans une seule éjaculation, il possède assez de spermatozoïdes pour donner naissance à un million d'enfants.

La *superfétation* est une double fécondation survenant presque au même moment. Par exemple : un nègre cohabite avec une blanche et la féconde. Celle-ci cohabite presque en même temps avec un blanc. Chacun des mâles a fécondé un ovule et la femme donne naissance à blanc et à un mulâtre.

Lorsque deux enfants naissent à quelques semaines, ou à deux ou trois mois de distance, il n'est pas possible d'admettre que le second ait été procréé après le premier, mais bien que le développement de l'un a été retardé. (*Voy.* Utérus dans la grossesse.)

Inutile de dire qu'on ne sait rien sur la manière de procréer à volonté des enfants mâles et des enfants femelles.

ARTICLE IV

DÉVELOPPEMENT DE L'ŒUF

L'œuf fécondé marche de la trompe vers l'utérus où il arrive vers le huitième jour qui suit la fécondation. Pendant ce temps, il a augmenté de volume et il est quatre ou cinq fois plus volumineux. Les changements rapides qui s'opèrent dans l'œuf fécondé ont été vus chez la femme à partir du douzième jour.

Je diviserai ainsi cette étude : 1° développement de l'œuf avant le douzième jour qui suit la fécondation ; 2° développement de l'œuf après le douzième jour.

§ I. Développement de l'œuf avant le douzième jour.

1er *Phénomène.* — **Disparition de la vésicule germinative et segmentation de l'œuf.** — Dès que l'ovule est sorti de la vésicule ovarienne et même avant ce temps, la vésicule germinative disparaît. Ce phénomène s'observe aussi bien dans les ovules qui n'ont pas été fécondés. Immédiatement après, mais sur l'œuf fécondé seulement, on voit la segmentation du jaune. Au centre du vitellus se développe spontanément un *noyau vitellin*, sphérique, transparent et homogène, pendant que la masse du vitellus devient granuleuse.

Dans ce noyau vitellin se développe un nucléole brillant.

Une heure après, on voit le noyau s'allonger, s'étrangler au milieu, et une séparation se faire en même temps dans la masse du vitellus. Cette séparation, qui divise la masse en deux moitiés égales, correspond au point de naissance des globules polaires (1). Chacune des deux

(1) Petits corpuscules qui se montrent au moment de la fécondation et qui n'ont d'importance que chez les oiseaux.

moitiés du noyau vitellin présente les mêmes changements; elle s'allonge, s'étrangle au milieu, et l'on a quatre noyaux au lieu de deux.
Les masses vitellines se séparent aussi et l'on a quatre masses au lieu
de deux.

La segmentation des noyaux et des masses vitellines continue, jusqu'à ce que l'intérieur de l'ovule soit rempli d'une quantité considérable de petits corps qui ont reçu le nom de *cellules blastodermiques* ou
cellules embryonnaires.

2e *Phénomène.* — **Le vitellus se transforme en une membrane appelée blastoderme.** — Lorsque par suite de la segmentation du vitellus, la cavité de l'œuf est remplie de cellules, celles-ci
se portent vers la surface interne de la membrane vitelline, s'aplatis-
sent et se juxtaposent pour former une membrane continue, pendant
qu'un liquide albumineux se développe dans la cavité de l'ovule.
C'est à cette membrane formée par la juxtaposition des cellules blastodermiques qu'on a donné le nom de *blastoderme* ou *vésicule blasto-
dermique*.

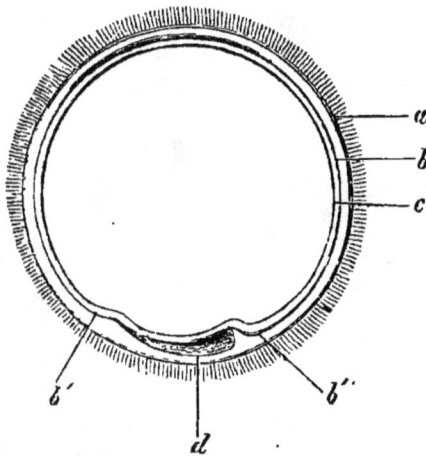

Fig. 134. — Œuf au douzième jour.

a. Membrane vitelline et villosités choriales. — b. Feuillet externe du blastoderme. —
c. Feuillet interne du blastoderme. — d. Corps de l'embryon. — b', b''. Soulèvement
du feuillet externe du blastoderme devant former les capuchons céphalique et
caudal.

3e *Phénomène.* — **Apparition de l'embryon.** — Immédiatement après la formation du blastoderme, on voit un point de
cette membrane qui devient obscur et s'épaissit légèrement. Ce point
est appelé *tache embryonnaire, area germinativa*. Il est formé par
une certaine quantité de cellules embryonnaires qui n'ont pas parti-

cipé à la formation du blastoderme. Cette tache, circulaire d'abord devient bientôt elliptique et présente au centre une ligne claire qui est l'indice de la moelle épinière.

4ᵉ *Phénomène.* — **Dédoublement du blastoderme.** — Pendant que la tache embryonnaire augmente de volume, le blastoderme se dédouble et présente par conséquent deux vésicules concentriques; l'œuf se trouve donc formé à cette époque, de dehors en dedans, de la *membrane vitelline*, du *feuillet externe* et du *feuillet interne* du blastoderme.

a. Feuillet externe. — Le feuillet externe, *feuillet séreux* ou *feuillet animal* est en rapport avec la membrane vitelline; il formera plus tard la peau de l'embryon.

b. Feuillet interne. — Le feuillet interne ou muqueux sépare l'externe du liquide contenu dans l'œuf. Plus tard ce feuillet formera la muqueuse intestinale.

5ᵉ *Phénomène.* — **Apparition des premiers vaisseaux dans l'embryon.** — Pendant que les deux feuillets du blastoderme se forment, le blastème qui doit donner naissance à l'embryon augmente entre les deux feuillets et l'embryon s'épaissit. Des vaisseaux se développent de toutes pièces dans ce blastème et forment un réseau auquel on donne le nom de *feuillet vasculaire* ou *intermédiaire* du blastoderme.

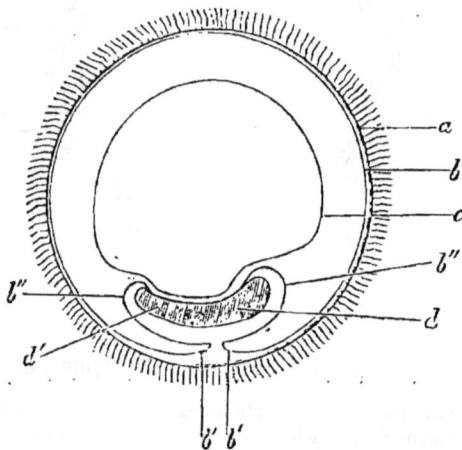

Fig. 135. — Œuf de quinze à seize jours.

a. Membrane vitelline (chorion). — *b.* Feuillet externe du blastoderme. — *b', b'.* Replis du feuillet externe du blastoderme, marchant au-devant l'un de l'autre. — *b", b".* Capuchon céphalique et capuchon caudal.— *c.* Feuillet interne du blastoderme devant former la vésicule ombilicale.— *d', d'.* Corps de l'embryon.

6ᵉ *Phénomène.* — **Épaississement de l'embryon et modification du feuillet externe du blastoderme.** — Nous avons vu le

blastème embryonnaire situé entre les deux feuillets du blastoderme. L'embryon formé par ce blastème est placé de telle façon que sa face dorsale correspond au feuillet externe qui formera la peau, tandis que sa face antérieure ou ombilicale correspond au feuillet interne. Mais la tache embryonnaire s'épaissit et s'allonge. En même temps la face dorsale de l'embryon devient saillante, tandis que ses deux extrémités de même que les côtés s'incurvent vers le centre de l'œuf. L'incurvation est plus manifeste au niveau des extrémités, de sorte que l'embryon a la forme d'une petite nacelle. Si nous nous rappelons que le feuillet externe du blastoderme adhère à la face dorsale de l'embryon dont il forme la peau, nous comprendrons facilement qu'en s'incurvant vers le centre de l'œuf, les extrémités et les bords de l'embryon soulèvent le feuillet externe du blastoderme. Celui-ci, tout en suivant les bords et les extrémités de l'embryon, s'étale sur sa face dorsale en formant un repli circulaire qui se rétrécit insensiblement jusqu'au milieu de cette face. Lorsque toute la surface dorsale est recouverte, la fusion s'opère entre les replis du feuillet externe qui se trouve alors divisé en deux parties, l'une qui continue à former le feuillet externe du blastoderme et qui est appliquée à la face interne de la membrane vitelline, l'autre qui après s'être complétement séparée de la précédente, entoure la face dorsale du fœtus et forme l'amnios.

Pendant que l'embryon s'incurve vers le centre de l'œuf, il s'épaissit à ses deux extrémités, plus d'un côté que de l'autre. L'extrémité la plus volumineuse s'appelle *extrémité céphalique*, tandis que l'autre s'appelle *extrémité caudale*; les bords sont connus sous le nom de *lames ventrales*. C'est au niveau de ces deux extrémités qu'on a coutume d'étudier la réflexion du feuillet externe du blastoderme sur le dos de l'embryon pour former l'amnios; aussi a-t-on appelé *capuchon céphalique* la portion qui se réfléchit sous la tête et *capuchon caudal* la portion qui se réfléchit au-dessous de l'extrémité caudale.

Il serait plus exact de dire que l'embryon présente un capuchon périphérique tout autour de sa face dorsale.

7e *Phénomène.* — **Modification du feuillet interne du blastoderme.** — Pendant que l'embryon situé entre les deux feuillets s'incurve vers le centre de l'œuf et qu'il soulève le feuillet externe pour former les capuchons et plus tard l'amnios, le feuillet interne se divise insensiblement en deux parties, l'une qui sera contenue dans la cavité abdominale de l'embryon et l'autre hors de la cavité à l'intérieur de l'œuf. Le point qui sépare ces deux portions est un grand orifice qui deviendra l'ombilic. La portion du feuillet interne du blastoderme enfermé dans le corps de l'embryon formera la *muqueuse intestinale*, tandis que l'autre représentera la *vésicule ombilicale*.

Tous ces phénomènes se montrent dans l'œuf fécondé, avant le 12e jour, époque à laquelle l'embryon ne présente que 4 à 5 millimètres de longueur. Les premiers phénomènes jusqu'au 8e se sont opérés pendant le passage de l'œuf à travers la trompe, les autres ont lieu dans la cavité utérine.

Dans les premiers jours, l'œuf n'est pas vasculaire ; il se nourrit probablement aux dépens de la couche albumineuse qui l'entoure. Ce n'est qu'après le 8e jour qu'il contient des vaisseaux, lorsqu'il s'est arrêté dans la cavité utérine.

§ II. Développement de l'œuf après le douzième jour.

A cette époque, nous connaissons déjà : 1° l'*embryon* ; 2° le *feuillet externe* et sa dépendance l'*amnios* ; 3° le feuillet interne devant former la *cavité intestinale* et la *vésicule ombilicale* 4° l'enveloppe de l'œuf ou *chorion*. Nous verrons encore naître aux dépens du feuillet interne du blastoderme, la *vésicule allantoïde*, le *placenta* et le *cordon ombilical*.

Nous étudierons successivement l'amnios, les dépendances du feuillet interne du blastoderme, et le chorion.

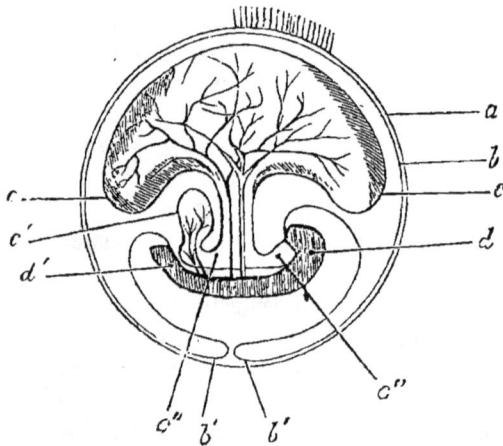

Fig. 136. — Œuf de 20 à 25 jours (Béclard).

a. Chorion. — *b*. Feuillet externe du blastoderme qui va se confondre avec le chorion. *b'*, *b'*. Même feuillet qui formera l'amnios. — *c*, *c*. Vésicule ombilicale avec ses vaisseaux. — *d*. Portion céphalique de l'embryon. — *d'*. Portion caudale de l'embryon. — *c'*. Vésicule allantoïde avec ses vaisseaux. — *c''*, *c''*. Premiers vestiges de l'intestin.

Amnios. — L'amnios est une membrane recouvrant la face dorsale de l'embryon dont elle est séparée par une couche liquide qui baigne sa peau, et formée par la rencontre des capuchons du feuillet externe du blastoderme. L'amnios est donc une dépendance de ce feuilet externe. Au moment où l'amnios représente une membrane distincte (du 20 au 25e jour), l'œuf est constitué par l'enveloppe qui formera le chorion, par la membrane amnios qui contient un peu de liquide, par la vésicule ombilicale pleine de liquide, et enfin par l'embryon.

La cavité de l'œuf, abstraction faite de l'embryon, est donc remplie par deux poches, l'amnios et la vésicule ombilicale. Le liquide de l'amnios augmente de plus en plus et détermine l'extension de cette membrane aux dépens de la vésicule ombilicale qui s'atrophie ou plutôt qui ne s'accroît plus. Du côté de la face dorsale de l'embryon, l'amnios vient s'appliquer à la face interne de la membrane vitelline ; du côté de la face ventrale, l'amnios gagne aussi en étendue et comme la vésicule ombilicale tient à l'ombilic où elle se continue avec la cavité intestinale, il comprime cette vésicule et l'atrophie peu à peu de manière à la réduire à un cordon qui maintient l'embryon suspendu par l'ombilic dans le liquide de l'amnios.

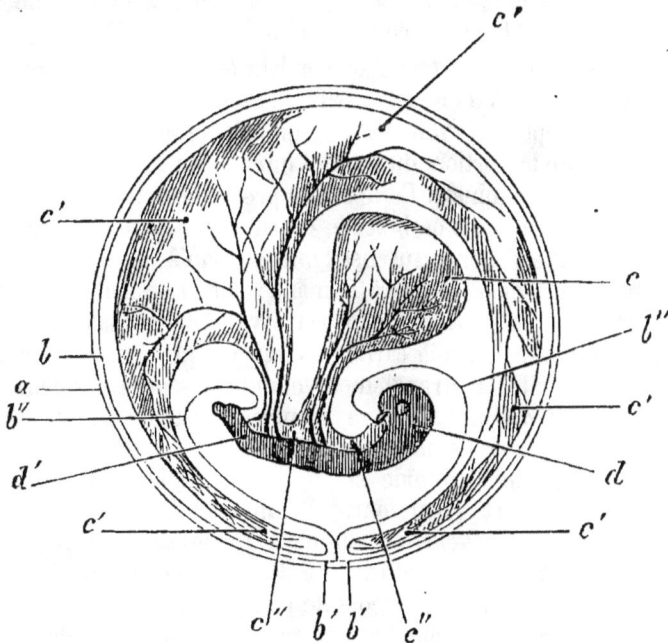

Fig. 137.—Œuf d'un mois environ (Béclard).

a Chorion. — b. feuillet externe du blastoderme se confondant avec le chorion. — b', b'. Replis du feuillet externe du blastoderme formant l'amnios. — b'', b''. Capuchon céphalique et capuchon caudal de l'amnios. — c. Vésicule ombilicale. — c', c', c', c'. Vésicule allantoïde. — c'', c''. Intestin commençant de l'embryon. — d. Extrémité céphalique de l'embryon. — d'. Extrémité caudale de l'embryon.

Vers le troisième mois, l'amnios remplit à peu près la cavité de l'œuf. Le liquide amniotique augmente jusqu'au cinquième mois, et reste stationnaire ensuite; on en trouve à la naissance de 500 grammes à 1000 grammes. La membrane amnios est formée de fibres lamineuses et d'une couche interne d'épithélium pavimenteux simple.

Dépendance du feuillet interne ou muqueux du blastoderme. — Ces dépendances sont : la vésicule ombilicale, la vésicule allantoïde, le cordon ombilical et le placenta.

1° *Vésicule ombilicale.* Formée par la portion extra-fœtale du feuillet muqueux, la vésicule ombilicale est de courte durée. Vers la fin du premier mois, elle remplit complétement la cavité de l'œuf. Mais à mesure que l'amnios se développe, elle diminue et elle se réduit à un cordon creux qui se porte de l'ombilic de l'embryon à un point de la paroi de l'œuf. Ce cordon creux est le *conduit omphalo-mésentérique.* La paroi de la vésicule ombilicale est vasculaire et ses vaisseaux se nomment *omphalo-mésentériques;* ils ont des communications avec ceux de l'embryon. Après le premier mois, cette vésicule se sépare de l'embryon, et peu à peu elle s'atrophie.

2° *Vésicule allantoïde.* — Pendant que la vésicule ombilicale remplit presque complétement la cavité de l'œuf et que l'amnios commence à se développer, on voit vers le quinzième jour se montrer une petite saillie sur la portion du feuillet interne du blastoderme comprise dans la cavité abdominale. Cette saillie proémine à travers l'ombilic au-dessous de la vésicule ombilicale, du côté de l'extrémité caudale de l'embryon. Elle s'allonge insensiblement jusqu'à la surface interne du chorion et se trouve divisée à la manière de la vésicule ombilicale en deux portions, une contenue dans la cavité abdominale et qui formera la *vessie,* l'autre dans la cavité de l'œuf et qui constitue l'*allantoïde* proprement dite. L'étranglement ombilical sépare ces deux parties. Des *vaisseaux allantoïdiens* se montrent à sa surface et communiquent avec le corps de l'embryon.

La vésicule allantoïde se développe rapidement dans sa portion extra-fœtale, et s'étale entre l'amnios et la vésicule ombilicale. Arrivée au chorion, elle s'applique à sa surface interne, ou mieux à la face interne du feuillet externe du blastoderme, qu'elle recouvre dans toute son étendue, en dehors de l'amnios et de la vésicule ombilicale. Elle emporte avec elle les vaisseaux allantoïdiens, de telle sorte que ces vaisseaux viennent s'étaler à la surface interne du chorion. Quelques-uns de ces vaisseaux donneront naissance au placenta, les autres s'atrophieront, et la portion de vésicule allantoïde, étendue de l'ombilic à la vessie, formera l'ouraque. Ce sont les vaisseaux allantoïdiens qui constituent plus tard les artères et la veine ombilicale. L'une des veines allantoïdiennes s'est atrophiée.

3° *Cordon ombilical.* — On donne ce nom au cordon qui s'étend de l'ombilic au placenta, et qui maintient le fœtus au milieu des eaux de l'amnios. C'est par le cordon que passe le sang du fœtus. D'après le mode de formation des trois membranes précédentes, rien de plus facile que de se faire une idée du cordon. Il est formé par trois vaisseaux contournés en spirale, la veine ombilicale et les artères ombilicales; par le vestige de l'allantoïde, sorte de cordon fibreux; par une enveloppe complète extérieure, dépendante de l'amnios; enfin, par une substance conjonctive, réunissant les vaisseaux, et appelée *gélatine de Warthon* (*V.* Circulation du fœtus).

4° Le *Placenta* est une masse spongieuse aplatie, seul moyen d'union vitale entre la mère et le fœtus.

Il s'insère ordinairement au fond de la cavité utérine, mais il peut s'implanter sur tous les autres points, même sur le col.

Cet organe en forme de disque aplati, est quelquefois ovale. Il présente de 12 à 15 centimètres de largeur, de 2 à 3 d'épaisseur.

On lui considère deux faces et une circonférence.

La face externe ou maternelle est adhérente à la paroi utérine. Elle est irrégulière et présente des saillies de la grosseur d'une noisette, d'une petite noix, séparées par des sillons. Ces saillies constituent les *cotylédons*, et nous verrons plus loin en étudiant la structure de cet organe que chaque cotylédon, formé par une touffe de villosités, possède une circulation indépendante de celle des cotylédons voisins.

Cette face est saignante au moment où la délivrance vient de s'opérer.

La face interne ou fœtale regarde la cavité de l'œuf. Elle est baignée par le liquide amniotique, et elle donne insertion par sa partie centrale au cordon ombilical. Quelquefois le cordon s'insère près de la circonférence du placenta qui prend, dans ce cas, le nom de placenta en *raquette*.

La face fœtale est lisse et recouverte par la membrane amnios. On y voit des vaisseaux flexueux et très-volumineux qui se portent du cordon ombilical vers la circonférence du placenta.

La circonférence est un peu plus mince que le reste de l'organe. On y trouve souvent une substance blanchâtre formée par de la fibrine.

Rapports. — Le placenta est constitué, d'une part, par le prolongement des vaisseaux allantoïdiens, situés entre l'amnios et le chorion et e ramifiant dans les villosités choriales; d'autre part, par les vaisseaux de la muqueuse utérine. Par conséquent, il est en rapport par sa face externe avec le tissu même de l'utérus, et par sa face fœtale avec la membrane amnios, qui entoure le cordon, après avoir recouvert le placenta.

Structure.

Le parenchyme du placenta présente à étudier :

1° Les villosités du chorion qui se ramifient et qui s'enfoncent dans la muqueuse utérine ; 2° les vaisseaux contenus au centre des villosités ; 3° la substance interposée entre elles.

Villosités. — Les *villosités* sont constituées par les mêmes éléments que le chorion. C'est une substance amorphe, résistante, grisâtre, non vasculaire, formée par la soudure de cellules pourvues de noyau. Elle n'est pas dissoute par l'acide acétique qui la rend transparente. On y trouve des noyaux ovoïdes, longs de $0^{mm},008$ à $0,^{mm},010$, larges de $0^{mm},005$ à $0^{mm},006$.

Les villosités sont ramifiées et creusées de cavités ; elles ne présentent aucune ouverture, si ce n'est du côté du chorion où elles reçoivent les vaisseaux. Elles représentent donc un système de tubes ramifiés et fermés du côté de l'utérus. Leur paroi est très-mince.

Vaisseaux. — Les *vaisseaux* contenus dans les villosités proviennent des vaisseaux allantoïdiens qui doivent former plus tard les vaisseaux ombilicaux. Ces vaisseaux se divisent dans les villosités, comme les villosités elles-mêmes. Quelques-unes sont vides. Dans chaque branche de ramification des villosités se trouve une anse vasculaire qui tient à l'artère ombilicale d'un côté, à la veine ombilicale de l'autre. C'est l'anse elle-même qui constitue le capillaire ; c'est elle aussi qui est le siège des transformations que subit le sang du fœtus dans le placenta. Les vaisseaux ont la même disposition dans toute l'étendue du placenta : ils constituent un système vasculaire tout particulier, formé uniquement par des anses. Nulle part il n'existe d'ouverture sur ces vaisseaux ; nulle part on ne voit ces vaisseaux communiquer avec ceux de la mère. Les phénomènes de respiration du fœtus se passent dans le placenta ; ils se font par endosmose et exosmose au contact des vaisseaux de la mère, mais le sang fœtal ne passe jamais dans les vaisseaux de la mère. Les villosités que nous venons de décrire s'enfoncent dans la muqueuse interne et plongent dans les lacs sanguins de l'utérus.

Le placenta n'est pas uniquement formé par ces villosités ; il ne contient pas seulement des éléments provenant du fœtus. Du côté de la mère on voit en effet la muqueuse utérine en contact avec le placenta se tuméfier et former des replis qui s'interposent aux cotylédons. L'ensemble de ces replis en forme de villosités constitue le *placenta maternel*. L'ensemble des cotylédons constitue le *placenta fœtal*. Les villosités qui proviennent de l'utérus présentent des anastomoses extrêmement fréquentes entre les vaisseaux qu'elles renferment. Ces anastomoses y sont si nombreuses, si multipliées, qu'on a donné à cette portion de muqueuse le nom de lac placentaire.

Substance intermédiaire. — Entre les masses de villosités choriales, aussi appelées cotylédons, d'une part, entre ces cotylédons et le tissu utérin, d'autre part, on trouve une substance interposée ; cette substance est élastique, un peu gluante ou visqueuse, demi-transparente, grisâtre ; elle est partout continue à elle-même. Elle est formée par de la matière amorphe granuleuse, au milieu de laquelle on rencontre les éléments de la muqueuse utérine, sans en excepter son épithélium. Mais ces cellules d'épithélium sont déformées de mille manières différentes.

Développement. — Après la fécondation, l'œuf arrive dans l'utérus ; aussitôt il se développe à sa surface des prolongements ou villosités. Parmi ces villosités, il en est qui touchent directement la muqueuse et qui deviendront le siége de la formation des vaisseaux ; les autres s'atrophient au bout de quatre ou cinq semaines. Mais celles qui doivent constituer le placenta s'allongent et se creusent de cavités ; en même temps, elles se ramifient et forment chacune une touffe qu'on appelle cotylédon. Des vaisseaux provenant de l'allantoïde s'enfoncent dans les villosités et dans leurs ramifications tubuleuses en décrivant des anses. La circulation de chaque cotylédon est indépendante de celle des autres.

En même temps que se développent les villosités choriales du fœtus, se montrent les villosités de la mère et de la substance amorphe intermédiaire aux villosités.

Dans le courant de l'année 1865, M. Joulin, professeur agrégé à la faculté de médecine de Paris, a lu à l'Académie un mémoire contenant des idées toutes nouvelles sur *la structure et la circulation* du placenta. Ce sujet est traité *in extenso* dans le traité d'accouchement de M. Joulin. En voici le résumé :

Les faits nouveaux que M. Joulin a observés sont relatifs : 1° au chorion dans lequel ces villosités se ramifient ; 2° à la distribution des vaisseaux dans le placenta ; 3° au mode d'insertion et à la disposition des villosités ; 4° aux connexions des villosités avec la circulation maternelle.

Jusqu'à ce jour on a cru que la membrane située au-dessous de l'amnios, à la face interne du placenta n'était autre chose que le chorion. Elle diffère du chorion et par sa composition anatomique et par la place qu'elle occupe. Cette membrane à laquelle M. Joulin donne le nom de *membrane lamineuse* est le vestige de la vésicule allantoïde. Elle est formée de deux feuilles parfaitement séparables. J'ai pu les constater moi-même avec M. Joulin, qui m'a prié de contrôler ses observations microscopiques. Selon lui cette membrane occupe une place que ne pourrait occuper le chorion, puisque celui-ci repose sur l'utérus par sa face externe. Voyez, pour plus de détails et pour ce qui a trait aux villosités ainsi qu'au chorion, le traité d'accouchement de M. Joulin, traité dans lequel on retrouve le style élégant et bien connu de l'auteur.

Chorion. — Le chorion est l'enveloppe la plus extérieure de l'œuf. Très-mince dans les premiers temps de la vie embryonnaire, cette membrane augmente d'épaisseur, à mesure que l'œuf grossit. Dans les premiers jours qui suivent la fécondation, le chorion est formé par la membrane vitelline. Quelques jours plus tard, à cette membrane vient s'ajouter le feuillet externe du blastoderme, qui en recouvre la surface interne. Quelques temps après, ce feuillet se trouve lui-même doublé, à sa surface interne, par l'épanouissement de la vésicule allantoïde qui s'interpose à la paroi de l'œuf et à la membrane amnios.

D'après M. Coste, les trois membranes, précédemment citées, formeraient trois chorions successifs, de telle sorte que le premier chorion serait formé par la membrane vitelline. Celle-ci disparaîtrait pour faire place au deuxième chorion, représenté par le feuillet externe du blastoderme qui disparaîtrait à son tour, pour être définitivement constitué par la vésicule allantoïde, enveloppant l'amnios.

Dès que l'œuf est arrivé dans la cavité utérine, le chorion se recouvre de petits prolongements ou *villosités*. Au moment où la vésicule allantoïde s'étale à la surface interne du chorion, c'est-à-dire vers le treizième jour, les villosités deviennent vasculaires. Un peu plus tard, les villosités qui se mettent en rapport avec la muqueuse utérine et doivent former le placenta, se développent, tandis que les autres s'atrophient.

Au moment de la naissance, l'œuf est constitué comme il suit : Il est formé de trois membranes superposées de dehors en dedans : la membrane caduque, le chorion et l'amnios; d'un liquide intérieur; du fœtus, suspendu au milieu du liquide, au moyen du cordon ombilical; et enfin, du placenta, pédicule vasculaire qui établit la seule communication existant entre la mère et l'enfant.

Pendant l'accouchement, le col de l'utérus s'ouvre, et le fœtus, se présentant le plus souvent par la tête, s'engage dans le bassin. Poussée vers l'orifice du col utérin par les contractions utérines, la tête détermine la saillie d'une portion des enveloppes de l'œuf, à travers l'orifice. Entre la partie saillante des enveloppes et la tête du fœtus, est emprisonnée une partie du liquide amniotique. Il arrive un moment où cette poche se rompt; le fœtus sort avec le liquide amniotique par l'ouverture faite aux membranes, et il entraîne avec lui le cordon. Au moment de la délivrance, l'accoucheur exerce des tractions *extrême-*

ment *douces* et *continues* sur le cordon, afin de séparer lentement le placenta de la paroi utérine. Cette séparation opérée, le placenta descend du fond de l'utérus vers l'orifice des membranes qui a donné passage au fœtus, et tire après lui les membranes de l'œuf, qui se renversent, à la manière d'un parapluie retourné par le vent. Par conséquent, après la délivrance, si l'on voulait rétablir dans l'ordre de superposition les membranes de l'œuf, il faudrait les renverser, de façon à placer à l'intérieur la membrane lisse ou amnios avec le cordon, et à l'extérieur la membrane tomenteuse ou *membrane cadu-*

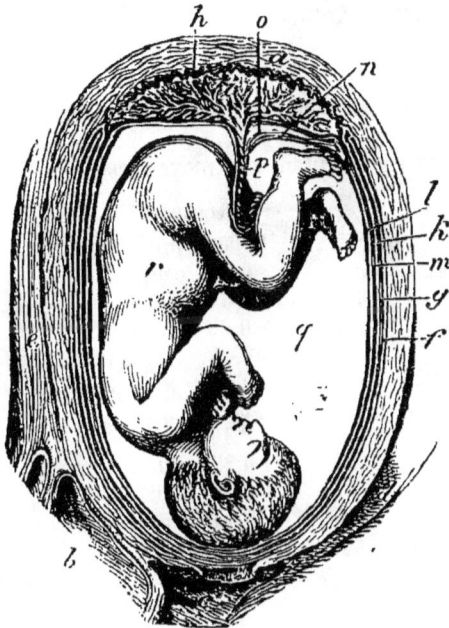

Fig. 158, montrant le fœtus dans la cavité utérine au moment de la naissance.

Paroi utérine. — *b*. Portion de vessie. — *c*. Vagin. — *d*. Paroi postérieure. — *e*. Paroi antérieure. — *f*, *g*. Les deux feuillets de la caduque. — *h*. Placenta maternel, — *i*. Placenta fœtal. — *k*. Chorion. — *l*. Amnios. — *m*. Matière albumineuse entre le chorion et l'amnios.— *n*, *o*. Vestiges de la vésicule ombilicale et du conduit omphalo-mésentérique.—*p*. Cordon ombilical. — *q*. Liquide amniotique.—*r*.fœtus.

que. (La membrane caduque est la muqueuse utérine qui se détache avec l'œuf pendant l'accouchement). (*V*. plus loin). Il faudrait aussi placer la face fomenteuse du placenta en dehors, et sa face lisse ou amniotique en dedans.

ARTICLE VI

DU FŒTUS

Jusqu'au cinquième mois, le produit de la conception est ordinaire-ment désigné sous le nom d'embryon. Depuis cette époque jusqu'à la naissance, on l'appelle fœtus. Dans la cavité utérine et hors de la cavité, son existence n'est plus la même. Examinons ses dimensions et son poids aux différents âges ; nous étudierons ensuite la respiration et la circulation du fœtus.

§ I. Dimension et poids (d'après M. J. Béclard).

Ces chiffres représentent des moyennes.

AGE.	LONGUEUR.	POIDS.
Arrivée à l'utérus . .	0ᵐ001 millim.	»
15 jours.	0.01 cent.	»
35 id.	0,015 id.	»
42 id.	0,02 id.	»
2 mois.	0,03 id.	»
2 mois 1/2.	0,045 id.	50 grammes.
3 mois.	0,10 id.	80
4 id.	0,18 id.	200
5 id.	0,25 id.	400
6 id.	0,55 id.	700
7 id.	0,40 id.	1,250
8 id.	0,45 id.	2,250
9 id.	0,50 id.	3,500

§ II. Respiration du fœtus.

Le fœtus respire-t-il? Oui, seulement sa respiration diffère complétement de ce qu'elle sera dès qu'il aura vu le jour et qu'il sera en contact avec l'air. Évidemment le phénomène de la respiration ne peut s'accomplir au moyen de l'air atmosphérique, puisque le fœtus est plongé dans les eaux de l'amnios, mais elle se fait par le placenta que l'on peut considérer comme le poumon du fœtus. L'hématose s'opère dans cet organe comme elle a lieu dans nos poumons. En effet, le sang artériel de la mère est apporté au placenta par les artères utérines, celles-ci se ramifient et se subdivisent en capillaires, qui s'entremêlent avec les capillaires des vaisseaux ombilicaux. Le sang de ces vaisseaux rapporté au placenta par les artères ombilicales prend l'oxygène du sang de la mère et lui donne de l'acide carbonique à travers les parois

nembraneuses des capillaires, puis il retourne vers le fœtus avec les
propriétés du sang artériel par la veine ombilicale.

L'appareil de la respiration du fœtus ne fonctionnant pas, il est facile de comprendre qu'il doit se trouver dans un état anatomique différent de celui qu'il présentera après la naissance. Les poumons sont
petits, durs, d'un rouge foncé, et s'enfoncent dans l'eau. Ils sont nourris
par l'artère bronchique et ne reçoivent pas le sang des artères pulmonaires (celles-ci ne fonctionnent qu'à la naissance pour mettre le sang
veineux en contact avec l'air dans les lobules pulmonaires) : le diaphragme
remonte très-haut dans la cavité thoracique et peut atteindre la deuxième côte. Le tronc du fœtus présente peu d'épaisseur. Immédiatement
après la naissance, au premier cri de l'enfant, les poumons se dilatent,
reçoivent l'air et le sang. Le diaphragme et le foie sont refoulés vers la
partie inférieure de l'abdomen, ce qui donne immédiatement un grand
développement au thorax et à l'abdomen de l'enfant.

§ III. Circulation du fœtus.

Chez le fœtus il faut distinguer la première circulation qui se montre
pendant le premier mois et la deuxième qui existe pendant les huit
derniers mois de la grossesse.

La *première circulation* est liée à l'existence de la vésicule ombilicale ; elle est, pour ainsi dire, extra-fœtale, tandis que la *deuxième circulation*, ou intra-fœtale, ne commence qu'à la disparition de la vésicule
ombilicale.

Première circulation. Les vaisseaux se montrent vers le quinzième jour qui suit la fécondation, sur le feuillet interne du blas-
derme. Ces vaisseaux se groupent tout autour de la tache embryonnaire et forment un cercle appelé *sinus terminal*. Du sinus terminal
partent deux ordres de rameaux : 1° des rameaux qui se répandent à
la surface de la vésicule ombilicale et qui pénètrent, en formant deux
troncs, par l'ouverture ombilicale du fœtus pour s'anastomoser avec
deux gros vaisseaux, arcs aortiques, qui partent du cœur. Ces deux
troncs s'appellent *artères omphalo-mésentériques*, et le sang poussé
par le cœur chemine dans ces artères de la cavité fœtale vers le sinus
terminal ; 2° d'autres rameaux partent du sinus terminal et pénètrent
par l'ouverture ombilicale, en formant deux troncs veineux, *veines
omphalo-mésentériques*. Elles se terminent à la partie inférieure du
cœur.

En résumé, le sang part du cœur, passe dans les artères omphalo-
mésentériques, se distribue aux parois de la vésicule ombilicale, arrive
au sinus terminal, d'où il part en formant les deux veines omphalo-
mésentériques qui viennent au cœur.

Pendant l'existence de la première circulation, l'embryon ne se nourrit point par le placenta, et les matériaux de la nutrition proviennent d'un liquide contenu dans la vésicule ombilicale et porté à l'embryon par les vaisseaux omphalo-mésentériques.

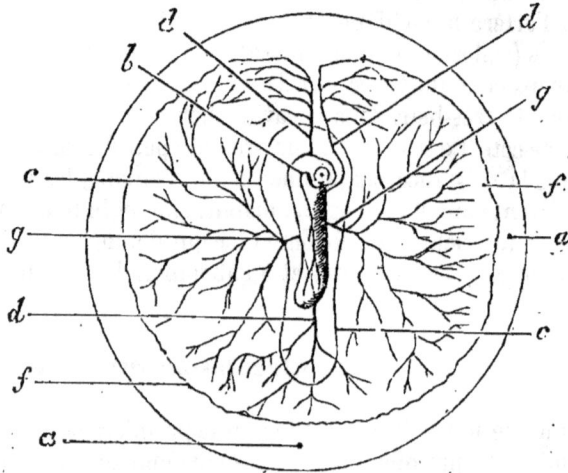

Fig. 139. — Première circulation du fœtus (d'après Béclard).

a, a. Vitellus. — *b.* Cœur. — *c, c.* Amnios. — *d, d, d.* Veines omphalo-mésentériques.
— *f, f.* Vésicule ombilicale. — *g, g.* Artères omphalo-mésentériques.

La première circulation cesse au moment où l'autre s'établit, c'est-à-dire après le premier mois. Tous les vaisseaux omphalo-mésentériques disparaissent, excepté une veine qui formera plus tard le tronc de la *veine porte.*

Deuxième circulation. Après le premier mois, lorsque la vésicule allantoïde s'est développée, elle est extrêmement vasculaire et présente deux *artères allantoïdiennes* et deux *veines allantoïdiennes,* allant du fœtus à la paroi de la vésicule allantoïde. Les ramifications de ces vaisseaux se portent aux villosités choriales, se développent au niveau du point où s'implante le placenta et s'atrophient sur les autres parties. Au bout de peu de temps, le rôle de la vésicule allantoïde est rempli, une veine s'atrophie, et il reste deux artères et une veine, qui changent de nom et sont appelées *artères et veine ombilicales.* A ce moment, la deuxième circulation est définitivement constituée jusqu'à la naissance. Cette circulation diffère de celle qui suit la naissance, par la présence de certains vaisseaux qui disparaissent plus tard, artères et veine ombilicales, canal veineux et canal artériel.

Si nous suivons le sang parti du placenta, nous le voyons, après avoir subi le contact vivifiant des vaisseaux de la mère, passer dans la veine

mbilicale qui se porte vers le foie. Arrivé au foie, il se divise en deux
purants, l'un qui pénètre dans le foie par une branche de communica-
on de la veine ombilicale avec la veine porte, et qui se rend ensuite

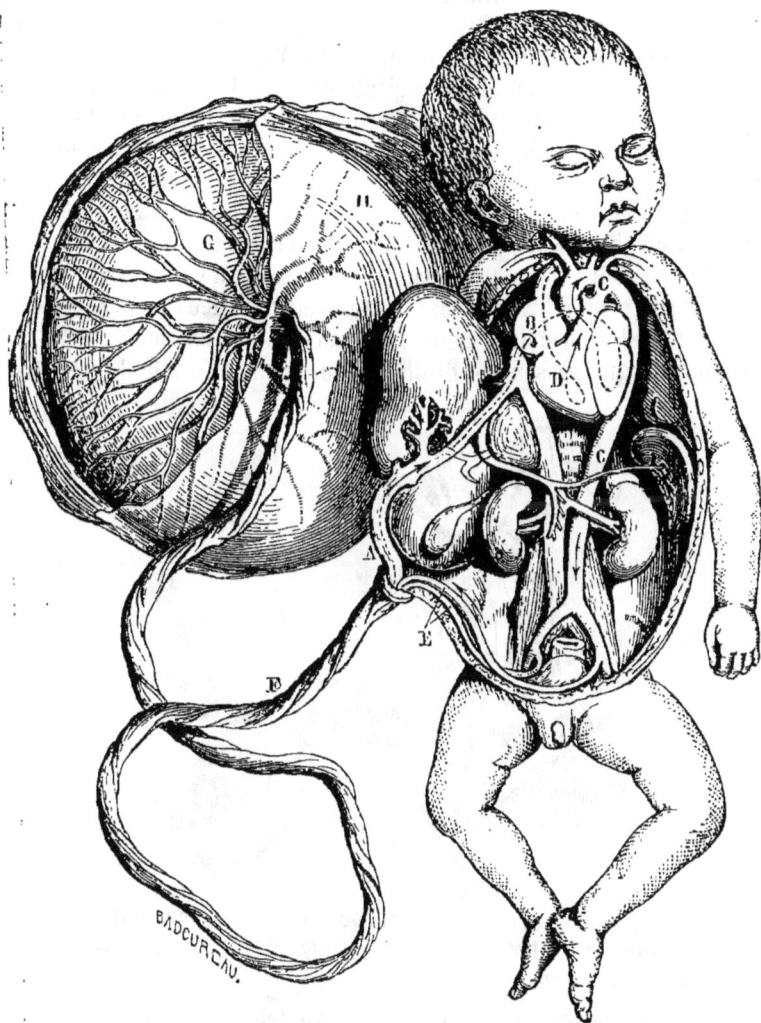

Fig. 140, montrant la circulation du fœtus (2ᵉ), le placuta et le cordon.
Veine ombilicale. — B. Orcillette droite. — C, C. Aorte. — D. Ventricule droit. —
E. Artères ombilicales. — F. Cordon. — G. Placenta. — H. Amnios recouvrant le
placenta.

a veine cave inférieure par les veines sus-hépatiques, l'autre qui se
rte aussi directement dans la veine cave inférieure par un petit con-
it, terminaison de la veine ombilicale, le *canal veineux*.

Dans la veine cave inférieure, le sang rencontre celui qui vient des
extrémités inférieures, et mélangé à lui, il monte au cœur pour se jeter
dans l'oreillette droite. Arrivé là, au lieu de pénétrer dans le ventricule droit, le sang de la veine cave inférieure est porté dans l'oreillette
gauche par une sorte de gouttière membraneuse, formée par la réunion
de la valvule d'Eustache et de l'anneau de Vieussens. De l'oreillette
gauche le sang passe dans le ventricule gauche. Le cœur gauche est
rempli par le sang venu de la veine cave inférieure, tandis que la veine
cave supérieure remplit le cœur droit. Laissons pour un instant le
cœur gauche.

Le sang de la veine cave supérieure, qui a les mêmes sources que
chez l'adulte, arrive à la paroi supérieure de l'oreillette droite et tombe
dans cette oreillette sans se mélanger au sang de la veine cave inférieure, de sorte qu'il existe dans cette oreillette deux courants ; un
courant vertical descendant dans l'oreillette et le ventricule droit, et
un courant oblique passant de droite à gauche dans l'oreillette gauche.

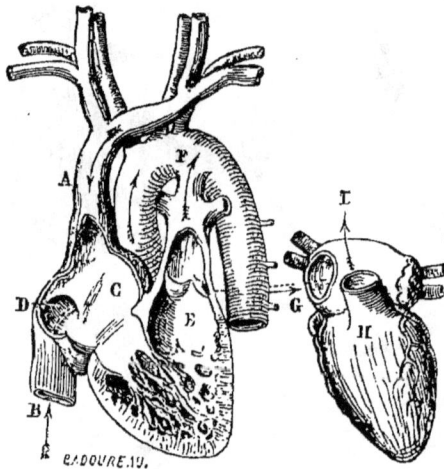

Fig. 141. — Les deux cœurs sont séparés, on voit sur le cœur droit le canal
   artériel et le trou de Botal. Pour l'explication des autres parties, voyez
   Angéiologie, art. *Cœur.*

Reprenons la circulation au niveau des ventricules. Ceux-ci se contractent en même temps, le sang du ventricule gauche passe dans l'artère aorte, celui du ventricule droit se porte à l'artère pulmonaire et de
là par le *canal artériel* à la crosse de l'aorte, où il se mélange au sang
venu du ventricule gauche. Ainsi mélangé, ce liquide descend le long
de l'aorte et se porte à toutes ses divisions, dont les deux principales
sont les artères ombilicales qui se rendent au placenta.

D'après cette description, on voit que les vaisseaux pulmonaires ne

çoivent pas de sang, et par conséquent, que le fœtus est privé de la
ptite circulation.

Le sang artériel et le sang veineux du fœtus ne sont nulle part à
état de pureté, et dans tous les vaisseaux ils présentent à peu près inva-
ablement une couleur rouge brun.

Il n'y a aucune communication entre les vaisseaux de la mère et ceux
du fœtus. Comment se forment donc les globules du sang ? On tend à
mettre aujourd'hui que le foie est un organe d'*hématopoïèse*, c'est-à-
re de fabrication de sang, et il est probable que les globules sont
rmés par cet organe dans les ramifications de la portion de veine om-
licale qui pénètre dans le foie.

ARTICLE VII

DE L'UTÉRUS PENDANT LA GROSSESSE

Pendant la gestation, d'importantes modifications se montrent dans
térus.

Cet organe augmente de volume à mesure que l'œuf se développe,
l'on peut par le palper abdominal, reconnaître sa présence au-dessus
pubis à trois mois ; au niveau de l'ombilic à six mois, et à l'épigastre
neuvième mois.

Au moment où il se développe, l'utérus entraîne avec lui la trompe
l'ovaire, et détermine un soulèvement du péritoine contenu dans la
rité pelvienne. Le déplacement du péritoine n'est pas aussi considé-
ble qu'on pourrait le croire de prime abord, il est seulement de
elques centimètres. On manque de renseignements exacts sur ce
int.

Toutes les parties de l'utérus éprouvent de grandes modifications.
s *artères utérines* présentent un nombre plus considérable d'hélices,
es sont encore plus contournées qu'à l'état de vacuité, ce qui prouve
rabondamment que ces spirales artérielles ne sont pas faites pour
rmettre la dilatation des parois utérines, mais bien pour apporter à
rgane de la gestation une grande quantité de sang artériel en rap-
rt avec l'énergie de ses contractions pendant l'accouchement. Loin
tre amincis et distendus, les nerfs sont aussi hypertrophiés, et cette
pertrophie porte uniquement sur le névrilème et les cloisons qu'il
voie entre les tubes nerveux.

La *tunique musculaire* présente à ce moment en toute évidence sa
ture musculaire. Il est presque impossible d'étudier ces fibres sur l'u-
us à l'état de vacuité ; mais sur l'utérus gravide, on peut arriver à dé-
ouiller cet enchevêtrement inextricable. Un savant consciencieux a
t pendant de longues années de patientes recherches sur la disposi-

tion de ces fibres pendant la grossesse, et il est arrivé à un résultat
qu'on peut regarder comme l'expression de la vérité sur ce point d'a-
natomie si difficile. Je veux parler de M. Hélie, professeur d'anatomie
à Nantes; les dessins qui accompagnent son travail, ont été habilement
exécutés par M. le professeur Chenantais, de Nantes [1].

La *tunique muqueuse* de l'utérus présente sans contredit les modifications les plus remarquables de l'utérus pendant la gestation.

Disons d'abord que la muqueuse utérine pendant la grossesse porte
le nom de membrane caduque : elle doit être expulsée avec l'œuf et
renouvelée après chaque accouchement.

1re *Modification.* — **Tuméfaction de la muqueuse.** — Pendant
que l'œuf *fécondé* parcourt la trompe pour se rendre à l'utérus, la
muqueuse utérine se congestionne, et sa surface libre présente des replis plus ou moins nombreux qui comblent la cavité utérine. C'est à
cette époque que l'œuf arrive dans l'utérus, s'arrête sur un de ces replis et s'y fixe.

2e *Modification.* — **Formation de la caduque réfléchie.**
L'œuf est libre dans la cavité utérine, un de ses points seulement repose sur la muqueuse. Elle se tuméfie autour de l'œuf et monte
insensiblement à sa surface jusqu'à ce que celui-ci soit complétement
recouvert. Ce phénomène peut être comparé à ce qui se passe sur un
cautère, dont les bourgeons charnus s'élèvent autour du pois et tendent
à le recouvrir. On donne à la portion de muqueuse qui s'est prolongée
sur l'œuf, le nom de *caduque réfléchie.* On appelle *caduque directe*, le reste de la muqueuse, c'est-à-dire celle qui recouvre l'u-
térus.

3e *Modification.* — **Formation de la caduque inter-utéro-
placentaire.** — Pendant que la caduque réfléchie recouvre l'œuf, le
point de la muqueuse sur lequel l'œuf s'est arrêté s'épaissit. Le lieu
qui deviendra le siége du placenta et qui est le point de réunion de la
caduque directe et de la caduque réfléchie a reçu le nom de *caduque
inter-utéro-placentaire.*

4e *Modification.* — **La caduque inter-utéro-placentaire devient vasculaire.** — Dès que l'œuf est implanté sur la muqueuse,
les vaisseaux utérins présentent un grand développement à ce niveau
pour constituer plus tard le placenta maternel. Pendant que ce point
de la muqueuse s'hypertrophie pour ainsi dire et se vascularise, on
voit dans la caduque directe et dans la caduque réfléchie, les vaisseaux
s'atrophier et les glandes disparaître.

5e *Modification.* — **Formation du placenta.** — Dès les premiers

(1) *Recherches sur la disposition des fibres musculaires de l'utérus développé
par la grossesse.* chez Asselin, 1864.

urs de la grossesse, pendant que la muqueuse inter-utéro-placen-
aire présente un grand développement de ses vaisseaux, on voit les
illosités du chorion se prolonger dans son épaisseur, se ramifier avec
s vaisseaux qu'elles contiennent pour former le placenta fœtal qui se
iet en rapport avec le placenta maternel. (*Voy.* Placenta.)

6e *Modification.* — **Fusion des caduques directe et réflé-
hie.** — Dès que l'œuf a acquis un peu de volume, la caduque réflé-
hie qui le recouvre arrive au contact de la caduque directe. Ces deux
ortions de muqueuse adossées se confondent et forment un seul feuillet
ui n'a vers le septième mois de la grossesse qu'un millimètre d'épais-
eur.

7e *Modification.* — **La muqueuse se détache de l'utérus.** —
ers le quatrième mois, la muqueuse utérine ou caduque directe est
oins adhérente à la couche musculaire de l'utérus. Cette séparation
it des progrès insensibles jusqu'au moment de l'accouchement où elle
e détache complétement. Dès le quatrième ou le cinquième mois, on
eut enlever cette muqueuse par lambeaux.

8a *Modification.* — **La muqueuse se renouvelle.** — Pendant que
 caduque directe se détache de la couche musculaire de l'utérus, on
eut constater vers le milieu de la grossesse, la reproduction des élé-
ents qui forment la nouvelle muqueuse. Cette régénération fait des
rogrès insensibles, et au moment de l'accouchement elle est ter-
inée.

9e *Modification.* — **Expulsion de la caduque.** — Au moment de
accouchement, la caduque accompagne l'œuf autour duquel elle forme
ne couche mince, rougeâtre, et à surface irrégulière.

Les *fonctions de l'utérus* qui, dans l'état de vacuité, consistent en
ne congestion et une hémorrhagie périodiques chez la femme adulte,
t qui sommeillent avant la puberté et après la ménopause,
eviennent tout autres pendant la grossesse. La menstruation est
upprimée, et l'utérus se prépare au grand rôle qu'il doit remplir au
oment de l'accouchement. A ce moment, en effet, lorsque le neu-
ième mois est terminé, cet énorme muscle creux se contracte et
ransmet au fœtus, par l'intermédiaire du liquide amniotique, une
ression douce et intermittente qui le pousse vers l'orifice interne.
ette contraction douloureuse est appelé *douleur* par la femme qui ac-
ouche. Elle est énergique, lente à se manifester et lente à s'éteindre; elle
un quart à une demi-minute de durée, et son retour varie selon
ue le moment de la sortie du fœtus est plus ou moins éloignée, tous
s quarts d'heure, toutes les cinq minutes, toutes les minutes
ême. On peut se rendre compte de l'énergie de ces contractions, si
on a l'occasion de pratiquer la version du fœtus, car la main intro-

duite dans l'utérus est tellement meurtrie par ces contractions des parois utérines, que tous ses mouvements sont paralysés. Après l'accouchement, l'utérus revient sur lui-même par rétraction, puis le placenta détaché est expulsé. Enfin, la réduction de cet organe continue, et avant un mois à un mois et demi, il est revenu à ses dimensions normales.

ORGANES DES SENS

—

Les sens sont au nombre de cinq : le toucher, l'odorat, le goût, ouïe et la vue. Les sens ne fonctionnent qu'au moyen de certains ganes qui constituent un appareil pour chacun d'eux. On devrait donc re appareil du toucher, de l'odorat, du goût, de l'ouïe et de la vue. sont ces appareils que nous allons décrire dans l'ordre qui vien être indiqué.

CHAPITRE XXIII

SENS DU TOUCHER (Peau)

Le toucher a pour siége la peau.

La peau, ou tégument externe, est une membrane molle, sensible, i limite de toutes parts la surface du corps et qui se continue au ni- au des orifices avec un système de membranes analogues tapissant s cavités du corps qui communiquent avec l'extérieur. Ces membranes nt appelées membranes muqueuses.

Couleur. — La peau est rosée chez l'enfant au moment de la nais- nce, d'un rose moins tendre quelque temps après. Chez l'adulte tte couleur varie selon les individus, selon les races, selon les ré- ons du corps, selon les saisons et les maladies qui affectent l'or- nisme.

Épaisseur. — L'épaisseur de la peau est assez considérable ; elle t en général de 2 à 3 millimètres, si l'on ne considère que la peau parée de la couche adipeuse ; cette couche est tellement adhérente et rtout tellement confondue avec le derme qu'il n'est pas rationnel de vouloir séparer. Quand on considère l'épaisseur de la peau on devrait nc y comprendre toutes les couches jusqu'aux aponévroses d'enve- ppe. Du reste, les glandes sudoripares s'enfoncent au centre de la uche graisseuse, entre les lobules.

Étendue. — L'étendue de la peau est plus considérable que la sur- ce du corps. En effet, la peau ne recouvre pas seulement toutes s saillies et toutes les dépressions, mais encore elle forme des plis dans certaines régions, en s'adossant à elle-même. Exemple : à la circonférence du pavillon de l'oreille, aux narines, sur la verge. D'après M. Sappey, cette étendue serait de 12 pieds carrés sur un homme robuste et de taille élevée, de 8 pieds sur une femme de taille et d'embonpoint ordinaires.

La peau présente à étudier deux faces, l'une profonde, l'autre superficielle et libre.

Face profonde. — Elle est toujours humide ; et en rapport plus ou moins intime avec les parties sous-jacentes. Sur le tronc et sur les membres, la peau glisse sur les parties profondes au moyen d'une couche de tissu lamineux connue sous le nom de *fasciâ superficialis*. A la paume des mains et à la plante des pieds l'adhérence est plus considérable et le déplacement de la peau est presque impossible.

Face superficielle. — Cette face présente : 1° des productions cornées, normales et accidentelles ; 2° des saillies permanentes ; 3° des saillies passagères ; 4° des orifices ; 5° des sillons ; 6° des plis.

1° Les *productions cornées* seront étudiées avec la structure de l'épiderme.

2° Les *saillies permanentes*, qui ont reçu le nom de papilles, sont disséminées à la surface de la peau ; leur ensemble forme le *corps papillaire*. Ces petites élevures, destinées, la plupart du moins, à la sensibilité, ont été vues, pour la première fois au milieu du dix-septième siècle par Malpighi, sur la langue du bœuf, et plus tard sur la peau de l'homme. Elles ont été étudiées par Ruysch, qui a compris, à tort, dans leur description, les saillies que forment à la surface de la peau les follicules pileux. Elles ont été bien mieux décrites par Albinus dont la description laisse peu à désirer. Il les a divisées en grandes, moyennes et petites. Les grosses papilles se rencontrent à la main et au pied ; c'est au talon qu'elles acquièrent leur plus grand développement. Les papilles moyennes sont placées sous les ongles de la main et du pied ; les petites recouvrent le reste de la peau. Les grandes papilles sont coniques, les moyennes cylindriques, les petites hémisphériques.

3° Les *saillies passagères* se produisent à la surface de la peau, sous l'influence du froid, de la peur, etc. ; elles s'accompagnent du redressement des poils. C'est ce phénomène qui a reçu le nom de *chair de poule*. Les auteurs ne l'expliquent pas de la même manière. Tous sont d'accord sur ce fait, que le follicule pileux est soulevé et qu'il détermine la saillie. Mais quelle est la cause du soulèvement de ce follicule ? M. Kölliker attribue ce déplacement du follicule à la contraction d'un faisceau musculaire de la vie organique qui partirait de la surface du derme pour s'insérer au fond du follicule. Or ce faisceau musculaire n'existe pas, on a pris pour tel un faisceau de fibres élastiques. Il faut dire cependant que le phénomène de la chair de poule est dû à la contraction de fibres musculaires, mais elles sont situées au-dessous du follicule où elles ont une disposition spéciale : elles décrivent des spirales au fond du follicule (Ordonnez).

4° De nombreux *orifices* se rencontrent à la surface de la peau. Chaque follicule pileux s'ouvre par un orifice distinct. Il en est de même de quelques glandes sébacées et de toutes les glandes sudoripares. Remarquons en passant que les orifices de la paume des mains et de la plante des pieds n'appartiennent qu'à des glandes sudoripares.

5° La peau est couverte de petits *sillons* bien marqués, surtout à la paume des mains et à la plante des pieds ; il sont séparés par des crêtes couvertes de papilles. Sur la peau qui recouvre la pulpe de la dernière phalange, ils décrivent des courbes concentriques ; tandis qu'ils suivent une direction transversale ou oblique sur le reste de la peau du pied et de la main.

Des sillons irréguliers, d'aspect luisant, connus sous le nom de *vergettures*, se montrent sur la paroi abdominale des femmes qui ont eu des enfants et des sujets qui ont eu la paroi abdominale distendue par le liquide de l'ascite ou par une tumeur considérable. Ces taches indélébiles sont produites par l'éraillure du derme. Il faut savoir qu'elles peuvent survenir à la racine des cuisses, au pli de l'aine, chez des femmes qui n'ont jamais été placées dans les conditions précédentes. De même on voit des femmes ayant été mères et ne portant aucune trace de vergettures.

6° Les *plis* que l'on trouve à la surface de la peau sont nombreux : les uns, les *rides*, sont dus à la contraction des muscles sous-jacents ; ils sont passagers au début de la vie et n'existent qu'au moment de la contraction de ces muscles ; ils deviennent plus tard permanents. On les observe surtout à la face.

D'autres plis sont dus aux mouvements des articulations, on pourrait les appeler *plis de locomotion*. Ils sont surtout remarquables aux mains et aux pieds, où ils sont d'une grande utilité au chirurgien qui veut pratiquer des opérations dans ces régions.

Structure. — Deux couches forment cette membrane : l'une superficielle, ou épiderme ; l'autre profonde, ou derme.

Derme.

Le derme constitue la partie essentielle de la peau; l'épiderme n'est placé au-dessus de lui que pour le protéger à la manière d'une couche de vernis. Il est formé d'éléments anatomiques nombreux, dont l'étude rend compte des propriétés du derme. C'est au milieu de ces éléments qu'on trouve disséminés les follicules pileux, les glandes sébacées, les glandes sudoripares. De petits prolongements se montrent du côté du derme qui est en contact avec l'épiderme, ce sont les papilles.

Fibres lamineuses et noyaux embryoplastiques; fibres élastiques; fibres musculaires de la vie organique; substance amorphe; vaisseaux; nerfs : tels sont les éléments anatomiques qui constituent le tissu du derme.

Les *fibres lamineuses*, les plus répandues de ces éléments, constituent la charpente du derme ; ces fibres forment de gros faisceaux serrés et irrégulièrement entre-croisés. Entre les fibres lamineuses on trouve des noyaux *embryoplastiques* en assez grande quantité et des vésicules adipeuses.

De nombreuses *fibres élastiques* accompagnent les fibres lamineuses ; ce sont des fibres élastiques de la variété dartoïque et des fibres élastiques ramifiées anastomosées entre elles.

Des *fibres musculaires* de la vie organique sont disséminées dans l'épaisseur du derme; elles forment à la face profonde une couche très-mince de $0^{mm},1$. Ce plan musculaire représente chez l'homme le rudiment du peaucier des mammifères. C'est à ces fibres que le derme doit sa contractilité. Les fibres musculaires sont disposées en faisceaux cylindriques, larges de $0^{mm},03$ à $0^{mm},04$. Les faisceaux s'anastomosent pour former un réseau. On les aperçoit facilement chez des fœtus de six à sept mois, alors que le tissu adipeux n'est pas encore très-développé.

Une *substance amorphe*, homogène, finement granuleuse, existe dans les couches les plus superficielles des papilles et à la superficie du derme. C'est dans cette couche amorphe, existant à la surface du derme, que se ramifient des lymphatiques et des capillaires sanguins. On y trouve aussi une grande quantité de noyaux embryoplastiques.

Les faisceaux de fibres qui constituent le derme sont très-serrés à la face superficielle; à mesure qu'on se rapproche de la face profonde, on les voit s'écarter et limiter des espaces ou aréoles, dans lesquels viennent se loger les lobules graisseux de la couche sous-cutanée. Ces faisceaux se perdent insensiblement dans l'épaisseur de la couche graisseuse sous-cutanée de certaines régions. Ailleurs, les faisceaux fibreux se modifient insensiblement, et vont former une couche celluleuse. Sur d'autres points, enfin, ces faisceaux viennent s'implanter sur les aponévroses sous-jacentes, et divisent la couche graisseuse en une foule de petits paquets séparés en partie les uns des autres. Bichat, qui ne connaissait pas les glandes sudoripares, avait décrit au fond de ces aréoles des canaux obliques qui n'existent pas.

Les *artères* de la peau sont extrêmement nombreuses. Dans certaines régions, le tronc artériel est placé immédiatement sous la peau : c'est ce qu'on observe pour les artères du cuir chevelu, pour les collatérales des doigts et des orteils, pour l'artère sous-cutanée abdominale qui rampe sous la peau de la partie inférieure de cette paroi et pour les artères honteuses externes dans la région du scrotum. Les parties de la peau qui recouvrent immédiatement les troncs artériels sont extrêmement riches en capillaires. Exemple : le cuir chevelu, la face, les doigts, les orteils. Les vaisseaux sont aussi très-abondants dans les régions de la peau où il existe beaucoup de papilles, comme à la paume des mains et à la plante des pieds, sur le gland, etc. Il est à remarquer que le réseau capillaire de la peau est plus riche sur la ligne médiane de la partie antérieure du tronc. Au niveau des articulations, ce réseau capillaire est beaucoup plus riche du côté de l'extension.

Tous les capillaires de la peau se terminent en réseau, dans les papilles, à la surface des glandes et à la surface des follicules pileux. Ils sont excessivement nombreux, les mailles qu'ils forment sont très-serrées, ordinairement polygonales à angles très-nets.

Les *veines* de la peau cheminent à travers les faisceaux de fibres qui composent le derme, et viennent se jeter dans des troncs situés entre la peau et l'aponévrose. Elles sont remarquables par le nombre considérable de leurs valvules et par leurs fréquentes anastomoses.

Les *vaisseaux lymphatiques* y sont très-répandus ; ils sont surtout abondants dans les régions où la sensibilité est très-vive, où le système glandulaire est très-développé. Exemples : la paume des mains, la plante des pieds. Sous ce rapport, les téguments des organes génitaux des deux sexes se font remarquer. Les vaisseaux lymphatiques naissent à la surface du derme, dans les papilles, où ils forment un réseau à fines mailles, extrêmement superficiel, et à la surface interne des glandes sébacées. Autour de l'embouchure des glandes sébacées, les lymphatiques forment une maille assez large, qui communique avec les mailles voisines. On ne connaît pas ces vaisseaux dans les glandes sudoripares. A leur origine, les lymphatiques ne présentent aucune ouverture, ils forment un réseau fermé, d'où naissent les troncs lymphatiques.

Les *nerfs* de la peau sont nombreux ; ils se terminent de deux manières : les uns dans les papilles, au niveau du corpuscule du tact ; les autres entre les éléments du derme. Dans ces derniers, les tubes nerveux se terminent par la formation d'une cellule multipolaire, de laquelle se détachent une foule de prolongements ou cylinder axis, allant se terminer en pointe dans la trame du derme, après s'être bifurqué trois ou quatre fois. Ces prolongements ne s'anastomosent pas entre eux ; ils s'entre-croisent en se juxtaposant, et ils forment un réseau tellement serré, qu'il n'est pas possible de trouver un espace de $0^{mm},2$ qui ne contienne au moins un cylinder axis.

Les *follicules pileux*, les *glandes sébacées*, les *glandes sudoripares*, sont des organes contenus dans l'épaisseur du derme. Les follicules pileux seront étudiés avec les poils.

Glandes sébacées. — Disséminées dans l'épaisseur du derme, ces glandes manquent dans deux régions, à la paume des mains et à la plante des pieds, dépourvues aussi de poils. Elles sont presque toutes

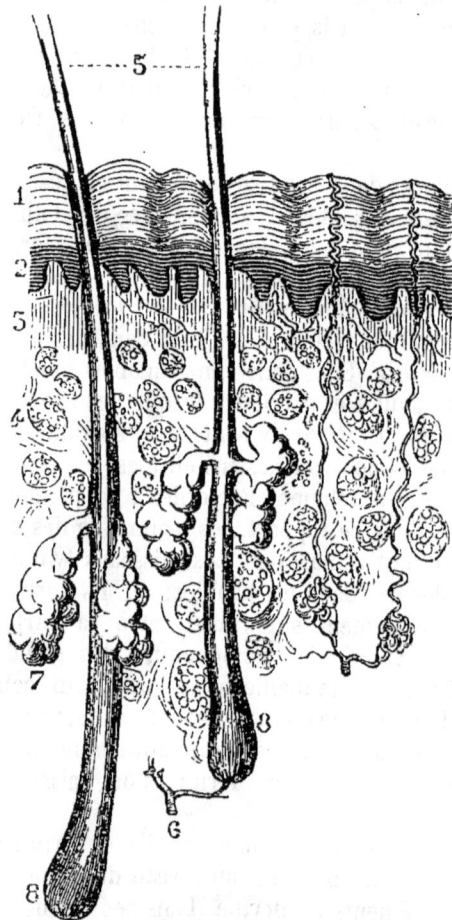

Fig. 142. Coupe de la peau.

1. Épiderme. — 2. Corps muqueux. — 3. Papilles. — 4. Lobules graisseux. — 5. Poils. 6. Vaisseaux se rendant au bulbe des poils. — 7. Glandes sébacées. — 8. Bulbe du poil. On y voit aussi à droite deux glandes sudoripares.

annexées aux follicules pileux, dans lesquels elles viennent s'ouvrir à l'union du tiers inférieur avec les deux tiers supérieurs. Chaque follicule pileux en reçoit deux et quelquefois plus. Quelques-unes sont indépendantes des follicules, comme celles de l'auréole du mamelon, où elles sont très-développées pendant la grossesse, et constituent les *tubercules de Montgomery*.

Le corps de la glande, situé entre les éléments du derme, a une épaisseur d'un millimètre environ; il est formé par un ou plusieurs culs-de-sac (jusqu'à 10). Les culs-de-sac et le conduit ont une paroi propre, peu granuleuse, adhérente à des fibres élastiques et lamineuses qui l'entourent. Ils sont tapissés par un épithélium à cellules sphéroïdales ou polyédriques, incolores, transparentes, sans noyau, renfermant quelques gouttelettes d'huile, qui rompent l'enveloppe de la cellule, et qui vont constituer l'humeur grasse qui s'échappe de la glande.

Le canal est cylindroïque, d'un diamètre de $0^{mm},3$ à $0^{mm},4$; il est formé d'une paroi propre, qui fait suite à celle des culs-de-sac, et d'une couche d'épithélium.

La matière sébacée, contenue dans ces glandes, est jaunâtre et onctueuse. Elle est formée :

1° De cellules remplies de gouttes d'huile, et semblables à celles qui tapissent la surface interne de la glande; 2° de cellules semblables, mais ne contenant aucune matière grasse; 3° de gouttes d'huile libres; 4° de granulations moléculaires.

Cette matière se répand à la surface de la peau pendant les chaleurs de l'été, et lui donne un aspect luisant. Quelquefois elle est concrète, et alors on peut en déterminer l'expulsion par pression de la glande : elle sort sous forme de petits cylindres d'un blanc jaunâtre, appelés *comédons*. Lorsque l'orifice de la glande s'oblitère, la matière sébacée s'accumule dans sa cavité, et devient le point de départ d'une foule de tumeurs identiques, qui ont reçu des noms différents (tannes, kystes sébacés, kystes dermoïdes, loupes, athérome, etc.). Cette matière contient, selon la plupart des micrograpes, un parasite, qu'ils ont décrit sous le nom d'*acarus folliculorum*.

Glandes sudoripares. — Elles existent dans l'épaisseur de la peau de toutes les régions. Situées dans la couche graisseuse sous-cutanée au milieu des pelotons graisseux, elles sont abondantes surtout à la paume des mains et à la plante des pieds (1).

Le corps de la glande est jaunâtre; son diamètre est de $0^{mm},5$ à 2 millimètres. Le tube qui les constitue par son enroulement est de $0^{mm},03$ à $0^{mm},06$.

Le canal excréteur s'élève au-dessous de la glande, en décrivant des sinuosités, puis il traverse perpendiculairement le derme jusqu'à l'épiderme; arrivé là, il décrit des tours de spire, surtout vers les couches superficielles, et vient s'ouvrir à la surface de la peau entre les pa-

(1) Dans les autres parties du corps, elles sont situées dans l'épaisseur du derme.

pilles. Ces glandes sont formées par un tube en cul-de-sac enroulé sur lui-même vers son extrémité fermée. Le nombre de ses replis varie depuis six jusqu'à douze. D'une extrémité à l'autre, ce tube est formé par une membrane propre, épaisse de $0^{mm},03$ au plus, résistant à l'action de l'acide acétique, de l'acide nitrique, de l'acide tartrique étendus, tapissée à l'intérieur d'une couche d'épithélium nucléaire qui remplit complétement le fond de la glande. Cet épithélium devient pavimenteux dans le canal excréteur.

Dans le creux axillaire, on trouve des glandes sudoripares plus volumineuses qui contiennent dans l'épaisseur de la paroi du conduit excréteur un certain nombre de fibres musculaires de la vie organique disposés circulairement; l'épithélium qui la tapisse est pavimenteux dans toute l'étendue du tube (Robin).

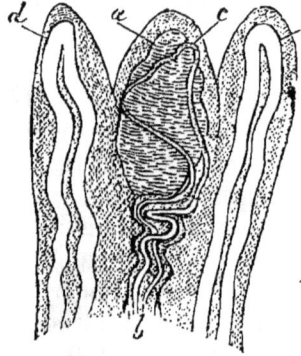

Fig. 143. — Papille composée. (d'après Béclard.)

a. Corpuscule de Meissner. — *b.* Nerfs de la papille. — *c.* Terminaison supérieure des nerfs. — *d.* Vaisseaux de la papille.

Les **Papilles**, dont nous avons déjà parlé, sont formées par des saillies du derme. Nous avons vu où elles siégent, et comment on les divise quand on considère leur volume. On peut encore les diviser en *papilles simples* et en *papilles composées*, si l'on a égard à leur conformation. Les premières sont coniques ou renflées à leur extrémité; elles ne sont jamais divisées. Les autres, au contraire, présentent une base plus ou moins large, sur laquelle se trouvent plusieurs saillies, semblables aux papilles simples. Si l'on considère leur structure, on les divise en *papilles nerveuses* et en *papilles vasculaires*. Ces saillies, de $0^{mm},01$ à $0^{mm},03$ de hauteur, sont toutes formées de substance amorphe renfermant quelques fines granulations, et quelquefois des noyaux libres assez rares; elles contiennent aussi quelques fibres élastiques et des fibres lamineuses. A leur surface se trouve un réseau très-fin de vaisseaux lymphatiques, qui se continue avec celui du derme ; les papilles nerveuses contiennent encore l'élément nerveux,

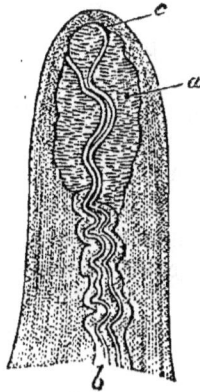

Fig. 144. — Papille simple de la peau (d'après Béclard).

a. Corpuscule de Meissner. — *b*. Nerfs de la papille. — *c*. Terminaison supérieure des nerfs.

les papilles vasculaires ne renferment que des vaisseaux : chaque papille nerveuse reçoit un ou plusieurs tubes nerveux qui arrivent au niveau du *corpuscule du tact*, le contournent, et se terminent par une

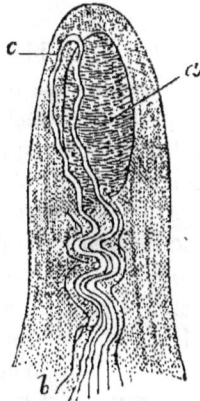

Fig. 145. — Autre papille simple.

extrémité libre, soit à la surface, soit dans l'épaisseur de ce corpuscule (*V*. Tissu nerveux, corpuscule du tact). Les papilles nerveuses ne contiennent pas ordinairement de vaisseaux ; quelquefois, cependant, on trouve une anse vasculaire, qui ne dépasse pas la base de la papille. Chaque papille vasculaire renferme de une à trois anses vasculaires; ces papilles sont dépourvues de nerfs. Souvent une papille nerveuse et une papille vasculaire sont soudées dans une partie de leur longueur; la papille paraît alors bifurquée. Il faut connaître ce détail; car, si l'on n'était pas prévenu, on pourrait croire à la vascularité de la papille nerveuse. Les papilles vasculaires existent sur toutes les parties du corps, même dans les points où règnent les papilles nerveuses. Celles-ci n'existent que dans des régions très-limitées. On les trouve à la paume des mains, à la plante des pieds, à la face antérieure des doigts, au bord libre des lèvres, et sur la pointe de la langue. Des auteurs admettent que les tubes nerveux des papilles se terminent par des anses, comme on le voit dans ces figures.

Épiderme.

A la surface du derme se trouve une autre couche mince qui en trahit toutes les saillies, toutes les dépressions, c'est l'épiderme. Cette couche est uniquement constituée par des cellules appartenant au groupe des produits. L'étude des poils et les ongles s'y rattache.

L'épiderme est mince, de $0^{mm},2$ à $0^{mm},4$. Il est plus épais aux mains et aux pieds et sur les régions du corps qui supportent des pressions souvent répétées. C'est ainsi que les chaussures étroites déterminent l'épaississement de cette couche en certains points; c'est encore de la même façon que se développent les durillons sur les mains de certains ouvriers.

L'épiderme est transparent, insensible. La face superficielle présente des saillies, des sillons, des plis, des orifices. La face profonde est moulée sur le derme et représente exactement toutes les saillies et dépressions du derme. On trouve aussi sur cette face des prolongements plus ou moins considérables, visibles surtout lorsqu'on sépare l'épiderme du derme après avoir fait macérer la peau jusqu'à putréfaction. Ces prolongements sont aussi nombreux que les glandes sébacées et sudoripares et les follicules pileux réunis; ils sont formés par l'épiderme qui s'enfonce dans la cavité de tous ces organes pour en former la tunique interne. Dans les follicules pileux ce prolongement épidermique adhère au poil, de sorte qu'en arrachant l'épiderme on peut enlever avec lui le poil contenu dans le follicule. On pourrait ainsi, après une macération prolongée, dépouiller facilement une tête de tous les cheveux qui la recouvrent.

L'épiderme est formé de cellules d'*épithélium pavimenteux stratifié*. Ces cellules forment trois couches qui se confondent en une seule, et s'il est possible de diviser les deux superficielles sous les noms de *corps muqueux* et d'*épiderme proprement dit*, il faut dire que le mode de développement et l'identité des éléments anatomiques de ces deux couches ne nous permettent pas de les séparer. Nous ne décrirons donc à l'épiderme qu'une seule couche, qu'un seul élément, mais nous aurons soin de faire voir que cet élément forme une couche d'aspect particulier, selon l'époque du développement à laquelle il est parvenu. Profondément, par exemple, dans la couche qui touche le derme, les cellules épithéliales de l'épiderme sont polyédriques, régulières, juxtaposées et colorées dans les régions où la peau est brune, dans la peau du nègre surtout, par de la mélanine. C'est à cette couche qu'on donne le nom de *pigment* ou de *couche pigmentaire*. Par-dessus cette couche, on en trouve une autre formée de cellules aplaties et confusément entassées, elle est molle et peut être séparée du reste de l'épiderme. C'est cette couche qu'on appelle *corps muqueux de Malpighi*. Superficiellement enfin, des cellules minces et lamelleuses, généralement sans noyau, adhérentes entre elles, constituent la couche cornée ou épidermique.

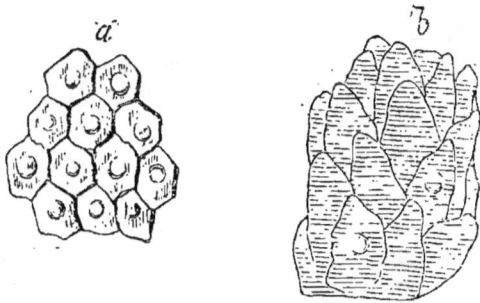

Fig. 146 et 147. —Cellules de l'épiderme cutané.

a. Couche de cellules prise dans la partie moyenne de l'épiderme.— *b.* Couche superficielle ou cornée de l'épiderme.

Pigment. — Le pigment est cette matière noire qui donne à la peau une couleur plus ou moins foncée et qui tapisse la face interne de la choroïde. On a donné le nom de *couche pigmentaire* à la partie profonde de l'épiderme qui renferme cette matière noire. Chez l'homme blanc, il ne forme pas une couche régulière, il est très-inégalement répandu, selon les régions. Souvent, certains points de la peau prennent une teinte brune temporaire ou permanente sous l'influence de certains états physiologiques ou pathologiques (grossesse, maladie d'Addison). Lorsqu'il se développe en masse sous l'influence d'une cause pathologique, on a des tumeurs appelées *mélanoses*.

Le pigment est une substance organique connue sous le nom de *mélanine*; unie à des principes immédiats azotés, cette substance existe sous forme de *granulations pigmentaires*. Ces granulations sont libres ou déposées dans les cellules les plus profondes de l'épiderme; la plus ou moins grande quantité de ces granulations dans cette couche détermine la coloration de la peau en noir. A mesure que ces cellules, profondément situées, se rapprochent de la surface de l'épiderme, les granulations pigmentaires pâlissent et disparaissent, en sorte que les cellules les plus superficielles sont uniquement formées par la paroi aplatie, sans noyau et sans granulations.

Corps muqueux. — Le corps muqueux fut décrit pour la première fois, à la face profonde de l'épiderme de la langue, par Malpighi, dont il porte le nom. Cet auteur le considéra comme une lame percée de trous, erreur réfutée bientôt par Albinus, qui fit voir la parfaite continuité de cette couche dans toute l'étendue de la peau. Chaque trou correspondait à une papille, ce qui tenait au mode de préparation : Malpighi faisait bouillir une langue dont il enlevait l'épiderme, tandis qu'Albinus procédait par macération de la peau. Bichat en fit, bien à tort, un plexus vasculaire, qu'un anatomiste, Gaultier, vint ensuite diviser en quatre couches superposées. Purkinje et Henle ont démontré qu'il n'y a là aucun vaisseau, et que cette couche est uniquement constituée par des cellules.

Si on laisse macérer, pendant douze jours, dans parties égales d'acide acétique et d'eau, un lambeau d'épiderme, on peut, au bout de ce emps, séparer deux lamelles superposées, l'une superficielle, blanche, 'autre profonde, un peu brune : celle-ci est le corps muqueux. On le rencontre partout où se trouve l'épiderme, puisqu'il en est une partie constituante; on le trouve même sous les ongles. Elles sont ainsi séparables; cependant il nous parait difficile de ne pas dire que cette couche est si intimement confondue avec la couche superficielle, qu'elle ne doit pas être décrite séparément. Comme les couches superficielles de l'épiderme, elle est dépourvue de vaisseaux et de nerfs; comme elles aussi, elle est formée de cellules épithéliales; seulement elles sont moins aplaties, leur noyau n'a pas encore disparu, et les granulations pigmentaires y sont rares. Nous voyons là une période de l'évolution des cellules épithéliales de l'épiderme qui naissent à la surface du derme, renferment des noyaux et des granulations pigmentaires, et se rapprochent peu à peu de la surface libre, tandis que les noyaux et les granulations disparaissent graduellement; elles s'éloignent de plus en plus du derme, parce qu'elles sont poussées par d'autres cellules nouvellement formées.

Ongles. — Les ongles sont des lames cornées, de même nature que l'épiderme, qui recouvrent la face dorsale de l'extrémité libre des doigts et des orteils. Ils sont enchâssés dans une dépression de la peau qu'on appelle matrice. Celle-ci, plus profonde à la partie moyenne, diminue vers les côtés, pour disparaître complétement sur les bords de l'ongle; elle contient un peu plus du quart de la longueur de cette lame cornée.

L'ongle présente la *racine*, le *corps* et l'*extrémité libre*.

La *racine* est enchâssée dans la matrice; elle est blanche, opaque, mince et molle, son bord libre est dentelé et contracte adhérence avec la couche superficielle de l'épiderme, qui s'enfonce entre la face dorsale de la racine de l'ongle et le repli cutané qui la recouvre. Une partie de la racine se voit à l'extérieur; elle est blanche, en forme de croissant, et beaucoup plus apparente sur l'ongle du pouce : c'est la *lunule*.

Le *corps* de l'ongle a la forme d'une gouttière plus ou moins prononcée selon les sujets, et présente une surface convexe libre et une surface concave adhérente. Chez les phthisiques, cette forme est altérée; la partie libre de l'ongle se renverse vers la face palmaire, et, au lieu d'une gouttière, on a une calotte plus ou moins régulière. Cette forme de l'ongle, jointe au rétrécissement du doigt au-dessus de la troisième phalange, a fait donner à ces doigts le nom de *doigts en baguette de tambour* (doigts hippocratiques). La face convexe de l'ongle présente des stries longitudinales très-marquées, qui ont fait croire à certains anatomistes que cette lame est formée par la réunion de plusieurs poils juxtaposés, et qui sont dues aux rangées de papilles placées au-dessous. Certains ongles présentent des sillons transversaux beaucoup moins apparents. M. Beau a remarqué que les maladies laissent sur les ongles une trace de leur passage. Nous croyons cette remarque juste dans la grande majorité des cas, et il est possible, par le seul examen des ongles d'un individu, de dire s'il a été ou non malade depuis cinq à six mois, si sa maladie a duré plus ou moins longtemps, si le début a été brusque ou lent, enfin s'il y a eu des rechutes et même des récidives rapprochées. Pendant la maladie, il semble que le développement de l'ongle s'arrête pour continuer plus tard sa marche. Cet arrêt de développement est trahi par un sillon transversal, taillé à pic et linéaire, si la maladie a été brusque et courte. Si la maladie a eu un début lent et si elle a duré longtemps, le sillon aura de 1 à 3 millimètres de largeur, et ses bords se confondront insensiblement avec la surface de l'ongle; enfin il y aura plusieurs sillons en rapport avec les rechutes et les récidives peu éloignées. La face profonde du corps de l'ongle est très-adhérente au corps muqueux cependant on a vu, à la suite d'accidents, l'avulsion de l'ongle sans lésion du corps muqueux. Ces exemples doivent être rares, trop rares, pour croire, avec M. Sappey, que l'avulsion de l'ongle est ordinairement une opération peu douloureuse. Cette face profonde présente les mêmes stries que la face superficielle, dues, comme elles, aux rangées papillaires du derme. Les bords du corps de l'ongle se dégagent peu à peu des extrémités de la matrice et se confondent avec l'épiderme, comme le bord dentelé de la racine.

Le *bord libre* se détache du doigt et s'accroît sans cesse; il a de la tendance à se recourber vers la pulpe des doigts lorsqu'il a une certaine longueur, comme il est facile de le voir chez certains vieillards des hospices.

Les *rapports* de l'ongle avec les différentes couches de la peau n'ont pas été indiqués de la même manière par les divers anatomistes. Aujourd'hui il paraît incontestable :

1° Que le derme recouvre une partie de l'ongle, s'adosse à lui-même pour y former un repli et rétrograde pour passer à la face profonde en formant la matrice ; il ne touche l'ongle par aucune de ses parties.

2° Que le corps muqueux, ici seulement bien distinct des couches superficielles de l'épiderme, se comporte comme le derme qu'il accompagne partout ; il n'est en contact avec l'ongle qu'à la face profonde de celui-ci dans toute son étendue.

3° Que la couche cornée de l'épiderme, arrivée au niveau du bord libre que forme la peau sur la racine de l'ongle, s'adosse à elle-même pour former le long de ce bord libre un repli mince et transparent qui le déborde de 0^{mm},5 à 1 millimètre. Cette couche accompagne ensuite le corps muqueux, en se renversant, jusqu'au fond de la matrice où elle se confond intimement avec l'extrémité de la racine. Sur les bords, l'épiderme se confond avec l'ongle de la même manière. Enfin, au niveau du bord libre de l'ongle, l'épiderme s'insère sur lui au moment où il abandonne la pulpe pour devenir libre. On voit, en résumé, que l'ongle n'est autre chose qu'une portion des couches superficielles de l'épiderme épaissie, se confondant par sa périphérie avec les cellules de la même couche et recouvrant comme ces derniers le corps muqueux de Malpighi.

La structure de l'ongle est la même que celle de l'épiderme, les cellules y sont plus serrées et disposées en lamelles.

Follicules pileux. — Les poils sont contenus dans des dépressions de la peau analogues à la matrice des ongles, et qu'on pourrait appeler *matrices des poils*; ce sont les follicules pileux, dépressions qui ont de 1 à 5 millimètres de longueur, de 0^{mm},5 à 2 millimètres d'épaisseur, plus étroites à l'orifice que dans les parties profondes. On en distingue deux variétés : 1° *variété tubuleuse*; 2° *variété arrondie*. Ceux qui ont forme de tubes sont les plus longs, ils renferment ordinairement des poils très-longs et alors ils dépassent la face profonde du derme, touchent le tissu adipeux sous-cutané et sont pourvus de deux ou plusieurs glandes pileuses. Quelques-uns de ces follicules tubuleux ne dépassent pas le derme et ne sont pas pourvus de glandes

pileuses, ils renferment alors des poils de duvet, des poils rudimentaires.

Les follicules de forme arrondie, sont peu profonds, n'ont jamais de
glandes et renferment toujours des poils rudimentaires.

L'*orifice* du follicule est étroit et embrasse plus ou moins étroitement
le poil. La matière sébacée exhalée par les glandes et remplissant le
follicule peut cependant glisser le long du poil et le protéger. Lorsque
cette matière est abondante on dit que les poils sont gras.

Le *fond* du follicule présente un renflement ; c'est le *bulbe pileux*
(*papille* de Ruysch) sur lequel s'implante le poil. Il est formé par une
saillie du derme surmontée d'une foule de cellules plus ou moins arrondies, à noyaux analogues aux cellules naissantes des parties profondes
de l'épiderme.

Le *corps* du follicule se confond avec les fibres du derme par sa surface externe. Sa surface interne, tapissée par l'épiderme, est en rapport
avec la racine du poil dont elle est séparée par la matière sébacée. A
l'union du tiers inférieur avec les deux tiers supérieurs du follicule,
on voit l'embouchure des glandes pileuses, quand elles existent.

Le follicule est formé de deux tuniques : l'une externe, fibreuse,
se confondant avec le derme, et recevant un réseau vasculaire assez
riche ; l'autre interne, formée par un prolongement de l'épiderme ; c'est
un épithélium pavimenteux à noyau ; il s'enfonce jusqu'au bulbe, et
là il se redresse pour se confondre avec le poil. Le bulbe est donc un
renflement du derme surmonté de cellules, renflement qui repousse
l'épiderme au centre du follicule, et qui donne naissance à un produit
épidermique analogue à l'ongle : le poil. Il a déjà été question des
glandes et de la matière onctueuse qu'elles fournissent.

Poils. — Des filaments de nature épidermique couvrent toute la
surface du corps, la paume de la main et la plante des pieds exceptées ;
la face palmaire des doigts et des orteils en est également dépourvue.

Partout les poils sont extrêmement abondants, et si quelques régions,
telles que le nez, la mamelle, etc., en paraissent dépourvues, cela
tient à leur petitesse extrême. On peut distinguer à la surface du corps
deux espèces de poils : les poils proprement dits et les poils de duvet.
Ceux-ci se développent chez certains individus qui paraissent peu velus.
C'est l'inégal développement des poils et non leur nombre qui explique
la différence du système pileux aux divers âges, dans les deux sexes et
chez les divers individus.

La *forme* des poils est variable : les uns sont cylindriques, les autres
aplatis, d'autres triangulaires, quadrangulaires, etc. Les deux dernières formes se voient surtout dans les poils de la barbe et du
pubis.

Leur *couleur* varie comme les individus ; elle est souvent en harmonie avec la couleur des yeux, et tandis que les cheveux blonds

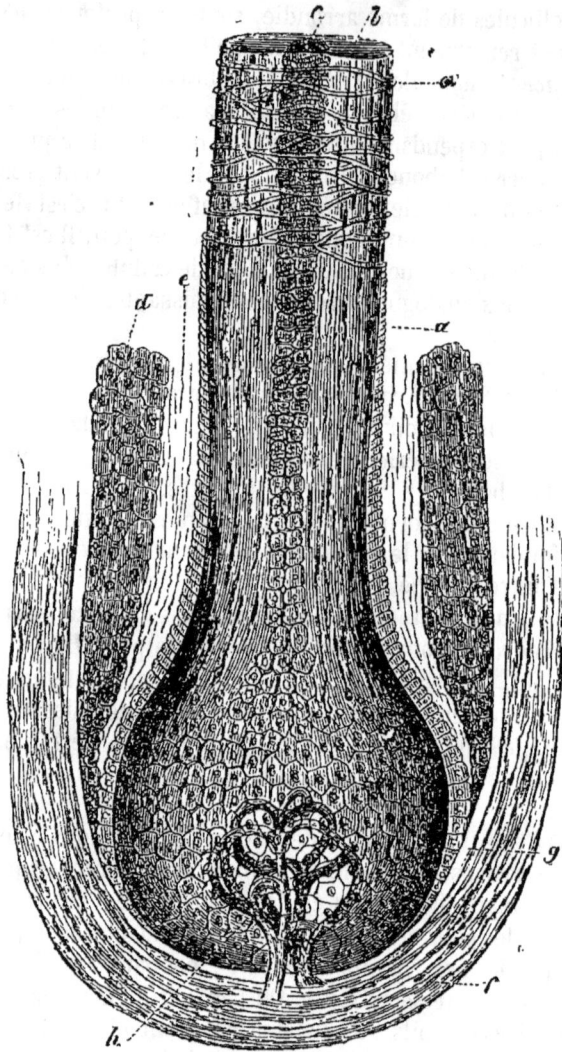

Fig. 148. — Racine de poil dans son follicule (d'après Béclard).

a, a. Revêtement épidermique du poil. — *b.* Substance fondamentale. — *c.* Substance médullaire. — *d.* Gaine interne de la racine. — *e.* Couche de la racine se terminant à l'orifice de sortie du poil. — *f.* Follicule pileux. — *g.* Couche amorphe du follicule. *h.* Papille du poil avec ses vaisseaux.

viennent orner un beau visage aux yeux bleus, les cheveux bruns accompagnent des yeux foncés au regard vif et pénétrant.

Les poils sont très-résistants et se cassent difficilement. Dans certains états pathologiques, ils se rompent cependant avec la plus grande facilité.

Ils attirent l'humidité de l'air et s'allongent en s'humectant. C'est sur cette propriété des poils qu'est fondé l'hygromètre de Saussure. Ils sont pourvus aussi d'élasticité ; car, après avoir été allongés par l'extension, ils reprennent, en grande partie au moins, leur longueur primitive.

Le poil se compose de deux parties, la racine et la tige.

La racine est contenue dans le follicule pileux ; elle s'élargit en bas, et se confond avec le bulbe du follicule. Le renflement qui la termine a été appelé *bulbe du poil* ; il est formé de la même substance que le bulbe du follicule, et ces deux renflements superposés n'en forment qu'un seul.

La tige, de forme variable, le plus souvent cylindrique, se termine en pointe. Quelquefois elle est bifurquée et même trifurquée.

Le poil est creusé, d'une extrémité à l'autre, d'un canal rempli d'une matière grenue (*substance médullaire*), de consistance molle, plus ou moins brune, selon la couleur des cheveux.

La substance corticale est striée longitudinalement. Les fibres qui forment ces stries sont juxtaposées et entourées de distance en distance par quelques fibres transversales ; elles sont toutes le résultat de la transformation des noyaux du bulbe du poil. En effet, à mesure qu'on se rapproche de ce bulbe, on voit les fibres diminuer peu à peu de longueur, former des noyaux allongés vers la partie supérieure de sa racine, ovales vers la partie inférieure, pour devenir tout à fait ronds au niveau du bulbe, et là les noyaux du bulbe du poil se confondent avec ceux du bulbe du follicule pour former un seul et même organe. Cette structure fait voir jusqu'à l'évidence l'analogie qui existe entre les poils et les ongles. Comme eux, le poil est dépourvu de vaisseaux et de nerfs, il est insensible ; comme eux, il se continue sur le pourtour de sa racine avec l'épiderme qui tapisse le follicule pileux ; comme eux il présente sous son enveloppe épidermique une substance molle, le corps muqueux ; seulement le poil est complétement arrondi, en forme de canal, au lieu de présenter la forme de gouttière comme l'ongle ; en s'enroulant complétement il a emprisonné dans son canal le corps muqueux et le pigment. On pourrait le considérer encore comme une excroissance de l'épiderme, formée au centre par le corps muqueux et tout autour par les cellules épithéliales modifiées.

Fonctions de la peau.

1° Sécrétions de la peau. — Les nombreuses glandes situées dans l'épaisseur du derme séparent du sang deux substances : la matière sébacée et la sueur. La matière sébacée est sécrétée par les glandes de même nom. Cette sécrétion est continue, et le produit de ces glandes est sans cesse rejeté au dehors, où il forme une couche protectrice à la surface de l'épiderme ; il sort du follicule pileux et protége aussi la surface du poil, sur laquelle il s'étale. (Voir *glande sébacée*.)

Les glandes sudoripares sont le siége de la sécrétion de la sueur et de la perspiration cutanée insensible. La sueur est un liquide transparent, et limpide, d'une odeur pénétrante caractéristique. Ce liquide, d'une réaction acide, devient promptement alcalin après la sécrétion. Pendant la sécrétion même, si l'on vient à fragmenter le liquide sécrété, on remarque que le premier tiers est acide, le deuxième neutre, et le troisième alcalin.

La quantité de sueur sécrétée est augmentée par une atmosphère chaude et sèche ; l'état électrique de l'atmosphère l'accélère également. Les exercices violents, le travail de la digestion, les émotions morales fortes, activent aussi la sécrétion de la sueur. On sait qu'un homme qui se livre à un exercice fatigant peut perdre jusqu'à 200 grammes en une heure ; cette quantité peut s'élever jusqu'à 1,000 grammes en une heure, si on fait l'expérience dans une étuve chauffée à une haute température.

Quand la sueur ne suinte pas à la surface de la peau, celle-ci est encore le siége d'une perspiration insensible, d'une exhalation qui se fait aussi par les glandes sudoripares ; la partie liquide se répand dans l'atmosphère sous forme de vapeur, la partie fixe restant sur la peau avec la matière sébacée nécessite certains soins de propreté. La quantité d'eau évaporée ainsi à la surface de la peau est de 1,000 grammes en vingt-quatre heures. Cette quantité n'est pas toujours la même, elle augmente quand la température est sèche ; elle diminue au contraire quand elle est humide, c'est-à-dire quand elle tient en dissolution une certaine quantité d'eau qui la sature plus ou moins complétement. L'évaporation de l'eau à la surface de la muqueuse pulmonaire est soumise aux mêmes oscillations et pour les mêmes raisons ; mais la sécrétion urinaire en est le régulateur et rétablit l'équilibre. C'est ainsi que sous l'influence d'une température basse et humide la sécrétion urinaire augmente, tandis que la perspiration cutanée diminue, et que, sous l'influence d'une température élevée et sèche, la première diminue et la seconde augmente.

Berzelius, Thénard, Anselmino, se sont occupés de l'analyse de la sueur, mais c'est à M. Fabre qu'on doit le travail le plus complet sur la composition de ce liquide.

Pour obtenir une certaine quantité de sueur (les expériences ont été faites sur 55 litres), M. Fabre faisait prendre au sujet soumis à l'expérience un bain de vapeur tous les deux jours. Avant de le placer dans l'appareil, il lui donnait un bain simple et une douche d'eau tiède. On le plaçait ensuite dans une baignoire en tôle étamée reposant sur une table inclinée et munie à l'extrémité déclive d'une rigole conduisant le liquide dans un flacon. Les pieds du sujet en expérience étaient placés du côté déclive.

L'appareil était chauffé dans une étuve par un jet de vapeur. Chaque séance durait une heure à une heure et demie, et immédiatement après on soumettait à l'analyse la sueur recueillie.

POUR 10,000 GRAMMES :

Chlorure de sodium.	22,30
Chlorure de potassium.	2,45
Sulfates alcalins.	0,11
Albuminates alcalins.	0,05
Lactates alcalins.	5,17
Sudorates alcalins.	15,62
Urée.	0,42
Matières grasses.	0,13
Eau.	9955,75
	10,000

2° Respiration cutanée. — La peau, chez l'homme et les animaux, est le siége d'une vraie respiration qui, quoique lente, n'est pas moins évidente que la respiration pulmonaire. Cette respiration consiste dans l'exhalation d'acide carbonique et l'absorption d'oxygène à la surface de cette membrane en contact avec l'air. Pour se convaincre de cette vérité on peut faire l'expérience suivante :

Plongez le bras dans une cloche pleine d'oxygène ; vous verrez, au bout d'un certain temps, que l'oxygène a diminué, et, si vous voulez constater dans le gaz de la cloche la présence de l'acide carbonique, vous n'avez qu'à y introduire de l'eau de chaux, qui, par l'agitation, vous donnera du carbonate de chaux insoluble qui troublera le liquide.

Des expériences physiologiques prouvent encore cette respiration cutanée, et la suppression de l'exhalation de l'acide carbonique amène la mort, au bout d'un certain temps, chez les animaux. Pour faire cette expérience, on met à nu la peau d'un animal, chien, lapin, cheval, et on le recouvre d'un vernis qui empêche l'exhalation d'acide carbonique et l'exhalation de vapeur d'eau : celle-ci ne détermine aucun accident très-probablement, car le liquide de la peau se porte vers la glande rénale et la sécrétion augmente ; mais il n'en est pas de même pour l'acide carbonique, qui s'accumule lentement dans le sang et qui détermine la mort des animaux par asphyxie lente.

Il est facile de se rendre compte de ce curieux phénomène. Chez l'homme par exemple la quantité carbonique exhalée par la peau est la 38e partie de celle qui est exhalée par les poumons ; elle est beaucoup moindre chez les animaux. Mais, si l'homme était recouvert d'un vernis imperméable, il se serait accumulé dans son sang, après 38 inspirations, une quantité d'acide carbonique équivalente à celle qu'il rend dans chaque expiration. Or, l'acide carbonique s'accumulant peu à peu dans son sang, il arriverait un moment où il périrait d'asphyxie, comme cela arrive dans la suppression de la respiration. Cette asphyxie serait probablement 38 fois plus lente que l'asphyxie pulmonaire. Donc la respiration cutanée est indispensable à la vie, car il ne faut pas croire que le poumon peut suppléer à l'exhalation de la peau. Le poumon en effet, en vertu d'une loi physique, échange une telle quantité d'acide carbonique pour une telle quantité d'oxygène. Il est donc inévitable que l'acide carbonique, qui ne peut pas s'exhaler par la peau, s'accumule dans le sang ; celui ci devient noir et impropre à la nutrition. Après la mort, on trouve les tissus de l'animal gorgés d'un sang noir comme dans l'asphyxie vraie.

Je crois que le siége de la respiration cutanée réside dans les glandes sudoripares.

3° **Absorption par la peau.** — La peau est-elle le siége d'une absorption? Oui, elle peut absorber des liquides et des gaz.

La respiration cutanée prouve l'absorption gazeuse. Chaussier a placé le corps de lapins et d'oiseaux dans l'hydrogène sulfuré en maintenant la tête au dehors de vessies qui contenaient ce gaz et constaté leur mort au bout de douze minutes.

Les liquides sont absorbés, mais en petite quantité. Il faut distinguer ici l'absorption de l'eau pure de celle de l'eau chargée de substances minérales ou organiques. Personne ne songe aujourd'hui à contester l'absorption de l'eau; il est évident que l'homme augmente de poids dans un bain ; il est bien entendu qu'il s'agit d'un bain tiède ; car si la température de l'eau est supérieure à celle du corps, celui-ci exhale de la sueur et il perd de son poids, et si elle est à peu près la même que celle du corps, il ne perd ni ne gagne en poids.

Malgré les expériences contradictoires de M. Homolle, on ne peut contester l'absorption des substances médicamenteuses dissoutes dans les bains. Les expériences de Bonfils de Nancy, de Séguin, de Bradner Stuart et de M. Parisot sont concluantes. Ces physiologistes ont expérimenté sur une solution de sublimé, sur la gomme-gutte, l'émétique, la scammonée, le musc et le cyanure de potassium. Et comment pourrait-on nier l'absorption par la peau, quand on voit les effets thérapeutiques des bains de sublimé, des lotions mercurielles, des frictions mercurielles? Comment expliquer autrement que par l'absorption les vomissements qui surviennent après l'application sur la peau de compresses imbibées d'une solution d'émétique? Peut-on aussi nier l'absorption quand on voit une garde-malade, un infirmier, être pris de stomatite mercurielle pour avoir fait une simple friction à un malade?

Quelle est la voie de cette absorption? Les physiologistes sont unanimes pour invoquer l'imbibition préalable de l'épiderme et l'absorption par la surface du derme. Je ne comprends pas cette imbibition : je l'admettrais volontiers, si l'on séjournait plusieurs semaines dans un bain; mais, dans l'espace d'une heure à deux heures, on veut voir l'imbibition de l'épiderme! Examinez donc sa structure et jugez. Comment d'ailleurs admettre le ramollissement et l'imbibition de l'épiderme, quand on emploie un corps gras tel que la pommade mercurielle? Qu'il me soit permis de donner ici une explication qui me paraît la seule admissible et qui, je crois, n'a jamais été proposée.

Considérant : 1° Que l'épiderme ne se laisse traverser qu'après une immersion longtemps prolongée dans l'eau ;

2° Que les corps gras ne peuvent en aucune façon pénétrer l'épaisseur de l'épiderme;

3° Que les substances médicamenteuses dissoutes ou en nature sont rapidement absorbées ;

4° Que les frictions facilitent l'absorption de ces substances, comme on le voit pour les frictions mercurielles et autres ;

5° Que cette absorption est plus rapide et plus facile dans les régions où il existe une grande quantité de glandes sudoripares isolées (plante les pieds, paume des mains) :

Je crois que cette absorption se fait non pas à la surface de la peau, mais dans l'épaisseur du derme, que les substances médicamenteuses, de même que l'eau, pénètrent dans les canaux des glandes sudoripares et que cette pénétration est facilitée par les frictions. Les canaux sont revêtus, en effet, d'une couche d'épithélium beaucoup plus mince que celle de l'épiderme, et à quelque distance de la surface libre de la peau, cet épithélium passe à l'état d'épithélium nucléaire. Là, en effet, on peut admettre sans répugnance une absorption active, si l'on considère le nombre des glandes sudoripares contenues dans la peau. Il est probable que cette absorption a lieu aussi à la surface interne des glandes sébacées, mais en fort petite quantité, à cause de la matière onctueuse qui se trouve dans la cavité de ces glandes.

Il serait curieux de faire des expériences pour savoir si l'absorption des médicaments est moins énergique quand la température du bain est très-élevée et que les glandes sécrètent de la sueur. Cela nous paraît probable.

CHAPITRE XXIV

SENS DE L'ODORAT

L'appareil dans lequel réside le sens de l'odorat se compose : 1° d'un organe essentiel qui perçoit les odeurs ; c'est la *muqueuse pituitaire* ; 2° de parties accessoires qui servent à protéger et à étendre la surface de cette membrane ; ce sont les fosses nasales et le nez. Pour les fosses nasales. (*Voy.* Ostéologie.)

Je ferai précéder l'étude de la pituitaire de celle des parties accessoires.

1° *Nez.* — Le nez est un organe en forme de pyramide triangulaire situé au milieu du visage. Il semble appliqué sur le visage par l'une de ses faces. On lui considère une base, un sommet et trois faces.

Base. — La base du nez surmonte l'orifice buccal. On y remarque sur la ligne médiane la sous-cloison qui sépare les narines du lobule du nez, en avant, et des ailes du nez, de chaque côté.

La *sous-cloison* s'étend du sillon médian de la lèvre supérieure au lobule du nez. Elle est plus large en arrière qu'en avant et elle prolonge la cloison des fosses nasales. Elle est mobile comme le lobule.

Les *narines* sont deux cavités situées de chaque côté de la sous-cloison à l'entrée des fosses nasales. Elles diffèrent des fosses nasales par la mobilité de leur paroi externe et par l'absence de muqueuse à leur surface interne. Ces cavités ont un orifice supérieur qui les sépare des fosses nasales et qui correspond au sillon naso-labial, un orifice inférieur dirigé d'avant en arrière et de dedans en dehors, une paroi interne formée par la sous-cloison, une paroi externe formée par l'aile du nez, une extrémité antérieure arrondie, creusée dans l'épaisseur du lobule du nez et une extrémité postérieure séparée de celle du côté opposé par la base de la sous-cloison. La surface de ces cavités est recouverte de poils ou *vibrisses*, plus volumineux et plus nombreux sur la partie antérieure de la paroi interne. Elle est tapissée par la peau qui se réfléchit à l'entrée des narines comme celle de l'anus dans le rectum.

La paroi interne présente une hauteur de 8 à 10 millimètres, l'externe une hauteur de 12 à 15, à cette hauteur la peau des narines se continue avec la muqueuse des fosses nasales.

Les *ailes* du nez qui forment la paroi externe des narines sont mobiles. Leurs mouvements sont volontaires et involontaires chez quelques individus, involontaires seulement chez d'autres. Les mouvements volontaires consistent dans une projection en dehors de l'aile du nez, pendant que son bord supérieur semble se porter en dedans, en dépri-

nant le sillon naso-labial, à sa partie antérieure. Les mouvements
nvolontaires consistent dans un affaissement de l'aile du nez, sous
'influence d'un courant d'air inspirateur rapide, et, de plus, dans
'écartement des ailes du nez. Ce dernier mouvement se remarque, au
noment des émotions vives, pendant la colère, pendant les plaisirs de
'amour, etc. Volontaire chez les personnes dont les ailes du nez sont
rès-mobiles, il dénote souvent une nature ardente et passionnée.

Le *lobule du nez* est la partie la plus antérieure de la base. D'une
:onsistance molle et d'une conformation variable chez les divers indi-
'idus, le lobule du nez est formé par la peau doublée d'une couche
:paisse de tissu graisseux et par la partie antérieure des cartilages de
'aile du nez, et latéraux, qui convergent en ce point. La peau du lo-
)ule a la même couleur que celle du reste du visage. Chez quelques
)ersonnes, il prend une coloration rouge plus ou moins foncée, avec
les arborisations ou des éruptions pustuleuses, tuberculeuses ou
quameuses, qui font le désespoir de ces malheureux.

Sommet. — Le sommet ou racine prend naissance au-dessous de
a région frontale, sur la ligne médiane. Convexe transversalement, il
st concave de haut en bas. La saillie qu'il forme varie avec les indi-
idus.

Faces latérales. — Ces faces, obliques, regardent en dehors et
n peu en avant et en haut. Elles présentent de haut en bas : 1° une
urface plane, correspondant aux cartilages latéraux du nez ; 2° un sil-
)n concave inférieurement, c'est la partie antérieure du sillon naso-
ibial, qui commence en arrière du lobule du nez, et qui descend en
as et en dehors ; 5° une surface convexe mobile, correspondant à la
arine, séparée du lobule du nez par l'origine du sillon précédent.

Face postérieure. — Elle est creusée par les fosses nasales, et
résente, au milieu, l'insertion de la cloison.

Bords. — Son *bord antérieur*, étendu de la racine du nez au lo-
ule, est obtus et sinueux ; il commence en haut par une dépression.
u-dessous, est une saillie ou bosse nasale, formée par les os propres
u nez ; plus bas, une légère dépression ; enfin, le lobule. Une grande
ariété existe dans le développement de ces saillies et de ces dépres-
ions ; c'est, en partie, pour cette raison, que les nez sont si peu sem-
lables. Ses bords latéraux, obliques en bas et en dehors, et adhérents,
)nt séparés des parties voisines par trois sillons : 1° le sillon *naso-*
alpébral, qui sépare le nez de la paupière inférieure ; 2° le sillon *naso-*
énien, qui le sépare de la joue ; et le sillon *naso-labial*, qui part du
ord supérieur de l'aile du nez, et se continue entre la joue et la
vre supérieure.

Structure.

Le nez se compose : 1° d'un squelette ; 2° d'une couche cutanée ; 5° d'une couche musculaire ; 4° d'une couche muqueuse ; 5° de vaisseaux et de nerfs.

Squelette. — Il est formé en haut par les os propres du nez, en haut et sur les côtés par l'apophyse montante du maxillaire supérieur, en bas par les cartilages. (*Voy.* Ostéologie.)

Trois cartilages principaux constituent cette charpente cartilagineuse : le cartilage de la cloison, les cartilages latéraux, et ceux de l'aile du nez. On y trouve aussi quelques cartilages accessoires.

1° *Cartilage de la cloison.* — Situé sur la ligne médiane, ce cartilage complète la cloison des fosses nasales, formée par le vomer et la lame perpendiculaire de l'ethmoïde ; il présente quatre bords. Le bord supérieur s'articule avec la lame perpendiculaire de l'ethmoïde ; le bord postérieur, avec la partie antérieure du vomer et avec la crête qui surmonte le bord interne de l'apophyse palatine du maxillaire supérieur ; le bord antérieur s'étend des os propres du nez au lobule, où il se place entre les cartilages de l'aile du nez, et se confond avec le bord antérieur des cartilages latéraux. Le bord inférieur est placé au-dessus de la sous-cloison ; il s'étend du lobule du nez à l'épine nasale antérieure.

2° *Cartilages latéraux.* — Les cartilages latéraux sont deux lames triangulaires, confondues, par leur bord antérieur, entre elles, et avec le bord antérieur du cartilage de la cloison. Ils s'insèrent, par leur bord supérieur, sur le bord inférieur des os propres du nez. Leur bord inférieur donne attache à un tissu fibreux qui les unit au cartilage de l'aile du nez.

3° *Cartilages de l'aile du nez.* — Ces cartilages, au nombre de deux, sont complétement séparés. Ils ont la forme d'un fer à cheval, à concavité postérieure et à branche externe plus longue que l'interne. La convexité de ces deux cartilages est située dans l'épaisseur du lobule, de chaque côté de l'angle antérieur et inférieur du cartilage de la cloison, qui les déborde quelquefois. Il est presque toujours possible, en comprimant d'avant en arrière le lobule du nez, d'écarter les deux cartilages de l'aile du nez, et de sentir celui de la cloison.

La branche interne de ce cartilage s'adosse à celle du côté opposé et au cartilage de la cloison, sur la ligne médiane ; elle ne correspond qu'à la moitié antérieure de la sous-cloison.

La branche externe forme la charpente de l'aile du nez ; elle est beaucoup plus étendue que l'interne. Cette branche présente une face externe convexe ; une face interne concave ; et un bord inférieur, recouvert par la peau qui se réfléchit dans la narine; un bord supérieur, uni à du tissu fibreux, et correspondant au sillon naso-labial; une extrémité antérieure, continue avec la branche interne et une extrémité postérieure, qui se cache sous l'apophyse montante du maxillaire supérieur.

4° *Cartilages accessoires.* — On appelle ainsi de petits noyaux cartilagineux, placés dans les intervalles qui séparent les cartilages principaux du nez. On en trouve sur les côtés du bord antérieur du cartilage de la cloison, à son point de contact avec les cartilages de l'aile du nez. Deux autres noyaux cartilagineux se voient de chaque côté du bord inférieur du même cartilage, près de l'épine nasale antérieure. Enfin, on en trouve quelques-uns, non constants, et variables pour le volume et pour la forme, dans l'épaisseur du tissu fibreux qui réunit la partie postérieure des cartilages latéraux et de l'aile du nez.

Le *périchondre*, continuation du périoste, recouvre les deux faces des cartilages, et comble les espaces qui existent entre ces derniers.

Couche cutanée. — La peau du nez présente la même structure que la peau, en général. Les poils y sont rudimentaires, et les glandes sébacées extrêmement nombreuses et développées. Leur orifice se montre sous forme de points plus ou moins foncés, si abondants surtout vers le lobule, que, pendant les chaleurs de l'été, la matière sébacée se liquéfie et lubréfie la surface de la peau, comme si elle était enduite d'une substance grasse. Au-dessous de la peau, il existe une couche graisseuse peu développée; plus profondément, on trouve les muscles.

Couche musculaire. — Plusieurs muscles constituent cette couche. On voit en haut le muscle pyramidal; sur les côtés l'élévateur propre de la lèvre supérieure, et l'élévateur commun de l'aile du nez et de la lèvre supérieure; autour de la base du nez, se trouvent les muscles transverse du nez et myrtiforme. (*V.* Muscles de la face.)

Couche muqueuse. — Formée par la pituitaire, elle tapisse les deux gouttières qui terminent en avant les fosses nasales, c'est-à-dire la face externe du cartilage de la cloison et la face interne des cartilages latéraux. La muqueuse se termine en bas, au niveau du bord supérieur de l'aile du nez, où elle se continue directement avec la peau. (*V.* Pituitaire.)

Vaisseaux et nerfs. — Les *artères* du nez viennent de la terminaison de l'ophthalmique et de la faciale. (*V.* ces artères.) Les *veines* suivent un trajet irrégulier, et se jettent dans l'ophthalmique ou la faciale. Les *lymphatiques* sont nombreux; ils vont se jeter dans les ganglions sous-maxillaires, et suivent le trajet de la veine faciale. Les *nerfs* viennent du facial qui donne le mouvement aux muscles, et du trijumeau qui fournit la sensibilité à la peau et à la muqueuse.

5° *Pituitaire*. — La pituitaire présente une couleur rosée; la *surface libre* est creusée d'orifices qui sécrètent du mucus : ce sont les orifices des glandes.

Consistance. — La consistance de la pituitaire est faible; elle se laisse déchirer très-facilement, d'où les nombreuses hémorrhagies, dont elle est si fréquemment le siége.

Épaisseur. — D'une épaisseur très-variable sur les parois propres des fosses nasales, elle devient très-mince dans les nombreuses cavités qui constituent leurs prolongements.

Au niveau de la cloison, la pituitaire est plus épaisse à la moitié antérieure. Elle est adhérente aux os et aux cartilages; cependant, on peut voir la formation de bosses sanguines entre l'os et sa face adhérente.

A la voûte, l'épaisseur est médiocre. Là, elle revêt les os propres du nez, la lame criblée, adhère au corps du sphénoïde, tapisse le sinus sphénoïdal, dont elle rétrécit beaucoup l'orifice qui est circulaire, et qui s'ouvre à la partie antérieure et supérieure du sinus.

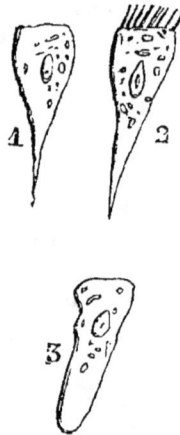

Fig. 149, montrant les différences entre les cellules d'épithélium cylindrique simple, cylindrique à cils vibratiles et de transition.

1. Épithélium cylindrique. — 2. Épithélium cylindrique à cils vibratiles.— 3. Épithélium de transition.

Du côté externe, elle tapisse les cellules ethmoïdales antérieures, s'applique en haut sur le cornet supérieur; en arrière, s'enfonce dans la gouttière qui sépare ce cornet du sinus sphénoïdal, et ferme le rou sphéno-palatin; elle passe dans le méat supérieur, et pénètre dans es cellules postérieures de l'ethmoïde qu'elle tapisse. Elle recouvre le cornet moyen, se replie sur le méat moyen, pénètre dans le sinus maxillaire, dans l'infundibulum et dans les sinus frontaux. De là, elle asse sur le cornet inférieur, le revêt sur ses deux faces, ainsi que le téat inférieur, et se continue avec le canal nasal.

Au niveau du plancher, cette membrane tapisse l'apophyse palatine u maxillaire supérieur et la portion horizontale du palatin; elle se éprime au niveau du conduit palatin antérieur.

En avant, la muqueuse pituitaire se confond avec la peau des na-lnes; en arrière, elle recouvre une ouverture quadrilatère; là, elle se ntinue à son bord inférieur avec la muqueuse du voile du palais. lle se continue en haut et sur les côtés avec la muqueuse de l'ar-ère-cavité des fosses nasales.

Structure. — Le *derme* de la pituitaire présente les caractères néraux du derme des muqueuses à épithélium cylindrique. Il ad-ère intimement au périoste sous-jacent.

L'*épithélium* est formé par des cellules cylindriques à cils vibra-es.

La pituitaire contient un grand nombre de glandes en grappe sim-es ou composées d'un petit nombre d'acini, dont les orifices en rme de boutonnière sont dirigés vers la partie postérieure des fosses sales. Ces glandes s'étendent jusque dans le sinus maxillaire, mais alement aux faces interne, inférieure et postérieure. Chacun des ls-de-sac, dont la réunion constitue les glandes, offre un diamètre 0^{mm},05 à 0^{mm},08; la paroi propre n'a guère que 0^{mm},002 à ^{m},003; elle est homogène, molle, friable, très-adhérente à la trame la muqueuse. Les culs-de-sacs sont remplis par un épithélium nu-laire formé de noyaux libres, parfaitement sphériques, larges de ^{m},005 à 0^{mm},008. Le contour de ces noyaux est net, la masse peu acée; on y trouve quelques granulations grisâtres, mais pas de nu-ole. L'orifice du canal excréteur a 0^{mm},1 à 0^{mm},2.

Les *artères* sont nombreuses. Cette membrane reçoit l'artère sphéno-latine, qui se divise en deux branches : la branche interne se rend a muqueuse de la cloison, se subdivise et se porte vers le conduit latin antérieur; l'externe se rend à la muqueuse de la paroi externe, e se subdivise pour la muqueuse des méats et des cornets.

On trouve encore dans la pituitaire des rameaux que l'alvéolaire rnit au sinus maxillaire; des rameaux de l'artère sous-orbitaire; e partie des ramifications de la ptérygo-palatine; enfin, quelques nches terminales des ethmoïdales, branches de l'ophthalmique.

Les *veines* forment un plexus assez serré, qui se porte en avant, s les os propres du nez, et se jette dans la veine faciale. D'autres se dirigent vers le trou borgne du frontal, et se jettent dans le sinus longitudinal supérieur. D'autres, enfin, plus nombreuses vont vers le trou sphéno-palatin, dans le plexus de la fosse zygomatique.

Les *lymphatiques* de cette muqueuse ont été injectés dans ces dernières années par Simon.

Les *nerfs* de la pituitaire sont de deux ordres : 1° des nerfs de sensibilité spéciale; 2° des nerfs de sensibilité générale. Les premiers, ou nerfs olfactifs, pénètrent par la lame criblée, et se ramifient dans la moitié supérieure de la muqueuse des fosses nasales.

Les autres sont nombreux, ils proviennent tous du trijumeau; ce sont : 1° le filet ethmoïdal du rameau nasal de la branche ophthalmique qui va à la partie antérieure de la muqueuse nasale; 2° le sphéno-palatin interne pour la cloison, le sphéno-palatin externe pour la paroi externe; 3° le nasal postérieur et inférieur qui vient du palatin antérieur, et qui se rend à la partie postérieure et inférieure de la paroi externe. Tous ces nerfs, le premier excepté, émanent du ganglion de Meckel ou d'une de ses branches.

CHAPITRE XXV

SENS DU GOUT

Le sens du goût siége sur la muqueuse linguale. L'appareil sur lequel il est situé, connu sous le nom de langue, est composé d'un grand nombre de parties. J'étudierai d'abord la conformation extérieure de la langue, ensuite la structure.

Forme. — La langue a la forme d'un cône aplati de haut en bas et décrivant une courbe à concavité antérieure.

Direction. — Dans sa moitié postérieure elle est verticale, dans sa moitié antérieure horizontale. Cette direction permet de lui considérer deux portions, l'une verticale ou *pharyngienne*, l'autre horizontale ou *buccale*.

Régions. — On considère à la langue une base, un sommet, une face inférieure, une face supérieure et deux bords.

La *base* est très-large à cause de l'écartement des muscles de la langue à ce niveau. Elle se continue en avant avec le plancher de la bouche ; en arrière elle est unie à l'épiglotte par trois replis muqueux *glosso épiglottiques*, un médian et deux latéraux réunissant le milieu et les bords de l'épiglotte à la base de la langue ; sur les côtés elle se confond avec la muqueuse pharyngienne.

Le *sommet* de la langue présente souvent un petit sillon qui réunit celui de la face supérieure à celui de la face inférieure.

La *face supérieure* est parcourue d'arrière en avant sur la ligne médiane, par un sillon peu marqué, sillon sur lequel les rangées de papilles tombent obliquement comme les barbes d'une plume sur leur tige. (*Voy.* Muqueuse.)

La *face inférieure* est lisse et unie. On y trouve sur la ligne médiane un repli muqueux appelé *frein* ou *filet* de la langue. Sur le frein, de chaque côté de la ligne médiane, et à sa partie inférieure on voit deux petits tubercules adossés qui représentent les embouchures des conduits de Warthon. Enfin de chaque côté de ce frein, la face inférieure de la langue nous offre une veine volumineuse, c'est la *veine ranine.*

Les *bords* sont arrondis et situés en arrière des dents de la mâchoire inférieure. De même que la face supérieure, ils sont recouverts de papilles.

Structure.

La langue se compose : 1° d'un squelette, 2° de muscles nombreux, 3° d'une membrane qui entoure tous ces muscles à la manière d'un étui, 4° de vaisseaux et de nerfs.

1° Squelette.

Le squelette de la langue est formé par l'os hyoïde (*voy.* cet os) et par deux membranes fibreuses dont l'une est verticale et médiane et l'autre antéro-postérieure et transversale.

La première appelée *fibro-cartilage médian* est un peu épaisse, mais est rare qu'elle présente quelques noyaux fibro-cartilagineux ; elle part du milieu de l'os hyoïde et se dirige en avant vers la pointe en conservant une direction verticale. C'est elle qui sépare les fibres entre-croisés des génio-glosses. Son sommet n'arrive pas jusqu'à la pointe de la langue.

L'autre membrane appelée *hyo-glossienne* part du bord supérieur de l'os hyoïde et se porte en haut et en avant dans l'épaisseur de la base de la langue dans une étendue de 2 à 3 centimètres.

2° Muscles.

Les muscles de la langue sont au nombre de dix-sept, dont un impair et huit pairs. Un grand nombre d'auteurs les divisent en deux groupes, les muscles intrinsèques et les muscles extrinsèques. M. Sappey n'admet pas qu'il existe de muscles intrinsèques et croit que tous les muscles de la langue présentent une insertion en dehors de cet organe. Cependant il paraît évident qu'il existe indépendamment des quinze muscles extrinsèques que décrit M. Sappey un muscle transversal étendu des bords de la langue au fibro-cartilage médian.

Ces muscles prennent pour la plupart le nom de l'organe sur lequel ils s'insèrent suivi de la terminaison *glosse*, ainsi :

3 viennent de parties osseuses. Ce sont le *génio-glosse*,
le *stylo-glosse*,
l' *hyo-glosse*.

3 s'insèrent sur des parties non osseuses le *palato-glosse*,
le *pharyngo-glosse*,
l' *amygdalo-glosse*.

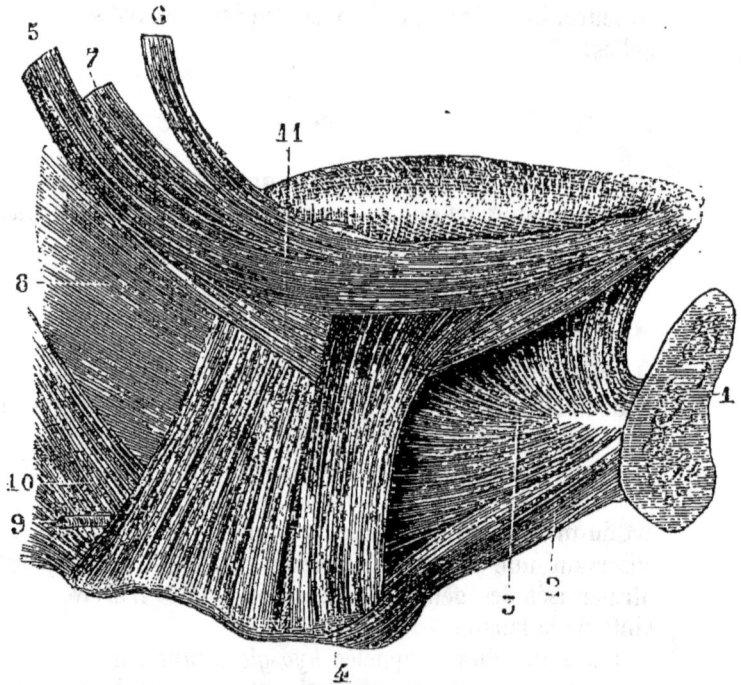

Fig. 150. — Muscles de la langue.

1. Coupe du maxillaire inférieur. — 2. Génio-hyoïdien. — 3. Génio-glosse.— 4. Hyolosse. — 5. Stylo-glosse. — 6. Palato-glosse. — 7. Amygdalo-glosse. — 8 Pharyngoglosse. — 9. Artère linguale. — 10. Constricteur moyen du pharynx.

Indépendamment de ces six muscles pairs, on trouve le *muscle transversal* dans l'épaisseur de la langue, le muscle *lingual supérieur*, impair, au-dessous de la muqueuse de la face supérieure de la langue, et le *lingual inférieur* pair, sous-jacent à la muqueuse de la face inférieure. En tout 17 muscles.

Génio-glosse. — Muscle triangulaire rayonné situé sur la ligne médiane où il s'adosse à celui du côté opposé.

Il *s'insère* par son point fixe sur les apophyses géni supérieures au moyen d'un tendon résistant. Ces fibres se portent ensuite en divergeant, en arrière, en haut et en avant comme les plis d'un éventail. Elles traversent l'épaisseur de la langue pour s'insérer à la muqueuse de la face dorsale dans toute son étendue, depuis la base jusqu'à la pointe.

Au-dessous du fibro-cartilage médian, les deux génio-glosses s'entre-croisent en grande partie, de sorte que beaucoup de fibres droites passent à gauche et *vice versa*.

Ce muscle est en rapport par sa face interne avec celui du côté opposé. Sa face externe est en rapport avec la glande sub-linguale, le conduit de Warthon, le nerf grand hypo-glosse et le nerf lingual.

Stylo-glosse. — Ce muscle s'étend de l'apophyse styloïde du temporal jusqu'aux parties latérales de la langue.

Il se dirige obliquement d'arrière en avant, de haut en bas et de dehors en dedans.

Son extrémité postérieure ou fixe s'insère à la partie interne de l'apophyse styloïde. Ses fibres se portent ensuite vers les côtés de la langue en passant entre la glande parotide et le muscle ptérygoïdien interne qui sont en dehors et le constricteur supérieur du pharynx qui est en dedans. Arrivé à la langue, ce muscle se divise en trois faisceaux ; un faisceau *supérieur* qui se porte en dedans et en avant pour former des fibres transversales et obliques, au-dessous du palato-glosse; un faisceau *moyen* étendu de la base à la pointe, et situé sous la muqueuse du bord de la langue ; un faisceau *inférieur* qui se porte au-dessous de cet organe en passant entre les deux portions de l'hyo-glosse; pour se continuer ensuite avec quelques fibres du lingual inférieur et du génio-glosse.

Hyo-glosse. — L'hyo-glosse est situé sur les parties inférieure et latérale de la langue. Il est quadrilatère et aplati.

Il s'insère, par son bord inférieur, sur le bord supérieur du corps de l'os hyoïde et de la grande corne. De l'os hyoïde les fibres se portent verticalement en haut, sur les bords de la langue, au niveau desquels elles changent de direction, pour se porter en dedans et un peu en avant, et s'insérer sur le fibro-cartilage médian de la langue.

On appelle *basio-glosse* la portion du muscle qui s'insère au corps de l'os hyoïde et *cérato-glosse* celle qui part de la grande corne. Entre ces deux portions, on voit souvent un intervalle celluleux qui permet d'apercevoir l'artère linguale.

Les rapports de ce muscle sont importants à connaître. La face interne est en rapport avec l'artère linguale et le constricteur moyen du pharynx ; la face externe est en rapport avec le tendon du digastrique, le stylo-hyoïdien, la glande sous-maxillaire, et les nerfs grand hypoglosse et lingual.

Ce muscle forme l'aire d'un triangle limité en haut par le nerf grand hypoglosse et en bas par la concavité de la courbe que forme le tendon du digastrique. C'est dans ce triangle qu'il faut chercher l'artère linguale lorsqu'on veut en pratiquer la ligature, après avoir divisé insensiblement les fibres de l'hyo-glosse.

Palato-glosse. — Le palato-glosse, ou glosso-staphylin, est le muscle contenu dans l'épaisseur du pilier antérieur du voile du palais. Il s'insère en haut à la face inférieure du voile, tandis qu'en bas il s'épanouit à la face dorsale de la langue et concourt à former les fibres longitudinales. (*Voy.* Voile du palais.)

Pharyngo-glosse. — On donne ce nom à quelques fibres que le constricteur supérieur du pharynx envoie à la langue. Ces fibres forment un faisceau assez irrégulier ; elles se portent en avant en se divisant : les unes se continuent avec le génio-glosse, d'autres avec le lingual inférieur, quelques-unes avec la partie antérieure de l'hyoglosse, sous lequel passe le pharyngo-glosse.

Amygdalo-glosse. — Ce muscle a été décrit par M. Broca. Il prend naissance à la face externe de l'amygdale entre cette glande et l'aponévrose du pharynx. Il se dirige en avant et un peu en dedans, se place entre le faisceau moyen ou longitudinal du stylo-glosse et le palato-glosse, et concourt à former le plan longitudinal sous-muqueux de la langue.

Muscle transversal. — Le muscle transversal est le muscle intrinsèque de la langue. Il s'insère en dedans sur les faces du fibrocartilage médian. Ses fibres se portent toutes transversalement en dehors, s'entre-croisent avec les fibres longitudinales et s'insèrent à la face profonde de la muqueuse qui recouvre les bords de la langue.

Lingual supérieur. — Ce muscle impair occupe la face supérieure de la langue. Il est placé au-dessous de la muqueuse. Il s'insère en arrière par trois faisceaux, un médian, qui se fixe au repli muqueux glosso-épiglottique médian, et deux latéraux, aux petites cornes de l'os hyoïde. Ces trois faisceaux se portent en avant en s'élargissant et constituent un plan musculaire longitudinal, qui s'insère à la face profonde de la muqueuse jusqu'à la pointe. Il forme à la face dorsale de la langue un vrai muscle peaucier.

Lingual inférieur. — Le lingual inférieur est un faisceau musculaire situé à la face inférieure de la langue, de chaque côté des génio-glosses. Il naît en arrière, par un faisceau principal sur la petite corne de l'os hyoïde et par quelques autres fibres, venues, soit des fibres antérieures du génio-glosse, soit des fibres inférieures du stylo-glosse. Ce muscle se porte ensuite en haut et en avant vers la pointe de la langue pour s'insérer à la face profonde de la muqueuse.

Des muscles de la langue en général.

Tous les muscles qui viennent d'être décrits, moins le *transversal*, ont une extrémité fixée en dehors de la langue, soit sur des os, soit sur des parties molles, et une extrémité mobile qui s'insère à la face profonde de la muqueuse linguale.

Les insertions de ces fibres se font en partie sur les faces du fibro-cartilage médian, en partie et surtout à la face profonde de la muqueuse de la face dorsale, de la pointe et des bords de la langue.

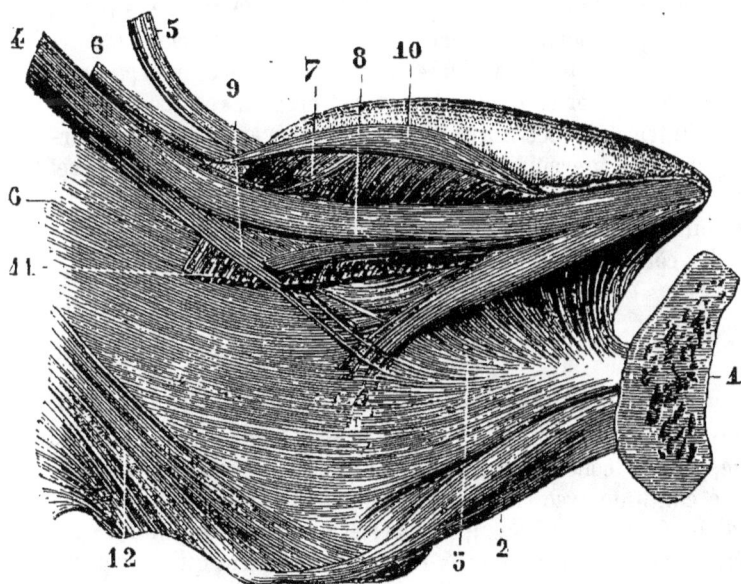

Fig. 151. — Muscles de la langue.

1. Coupe du maxillaire inférieur. — 2. Génio-hyoïdien. — 3. Génio-glosse. — 4. Stylo-glosse. — 5. Palato-glosse. — 6 Amygdalo-glosse. — 7. Faisceau supérieur du stylo-glosse. — 8. Faisceau moyen. — 9. Faisceau inférieur. — 10. Amygdalo-glosse relevé pour laisser voir les fibres transversales. —11. Hyo-glosse coupé. — 12. Constricteur moyen du pharynx.

Ces fibres, sont les unes verticales, d'autres transversales, les autres longitudinales. Les fibres *verticales* constituent trois plans verticaux, un médian, formé par le génio-glosse, et deux latéraux, formés par l'hyo-glosse. Les fibres *transversales* forment un plan assez régulier au-dessous des fibres longitudinales supérieures, irrégulier dans les autres points ; ce sont les fibres de l'hyo-glosse et du faisceau supérieur du stylo-glosse qui forment le plan régulier, tandis que les fibres du muscle transversal et les fibres transversales venues du génio-glosse s'entre-croisent irrégulièrement avec les autres fibres. Les fibres *longitudinales* sont placées surtout à la surface de la langue ; elles forment un plan supérieur, un plan inférieur et un plan latéral. Le plan supérieur, très-régulier, présente au milieu les fibres du lingual supérieur et sur les côtés les fibres du palato-glosse et de l'amygdalo-glosse. Le plan latéral est formé par le faisceau moyen du stylo-glosse. Quant au plan inférieur, les fibres antérieures du génio-glosse le constituent au milieu et celles du lingual inférieur sur les côtés.

L'*action* de ces muscles est très-difficile à constater si l'on considère chaque muscle isolément. On peut bien dire que le génio-glosse refoule la langue en arrière du maxillaire, que l'hyo-glosse déprime ses bords, que le stylo-glosse les porte en arrière, que le lingual supérieur par ses contractions érige les papilles, mais ces actions isolées n'expliquent pas les mouvements variés et étendus de cet organe, résultant probablement de l'intrication des fibres. Qui explique, par exemple, pourquoi la langue peut devenir complétement cylindrique ? Pourquoi cet organe se creuse-t-il à la face supérieure en forme de cuiller ou en forme de gouttière ? Pourquoi se tord-il avec tant d'énergie de haut en bas et sur les côtés ?

Muqueuse linguale.

La muqueuse linguale enveloppe la langue à la manière d'un étui. Elle recouvre sa pointe, ses deux faces et ses bords. Vers la base de cet organe, elle se continue avec la muqueuse des parties voisines. En bas, elle se continue avec celle du plancher de la bouche et forme un repli médian, *frein* de la langue. En arrière, elle se continue avec la muqueuse du larynx et forme trois replis assez minces qui se portent sur le milieu et sur les bords de l'épiglotte, replis *glosso-épiglottiques médian et latéraux*. Sur les côtés, elle se continue avec la muqueuse du pharynx et du voile du palais.

La muqueuse linguale est assez mince à la face inférieure, plus épaisse sur les bords et à la pointe, et très-épaisse surtout à la face dorsale. Elle atteint jusqu'à 4 à 5 millimètres sur la ligne médiane. Sur les côtés de la ligne médiane elle s'amincit, et s'épaissit de nouveau sur les bords, mais beaucoup moins que sur la ligne médiane.

Face profonde. — La face profonde de la muqueuse est très-

idhérente aux muscles sous-jacents qui prennent sur elle de nombreuses
nsertions. A la face inférieure, elle présente moins d'adhérence, et, au
niveau du point où elle se réfléchit sur le plancher de la bouche, il
existe une bourse muqueuse décrite en 1841 par Fleichmann. Cette
cavité sous-muqueuse, souvent cloisonnée de lames celluleuses, n'est
pas constante. Elle est quelquefois le siége de la grenouillette.

Face superficielle. — Cette face est rosée après le repas, blanchâtre avant le repas et surtout le matin à jeun. Cette surface est en
desquamation incessante. Les lamelles épithéliales qui s'en détachent
sont entraînées par la mastication et laissent voir la couleur rose de la
langue, tandis qu'elles s'accumulent entre les repas et forment un enduit dont l'épaisseur est très-variable.

On trouve à la surface de la langue un sillon médian antéro-postérieur
qui parcourt toute l'étendue de la face dorsale et dont on voit un prolongement sur la pointe. De ce sillon médian on voit partir une foule
de sillons interpapillaires obliques d'arrière en avant et de dedans en
dehors. La surface de la muqueuse est hérissée de petites éminences ou
papilles.

Les papilles peuvent être divisées en quatre espèces ou ordres.

Celles du premier ordre, ou *caliciformes*, sont placées à la partie
postérieure de la face dorsale, à l'union du tiers moyen et du tiers postérieur. Au nombre de 9 ou 11, elles forment deux lignes se réunissant à angle aigu en arrière et en dedans, de manière à former un V
effilé, V lingual. Le sommet du V est formé par une papille caliciforme
considérable, dont la partie centrale fortement déprimée constitue le
trou borgne de la langue ou *foramen cæcum* (Morgagni). Les autres
papilles du même ordre diminuent de volume à mesure qu'on se rapproche de l'extrémité antérieure des branches du V. Elles sont formées
toutes par un bourrelet circulaire au centre duquel est une dépression.
Une saillie se montre au fond de cette dépression.

Les papilles *fongiformes*, ou de deuxième ordre, sont rouges et
moins volumineuses que les précédentes. Au nombre de 150 à 200,
elles sont disséminées à la surface de la langue, en avant du V lingual.
Leur base est plus étroite que leur extrémité libre.

Les papilles du troisième ordre, ou *corolliformes*, de M. Sappey,
filiformes ou coniques des autres auteurs, sont innombrables et situées
en avant du V lingual sur la face dorsale, la pointe et les bords. Elles
forment des séries linéaires obliques en arrière et en dedans vers le sillon médian. On en trouve quelques-unes aussi en arrière du V lingual,
entre les deux amygdales. Ces papilles présentent des prolongements épithéliaux extrêmement développés surtout chez les vieillards (*fig.* 152).

Les papilles du quatrième ordre, ou *hémisphériques*, sont de petites
saillies situées à la face inférieure de la langue et dans l'intervalle des

papilles. Selon M. Sappey, et cette idée paraît fort juste, les papilles corolliformes, fongiformes et caliciformes ne seraient qu'une agglomération de papilles hémisphériques sous des aspects différents,

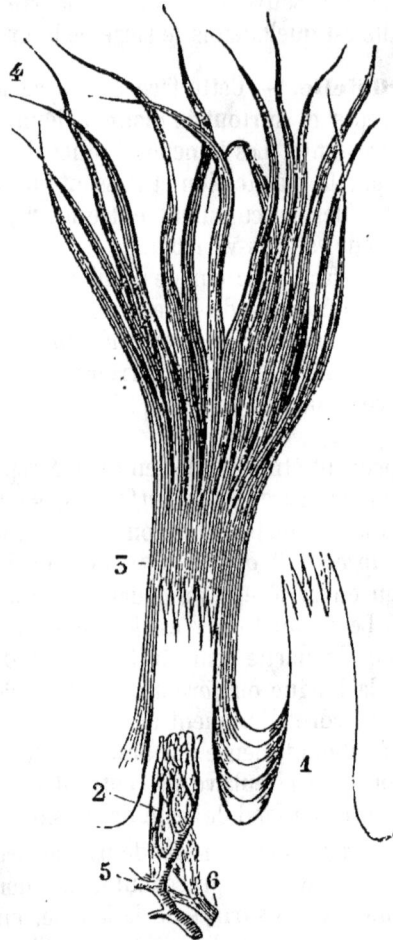

Fig. 152. — Papilles corolliformes.

1. Papille dépourvue de son enduit épithélial. — 2. Papille avec son épithélium. — 5. Épithélium formant une gaîne à la papille. — 4. Prolongements épithéliaux — 5. Artères de la papille. — 6. Veine.

Structure. — La muqueuse linguale est formée de deux couches Un épithélium pavimenteux stratifié constitue la couche superficielle e le derme forme la profonde.

L'*épithélium* présente la meme disposition que l'épiderme surl peau. Sa couche profonde est molle et forme un vrai *corps muqueu* malogue à celui de l'épiderme. Au niveau des papilles corolliformes, 'épithélium se prolonge sous forme de filaments beaucoup plus

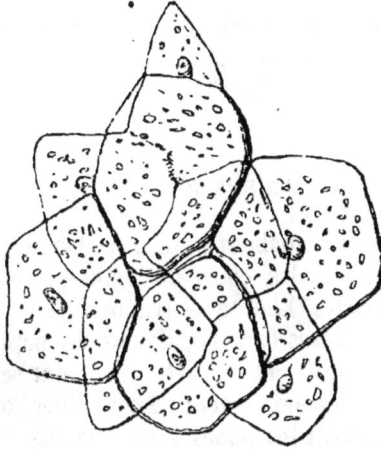

Fig. 153. — Épithélium pavimenteux stratifié de la muqueuse buccale.

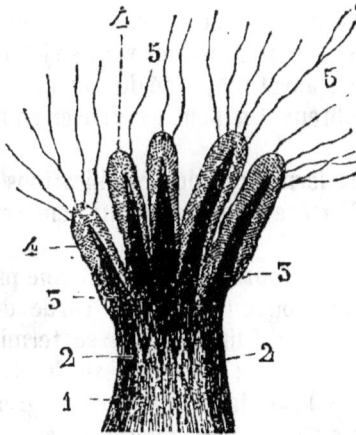

Fig. 154. — Papille corolliforme ou filiforme avec des cryptogames.

Papille. — 2, 2. Enveloppe épithéliale de la papille. — 3. 3. Prolongements filiformes de l'épithélium. — 4, 4. Matrice des cryptogames. — 5, 5. Filaments des cryptogames.

igs que la papille elle-même (*fig.* 152). On rencontre fréquemment à surface de ces prolongements de petits cryptogames filiformes microspiques, qui se trouvent aussi entre les dents, filaments allongés et crits par M. Robin sous le nom de *leptothrix buccalis* (*fig.* 154).

Le *derme* est formé d'un mélange de fibres du tissu lamineux, de fibres musculaires de la vie organique et de fibres élastiques, réunies par de la matière amorphe. Les papilles sont des prolongements du derme.

Des glandes nombreuses existent à la face profonde de la muqueuse. Parmi elles on en trouve deux plus volumineuses : la *glande de Nühn* et la *glande de Blandin*. (*Voy.* Muq. buccale, p. 714.)

Vaisseaux et nerfs.

L'*artère* linguale se distribue seule à la langue ; elle passe sous le muscle hyo-glosse, sur les côtés du génio-glosse et s'enfonce dans l'épaisseur des muscles. Elle se distribue à tous les éléments de la langue et envoie des anses dans l'épaisseur des papilles.

Les *veines* suivent le trajet des artères et vont se jeter dans la veine jugulaire externe. Indépendamment de ces veines, on en voit de superficielles qui représentent les veines sous-cutanées des membres et qui ont la même destination physiologique ; elles se jettent, comme les profondes dans la jugulaire externe, quelquefois dans l'interne.

Les *lymphatiques* sont nombreux ; ils naissent sur toute la surface de la langue par un réseau serré. Les vaisseaux lymphatiques augmentent de volume vers la partie postérieure et vont se jeter dans des ganglions placés sur la partie latérale et moyenne du cou.

Les *nerfs* sont nombreux. On peut les diviser en nerfs *végétatif, moteurs* et *sensitifs*.

Le nerf végétatif est formé par des ramifications que le grand sympathique envoie sur l'artère linguale et qui pénètrent dans l'épaisseur de la langue.

Les nerfs moteurs sont fournis par la septième paire et la douzième paire crâniennes ; on en trouve trois : 1° la corde du tympan, rameau du facial qui se réunit au nerf lingual pour se terminer dans le muscle lingual supérieur (Cl. Bernard) ; 2° le rameau du stylo-glosse et du palato-glosse venu du facial ; 3° la terminaison du grand hypoglosse, qui pénètre dans la langue par la face inférieure et qui se termine dans tous les autres muscles.

Les nerfs sensitifs sont au nombre de trois également. Ils viennent des cinquième, neuvième et dixième paires crâniennes. 1° Le *nerf lingual*, rameau du maxillaire inférieur, se rend à la muqueuse des deux tiers antérieurs de la face dorsale, des bords et de la pointe. 2° Le *nerf glosso-pharyngien*, neuvième paire, dont les branches terminales s'épuisent dans la muqueuse du tiers postérieur de la face dorsale. 3° Le *nerf laryngé supérieur* dont les ramifications antérieures animent la muqueuse de la base de la langue au voisinage de l'épiglotte.

La langue reçoit en outre un filet nerveux que le tronc du glosso-
pharyngien envoie au stylo-glosse et un petit filet qui vient de la
branche descendante interne du plexus cervical profond pour se contier
ier avec le tronc du grand hypoglosse dans l'épaisseur de la langue.

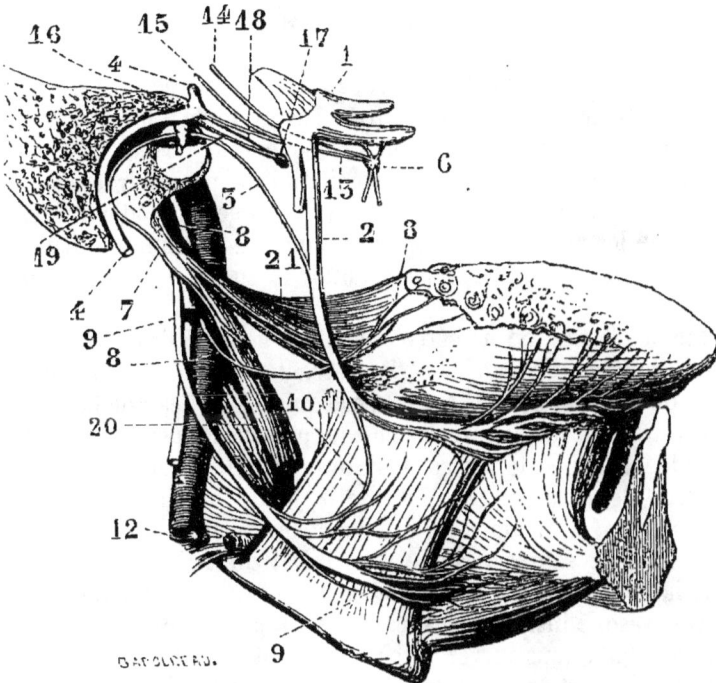

Fig. 155 — Nerfs de la langue.

8. Glosso-pharyngien, sensitif. — Lingual, sensitif. — Grand hypoglosse, moteur.
(Pour l'explication des autres chiffres, voy. p. 545, *Névrologie*.)

Usages.

La langue est l'appareil de la gustation, elle nous donne la notion
s saveurs. Elle ne les donne pas par toutes ses parties, mais seule-
ent par la surface de sa muqueuse, encore faut-il distinguer.
Les parties de la muqueuse linguale accessibles aux saveurs sont :
tiers postérieur de la face dorsale, les bords et la pointe de la lan-
e, un peu les piliers antérieurs du voile du palais et la face infé-
ure de ce voile, enfin à peine le milieu de la face dorsale (Longet).
lon M. Sappey, la muqueuse de la partie antérieure de la voûte pa-

latine en arrière des incisives serait impressionnée aussi par les saveurs.

Deux nerfs procèdent en même temps à la sensibilité tactile et à la sensibilité gustative de la langue : le glosso-pharyngien pour le tiers postérieur et le lingual pour les deux tiers antérieurs.

Dans l'étude des saveurs, il faut faire une distinction bien importante. Je diviserai les saveurs en deux groupes, les *saveurs fixes* et les *saveurs odorantes*.

Les premières sont l'amère, la salée, l'acide, la sucrée ; les saveurs odorantes embrassent toutes les autres. Par exemple : lorsque vous êtes atteint d'un coryza un peu violent, lorsque vous fermez votre nez avec les doigts, vous êtes dans l'impossibilité de percevoir certaines saveurs, mais celles qui s'appellent saveurs fixes seront toujours perçues. C'est que les autres possèdent un arome, un parfum particulier qui les caractérise et qu'on appelle tantôt le fumet, tantôt le bouquet, etc.

En se serrant le nez, on ne perçoit point le goût de l'eau de roses de fleurs d'oranger, de laurier-cerise, etc., tandis qu'on a la sensation du sel de cuisine, du sucre, de la coloquinte, de l'eau de Seltz. Si l'on déguste une substance, un aliment qui possède les deux espèces de saveurs acide et fixe, si le nez est toujours bouché, on remarque que la partie fixe de la saveur se fait sentir, tandis que la partie odorante est supprimée. Prenons un exemple : Buvez un verre de vin, le nez fermé, vous ne saurez pas que vous buvez du vin et vous aurez seulement la notion des sels qui y sont contenus. Si pendant que vous buvez ce vin presque insipide vous cessez de comprimer le nez; si la respiration se rétablit, vous verrez aussitôt ce goût changer et vous reconnaîtrez le bouquet du vin. Il faut conclure de ceci qu'un homme en possession d'un coryza fera un assez mauvais dîner avec des mets exquis. Que pourra-t-on penser des gens qui se bouchent le nez pour avaler une purgation à l'eau de Sedlitz ou du sirop de gentiane ? J'ai vu un jour un pharmacien, *enrhumé du cerveau*, mettre son élève à la porte pour lui avoir fait du sirop de baume de Tolu qui avait le goût du sucre seulement !

CHAPITRE XXVI

SENS DE L'OUIE

L'étude de l'oreille est souvent négligée par les élèves, et je crois qu'il faut attribuer cela non-seulement à la difficulté du sujet, mais encore et surtout à l'impossibilité où ils se trouvent de faire ou même de posséder es préparations complètes. Je suis certain que ces difficultés peuvent être planies et que l'oreille préparée par mon excellent maître, M. le docteur .uzoux, facilite au plus haut degré l'étude de cet appareil si compliqué. 'engage les élèves à se servir de cette oreille gigantesque, dans laquelle '. Auzoux a exprimé avec une admirable précision jusqu'aux moindres étails. La science est redevable, du reste, à ce savant, de quelques décou-ertes concernant l'anatomie et la physiologie de l'appareil de l'audition. M. le docteur Auzoux, lorsqu'il a voulu exécuter le modèle de l'oreille, est livré à une étude approfondie de cet appareil; c'est surtout lui qui a it voir les variétés nombreuses qui existent dans la longueur du limaçon, : dans sa belle collection que chacun peut voir dans son cabinet, on se nd compte de ces différences. Voici le moyen que cet habile anatomiste employé pour arriver à prendre le moule de l'appareil de l'audition : . Auzoux fait fondre de l'alliage d'imprimerie dans lequel il place un cher frais et qui n'a subi aucune mutilation; sous l'influence de la tem-rature très-élevée du métal fondu, toutes les parties organiques de l'os nt détruites et l'os est calciné. Il coule ensuite dans le conduit auditif terne le métal, qui passe dans la caisse du tympan et ses dépendances et i remplit l'oreille interne en passant par les fenêtres ronde et ovale. Le étal étant refroidi, on détruit l'os et l'on a, exactement représentées, les vités de l'oreille externe, moyenne et interne. Cette opération est facile répéter.

L'appareil destiné au sens de l'ouïe a reçu le nom d'oreille.
L'oreille est située, en grande partie, dans l'épaisseur du rocher. 1 la divise en trois portions : oreille externe, oreille moyenne, eille interne.
On appelle oreille externe le pavillon de l'oreille et le conduit au-tif externe qui lui fait suite; elle est limitée profondément par la embrane du tympan.
L'oreille moyenne, complétement séparée de la précédente par la embrane du tympan, est située dans l'épaisseur du rocher; c'est une vité se prolongeant en arrière dans l'apophyse mastoïde sous le m de cellules mastoïdiennes, et en avant vers le pharynx sous celui trompe d'Eustache. C'est, pour ainsi dire, un prolongement de rrière-cavité des fosses nasales.
L'oreille interne, partie la plus essentielle du sens de l'ouïe, est uée au centre du rocher, c'est elle qui est le siége de l'audition, les deux autres portions ne sont que des appareils de perfectionne-ent.

ARTICLE PREMIER

OREILLE EXTERNE

Elle offre à étudier le pavillon et le conduit auditif externe.

§ Iᵉʳ. Pavillon de l'oreille.

Le pavillon représente, à lui seul, l'oreille pour le vulgaire. Mais, pour l'anatomiste, l'oreille s'étend très-loin dans les profondeurs du rocher.

Le pavillon de l'oreille présente à l'étude, une face externe, une face interne, une circonférence, et sa structure.

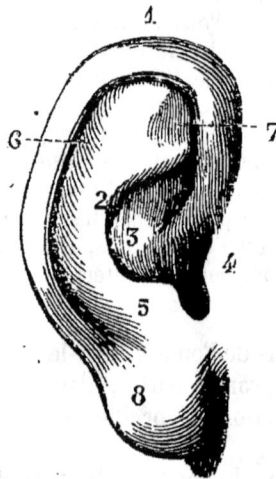

Fig. 156. — Pavillon de l'oreille.

1. Hélix. — 2. Anthélix. — 5. Conque. — 4. Tragus. — 5. Antitragus. — 6. Gouttière de l'hélix. — 7. Fossette de l'anthélix. — 8. Lobule.

Face externe. — Cette face est disposée en forme de cornet, dont les parois présentent des dépressions et des saillies. L'une de ces saillies forme la moitié supérieure de la circonférence du pavillon. Elle prend naissance au fond de la conque, se porte en haut et en avant, puis décrit une courbe à concavité inférieure, pour se terminer insensiblement à la partie inférieure et postérieure de la circonférence. On donne à cette saillie, dont le bord libre se renverse sur la face externe, le nom d'*hélix*. Au-dessous de l'hélix, on voit un gouttière formée par le renversement en dehors de cette saillie. On l'appelle *gouttière de l'hélix*. Plus bas, se trouve une saillie, connue sous le nom d'*anthélix*. Cette saillie prend naissance au niveau de la terminaison postérieure de l'hélix; elle se porte en haut et en avant, en décrivant une courbe à concavité antérieure, séparant la gouttière de l'hélix de la cavité de la conque, qui est en avant, et se divise en

eux branches, dont l'inférieure forme la limite supérieure de la
onque, et dont la supérieure se perd dans la gouttière de l'hélix.
ntre les deux branches, on trouve une surface déprimée; c'est la
ossette de l'anthélix ou fosse naviculaire. Plus bas, on rencontre deux
utres points proéminents : l'un antérieur ou tragus, l'autre posté-
ieur ou antitragus. Le tragus, sorte de couvercle placé en avant de
orifice du conduit auditif externe, se termine insensiblement sur la
eau par sa partie supérieure, et se continue en bas et en arrière avec
antitragus. Il présente sur sa face postérieure un bouquet de poils
ès-développés chez les vieillards, servant à protéger le conduit au-
itif; et il est séparé de la partie antérieure de l'hélix par une petite
outtière, presque verticale, qui interrompt la circonférence du pavil-
n de l'oreille. L'antitragus est une saillie qui forme la partie infé-
eure de l'entrée de la conque, et qui est située entre la partie
iférieure de l'anthélix et le tragus. Enfin, la face externe du pavillon,
ésente, à sa partie centrale, la cavité de la conque, cavité profonde,
mitée par le tragus et l'hélix en avant, par l'anthélix en arrière, et
ir l'antitragus en bas. Au fond de cette cavité, est placée l'origine de
iélix, et plus en avant un rebord saillant, qui sépare la cavité de la
nque de celle du conduit auditif externe. Cette saillie peut s'effacer
i grande partie, et permettre l'exploration du conduit auditif, lors-
i'on attire le pavillon en haut et en arrière.

Face interne. — La face interne représente les dépressions et les
illies de la face externe. Les dépressions externes forment des sail-
es internes, dont la plus considérable est celle de la conque; et les
ints proéminents de la face externe déterminent des dépressions sur
face interne.

Circonférence. — La circonférence du pavillon de l'oreille est
terrompue, à sa partie antérieure, par une scissure, qui sépare le
igus de l'origine de l'hélix. Dans sa moitié supérieure, elle est for-
ée par un repli de la peau qui suit l'hélix; en arrière, elle se con-
iue directement avec le lobule de l'oreille, qu'elle contourne en
s, pour se terminer en remontant vers le tragus.

Structure.

La structure du pavillon présente à étudier la peau, un fibro-carti-
¡e, des ligaments, des muscles, des vaisseaux et des nerfs.

Peau. — La peau suit toutes les sinuosités des deux faces du pa-
lon, et s'enfonce dans le conduit auditif externe. Elle est partout
ouverte de poils de duvet extrêmement nombreux; elle pré-
ite dans son épaisseur des glandes sébacées et des glandes sudo-

ripares. La peau est adhérente au cartilage par sa face profonde. Au niveau de la circonférence du pavillon, elle forme un bord arrondi, qui cache les aspérités du cartilage, et, dans certains points, elle s'adosse à elle-même. Ainsi, au niveau du bord externe de l'hélix, la peau forme un repli ; à la partie inférieure de la circonférence elle s'applique à elle-même, et forme un repli considérable qu'on appelle *lobule*. Dans l'épaisseur du lobule, on trouve du tissu graisseux.

Fibro-cartilage. — Le fibro-cartilage de l'oreille, flexible, détermine par sa conformation les saillies et dépressions du pavillon. Cependant, il ne s'étend pas à tous les points du pavillon, et sa surface présente quelques irrégularités. Le lobule en est dépourvu. Au niveau de la partie antérieure de l'hélix, au-dessus du tragus, on voit une apophyse, *apophyse de l'hélix*. En arrière, l'hélix se termine, en formant un prolongement en arrière de l'anthélix, c'est la *languette cartilagineuse de l'hélix*. Enfin, à la paroi interne du cartilage, à la partie supérieure de la conque, se trouve une éminence ou *apophyse de la conque*.

Ce fibro-cartilage est recouvert du périchondre, membrane fibreuse analogue au périoste, et adhérente à la face profonde de la peau.

Ligaments. — Les ligaments unissent le pavillon aux parties voisines et les diverses pièces du pavillon entre elles. Les premiers ou *ligaments extrinsèques* sont au nombre de deux. L'antérieur s'insère en avant à la face externe de l'aponévrose temporale et au tubercule de l'apophyse zygomatique ; il se dirige ensuite en arrière pour s'insérer au tragus et à la partie antérieure de l'hélix et de la conque. Le postérieur s'étend de la base de l'apophyse mastoïde à l'apophyse de la conque et à la partie supérieure du conduit auditif. Les *ligaments intrinsèques* sont formés par des couches plus ou moins épaisses de tissu fibreux, qui réunissent soit la convexité de la conque à celle de la face interne de l'anthélix, soit celle-ci à la saillie de l'hélix, soit les extrémités de l'hélix à l'antitragus en arrière, et au tragus en avant. Inutile d'ajouter que ces ligaments sont placés contre ce cartilage plus profondément que toutes les parties molles.

Muscles. — Les uns sont extrinsèques, les autres intrinsèques. Les premiers sont au nombre de trois : 1° l'*auriculaire supérieur* s'insère, en haut, à la face externe de l'aponévrose temporale, et en bas à la convexité de la fossette de l'anthélix ; 2° l'*auriculaire antérieur* s'insère, en avant, sur l'aponévrose temporale, au-dessus de l'arcade zygomatique, et en arrière, au bord antérieur de la conque et à l'apophyse de l'hélix ; 3° l'*auriculaire postérieur*, s'étend de la base de l'apophyse mastoïde à la partie moyenne de la convexité de la conque.

Il y a cinq muscles intrinsèques : le grand et le petit muscle de l'hélix, le muscle du tragus, celui de l'antitragus et le transverse.

Le *grand muscle de l'hélix* est un faisceau musculaire de 1 à millimètres de largeur sur 1 centimètre de longueur. Il prend son ...int d'insertion fixe à l'apophyse de l'hélix, et son point d'insertion ...obile à la face profonde de la peau de l'hélix à 1 centimètre au-...ssus.

Le *petit muscle de l'hélix* est un tout petit faisceau musculaire, ...acé à la face profonde de la peau qui recouvre l'hélix, au niveau du ...int où celui-ci devient ascendant.

Le *muscle du tragus* est un faisceau quadrilatère, qui se fixe en ...ut, au bord supérieur du tragus et au tissu fibreux qui l'unit à l'hé-..., tandis que, par sa partie inférieure, il adhère à la face antérieure, convexe du tragus.

Le *muscle de l'antitragus*, très-mince et très-court, s'étend de la ...eue de l'hélix et de l'anthélix à la face postérieure de l'antitragus.

Le *muscle transverse* est formé par un plan de fibres musculaires ...endues de la convexité de la conque à la convexité de l'hélix. Ses ...res sont parallèles et entremêlées avec des fibres ligamenteuses.

Vaisseaux et nerfs. — Les *artères* du pavillon sont les auri-laires antérieures, qui viennent de la temporale superficielle, et ...uriculaire postérieure qui donne un grand nombre de rameaux à la ...rtie postérieure du pavillon.

Les *veines* se divisent en deux groupes : les unes, antérieures, se ...tent dans la veine jugulaire externe; les autres, postérieures, se ...rtent dans la veine mastoïdienne, qui traverse le trou mastoïdien, ...ur se jeter dans le sinus latéral.

Les *lymphatiques* sont nombreux, et le réseau qui les forme est ...rêmement serré. Ils se divisent en deux groupes : les antérieurs se ...ent dans le ganglion situé en avant du tragus; et les postérieurs ...ns les deux ou trois ganglions situés à la base de l'apophyse mas-...e, en arrière de la conque.

...es *nerfs* viennent de l'auriculo-temporal, du plexus cervical et nerf sous-occipital.

§ II. Conduit auditif externe.

...e conduit auditif externe fait suite à la conque. Il est limité profon-...ment par la membrane du tympan. Le conduit auditif est *dirigé* ...nsversalement, mais cette direction n'est pas rectiligne. Il décrit ...flexuosités. Ainsi sa moitié externe présente une légère courbure ...oncavité postérieure et supérieure, tandis que la courbure de la ...itié interne est concave en bas et en avant.

...es *dimensions* varient aussi sur les divers points de son étendue. ...si dans son tiers externe le conduit est aplati d'avant en arrière, au tiers moyen il est à peu près arrondi, et au tiers interne, aplati de haut en bas. Le tiers externe présente 11 millimètres pour le diamètre vertical, et 6 pour le diamètre antéro-postérieur. Le tiers moyen, 7 à 8 millimètres pour les deux diamètres; et le tiers interne 7 à 8 pour le diamètre transversal, et 9 pour l'antéro-postérieur.

La longueur du conduit est de 20 à 22 millimètres à son axe; elle est plus étendue à la paroi inférieure et moins à la paroi supérieure, car le fond du conduit n'est pas un plan vertical, c'est une surface oblique dirigée de haut en bas et de dehors en dedans, et formée par la membrane du tympan.

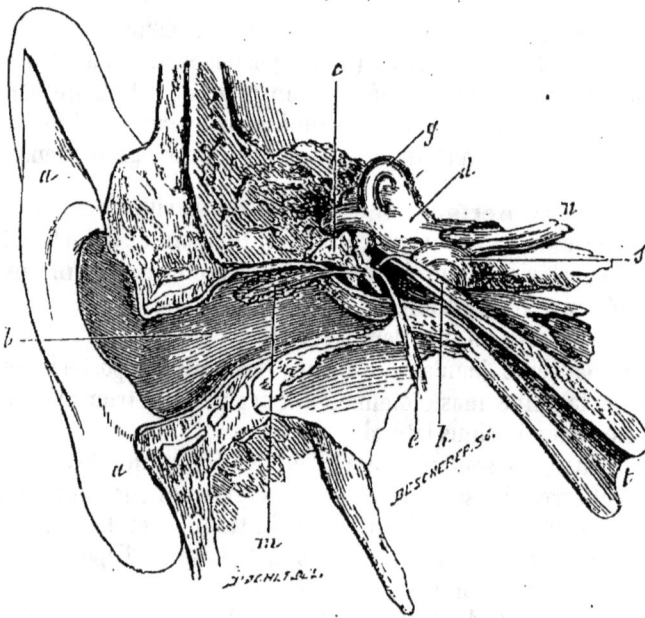

Fig. 157. — Oreille.

a, a. —Pavillon. — b. Conduit auditif externe. —c. Chaîne des osselets. — d. Vestibule.— e. Muscle externe du marteau. —g. Canaux demi-circulaires. — h. Muscle antérieur ou interne du marteau.— m. Ligament. —n. Nerf acoustique. —s. Limaçon. —t. Trompe d'Eustache.

Structure.

Ce conduit est formé d'un squelette osseux dans sa moitié interne, d'un squelette fibro-cartilagineux dans sa moitié externe. A la surface interne de cette charpente, on trouve une couche cutanée.

La portion osseuse du conduit est celle que l'on voit sur l'os temporal du squelette. (V. Temporal.) La portion fibro-cartilagineuse est

: conduit, dont là moitié supérieure est fibreuse et la moitié inférieure
rtilagineuse. Ces portions fibreuse et cartilagineuse représentent
:ux gouttières unies par leurs bords. L'extrémité interne de ce con-
iit fibreux et cartilagineux adhère au conduit osseux par des fibres
;amenteuses.

La peau du conduit auditif présente tous les caractères de la peau,
général, au niveau des portions fibreuse et cartilagineuse, tandis
ι'au niveau de la portion osseuse elle est réduite à son épiderme.
lui-ci, en effet, recouvre le périoste de la portion osseuse, et vient
ιppliquer à la face externe de la membrane du tympan. Il forme au
nd du conduit un cul-de-sac, une sorte de doigt de gant. D'après
tte disposition, on voit que dans sa moitié profonde le conduit audi-
externe sera dépourvu de glandes, de vaisseaux et de nerfs. Dans
moitié externe, les glandes sudoripares ont une fonction différente
celle des autres glandes sudoripares de la peau; elles sont desti-
:es à sécréter une matière jaune, amère, appelée *cérumen*. Ces
ιndes ont la même conformation et la même structure que les
ιndes sudoripares; mais, dans cette région, on les a appelées *glandes
rumineuses*, à cause de leur destination.

ARTICLE II

OREILLE MOYENNE

Appelée aussi *caisse du tympan*, l'oreille moyenne est une cavité si
ée dans l'épaisseur du rocher, au fond du conduit auditif.

L'oreille moyenne est complétement séparée de l'externe et de l'in-
rιe. Elle est une dépendance des voies respiratoires, et elle est rem-
ie d'un air qui se renouvelle pendant la respiration et pendant la
:glutition. Cet air est nécessaire pour faire équilibre à l'air extérieur
ιi remplit l'oreille externe jusqu'à la membrane du tympan. L'oreille
oyenne est rétrécie vers le pharynx où elle prend le nom de trompe
Eustache, dilatée au niveau du rocher où elle prend celui de caisse
ι tympan, rétrécie de nouveau en arrière de la caisse et, enfin,
latée dans l'apophyse mastoïde, où elle forme les cellules mastoï-
ennes.

Cette cavité a, dit-on, la forme d'un tambour dont les deux extré-
ités seraient rapprochées et en même temps déprimées. Son diamètre
ansversal est très-court (2 millimètres environ, tandis que ses dia-
ètres vertical et antéro-postérieur sont beaucoup plus étendus, 2 cen-
ιmètres environ). La caisse du tympan est placée dans le rocher, de
lle sorte que sa face externe regarde en bas, en dehors et en avant,
ndis que sa face interne regarde en haut, en dedans et en arrière.
lle est plus large de haut en bas et d'avant en arrière que le conduit

auditif externe et que l'oreille interne. Elle communique en outre avec l'arrière-cavité des fosses nasales par la trompe d'Eustache, et avec les cellules mastoïdiennes par un orifice particulier.

La caisse du tympan toujours remplie d'air est recouverte par un prolongement de la muqueuse de l'arrière cavité des fosses nasales. Nous avons, par conséquent, à étudier dans la caisse du tympan : deux parois, une circonférence, la cavité traversée par une chaîne d'osselets, les muscles qui font mouvoir ces derniers, la trompe d'Eustache, les cellules mastoïdiennes et la membrane muqueuse qui recouvre la cavité et ses deux prolongements.

Paroi externe.

Elle est formée par la membrane du tympan et par un cercle osseux qui l'entoure, appelé cercle tympanal.

Membrane du tympan. — La membrane du tympan sépare la caisse du tympan du conduit auditif externe. Elle est à peu près circulaire et présente un centimètre dans tous ses diamètres. La *face externe* est un peu concave, et regarde en bas, en avant et en dehors. La *face interne* est convexe et donne attache au manche du marteau. La circonférence de cette membrane s'insère dans une rainure osseuse du cercle tympanal comme un verre de montre dans sa rainure métallique, excepté à la partie supérieure où le cercle tympanal n'existe pas. Dans ce point, la membrane du tympan se confond avec le périoste du conduit auditif externe. Cette membrane présente un épaississement fibro-cartilagineux au niveau de son insertion sur l'os tympanal.

Cette mince membrane qui est destinée à être tour à tour tendue et relâchée est formée de trois feuillets : 1° un feuillet externe ou épithélial, c'est l'épiderme du fond du conduit auditif; 2° un moyen, fibreux ; 3° un interne, muqueux, formé par la muqueuse de la caisse du tympan. Entre les couches fibreuse et muqueuse, on trouve la corde du tympan qui traverse la caisse d'arrière en avant, et qui décrit une courbe à concavité inférieure entre la grande branche de l'enclume et le manche du marteau.

La membrane du tympan reçoit ses artères d'un rameau de la stylo-mastoïdienne qui sort de l'aqueduc de Fallope par l'orifice de la corde du tympan et de la tympanique, branche de la maxillaire interne. Elle reçoit aussi quelques filets nerveux du rameau auriculaire du pneumo-gastrique.

Cercle tympanal. — Le cercle tympanal est un cercle osseux, séparable du rocher chez le fœtus, inséparable chez l'adulte. Ce cercle osseux est interrompu à sa partie supérieure dans une étendue de

millimètres environ. Sur sa face interne, il est creusé d'une rainure
'culaire dans laquelle s'insère la membrane du tympan.

Paroi interne.

Cette face présente comme l'externe une convexité centrale qui re-
rde celle de la membrane du tympan et réduit à 2 millimètres le
amètre transversal de la caisse du tympan. La saillie centrale qu'on
trouve s'appelle *promontoire*. Au-dessus du promontoire, on trouve
i orifice allongé, auquel on donne le nom de *fenêtre ovale*. Au-des-
us et en arrière, un orifice arrondi connue sous le nom de *fenêtre*
nde. En arrière, une saillie appelée *pyramide*. En avant, une autre sail-
: qui forme la terminaison du *conduit du muscle interne du marteau.*

Promontoire. — Il correspond à la face externe de l'oreille in-
rne. On trouve sur cette saillie une gouttière dirigée de bas en haut
ramifiée pour loger les divisions du nerf de Jacobson. (*Voy.* Nerf
osso-pharyngien.)

Fenêtre ovale. — Cette ouverture est située sur la paroi qui sé-
ire l'oreille interne de la caisse du tympan. Cet orifice est allongé d'a-
nt en arrière, il présente 2 millimètres de long sur 1 de large, son
rd supérieur est convexe en bas, l'inférieur est droit. La base de
trier ferme la fenêtre ovale, et cette occlusion est rendue plus par-
ite par des fibres ligamenteuses qui unissent la base de l'étrier au
urtour de la fenètre ovale.

Fenêtre ronde. — Orifice arrondi d'un millimètre et demi de dia-
.ètre environ. Elle est placée en arrière et au-dessous du promontoire
ir la paroi qui sépare la caisse du tympan de l'oreille interne. Elle
it complétement fermée par une membrane fibreuse qu'on connaît
:puis Scarpa sous le nom de *tympan secondaire*. Sa face externe est
:couverte par la muqueuse de la caisse du tympan ; sa face interne
st en contact avec le liquide de la rampe tympanique du limaçon.

Pyramide. — La pyramide forme une saillie dirigée en haut, en
:ant et en dehors. Son extrémité postérieure s'insère sur la partie in-
:rieure et postérieure de la paroi interne de la caisse du tympan. Son
:xtrémité antérieure libre décrit une courbe à concavité externe. La
:yramide est creusée d'un canal qui se continue dans l'épaisseur du
:cher jusqu'à la face inférieure de cet os et qui contient le muscle de
:étrier.

Conduit du muscle interne du marteau. — Ce conduit est
:itué en avant du promontoire. Il est analogue à la pyramide et se
:orte en arrière, en haut et en dehors. Il se continue au-dessus de
:a portion osseuse de la trompe d'Eustache, jusqu'à l'angle rentrant

qui réunit la portion écailleuse et la portion pierreuse du temporal.
Le muscle interne du marteau y est contenu. Sur les os préparés,
la portion libre de ce conduit est détruite sur son côté externe, de
sorte qu'elle représente une gouttière à concavité externe, au lieu d'un
canal. C'est cette portion de conduit qu'on appelle *bec de cuiller*
(Huguier 1834).

Circonférence.

La circonférence de la caisse du tympan est plus large que la partie
centrale. Elle est anfractueuse et se trouve en rapport; en haut avec
la partie supérieure de la base du rocher qui est criblée de trous; en
bas, avec une lame osseuse qui la sépare du golfe de la veine jugulaire
interne, en avant, avec la paroi du canal carotidien et l'orifice de sortie
de la corde du tympan, au-dessus de la scissure de Glazer. En avant,
on trouve aussi l'orifice qui fait communiquer la caisse du tympan avec la
trompe d'Eustache. En arrière, on voit l'orifice d'entrée de la corde du
tympan, en dedans du cercle tympanal et l'orifice qui conduit dans les
cellules mastoïdiennes. (*Voy.* Temporal.)

Osselets de l'ouïe.

On donne ce nom à quatre petits os situés dans la caisse du tympan
et formant une chaîne non interrompue, s'étendant de la paroi externe
à la paroi interne de cette cavité, c'est-à-dire de la membrane du
tympan à la fenêtre ovale. Ces os sont solidement articulés entre eux,
de sorte que le mouvement imprimé à l'os le plus externe de la chaîne
se communique aux autres.

De dehors en dedans, ces osselets sont le marteau, l'enclume, l'os
lenticulaire et l'étrier.

Marteau. — Ce petit os a la forme que son nom indique. Il est dirigé verticalement et situé à la face interne de la membrane du
tympan. Il a une longueur de 6 à 7 millimètres et présente une partie
arrondie supérieure ou tête; au-dessous de la tête un point rétréci ou
col; au-dessous, une tige amincie ou manche. A la partie antérieure du
manche, près du col, est une longue pointe osseuse, apophyse grêle ou
longue; à la partie interne du col un petit prolongement osseux qu'on
appelle apophyse courte.

La *tête* est située au-dessus du cercle tympanal, et déborde par conséquent la partie supérieure de la membrane du tympan. Elle présente
en arrière une surface articulaire qui s'articule avec l'enclume. Le *col*
est en rapport avec le cercle tympanal. Le *manche* est implanté dans
la couche moyenne fibreuse de la membrane du tympan, au niveau

le sa convexité ; cette insertion est très-solide. L'*apophyse longue* se
porte dans la scissure de Glazer. Elle donne attache au tendon du
muscle externe du marteau ; on l'appelle aussi apophyse grêle de Raw.
L'*apophyse courte* donne insertion au tendon du muscle antérieur du
marteau.

Enclume. — L'enclume présente la forme que son nom indique.
Cet os est dirigé verticalement comme le marteau, et situé comme lui
à la face interne du cercle tympanal et de la membrane du tympan
dont il est séparé par un petit espace.

L'enclume présente un corps, une courte branche et une longue
branche.

Le *corps*, quadrilatère, de 2 millimètres de diamètre environ, présente
en avant une surface articulaire concave pour s'articuler avec la tête du
marteau, une face externe en contact avec le cercle tympanal et une
face interne recouverte par la muqueuse de la cavité du tympan. C'est
en arrière du corps que se trouvent les deux branches.

La *courte branche* adhère à la partie supérieure de la caisse du tympan
au moyen d'un ligament.

La *longue branche* se porte en bas et se renverse vers la paroi interne de la caisse en décrivant une courbe à concavité interne et supérieure. Elle s'articule à son sommet avec l'os lenticulaire.

Os lenticulaire. — Ce petit os a la forme d'un disque, il atteint
à peine un demi-millimètre de diamètre, comme la grande branche de
l'enclume avec laquelle il est articulé, et un quart de millimètre transversalement. La face externe, articulaire, s'articule avec l'enclume ; sa
face interne, articulaire aussi, s'articule avec le sommet de l'étrier.

Étrier. — L'étrier est l'os le plus interne de la chaîne des osselets.
Il a une grande analogie avec l'étrier des cavaliers. Il est articulé par
son col avec l'os lenticulaire, et par sa base avec l'ouverture de la fenêtre
ovale où il est en contact avec le liquide du vestibule ; le col donne
insertion par sa partie postérieure au muscle de l'étrier. Sa position est
telle que ses branches sont antérieure et postérieure, cette dernière
est un peu plus longue que l'autre.

Articulations des osselets.

Ces osselets sont tous articulés entre eux. Ils présentent pour ces articulations des surfaces articulaires revêtues de cartilage, et forment
des arthrodies. Autour des surfaces articulaires, sont disséminés des
faisceaux irréguliers de tissu fibreux. Des ligaments, au nombre de
quatre, unissent la chaîne des osselets aux parois de la caisse du
tympan. L'un d'eux s'étend de la circonférence de la base de l'étrier

à celle de la fenêtre ovale, un autre s'étend de la petite branche de l'enclume à la partie supérieure et postérieure de la caisse du tympan. Un troisième s'insère, en haut, à la partie supérieure de la caisse du tympan et en bas au sommet de la tête du marteau. Un quatrième, décrit vers le milieu du dix-septième siècle, par Casserius, qui le prit pour un muscle, s'étend de la base du manche du marteau à la partie supérieure et postérieure du cercle tympanal.

Muscles intérieurs de l'oreille.

Ces muscles, uniquement destinés aux mouvements de la chaîne des osselets, sont au nombre de trois, le muscle antérieur du marteau, le muscle externe du marteau et le muscle de l'étrier.

Muscle interne ou antérieur du marteau. — Ce muscle très-mince et allongé, s'insère au sommet du rocher près de sa face inférieure et à la portion cartilagineuse de la trompe d'Eustache. Il se porte ensuite dans un conduit parallèle et supérieur à la portion osseuse de la trompe d'Eustache, et s'amincit en arrivant vers la caisse du tympan. A ce niveau, il forme un tendon mince qui se réfléchit sur l'orifice libre de l'extrémité du conduit, et se dirige en dehors pour s'insérer sur l'apophyse courte du marteau. Il glisse dans la portion libre ou intra-tympanique du conduit au moyen d'une synoviale.

Par sa contraction, ce muscle porte le manche du marteau vers la cavité de la caisse du tympan : or, le manche de cet os entraîne la membrane du tympan dont la tension et la convexité augmentent. Il est donc *tenseur de la membrane du tympan*. Il a une autre action. Pendant que le manche se porte en dedans, la tête se porte en dehors par un mouvement de bascule, et elle entraîne le corps de l'enclume. Le corps de cet os s'inclinant en dehors, sa longue branche se relève et se porte en dedans en repoussant l'os lenticulaire et l'étrier vers la fenêtre ovale. Mais nous avons vu que la base de l'étrier est en contact avec le liquide du vestibule. Ce muscle agit donc aussi en *ébranlant le liquide de l'oreille interne*.

Muscle externe du marteau. — Ce muscle extrêmement grêle s'insère en dedans à l'épine du sphénoïde. De ce point, il se porte en dehors et en arrière, passe dans la scissure de Glazer et s'insère à l'apophyse longue du marteau.

Lorsqu'il se contracte, il tire en avant et un peu en dedans l'apophyse longue du marteau, et par conséquent le manche de cet os avec la membrane du tympan dont la convexité tend à augmenter. Il est donc aussi *tenseur de la membrane du tympan*, et il ne la relâche pas comme les auteurs le disent.

Muscle de l'étrier. — Vertical et parallèle à l'aqueduc de Fallope, muscle s'insère à la partie inférieure du conduit dans lequel il est ntenu. Son extrémité supérieure est située dans la pyramide, de la ca é de laquelle elle se dégage pour s'insérer sur le col de l'étrier. La rtion charnue est verticale; la portion tendineuse est oblique en ut, en dehors et en avant comme la pyramide.

Ce muscle a pour fonction de tirer en arrière le col de l'étrier. Il prime à l'étrier un mouvement tel que sa branche postérieure se rte en dedans et refoule vers le vestibule la partie postérieure de sa se qui *ébranle le liquide de l'oreille interne.* De plus, il tire en ar re et en bas la grande branche de l'enclume et renverse le corps en ors. Or, ce mouvement ne peut s'opérer sans que la tête du mar u accompagne l'enclume, et que son manche se porte en dedans, augmentent la tension et la convexité de la membrane du tympan. st donc aussi *tenseur de la membrane du tympan.*

es trois muscles des osselets sont des muscles striés, soumis à l'in ence de la volonté. Ils se contractent pour tendre la membrane du npan, lorsque l'oreille est tendue vers un bruit quelconque. Con irement à l'opinion d'un grand nombre d'auteurs, je crois que tous muscles sont tenseurs, et qu'aucun ne relâche la membrane du npan dont le relâchement existe par le seul effet du repos des muscles.

ous ces muscles sont animés par le facial. Le muscle de l'étrier re t un filet qui vient directement du facial dans l'aqueduc de Fallope, ui traverse la paroi de son conduit osseux. Les deux autres muscles t animés par les branches efférentes du ganglion otique qui sont la tinuation du petit nerf pétreux superficiel.

es muscles des osselets de l'ouïe sont entourés par des gaînes fi uses dans toute leur étendue. Dans la caisse du tympan, on voit gaînes fibreuses accompagner leurs tendons jusqu'à leur insertion bile et former autant de ligaments.

Trompe d'Eustache.

a trompe d'Eustache est un conduit qui fait communiquer la caisse tympan avec l'arrière-cavité des fosses nasales.

e conduit est dirigé obliquement en avant, en bas et en dedans.

étrécie à sa partie moyenne, la trompe d'Eustache est dilatée à deux extrémités. Sa longueur varie entre trois centimètres et demi uatre centimètres.

e conduit n'est pas direct, il est formé de deux cônes se réunissant leur sommet, et formant un angle à peine marqué, ouvert en . Le cône postérieur s'ouvre dans la caisse du tympan, on l'appelle *cône tympanique*, le cône antérieur ou *cône guttural* s'ouvre dans le pharynx. La longueur des deux cônes n'est pas la même. Celui qui regarde la caisse du tympan par sa base ou portion osseuse de la trompe d'Eustache a une longueur de dix à quatorze millimètres. La cône qui regarde le pharynx ou cône guttural est long de vingt-quatre à vingt-huit millimètres.

La trompe d'Eustache est aplatie de dehors en dedans, de sorte que le diamètre transversal est un peu plus petit que le vertical.

Portion retrécie,	d° transversal,	2 mil.,	d° vertical,	5 mil.
Orifice guttural,	—	5 à 6 mil.,	—	6 à 8 mil.
Orifice tympanique,	—	4 mil.,	—	5 mil.

Le *canal* de la trompe d'Eustache est quelquefois obstrué par du mucus ou un boursouflement de la membrane muqueuse qui la tapisse d'où bourdonnement et quelquefois surdité.

Les *rapports* de la trompe d'Eustache sont les suivants : au niveau du cône tympanique, la trompe est formée par une paroi osseuse, et ce cône est situé au-dessous du conduit du muscle interne du marteau. Le cône guttural est en rapport, 1° par sa face externe, avec le muscle péristaphylin externe, ptérygoïdien interne et avec la base de l'apophyse ptérygoïde, qui présente quelquefois une échancrure sur son aile interne pour le recevoir ; 2° par sa face interne, avec le péristaphylin interne et la muqueuse du pharynx ; 3° par son bord supérieur, avec l'épine du sphénoïde, l'union de la grande aile du même os avec le sommet du rocher et la base de l'apophyse ptérygoïde ; 4° par son bord inférieur, avec l'interstice celluleux qui sépare les deux muscles péristaphylins. Son orifice, appelé aussi pavillon de la trompe, se trouve situé un peu au-dessus du milieu d'une ligne étendue du voile du palais au pharynx, à 5 millimètres en arrière de la paroi externe des fosses nasales et au niveau du bord supérieur du cornet inférieur (Sappey). Cet orifice peut être perçu par le doigt, qui trouve à ce niveau un bord résistant formé par le cartilage de la trompe d'Eustache.

Si nous étudions sa *structure*, nous voyons que ce conduit est composé 1° d'une paroi osseuse, cartilagineuse et fibreuse ; 2° d'une muqueuse qui recouvre ses parois ; 3° de vaisseaux et de nerfs.

La paroi est osseuse au niveau du cône tympanique, fibreuse et cartilagineuse au niveau du cône guttural. Ici, ces deux portions présentent la plus grande analogie avec la portion cartilagineuse et fibreuse du conduit auditif externe, seulement la portion fibreuse est inférieure ici tandis qu'elle est supérieure dans le conduit auditif.

La portion fibreuse a la forme d'une gouttière, étendue du point de réunion des deux cônes à l'orifice guttural. Les bords se confondent avec les bords de la portion cartilagineuse qui a aussi la forme d'une gouttière à concavité inférieure, de même étendue que la portion

euse. Ajoutons que la portion cartilagineuse empiète sur la portion
euse au niveau de l'orifice guttural, tandis que c'est le contraire au
t de réunion des deux cônes. (Voy. plus loin, pour la muqueuse.)

Cellules mastoïdiennes. (Voy. Os temporal.)

es cellules mastoïdiennes sont des espaces limités par des cloisons
uses, communiquant entre eux et avec la caisse du tympan, et
és au centre de l'apophyse mastoïde. Ces cellules augmentent de
ime à mesure que l'homme avance en âge, de telle sorte que chez
vieillards on trouve quelquefois l'apophyse mastoïde creusée d'une
e cavité. Au début de la vie, elles ne communiquent pas avec la
se du tympan. Cette communication n'a lieu que vers l'âge de dix-
: ans, par l'intermédiaire d'un orifice appelé pétro-mastoïdien. Ces
ules présentent à leur surface interne un prolongement de la mem-
ne muqueuse de la caisse du tympan et sont remplies d'air comme
aisse du tympan et la trompe d'Eustache.

Membrane muqueuse de l'oreille moyenne.

a muqueuse de l'arrière-cavité des fosses nasales se prolonge dans
rompe d'Eustache, dans la caisse du tympan et dans les cellules
toïdiennes. Elle adhère intimement à toutes ces parties : 1° au ni-
i de la trompe, elle est très-adhérente aux trois portions cartilagi-
se, fibreuse et osseuse ; 2° au niveau de la caisse, elle recouvre les
x parois et la circonférence, se prolonge à la surface des osselets
lle entoure, et forme le feuillet interne de la membrane du tympan
ecouvrant la corde du tympan qui passe entre le manche du mar-
t et la grande branche de l'enclume, et décrit une courbe à conca-
inférieure ; 3° au niveau des cellules mastoïdiennes, elle se conti-
pour revêtir leur surface.
a muqueuse de la trompe est recouverte d'un épithélium cylin-
[ue à cils vibratilles. La couche profonde, assez épaisse dans le cône
ural, présente une grande quantité de glandes en grappe destinées
créter du mucus. Nombreuses vers l'orifice antérieur de la trompe,
glandes n'existent pas dans la caisse tympanique.
u niveau de la caisse du tympan, la muqueuse est confondue avec
érioste ; elle est à ce niveau d'une extrême minceur et l'épithélium
forme sa face superficielle est pavimenteux.
lle est dépourvue de glandes et la caisse du tympan ne contient
ais de mucus.
es artères de la muqueuse de la caisse du tympan sont : 1° la stylo-
toïdienne, dont un rameau se rend à la muqueuse en passant par

le conduit de la corde du tympan ; 2° la *carotidienne*, que la carotid
interne fournit dans le canal carotidien et qui traverse sa paroi posté
rieure pour se rendre à la muqueuse ; 3° la *tympanique*, branche de l
maxillaire interne qui pénètre par la scissure de Glazer ; 4° les *rameau*
tympaniques de la méningée moyenne qui traversent les nombreu
orifices qui sont situés à la partie supérieure de la caisse du tympan
Toutes ces artères se ramifient dans la muqueuse et dans la membran
du tympan.

Les veines suivent un trajet irrégulier. Elles vont se jeter pour l
plupart dans le golfe de la veine jugulaire interne, en traversant u
orifice situé à la partie antérieure et inférieure de la caisse.

Les lymphatiques sont inconnus. On les a vus seulement dans l
portions cartilagineuse et fibreuse.

Les nerfs sont fournis par le rameau auriculaire du pneumogastr
que, le rameau de Jacobson et le grand sympathique.

ARTICLE III

OREILLE INTERNE

L'oreille interne ou *labyrinthe* est la partie essentielle de l'appar
de l'audition. C'est un ensemble de cavités osseuses communiquan
toutes les unes avec les autres et contenant un liquide transparent q
les remplit et dans lequel les divisions terminales du nerf auditif so
en suspension.

Ces cavités osseuses sont complétement séparées de la caisse d
tympan, en dedans et en arrière de laquelle elles sont placées. La sépa
ration qui existe entre l'oreille moyenne et l'oreille interne est formé
par le promontoire et présente deux orifices, la fenêtre ronde et l
fenêtre ovale, fermées l'une par une membrane fibreuse ou tympa
secondaire, l'autre par la base de l'étrier.

Le labyrinthe est situé vers la partie moyenne du rocher, en dedar
et en arrière de la caisse du tympan. Son axe est oblique d'arrière é
avant et de dehors en dedans. Sa surface externe est en contact ave
le tissu osseux du rocher dont elle est facilement séparable chez l
fœtus et très-difficilement chez l'adulte, car à cet âge le labyrinthe e
le tissu osseux du rocher sont confondus.

La partie centrale du labyrinthe est creusée de cavités communi
quant toutes entre elles. L'une est centrale et unique, c'est le *vesti*
bule ; en arrière du vestibule, on voit des cavités en forme de tube
qu'on appelle *canaux demi-circulaires* ; en avant, se trouve un
cavité contournée en spirale comme la coquille d'un limaçon ; on lu
donne le nom de *limaçon*.

ious verrons qu'à l'intérieur de l'oreille interne, on trouve des sacs
mbraneux qui représentent la configuration de la portion osseuse.
y a donc deux labyrinthes, le labyrinthe osseux et le labyrinthe
mbraneux.

§ Ier Labyrinthe osseux.

ious étudierons dans le labyrinthe osseux, le vestibule, les canaux
ni-circulaires et le limaçon.

Vestibule. — Le vestibule de l'oreille interne est une cavité située
rière le promontoire, entre les canaux demi-circulaires et le lima-
. Cette cavité, un peu aplatie de dehors en dedans, présenterait,
près M. Sappey, 4 millimètres dans son diamètre transversal, 5 dans
diamètre vertical et 6 d'avant en arrière. Sur les parois du vesti-
e on trouve sept grands orifices, trois dépressions, une crête et de
nbreux pertuis osseux.

'un des sept orifices est la *fenêtre ovale* fermée par la base de
rier et située sur la paroi externe.

in autre orifice est situé à la partie antérieure et inférieure du ves-
ile, c'est l'embouchure de la cavité du limaçon appelée *orifice de la
rpe vestibulaire du limaçon.*

es cinq derniers orifices sont tous situés sur la paroi postérieure
vestibule, ils constituent les embouchures des trois canaux demi-
iulaires. (Voy. plus loin.) Il n'y a que cinq embouchures au lieu de
parce que deux des trois canaux demi-circulaires se réunissent par
ie de leurs extrémités avant d'arriver au vestibule.

l semble que la fenêtre ronde devrait aussi être apparente dans le
iibule. Elle en est séparée par une cloison osseuse qui prend naisce
au-dessus d'elle et qui se porte dans l'intérieur du limaçon, ce
sorte que cette cloison limite, par sa face supérieure le vestibule, et
sa face inférieure un conduit spécial ou rampe tympanique du li-
çon. C'est à l'extrémité postérieure de cette rampe qu'est placée la
être ronde. En d'autres termes, le vestibule forme une cavité au-
sous de laquelle est un aqueduc ; la cavité et l'aqueduc se continuent
s le limaçon.

es *dépressions* sont situées, toutes les trois, sur la paroi interne,
ie est supérieure, une autre inférieure, la troisième postérieure. La
érieure est appelée *fossette semi-ovoïde* ; l'inférieure est connue sous
iom de *fossette hémisphérique*, et la postérieure a reçu celui de
ette *sulciforme*. La première est en rapport avec l'utricule du laby-
the membraneux, la deuxième avec le saccule.

a *crête* est une saillie osseuse dirigée d'arrière en avant entre les fossettes hémisphérique et semi-ovoïde, et terminée à sa partie antérieure par un petit renflement : c'est la *pyramide* du vestibule.

De nombreux *pertuis* s'observent sur la paroi du vestibule. L'un d'eux, isolé, est située au fond de la fossette sulciforme : c'est l'orifice vestibulaire de l'aqueduc du vestibule, qu'on étudie en ostéologie sur la face postérieure du rocher. L'artère du vestibule le traverse.

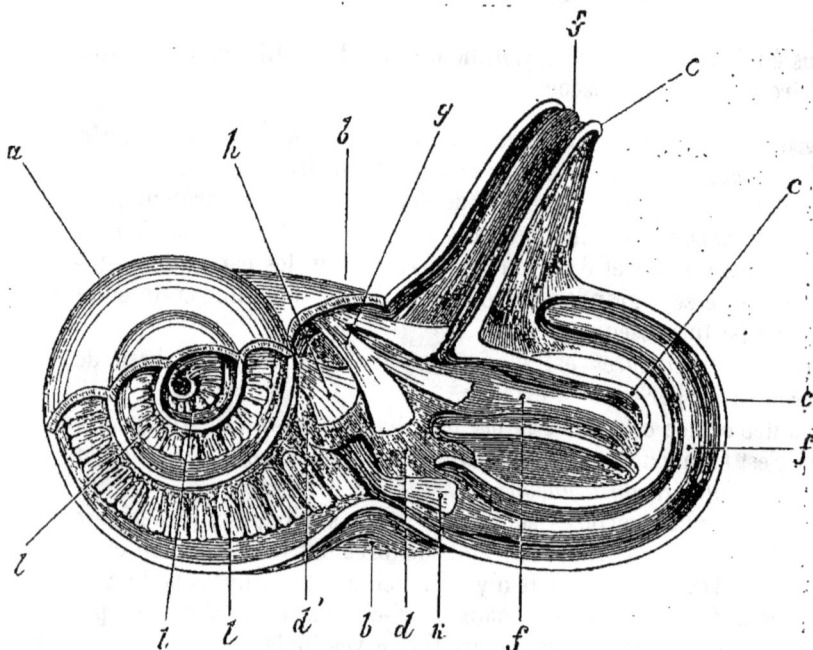

Fig. 158.— Oreille interne.

a. Limaçon. — *b, b.* Vestibule osseux. — *c, c, c*. Canaux demi-circulaires osseux. — *d , d'.* Vestibule membraneux. — *f, f, f*. Canaux demi-circulaires membraneux. — *g*. Branche nerveuse du vestibule membraneux allant à l'utricule et aux ampoules des canaux demi-circulaires supérieur et postérieur. — *h*. Nerf du saccule. — *k*. Nerf de l'ampoule du canal externe. — *l, l, l*. Nerfs du limaçon.

Les autres pertuis sont extrêmement nombreux et forment trois groupes ou portions criblées. Un groupe se trouve placé en partie sur la pyramide, en partie dans la fossette semi-ovoïde ; on l'appelle *tache criblée antérieure*. Un groupe moyen est situé au fond de la fossette hémisphérique et constitue la *tache criblée moyenne*. Enfin, en arrière de la fossette sulciforme et au niveau de l'orifice ampullaire du canal demi-circulaire postérieur, on voit un troisième groupe qui constitue la *tache criblée postérieure*. Ces taches criblées sont percées de trous qui donnent passage aux branches terminales du nerf auditif. (*Voy.* Nerf auditif.)

Canaux demi-circulaires. — Ces canaux sont au nombre de
rois ; ils sont situés en arrière et un peu en dehors du vestibule.
hacun décrit un demi-cercle et présente une partie moyenne et deux
xtrémités. La partie moyenne de ces canaux est située au milieu du
.ssu osseux du rocher et détermine sur le bord supérieur de cet os
ne saillie visible du côté du crâne et avoisinant la base du rocher.
es extrémités s'ouvrent toutes dans le vestibule par des orifices dis-
ncts, excepté deux d'entre elles qui se confondent avant d'y arriver.

De ces trois canaux, l'un est horizontal et les deux autres verticaux.
n appelle le premier *canal demi-circulaire externe* à cause de sa si-
iation. Les deux autres, pour la même raison, ont reçu le nom de
xnal demi-circulaire supérieur et *canal demi-circulaire postérieur*.
es deux derniers se confondent par leur extrémité voisine pour arriver
ans le vestibule par un orifice commun.

Ces canaux ont une paroi interne lisse et polie, et revêtue d'un
érioste très-mince.

Leur longueur moyenne est de 15 à 16 millimètres. Cependant, l'exrne est ordinairement le plus court et le postérieur le plus long. Le
iamètre intérieur de ces canaux est de 1 millimètre à 1 millimètre et
emi. Chaque canal demi-circulaire présente deux extrémités dont l'une
le diamètre du canal, tandis que l'autre est renflée. Cette dernière
nstitue l'*extrémité ampullaire* du canal et l'autre l'*extrémité non-
mpullaire*. La dilatation est appelée *ampoule.*

L'*ampoule* du canal supérieur est placée à son extrémité antérieure,
lle du canal postérieur à son extrémité inférieure et celle du canal
xterne à son extrémité antérieure.

Limaçon. —Le limaçon, appelé aussi *cochlée,* forme la partie anté-
eure du labyrinthe osseux. Il a la forme d'une coquille d'escargot et
l'ecte avec le tissu osseux du rocher les mêmes rapports que les autres
arties du labyrinthe. Il offre à l'étude, 1° une paroi osseuse ou écorce
u limaçon appelée *lame des contours ;* 2° un *noyau* central, étendu
3 la base au sommet du limaçon ; 3° une lame intérieure qui divise la
vité du limaçon en deux parties, c'est la *lame spirale ;* 4° les deux
arties de la cavité séparées par cette lame, ou *rampes du limaçon.*

Lame des contours. — On donne ce nom à la paroi du limaçon. Si
on considère sa surface extérieure, on voit qu'elle décrit une spirale,
ii diminue d'étendue, à mesure qu'on se rapproche du sommet du
maçon. Les tours qu'elle décrit sont variables ; on trouve des lima-
ons, dont la lame des contours décrit seulement un tour et demi,
ndis que d'autres peuvent atteindre trois tours complets. Le plus
ouvent, on trouve deux tours et demi. La lame des contours n'est pas
duite à sa paroi, comme la coquille d'un limaçon. Elle est formée
ar un tube qui s'enroule autour de l'axe ou noyau, de sorte qu'il

existe une paroi interne amincie, en contact avec le noyau et une paroi externe plus épaisse, surtout au niveau du sillon qui réunit les tours de spire. Le tube se rétrécit à mesure qu'il se rapproche du sommet du limaçon, et, à ce niveau, son dernier tour présente une disposition particulière. La paroi interne du dernier demi-tour cesse d'exister, et la paroi externe est réduite à une gouttière, dont la concavité regarde le noyau. Cette gouttière est différente dans sa moitié antérieure et dans sa moitié postérieure; sa moitié antérieure termine le sommet du limaçon, sans se confondre avec le noyau, et forme, à ce niveau, une sorte de lamelle, appelée *coupole du limaçon*; la moitié postérieure, plus mince, s'enroule au-dessus de la partie terminale du noyau, auquel elle adhère, et porte le nom d'*infundibulum*.

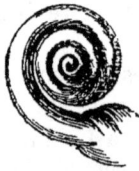 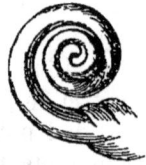 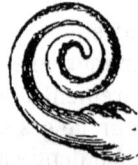

Fig. 159.   Fig. 160.   Fig. 161.

Variétés de limaçons (d'après M. Auzoux).

Pour bien comprendre les détails qui précèdent, il importe de jeter les yeux sur les autres parties constituantes du limaçon, et de bien placer le limaçon dans sa direction.

Axe ou noyau. — Le noyau du limaçon est une tige osseuse, autour de laquelle s'enroule la lame des contours. Il est dirigé de dedans en dehors et d'arrière en avant, c'est-à-dire de la base au sommet du limaçon. Cet axe présente une épaisseur de 3 millimètres au niveau de sa base, puis il se rétrécit jusqu'au sommet, où il atteint à peine 1 millimètre.

Le noyau est traversé de la base au sommet par un canal central. Autour de ce canal, on voit une foule de conduits beaucoup plus étroits. Ces conduits naissent à la base du noyau qui correspond au fond du conduit auditif interne, se dirigent parallèlement au conduit central, dans une certaine étendue, puis ils s'inclinent vers la lame des contours, au niveau du bord interne de la lame spirale. Les orifices de ces conduits forment, à leur origine, une spirale, dont l'orifice du conduit central représente le sommet. Cette spirale s'appelle *lame criblée spiroïde*. Chacun des trous livre passage à un filament nerveux du nerf auditif.

Lame spirale. — On donne ce nom à une cloison qui divise en deux parties la cavité du tube enroulé, que nous avons étudié sous le nom de lame des contours. La lame spirale prend naissance sur la

aroi externe du vestibule, au-dessus de la fenêtre ronde, se porte en
as et en avant, et décrit une spirale dans la cavité du limaçon. Elle
résente un bord interne concave, confondu avec la paroi interne de
la lame des contours, et un bord externe convexe, inséré sur la paroi
externe de la lame des contours. La face postérieure regarde la rampe
tympanique; et l'autre, la rampe vestibulaire. Son sommet effilé se
enfond avec le sommet du noyau du limaçon, mais il n'atteint pas le
sommet de la lame des contours; de sorte qu'il existe à ce niveau un
orifice qui fait communiquer entre elles les deux rampes du limaçon.

La lame spirale est formée par la juxtaposition de trois bandelettes : l'une, osseuse, qui s'insère sur la paroi interne de la lame des
contours; une autre, fibreuse, insérée sur la paroi externe; et la
troisième, fibro-cartilagineuse, réunissant les deux autres. On donne
encore à ces bandelettes le nom de zones osseuse, fibreuse, et fibro-
cartilagineuse.

Le bord interne ou concave de la lame spirale s'insère précisément
sur la ligne spirale que décrivent les orifices terminaux des canaux de
l'axe du limaçon. Les nerfs qui sortent de ces trous, se portent entre
les deux feuillets osseux de la lame spirale.

Rampes. — Les rampes sont séparées par la lame spirale; elles
communiquent, au moyen d'un orifice placé au sommet du limaçon
, formé par l'échancrure que présente cette lame à sa terminaison.
La rampe, qui est située en arrière de la lame spirale, s'ouvre par un
large orifice ovalaire dans la cavité du vestibule; on l'appelle *rampe
vestibulaire*; celle qui est placée en avant se termine à la membrane
fibreuse qui ferme la fenêtre ronde, et qui la sépare de la caisse du
tympan; c'est la *rampe tympanique*. A l'origine de la rampe tympanique, on voit un petit orifice, situé un peu en avant de la fenêtre
ronde. Cet orifice est l'extrémité antérieure de l'aqueduc du limaçon,
dont l'orifice postérieur est situé au milieu du bord postérieur du rocher (*V*. Os temporal, pour l'aqueduc du limaçon et le conduit auditif
interne).

§ II. Labyrinthe membraneux.

On appelle labyrinthe membraneux, un ensemble de cavités membraneuses contenues dans le labyrinthe osseux, dont elles représentent
la forme.

On distingue, comme dans le labyrinthe osseux, un vestibule membraneux et trois canaux demi-circulaires membraneux. Le limaçon ne
renferme pas un limaçon membraneux, et je ne crois pas qu'on doive
décrire comme tel la portion molle de la lame spirale, car cette portion

molle n'est qu'une partie de la lame, et ne présente aucune communication avec le vestibule membraneux.

Vestibule et canaux demi-circulaires membraneux. — Contenu dans le vestibule osseux, le vestibule membraneux se compose de deux vésicules superposées, et communiquant entre elles. L'inférieure ou *saccule* est en rapport avec la fossette hémisphérique; la supérieure, plus volumineuse, ou *utricule*, est en rapport avec la fossette semi-ovoïde; elle présente 3 millimètres d'avant en arrière, et 2 transversalement. Le vestibule membraneux est pourvu de cinq orifices qui sont les embouchures des canaux demi-circulaires.

Les canaux demi-circulaires sont au nombre de trois; ils présentent la même longueur, la même direction, et la même conformation que les canaux osseux. Comme ceux-ci, ils présentent une extrémité non-ampullaire et une extrémité ampullaire correspondant à l'ampoule des canaux osseux. Ces canaux sont un peu flexueux; ils ont un diamètre qui n'est que le tiers ou la moitié des canaux osseux.

Leur surface externe donne naissance à quelques prolongements fibreux qui s'insèrent à la face interne des canaux demi-circulaires osseux.

Structure. — Le vestibule et les canaux demi-circulaires forment un ensemble de cavités complétement séparées des parois du labyrinthe osseux. Ils sont formés de deux lames, l'une externe, fibreuse, constituée par des faisceaux irrégulièrement entre-croisés, et l'autre interne par une couche d'épithélium pavimenteux. Chaque dilatation du labyrinthe membraneux, c'est-à-dire le saccule, l'utricule, et les trois ampoules des canaux demi-circulaires reçoit un nerf qui traverse la paroi et qui vient s'épanouir au milieu du liquide contenu dans le labyrinthe membraneux. Au niveau du point où ces nerfs pénètrent la paroi membraneuse, on trouve à la face interne de la paroi un dépôt de poudre calcaire appelée *poussière auditive* ou *otoconies* (Breschet). Il en existe par conséquent en cinq points différents; aux trois ampoules des canaux membraneux, au saccule et à l'utricule. Chaque fibre nerveuse en s'épanouissant dans le liquide du labyrinthe membraneux est en contact avec une molécule de cette poussière. Selon M. Huschke, ces molécules seraient de petits cristaux représentant des prismes à six pans terminés par des pyramides à six faces.

Liquide de l'oreille interne. — L'oreille interne est pleine d'un liquide transparent au milieu duquel flotte le labyrinthe membraneux. Dans la cavité de celui-ci on trouve aussi un liquide. On donne au premier le nom de *périlymphe* ou *humeur de Valsalva* et au dernier celui d'*endolymphe* ou *humeur de Scarpa*. Ces deux liquides sont parfaitement limpides et transparents. L'endolymphe est contenue dans le labyrinthe membraneux, dont elle remplit complétement la cavité. La périlymphe, située en dehors du labyrinthe membraneux, remplit complétement le labyrinthe osseux. On appelle encore ces liquides, *liquides de Cotugno.*

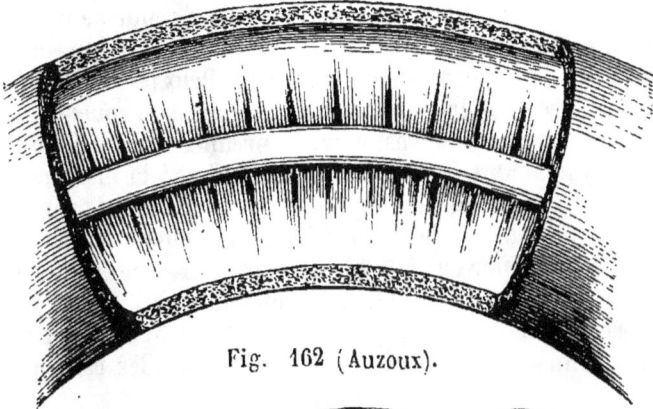

Fig. 162 (Auzoux).

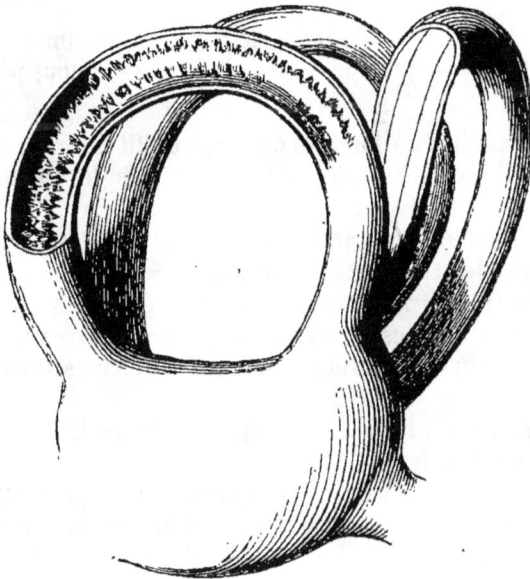

Fig. 163 (Auzoux).

a fig. 162 montre un canal demi-circulaire ouvert et considérablement grossi. On y voit au centre un canal membraneux, de la surface externe duquel partent de nombreux prolongements fibreux et nerveux.

a fig. 163 montre le vestibule et les trois canaux demi-circulaires ; l'un d'eux est ouvert et laisse voir le canal membraneux.

La périlymphe fut découverte en 1684 par Valsalva, tandis que endolymphe fut découverte par Scarpa, en 1794.

Vaisseaux et nerfs de l'oreille interne.

Artères. — Elles sont au nombre de quatre. L'une venue de la méningée moyenne, passe par un petit conduit osseux, étendu du bord supérieur du rocher aux canaux demi-circulaires. Deux petites artères viennent de la méningée postérieure et pénètrent l'une par l'aqueduc du limaçon, l'autre par l'aqueduc du vestibule. La première arrive à l'origine de la rampe tympanique du limaçon et se distribue à la membrane de la fenêtre ronde, aux parois des rampes et à la lame spirale par un vaisseau appelé *vas spirale*. La deuxième pénètre au fond de la fossette sulciforme pour se distribuer au vestibule membraneux. Une quatrième artère vient de la vertébrale, passe par le conduit auditif interne et donne de nombreux rameaux qui pénètrent avec le nerf dans les conduits du noyau du limaçon pour venir s'anastomoser avec les ramifications du vas spirale.

Veines. — Les veines suivent le trajet des artères. Les unes se jettent dans le sinus pétreux supérieur, et les autres dans le sinus pétreux inférieur.

Nerfs. — Le nerf auditif, au fond du conduit auditif interne, se divise en deux branches, une branche *vestibulaire* pour le vestibule et une branche *cochléenne* pour le limaçon.

La *branche vestibulaire* donne trois rameaux qui pénètrent dans le labyrinthe osseux par les trois *taches criblées*.

Les rameaux qui traversent la tache criblée antérieure se divisent en 3 groupes qui constituent les nerfs *utriculaire, ampullaire supérieur* et *ampullaire externe*, pour les dilatations membraneuses du même nom.

Le rameau qui traverse la tache criblée moyenne forme le *nerf sacculaire*, qui se rend au saccule.

Le rameau qui traverse la tache criblée postérieure va à l'ampoule du canal postérieur; il est connu sous le nom de *nerf ampullaire postérieur*.

La *branche cochléenne* se divise en un grand nombre de filets qui traversent les conduits du noyau du limaçon, et qui se portent dans l'épaisseur de la lame spirale sur laquelle ils forment un riche plexus dans toute l'étendue de cette lame.

La terminaison des nerfs du labyrinthe membraneux n'est pas parfaitement connue, les uns disent qu'ils se terminent par des anses, les autres par des extrémités libres. La plupart des auteurs s'expriment ainsi, mais aujourd'hui nous sommes plus avancés à ce sujet.

M. Auzoux a étudié le mode de terminaison des nerfs dans le labyrinthe membraneux. Selon cet anatomiste distingué, le nerf auditif lans sa portion vestibulaire, rampe sur les parois des canaux demi-circulaires et du vestibule membraneux, pour se terminer dans la périlymphe par de petits cônes, dont le sommet baigne dans le liquide, t dont la base repose sur la paroi du labyrinthe membraneux.

Résumé de physiologie.

Je suppose que le lecteur a appris en acoustique les notions néces-aires pour l'étude de l'audition, aussi ne m'occuperai-je point du son, ais seulement du rôle que remplissent les diverses parties consti-antes de l'appareil auditif.

Oreille externe. — L'oreille externe sert à recueillir les ondes so-ores et à les porter vers la membrane du tympan. Elles déterminent vibration de cette membrane. Celle-ci communique, par son ébran-ment, des mouvements vibratoires à la chaîne des osselets. La chaîne es osselets est terminée par l'étrier, dont la base s'enfonce dans le li-uide du labyrinthe et lui communique le mouvement qui lui a été ansmis par la membrane du tympan et la chaîne des osselets. Le li-uide de l'oreille interne détermine l'oscillation des extrémités nerveuses u nerf auditif qui portent au cerveau les impressions qu'elles ont reçues.

On peut dire que l'oreille externe est destinée à recueillir les ondes nores ; que l'oreille moyenne remplie d'air est un petit appareil de erfectionnement qui complète l'appareil auditif, et que la partie es-ntielle de l'appareil de l'audition, est l'oreille interne. Déterminons usage de chaque partie en procédant de dehors en dedans et en com-ençant par la membrane du tympan.

Membrane du tympan. — Elle a pour usage de recevoir les ondes nores et de vibrer sous leur influence pour ébranler indirectement le quide de l'oreille interne. Nous possédons tout un petit arsenal de uscles destinés à graduer la tension de cette membrane et à la mettre harmonie avec l'intensité du son. Plus le son est intense, plus nous 'étons l'attention et plus nos muscles de l'oreille moyenne se con-actent pour tendre cette membrane ; car, si elle n'était pas tendue, s vibrations trop fortes impressionneraient désagréablement le nerf iditif. Ceci est si vrai, que Landouzy, de Reims, cite les observations plusieurs malades affectés de paralysie faciale, qui ne pouvaient pporter le moindre bruit sans éprouver d'atroces douleurs. L'un eux entendait un bruit formidable, lorsqu'on lui parlait bas à l'oreille alade. Dans ces cas, l'appareil moteur du tympan étant paralysé, cette embrane n'est plus tendue et vibre avec force.

De fortes vibrations de l'air peuvent déchirer le tympan. Beaucoup artilleurs présentent cette déchirure, qui n'empêche pas d'entendre, ais qui altère la finesse de l'ouïe. Il est donc admis aujourd'hui qu'on ut pratiquer des opérations sur cette membrane sans exposer le ma-de à la surdité.

Caisse du tympan. — La caisse du tympan n'est qu'un diverticulum des voies respiratoires, dans lequel l'air se renouvelle plus
ou moins complétement à chaque inspiration. L'air de la caisse du
tympan est destiné à faire équilibre à la pression que l'air extérieur
exerce sur la face externe de la membrane du tympan. Il faut, pour
que cette membrane fonctionne régulièrement, que la pression intérieure et la pression extérieure se fassent équilibre. Sans cette condition, l'ouïe peut s'altérer.

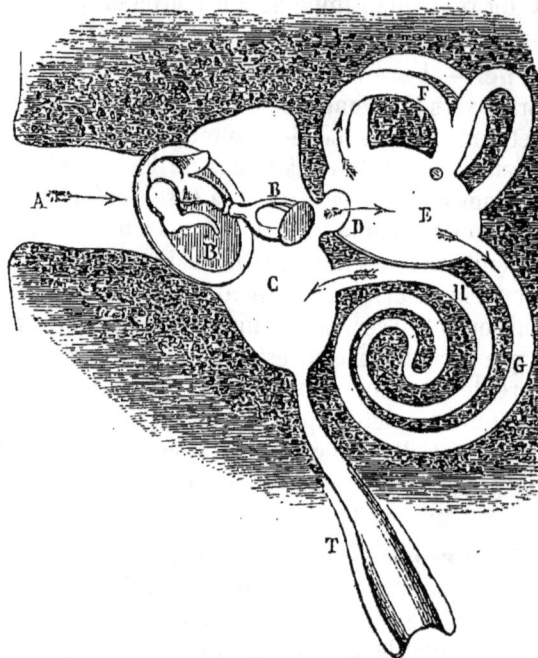

Fig. 164. — Figure schématique indiquant les oscillations de l'appareil
auditif.

A. Courant de l'air venant frapper la membrane du tympan. — B. Chaîne des osselets
transmettant les vibrations de la membrane du tympan au liquide du vestibule E
au niveau de la fenêtre ovale D. — G. L'oscillation du liquide du vestibule gagne
celui de la rampe vestibulaire. — H. L'oscillation gagne le liquide de la rampe
tympanique jusqu'à la fenêtre ronde C. — F. L'oscillation gagne en arrière le liquide
des canaux demi-circulaires.

Aussi, lorsque la trompe d'Eustache est oblitérée par du mucus ou
par l'inflammation de la membrane muqueuse, l'air intérieur n'étant
pas renouvelé et étant probablement absorbé, il en résulte une pression plus grande de l'air qui tend à déprimer la membrane du tympan
et des *bourdonnements*.

Le même phénomène se passe, mais en sens inverse, lorsqu'on passe

lelques instants dans la cloche à plongeur, où qu'on s'élève rapide-
ent dans un ballon jusqu'aux couches d'air raréfié.

Chaîne des osselets. — Étendue comme un trait d'union entre
membrane du tympan et la fenêtre ovale, la chaîne des osselets
ansmet au liquide du labyrinthe les vibrations de la membrane du
mpan. Elle est mise en mouvement aussi par les muscles du marteau
de l'étrier, qui tendent à enfoncer l'étrier dans la fenêtre ovale en
ême temps qu'ils déterminent la tension de la membrane du
mpan.

Oreille interne. — C'est dans l'oreille interne que siége la partie
sentielle de l'audition. Les canaux demi-circulaires membraneux et
vestibule membraneux sont destinés à servir de support aux di-
sions nerveuses du nerf auditif. Le liquide, situé à l'intérieur et à
xtérieur du vestibule membraneux, a pour usage de rendre l'oscil-
lion plus uniforme et d'adoucir l'ébranlement des extrémités nerveuses
·oduit par l'appareil des osselets et de la membrane du tympan en
ouvement.

Quels sont les usages de la fenêtre ronde. — Jusqu'à ce jour,
ı a dit que cette membrane avait à transmettre au liquide labyrin-
.ique les vibrations de l'air contenues dans la caisse du tympan. Dans
·s derniers temps, M. Auzoux a fait connaître son véritable usage, et

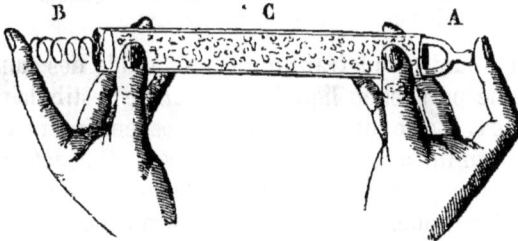

g. 165.—Figure schématique destinée à faire comprendre le refoulement
du liquide par l'étrier et celui du tympan secondaire par le liquide.

Étrier.—B. Ressort représentant le tympan secondaire. — Tube droit contenant
les molécules liquides en mouvement.

ın opinion a été adopté sans contestation par la plus grande partie
·s physiologistes. Nous savons que l'étrier imprime des mouvements
ı liquide de l'oreille interne et que ce liquide remplit complétement
·s cavités osseuses.

Ces liquides, dit M. Auzoux, sont à incompressibles; or, il est
vident que l'étrier, qui pénètre par sa base dans le liquide du

labyrinthe, comprime ce liquide ; donc un point des parois de l'oreille
interne doit céder. C'est précisément là le rôle de la membrane qui
ferme la fenêtre ronde; lorsque l'étrier s'enfonce dans le vestibule, le
liquide du vestibule est mis en mouvement; de proche en proche, les

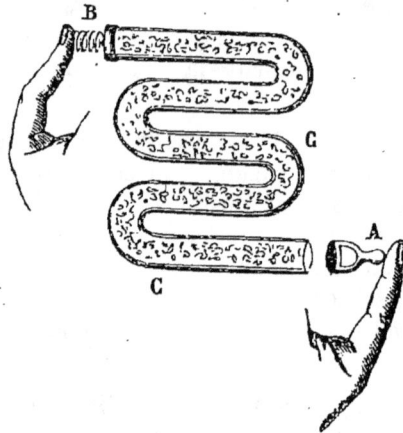

Fig. 166. — Figure schématique pour faire comprendre la transmission des
vibrations à travers la colonne liquide dans le tube contourné du
limaçon.

A. Étrier agitant le liquide au niveau de la fenêtre ovale. — B. Ressort représentant
le tympan secondaire de la fenêtre ronde repoussé par le liquide. — C, C. Tube
contourné dans lequel le liquide est mis en mouvement.

ondulations du liquide sont transmises au liquide des canaux demi-
circulaires, d'une part, et au liquide de la rampe vestibulaire du limaçon, d'autre part. Les ondulations se rapprochent insensiblement de
l'orifice de communication des deux rampes, et pénètrent dans la
rampe tympanique qu'elles ébranlent aussi jusqu'au *tympan secondaire* de la fenêtre ronde, qui est déprimée du côté de la caisse du tympan. En somme, le liquide est comprimé et la membrane de la fenêtre
ronde se laisse refouler. Cette membrane étant élastique revient sur
elle-même, et en repoussant le liquide, fait revenir à sa place la base de
l'étrier. Son rôle est, par conséquent, de permettre le refoulement du
liquide labyrinthique par l'étrier (voy. *fig.* 165 et 166).

Applications pathologiques.

Nous ne connaissons pas encore le dernier mot sur les maladies de
l'oreille. Quoi qu'il en soit, on peut affirmer que l'étude de ces maladies, de même que celles des maladies des yeux est absolument impossible sans la connaissance exacte de l'anatomie et de la physiologie
de l'oreille.

Les principales maladies de l'oreille que nous connaissons, sont l'in-
ammation, l'otalgie, la paracousie et la surdité.

L'otalgie ou névralgie de l'oreille est caractérisée par des douleurs
ves et revenant par accès, ne s'accompagnant d'aucune lésion de
appareil auditif, coïncidant souvent avec une névralgie faciale ou tout
itre névralgie, et se montrant plus souvent chez la femme. On ap-
lique à cette douleur le même traitement qu'aux névralgies en gé-
éral.

La paracousie est caractérisée par une perversion dans le sens de
ouïe. Ou bien, la voix d'une personne qui parle bas détermine un
ruit considérable, ou bien le timbre et l'intensité du son ne sont pas
erçus.

L'otite ou inflammation, peut se montrer dans l'oreille externe en
ehors de la membrane du tympan, *otite externe*; ou bien dans l'oreille
ioyenne, *otite interne*. On ne connaît pas l'inflammation de l'oreille
iterne.

L'otite externe peut être bornée à une simple rougeur, produite
iuvent par l'accumulation du cérumen. C'est l'otite superficielle;
iais on observe une otite profonde dans laquelle la peau du conduit
iditif externe présente une inflammation considérable pouvant aller
isqu'à la membrane du tympan. Il y a de la tuméfaction de la peau du
induit auditif, rougeur vive et fréquemment formation d'abcès.

Cette inflammation détermine des douleurs vives, de la fièvre, de la
iphalalgie et peut amener le délire.

Par les opiacés et les émollients, on se rend assez facilement maître
e cette maladie; mais il arrive parfois que la membrane du tympan
este un peu épaisse et qu'il peut survenir une surdité incomplète.

Otite interne. Cette inflammation est légère ou intense.

L'otite légère ou catarrhale, développée le plus souvent sous l'in-
uence du froid, s'accompagne d'une tuméfaction de la muqueuse de
. caisse du tympan et de la trompe d'Eustache. Cette muqueuse ex-
ale du mucus, qui remplit plus ou moins complétement ces cavités. Il
riste de la douleur, mais elle n'est pas intense. Cette maladie est, en
inéral, longue, et l'ouïe finit par s'altérer. Dans les premiers temps, il
imble aux malades qu'ils ont un voile au-devant des oreilles, et plus
ird la surdité devient plus ou moins complète.

Cette otite se traite par le cathétérisme de la trompe d'Eustache,
eul, ou suivi d'injections dans la caisse tu tympan.

L'otite intense ou phlegmoneuse est une inflammation très-vive de
i muqueuse de la caisse du tympan. Du pus se montre, et souvent
is parois osseuses s'altèrent consécutivement et deviennent le siége
'ostéite ou de carie. Ces os détruits permettent même quelquefois au
us de former une collection purulente intra-crânienne. On peut voir

en même temps une inflammation des méninges et même du cerveau au même niveau.

Des douleurs atroces, lancinantes, de la céphalalgie intense, du délire caractérisent cette maladie. L'action de se moucher exaspère considérablement la douleur ; les mouvements, le bruit même l'exaspèrent.

Le pus, dans cette inflammation, peut se frayer un passage par plusieurs points ; tantôt par la trompe d'Eustache, tantôt par l'apophyse mastoïde qu'il perfore quelquefois pour former un abcès sus-mastoïdien, tantôt par la membrane du tympan et le conduit auditif externe, quelquefois dans la cavité crânienne.

Cette maladie guérit ordinairement ; elle passe quelquefois à l'état chronique, et, dans quelques cas, les malades meurent avec tous les symptômes d'une méningite ou d'une encéphalite aiguë.

La surdité est caractérisée par la diminution ou l'abolition de l'ouïe. Elle accompagne quelquefois le mutisme (*surdi-mutité*) ; elle affecte tantôt une oreille, tantôt les deux côtés.

Les causes de la surdité sont extrêmement nombreuses. Tout ce qui gêne ou empêche les fonctions des nombreuses pièces du grand appareil de l'audition peut être cause de surdité.

Les unes ont leur siége dans le système nerveux ; ce sont les lésions diverses qui peuvent se montrer dans le bulbe au point d'émergence de l'auditif, la compression de ce nerf, son absence congénitale, etc. Enfin on voit des surdités qui ne peuvent être rattachées qu'à une névrose du nerf auditif.

Les lésions osseuses du labyrinthe sont souvent la cause de surdité par la destruction des parois du labyrinthe, carie du rocher, fractures, cancer, tubercules, etc.

Les lésions de la caisse du tympan amènent souvent la surdité, soit par la chute de l'étrier et l'ouverture de la fenêtre ovale, soit par l'oblitération inflammatoire ou non de la trompe d'Eustache, soit par un épaississement inflammatoire de la muqueuse de la caisse du tympan.

Enfin l'accumulation du cérumen dans le conduit auditif externe et les polypes du conduit auditif peuvent aussi amener la surdité.

Telles sont les causes principales de la surdité, elles sont variées et cette variété entraîne une variété très-grande aussi dans le traitement,

CHAPITRE XXVII

SENS DE LA VUE

BIBLIOGRAPHIE.

)4. KEPLER. Paralipomena ad Fitellionem. Francfort.

)5. STÉNON (P.). De glandulis oculorum.

23, 1730. POURFOUR DU PETIT. *Mémoires de l'Académie des sciences.*

)4. ALCINUS, Hist. muscul. hominis. Leyde.

)0. MARIOTTE, Nouvelle découverte touchant la vue.

)5. ZINN, Descriptio anatom. oculi hum.

)8. (Al.) MONRO. Obs. anat. et physiol.; en anglais.

)0. GŒTTINGUE, De internis oculi mutationibus.

)4. PORTAL, Cours d'anat. méd. Paris.

)6. FENOU, Mémoires sur l'anatomie, la pathologie et la chirurgie.

12. MAUNOIR, Mémoire sur l'organisation de l'iris. Genève.

24. DUBOIS (Paul), Thèse pour l'agrégation.

28. TREVIRANUS, Mémoire sur l'anatomie et la physiologie du sens de la vue; en allemand.

)2. MAYER DE BONN, Journal de Græfe et Walther.

)2. KRAUSE, Archives d'anatomie et de physiologie de Meckel; en allemand.

)6. BREWSTER, Transactions philosophiques; en anglais.

)6. GIRALDÈS, Études anatomiques sur l'organisation de l'œil. Paris.

)8. MALGAIGNE. Anatomie chirurgicale.

)0. SZOKALSKI, influence des muscles obliques de l'œil sur la vision. Gand.

)1. BONNET, Traité des sections tendineuses et musculaires. Paris.

)2. PAPENHEIM, Étude sur la structure de l'œil; en allemand. Breslau.

)3. BRÜCKE. Archives de Müller; en allemand.

)5. CUVIER, Anatomie comparée. Paris.

)3. SAPPEY, Travail lu à la *Société de biologie.*

)3. BROCA (P.), Mémoire sur la cataracte capsulaire, avec quelques réflexions sur les affections désignées sous les noms vicieux de capsulite et de kératite (*Bull. de la Soc. anat.*).

)5. SAPPEY, Traité d'anatomie descriptive. Paris

)6. KÖLLIKER, Histologie; traduit par Béclard et Sée.

)6. SÉE (Marc), De l'accommodation de l'œil et du muscle ciliaire. Thèse de Paris.

)6 ROUGET, SAPPEY, GIRALDÈS (Discussion entre MM.), *Compt. rend. de la Soc. de biol.*

)6. ROUGET, Structure de l'iris et circulation de l'œil (*Compt. rend. de la Soc. de biol.*).

)3. WECKER, Traité d'ophthalmologie. (Cet ouvrage contient d'excellentes descriptions de l'appareil de la vision par plusieurs des plus habiles anatomistes et physiologistes d'Allemagne.)

1865. RICHET, Anat. médic.–chir. 3e édit. (Excellente description des muscles de l'orbite et de l'aponévrose orbito-oculaire.)

L'appareil de la vision, destiné au sens de la vue, est composé d'une
partie essentielle, le globe oculaire, et de parties accessoires.

ARTICLE PREMIER

GLOBE OCULAIRE

L'œil ou *globe oculaire* est une sphère presque régulière présentant
une légère saillie à sa partie antérieure.

Il est situé au milieu de la cavité orbitaire, un peu plus rapproché
de la paroi inférieure et de la paroi interne.

Ses mouvements s'exécutent sur place, et ils ont lieu autour des divers diamètres de l'œil. Pendant ses mouvements il roule dans la portion oculaire de l'aponévrose orbito-oculaire au moyen d'un tissu cellulaire lâche, et sous l'influence de la contraction des divers muscles qui
se fixent sur lui.

Le globe oculaire est un peu moins volumineux chez la femme. Il
présente de particulier que son accroissement est très-rapide et que
l'œil de l'enfant nouveau-né présente un volume qui diffère peu de
celui de l'adulte.

Les dimensions de l'œil ont été étudiées avec un soin extrême par
M. Sappey sur un très-grand nombre d'yeux. Il indique :

Diamètre antéro-postérieur . . . 24 millim. 6
  —   transverse . . . . . . 23 — 9
  —   vertical. . . . . 23 — 5

Ces diamètres peuvent varier selon les individus, mais ces différences
dépassent rarement 1 millimètre. La prédominance du diamètre antéro-
postérieur est due à la convexité de la cornée.

Le poids de chaque œil est en moyenne de 7 grammes et demi.

Examinons la structure du globe oculaire.

L'œil est composé de membranes superposées et de parties centrales. On a coutume de dire les *membranes* et les *milieux* de l'œil.

Les membranes au nombre de trois, sont ainsi disposées de dehors
en dedans :

1° Membrane fibreuse ou *sclérotique et cornée* ;
2° Membrane vasculaire et musculaire ou *choroïde et iris* ;
3° Membrane nerveuse ou *rétine*.

A cette division je préfère certainement la division physiologique de

·ofesseur de la Faculté de Montpellier. M. Rouget considère l'appareil
ulaire comme composé de trois appareils :

1° L'appareil de protection, constitué par la sclérotique et la cornée ;
2° L'appareil d'adaptation, formé par la choroïde et l'iris ;
3° L'appareil de vision, représenté par la rétine.

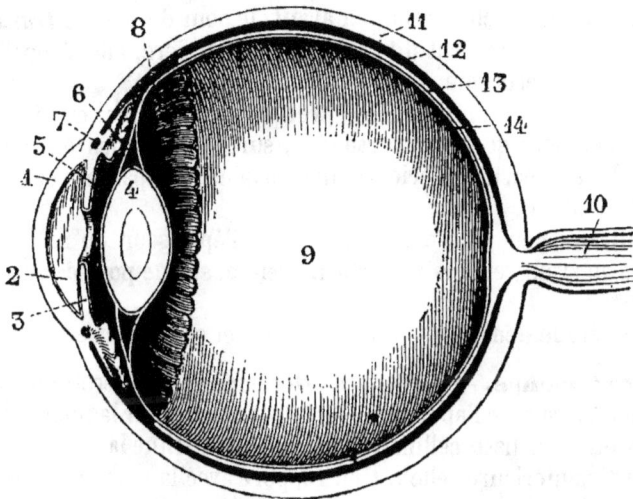

. 167. — Coupe antéro-postérieure du globe oculaire. (Pour que cette
gure soit exacte, il faut porter par la pensée le cristallin contre l'iris
e façon à effacer la chambre postérieure.

ornée. — 2. Chambre antérieure. — 3. Iris. — 4. Cristallin. — 5. Chambre posté-
·ure qui n'existe pas. — 6. Canal de Petit limité en avant par la zone de Zinn. —
Plexus veineux situé dans l'épaisseur de la sclérotique et appelé canal de
hlemm. — 8. Procès ciliaire. — 9. Corps vitré. — 10. Nerf optique. — 11. Scléro-
[ue. — 12 Choroïde. — 13. Rétine. — 14. Membrane hyaloïde.

es milieux de l'œil sont liquides ou solides ; si l'on traverse le globe
: une aiguille d'avant en arrière, on trouve derrière la cornée :

° La *chambre antérieure* et la pupille remplie par l'*humeur
euse* ;

· La *prétendue* chambre postérieure qui n'existe pas ;

· Le *cristallin* ;

· Le *corps vitré* derrière lequel on voit la rétine.

idépendamment de ces membranes et milieux, on trouve dans le
·e oculaire d'autres parties qui ont reçu des noms particuliers, ·t
sont dépendantes des membranes ou des milieux. Nous trouverons
exemple, avec la cornée, la *membrane de Descemet* ; avec la
·otique, la *lamina fusca* ; avec la choroïde, le *muscle ciliaire* et les
·ès ciliaires ; avec l'iris, l'*uvée*. Nous trouverons avec le cristallin, la

capsule cristalline et avec le corps vitré, la *membrane hyaloïde* et la *zone de Zinn* (1).

§ Ier. Sclérotique.

La plus extérieure des membranes qui constituent le globe oculaire porte le nom de cornée ; elle prend, en avant, le nom de *cornée transparente* ou cornée proprement dite, tandis qu'en arrière, elle s'appelle *cornée opaque* ou sclérotique.

La sclérotique, membrane fibreuse, presque inextensible, est d'une couleur blanche. Chez quelques personnes, surtout chez les enfants, elle présente dans sa partie antérieure une certaine transparence et une teinte d'un bleu azuré.

Elle présente un peu plus d'un millimètre d'épaisseur en arrière, un peu moins en avant, et vers sa partie moyenne, elle ne possède guère que 0^{mm}4 à 0^{mm}5.

Elle offre à l'étude deux faces, une ouverture et sa structure.

Surface extérieure. — La surface extérieure de la sclérotique est en rapport en arrière avec l'aponévrose orbito-oculaire, sur laquelle elle glisse au moyen d'un tissu cellulaire lâche, qui constitue la *séreuse de l'œil*. A sa partie antérieure, elle est en rapport avec la portion scléroticale de la conjonctive, et vers sa partie moyenne, elle donne insertion aux tendons des muscles de l'œil. (*Voy.* Muscles.)

Surface intérieure. — Elle est séparée de la choroïde par une mince couche de tissu cellulaire appartenant à la choroïde et à laquelle Zinn et Haller ont donné le nom de *lamina fusca*. Elle est adhérente à la choroïde dans sa partie postérieure et dans sa partie antérieure, au moyen des vaisseaux nombreux qui traversent la sclérotique pour se porter à la choroïde. A sa partie moyenne elle est moins adhérente, et l'on peut, à ce niveau, couper avec les ciseaux un pli de la sclérotique sans blesser la choroïde.

Ouverture. — En avant, la sclérotique est ouverte pour recevoir la cornée qui, *dit-on*, s'insère dans l'ouverture de la sclérotique comme un verre de montre dans la rainure métallique de la montre. Pour cette insertion, on a donc admis que cette ouverture est creusée d'une rainure, d'un sillon. La lèvre postérieure de cette rainure, correspondant à la face postérieure de la cornée, est régulièrement circulaire, elle mesure 13 millimètres de diamètre. La lèvre antérieure correspondant à la face antérieure de la cornée empiète un peu sur cette membrane, de sorte que le diamètre de la circonférence qu'elle forme,

(1) Les commerçants se serviront avec grand avantage de l'œil artificiel très-fidèlement exécuté par M. le Dr Auzoux.

t moindre que celui de la lèvre postérieure, son diamètre transverse réduit à 12 millimètres, et le vertical à 11.

Structure. — La sclérotique est percée d'un grand nombre de ous qui donnent passage à toutes les artères, à tous les nerfs qui se rtent dans le globe oculaire, et aux vasa vorticosa. Parmi ces orifices, principal est celui qui laisse passer le nerf optique. Il n'est pas situé actement au centre de la sclérotique, mais à 3 millimètres en dedans à 1 millimètre au-dessous de ce centre. Cet orifice a la forme d'un ne qui présente 3 millimètres de diamètre à la face extérieure de la érotique et 1 millimètre 1/2 à sa face intérieure, de sorte que le rf optique se rétrécit considérablement en pénétrant dans ce trou. Deux éléments constituent la sclérotique, des fibres du tissu cellure et des fibres élastiques ; elles forment des faisceaux rectilignes i s'entre-croisent dans tous les sens et qui forment de cette membrane tissu inextricable. Les fibres élastiques appartiennent à la petite iété (dartoïque) et sont très-rares. Au niveau de l'"ouverture, les fibres de la sclérotique se continuent mifestement avec celles de la cornée. Cette membrane contient fort peu de vaisseaux; on ne connaît pas lymphatiques et ses nerfs. (*Voy.* Vaisseaux et nerfs de l'œil.)

§ II. Cornée.

La cornée est une membrane transparente, placée en avant de la érotique, et présentant une épaisseur d'environ 1 millimètre. Elle e à l'étude : une face antérieure, une face postérieure, une circonence et sa structure.

Face antérieure. — Convexe et lisse, cette face a les mêmes nensions que l'ouverture ovale de la sclérotique; elle présente, par iséquent, un diamètre vertical de 11 millimètres et un diamètre nsversal de 12 millimètres.

Face postérieure. — Cette face est concave. Elle appartient à une ière qui aurait 14 millimètres de diamètre ou bien 7 millimètres rayon, ce qui veut dire que la cornée est un segment de sphère de ite dimension, surajouté à une sphère de plus grande dimension. te face forme la paroi antérieure de la chambre antérieure de l'œil. e est baignée par l'humeur aqueuse. Tous ses diamètres sont de millimètres.

Circonférence. — La circonférence s'adapte à l'ouverture anté- ure de la sclérotique, et à ce niveau, *les fibres de la cornée se conti- nt avec celles de la sclérotique.*

A l'union de la cornée et de la sclérotique il n'existe aucun canal circulaire, comme l'ont avancé quelques auteurs. Ce qu'ils ont pris pour un canal est un plexus veineux situé dans l'épaisseur de la sclérotique, un peu en arrière de la circonférence de la cornée.

Structure. — La cornée est formée par un tissu particulier, le tissu cornéen, par deux couches placées en avant de cette membrane et par deux couches placées en arrière ; en tout cinq couches, et par des vaisseaux et des nerfs. Étudions ces cinq couches qui sont, en procédant d'avant en arrière :

1° La membrane épithéliale ;

2° La lame élastique antérieure ;

3° La couche cornéenne ou cornée proprement dite ;

4° La lame élastique postérieure ;

5° La membrane de Descemet ou de Demours.

La *membrane épithéliale* est formée par l'épithélium pavimenteux de la conjonctive. Au centre de la cornée ce sont des cellules aplaties, disposées sur une seule couche, tandis qu'au voisinage de la circonférence de cette membrane il existe plusieurs couches superposées dont les plus profondes sont en partie polyédriques et en partie sphériques.

La *lame élastique antérieure* de Bowmann fait suite au derme de la conjonctive ; cette lame élastique est mince et ne peut pas être suivie plus de 2 millimètres au delà de la circonférence de la cornée. C'est dans son épaisseur qu'on trouve les seuls vaisseaux existant dans la cornée.

La *couche cornéenne* est formée par un *tissu spécial* auquel on a donné le nom de tissu cornéen. Si quelques anatomistes considèrent encore cette membrane comme cartilagineuse il faut dire que les micrographes sont aujourd'hui à peu près d'un accord unanime pour admettre que les *éléments du tissu cornéen sont des fibres de tissu cellulaire,* identiques à celles de la sclérotique, et se continuant, sans ligne de démarcation, avec celles de la sclérotique. Quelques-uns admettent encore que la transparence de la cornée est due à une grande quantité d'eau qui imbibe cette membrane ; or M. Sappey a démontré que cette quantité ne diffère pas sensiblement de celle qu'on trouve dans la sclérotique. La transparence est due à la *qualité* de la matière amorphe qui réunit les fibres du tissu cellulaire et qui est *homogène et transparente.*

La *lame élastique postérieure* de Bowmann, que M. Rouget et d'autres anatomistes appellent *membrane anhyste*, est une couche mince située entre le tissu cornéen et la membrane de Descemet. Lorsqu'on la déchire elle revient sur elle-même en se contournant en vertu de son élasticité. Cette membrane déborde la cornée et à 1 millimètre environ au delà de la cornée, sur la sclérotique même, elle forme un épaississement connu sous le nom d'*annulus tendinosus* de Dolinger, anneau tendineux qui forme la *paroi postérieure du canal de Schlemm. (Voy.* Canaux de l'œil.)

Après avoir formé l'anneau tendineux de Döllinger, la lame élastique réfléchit sur toute la circonférence de la chambre antérieure de l'œil se porte, en se divisant en lanières, sur la face antérieure de l'iris, elle se perd. C'est à la portion réfléchie de la lame élastique qu'on nne le nom de *ligament pectiné*, de Hueck. En se réfléchissant sur 'is, ce ligament pectiné limite un canal prismatique et triangulaire, 'mé d'autre part par la sclérotique et l'iris. Ce canal est placé immé-ltement en avant du canal de Fontana (*voy.* canaux de l'œil), et nmunique, par les intervalles qui séparent les lamelles du ligament :tiné, avec la chambre antérieure.

La *membrane de Descemet ou de Demours* est formée par une couche 1ple d'épithélium pavimenteux dont les cellules hexagonales sont ¡ulièrement juxtaposées à la face profonde de la lame élastique posté-ure. De même que la lame élastique, ces cellules se perdent insensi-ment sur la face antérieure de l'iris et n'existent plus au niveau de ¡upille.

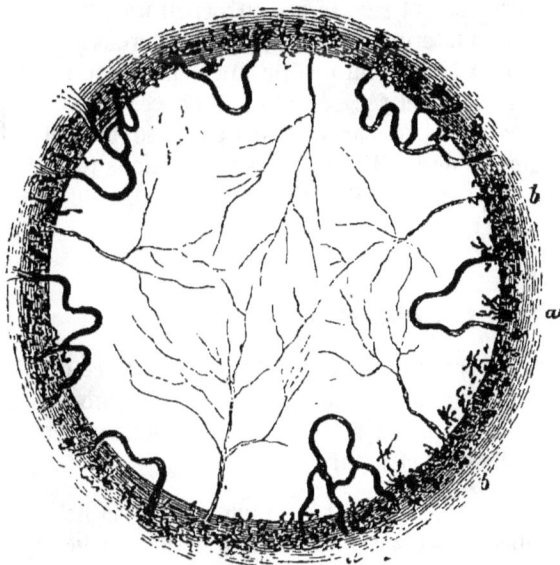

ig. 168.—Distribution des vaisseaux et des nerfs dans la cornée d'un poisson (cobitis fossilis), d'après M. Béclard.

a. Vaisseaux. — *b*. Nerfs.

'aisseaux et nerfs. — La cornée proprement dite ne possède pas de ,seaux. Ceux qu'on rencontre dans la kératite sont des vaisseaux de .velle formation, développés sous l'influence de l'inflammation. Les ls vaisseaux qu'on trouve dans cette membrane, sont des anses vascu-

laires dont la convexité regarde le centre de la cornée ; ces anses appartiennent aux vaisseaux de la conjonctive, se trouvent seulement dans la
lame élastique antérieure et ne s'étendent pas au delà de 1 à 2 millimètres de la circonférence de la cornée.

Les nerfs y ont été découverts par Papenheim. Ils sont extrêmement
fins et dépourvus de moelle. M. Kölliker croit qu'ils s'anastomosent
entre eux dans la cornée et qu'ils se terminent par des extrémités
libres.

Usages. — De même que la sclérotique, la cornée protége les parties profondes de l'œil. De plus, elle se laisse traverser par les rayons
lumineux, auxquels elle fait éprouver un certain degré de réfraction.

La cornée, quoique dépourvue de vaisseaux, jouit de propriétés
vitales très-énergiques, et ses plaies se cicatrisent avec la plus grande
facilité.

Cette membrane se laisse facilement traverser par les liquides, et
M. Gosselin a prouvé que la solution de sulfate d'atropine, placée sur
le globe oculaire, agit directement sur l'iris, en pénétrant dans l'humeur aqueuse, et non par l'intermédiaire du système nerveux.

« Dans l'œil droit de deux chiens, on instille une solution de sulfate
d'atropine ; l'humeur aqueuse, retirée séparément de ces deux yeux,
est instillée dans l'œil droit de deux chats, la dilatation se produit ; si
l'on retire l'humeur aqueuse de l'œil gauche des deux chiens (œil non
soumis à l'atropine), et qu'on l'instille dans l'œil gauche de deux
chats, point de dilatation (1).

§ III. Choroïde.

La choroïde est une membrane vasculaire, située entre la rétine et
la sclérotique. Cette membrane, de couleur noire, présente une épaisseur de $0^{mm},5$ à $0^{mm},7$. On lui considère deux faces et une extrémité
antérieure. J'examinerai aussi sa structure.

Face scléroticale. — Cette face est en rapport avec la sclérotique, à laquelle elle adhère à sa partie antérieure et à sa partie postérieure, au moyen des vaisseaux, des nerfs, et de la couche celluleuse ou *lamina fusca*, que nous avons vue à la face interne de la
sclérotique.

Face rétinienne. — La face rétinienne ou interne est en contact
avec la rétine, avec laquelle elle ne contracte aucune adhérence. Elle
est très-lisse et d'un beau noir foncé, tandis que sa face scléroticale

---

(1) Gosselin, *Sur le trajet intra-oculaire des liquides absorbés à la surface de l'œil.* — *Gazette hebdomadaire*, 1855

tomenteuse, et pourvue de petits prolongements de tissu cel-
ure.

, sa partie postérieure, la choroïde est percée d'un trou, pour
ser passer le nerf optique; et ce trou, comme celui de la scléro-
e, est situé à 1 millimètre au-dessous et à 3 millimètres en dedans
centre de la membrane.

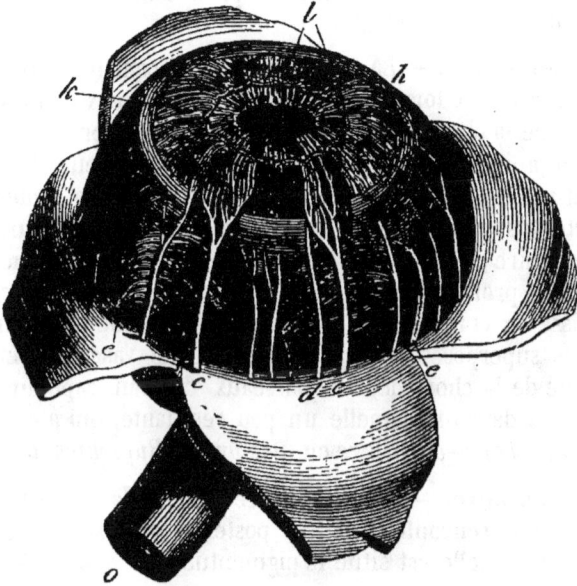

169. — Œil dont on a fendu la sclérotique. Les lambeaux de cette
mbrane sont renversés pour laisser voir la choroïde, l'iris et les
rfs ciliaires.

xtrémité antérieure. — L'extrémité antérieure est épaissie;
ce niveau, la choroïde est moins foncée du côté de la face scléro-
. Cette portion antérieure, ou épaissie de la choroïde, se divise
eux parties ou feuillets : l'une, qui s'applique à la face interne de
érotique et à la face postérieure de l'iris, c'est le *muscle ciliaire
nseur de la choroïde;* et l'autre, qui se plisse, de manière à
er de nombreux replis ou *procès ciliaires,* qui entourent la cir-
rence du cristallin et la zone de Zinn, et qui s'adossent, par leur
mité antérieure, à la face postérieure de l'iris. L'ensemble de ces
s autour du cristallin constitue la couronne ciliaire.

Structure.

ns ses 5/6 postérieurs, la choroïde est formée par plusieurs
es : couche pigmentaire externe, couche vasculaire, couche

élastique ou anhyste, et couche pigmentaire interne. Ces couches sont énumérées de dehors en dedans. Nous les étudierons l'une après l'autre, et nous ferons suivre leur description de celle du muscle ciliaire et des procès ciliaires.

1° Couche pigmentaire externe. — Cette couche est formée de tissu cellulaire, contenant entre ses éléments quelques cellules pigmentaires. Les artères ciliaires longues postérieures et les nerfs ciliaires passent dans cette couche.

2° Couche vasculaire. — La couche vasculaire constitue un petit appareil érectile. Elle est formée de vaisseaux nombreux, situés au milieu du *stroma* de la choroïde, stroma formé par des fibres musculaires de la vie organique, disposées sous forme de bandelettes le long des vaisseaux, et par des fibres élastiques. Les vaisseaux sont veineux, capillaires et artériels; les veines forment le plan le plus externe de cette couche vasculaire; les artères sont placées plus profondément; et, sur un plan plus profond encore, on voit les capillaires de la choroïde. (*Voy.* Vaisseaux et nerfs de l'œil.) A la face profonde de ces trois plans vasculaires superposés, à l'union de la couche vasculaire et de la lame élastique de la choroïde, les vaisseaux du plan capillaire se creusent des sillons dans une lamelle un peu résistante, qui a reçu le nom de *membrane chorio-capillaire* ou *membrane Ruyschienne*.

3° Couche élastique. — Elle est formée par une lame élastique, analogue à celle qu'on rencontre à la face postérieure de la cornée, et à la face interne de laquelle est situé le pigmentum.

4° Couche pigmentaire interne. — Elle est formée par une couche de cellules de pigment, cellules très-régulières, hexagonales, contenant un noyau ovale et de nombreuses granulations pigmentaires. Ces cellules se trouvent disséminées aussi, quoique en petite quantité, entre les éléments de la choroïde. Chez l'albinos, les cellules du pigment existent, mais elles sont dépourvues de granulations pigmentaires.

Muscle ciliaire. — Le muscle ciliaire ou tenseur de la choroïde a été découvert par Brücke. Il est formé de fibres antéro-postérieures et de fibres circulaires de la vie organique. Les fibres antéro-postérieures s'insèrent en avant, sur l'anneau tendineux de Döllinger, et arrière du canal de Schlemm, et se perdent, en arrière, dans l'épaisseur de la couche vasculaire de la choroïde. Quelques-unes de ces fibres passent directement dans l'iris. A la partie antérieure de ces fibres et à leur face interne, près de l'iris, MM. Rouget et H. Müller ont découvert, à la même époque, des fibres circulaires.

Le muscle ciliaire est en rapport, par sa surface externe, avec la sclérotique; par sa surface interne, avec les procès ciliaires; et par son bord antérieur, avec la circonférence de l'iris; par son bord postérieur, il se continue avec la couche vasculaire de la choroïde.

A ce niveau, le bord postérieur du muscle ciliaire présente un bord festonné, dentelé, qu'on a appelé *ora serrata*, et qui correspond à la terminaison de la rétine.

Le muscle ciliaire contient une grande quantité de nerfs. Lorsqu'il se contracte, il détermine la tension de la choroïde, et en même temps il augmente la longueur de l'axe du cristallin, en comprimant la circonférence de cet organe. C'est en augmentant l'épaisseur du cristallin que ce muscle sert à l'accommodation de l'œil aux diverses distances.

Procès ciliaires. — Ces replis sont situés à la face interne du muscle ciliaire. Il semble qu'à ce niveau on ait plissé la face interne de la choroïde. Ces procès sont au nombre de 70 à 80. Par leur réunion, ces replis forment autour du cristallin une couronne, *couronne ciliaire*; ils augmentent de largeur à mesure qu'ils se rapprochent de l'iris, et ils présentent une longueur de près d'un centimètre. Chaque procès ciliaire a la forme d'une pyramide triangulaire dont la base est adossée et adhérente à la face postérieure de l'iris, tandis que son sommet se perd en arrière, sur la face interne de la choroïde. L'une des faces de cette pyramide est en rapport avec la face interne du muscle ciliaire, et les deux autres faces qui regardent l'intérieur de l'œil sont en rapport avec des plis analogues qui s'engrènent avec eux autour du cristallin. (*Voy.* Zone de Zinn.) Les procès ciliaires forment autour du cristallin une couronne régulière analogue à celle que forment les griffes d'une bague autour d'un diamant. Lorsque le muscle ciliaire se contracte autour de la circonférence du cristallin, les procès ciliaires font l'office d'un coussinet qui rend plus douce et peut-être plus régulière cette compression.

La base ou extrémité antérieure des procès ciliaires remplit cet espace placé entre l'iris et le cristallin, et comble ainsi tout ce qui aurait à exister, à la rigueur, de chambre postérieure.

Usages. — La choroïde sert, par son pigmentum, à absorber les rayons lumineux qui ont traversé la rétine. Le muscle ciliaire, par sa contraction, sert à l'accommodation de l'œil aux diverses distances. En effet, en se contractant, il comprime la circonférence du cristallin, et augmente ainsi la courbure de ses faces.

§ IV. Iris.

Iris. — L'iris est une membrane musculaire et vasculaire placée verticalement au-devant du cristallin, et destinée à régler la quantité de rayons lumineux qui doivent traverser cette lentille.

On lui considère deux faces, deux circonférences et sa structure.

Face antérieure. — Un peu convexe, cette face forme la paroi postérieure de la chambre antérieure. Elle est diversement colorée, selon les sujets, et la coloration dépend toujours de la quantité de pigment qui est situé sur sa face postérieure et dans son épaisseur. Sur cette face, on trouve autour de la pupille une portion annulaire plus foncée qu'on appelle *anneau coloré interne*, et en dehors de cet anneau, une portion plus claire, appelée *anneau coloré externe*. On voit quelquefois sur cette face de petites taches noires qui sont formées par l'accumulation de quelques cellules de pigment. On y trouve les prolongements élastiques qui constituent le ligament pectiné et quelques-unes des cellules épithéliales de la membrane de Descemet existant, seulement, et en petit nombre, sur l'anneau coloré externe.

Face postérieure. — La face postérieure de l'iris, un peu concave, est recouverte d'une couche de cellules pigmentaires dont la réunion constitue ce que les anciens appelaient membrane *uvée*. Les cellules qui la constituent arrivent jusqu'à la pupille, dont elles foncent le bord. Cette face est en rapport avec le cristallin, contre lequel elle est appliquée, près de la pupille, et avec la base des procès ciliaires et le muscle ciliaire, tout autour du cristallin. Il n'y a pas simplement, à ce niveau, adossement des procès ciliaires et du muscle ciliaire à la face postérieure de l'iris, mais adhérence. En effet, l'iris présente à la face postérieure des plis qui s'engrènent avec la base des procès ciliaires, et l'on voit manifestement à ce niveau (Rouget, Giraldès) des vaisseaux et des fibres musculaires se porter de l'iris aux procès ciliaires et au muscle ciliaire. Par ces rapports, on comprend qu'il n'existe point de cavité entre l'iris et le cristallin ; encore une fois, il n'y a point de chambre postérieure.

Petite circonférence ou pupille. — La pupille n'occupe pas exactement le centre de l'iris ; elle est placée un peu en dedans et en haut. On la voit à chaque instant se dilater ou se rétrécir. La dilatation est causée par des agents physiques, *obscurité*; par des agents médicamenteux, *belladone*, etc., et par l'amaurose, ou paralysie de la rétine. Le rétrécissement de la pupille se montre à la *lumière vive*, sous l'influence de la *strychnine*, etc.

Grande circonférence. — La grande circonférence de l'iris ne s'insère point, comme le disent quelques auteurs, à l'union de la cornée et de la sclérotique, mais bien sur la sclérotique même, à 1 millimètre ou 1 millimètre 1/2 en arrière de la cornée. L'adhérence se fait par les fibres radiées de l'iris, qui vont s'insérer sur l'anneau tendineux de Dolinger et se confondre en partie avec les fibres musculaires du muscle ciliaire. Cette adhérence est consolidée par les organes vasculaires et nerveux qui viennent de la choroïde, c'est-à-dire du muscle ciliaire et des procès ciliaires. Elle est consolidée encore par le ligament

ectiné de Hueck, qui s'étend de l'anneau de Döllinger à la partie antérieure de la circonférence de l'iris.

Structure. — L'iris est formé d'un tissu propre ou stroma iridien,
le vaisseaux, de nerfs. En outre, sa surface est recouverte en arrière
par la membrane uvée et en avant par une lame irrégulière.

Tissu iridien. — Le tissu propre de l'iris est formé de fibres de
issu cellulaire et de fibres musculaires mélangées. Les premières vont
le la grande circonférence de l'iris à la pupille en décrivant des
lexuosités ; elles sont coupées par des fibres de la même espèce décrivant des courbes concentriques autour de la pupille. Mais les fibres les
plus importantes de l'iris sont celles qui déterminent les mouvements
e contraction et de dilatation de la pupille. Ces fibres sont musculaires
et appartiennent aux muscles de la vie organique. Les unes sont circu-
aires et contractent la pupille ; on les appelle *sphincter pupillaire* ;
és autres sont radiées et s'étendent de la grande à la petite circonfé-
ence de l'iris ; on les appelle, dans leur ensemble, *dilatateur pu-
illaire.*

Le sphincter de la pupille est formé de fibres circulaires *siégeant
eulement autour de la pupille*, dans une étendue, en largeur, de
l^m,5. En dehors de ce sphincter, M. Kölliker en a découvert un autre
plus petit.

Le dilatateur pupillaire est formé de fibres radiées qui viennent de
'anneau tendineux de Dolinger et du muscle ciliaire pour se porter en
roite ligne vers la pupille où elles cessent, en s'insérant en avant du
phincter, ou avant d'arriver aux fibres de ce petit muscle.

Les fibres musculaires de l'iris sont de même nature que celles de
a choroïde. Leur étude est difficile et les auteurs n'ont pas toujours
té d'accord sur leur nature. M. Robin, par exemple, a hésité longtemps
vant d'admettre leur nature musculaire. Hyrtl les a niées. M. Sappey en
ait des fibres musculaires spéciales, mais les zigzags qu'il décrit dans
es figures sont dus, selon M. Rouget, à des vaisseaux.

La membrane *uvée* est une lame très-mince, située sur la face pos-
érieure de l'iris, et formée d'une couche élastique profonde, et d'une
ouche superficielle de cellules pigmentaires qui continue la couche
igmentaire de la choroïde.

Sur la face antérieure de l'iris, on trouve, près de la grande circonfé-
ence des faisceaux élastiques, qui sont le prolongement de la lame
lastique postérieure de la cornée. (*Voy.* Cornée.) On y trouve aussi quelques cellules d'épithélium pavimenteux isolées et manquant complé-
ement vers l'orifice pupillaire. Quelques auteurs appellent *membrane
le Zinn* une lame élastique placée en avant de l'iris et se continuant
vec la lame élastique postérieure de la cornée. Elle n'existe pas.

Des *artères* nombreuses existent dans l'iris; elles sont fournies en partie par la terminaison des ciliaires courtes postérieures et surtout par les ciliaires longues postérieures et les ciliaires antérieures. (*Voy.* Vaisseaux de l'œil.) Ces artères se portent du grand cercle artériel de l'iris à la pupille, en s'anastomosant entre elles, pour former le petit cercle artériel de l'iris. Au niveau de la pupille, chez le fœtus, elles forment, dans la membrane pupillaire, un réseau qui communique avec la branche que l'artère centrale de la rétine donne au cristallin. Selon M. Rouget, le petit cercle artériel de l'iris serait déterminé par le retrait des vaisseaux de la membrane pupillaire, lorsque celle-ci se détruit. (On appelle membrane pupillaire une lamelle très-mince qui ferme la pupille chez le fœtus.) Découverte par Wachendorf en 1740, cette membrane se détruit au septième mois de la vie intra-utérine pour former la pupille.

Il y a, dans l'iris, des *veines* très-nombreuses qui ne peuvent pas être injectées, d'après M. Sappey, et qu'on injecte avec la plus grande facilité, selon M. Rouget. Ces veines se jettent, selon M. Sappey, dans un *prétendu* canal veineux qui entourerait l'iris, et nullement dans les veines choroïdiennes, tandis que M. Rouget affirme que *toutes* les veines de l'iris se jettent dans les veines choroïdiennes.

Usages. — L'iris sert à régler la quantité de rayons lumineux qui doit impressionner la rétine. C'est pour cela que la pupille est contractée à la lumière et dilatée à l'obscurité. Deux nerfs président à ces mouvements de la pupille. Le nerf moteur oculaire commun anime le sphincter pupillaire, tandis que le grand sympathique anime le dilatateur. Il est facile de se rendre compte de l'action de ces deux nerfs sur l'iris, par l'expérience.

Certains agents médicamenteux exercent un curieux effet sur les fibres musculaires de l'iris, et il semble que chaque agent agisse de préférence sur tel ou tel ordre de fibres. Si nous prenons la belladone pour exemple, nous voyons que son principe actif a une action élective sur les fibres radiées de l'iris qui se contractent. La dilatation pupillaire est donc due ici à une contraction du dilatateur et non, comme quelques auteurs l'ont dit, à une paralysie du sphincter pupillaire. Cette action élective de la belladone sur les fibres radiées est mise hors de doute par de nombreuses expériences que vient de faire M. le docteur Lemattre, l'un des internes les plus distingués des hôpitaux, dans son *mémoire*, couronné par l'Académie des sciences (1).

§ V. Rétine.

Rétine. — La rétine est une membrane nerveuse très-mince, transparente chez le vivant et opaque sur le cadavre.

(1) *Recherches expérimentales et cliniques sur les alcaloïdes des solanées.* (*Archives générales de médecine,* juillet 1865.)

Elle offre à étudier deux surfaces, son bord antérieur et sa structure.

Surface choroïdienne. — Cette face externe est en rapport avec la choroïde à laquelle elle n'adhère nullement. Elle présente en arrière, au niveau de l'axe antéro-postérieur de l'œil, une fente transversale de peu d'étendue.

Surface hyaloïdienne. — Cette surface interne est en contact avec la membrane hyaloïde qui entoure le corps vitré. Elle n'adhère pas à cette membrane. On voit sur cette face, au point d'insertion du nerf optique, une tache blanche de 1 mill. 1/2 à 2 mill. de large, un peu déprimée, qu'on appelle en anatomie, *papille,* et en physiologie, *punctum cœcum.* Avec l'ophthalmoscope, on aperçoit sur la papille les divisions de l'artère centrale de la rétine. On trouve aussi en dehors de l'insertion du nerf optique, un *pli transversal,* situé sur le trajet de l'axe antéro-postérieur de l'œil. Ce pli a 3 mill. de longueur et 1 mill. de hauteur. Il correspond à la fente qui se trouve sur la face postérieure. Sur ce pli on voit une *tache jaune* et au milieu de cette tache jaune un petit trou presque microscopique, *foramen centrale.*

Bord antérieur. — Le bord antérieur de la rétine se termine au niveau de l'*ora serrata,* c'est-à-dire au niveau du bord postérieur du muscle ciliaire. Il faut ajouter que, sur le bord antérieur, cette membrane est adhérente à la zone de Zinn.

Structure. — Avant 1750, on décrivait une seule couche à la rétine. A cette époque, Albinus en décrivit deux. En 1819, Jacob trouva une troisième couche. En 1836, Langenbeck décrivit quatre couches à la rétine. Il y a quinze à vingt ans qu'une nouvelle couche a été ajoutée aux précédentes et enfin, dans ces dernières années, M. Robin en a trouvé deux nouvelles. En somme, sept couches constituent la rétine. Ces couches sont, en procédant de dehors en dedans, d'après M. Robin :

1° La couche des bâtonnets ou membrane de Jacob ;

2° La couche granuleuse externe, formée de myélocytes ;

3° La couche intermédiaire, formée de matière amorphe ;

4° La couche granuleuse interne, formée de myélocytes ;

5° La couche granuleuse grise, formée de matière amorphe grise, comme celle de la substance grise du cerveau ;

6° La couche des cellules nerveuses ;

7° La couche des tubes nerveux, épanouissement du nerf optique, couche très-vasculaire.

L'étendue de ce livre ne s'accorde pas avec tous les détails nécessaires à la description des nombreux éléments qui entrent dans la composition de la rétine. (*Voy.* un traité d'histologie pour les détails.)

Les *nerfs* de l'iris viennent des nerfs ciliaires; ils sont très-nombreux. Leur trajet et leur terminaison n'ont pas encore été bien étudiés.

§ VI. Chambre antérieure et humeur aqueuse.

On donne le nom de chambre antérieure de l'œil à l'espace qui sépare la cornée de l'iris. Elle est remplie par l'humeur aqueuse, liquide transparent, très-fluide, dont la quantité correspond à 8 gouttes d'eau. L'humeur aqueuse est exhalée par la membrane de Descemet et elle présente ceci de particulier, qu'elle se renouvelle immédiatement après qu'elle a été évacuée par une plaie de la cornée.

La chambre antérieure est tapissée par la membrane de Descemet qui se réfléchit tout autour de la cornée pour se jeter sur la face antérieure de l'iris et constituer le ligament pectiné de Hueck. (*Voy.* Cornée.)

Le diamètre antéro-postérieur de cette cavité est de 2 millimètres à 2 millimètres 1/2.

§ VII. Chambre postérieure.

La chambre postérieure n'existe que dans quelques livres et dans l'esprit de certains chirurgiens. Ceux qui l'admettent disent que cette chambre, remplie par l'humeur aqueuse, est limitée par l'iris en avant, le cristallin en arrière, les procès ciliaires et la zone de Zinn sur la circonférence. Aujourd'hui on est à peu près d'accord pour rejeter la chambre postérieure. En effet, *pendant la vie*, alors que les vaisseaux choroïdiens et iriens sont pleins de sang, la face postérieure de l'iris se moule sur la face antérieure du cristallin, et la base des procès ciliaires entoure la partie antérieure de la circonférence de cette lentille de façon à faire disparaître tout espace qui pourrait séparer le cristallin de l'iris. De l'absence de chambre postérieure résulte que la pupille est appliquée contre le cristallin et qu'il ne sera plus utile de dire chambre *antérieure*, mais bien chambre de l'œil.

§ VIII. Cristallin.

Le cristallin est un corps transparent, solide, en forme de lentille biconvexe et situé entre l'iris et le corps vitré.

Le cristallin de l'adulte présente, en moyenne, de 8 à 9 millimètres de diamètre, et son axe mesure, d'avant en arrière, 4 à 5 millimètres. Sa face postérieure est plus convexe que l'antérieure. Chez le fœtus, les

diamètres du cristallin sont les mêmes que ceux de l'adulte, mais l'axe
est beaucoup plus long, de sorte qu'à cet âge le cristallin est à peu près
sphérique. A mesure que l'enfant se développe, cet organe s'aplatit un
peu d'avant en arrière.

Le cristallin est en rapport, par sa face postérieure, avec la membrane hyaloïde et le corps vitré, creusé d'une dépression pour le recevoir. Par sa face antérieure, le cristallin est en rapport avec la pupille
et l'iris. Sur les limites de cette face le cristallin est recouvert par la
zone de Zinn. Au niveau de sa circonférence, on voit la zone de Zinn et
la membrane hyaloïde se séparer pour passer, la première en avant et
la seconde en arrière, en formant un canal prismatique et triangulaire,
entourant la circonférence cristalline, c'est le *canal godronné de Petit*.

Autour de la circonférence du cristallin on trouve encore, en dehors
de la zone de Zinn, la couronne ciliaire et plus en dehors le muscle
ciliaire.

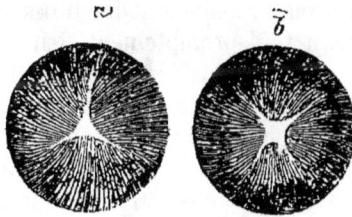

Fig. 170.   Fig. 171.

a. Face antérieure.   *b*. Face postérieure.
du cristallin.   du cristallin.

Structure. — Le cristallin est formé par la lentille proprement
dite et par sa capsule. La *capsule* est mince, transparente, sans apparence d'organisation. Elle présente une certaine élasticité. Celle qui
recouvre la face antérieure s'appelle *cristalloïde antérieure*, et la postérieure est connue sous le nom de *cristalloïde postérieure*.

Sur la face postérieure ou profonde de la cristalloïde antérieure on
trouve une couche régulière de cellules d'épithélium pavimenteux.

La *lentille cristalline* ou le cristallin proprement dit, présente, à sa
partie centrale, un point un peu plus dur qu'on a appelé *noyau*. On a
admis dans les couches superficielles de cette lentille un liquide ou *humeur de Morgagni*, qu'on a attribué à la liquéfaction des couches superficielles du cristallin. La vérité est que ce liquide est de l'humeur aqueuse
qui est venue se placer entre cette membrane et le cristallin, après
avoir traversé la cristalloïde antérieure qui est fortement endosmotique
et dissocié les cellules épithéliales qui recouvrent sa face profonde. Les
auteurs ne s'accordent guère sur la structure intime du cristallin.

Le cristallin proprement dit se compose, dans toute son épaisseur, d'éléments allongés, aplatis, à six pans, de $0^{mm},0052$ à $0^{mm},01$ de largeur sur $0^{mm},02$ à $0^{mm},03$ d'épaisseur ; ces éléments, qu'on connaît généralement sous le nom de *fibres du cristallin*, sont d'une transparence parfaite, mous, flexibles et notablement visqueux ; en réalité, ce sont des tubes creux, à parois très-minces, qui renferment une substance transparente, visqueuse et de nature albumineuse ; pendant la dilacération, cette substance s'échappe de son enveloppe et forme des gouttelettes transparentes et irrégulières, qu'on rencontre toujours en grande quantité quand on examine les fibres superficielles du cristallin. Il serait donc plus convenable de donner le nom de *tubes* aux éléments du cristallin. Au point de vue chimique, ces tubes présentent cette particularité que toutes les substances qui coagulent l'albumine, les rendent plus foncés et plus distincts ; aussi tous ces réactifs, et notamment l'acide nitrique, l'alcool, la créosote et l'acide chromique, conviennent-ils parfaitement pour l'étude du cristallin. Les alcalis caustiques, au contraire, dissolvent rapidement les tubes du cristallin, que l'acide acétique altère aussi très-promptement. Dans les couches centrales du cristallin, qu'on appelle aussi *noyau du cristallin*, les fibres sont plus denses, plus étroites et plus foncées que dans les couches molles extérieures ; elles cessent aussi d'y présenter une cavité visible. Les tubes du cristallin s'unissent entre eux par simple juxtaposition ; ils sont disposés de telle sorte que toujours leurs faces sont parallèles aux surfaces du cristallin, et que leurs bords tranchants remplissent les intervalles laissés par les tubes voisins ; il résulte de là, et ceci est manifeste, que dans l'épaisseur du cristallin chaque tube est entouré de six autres, et qu'une section transversale des tubes donne l'apparence d'une mosaïque dont toutes les pièces seraient des hexagones. Les bords et les faces des tubes sont généralement un peu inégaux, quelquefois même dentelés ; chez certains animaux, chez les poissons entre autres, ces dentelures sont très-marquées. Il s'ensuit que les fibres sont unies plus solidement par leurs bords que par leurs faces, et que le cristallin se divise plus facilement en lames parallèlement à ses faces, qu'en segments dans le sens de son épaisseur. C'est pourquoi on a considéré le cristallin comme formé de feuillets emboîtés les uns dans les autres, comme les couches d'un oignon ; mais il ne faut point oublier que ces feuillets n'ont absolument rien de régulier et sont toujours formés de plusieurs couches de fibres. Un fait plus important peut-être, au point de vue physiologique, c'est que les éléments du cristallin sont disposés avec plus de régularité encore dans le sens de l'épaisseur de l'organe ; de telle sorte que partout ils se recouvrent exactement, et qu'on pourrait se représenter le cristallin comme formé d'une infinité de segments perpendiculaires à sa surface et de la largeur d'une fibre du cristallin.

Les tubes qui composent chaque lame sont disposés de manière à partir tous du centre de la lame, pour se rendre à son bord en suivant la direction du rayon ; arrivés au bord, ils se recourbent en anse pour gagner la face opposée. Aucune fibre, cependant, ne fait un demi-tour complet autour du cristallin, en allant, par exemple, du milieu de la face antérieure à celui de la face postérieure. En d'autres termes, les fibres du cristallin n'arrivent point jusqu'au centre des deux faces ; elles se terminent à la périphérie d'une *sorte d'étoile* qui s'y voit. Chez le fœtus et le nouveau-né, chaque étoile du cristallin facile à voir à l'œil nu, présente trois rayons qui convergent régulièrement sous des angles de 120 degrés. Sur l'étoile antérieure, deux rayons sont tournés en bas et le troisième en haut : c'est le contraire pour l'étoile postérieure, qui semble, par conséquent, avoir subi une rotation de 60 degrés autour de son axe. Or, les tubes qui partent du centre de l'étoile antérieure n'atteignent, sur la face postérieure, que les extrémités des trois rayons de l'étoile ; et réciproquement, les fibres qui naissent du pôle postérieur, s'arrêtent avant de toucher le pôle antérieur. Il en est de même des fibres situées entre celles que nous venons d'examiner : d'où il suit qu'aucune d'elles ne mesure deux fois le rayon, et que toutes les fibres d'une même couche présentent exactement la même longueur. Ce qui précède s'applique parfaitement au noyau du cristallin, chez l'adulte ; dans les couches superficielles, au contraire, les étoiles y paraissent plus compliquées et pourvues de 9 à 16 rayons de diverses longueurs, rarement réguliers, parmi lesquels on peut distinguer cependant des rayons principaux. (Voy. *fig.* 170 et 171.)

Naturellement le trajet des fibres devient par là plus compliqué, d'autant plus que, sur ces étoiles, les fibres qui viennent s'insérer sur les côtés des rayons, se recourbent en arc de cercle les unes vers les autres, de sorte que ces rayons sont comme pennés ou représentent des tourbillons (*vortices lentis*). Mais le trajet général des fibres est exactement le même que chez l'enfant, c'est-à-dire que là encore les deux étoiles ne se correspondent point et qu'aucune fibre ne va d'un pôle à l'autre. La substance des étoiles n'est point composée de tubes ; elle est finement granulée et en partie homogène ; et comme les étoiles traversent toutes les couches, on voit qu'il existe dans chaque moitié du cristallin trois lames au plus, perpendiculaires aux faces et qui ne sont pas fibreuses (*central planes, Bowman*). Les tubes s'élargissent au voisinage des étoiles, mais ne se confondent point les uns avec les autres ; ils se terminent par des renflements en massue ou fusiformes, qui, vus de face, représentent souvent des polygones très-élégants. (Kölliker, *Histologie*, 1856.)

§ IX. Corps vitré et zone de Zinn.

On appelle corps vitré la substance demi-liquide qui remplit la plus grande partie de la cavité du globe oculaire.

Le corps vitré remplit tout l'espace qui sépare la rétine du cristallin. Sa surface est en rapport avec la face interne de la rétine en arrière, et avec la face postérieure du cristallin en avant. Entre le cristallin et la rétine il existe une portion de la surface du corps vitré recouvert par une membrane, connue sous le nom de zone de Zinn.

Le corps vitré a une consistance analogue à celle d'un blanc d'œuf. Il est parfaitement transparent. Chez le fœtus il est traversé d'arrière en avant, par l'*artère capsulaire*, branche de l'artère centrale de la rétine. Cette artère s'oblitère après la naissance et le *canal hyaloïdien*, imaginé par quelques anatomistes pour loger l'artère, n'existe pas.

Le corps vitré est formé d'un liquide, l'*humeur vitrée*, et d'une membrane qui l'entoure et qui envoie de nombreux prolongements dans l'épaisseur de ce liquide, c'est la *membrane hyaloïde*.

La membrane hyaloïde est très-mince, sans apparence de structure, et ne présentant au microscope aucun élément anatomique. Elle est si mince et si bien dépourvue d'éléments que M. Robin nie son existence ; cependant il est certain qu'elle existe, de l'avis de presque tous les anatomistes.

Cette membrane excessivement mince limite l'humeur vitrée ; elle est en rapport par sa face externe avec la rétine en arrière, le cristallin et la zone de Zinn en avant ; par sa face interne, elle envoie de nombreuses cloisons qui s'entre-croisent et qui limitent des aréoles communiquant les unes avec les autres.

L'humeur vitrée qui remplit les mailles de la membrane hyaloïde est un liquide parfaitement transparent, d'apparence sirupeuse. Elle est formée, d'après Berzelius, par 98 parties d'eau 0,16, d'albumine, 1,42 de chlorure de sodium et 0,02 d'une substance soluble dans l'eau, pour 100 parties.

Zone de Zinn.

On donne ce nom à une membrane fibreuse que quelques auteurs considèrent comme un épaississement de la membrane hyaloïde, et que d'autres prennent pour la continuation d'une partie de la rétine. La zone de Zinn est une membrane indépendante qu'on peut comparer à l'iris pour sa forme et sa position. En effet, cette membrane présente un orifice central ou petite circonférence en arrière de la pupille et une grande circonférence. Elle présente aussi une face postérieure, et une face antérieure en arrière de l'iris.

La *petite circonférence* est placée sur les limites de la face antérieure du cristallin qu'elle recouvre, de sorte que l'orifice qu'elle forme est rempli par le cristallin. Cette circonférence est parallèle et en contact avec la pupille lorsque celle-ci est fortement dilatée. Son diamètre est de 8 millimètres environ.

La *grande circonférence* se continue directement avec la rétine au niveau de l'*ora serrata*.

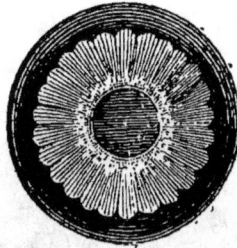

Fig. 172. — Zone de Zinn.

Le point central est le cristallin, la zone péripherique noire représente le corps vitré.
La zone blanche représente la face antérieure de la zone de Zinn.

La *face postérieure* de la zone de Zinn est très-adhérente à la membrane hyaloïde qu'elle recouvre dans toute la portion qui sépare le cristallin de l'extrémité antérieure de la rétine. Elle est en rapport avec la membrane hyaloïde et avec la circonférence du cristallin. En quittant la membrane hyaloïde pour rejoindre le cristallin, la zone de Zinn forme la paroi antérieure d'un canal prismatique et triangulaire qui décrit un cercle autour du cristallin. Ce canal appelé, canal de Petit, est limité par la membrane hyaloïde en arrière et par le cristallin en dedans.

La *face antérieure* de la zone de Zinn est en rapport de la petite circonférence vers la grande : 1° avec la face postérieure de l'iris à laquelle elle est contiguë ; 2° avec les procès ciliaires. Elle présente des replis qui s'engrènent avec les procès ciliaires. Ces replis portent le nom de procès ciliaires de la zone de Zinn, par opposition aux autres qu'on appelle procès ciliaires de la choroïde.

Cette face forme la paroi postérieure de la chambre postérieure, pour ceux qui admettent cette chambre.

§ X. Vaisseaux de l'œil.

Les vaisseaux de l'œil affectent une disposition spéciale. Je crois qu'il est préférable de décrire tous les vaisseaux dans un même article, au lieu de décrire séparément les vaisseaux de l'iris, de la choroïde, de la rétine, de la cornée, etc. L'étude de ces vaisseaux dans les diverses parties de l'œil est difficile, et l'expérience de tous les jours m'a appris que cette difficulté est bien moins grande lorsqu'on envisage la circulation de l'œil dans son ensemble.

Le sang arrive au globe oculaire par les artères, comme dans tous les organes de l'économie. Les artères donnent naissance à des capillaires, d'où partent les veines.

Toutes les artères de l'œil viennent de l'artère ophthalmique ou de ses branches; *toutes les veines* se rendent dans la veine ophthalmique ou dans quelques-unes de ses branches. Ces vaisseaux appartiennent presque tous à l'appareil d'adaptation, c'est-à-dire à la choroïde et à l'iris.

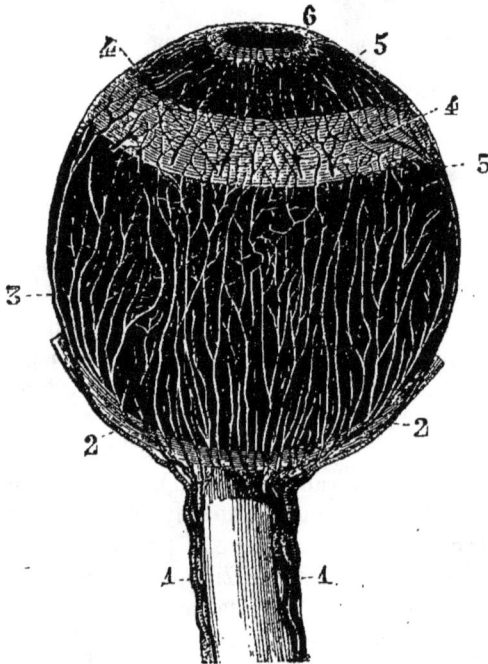

Fig. 173. — Vaisseaux de l'œil.

1, 1. Artères ciliaires courtes postérieures. — 2, 2. Artères ciliaires longues postérieures. — 5, 5. Les mêmes artères se bifurquant en arrière de l'iris. — 4, 4. Artères ciliaires antérieures. — 5. Iris et vaisseaux de l'iris. — 6. Pupille.

Artères. — Les artères du globe oculaire sont la centrale de la rétine, les ciliaires courtes postérieures, les ciliaires longues postérieures, et les ciliaires courtes antérieures. Les trois premières sont fournies par le tronc de l'ophthalmique; les dernières viennent des musculaires, branches de l'ophthalmique.

1° *Artère centrale de la rétine.*— Née du tronc de l'ophthalmique, cette artère se place d'abord entre le nerf optique et sa gaîne, puis au centre du nerf optique, creusé d'un canal pour la recevoir. Dans son trajet, elle est accompagnée d'un filet nerveux venu du grand sympathique. Arrivée au centre de la papille du nerf optique, elle se divise en trois branches qui se portent en divergeant à la face interne de la rétine, où elles forment un réseau à mailles serrées.

Chez le fœtus, cette artère donne un petit rameau qui traverse le corps vitré d'arrière en avant, dans un prétendu canal appelé *canal hyaloïdien*. Ce rameau hyaloïdien, arrivé à la face postérieure du cristallin, se distribue à la capsule cristalline dans toute son étendue, et s'anastomose à la face antérieure de la capsule cristalline avec les vaisseaux de la membrane pupillaire (Robin). Après la naissance, tous ces vaisseaux s'atrophient, et il ne reste plus que les artères de la rétine.

2° *Artères ciliaires courtes postérieures.*—Ces artères, au nombre de 15 à 20, sont fournies par le tronc de l'ophthalmique. Elles traversent la sclérotique autour du nerf optique, et traversent ensuite la choroïde pour se distribuer à cette membrane. Ces artères affectent une direction postéro-antérieure ; elles se terminent dans la choroïde et jusqu'aux procès ciliaires, et elles fournissent peu de branches à l'iris. Elles font partie de la couche vasculaire de la choroïde et occupent le plan moyen de cette couche, entre le plan veineux et le plan chorio-capillaire. (*Voy.* Choroïde.) Cette situation du plan artériel a été indiquée par M. Rouget et les auteurs allemands, contre l'opinion de M. Sappey, qui la place en dedans des capillaires.

D'après cette description, on voit que les artères ciliaires courtes postérieurs peuvent aussi bien être désignées sous le nom d'artères *de la choroïde.*

3° *Artères ciliaires longues postérieures.*—Ces artères sont au nombre de deux. Elles traversent la sclérotique de chaque côté du nerf optique, en dehors du point où cette membrane laisse passer les ciliaires courtes. Elles se placent ensuite à la face externe de la choroïde, entre cette membrane et la sclérotique, et se dirigent en avant en suivant exactement le diamètre transversal du globe oculaire. Elles se bifurquent en arrière du muscle ciliaire, et ses deux branches de bifurcation se portent en haut et en bas, vers celles du côté opposé, pour concourir à la formation du grand cercle artériel de l'iris, qui est complété par les ciliaires courtes antérieures.

C'est pour éviter la blessure de cette artère, qu'on a soin, dans l'opération de la cataracte par abaissement, d'introduire l'aiguille à 3 ou 4 millimètres en arrière de la cornée et en dehors du diamètre transversal du globe oculaire. On est sûr, en procédant ainsi, d'introduire l'aiguille en avant de la bifurcation artérielle.

Les artères ciliaires longues postérieures sont destinées à l'iris, tandis que les courtes étaient destinées uniquement à la choroïde.

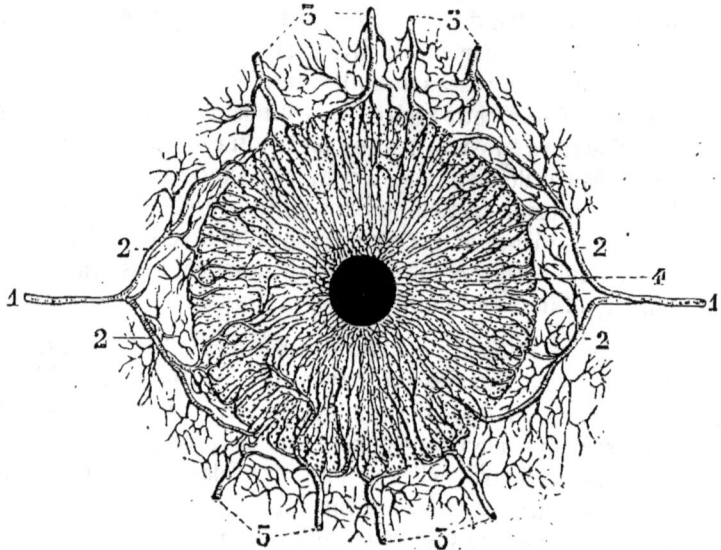

Fig. 174. — Vaisseaux de l'iris.

1, 1. Artères ciliaires longues postérieures. — 2, 2. Leurs branches de bifurcation — 3, 3. Artères ciliaires antérieures formant avec les autres le grand cercle artériel de l'iris. — 4. Petit cercle artériel de l'iris.

4° *Artères ciliaires antérieures.*—Parties des musculaires, les artères ciliaires antérieures pénètrent la sclérotique à la partie supérieure et à la partie inférieure, au niveau du tendon des muscles droits supérieur et inférieur. Elles sont au nombre de 3 ou 4 de chaque côté. Après avoir traversé la sclérotique, ces artères s'anastomosent au niveau du muscle ciliaire, à la grande circonférence de l'iris, avec les branches de bifurcation des artères ciliaires longues postérieures, et forment avec elles le *grand cercle artériel de l'iris.* Du grand cercle artériel naissent une grande quantité de rameaux se portant vers la pupille, où ils s'anastomosent en formant des anses qui embrassent le bord pupillaire. Ces anses artérielles forment à ce niveau, par leurs anastomoses, le *petit cercle artériel de l'iris.* Le petit cercle artériel est le résultat de la rétraction des vaisseaux de la membrane pupillaire après l'atrophie de cette membrane. Chez le fœtus, c'est au niveau de la membrane pupillaire que les vaisseaux de l'iris s'anastomosent avec la branche de la centrale de la rétine, qui se porte à la capsule du cristallin.

Capillaires. -- Dans la rétine et dans l'appareil d'adaptation de l'œil, iris et choroïde, les capillaires sont intermédiaires aux artères et aux veines. Ils méritent cependant une mention au niveau de la choroïde. Contrairement à l'opinion de M. Sappey, qui admet une couche capillaire située entre la couche artérielle et la couche veineuse, M. Rouget, avec la plupart des micrographes, décrit les capillaires comme s'ils étaient creusés dans l'épaisseur de la couche anhyste ou élastique. Ce plan de capillaires est situé à la face interne du plan artériel, en dehors du pigment. C'est cette couche capillaire qu'on a désignée sous le nom de membrane *chorio-capillaire* ou de *membrane Ruyschienne*.

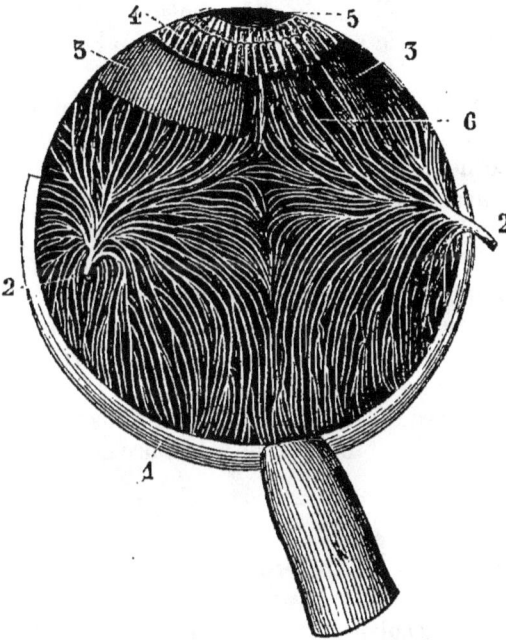

Fig. 175. — Veines iriennes et choroïdiennes.

1. Sclérotique. — 2, 2. Vasa vorticosa. — 3, 3. Fibres du muscle ciliaire. — 4. Iris. 5. Pupille. — 6. Veines des procès ciliaire allant se jeter dans les vasa vorticosa.

Veines. — Les veines qui rapportent à la veine ophthalmique le sang du globe oculaire viennent de la rétine et de l'appareil d'adaptation de l'œil, choroïde et iris. Celles qui naissent de l'iris (*veines iriennes*) vont se jeter *toutes, sans exception*, dans les veines de la choroïde, pour former les origines du *vasa vorticosa*. Sur des pièces fort bien préparées, M. Rouget a démontré cette terminaison des veines de l'iris qu'il importe de noter, à cause de la terminaison différente que leur assignent d'autres auteurs. Ces veines sont *très-faciles à injecter*, du côté de la veine ophthalmique comme du côté de l'artère. Elles possèdent peu de valvules (Rouget).

Les *veines choroïdiennes* sont formées à leur origine par les veines qui viennent de l'iris et par de petits plexus veineux venus des procès ciliaires. Elles se divisent en une foule de petits groupes qui forment comme des étoiles. De ces étoiles partent des troncs qui se réunissent en tourbillonnant pour donner naissance à quatre veines connues sous le nom de *vasa vorticosa*. Toutes ces veines forment le plan externe de la couche vasculaire. Les *vasa vorticosa*, au nombre de quatre, traversent la sclérotique sur l'équateur de l'œil, aux extrémités des deux diamètres transverses et obliques du globe oculaire.

La *veine centrale de la rétine* suit la direction de l'artère du même nom.

Pour M. Sappey, les veines de l'iris se comportent différemment. Elles se jettent dans le canal veineux, qui entoure, selon lui, la circonférence de la cornée. De ce canal circulaire, partiraient une foule de veines, qui, au lieu de se porter dans les *vasa vorticosa*, traverseraient la sclérotique, en ligne droite et en rayonnant, pour se jeter dans les veines musculaires de l'ophthalmique. (*Voy.* Canaux de l'œil.)

La vérité est que le canal veineux n'existe pas à l'état de canal, et que les veines iriennes se portent, d'une part, dans les procès ciliaires ; et, d'autre part, dans les veines musculaires, en traversant la partie antérieure de la sclérotique. Ce sont ces veines injectées, et dirigées à la manière de rayons, qui constituent, dans l'iritis, le *réseau sclérotidien*, bien différent du réseau vasculaire qu'on rencontre dans la conjonctivite.

§ XI. Nerfs de l'œil.

Les nerfs du globe oculaire traversent la sclérotique, tout autour du nerf optique, et se placent, entre cette membrane et la choroïde, dans l'épaisseur de cette couche celluleuse, qu'on appelle *lamina fusca*. Ces nerfs, connus sous le nom de *nerfs ciliaires*, proviennent des branches efférentes du ganglion ophthalmique et de deux ou trois filets ciliaires, venus directement du nerf nasal ; ils arrivent au muscle ciliaire, après avoir cheminé d'arrière en avant entre la choroïde et la sclérotique.

Au niveau du muscle ciliaire, ces nerfs s'anastomosent fréquemment entre eux, et forment un plexus ; à tel point que quelques anatomistes ont considéré le muscle tenseur de la choroïde, comme un ganglion nerveux. De ce plexus partent de nombreux filets nerveux, qui se portent à l'iris, à la cornée et à la conjonctive, à travers la sclérotique.

Tous ces nerfs contiennent des filets sensitifs, fournis par le nerf nasal; des filets moteurs, fournis par le nerf moteur oculaire commun; et des filets végétatifs, fournis par le grand sympathique. Ces trois nerfs donnent, en effet, une racine au ganglion opththalmique, d'où partent les nerfs ciliaires.

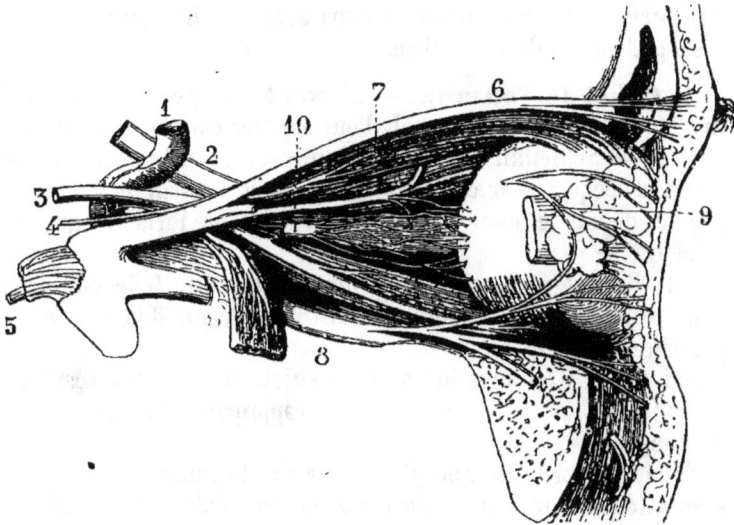

Fig. 176 — Nerfs du globe oculaire.

1. Artère carotide interne. — 2. Nerf optique. — 3. Nerf moteur oculaire commun. 4. Nerf pathétique. — 5. Nerf trijumeau. — 6. Nerf frontal. — 7. Nerf nasal. — 8. Maxillaire supérieur. — 9. Terminaison du nerf lacrymal et son anastomose avec le rameau orbitaire du maxillaire supérieur. — 10. Ganglion ophthalmique et nerfs ciliaires.

§ XII. Canaux de l'œil.

Si jamais un point d'anatomie a été entouré de ténèbres, c'est assurément celui-ci. Peu d'auteurs s'accordent non-seulement sur les dimensions de ces canaux, mais encore sur leur situation, et même sur leur existence.

Les canaux qui ont été décrits dans l'œil, sont : le canal godronné de Petit, le canal de Schlemm, le canal de Fontana, et le canal d'Hovius.

1° Canal godronné de Petit. — Ce canal est circulaire. Il entoure la circonférence du cristallin. La coupe de ce canal est triangulaire. Il a trois parois, interne, antérieure et postérieure. La paroi interne est formée par la circonférence du cristallin. La paroi antérieure est formée par la zone de Zinn ; et la paroi postérieure, par la membrane hyaloïde, qui se sépare de la zone de Zinn, à ce niveau, pour passer en arrière du cristallin.

Le canal de Petit ne contient aucun liquide, il est simplement humecté de sérosité.

On l'appelle godronné, parce que lorsqu'on l'insuffle, on détermine, à sa surface, des bosselures, comparables à celles qu'on voit dans les vases godronnés de nos églises.

2° Canal de Fontana. — D'après M. Sappey, rien de plus commode que l'étude de ce canal. Pour lui, les canaux de Fontana, d'Hovius et de Schlemm ne sont qu'un seul et même canal, décrit, à diverses époques, par ces anatomistes, sous un nom différent. M. Sappey lui donne le nom de canal circulaire de l'iris ou grand cercle veineux.

MM. Rouget et Giraldès s'élèvent contre une telle confusion ; et, pour eux, ces canaux seraient distincts ; celui d'Hovius n'existerait pas chez l'homme.

J'ai voulu fixer mes idées, à ce sujet, et voici les résultats auxquels je suis arrivé, résultats qui se rapprochent beaucoup de ceux de M. Rouget.

Voici, d'abord, ce que j'ai appris sur le canal de Fontana. J'ai lu avec attention le *Traité du venin de la vipère*, que Félix Fontana publia en 1781. Dans cet ouvrage, j'ai trouvé, entre autres, une lettre que Fontana écrivit, en 1778, à Adolphe Murray, professeur d'anatomie à Upsal, sur la demande de celui-ci. Fontana dit avoir trouvé chez le bœuf un *canal circulaire*, qu'il a pu remplir de mercure et insuffler. Il place ce canal, et le texte ne laisse aucun doute à ce sujet, entre le ligament ciliaire, aujourd'hui muscle ciliaire, et la face interne de la sclérotique. Les parois du canal sont enduites d'un liquide séreux. Fontana déclare qu'il ignore les usages de ce canal. D'après ce que nous savons aujourd'hui sur le muscle ciliaire et sur ses mouvements, n'est-il pas naturel d'admettre que le canal de Fontana, qui existe chez l'homme, mais moins considérable que chez le bœuf, est tout simplement une bourse séreuse circulaire, déterminée par les frottements du muscle ciliaire contre la sclérotique.

Selon M. Rouget, le canal de Fontana serait limité, sur son bord antérieur et interne, par le ligament pectiné, de sorte que le canal de Fontana se remplirait d'humeur aqueuse. (*Voy*. Structure de la cornée.)

Je ne crois pas que cette communication ait lieu, et j'ai pu constater que la bourse séreuse circulaire, ou canal de Fontana, est séparée de ce canal prismatique et triangulaire, situé entre la sclérotique, l'iris et le ligament pectiné. (*Voy*. ces membranes.)

3° Canal de Schlemm. — Pour les auteurs allemands, le canal

e Schlemm est un canal circulaire, probablement rempli de sang
eineux. Ce canal est placé autour de la circonférence de la cornée,
ans l'épaisseur de la sclérotique. Sa paroi antérieure est formée par
l sclérotique; et la paroi postérieure, par l'anneau tendineux de
öllinger. Au moyen d'injections, M. Rouget a fait voir que ce pré-
endu canal de Schlemm n'est qu'un *plexus veineux*, situé dans l'é-
aisseur de la sclérotique, à sa partie antérieure.

Les anatomistes, qui décrivent un canal de Fontana antérieur et un
ostérieur, appellent canal de Fontana antérieur celui de Schlemm,
l postérieur celui de Fontana proprement dit.

4° Canal d'Hovius. — Comme Fontana, Hovius a étudié ce canal
ez le bœuf et le chien. Ce canal me paraît exister chez l'homme,
est un cercle veineux, situé en arrière du muscle ciliaire, au niveau
e l'*ora serrata*. Il est formé par la réunion de quelques veines de la
oroïde. (*Voy.* Jacobi Hovii *Tractatus de circulari humorum motu in
ulis*, 1716.)

§ XIII. Questionnaire

EXERCICES TENDANT A APLANIR LES DIFFICULTÉS QUI SE RATTACHENT A LA
DESCRIPTION DU GLOBE OCULAIRE.

1. Comment s'unissent la cornée et la sclérotique?
Ces deux membranes se continuent, et au point de leur réunion on
it les fibres de la cornée passer dans la sclérotique. Il *n'existe pas
: canal* circulaire à l'union de ces deux membranes. La comparaison
a verre de montre fixé dans sa rainure métallique n'est donc pas très-
eureuse.

2. La cornée a-t-elle des vaisseaux?
Non, la cornée proprement dite ne possède pas de vaisseaux, mais
a trouve quelques anses vasculaires qui s'avancent sur la cornée dans
ne étendue de 2 millimètres environ dans la lame élastique antérieure,
qui viennent des vaisseaux de la conjonctive.

3. Qu'est-ce que la membrane de Descemet?
On donne ce nom à une couche très-régulière d'épithélium pavi-
enteux qui tapisse la face postérieure de la cornée et qui devient
régulière sur la face antérieure de l'iris, où elle se réfléchit.

4. Combien y a t-il de couches à la cornée?
Cinq. La couche principale et centrale est la lame cornéenne propre-
ent dite, se confondant, sur ses limites, avec la sclérotique. En avant
e la lame cornéenne, on trouve la couche épithéliale et la couche
astique antérieure qui se continuent avec la conjonctive. En arrière

de cette lame, on trouve la couche élastique postérieure et la membrane de Descemet.

5. Quelle est l'épaisseur de la sclérotique?

1 millimètre, 2 en arrière, 0^{mm},6 en avant et 0^{mm},4 au milieu. Cette épaisseur se réduit à 0^{mm},3 au niveau des tendons des muscles de l'œil.

6. Qu'est-ce que la choroïde?

Une membrane vasculaire et musculaire recouverte à sa surface interne d'une couche pigmentaire destinée à absorber les rayons lumineux.

7. De combien de couches est-elle formée?

De dehors en dedans on trouve dans la choroïde : 1° une couche pigmentaire externe ; 2° une couche vasculaire formée par une plan veineux, superficiel ; et par un plan artériel, profond ; 3° une couche chorio-capillaire formée par les capillaires de la choroïde ; 4° une couche élastique ; 5° une couche pigmentaire interne.

8. Quels sont les éléments qui forment le stroma de la choroïde?

La fibre du tissu cellulaire, la fibre élastique et la fibre musculaire de la vie organique.

9. Qu'est-ce que le muscle ciliaire?

C'est un muscle situé entre la sclérotique et les procès ciliaires, en arrière de l'iris. Il est formé de fibres lisses antéro-postérieures prenant leur point d'insertion sur l'anneau tendineux de Döllinger qui leur sert de tendon. On y trouve quelques fibres circulaires.

10. Quels sont les rapports de l'iris?

En avant, avec la chambre antérieure; en arrière et du centre à la grande circonférence, avec le cristallin, la zone de Zinn et la base des procès ciliaires. La grande circonférence est en rapport, avec le muscle ciliaire, en arrière ; l'anneau tendineux de Döllinger, le ligament pec'iné et le canal de Schlemm, en avant.

11. Quels sont les rapports des procès ciliaires avec le cristallin?

Les procès ciliaires embrassent le cristallin comme les griffes d'une monture embrassent un diamant. Ils sont séparés du cristallin par la zone de Zinn.

12. Qu'est-ce que le canal de Fontana?

C'est une bourse séreuse circulaire, placée autour du muscle ciliaire, entre ce muscle et la sclérotique et déterminée par les mouvements du muscle ciliaire.

13. Qu'est-ce que le canal de Schlemm?

C'est un plexus-veineux situé dans l'épaisseur de la sclérotique, immédiatement en avant de l'anneau tendineux de Döllinger.

14. Qu'est-ce que le canal godronné de Petit?

Un canal circulaire, prismatique et triangulaire, ne contenant ni gaz
i liquide et limité par la circonférence du cristallin, la zone de Zinn et
i membrane hyaloïde.

15. Qu'appelle-t-on zone choroïdienne?

M. Sappey donne ce nom à la partie antérieure épaissie de la choroïde.
i décrit le muscle ciliaire et les procès ciliaires comme deux feuillets
e la zone choroïdienne.

16. Qu'appelle-t-on ora serrata?

C'est le bord postérieur de la zone choroïdienne. Ce bord est un peu
entelé, festonné; c'est à son niveau que la rétine se termine et que
i zone de Zinn commence.

17. Qu'est-ce que le muscle de Crampton?

Ce sont des fibres musculaires circulaires que Crampton a décrit dans
i muscle ciliaire des oiseaux.

18. Qu'appelle-t-on vasa vorticosa?

Ce sont les veines choroïdiennes qui portent à la veine ophthalmique
i sang de la choroïde en traversant la sclérotique.

19. A quel niveau se termine la rétine?

Au niveau du bord postérieur de la zone de Zinn; au niveau de l'ora
errata.

20. Qu'est-ce que la papille?

C'est le point de la rétine sur lequel le nerf optique s'insère.

21. Qu'est-ce que la zone de Zinn?

Une membrane fibreuse appliquée, par sa face postérieure, sur la
iembrane hyaloïde, et en rapport, par sa face antérieure, avec les
rocès ciliaires et l'iris. Les bords forment deux circonférences : une
etite, placée sur le pourtour de la face antérieure du cristallin, et une
rande se continuant avec la rétine.

22. Où se terminent les veines de l'iris?

Dans les veines choroïdiennes (Rouget).

23. Qu'est-ce que le grand cercle artériel de l'iris?

C'est un cercle artériel qui entoure la grande circonférence de l'iris
t qui est formé par la bifurcation des artères ciliaires longues posté-
ieures et par les ciliaires antérieures.

24. Qu'est-ce que le corps ciliaire?

C'est l'ensemble des procès ciliaires.

25. Qu'est-ce que le ligament ciliaire?

C'est le muscle ciliaire que quelques auteurs, comme M. Sappey,
onsidèrent comme un ligament.

26. Qu'est-ce que la couronne ciliaire?

Les mots couronne ciliaire ou corps ciliaire ont la même significa-
tion. (*Voy*. Corps ciliaire.)

27. Y a-t-il une chambre postérieure?

Non. L'iris se moule, par sa face postérieure, sur le bord antérieur
du muscle ciliaire, sur la base des procès ciliaires, sur la face antérieure de la zone de Zinn et sur la face antérieure du cristallin.

ARTICLE II

PARTIES ACCESSOIRES DE L'APPAREIL DE LA VISION

Considérées dans leur ensemble, les parties accessoires de l'appareil
de la vision sont désignées sous le nom de *tutamina oculi*. Ces parties
sont les suivantes, et leur description sera faite dans le même ordre que
leur énumération : 1° l'aponévrose orbito-oculaire ; 2° le tissu cellulo-
graisseux de l'orbite, 3° les muscles de l'orbite, 4° la conjonctive, 5° les
paupières, 6° les sourcils, 7° l'appareil lacrymal.

§ Iᵉʳ. Aponévrose orbito-oculaire.

On donne ce nom à une membrane fibreuse, continue à la dure-
mère, étalée sur les parois de l'orbite, d'où elle se détache à la base de
cette cavité pour recouvrir la surface du globe oculaire.

Cette aponévrose a été décrite par Ténon sous le nom de membrane
albuginée, par M. Hélie, thèse 1841, et surtout par M. Richet, le seul
anatomiste qui en ait donné une description complète et précise.
M. Richet propose de l'appeler aponévrose *orbito-palpébro-oculaire*,
parce qu'elle affecte des rapports avec les parois orbitaires, les paupières et le globe oculaire. Elle peut être comparée à une séreuse dont
le feuillet orbitaire représenterait le feuillet pariétal, tandis que le
feuillet viscéral serait représenté par le feuillet oculaire; la cavité, analogue à celle de la séreuse est remplie d'un tissu cellulo-graisseux que
traversent les muscles, les vaisseaux et les nerfs.

Le *feuillet orbitaire* fait suite à la dure-mère, qui se prolonge dans
l'orbite par la fente sphénoïdale et par le trou optique. Il représente
le périoste de la cavité orbitaire sur les parois de laquelle il est peu
adhérent. Il est partout continu et passe sans se déprimer d'une
lèvre à l'autre de la fente sphéno-maxillaire. Arrivée au niveau de la
base de l'orbite, l'aponévrose orbitaire se dédouble pour se continuer
d'une part, avec le périoste des os de la face, et d'autre part, pour se
porter vers les paupières et le globe oculaire.

A la base de l'orbite elle est très-adhérente, surtout en dedans et en

ehors; en haut et en bas elle est moins adhérente. Cette adhérence
onstitue une vraie insertion de l'aponévrose qui se confond à ce niveau
vec les ligaments interne et externe des paupières. On appelle ces points
'insertion *ailerons ligamenteux* interne et externe, ailerons qui adhèrent
n même temps à la base de l'orbite, aux ligaments des paupières et aux
uscles droit interne et droit externe.

Le *feuillet oculaire* de l'aponévrose part de la base de l'orbite s'ap-
lique à la face postérieure des ligaments suspenseurs des paupières
ans une petite étendue, et se réfléchit sur la face profonde de la con-
onctive, dont elle tapisse le cul-de-sac pour recouvrir ensuite le globe
culaire dans ses trois quarts postérieurs. Ce feuillet présente donc, pour
e rien omettre, trois parties, une portion palpébrale, une portion con-
onctivale et une portion oculaire. Dans sa portion palpébrale, il forme
ne espèce de cul-de-sac se confondant avec les ligaments suspenseurs
es paupières entre ces ligaments et la conjonctive.

Au niveau de la conjonctive, il double le cul-de-sac que cette mem-
rane forme autour du globe oculaire.

Au niveau du globe, le feuillet oculaire forme une coque fibreuse
oncave en avant, dans laquelle le globe oculaire exécute des mouve-
ents au moyen d'un tissu cellulaire lâche; ce feuillet se laisse traverse
utour du nerf optique par les vaisseaux et nerfs ciliaires, et il donne
assage aux tendons des muscles de l'orbite qui le traversent avant de
'insérer sur la sclérotique.

Au moment où les tendons traversent ce feuillet aponévrotique, les
uscles en reçoivent une gaîne cellulo-fibreuse qui adhère au muscle
t qui se prolonge sur sa partie charnue.

L'aponévrose oculaire se continue à la surface du nerf optique,
usqu'aux parois du trou optique en formant une gaîne fibreuse à ce
erf.

§ II. Tissu graisseux de l'orbite.

Le tissu graisseux de l'orbite est situé entre les deux feuillets de l'apo-
évrose orbito-oculaire. Il forme un coussin sur lequel repose l'œil, c'est
a diminution de ce tissu cellulo-graisseux qui détermine le retrait du
globe oculaire au fond de l'orbite dans les maladies où l'amaigrisse-
nent est considérable, dans le choléra par exemple; ce tissu graisseux
le l'orbite est traversé par les muscles, les vaisseaux et les nerfs.

§ III. Muscles de l'orbite.

Les muscles de l'orbite sont au nombre de sept. Six sont destinés au
globe oculaire; le septième à la paupière supérieure. Parmi les six

muscles, quatre sont appelés muscles droits, et deux muscles obliques, d'après leur direction.

1° **Releveur de la paupière supérieure.** — Ce muscle s'insère par son *point fixe* à la face inférieure de la petite aile de splénoïde près du sommet de l'orbite. De là, il se porte en avant en suivant la paroi supérieure de l'orbite et vient s'épanouir par un large tendon dans l'épaisseur de la paupière supérieure. Ce large tendon constitue son *insertion mobile*; il se fixe au bord supérieur du cartilage tarse, et par ses deux extrémités à la partie externe et à la partie interne de la base de l'orbite.

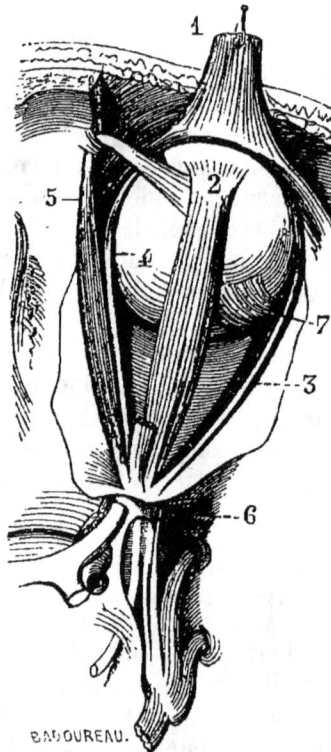

BAUUUREAU.

Fig. 177. — Muscles de l'œil.

1. Releveur de la paupière supérieure renversé en avant. — 2. Droit supérieur. — 3. Droit externe. — 4. Droit interne. — 5. Grand oblique. — 6. Anneau de Zinn. — 7. Muscle petit oblique.

Rapports. — Dans l'orbite, la portion charnue du muscle est située entre le périoste et le droit supérieur. Le nerf frontal passe à sa face

supérieure. Dans la paupière, la portion tendineuse se confond avec le
feuillet de l'aponévrose orbitaire qui va s'insérer au cartilage tarse, et
elle est placée en avant de la conjonctive.

Action. — Ce muscle relève la paupière supérieure. Lorsqu'il est fatigué, il cesse momentanément de se contracter, et le clignement a
lieu par la tonicité de l'orbiculaire des paupières. Lorsqu'il se repose,
l'œil se ferme également par la tonicité de l'orbiculaire comme cela se
voit ordinairement pendant le sommeil (Sappey).

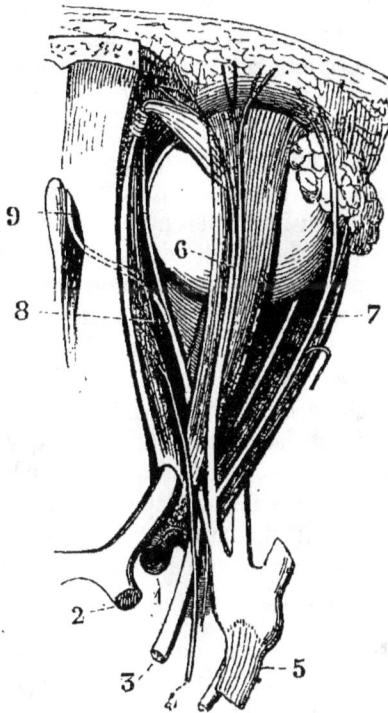

Fig. 178. — Muscles de l'orbite, leurs rapports avec les nerfs.

1. Artère carotide interne. — 2. Nerf optique. — 3. Nerf moteur oculaire commun.
4. Nerf pathétique. — 5. Nerf trijumeau. — 6. Nerf frontal. — 7. Nerf lacrymal.
8. Nerf nasal. — 9. Nerf nasal interne.

Muscles droits de l'œil. — Au nombre de quatre, ces muscles,
d'après leur situation, portent les noms de droit supérieur, droit inférieur, droit interne et droit externe.

Ils s'insèrent tous en arrière, autour du trou optique et sur la gaîne
fibreuse du nerf optique, au niveau de ce trou. Les droits supérieur,

inférieur et externe paraissent naître d'un petit anneau fibreux, *anneau de Zinn*, que quelques auteurs considèrent comme une bifurcation du tendon du muscle droit externe. De là, les muscles droits se portent en avant et se divisent au niveau du globe oculaire, en deux tendons, l'un oculaire et l'autre orbitaire.

Le *tendon oculaire* traverse le feuillet oculaire de l'aponévrose de l'orbite et se porte en se coudant légèrement sur la face externe de la sclérotique avec laquelle il confond ses fibres. A ce niveau la sclérotique est amincie et séparée de ces tendons par un tissu cellulaire très-lâche, transformé quelquefois en bourse séreuse. Le tendon du droit supérieur s'insère à la sclérotique à 9 millimètres en arrière de la cornée, le droit externe à 7, le droit inférieur à 6 et le droit interne à 5.

Le *tendon orbitaire* se confond avec l'aponévrose orbitaire et va s'insérer avec ses ailerons ligamenteux à la base de l'orbite. (*V.* Aponévrose.) Parmi ces tendons, ceux des muscles droit interne et droit externe sont très-résistants; ils s'insèrent aux extrémités du diamètre transversal de la base de l'orbite; celui du droit supérieur s'insère à sa partie supérieure de cette base par un tendon mince et large; enfin celui du droit inférieur se porte dans l'épaisseur de la paupière inférieure.

Chaque muscle droit est très-adhérent au feuillet oculaire de l'aponévrose par la gaîne cellulo-fibreuse que celle-ci lui fournit.

D'après ces détails, il est facile de comprendre que chaque muscle entraîne la pupille de son côté, en faisant tourner le globe oculaire dans la coque fibreuse que lui forme l'aponévrose orbito-oculaire, et comme le muscle est retenu en avant par le tendon orbitaire, celui-ci empêchera la compression du globe oculaire, lorsque plusieurs de ces muscles se contracteront en même temps.

Muscle grand oblique. — Le muscle grand oblique, ou oblique supérieur, s'insère par son point fixe en dedans et au-dessus du trou optique et sur la gaîne du nerf optique.

Il se porte en avant vers la partie interne de l'arcade orbitaire, où il devient tendineux. Arrivé là, il glisse dans la poulie cartilagineuse située à ce niveau, au moyen d'une synoviale, et se réfléchit pour se porter, en s'élargissant, à la partie postérieure et externe du globe oculaire, sur lequel il s'insère.

Action. — Il porte son point d'insertion mobile vers la poulie de réflexion, et par conséquent la pupille en bas et en dehors.

Muscle petit oblique. — Ce muscle, ou oblique inférieur, est large et court. Il s'insère par son point fixe sur le plancher de l'orbite, près de sa base et du sac lacrymal, et prend même quelques insertions sur la paroi du sac lacrymal. De là, ses fibres se portent en arrière et

n dehors pour s'insérer à la face externe de la sclérotique, au-dessous
u tendon du grand oblique.

Action. — Ce muscle porte le point mobile vers le point fixe et par
onséquent il porte la pupille en haut et en dehors (Bonnet).

Les deux obliques réunis forment une ceinture musculaire entou-
ant obliquement la partie postérieure et externe du globe oculaire.
ette ceinture est fixée par sa partie moyenne à la sclérotique, et, par
es extrémités, elle correspond à la partie interne du rebord orbitaire
upérieur et du rebord orbitaire inférieur. Ces deux muscles ont pour
mission de faire mouvoir le globe oculaire en sens inverse de la tête
quand celle-ci s'incline. Ces mouvements ont pour but de conserver un
apport constant entre l'objet que l'on regarde et l'image que cet objet
orme sur la rétine ; car si les globes oculaires suivaient les mouvements
le la tête, il y aurait de la diplopie pendant les mouvements d'inclinaison.

D'après ces détails, on comprend facilement que dans l'inclinaison de
a tête à droite, il est indispensable que le grand oblique droit et le
petit oblique gauche se contractent pour que les yeux ne suivent pas
e mouvement de la tête ; de même que le grand oblique gauche et le
petit oblique droit se contracteront lorsque la tête s'inclinera à gauche.
D'après ces mouvements, il est facile de comprendre que dans les paralysies des nerfs qui animent ces muscles, on n'observe aucun symptôme lorsque le malade regarde en face de lui, tandis qu'on observe
le la diplopie s'il incline la tête. La diplopie se montrera lorsque le
malade inclinera la tête du côté paralysé, s'il s'agit de la paralysie du
muscle grand oblique, et, s'il s'agit du muscle petit oblique, la diplopie
e montrera pendant l'inclinaison du côté sain.

Nerfs du muscle de l'orbite. — Ces nerfs sont au nombre de trois,
e pathétique anime le grand oblique, le moteur oculaire externe se
end au droit externe et tous les autres reçoivent des filets nerveux du
moteur oculaire commun (*fig.* 171).

§ IV. Conjonctive.

On appelle conjonctive, ou *tunica adnata*, une membrane muqueuse
qui couvre la face postérieure des paupières et qui se réfléchit sur la
partie antérieure du globe oculaire. Lorsque les paupières sont fermées
a conjonctive représente une membrane séreuse dont le feuillet viscéral serait appliqué sur le globe oculaire et dont le feuillet pariétal
serait adossé aux paupières.

Confondue au niveau du bord libre des paupières avec la peau, elle
se porte sur la face postérieure de ces voiles membraneux pour se réfléchir sur le globe oculaire, en formant un cul-de-sac circulaire, appelé
cul-de-sac *oculo-palpébral*, et interrompu seulement à la commissure

interne des paupières. On est dans l'habitude de lui décrire plusieurs parties selon les régions qu'elle occupe. Nous étudierons par conséquent : 1° la conjonctive palpébrale, 2° la conjonctive du cul-de-sac, 3° la conjonctive de la commissure interne des paupières, 4° la conjonctive oculaire.

1° La **conjonctive palpébrale** est très-adhérente aux paupières et très-vasculaire ; elle présente de petites papilles qui s'hypertrophient sous l'influence de l'inflammation pour former des granulations.

2° La **conjonctive du cul-de-sac** forme le cul-de-sac oculo-palpébral qui occupe les parties supérieure, inférieure et externe du globe oculaire. Ce cul-de-sac est plus profond à la partie supérieure qu'à la partie inférieure et plus à ce niveau qu'à la partie externe. En haut et en bas, il correspond au sillon orbito-palpébral, de sorte qu'on peut introduire un bistouri dans ce sillon sans ouvrir le cul-de-sac. A ce niveau, elle est moins adhérente qu'aux paupières et doublée par l'aponévrose orbito-oculaire. C'est à la partie supérieure et externe du cul-de-sac oculo-palpébral que s'ouvrent les conduits excréteurs de la glande lacrymale.

3° La **conjonctive de la commissure interne** des paupières forme la caroncule lacrymale et le repli semi-lunaire. La *caroncule* est une saillie de la conjonctive, de couleur rougeâtre et située au grand angle de l'œil. Cette saillie muqueuse est due à la présence de dix à douze follicules pileux et de quelques glandes sébacées situées à ce niveau. A la surface de la caroncule, on voit sortir l'extrémité de petits poils situés dans ces follicules pileux. Le *repli semi-lunaire* est situé en dehors de la caroncule ; il est formé par la conjonctive qui s'adosse à elle-même. Ce repli forme un croissant vertical dont la concavité regarde en dehors. Lorsque la pupille se porte en dedans, le croissant diminue en surface ; lorsqu'elle se porte en dehors, sa surface augmente. Ce repli est le rudiment de la membrane clignotante de quelques animaux.

4° La **conjonctive oculaire** se comporte différemment sur la cornée et sur la sclérotique. Au niveau de la sclérotique, elle glisse sur cette membrane au moyen d'un tissu cellulaire lâche et recouvre à ce niveau l'extrémité antérieure des tendons des muscles de l'œil. Au niveau de la cornée, la conjonctive se réduit à son feuillet épithélial qui passe seul sur la face antérieure de la cornée. (*Voy.* Cornée.)

Structure. — La conjonctive est formée de deux couches superposées, de vaisseaux, de nerfs et de glandes.

La *couche profonde*, ou derme, est mince ; des éléments de tissu cellulaire et élastique la constituent. La *couche superficielle* est formée de cellules épithéliales, cellules qui sont pavimenteuses et formant une

eule couche sur la cornée, pavimenteuses et polyédriques mélangées sur
e reste de la conjonctive, où elles forment plusieurs couches super-
osées.

Les *artères* viennent des branches de l'ophthalmique les plus voi-
ines. Les nerfs viennent des nerfs ciliaires et des nerfs nasal externe,
rontal, lacrymal et sous-orbitaire.

Les *glandes* de la conjonctive, sont de petits lobules pourvus d'un ca-
ial excréteur qui traverse l'épaisseur de la muqueuse. Ces lobules sont
isséminés dans le tissu cellulaire sous-conjonctival, à la moitié interne
les culs-de-sac oculo-palpébraux supérieur et inférieur. Ils repré-
entent la glande de Harder, qu'on trouve chez les ruminants, avec cette
lifférence qu'ici les lobules de cette glande en grappe sont disséminés.

§ V. Paupières.

Les paupières sont deux voiles membraneux placés au-devant du
globe oculaire qu'ils protègent et sur lequel ils se moulent.

Ces voiles sont transparents et lorsque les paupières sont fermées
n entrevoit parfaitement la lumière et l'obscurité. La paupière supé-
ieure est agitée de mouvements fréquents d'élévation et d'abaissement.
L'abaissement constitue le clignement et celui-ci est produit par la to-
icité de l'orbiculaire des paupières et la fatigue du releveur. Pendant
e clignement, la paupière inférieure est immobile.

Les deux paupières n'ont pas la même hauteur, celle de la paupière
supérieure est double de l'inférieure.

Conformation extérieure.

Les paupières offrent à l'étude deux faces, deux bords et deux
extrémités.

Face antérieure. — Convexe, cette face est formée par la peau,
lle présente des rides transversales plus marquées chez le vieillard.
Cette face, régulièrement convexe, se déprime vers le bord adhérent de
a paupière pour former un sillon très-profond à la paupière supérieure.
Ce sillon est connu sous le nom d'*orbito-palpébral*. Il est placé en
 face du sillon oculo-palpébral de la conjonctive. Chez quelques per-
onnes, ce sillon est remplacé par une saillie qui leur donne un cachet
out particulier; cette saillie est déterminée par un amas de tissu
graisseux.

Face postérieure. — La face postérieure ou muqueuse est formé[e]
par la conjonctive : elle est exactement appliquée sur le globe oculaire
et se continue avec le cul-de-sac oculo-palpébral. (*Voy.* Conjonctive.) On

y voit, vers le bord libre, des lignes jaunes verticales qui indiquent la présence des glandes de Meibomius.

Bord adhérent. — Ce bord est situé au niveau de la base de l'orbite. Il est beaucoup plus épais que le bord libre, car, à son niveau, les diverses couches qui entrent dans la composition des paupières se séparent pour se porter, les unes, comme la peau, vers la région du front; les autres, comme la conjonctive, vers la cavité de l'orbite. Ce bord adhérent est mieux compris avec la structure des paupières.

Bord libre. — Le bord libre est la partie de la paupière qui mérite le plus de fixer l'attention. Ce bord libre est divisé en deux parties par une saillie appelée *tubercule lacrymal*. La portion du bord situé en dedans du tubercule a reçu le nom de *portion lacrymale* du bord libre des paupières et le reste de ce bord en dehors du tubercule lacrymal forme la *portion oculaire* ou *ciliaire*.

Le *tubercule lacrymal* est une saillie située près du grand angle de l'œil sur le bord libre de la paupière. Celui de la paupière supérieure est un peu plus interne que l'autre. Au sommet de ce tubercule, on voit un point noir qui occupe la lèvre postérieure du sommet, ou, en d'autres termes, qui regarde en arrière pour se mettre en contact avec le globe oculaire. Ce point, appelé *point lacrymal* est l'orifice béant d'un conduit qui prend les larmes à la surface de la conjonctive pour les porter dans le sac lacrymal.

La *portion lacrymale* du bord libre des paupières est arrondie et se réunit à celle de la paupière opposée pour former l'angle interne de l'œil. Cette portion est complétement dépourvue de cils. A son niveau, on voit une ligne blanche à travers la peau transparente; cette ligne est formée par le conduit lacrymal et le ligament des cartilages tarses.

La *portion oculaire* ou *ciliaire* présente une surface de 1 mill. de large, à laquelle on peut considérer deux lèvres et un interstice. La lèvre postérieure en contact avec le globe oculaire présente les orifices des glandes de Meibomius; sur la lèvre antérieure on trouve l'implantation des cils, et l'interstice vient au contact de celui du côté opposé pendant l'occlusion des paupières. Des auteurs ont dit que ce bord libre est taillé en biseau aux dépens de sa face postérieure et que dans l'occlusion des paupières, il existe là un canal prismatique et triangulaire destiné à porter les larmes vers l'angle interne de l'œil; ce canal n'existe pas, et les larmes glissent entre la face postérieure des paupières et le globe oculaire.

La rigidité du bord libre des paupières et leur accolement constant au globe oculaire sont dus à la présence d'un cartilage situé au niveau de leur bord libre.

Structure.

Les paupières se composent de plusieurs couches superposées, de landes, de vaisseaux et de nerfs.

D'avant en arrière, les couches sont superposées dans l'ordre suivant, pour les deux paupières :

1° Couche cutanée; 2° couche celluleuse sous-cutanée; 3° couche musculaire; 4° couche fibreuse et cartilagineuse; 5° couche muqueuse. Nous suivrons le même ordre dans leur étude.

1. Couche cutanée. — La peau des paupières est excessivement mince et ne diffère pas de la peau du reste du corps. Elle est recouverte d'un nombre considérable de poils de duvet excessivement petits.

2. Couche cellulaire sous-cutanée. — Le tissu sous-cutané des paupières est mince et très-lâche. Jamais la graisse ne s'y accumule et on y trouve à peine quelques vésicules graisseuses éparses. Cette couche s'infiltre avec la plus grande facilité, d'où le volume énorme qu'acquièrent les paupières dans les hydropisies, dans l'érysipèle, dans les contusions, etc.

3. Couche musculaire. — La couche musculaire est formée par orbiculaire des paupières. Au niveau du bord libre elle constitue la portion *ciliaire* du muscle; plus loin, sur les paupières mêmes, elle constitue la portion *palpébrale*. Cette couche est pâle et mince, elle sépare le tissu cellulaire sous-cutané de la couche fibreuse et cartilagineuse. (*Voy.* Muscle de la face.)

4. Couche fibreuse et cartilagineuse. — Cette couche est cartilagineuse au niveau du bord libre des paupières, et fibreuse dans le reste de son étendue. La portion cartilagineuse est formée par le *cartilage tarse.*

Le cartilage tarse est une lamelle cartilagineuse de près de 1 millimètre d'épaisseur, occupant presque toute la longueur de la portion ciliaire du bord libre des paupières.

Le cartilage tarse de la paupière supérieure est plus grand que celui de la paupière inférieure. Il a la même longueur mais il présente une hauteur plus considérable; son bord adhérent est convexe, et celui de la paupière inférieure est horizontal et parallèle au bord libre.

Ce cartilage présente une face postérieure en rapport avec la muqueuse qui lui adhère; une face antérieure en rapport avec la couche musculaire; un bord libre, formant le bord libre des paupières, et recouvert par la muqueuse qui se continue avec la peau, et un bord adhérent donnant insertion à la portion fibreuse.

La portion fibreuse de cette couche est formée par un prolongement du périoste du rebord orbitaire. Connu sous le nom de *ligament large*, ce prolongement fibreux occupe les deux paupières et s'insère sur le bord adhérent du cartilage tarse et de chaque côté de ce cartilage, sur les ligaments interne et externe des commissures. Ces ligaments sont disposés de manière à fermer complétement la base de l'orbite avec les cartilages tarses pendant l'occlusion des paupières.

L'expansion fibreuse que l'aponévrose orbitaire envoie dans l'épaisseur de la paupière se confond avec la face postérieure du ligament large.

En arrière de ce ligament large on trouve le tendon aplati du muscle releveur de la paupière supérieure. En arrière de celui de la paupière inférieure se voit l'expansion tendineuse du muscle droit inférieur de l'œil.

5. Couche muqueuse. — La couche muqueuse est formée par la conjonctive. (*Voy.* Conjonctive.)

Glandes. — Les glandes des paupières sont assez nombreuses. On y trouve celles qui se rencontrent dans toutes les régions de la peau, celles de la conjonctive et en outre deux rangés de glandes en grappe au niveau du bord libre. Ces glandes sont les glandes de Meibomius et les glandes ciliaires.

Glandes de Meibomius. — Ce sont des glandes en grappe, allongées et placées à la face postérieure du cartilage tarse des deux paupières. Elles paraissent creusées dans l'épaisseur du cartilage tarse. On les aperçoit à travers la conjonctive transparente, lorsqu'on renverse les paupières. Ces glandes sont formées par un conduit excréteur d'une longueur de 3 à 10 millimètres sur le trajet duquel se groupent les petits conduits des acini. L'orifice du canal excréteur se trouve placé sur la lèvre postérieure du bord libre des paupières et livre passage à une matière onctueuse qui lubréfie les paupières et empêche les larmes de s'écouler sur la joue. Lorsque cette sécrétion est exagérée, le bord libre des paupières et l'angle interne de l'œil sont couverts d'une matière jaunâtre, plus ou moins épaisse, qu'on appelle *châssie*.

Les glandes de Meibomius de la paupière supérieure sont plus longues qu'à la paupière inférieure. M. Sappey en a compté de 25 à 30 pour la supérieure et de 20 à 25 pour l'inférieure.

Glandes ciliaires. — On donne le nom de glandes ciliaires à des glandes sébacées situées dans l'épaisseur du bord libre des paupières et s'ouvrant dans le follicule pileux des cils. Ces glandes son nombreuses; on en trouve, en moyenne, 125 environ pour chaque paupière.

Vaisseaux et nerfs. — Les paupières reçoivent deux *artères* principales, les palpébrales, et plusieurs accessoires qui sont fournies par les artères voisines, telles que, artères sous-orbitaire, sus-orbitaire, temporale, faciale. Les palpébrales viennent de l'ophthalmique, elles se portent en bas et en dehors dans l'épaisseur des paupières. Elles sont placées entre le cartilage tarse et le muscle orbiculaire, à 3 millimètres du bord libre des paupières qu'elles accompagnent dans toute son étendue en donnant des rameaux aux parties constituantes des paupières.

Les *veines* sont irrégulières dans leur trajet, elles se jettent en partie dans la veine ophthalmique et en partie dans la faciale.

Les *lymphatiques* se portent en bas et en dehors, et se rendent aux ganglions sous-maxillaires postérieurs.

Les *nerfs* proviennent de deux sources. Le nerf facial donne le mouvement et le trijumeau fournit aux parties sensibles.

§ VI. Sourcils.

On appelle sourcil une région très-limitée, située au-devant de l'arcade orbitaire et surmontant les paupières.

On trouve dans cette région, de la profondeur vers la superficie : l'arcade orbitaire revêtue de son périoste, les fibres entre-croisées des muscles sourcilier, frontal et orbiculaire des paupières, enfin la peau, à la face profonde de laquelle adhèrent les fibres du sourcilier et du frontal. Dans l'épaisseur de la peau on trouve des glandes sébacées nombreuses et très-développées et des poils qui se dirigent obliquement en bas et en dehors. Les artères du sourcil viennent de l'artère sus-orbitaire et de la temporale ; les veines vont dans l'ophthalmique et la temporale ; les lymphatiques se jettent dans les ganglions sous-maxillaires postérieurs ; les nerfs sont fournis par le facial qui anime les muscles et par le trijumeau qui se rend à la peau.

§ VII. Appareil lacrymal.

L'*appareil lacrymal* est un appareil de sécrétion. Il est situé au-devant du globe oculaire, en partie dans l'épaisseur des paupières.

On donne le nom de *voies lacrymales* aux divers organes qui sont en contact avec les larmes, depuis le point de leur sécrétion jusqu'aux fosses nasales.

A l'état normal, les larmes sont sécrétées sans cesse par la glande lacrymale ; elles lubrifient la surface de la conjonctive et s'écoulent, par des conduits particuliers, dans le méat inférieur des fosses nasales. Dès que la sécrétion devient plus abondante, les larmes ne peuvent plus passer en totalité dans les conduits, elles s'accumulent sur le bord libre des paupières et s'écoulent ensuite sur les joues. On les appelle alors *pleurs*.

L'appareil lacrymal se compose : 1° d'un organe sécréteur, la *glande lacrymale*, qui occupe la partie externe de l'orbite; 2° de conduits vecteurs qui portent les larmes dans le cul-de-sac conjonctival, les *canaux de la glande lacrymale*; 3° de la surface de la conjonctive sur laquelle les larmes s'étalent; 4° du *lac lacrymal*, espace dans lequel les larmes séjournent; 5° des *conduits lacrymaux*, étendus du lac lacrymal au sac lacrymal; 6° du *sac lacrymal*, réservoir des larmes; 7° enfin du canal nasal qui conduit les larmes dans le méat inférieur.

Dans ce singulier appareil de sécrétion, les larmes, après avoir été formées par la glande lacrymale, suivent un trajet très-accidenté avant leur arrivée aux fosses nasales. Nous les voyons arriver sur la conjonctive par de petits conduits, s'étaler à la surface de cette muqueuse qu'elles lubrifient, et s'accumuler ensuite dans le lac lacrymal, à l'angle interne de l'œil. Là, elles sont prises par un petit système de conduits particuliers qui les porte dans les fosses nasales, où elles arrivent après avoir traversé les conduits lacrymaux, le sac lacrymal et le canal nasal. Étudions ces parties dans leur ordre physiologique.

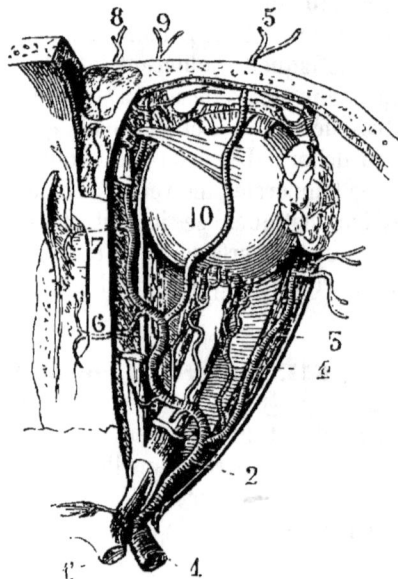

Fig. 179, montrant les artères de l'orbite et la glande lacrymale.

1. Artère carotide interne. — 2. Artère ophthalmique. — 5. Artère lacrymale. — 4. Artères ciliaires postérieures. — 5. Artère sus-orbitaire. — 6. Artère ethmoïdale postérieure. — 7. Artère ethmoïdale antérieure. — 8 et 9. Terminaison de la nasale. — 10. Globe oculaire.

Glande lacrymale. — La glande lacrymale est une glande en grappe située à la partie externe et supérieure de la base de l'orbite, dans la fossette lacrymale. Cette glande présente deux portions, l'une principale ou *portion orbitaire*, l'autre accessoire, ou *portion palpébrale*. Celle-ci est formée par un petit groupe de glandules isolées, situé à la partie externe de la paupière supérieure, entre la conjonctive et le tendon du muscle releveur de la paupière. Elle présente le volume d'une lentille et fait saillie sur la muqueuse.

La *portion ciliaire*, ou glande lacrymale proprement dite, présente le volume d'une petite noisette aplatie de haut en bas. Elle est contenue dans un dédoublement du feuillet orbitaire de l'aponévrose orbito-oculaire. Sa face supérieure est en rapport avec l'os frontal ; sa face inférieure avec le releveur de la paupière supérieure, et un peu avec le droit externe de l'œil. Son bord postérieur reçoit les vaisseaux et les nerfs ; son bord antérieur déborde souvent l'arcade orbitaire et soulève légèrement l'orbiculaire des paupières.

Cette glande en grappe est formée par une enveloppe fibreuse qui envoie des prolongements entre les lobules, et d'un tissu propre. Le tissu propre est formé par des acini dont les conduits sécréteurs se réunissent pour former des conduits excréteurs, au nombre de cinq à huit (Gosselin et Sappey), qui viennent s'ouvrir à la partie externe du cul-de-sac oculo-palpébral supérieur, à une distance de 2 à 3 millimètres les uns des autres. Ces conduits viennent de la portion orbitaire et reçoivent, chemin faisant, ceux de la portion palpébrale.

L'acinus est constitué par des culs-de-sac cylindriques, contigus, qui lui donnent la forme générale d'un prisme à cinq ou six pans, plus long que large. Il est très-friable ; l'épithélium qui le tapisse est prismatique et ne forme qu'une simple couche. Chaque cellule épithéliale renferme un noyau sphérique.

La glande lacrymale reçoit l'artère lacrymale de l'ophthalmique par son bord postérieur, de même que le nerf lacrymal du nerf ophthalmique.

Lac lacrymal. — On nomme ainsi l'espace qui sépare les deux paupières à l'angle interne de l'œil. On voit les deux points lacrymaux plonger dans le lac lacrymal pour y puiser les larmes. La caroncule lacrymale est située au milieu du lac.

Conduits lacrymaux. — Les conduits lacrymaux s'étendent des points lacrymaux au sac lacrymal. Il existe un conduit pour chaque paupière. Le supérieur, parti du point lacrymal supérieur, se porte en haut, dans une étendue de 2 millimètres, pour s'incliner ensuite en bas et en dedans, dans l'épaisseur du bord libre de la paupière supérieure, jusqu'à la commissure interne des paupières.

L'inférieur, parti du point lacrymal inférieur, se porte en bas, et près un trajet de 2 millimètres, il s'incline en dedans vers le conduit supérieur, auquel il se réunit à la commissure interne des paupières.

Ces deux conduits confondus se portent horizontalement en dedans jusqu'au sac lacrymal, sur la paroi externe duquel ils s'ouvrent par un orifice commun.

Des points lacrymaux au sac lacrymal, ces conduits mesurent une longueur de 8 à 10 millimètres. La portion commune est un peu plus courte que les autres portions. Les conduits lacrymaux sont toujours béants, et font communiquer la conjonctive avec la muqueuse du sac lacrymal. Ils sont formés de deux couches, une interne muqueuse et une externe fibreuse.

Les points lacrymaux, ou orifices des conduits, sont situés au sommet des tubercules lacrymaux, et sont en contact avec le globe oculaire, contre lequel ils sont maintenus par les deux faisceaux musculaires, appelés muscles de Horner. (Voy. Muscle orbiculaire.) La portion commune des conduits est entourée par les fibres du tendon de l'orbiculaire, et les deux conduits séparés sont placés au milieu des fibres qui se portent de ces tendons à l'extrémité interne des cartilages tarses.

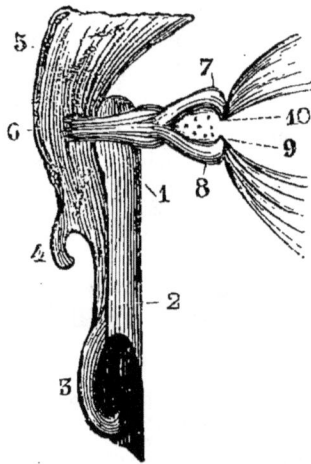

Fig. 180. — Voies lacrymales.

1. Sac lacrymal. — 2. Canal nasal. — 5. Cornet inférieur. — 4. Cornet moyen. — 5. Partie interne du rebord orbitaire. — 6. Apophyse montante du maxillaire supérieur sur laquelle s'insère le tendon direct de l'orbiculaire. — 7 et 8. Les deux conduits lacrymaux se réunissant pour passer en arrière du tendon de l'orbiculaire. — 9, 10. Points lacrymaux supérieur et inférieur.

Sac lacrymal. — On donne ce nom à une poche fibreuse, située dans la gouttière lacrymale, au-dessus du canal nasal, dans lequel elle s'ouvre par sa petite extrémité.

Ce sac présente 12 à 15 millimètres environ de longueur, et 3 à

l de largeur. Le fond est placé en haut, et le sommet ouvert se con-
inue avec le canal nasal.

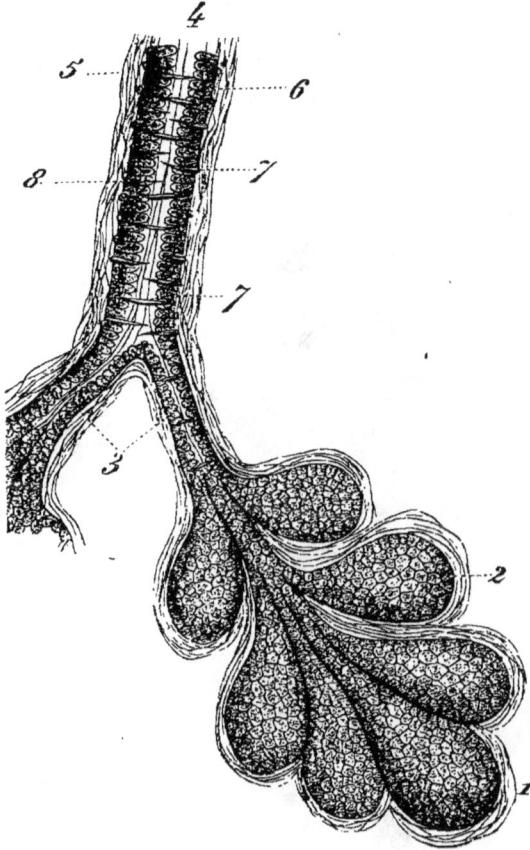

Fig. 181. — Montrant un acinus et le conduit d'une glande du sac
lacrymal.

. Culs-de-sac glandulaires. — 2. Epithélium tapissant ces culs-de-sac. — 5. Canaux
sécréteurs. — 4. Canal excréteur. — 5. Tunique externe de ce canal. — 6. Sa couche épithéliale. — 7. Fibres-cellules, ou fibres musculaires de la vie organique. —
8. Lumière du canal excréteur.

Il est en rapport en dedans avec la gouttière lacrymale; en dehors,
vec la portion commune des deux conduits lacrymaux, qui s'ouvrent
la réunion du tiers supérieur et des deux tiers inférieurs, et avec des
ibres supérieures et inférieures de l'orbiculaire qui s'insèrent sur sa
aroi; en avant, avec le tendon direct de l'orbiculaire des paupières
qui le divise en deux parties. (Ce tendon se voit sous la forme d'une
igne blanchâtre et transversale, à travers la peau transparente.) Au-

dessus du tendon, on voit le tiers supérieur du sac lacrymal en rapport avec la peau, et au-dessous les deux tiers inférieurs (1). En arrière
du sac lacrymal, se trouve la portion réfléchi du tendon de l'orbiculaire.

Le sac lacrymal est formé d'une tunique fibreuse et d'une muqueuse. La muqueuse se continue avec celle des conduits lacrymaux
et du canal nasal.

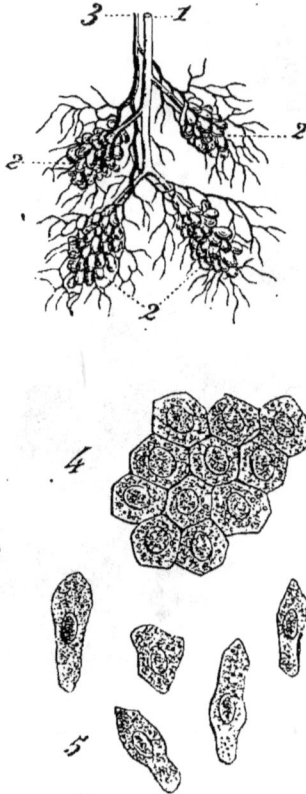

Fig. 182. — Préparation des éléments de la muqueuse du sac, à un faible
        grossissement, pour se faire une idée de l'ensemble.

1. Canal excréteur. — 2. Acini glandulaires. — 3. Capillaires et leurs divisions. — 4.
Épithélium pavimenteux des conduits lacrymaux.—5. Cellules d'épithélium prismatique du sac.

Béraud, qui avait étudié la muqueuse du sac lacrymal, y admettait
deux espèces de glandes, les unes destinées à la production du mucus,
les autres sécrétant une matière analogue à celle des glandes de
Meibomius. M. Sappey n'admet qu'une seule espèce de glandes.

(1) C'est en ce point que se pratique la ponction du sac lacrymal.

1. Ordones qui a étudié spécialement cette muqueuse décrit une seule espèce de glandes. La description que ce micrographe en a donné je trouve dans un excellent mémoire que M. Fano, professeur agrégé, a publié, en 1863, sur le catarrhe du sac lacrymal: Les quelques lignes qui suivent, ainsi que les figures 181 et 182, sont extraites de ce mémoire (1).

1° Dans les conduits lacrymaux, la muqueuse est formée du derme, d'une couche épithéliale, de vaisseaux et de nerfs, comme la conjonctive. Elle est dépourvue de papilles. L'épithélium est pavimenteux, mais, vers l'extrémité de ces conduits, qui avoisine le sac, les cellules épithéliales constituent une variété d'épithélium de transition entre le pavimenteux et le cylindrique.

2° Dans le sac, le derme de la muqueuse est plus épais. L'épithélium est cylindrique, à cellules un peu irrégulières, mais il n'existe pas de cils *vibratiles*.

La muqueuse du sac possède une *seule espèce de glandes*, des glandes *mucipares*.

Excessivement abondantes, ces glandes ont la plus grande analogie avec celles de la pituitaire. Elles sont disposées par groupes, dont chacun est composé de deux ou plusieurs acini, placés entre le derme et l'épithélium. Chaque cul-de-sac est composé d'une paroi externe, amorphe, élastique et d'une couche interne d'épithélium nucléaire. On trouve, dans les canaux excréteurs de ces glandes, quelques fibres musculaires de la vie organique et des cellules épithéliales irrégulièrement cylindriques. Autour de ces culs-de-sac, on observe un réseau capillaire extrêmement serré.

Canal nasal. — Formé par les os maxillaires supérieurs, unguis et cornet inférieur, le canal nasal s'étend du sac lacrymal au méat inférieur des fosses nasales. (*Voy*. Os de la face.) Une membrane muqueuse le tapisse, et établit une continuité entre la muqueuse pituitaire et celle du sac lacrymal, et même avec la conjonctive, par l'intermédiaire du sac et des conduits lacrymaux. L'orifice inférieur présente beaucoup de variétés. En effet, ce canal s'ouvre, tantôt à la partie la plus supérieure du méat, en s'élargissant, tantôt sur la paroi externe du méat, sous forme de fente; et quelquefois, enfin, à la paroi inférieure de ce sinus sur le plancher des fosses nasales (Sappey). La muqueuse, qui recouvre les parois du canal nasal, présente quelquefois des replis, mais ils ne sont pas constants, et ils n'occupent pas toujours la même place. C'est pour cela qu'on décrit aujourd'hui des valvules, avec autant de noms qui s'y rattachent. Mais ces valvules n'existent pas; ce sont des replis de la membrane muqueuse, comme

---

(1) *Du Catarrhe du sac lacrymal*, chez J. B. Baillière et fils, 1863.

on en trouve sur d'autres muqueuses; je dirai, cependant, que ces replis sont quelquefois très-développés et peuvent oblitérer le canal nasal. On appelle valvule de Cruveilhier un repli situé quelquefois à l'orifice inférieur du canal nasal, valvule de Taillefer un repli muqueux de la partie moyenne du canal nasal, valvule de Béraud un repli de l'orifice supérieur du canal nasal, au niveau du point où il se continue avec le sac lacrymal. Enfin, on appelle valvule de Huschke un repli muqueux, placé au milieu du sac lacrymal.

Le sac lacrymal et le canal nasal reçoivent leurs vaisseaux des branches nasale et sous-orbitaire de l'ophthalmique. Les nerfs du sac lacrymal viennent du nasal externe, et ceux de la muqueuse du canal nasal viennent du nerf dentaire antérieur.

ADDITION A L'ARTICLE PEAU

Bourses séreuses sous-cutanées. — Les *bourses séreuses* ou *bourses muqueuses* sont des cavités situées dans le tissu cellulaire sous-cutané et destinées à faciliter le glissement de la peau dans les régions où elles existent. Ces cavités forment la quatrième espèce des séreuses dont je rappellerai en quelques mots la division.

Selon Bichat, les séreuses sont des membranes formant des sacs sans ouverture et destinés à faciliter le glissement de certains organes. Selon M. Velpeau et M. Richet, et leur opinion est la seule admissible, les séreuses sont des surfaces lisses formant paroi des cavités closes. En effet, si l'opinion de Bichat est parfaitement applicable aux grandes séreuses, elle cesse de l'être lorsqu'on considère les séreuses des trois dernières espèces,

On admet 4 espèces de séreuses.

La première comprend les *grandes séreuses,* c'est-à-dire les membranes séreuses des cavités splanchniques, arachnoïde, péricarde, plèvre, péritoine, tunique vaginale. (*Voy.* leur description.)

La deuxième espèce est formée par les *synoviales articulaires.* (*Voy.* Articulations en général.)

La troisième espèce embrasse toutes les séreuses qui facilitent le glissement des tendons des muscles. Celles qui entourent complétement le tendon sont appelées *séreuses tendineuses engaînantes* ou *vaginales.* Celles qui sont simplement placées au-dessous des muscles ou des tendons sans les entourer sont dites *vésiculaires.*

Enfin la quatrième espèce comprend les *séreuses sous-cutanées.* On les appelle aussi *bourses muqueuses.*

Les bourses séreuses sous-cutanées ne sont pas des membranes séreuses, mais bien des surfaces. Elles ne se montrent pas chez le fœtus en même temps que la peau; leur développement est postérieur et la plus grande partie ne se voit qu'après la naissance; les bourses séreuses se développent, d'une manière générale, sur les saillies osseuses et sur tous les points du corps soumis à des frottements répétés. Ce sont les frottements qui en déterminent la formation, voici comment : par suite des mouvements de la peau, le tissu cellulaire sous-cutané devient plus lâche à ce niveau et peu à peu les cloisons du tissu cellulaire qui limitent les aréoles de ce tissu finissent par **céder** et se déchi-

rent. En même temps que cette déchirure s'opère, les cloisons celluleuses qui restent sont refoulées vers la surface de la nouvelle cavité
en voie de formation; elles sont condensées à ce niveau et finissent par
former à la cavité une paroi résistante. A première vue, cette paroi
simule une membrane, mais il ne faut pas s'y méprendre, la membrane
n'existe pas, il n'existe qu'une surface, qu'une paroi. La surface de cette
bourse séreuse est lisse, unie, onctueuse et facilite les glissements de la
peau. Son mode de développement indique bien qu'il n'existe que des
fibres de tissu cellulaire dans la paroi des bourses séreuses et qu'elles
sont dépourvues d'épithélium pavimenteux, de même que les séreuses
tendineuses qui ont la même origine.

D'après le mode de développement des bourses séreuses, il est facile
de comprendre qu'elles se développeront anormalement dans quelque point du corps soumis à des frottements anormaux et répétés. On
comprend aussi que certaines bourses séreuses ne se montrent point
d'une manière constante chez tous les sujets.

Je divise les bourses séreuses sous-cutanées en quatre groupes. Dans
le premier, je décrirai les bourses séreuses *normales et constantes.*
Dans le deuxième, les bourses séreuses *normales et non constantes.*
Dans le troisième, les bourses séreuses *pathologiques.* Enfin dans le
quatrième, les bourses séreuses *professionnelles.* Ces dernières sont d'une
grande importance pour le médecin légiste, si l'on considère sur
tout que généralement la peau est épaisse et calleuse, au niveau des
bourses séreuses professionnelles.

Le premier travail original qui ait paru sur ce sujet est une excellente thèse de M. Padieu, 1839, à laquelle presque tous les auteurs
ont emprunté le tableau qu'il a présenté sur les bourses séreuses,
tableau fort complet pour l'époque à laquelle il a été publié. En 1862,
M. Max. Vernois a fait connaître l'existence d'une certaine quantité de
bourses professionnelles inconnues avant cette époque.

1° Bourses séreuses normales et constantes.

Sur l'angle de la mâchoire inférieure. . . . .   Béclard.
Au-dessous de la symphyse du menton. . . . .   Velpeau.
Sur la pomme d'Adam. . . . .   Béclard.
Sur l'acromion. . . . .   Béclard.
Sur l'épitrochlée. . . . .   Béclard.
Sur l'épicondyle. . . . .   Velpeau.
Sur l'olécrâne, découverte en 1782, par. . . . .   Camper.
Sur l'apophyse styloïde du radius. . . . .   Bourgery.
Sur l'apophyse styloïde du cubitus. . . . .   Bourgery.
Sur la face dorsale des articulations métacarpo-phalan-
    giennes. . . . .   Béclard.

Sur la face palmaire des articulations métacarpo-phalan-
giennes. . . . . VELPEAU.
Sur la face dorsale des artic. des phalanges entre elles. . BÉCLARD.
Sur l'épine iliaque antéro-supérieure . . . . BOURGERY.
Sur le grand trochanter. . . . . BÉCLARD.
Sur l'ischion. VELPEAU.
Sur la moitié inférieure de la rotule, découverte en 1782, par CAMPER.
Sur l'angle supérieur et externe de la rotule. . . . . . PADIEU.
Sur les tubérosités des condyles du fémur. . . . . . . VELPEAU.
Sur la tubérosité du tibia. . . . . VELPEAU.
Sur la tête du péroné. . . . . FORT.
Sur la malléole interne. . . . . VELPEAU.
Sur la malléole externe. . . . . VELPEAU.
Sur le calcanéum. . . . . LENOIR.
Sur la face dorsale des articulations des orteils. . . . . BÉCLARD.
Sur la face plantaire de la tête du cinquième métatarsien. LENOIR.
Sur la face plantaire de la tête du premier métatarsien. . LENOIR.

2° Bourses séreuses normales et non constantes.

Sur l'apophyse épineuse de la septième vertèbre cervicale. . BÉCLARD.
Sur la face externe du muscle grand dorsal. . . . . . . BÉRARD.
Sur la région lombaire. . . . . CRUVEILHIER.
Sur la face externe de la cuisse. . . . . VELPEAU.
Sur la face antérieure de la cuisse. . . . . VELPEAU.
Sur la face dorsale du scaphoïde du pied . . . . VELPEAU.
Sur la face plantaire du scaphoïde du pied. . . . . . . VELPEAU.
Sur l'articulation tarso-métatarsienne. . . . . BRODIE.
Sur la face interne de la tête du premier métatarsien. . . . BRODIE.
Sur l'extrémité postérieure du cinquième métatarsien. . . VELPEAU.
Sur la face externe de l'extrémité antérieure du cinquième
métatarsien. . . . . VELPEAU.

3° Bourses séreuses pathologiques.

Sur la saillie des pieds-bots. . . . . BRODIE.
Sur le moignon des amputés. . . . . BÉCLARD.
Sur la gibbosité des bossus . . . . (?)
Sur les hernies anciennes. . . . . BROCA.

4° Bourses séreuses professionnelles.

Les unes se montrent en des points du corps où il n'en existe pas normalement; les autres sont des bourses séreuses normales, dont le développement est exagéré par le frottement.

A. *Bourses séreuses professionnelles* (siége anormal).

CORDONNIERS.	En avant de la partie inférieure de la cuisse.
CHIFFONNIERS.	A la région lombaire, en forme de triangle.
CORROYEURS.	Au coude qui porte la *marguerite*.
DOREURS SUR MÉTAUX. . .	A la partie antérieure et interne de l'avant-bras gauche
FROTIEURS D'APPARTEMENT.	Au cou-de-pied droit.
JOUEURS D'ORGUE.	Au-devant du grand trochanter droit et de la partie inférieure de la cuisse droite.
MENUISIERS.	Au-devant du sternum.
OUVRIERS EN PAPIERS PEINTS.	A la partie postérieure du cubitus gauche.
PORTEFAIX.	A la face externe du grand dorsal.
PORTEURS D'EAU.	Au bord externe et supérieur du trapèze.
PORTEURS A LA HALLE. . .	Au vertex.
RAMONEURS	Au sacrum et aux deux genoux.
SCIEURS DE LONG (ouvriers du bas).	Au-dessus du carpe droit, sur le vertex, et au-dessus de l'articulation acromio-claviculaire gauche.

B. *Bourses séreuses professionnelles* (siége normal).

DÉVELOPPEMENT EXAGÉRÉ :

BIJOUTIERS-GRAVEURS. . .	Des deux séreuses olécrâniennes.
BIJOUTIERS-GUILLOCHEURS. .	De la séreuse olécrânienne droite seulement.
BITUMINIERS	Des deux séreuses pré-rotuliennes.
CASSEURS DE PIERRE (sur les routes).	De la séreuse pré-rotulienne gauche (par exception).
COUVREURS.	Des deux séreuses pré-rotuliennes.
PARQUETEURS-RABOTEURS. .	Des deux séreuses pré-rotuliennes.
RELIGIEUSES.	Des deux séreuses pré-rotuliennes.
TAILLEURS.	Des séreuses de la malléole externe, de la tête du péroné et de l'extrémité postérieure du cinquième métatarsien.
TISSERANDS.	De la séreuse de l'épine iliaque antérieure et supérieure.

FIN

TABLE DES MATIÈRES

OSTÉOLOGIE

MYOLOGIE ET APONÉVROLOGIE

ARTHROLOGIE

CHAPITRE V.

DESCRIPTION DES ARTICULATIONS.

CHAPITRE VI.

DE QUELQUES ARTICULATIONS CONSIDÉRÉES DANS DIVERSES RÉGIONS.

ANGÉIOLOGIE

CHAPITRE X.

DES VEINES EN GÉNÉRAL.

CHAPITRE XI.

DES VEINES EN PARTICULIER.

NÉVROLOGIE

SPLANCHNOLOGIE ET EMBRYOLOGIE

ORGANES DES SENS

orale, faciale. Les palpébrales viennent de l'ophthalmique, elles se
ortent en bas et en dehors dans l'épaisseur des paupières. Elles sont
lacées entre le cartilage tarse et le muscle orbiculaire, à 3 millimètres
u bord libre des paupières qu'elles accompagnent dans toute son éten-
ue en donnant des rameaux aux parties constituantes des paupières.

Les *veines* sont irrégulières dans leur trajet, elles se jettent en
artie dans la veine ophthalmique et en partie dans la faciale.

Les *lymphatiques* se portent en bas et en dehors, et se rendent aux
anglions sous-maxillaires postérieurs.

Les *nerfs* proviennent de deux sources. Le nerf facial donne le
louvement et le trijumeau fournit aux parties sensibles.

§ VI. Sourcils.

On appelle sourcil une région très-limitée, située au-devant de l'ar-
ade orbitaire et surmontant les paupières.

On trouve dans cette région, de la profondeur vers la superficie :
arcade orbitaire revêtue de son périoste, les fibres entre-croisées des
luscles sourcilier, frontal et orbiculaire des paupières, enfin la peau,
la face profonde de laquelle adhèrent les fibres du sourcilier et du
'ontal. Dans l'épaisseur de la peau on trouve des glandes sébacées
ombreuses et très-développées et des poils qui se dirigent oblique-
lent en bas et en dehors. Les artères du sourcil viennent de l'artère
is-orbitaire et de la temporale ; les veines vont dans l'ophthalmique et
i temporale ; les lymphatiques se jettent dans les ganglions sous-
laxillaires postérieurs ; les nerfs sont fournis par le facial qui anime
is muscles et par le trijumeau qui se rend à la peau.

§ VII. Appareil lacrymal.

L'*appareil lacrymal* est un appareil de sécrétion. Il est situé au-
evant du globe oculaire, en partie dans l'épaisseur des paupières.

On donne le nom de *voies lacrymales* aux divers organes qui sont
n contact avec les larmes, depuis le point de leur sécrétion jusqu'aux
isses nasales.

A l'état normal, les larmes sont sécrétées sans cesse par la glande
lcrymale ; elles lubrifient la surface de la conjonctive et s'écoulent, par
es conduits particuliers, dans le méat inférieur des fosses nasales. Dès
ue la sécrétion devient plus abondante, les larmes ne peuvent plus
asser en totalité dans les conduits, elles s'accumulent sur le bord libre
es paupières et s'écoulent ensuite sur les joues. On les appelle alors
leurs.

L'appareil lacrymal se compose : 1° d'un organe sécréteur, la *glande lacrymale*, qui occupe la partie externe de l'orbite; 2° de conduits vecteurs qui portent les larmes dans le cul-de-sac conjonctival, les *canaux de la glande lacrymale*; 3° de la surface de la conjonctive sur laquelle les larmes s'étalent; 4° du *lac lacrymal*, espace dans lequel les larmes séjournent; 5° des *conduits lacrymaux*, étendus du lac lacrymal au sac lacrymal; 6° du *sac lacrymal*, réservoir des larmes; 7° enfin du canal nasal qui conduit les larmes dans le méat inférieur.

Dans ce singulier appareil de sécrétion, les larmes, après avoir été formées par la glande lacrymale, suivent un trajet très-accidenté avant leur arrivée aux fosses nasales. Nous les voyons arriver sur la conjonctive par de petits conduits, s'étaler à la surface de cette muqueuse qu'elles lubrifient, et s'accumuler ensuite dans le lac lacrymal, à l'angle interne de l'œil. Là, elles sont prises par un petit système de conduits particuliers qui les porte dans les fosses nasales, où elles arrivent après avoir traversé les conduits lacrymaux, le sac lacrymal et le canal nasal. Étudions ces parties dans leur ordre physiologique.

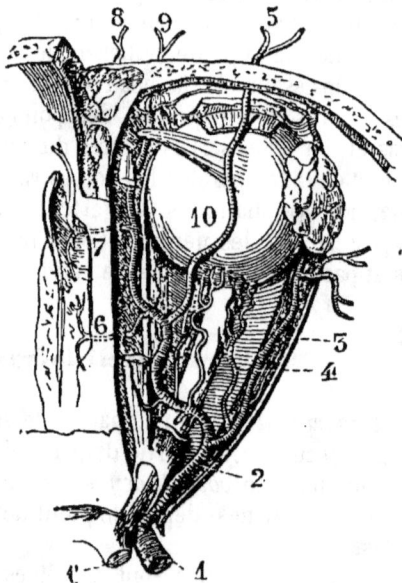

Fig. 179, montrant les artères de l'orbite et la glande lacrymale.

1. Artère carotide interne. — 2. Artère ophthalmique. — 3. Artère lacrymale. — 4. Artères ciliaires postérieures. — 5. Artère sus-orbitaire. — 6. Artère ethmoïdale postérieure. — 7. Artère ethmoïdale antérieure. — 8 et 9. Terminaison de la nasale. 10. Globe oculaire.

Glande lacrymale. — La glande lacrymale est une glande en grappe située à la partie externe et supérieure de la base de l'orbite,

ns la fossette lacrymale. Cette glande présente deux portions, l'une
principale ou *portion orbitaire*, l'autre accessoire, ou *portion palpé-*
rale. Celle-ci est formée par un petit groupe de glandules isolées, situé
la partie externe de la paupière supérieure, entre la conjonctive et le
ndon du muscle releveur de la paupière. Elle présente le volume
une lentille et fait saillie sur la muqueuse.

La *portion ciliaire*, ou glande lacrymale proprement dite, présente
volume d'une petite noisette aplatie de haut en bas. Elle est contenue
ns un dédoublement du feuillet orbitaire de l'aponévrose orbito-ocu-
ire. Sa face supérieure est en rapport avec l'os frontal; sa face infé-
eure avec le releveur de la paupière supérieure, et un peu avec le droit
terne de l'œil. Son bord postérieur reçoit les vaisseaux et les nerfs;
n bord antérieur déborde souvent l'arcade orbitaire et soulève légè-
ment l'orbiculaire des paupières.

Cette glande en grappe est formée par une enveloppe fibreuse qui en-
ie des prolongements entre les lobules, et d'un tissu propre. Le tissu
opre est formé par des acini dont les conduits sécréteurs se réunis-
nt pour former des conduits excréteurs, au nombre de cinq à huit
osselin et Sappey), qui viennent s'ouvrir à la partie externe du cul-
-sac oculo-palpébral supérieur, à une distance de 2 à 3 millimètres
s uns des autres. Ces conduits viennent de la portion orbitaire et re-
ivent, chemin faisant, ceux de la portion palpébrale.

L'acinus est constitué par des culs-de-sac cylindriques, contigus, qui
i donnent la forme générale d'un prisme à cinq ou six pans, plus long
le large. Il est très-friable; l'épithélium qui le tapisse est prismatique
ne forme qu'une simple couche. Chaque cellule épithéliale renferme
i noyau sphérique.

La glande lacrymale reçoit l'artère lacrymale de l'ophthalmique par
n bord postérieur, de même que le nerf lacrymal du nerf ophthal-
ique.

Lac lacrymal. — On nomme ainsi l'espace qui sépare les deux
upières à l'angle interne de l'œil. On voit les deux points lacrymaux
onger dans le lac lacrymal pour y puiser les larmes. La caroncule la-
ymale est située au milieu du lac.

Conduits lacrymaux. — Les conduits lacrymaux s'étendent des
ints lacrymaux au sac lacrymal. Il existe un conduit pour chaque
upière. Le supérieur, parti du point lacrymal supérieur, se porte en
ut, dans une étendue de 2 millimètres, pour s'incliner ensuite en bas
en dedans, dans l'épaisseur du bord libre de la paupière supérieure,
squ'à la commissure interne des paupières.

L'inférieur, parti du point lacrymal inférieur, se porte en bas, et
rès un trajet de 2 millimètres, il s'incline en dedans vers le conduit
perieur, auquel il se réunit à la commissure interne des paupières.

Ces deux conduits confondus se portent horizontalement en dedans jusqu'au sac lacrymal, sur la paroi externe duquel ils s'ouvrent par un orifice commun.

Des points lacrymaux au sac lacrymal, ces conduits mesurent une ongueur de 8 à 10 millimètres. La portion commune est un peu plus courte que les autres portions. Les conduits lacrymaux sont toujours béants, et font communiquer la conjonctive avec la muqueuse du sac lacrymal. Ils sont formés de deux couches, une interne muqueuse et une externe fibreuse.

Les points lacrymaux, ou orifices des conduits, sont situés au sommet des tubercules lacrymaux, et sont en contact avec le globe oculaire, contre lequel ils sont maintenus par les deux faisceaux musculaires, appelés muscles de Horner. (*Voy.* Muscle orbiculaire.) La portion commune des conduits est entourée par les fibres du tendon de l'orbiculaire, et les deux conduits séparés sont placés au milieu des fibres qui se portent de ces tendons à l'extrémité interne des cartilages tarses.

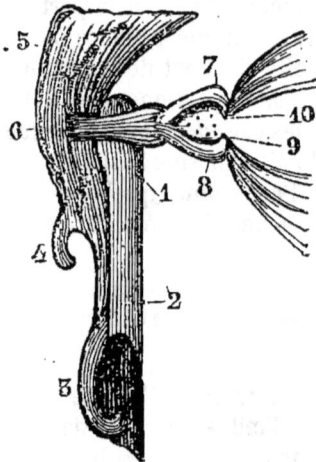

Fig. 180. — Voies lacrymales.

1. Sac lacrymal. — 2. Canal nasal. — 5. Cornet inférieur. — 4. Cornet moyen. — 5. Partie interne du rebord orbitaire. — 6. Apophyse montante du maxillaire supérieur sur laquelle s'insère le tendon direct de l'orbiculaire. — 7 et 8. Les deux conduits lacrymaux se réunissant pour passer en arrière du tendon de l'orbiculaire. — 9, 10. Points lacrymaux supérieur et inférieur.

Sac lacrymal. — On donne ce nom à une poche fibreuse, située dans la gouttière lacrymale, au-dessus du canal nasal, dans lequel elle s'ouvre par sa petite extrémité.

Ce sac présente 12 à 15 millimètres environ de longueur, et 3 à

de largeur. Le fond est placé en haut, et le sommet ouvert se continue avec le canal nasal.

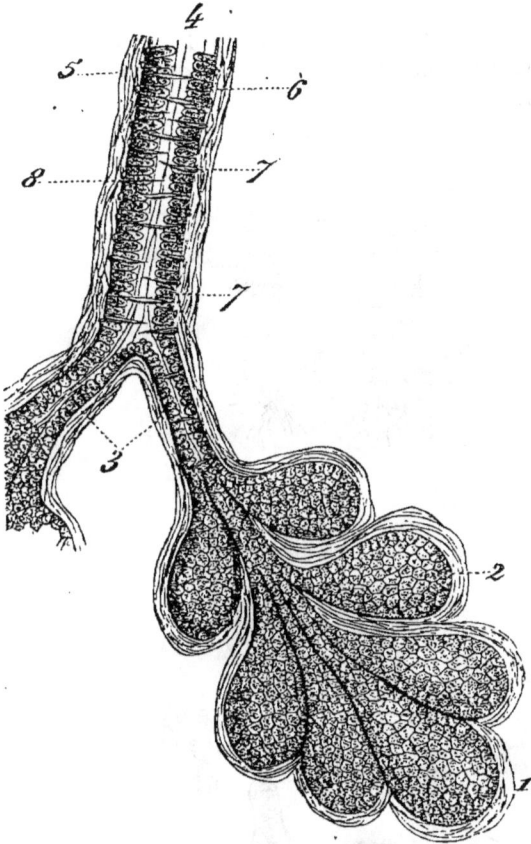

Fig. 181. — Montrant un acinus et le conduit d'une glande du sac
lacrymal.

. Culs-de-sac glandulaires. — 2. Epithélium tapissant ces culs-de-sac. — 3. Canaux
sécréteurs. — 4. Canal excréteur. — 5. Tunique externe de ce canal. — 6. Sa couche épithéliale. — 7. Fibres-cellules, ou fibres musculaires de la vie organique. —
8. Lumière du canal excréteur.

Il est en rapport en dedans avec la gouttière lacrymale; en dehors,
avec la portion commune des deux conduits lacrymaux, qui s'ouvrent
à la réunion du tiers supérieur et des deux tiers inférieurs, et avec des
fibres supérieures et inférieures de l'orbiculaire qui s'insèrent sur sa
paroi; en avant, avec le tendon direct de l'orbiculaire des paupières
qui le divise en deux parties. (Ce tendon se voit sous la forme d'une
ligne blanchâtre et transversale, à travers la peau transparente.) Au-

dessus du tendon, on voit le tiers supérieur du sac lacrymal en rapport avec la peau, et au-dessous les deux tiers inférieurs (1). En arrière du sac lacrymal, se trouve la portion réfléchi du tendon de l'orbiculaire.

Le sac lacrymal est formé d'une tunique fibreuse et d'une muqueuse. La muqueuse se continue avec celle des conduits lacrymaux et du canal nasal.

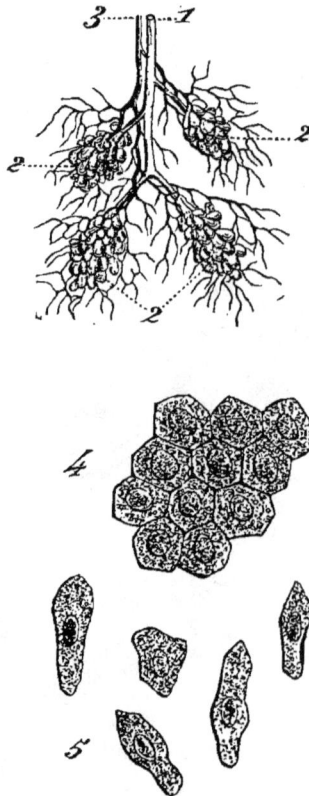

Fig. 182. — Préparation des éléments de la muqueuse du sac, à un faible grossissement, pour se faire une idée de l'ensemble.

1. Canal excréteur. — 2. Acini glandulaires. — 3. Capillaires et leurs divisions. — 4. Épithélium pavimenteux des conduits lacrymaux.—5. Cellules d'épithélium prismatique du sac.

Béraud, qui avait étudié la muqueuse du sac lacrymal, y admettait deux espèces de glandes, les unes destinées à la production du mucus, les autres sécrétant une matière analogue à celle des glandes de Meibomius. M. Sappey n'admet qu'une seule espèce de glandes.

(1) C'est en ce point que se pratique la ponction du sac lacrymal.

M. Ordones qui a étudié spécialement cette muqueuse décrit une seule espèce de glandes. La description que ce micrographe en a donné se trouve dans un excellent mémoire que M. Fano, professeur agrégé, a publié, en 1863, sur le catarrhe du sac lacrymal. Les quelques lignes qui suivent, ainsi que les figures 181 et 182, sont extraites de ce mémoire (1).

1° Dans les conduits lacrymaux, la muqueuse est formée du derme, d'une couche épithéliale, de vaisseaux et de nerfs, comme la conjonctive. Elle est dépourvue de papilles. L'épithélium est pavimenteux, mais, vers l'extrémité de ces conduits, qui avoisine le sac, les cellules épithéliales constituent une variété d'épithélium de transition entre le pavimenteux et le cylindrique.

2° Dans le sac, le derme de la muqueuse est plus épais. L'épithélium est cylindrique, à cellules un peu irrégulières, mais il n'existe pas de cils *vibratiles*.

La muqueuse du sac possède une *seule espèce de glandes*, des glandes *mucipares*.

Excessivement abondantes, ces glandes ont la plus grande analogie avec celles de la pituitaire. Elles sont disposées par groupes, dont chacun est composé de deux ou plusieurs acini, placés entre le derme et l'épithélium. Chaque cul-de-sac est composé d'une paroi externe, amorphe, élastique et d'une couche interne d'épithélium nucléaire. On trouve, dans les canaux excréteurs de ces glandes, quelques fibres musculaires de la vie organique et des cellules épithéliales irrégulièrement cylindriques. Autour de ces culs-de-sac, on observe un réseau capillaire extrêmement serré.

Canal nasal. — Formé par les os maxillaires supérieurs, unguis et cornet inférieur, le canal nasal s'étend du sac lacrymal au méat inférieur des fosses nasales. (*Voy.* Os de la face.) Une membrane muqueuse le tapisse, et établit une continuité entre la muqueuse pituitaire et celle du sac lacrymal, et même avec la conjonctive, par l'intermédiaire du sac et des conduits lacrymaux. L'orifice inférieur présente beaucoup de variétés. En effet, ce canal s'ouvre, tantôt à la partie la plus supérieure du méat, en s'élargissant, tantôt sur la paroi externe du méat, sous forme de fente ; et quelquefois, enfin, à la paroi inférieure de ce sinus sur le plancher des fosses nasales (Sappey). La muqueuse, qui recouvre les parois du canal nasal, présente quelquefois des replis, mais ils ne sont pas constants, et ils n'occupent pas toujours la même place. C'est pour cela qu'on décrit aujourd'hui des valvules, avec autant de noms qui s'y rattachent. Mais ces valvules n'existent pas ; ce sont des replis de la membrane muqueuse, comme

(1) *Du Catarrhe du sac lacrymal*, chez J. B. Baillière et fils, 1863.

on en trouve sur d'autres muqueuses; je dirai, cependant, que ces replis sont quelquefois très-développés et peuvent oblitérer le canal nasal. On appelle valvule de Cruveilhier un repli situé quelquefois à l'orifice inférieur du canal nasal, valvule de Taillefer un repli muqueux de la partie moyenne du canal nasal, valvule de Béraud un repli de l'orifice supérieur du canal nasal, au niveau du point où il se continue avec le sac lacrymal. Enfin, on appelle valvule de Huschke un repli muqueux, placé au milieu du sac lacrymal.

Le sac lacrymal et le canal nasal reçoivent leurs vaisseaux des branches nasale et sous-orbitaire de l'ophthalmique. Les nerfs du sac lacrymal viennent du nasal externe, et ceux de la muqueuse du canal nasal viennent du nerf dentaire antérieur.

ADDITION A L'ARTICLE PEAU

Bourses séreuses sous-cutanées. — Les *bourses séreuses* ou *bourses muqueuses* sont des cavités situées dans le tissu cellulaire sous-cutané et destinées à faciliter le glissement de la peau dans les régions où elles existent. Ces cavités forment la quatrième espèce des séreuses dont je rappellerai en quelques mots la division.

Selon Bichat, les séreuses sont des membranes formant des sacs sans ouverture et destinés à faciliter le glissement de certains organes. Selon M. Velpeau et M. Richet, et leur opinion est la seule admissible, les séreuses sont des surfaces lisses formant paroi des cavités closes. En effet, si l'opinion de Bichat est parfaitement applicable aux grandes séreuses, elle cesse de l'être lorsqu'on considère les séreuses des trois dernières espèces,

On admet 4 espèces de séreuses.

La première comprend les *grandes séreuses*, c'est-à-dire les membranes séreuses des cavités splanchniques, arachnoïde, péricarde, plèvre, péritoine, tunique vaginale. (*Voy.* leur description.)

La deuxième espèce est formée par les *synoviales articulaires*. (*Voy.* Articulations en général.)

La troisième espèce embrasse toutes les séreuses qui facilitent le glissement des tendons des muscles. Celles qui entourent complètement le tendon sont appelées *séreuses tendineuses engaînantes* ou *vaginales*. Celles qui sont simplement placées au-dessous des muscles ou des tendons sans les entourer sont dites *vésiculaires*.

Enfin la quatrième espèce comprend les *séreuses sous-cutanées*. On les appelle aussi *bourses muqueuses*.

Les bourses séreuses sous-cutanées ne sont pas des membranes séreuses, mais bien des surfaces. Elles ne se montrent pas chez le fœtus en même temps que la peau; leur développement est postérieur et la plus grande partie ne se voit qu'après la naissance; les bourses séreuses se développent, d'une manière générale, sur les saillies osseuses et sur tous les points du corps soumis à des frottements répétés. Ce sont les frottements qui en déterminent la formation, voici comment : par suite des mouvements de la peau, le tissu cellulaire sous-cutané devient plus lâche à ce niveau et peu à peu les cloisons du tissu cellulaire qui limitent les aréoles de ce tissu finissent par céder et se déchi-

rent. En même temps que cette déchirure s'opère, les cloisons celluleuses qui restent sont refoulées vers la surface de la nouvelle cavité
en voie de formation; elles sont condensées à ce niveau et finissent par
former à la cavité une paroi résistante. A première vue, cette paroi
simule une membrane, mais il ne faut pas s'y méprendre, la membrane
n'existe pas, il n'existe qu'une surface, qu'une paroi. La surface de cette
bourse séreuse est lisse, unie, onctueuse et facilite les glissements de la
peau. Son mode de développement indique bien qu'il n'existe que des
fibres de tissu cellulaire dans la paroi des bourses séreuses et qu'elles
sont dépourvues d'épithélium pavimenteux, de même que les séreuses
tendineuses qui ont la même origine.

D'après le mode de développement des bourses séreuses, il est facile
de comprendre qu'elles se développeront anormalement dans quelque point du corps soumis à des frottements anormaux et répétés. On
comprend aussi que certaines bourses séreuses ne se montrent point
d'une manière constante chez tous les sujets.

Je divise les bourses séreuses sous-cutanées en quatre groupes. Dans
le premier, je décrirai les bourses séreuses *normales et constantes.*
Dans le deuxième, les bourses séreuses *normales et non constantes.*
Dans le troisième, les bourses séreuses *pathologiques.* Enfin dans le
quatrième, les bourses séreuses *professionnelles.* Ces dernières sont d'une
grande importance pour le médecin légiste, si l'on considère surtout que généralement la peau est épaisse et calleuse, au niveau des
bourses séreuses professionnelles.

Le premier travail original qui ait paru sur ce sujet est une excellente thèse de M. Padieu, 1839, à laquelle presque tous les auteurs
ont emprunté le tableau qu'il a présenté sur les bourses séreuses,
tableau fort complet pour l'époque à laquelle il a été publié. En 1862,
M. Max. Vernois a fait connaître l'existence d'une certaine quantité de
bourses professionnelles inconnues avant cette époque.

1° Bourses séreuses normales et constantes.

Sur l'angle de la mâchoire intérieure . . . . Béclard.
Au-dessous de la symphyse du menton . . . . Velpeau.
Sur la pomme d'Adam . . . . Béclard.
Sur l'acromion . . . . Béclard.
Sur l'épitrochlée . . . . Béclard.
Sur l'épicondyle . . . . Velpeau.
Sur l'olécrâne, découverte en 1782, par . . . . Camper.
Sur l'apophyse styloïde du radius . . . . Bourgery.
Sur l'apophyse styloïde du cubitus . . . . Bourgery.
Sur la face dorsale des articulations métacarpo-phalan-
  giennes . . . . Béclard.

Sur la face palmaire des articulations métacarpo-phalan-
giennes. . . . .   VELPEAU.
Sur la face dorsale des artic. des phalanges entre elles. .   BÉCLARD.
Sur l'épine iliaque antéro-supérieure. . . . .   BOURGERY.
Sur le grand trochanter. . . . .   BÉCLARD.
Sur l'ischion.   VELPEAU.
Sur la moitié inférieure de la rotule, découverte en 1782, par   CAMPER.
Sur l'angle supérieur et externe de la rotule. . . . . .   PADIEU.
Sur les tubérosités des condyles du fémur. . . . . . .   VELPEAU.
Sur la tubérosité du tibia. . . . .   VELPEAU.
Sur la tête du péroné. . . . .   FORT.
Sur la malléole interne. . . . .   VELPEAU.
Sur la malléole externe. . . . .   VELPEAU.
Sur le calcanéum. . . . .   LENOIR.
Sur la face dorsale des articulations des orteils. . . . . .   BÉCLARD.
Sur la face plantaire de la tête du cinquième métatarsien.   LENOIR.
Sur la face plantaire de la tête du premier métatarsien. .   LENOIR.

2° Bourses séreuses normales et non constantes.

Sur l'apophyse épineuse de la septième vertèbre cervicale. .   BÉCLARD.
Sur la face externe du muscle grand dorsal. . . . . . .   BÉRARD.
Sur la région lombaire. . . . .   CRUVEILHIER.
Sur la face externe de la cuisse. . . . .   VELPEAU.
Sur la face antérieure de la cuisse. . . . .   VELPEAU.
Sur la face dorsale du scaphoïde du pied. . . . .   VELPEAU.
Sur la face plantaire du scaphoïde du pied. . . . .   VELPEAU.
Sur l'articulation tarso-métatarsienne. . . . .   BRODIE.
Sur la face interne de la tête du premier métatarsien. . . .   BRODIE.
Sur l'extrémité postérieure du cinquième métatarsien. . .   VELPEAU.
Sur la face externe de l'extrémité antérieure du cinquième
métatarsien.   VELPEAU.

3° Bourses séreuses pathologiques.

Sur la saillie des pieds-bots. . . . .   BRODIE.
Sur le moignon des amputés. . . . .   BÉCLARD.
Sur la gibbosité des bossus . . . .   (?)
Sur les hernies anciennes. . . . .   BROCA.

4° Bourses séreuses professionnelles.

Les unes se montrent en des points du corps où il n'en existe pas normalement; les autres sont des bourses séreuses normales, dont le développement est exagéré par le frottement.

A. *Bourses séreuses professionnelles* (siége anormal).

CORDONNIERS.	En avant de la partie inférieure de la cuisse.
CHIFFONNIERS.	A la région lombaire, en fórme de triangle.
CORROYEURS.	Au coude qui porte la *marguerite*.
DOREURS SUR MÉTAUX. . .	A la partie antérieure et interne de l'avant-bras gauche
FROTTEURS D'APPARTEMENT.	Au cou-de-pied droit.
JOUEURS D'ORGUE.	Au-devant du grand trochanter droit et de la partie inférieure de la cuisse droite.
MENUISIERS.	Au-devant du sternum.
OUVRIERS EN PAPIERS PEINTS.	A la partie postérieure du cubitus gauche.
PORTEFAIX.	A la face externe du grand dorsal.
PORTEURS D'EAU.	Au bord externe et supérieur du trapèze.
PORTEURS A LA HALLE. . .	Au vertex.
RAMONEURS.	Au sacrum et aux deux genoux.
SCIEURS DE LONG (ouvriers du bas).	Au-dessus du carpe droit, sur le vertex, et au-dessus de l'articulation acromio-claviculaire gauche.

B. *Bourses séreuses professionnelles* (siége normal).

DÉVELOPPEMENT EXAGÉRÉ :

BIJOUTIERS-GRAVEURS. . .	Des deux séreuses olécrâniennes.
BIJOUTIERS-GUILLOCHEURS. .	De la séreuse olécrânienne droite seulement.
BITUMINIERS.	Des deux séreuses pré-rotuliennes.
CASSEURS DE PIERRE (sur les routes).	De la séreuse pré-rotulienne gauche (par exception).
COUVREURS.	Des deux séreuses pré-rotuliennes.
PARQUETEURS-RABOTEURS. .	Des deux séreuses pré-rotuliennes.
RELIGIEUSES.	Des deux séreuses pré-rotuliennes.
TAILLEURS.	Des séreuses de la malléole externe, de la tête du péroné et de l'extrémité postérieure du cinquième métatarsien.
TISSERANDS.	De la séreuse de l'épine iliaque antérieure et supérieure.

FIN

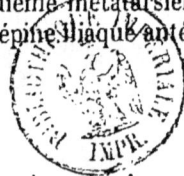

PARIS. — IMP. SIMON RAÇON ET COMP., RUE D'ERFURTH, 1.

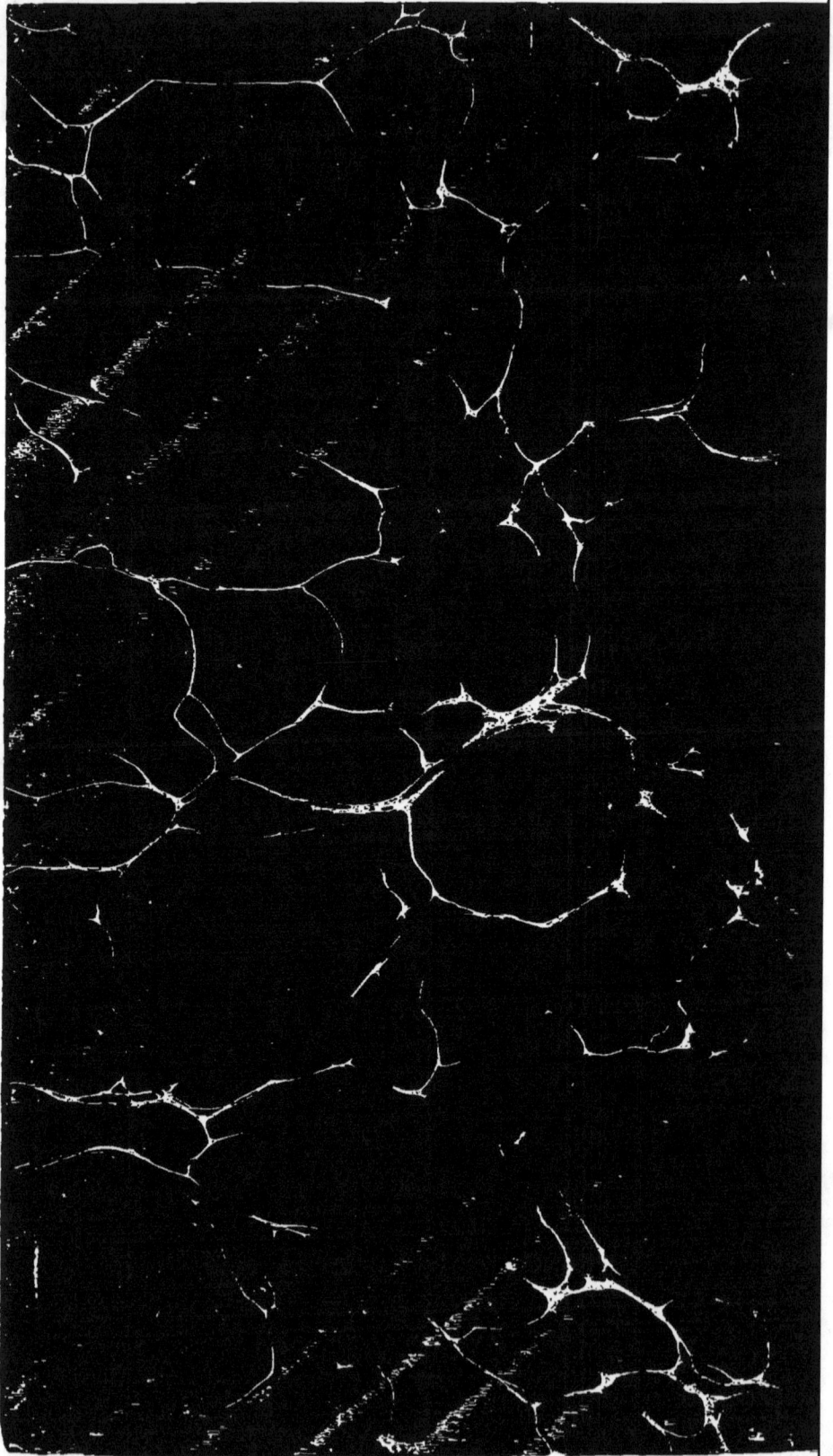

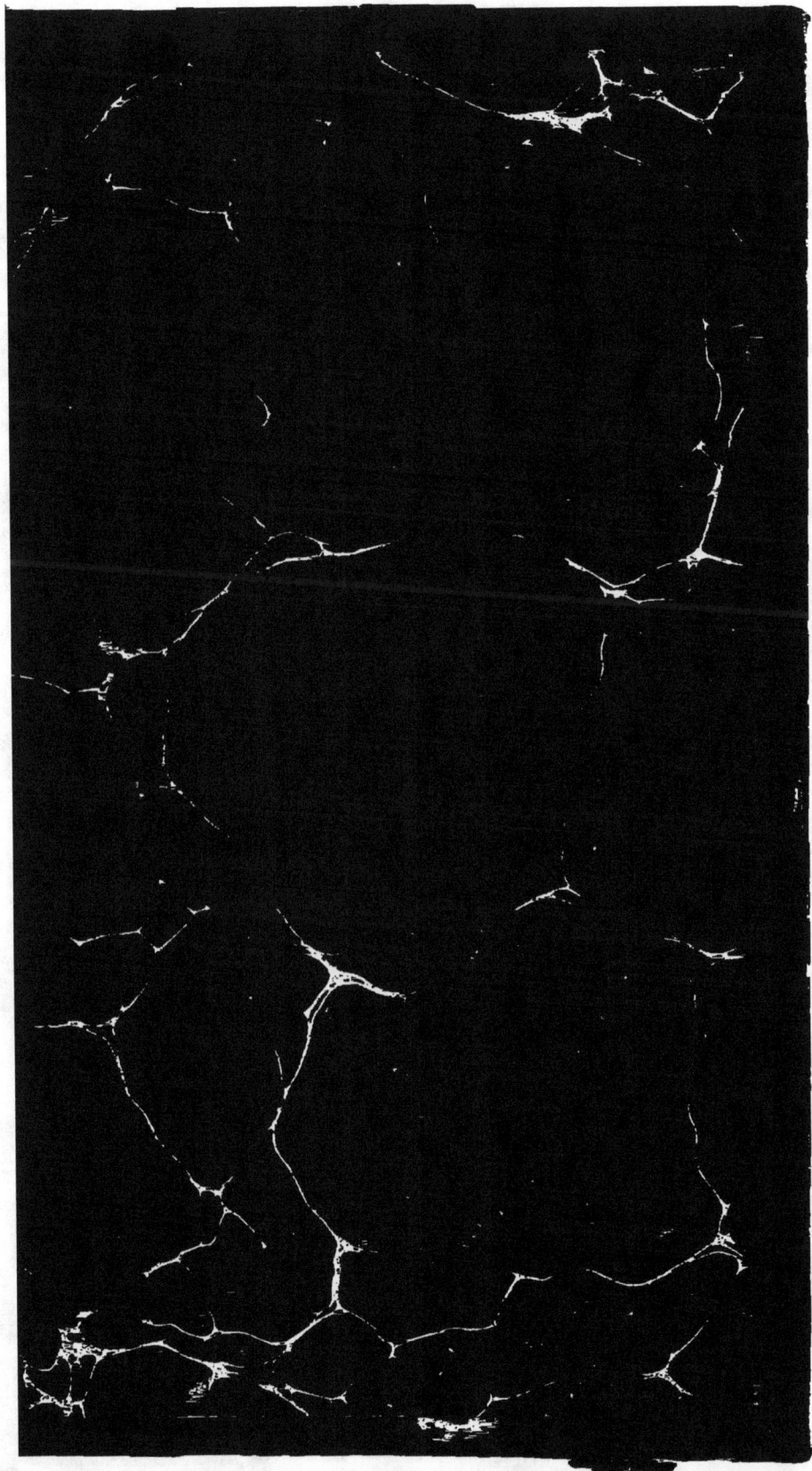

www.ingramcontent.com/pod-product-compliance
Lightning Source LLC
Chambersburg PA
CBHW052006230326
41598CB00078B/2118